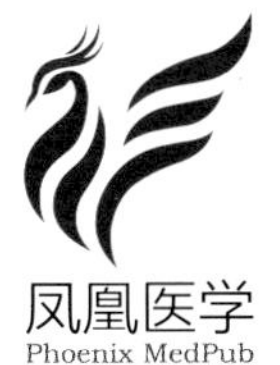

骨・關節X線写真の
撮りかたと見かた

骨与关节X线摄片及读片指南（引进第8版）

著　者　［日］堀尾重治
主　译　江钟立
副主译　邹月芬
译　者（排名不分先后）
江钟立（南京医科大学第一附属医院）
邹月芬（南京医科大学第一附属医院）
苏　南（南京医科大学第一附属医院）
张　玉（南京医科大学第一附属医院）
周蕴弢（南京医科大学康复医学院）
戎　荣（南京医科大学康复医学院）
顾晓燕（南京医科大学附属江宁医院）

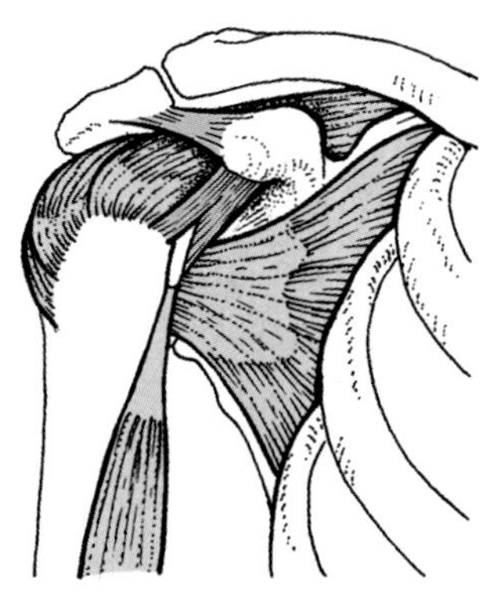

医学書院

江苏凤凰科学技术出版社
南　京

图书在版编目（CIP）数据

骨与关节X线摄片及读片指南：引进第8版/（日）堀尾重治著；江钟立主译. —8版. —南京：江苏凤凰科学技术出版社，2020.11

ISBN 978-7-5537-8668-1

Ⅰ.①骨… Ⅱ.①堀… ②江… Ⅲ.①骨疾病－X射线诊断－指南 ②关节疾病－X射线诊断－指南 Ⅳ.①R816.8-62

中国版本图书馆CIP数据核字（2017）第274136号

江苏省版权局著作合同登记号：图字-10-2016-616

骨与关节X线摄片及读片指南（引进第8版）

著　　者　［日］堀尾重治
主　　译　江钟立
责任编辑　楼立理
责任校对　杜秋宁
责任监制　刘文洋

出版发行　江苏凤凰科学技术出版社
出版社地址　南京市湖南路1号A楼，邮编：210009
出版社网址　http://www.pspress.cn
制　　版　南京紫藤制版印务有限公司
印　　刷　江苏凤凰新华印务集团有限公司

开　　本　787 mm×1092 mm　1/16
印　　张　29.25
字　　数　830 000
版　　次　2020年11月第1版
印　　次　2020年11月第1次印刷

标准书号　ISBN 978-7-5537-8668-1
定　　价　138.00元（精）

第8版 序言

本书第1版发行于1986年6月，随着影像诊断技术的不断进步，经历了7次修改，第7版于2007年3月发行。这次又进行了大范围的增补修订。

这次修订的重点是对图像微妙变化即黑白浓淡所发生的病理变化提供必要的知识，充实了大量的读片所必需的局部解剖图、病灶说明图以及模式图。

自我最初编著的《骨单纯摄片与X线解剖图谱》（医学书院）于1971年春出版以来，历经了39个岁月，光阴荏苒，感慨无限。在39年的漫长岁月里，拙著受到众多读者的爱戴，本人深感荣幸之至。

39年间影像诊断技术发展迅猛，CT和MRI的出现不仅使得骨科和神经外科领域的影像诊断精确度大大地提高，还为治疗计划的制订做出了重大贡献。近年来，计算机产业的技术更新使得硬盘和软件实现了快速、高效的性能，这种变化还在不断地更新和提升。受此恩惠，影像诊断技术自1995年以来，从目前CT和MRI所捕捉的二维图像技术已转变成人体三维成像技术。即使是在影像诊断技术飞速发展的今天，单纯X线在影像诊断中的中心地位仍然不会发生改变。

本书适合于初出茅庐的医学院校学生和相关领域的非专业人员使用，也期待能对骨与关节影像诊断感兴趣的同道起到绵薄之力。

每当改版，对能够充分理解著者意图，并使得本书顺利面世的医学书院的各位编辑人员致以衷心的感谢。

堀尾重治

2010年3月

（江钟立　译）

第1版　序言

近年来，放射科学领域的医用图像发展迅速，虽然CT的出现给放射学诊断带来了革命性的变化，但是具有悠久历史的普通X线摄片至今仍然受到重视，随着医学的进步，其诊断范围也在不断扩大。

在骨关节疾病的诊断和治疗方面，X线摄片是不可缺少的，其重要性将来也不会发生改变。X线摄片最重要的是明确检查目的并能拍摄出精确度高的图像。因此，在掌握各种疾病的丰富知识和具有扎实医学功底的基础上，更需要具有判断图像质量好坏的能力。

本书在阐明各种摄片法意义的同时，根据日常诊疗中常见的骨关节疾病，对其X线特点进行构画并作图释，同时还将对不同的疾病采用什么样的摄片技术进行讨论。

在本书的结尾，作者介绍了多年来自身研究制作的摄片固定器具和摄片辅助器具。这些器具是为了使患者在无痛苦和不安的情况下快速完成摄片并能获得精确的检查结果而设计的。希望读者能参考这些器具，进一步开发简便的、诊断精确度高的各种摄片器具，造福患者。

书稿虽已完成，但尚有许多不满意之处，许多地方有待读者指正。本书如能对放射学领域的同仁有一点帮助，本人也已深感荣幸之至。

最后，在本书出版之际，对九州大学桥本纪三教授深表感谢。如果没有桥本纪三教授的推荐，本书将没有面世的机会。

另外，本书的前言承蒙顺天堂大学片山仁教授赐稿，写作手稿承蒙了九州厚生年金医院骨科部长上崎典雄先生不辞指教，再次对他们深表谢意。

堀尾重治

1986年5月

（江钟立　译）

译者前言

医学发展到今天，临床诊疗已越来越离不开影像学的检查，而临床医生常常会为提高确诊率如何选择合适的摄片方法，以及如何正确地解读图像结果感到困惑。本书则是一部独具匠心又别具风格的专著，作者提供了亲手描绘的1 000余张图像资料，每张图像内容包含了丰富的局部解剖、病理生理以及疾病信息，详细介绍了骨关节、神经系统、耳鼻喉科的X线摄片和读片技巧，图文并茂，言简意赅，通俗易懂，一目了然。

本书自1986年第一版在日本发行至今非常畅销，已经增补修订至第8版。本书第7版首次由江苏凤凰科学技术出版社引进，译成中文版于2011年1月在国内发行，深受广大读者的喜爱，很快脱销。因此，江苏凤凰科学技术出版社再次引进本书第8版并组织专家翻译，以飨读者。

本书推荐作为临床医学和康复治疗学专业在校学生的辅助教材，也可作为低年资临床医师和康复治疗师的补充读物。

感谢堀尾重治教授对专业学问的执着而严谨的态度，感谢他给予所有有志于从事临床医疗工作者们的思维启发和精神引领，也感谢所有翻译者们付出的大量心血和劳动，使本书中文版得以再次与大家见面。

江钟立

2019年9月15日

目　录

第Ⅰ篇　骨科篇

第Ⅱ篇　头部、耳鼻、下颌关节篇

第 I 篇

骨科篇

1 肩关节

A 肩关节解剖（图1-1～图1-13）

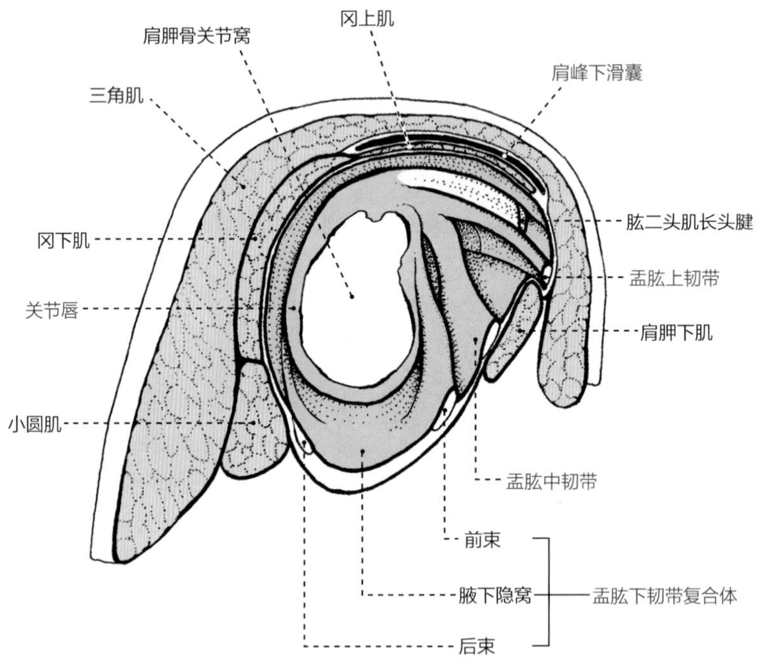

图1-1　肩关节关节囊及韧带

盂肱关节指狭义的肩关节，是由肩胛骨关节窝和肱骨头构成的球窝关节。关节窝较肱骨头小而浅（参考第18页，图1-27）。关节窝周围的盂唇增加其深度，从而有助于关节的稳定性。其他保持关节稳定的结构包括肩袖、关节囊和韧带。

关节上方有喙肩韧带，自前上方向后下方增厚的关节囊构成盂肱上、中、下韧带。另外，关节内走行的肱二头肌腱和覆盖在骨周围的肩袖对于活动度很大的肩关节均起着稳定的作用。

盂肱上韧带同肱二头肌长头腱一起从盂唇上部发出，附着于肱骨头小结节的内侧。这一韧带和喙肱韧带一起在上肢中立位时，防止肱骨头下方发生转动。

盂肱中韧带在盂肱上韧带的下方从盂唇发出，在小结节的内侧附着，当上肢从中立位转到45° 外展位运动时，起稳定前部的作用。

盂肱下韧带复合体由前束，后束和中间的腋下隐窝构成，前束起自盂唇前部，后束从盂唇后部发出，均附着于肱骨外科颈，肩关节外展90° 时起稳定关节前部的作用。

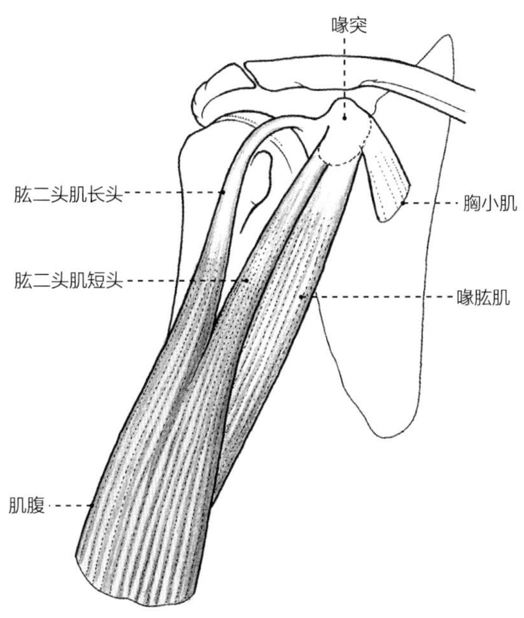

图1-2　肱二头肌

肱二头肌分为长头和短头，长头腱在解剖上分为三段：关节内段、结节间沟段和关节外段。关节内段和结节间沟段有滑膜覆盖，关节外段无滑膜覆盖。长头腱从盂上结节及盂唇起始，经过结节间沟，然后出关节。从结节间沟穿出，在肱骨中部与短头汇合形成肌腹，最后附着于桡骨粗隆。长头腱在肩关节中立位时，从前方、后方及下方稳定肱骨头。在外展外旋体位时，长头腱在前方稳定肱骨头。在最大外展体位和最大内收体位时，长头腱容易在结节间沟滑动，导致炎症发生以及长头腱断裂（参考第35页）。

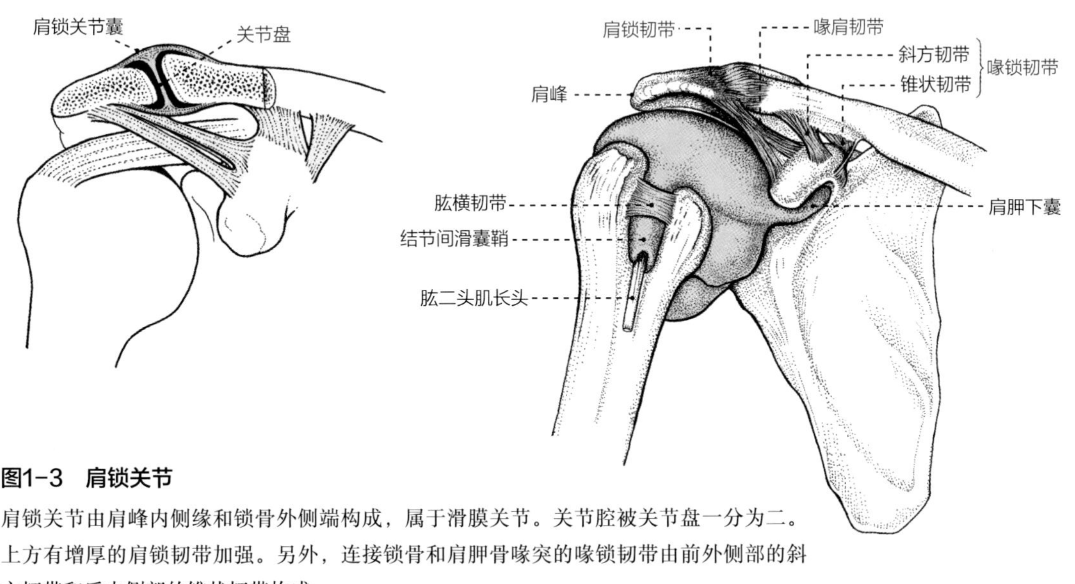

图1-3　肩锁关节

肩锁关节由肩峰内侧缘和锁骨外侧端构成，属于滑膜关节。关节腔被关节盘一分为二。上方有增厚的肩锁韧带加强。另外，连接锁骨和肩胛骨喙突的喙锁韧带由前外侧部的斜方韧带和后内侧部的锥状韧带构成。

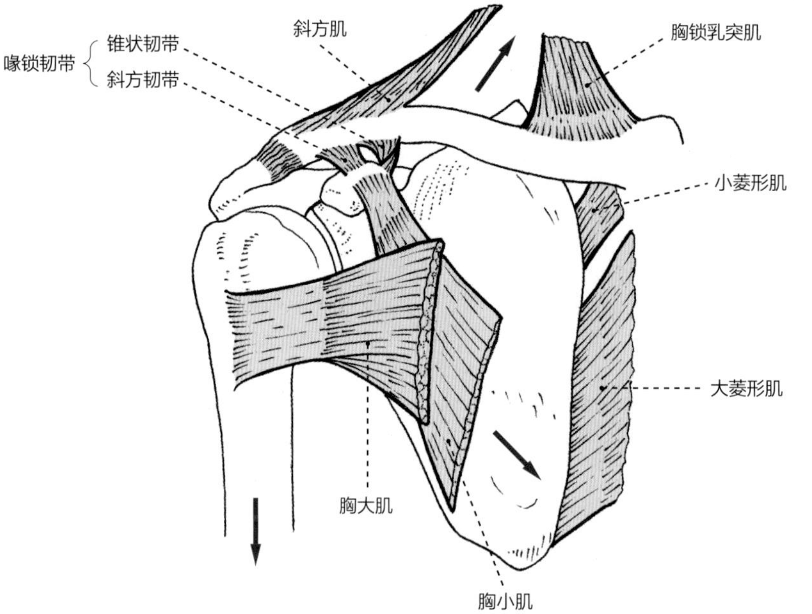

图1-4 作用于肩锁关节的肌肉

肩锁关节属于肩关节的构成部分，因为上肢重力导致肩峰向外下方牵引。肩胛骨向内下方牵引则因为胸小肌、大菱形肌、小菱形肌和斜方肌牵拉所致，锁骨向内上方牵引则由于胸锁乳突肌和斜方肌上部肌纤维起作用，因此肩锁关节属于不稳定的关节，一旦脱位就很难保持再复位。

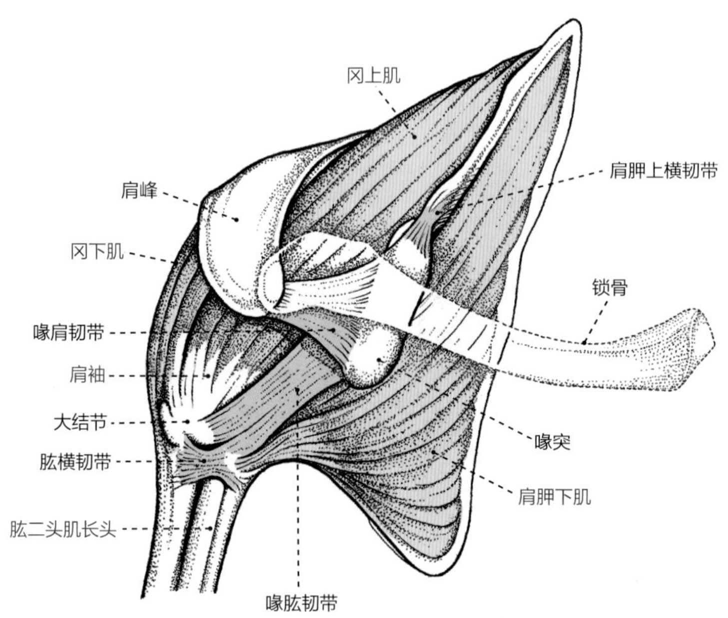

图1-5 肩袖

肩袖由附着于肱骨大结节的冈上肌、冈下肌、小圆肌和附着于小结节的肩胛下肌共四块肌肉的肌腱构成。肩胛下肌负责盂肱关节的内旋，冈下肌和小圆肌负责关节外旋，冈上肌主要负责肩关节外展，四个肌腱协调收缩，保证肱骨头和肩关节窝位置的稳定。肩袖在解剖上通过肩峰下滑囊与肩峰、喙肩韧带相连。肩关节上举，旋转运动时容易导致肩袖磨损或损伤。因此，也容易出现肩袖撕裂（参考第29页），五十肩（参考第32页），钙化性肌腱炎（参考第26页）等。

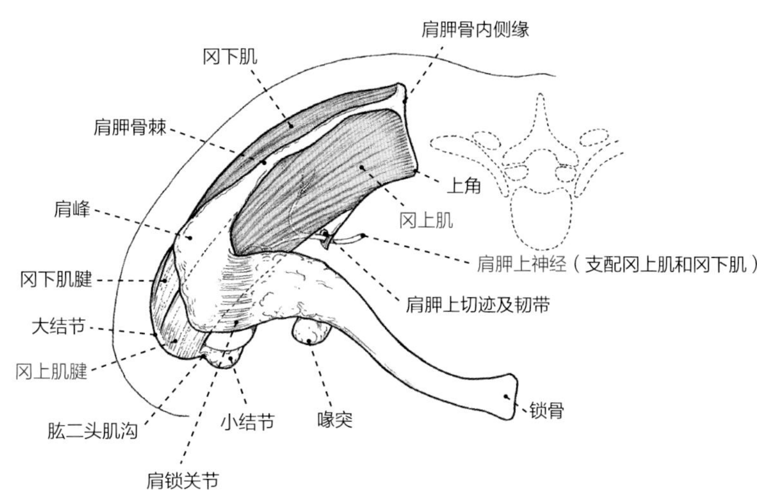

图1-6 冈上肌

冈上肌从肩胛骨冈上窝内侧3/4起始，附着于肱骨大结节。保证肩关节开始外展运动（第8页，参考图1-12）。肩胛上神经支配该肌肉（第9页，参考图1-13）。冈上肌容易发生变性和断裂。冈上肌变性常因为上方的肩峰下滑囊炎所致。外展时喙肩韧带和冈上肌之间摩擦导致肌腱容易出现变性（第27页，参考图1-40）。

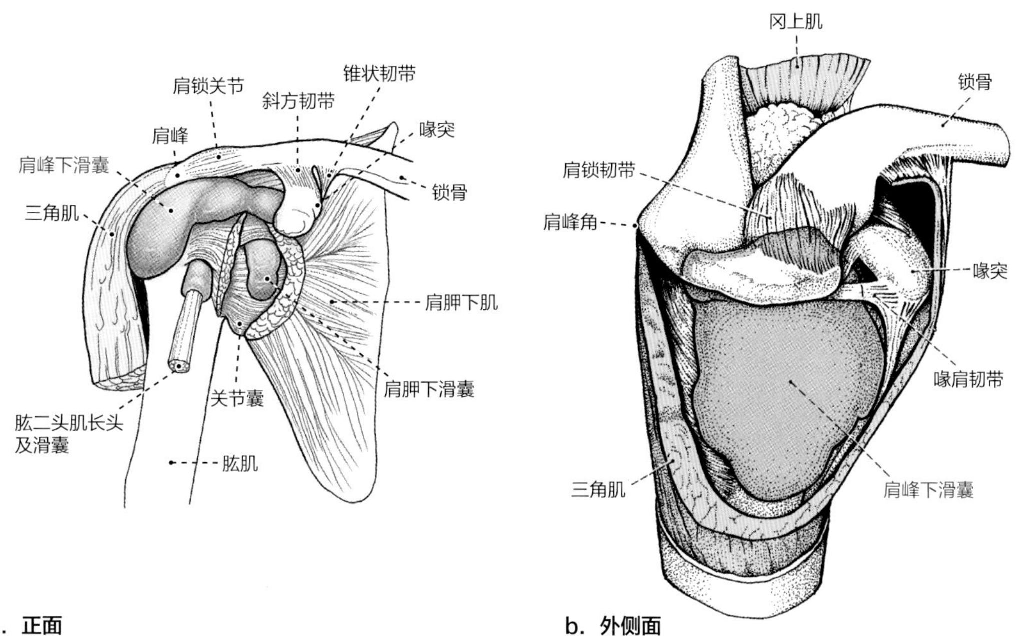

a. 正面

b. 外侧面

图1-7 肩峰下滑囊

肩峰下滑囊被滑膜包绕，内含有滑液，位于肩袖和肩峰之间，使肩部运动更自如。

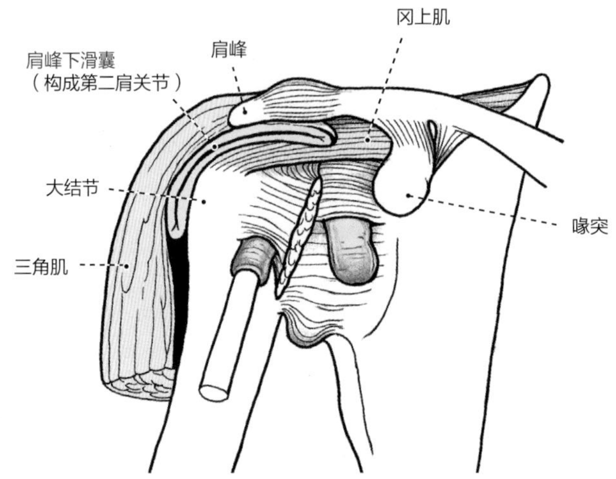

图1-8　第二肩关节

肩峰下滑囊有助于三角肌与冈上肌两者之间滑动自如，防止肩峰、喙肩韧带、喙突等和肩袖直接接触，尽管肩峰下滑囊在解剖上不属于关节，但在功能上如关节一样运动，被称为第二肩关节。如果发生滑囊炎症，滑囊在肩峰下方和大结节之间空间变小，导致临床出现肩痛（第27页，参考图1-40）。

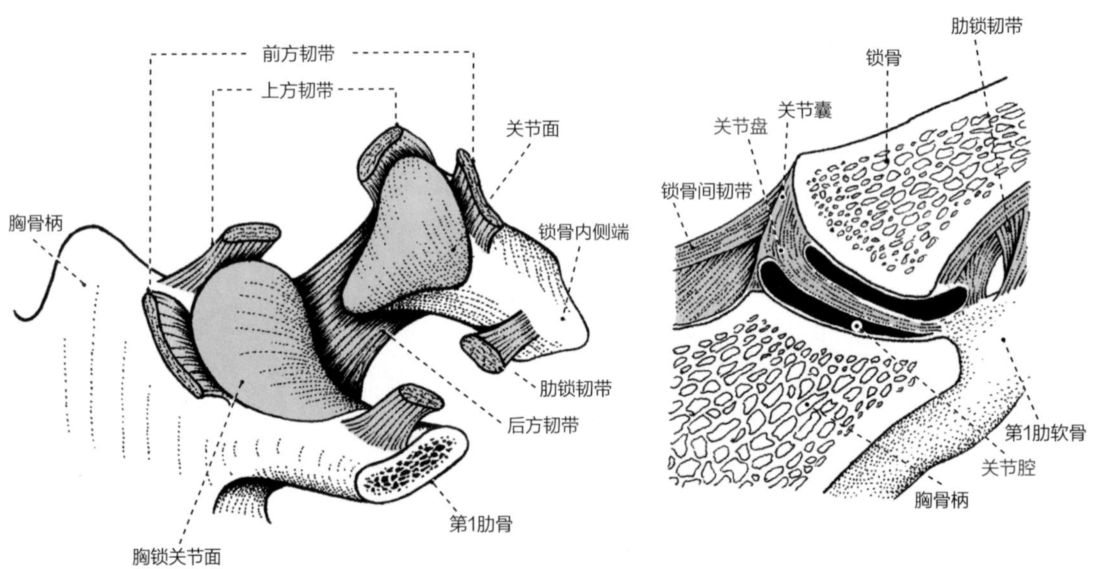

a. 胸锁关节的关节面
（从前方打开左侧胸锁关节）

b. 胸锁关节冠状面

图1-9　胸锁关节

胸锁关节由锁骨近端和胸骨构成，含有纤维性软骨关节盘的鞍状关节。关节盘上方位于锁骨关节面侧，下方附着于第一肋软骨，不与胸骨直接相连。胸锁关节通过肩锁关节作为肩胛骨活动的支点（参考图1-10）。这种关节基本没有稳定性，由关节囊、韧带等结缔组织起固定关节的作用。关节的前后面有胸锁前韧带和胸锁后韧带，下方有肋锁韧带，上方有两侧锁骨间连接的锁骨间韧带。

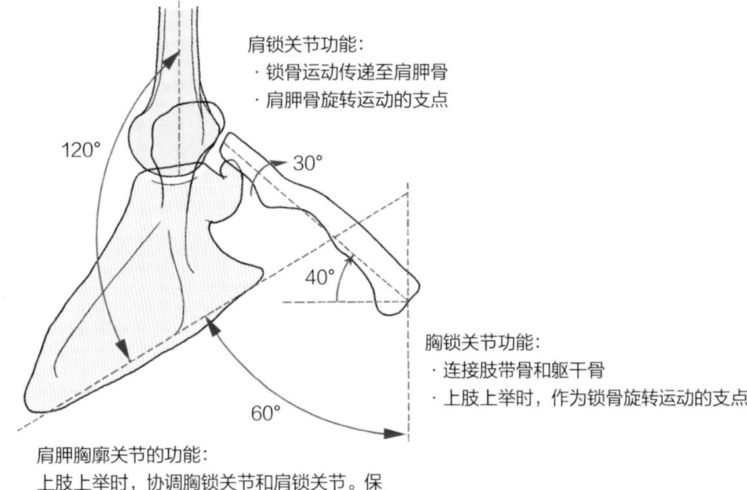

图1-10　肩胛骨肱骨运动机制

肩关节不是一个单一的关节，是复合关节，包括盂肱关节（狭义的肩关节）、肩锁关节、胸锁关节和肩胛胸廓关节。上肢上举时，上肢相对躯干进行180°外展。此时，肱骨对应肩胛骨大约120°，肩胛骨相对躯干约60°外展。上举动作时肱骨与肩胛骨活动比例大约2：1，被称为肩胛肱骨节律。但是，从中立位至外展30°时，肩胛骨没有运动，仅仅盂肱关节进行运动。肩关节不稳时（参考第22页），肩胛骨的外展较正常肩关节范围小。另外，肩关节内滑囊或者肌肉病变时对肩胛肱骨节律有损害。

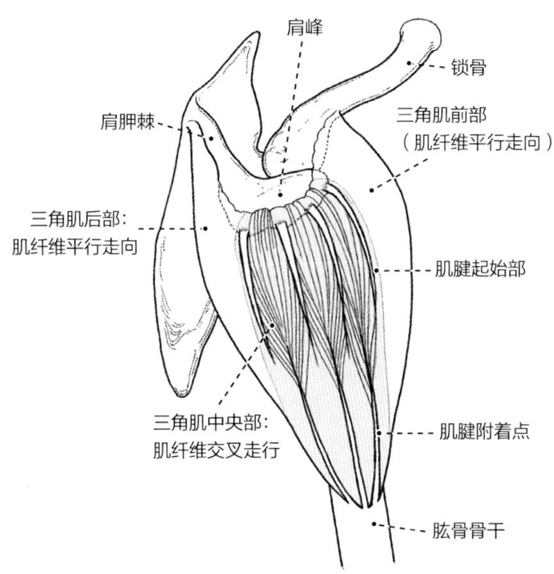

图1-11　三角肌肌纤维构造

三角肌从锁骨外侧1/3前缘，肩峰外侧端及肩胛棘下端起始，形成三角形向外走行，向下覆盖肩关节，附着于肱骨的三角肌粗隆。三角肌前部及后部肌纤维平行走向，肌纤维间无分隔。中央部从肩峰开始形成坚韧的肌腱斜行走向，中央部纤维交叉分布从而增强肌肉的力量，协助肩关节外展。前部纤维与肩关节屈曲有关，后部纤维则与肩关节伸展运动相关。

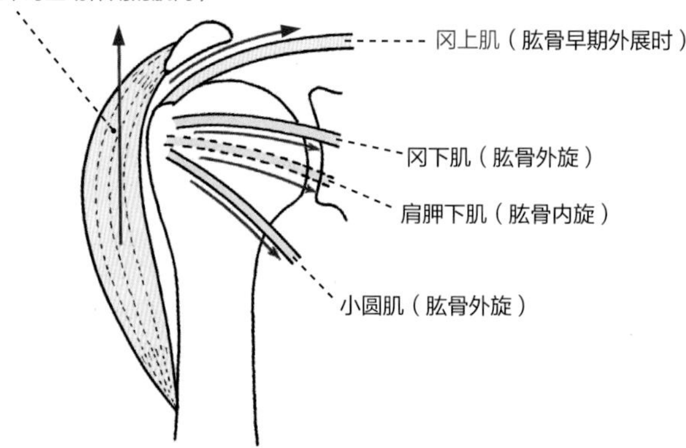

a. 上肢中立位

上肢上举时至中立位时，肩袖构成肌将肱骨头引向关节窝，三角肌沿肱骨纵轴运动。上举开始时的外展由冈上肌作用

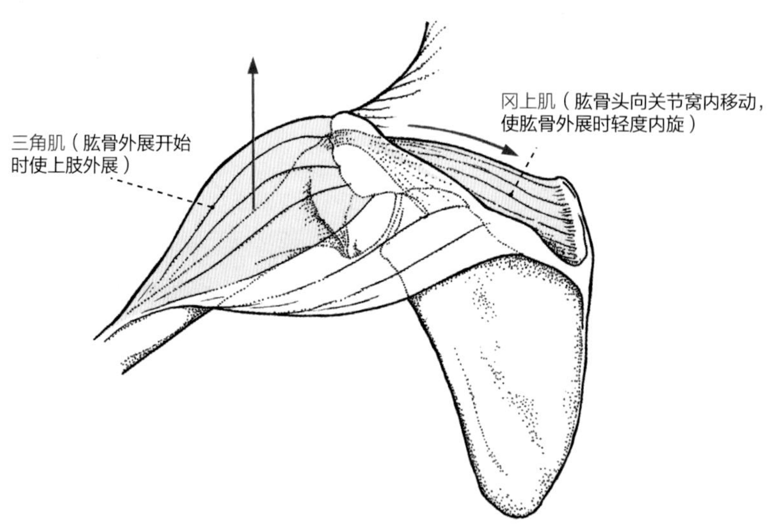

b. 肱骨外展时

冈上肌收缩启动肱骨外展，三角肌增大活动角度，是肱骨外展运动时的主动作用肌肉

图1-12　上肢上举时三角肌及肩袖组成肌肉的功能

三角肌从沿着肌纤维走形向肱骨垂直，保证上肢上举，同时避免剪切力的作用，肱骨头需要向肩胛盂关节窝内走行。这个运动需要冈上肌及其肩袖完成。构成肩袖的肌肉对肱骨的内外旋转起作用。上肢侧方上举（外展）同时伴外旋时，不与肩峰后下方发生冲突，通过肱骨大结节，屈曲伴有内旋时，不与喙肩韧带冲突，通过肱骨大结节。

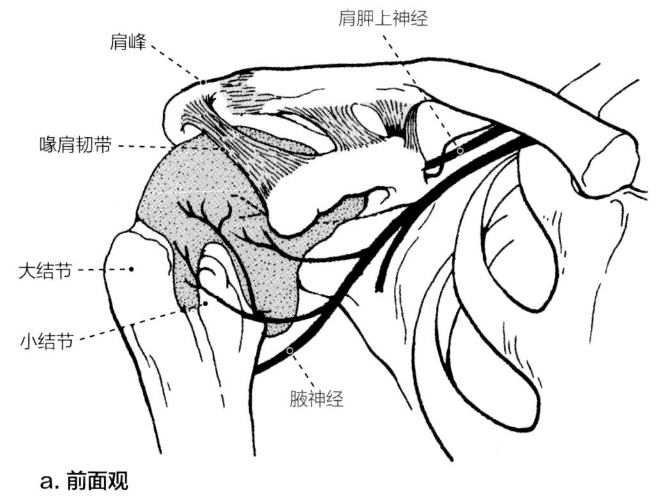

a. 前面观

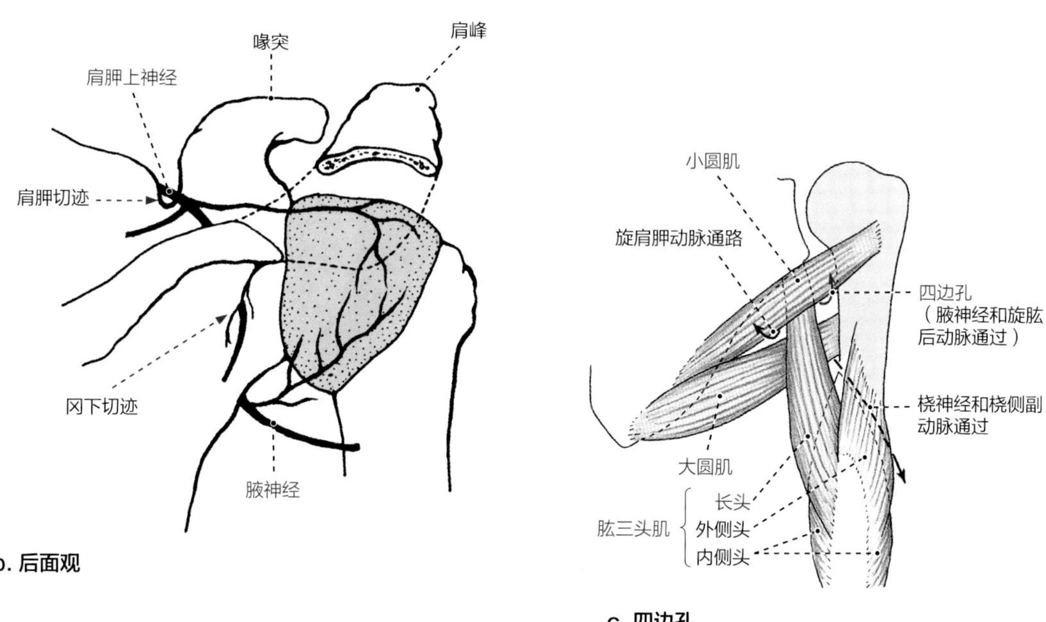

b. 后面观

c. 四边孔

图1-13 肩关节周围的神经

肩胛上神经从臂丛神经上干发出，在后外方从狭窄的肩胛切迹穿过，至冈上窝位置发出支配冈上肌的肌支，再至冈下窝，发出支配冈下肌的肌支。此外，在冈上窝位置，向肩锁关节和肩关节上方发出关节支。在冈下窝位置，从盂肱关节后方关节支穿出。这个神经在锁骨中部骨折时容易损伤（第38页，参考图1-57），神经一旦受损，肩关节不能外展，上肢处于内旋体位。

腋神经从臂丛的后侧神经束发出，与旋肱后动脉一起穿过四边孔（大圆肌，小圆肌，肱三头肌长头和肱骨构成的间隙），到后方分前后两支，后支支配小圆肌和三角肌的后1/3，最后在肩关节外侧形成肱外侧皮神经。前支支配三角肌前2/3，在通过四边孔从前后发出关节支，负责盂肱关节下方的感觉传导。这个神经在出现肩关节前方喙突下脱位（第19页，参考图1-28）和肱骨外科颈骨折（第36页，参考图1-54）时容易受伤。

B 肩关节单纯X线摄片法

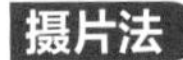

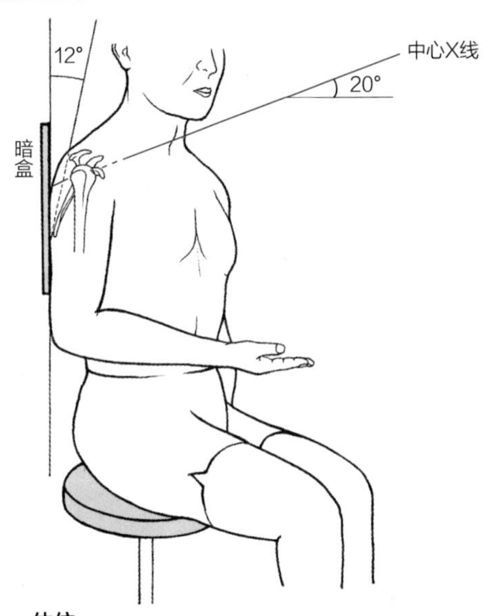

a. 体位

中心X线

10°

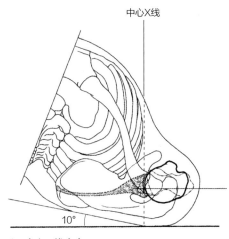

b. 中心X线方向

图1-14 肩关节前后位摄片

肩关节传统X线摄片包括正位和轴位两个基本体位。有时追加其他体位摄片。

■ **肩胛骨Y摄片** 可以很好地观察肩峰下面的形态，在诊断肩峰下撞击综合征等时采用此体位。

■ **上举0°正位摄片** 对不稳定肩关节可以判断肱骨头后下方的移动度（第24页，参考图1-36），对关节窝后下缘增生（Bennett 损伤，第46页，参考图1-68）等诊断有帮助。

■ **内旋位正位摄片** 也称为Stryker摄影，对肱骨头后外侧压迫性骨折，反复肩关节脱位，半脱位诊断有帮助（第17页，第20页，参考图1-26，图1-30）。

■ **结节间沟摄片** 可以很好地显示肱骨头近端前方的结构，判断因为骨赘导致的结节间沟狭窄，从而诊断肱二头肌长头腱炎（第34页，参考图1-51）。

■ **上肢下垂位同时负重摄片** 两手拿5 kg重的物体双手中立位摄影（第23页，参考图1-34），可以判断肩关节下方半脱位，从而证明关节松弛，诊断为不稳关节。同样，也可以判断肩锁关节不稳程度（第41页，参考图1-61）。

1 肩关节前后位摄片

摄影要点：使盂肱关节和肩峰下关节（第二肩关节）同时显示。

■ **体位** 患者取坐位，检查侧肩的背面与暗盒紧密靠着，同时有轻度倾斜，如图1-14所示，使肩胛冈后缘与暗盒之间成10°夹角。同时，肩胛骨背侧皮肤与暗盒间成12°头侧倾斜角度。上肢体位根据目的不同进行选择（图1-15~图1-17），常规采用中立位。

■ **中心X线** 为了使肩峰下关节（第二肩关节）显示，头尾侧20°倾斜，从盂肱关节处照射。

摄片法

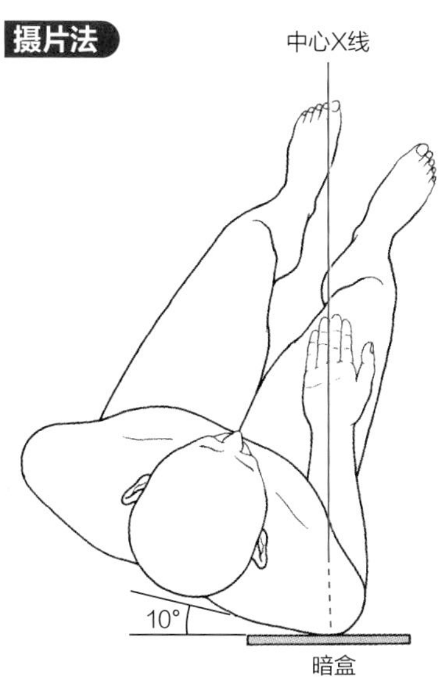

a. 检查体位：内旋位

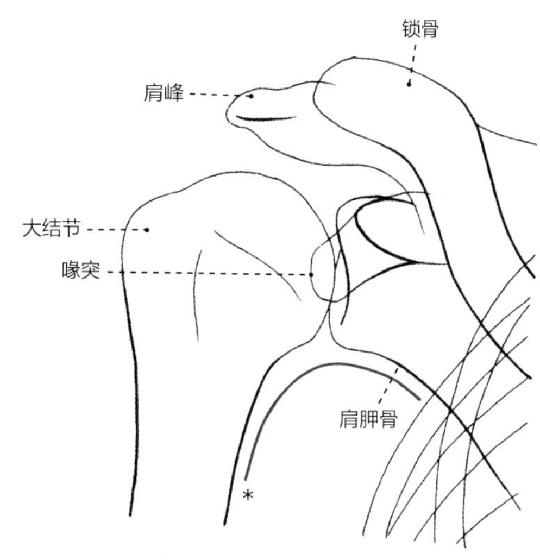

b. 中间位正面像（正常）

图1-15　肩关节中立位前后方向摄影

*红线显示是肩胛、肱骨，也称为莫洛尼弓（Moloney arch）。肱骨头内下面与肩胛窝处于相同高度。如果出现肩关节不稳，肩胛骨和肱骨就不在一个连线平面，莫洛尼弓不连续。

摄片法

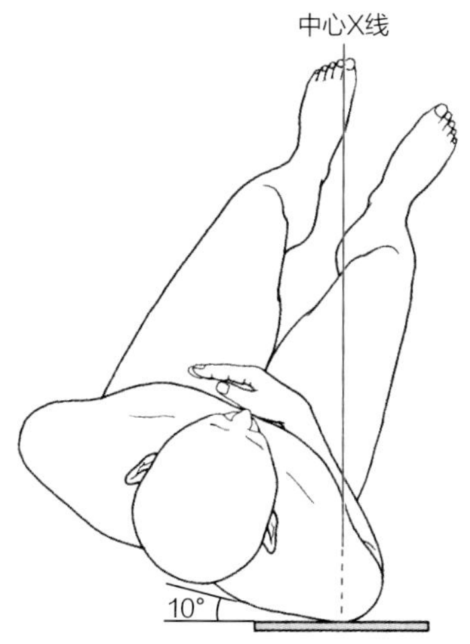

a. 检查体位：内旋位

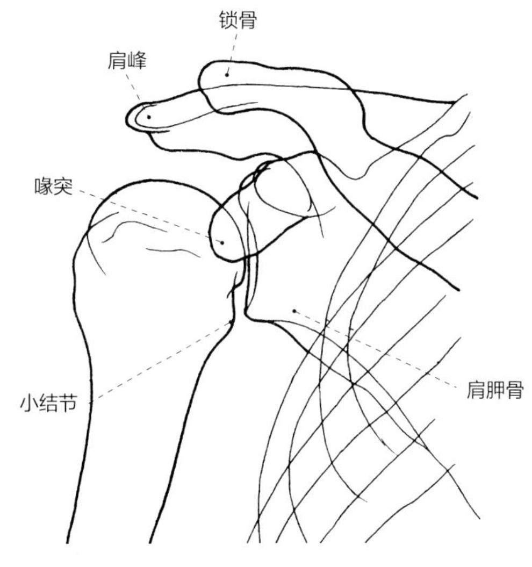

b. 肩关节内旋正位像（正常）

图1-16　肩关节内旋正位摄片

容易显示肱骨头的后外侧面

摄片法

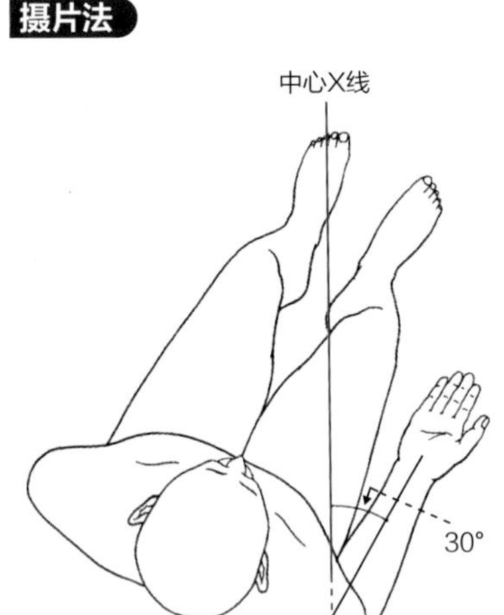

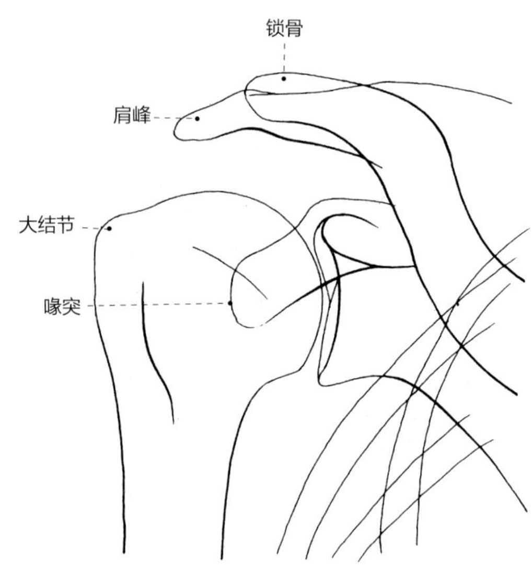

a. 检查体位：外旋位

b. 肩关节外旋正位像（正常）

图1-17　肩关节外旋正位摄片

肱骨头-躯干角成135°，向后旋30°摄片。30°外旋位可显示肱骨大结节周边情况。

参考 读片要点

肩关节X线片读片时，正确掌握肩峰和肩袖的解剖结构和位置很重要。外旋位（图1-18a）时，肩峰下方有冈上肌肌腱；内旋位（图1-18b）时肩峰下方有冈下肌肌腱。这些对本片所示的肩袖内部或者肩峰下滑囊钙化沉积的定位，以及关节造影所示的肩袖撕裂的定位都是非常重要的诊断要点。另外，外旋体位可以很好地观察肱骨头的形态（图1-17b）。

内旋正位像时，可以很好地显示肱骨头后外侧，从而判断习惯性肩关节脱位或半脱位时的Hill-Sachs损伤，即肱骨头后外侧骨缺损（参照第17页：图1-26b，第20页：图1-30a）。肱骨头向上方移位时，要考虑到肩峰与肱骨头之间的软组织病变，特别是肩袖陈旧性撕裂的可能。肱骨头向下方移位时，要考虑肩关节周围神经麻痹，肌力下降等（第25页，参考图1-37）。合并肩关节间隙变窄，骨质疏松等时，要考虑到类风湿关节炎（图1-19）、结核性肩关节炎、化脓性肩关节炎等。肱骨头及关节窝骨赘形成，骨硬化时要考虑骨性关节炎可能。肱骨头软骨下骨塌陷、硬化等时需要考虑无菌性骨坏死的可能。

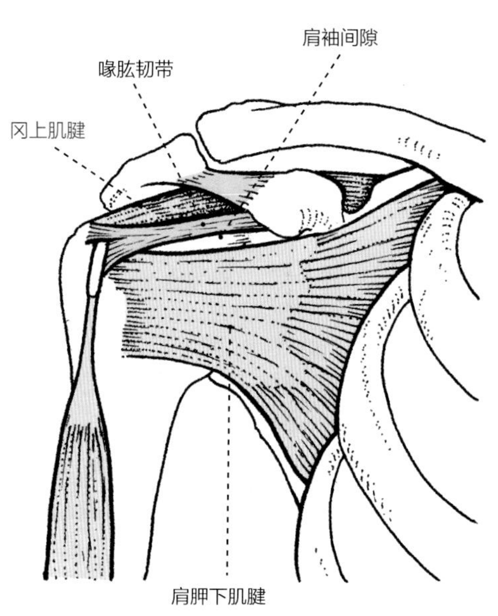

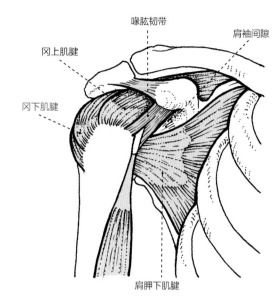

a. 外旋位

b. 内旋位

图1-18 肩峰与肩袖的位置关系

肩袖间隙参考第25页。

a：冈上肌腱位于肩峰下。

b：冈下肌腱位于肩峰下。

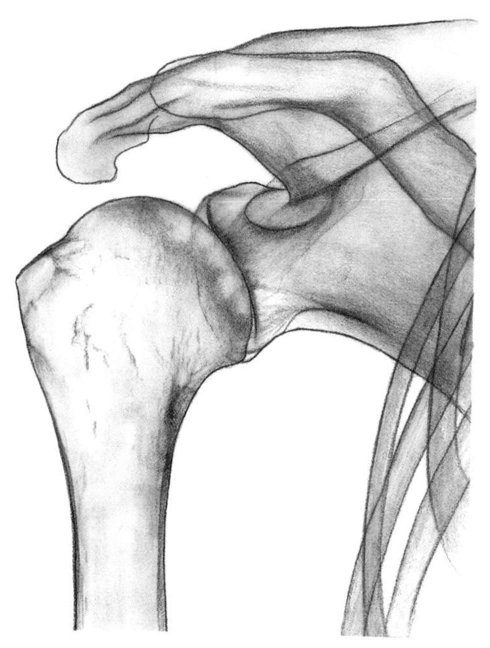

图1-19 类风湿肩关节炎X线片

肩关节间隙变窄，骨质疏松。

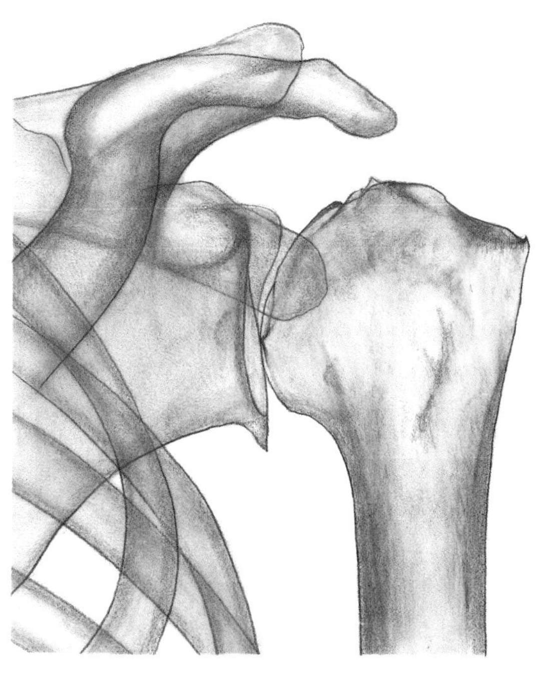

图1-20 肩关节无菌性坏死X线片

肱骨头软骨下骨塌陷、硬化。肩胛盂骨赘形成。

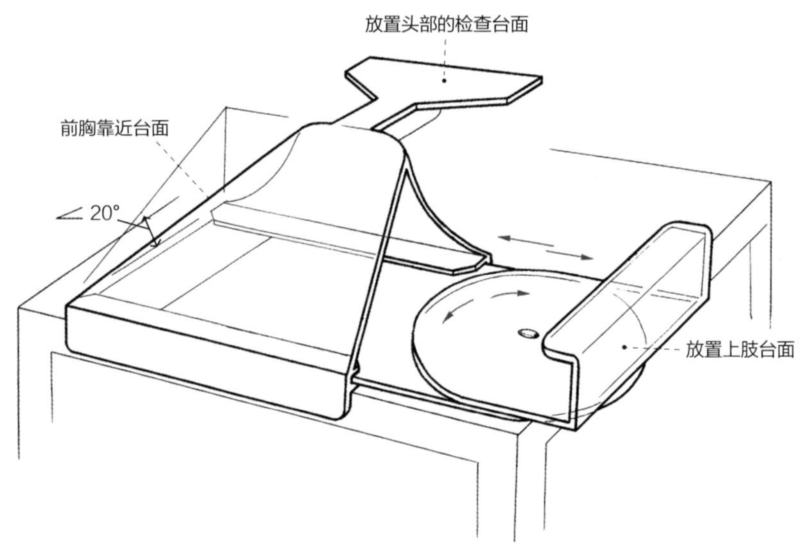

图1-21　肩关节轴位摄片检查台（实例）

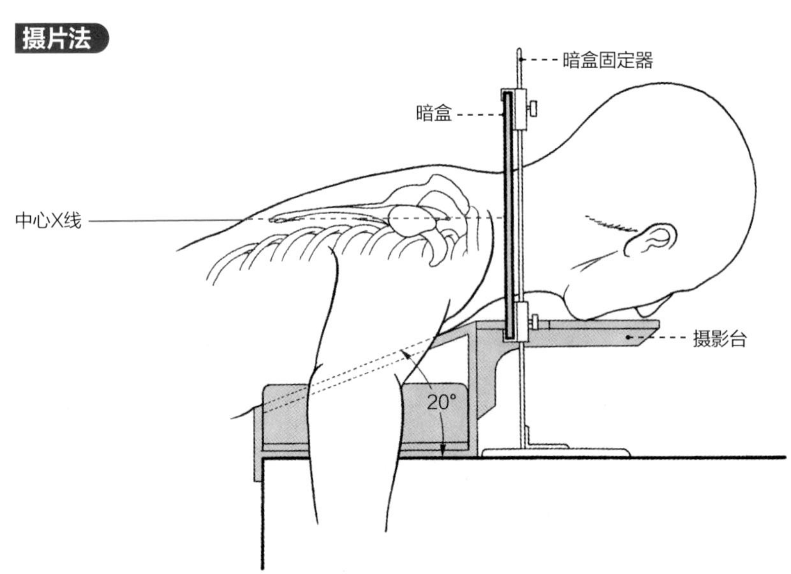

图1-22　肩关节轴位摄片时体位

2　肩关节轴位摄片

图1-21所示体位能保证正确的摄片。

■ **体位**　患者前屈位。前胸部放置于检查台。肩胛骨保持水平位。检查侧肩关节不用力，保持30° 外展（图1-22）。

■ **中心X线**　水平方向X线，相对矢状位呈5° 内侧倾斜，向腋窝方向投照（图1-23a）。

该方法适合于显示肩胛盂窝与肱骨头的关系（关节窝的形态，肱骨头的稳定性等）。同时，可显示肩胛盂缘骨折、喙突骨折、肩峰骨折、肩锁关节对合度，等等（图1-23b）。

摄片法

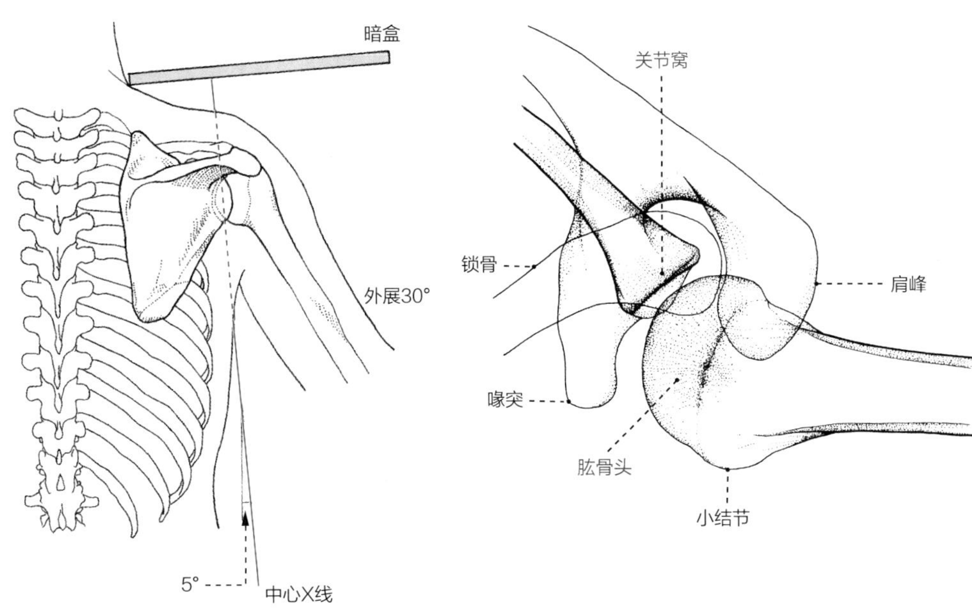

a. 摄片体位：外展30°　　b. X线片

图1-23　肩关节轴位摄片

可以观察肩胛盂窝短径的形态。

3 肩胛骨Y摄片

■ 体位　患者立位或坐位。检查侧上肢内收与垂直固定的暗盒外侧面紧贴。肩胛冈后缘与暗盒呈100° 对开，并且保证肩胛骨内侧缘与暗盒平行。

■ 中心X线　肩胛骨内缘肩胛三角区投照，同时与暗盒面相垂直（图1-24）。

该检查可显示肩峰下面的形态，可以诊断肩袖撕裂、肩峰下撞击综合征等（图1-25）。肩峰下骨赘形成是慢性肩峰下撞击综合征的特征，并且也提示引起慢性肩袖的撕裂可能（第28页，参考图1-42）。另外，在这种肩胛骨Y成像中，由于肱骨头上肩胛盂窝重叠，容易发现因肩关节脱位、骨折等导致的前后方向移位。

摄片法

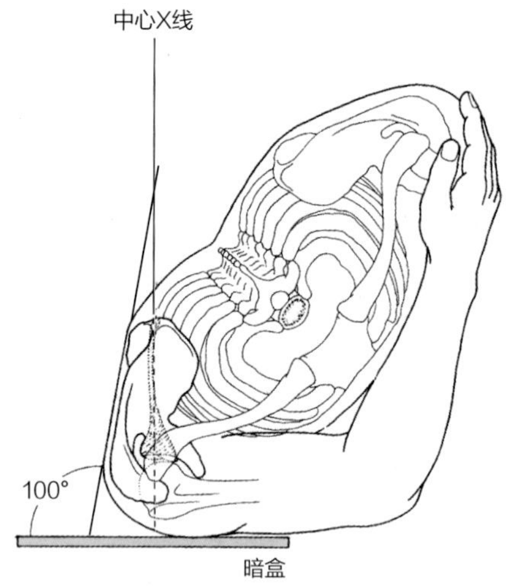

a. 中心X线

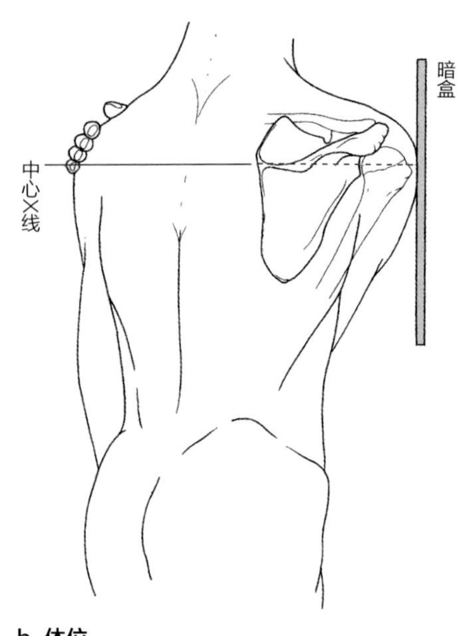

b. 体位

图1-24　肩胛骨Y摄片

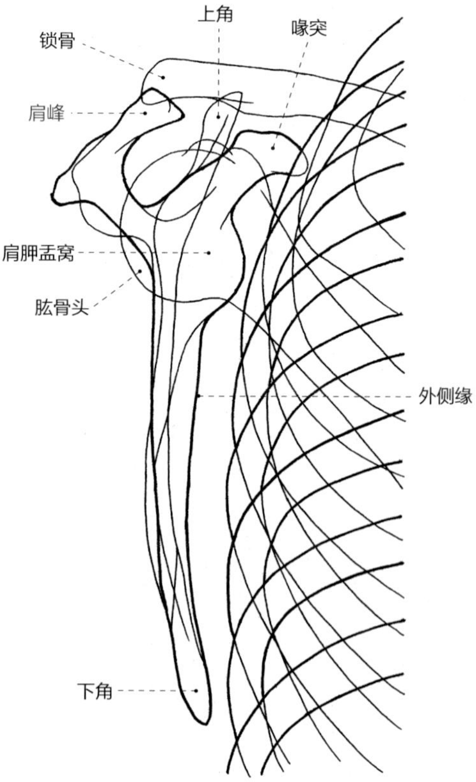

图1-25　肩胛骨Y摄片的X线片（正常）

摄片法

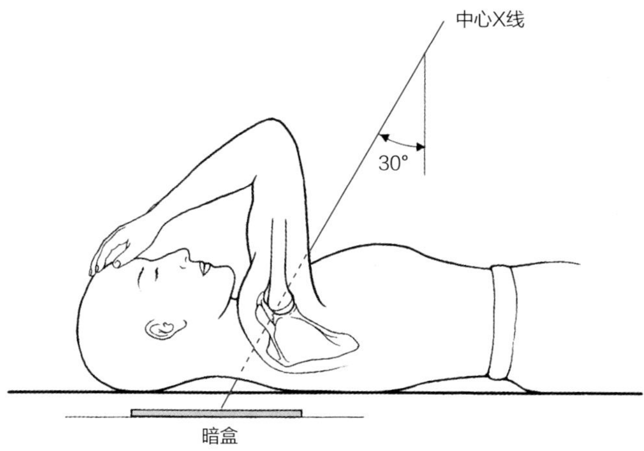

a. 体位

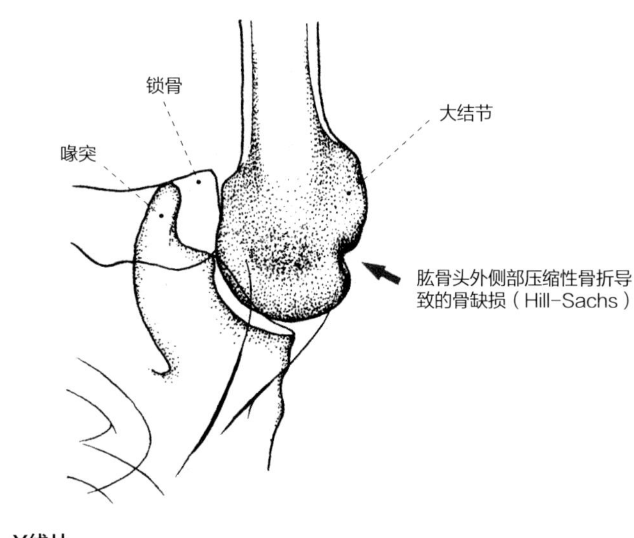

b. X线片

图1-26 Stryker摄片法

4 Stryker摄片法

■ 体位 患者背侧卧位，检查侧肩关节呈90°屈曲位，手放置于头侧。此时，肱骨与矢状面平行，上肢呈0°位。

■ 中心X线 向头侧倾斜30°，沿着腋窝方向投照（图1-26a）。

该方法对因反复性肩关节脱位或半脱位所致的肱骨头后外侧压缩性骨折造成的骨缺损（Hill-Sachs）显示清晰（图1-26b）。

C 肩关节疾病

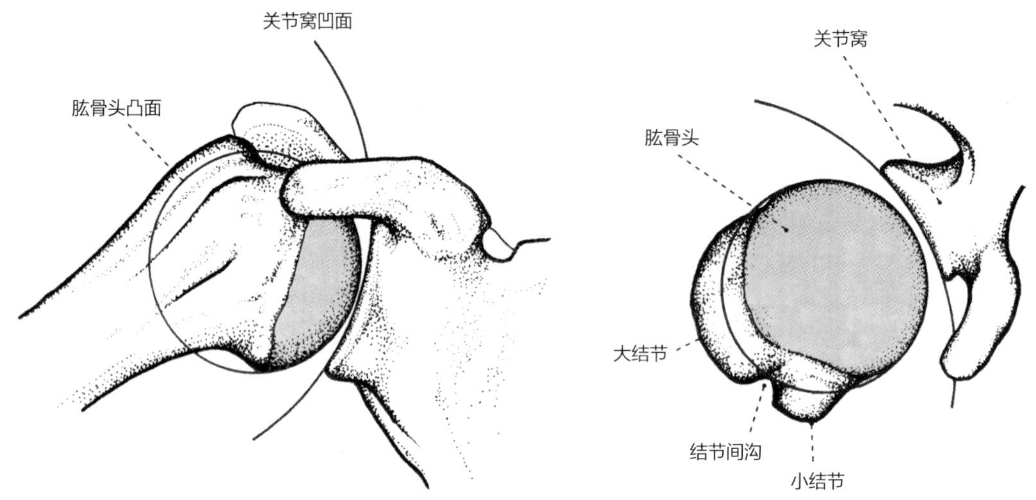

图1-27　关节窝与肱骨头非对称性关节面

1 外伤性肩关节脱位

肩关节的肱骨头较大，而关节窝相对较小，因此比较容易发生脱位（图1-27）。

外伤性肩关节脱位常发生于前方，有时后方，但大多数是前方喙突下脱位多见。跌倒或摔下来时，肱骨过度外展、伸展、外旋时容易出现（图1-28）。

■ 好发年龄　15～40岁，20～30岁更多见。

■ 病理　肩关节前方脱位时，常同时发生骨和软组织的损伤。骨损伤主要是肱骨头后外侧的压缩性骨折（Hill-Sachs损伤）和关节窝前下缘骨折。软组织损伤则是盂唇前下方从关节窝前缘脱离，形成Bankart损伤和肩胛下肌部分撕裂（图1-29）。

■ X线检查　保持外伤后的体位，肩关节正位和轴位或者肩胛骨Y摄片是必须的，判断脱位的方向和有无骨折。

■ MRI 检查　肩关节复位后，在适当时期进行MRI检查，判断有无Hill-Sachs损伤，Bankart损伤，肩袖有无断裂等。如出现肩袖撕裂，还要判断撕裂后有无显著回缩。高龄患者容易合并肩袖撕裂。

■ 治疗　X线片判断有无骨损伤后，进行手法复位。首次脱位时，采用3周以上内收内旋体位固定，增强肌肉力量的保守治疗。软组织损伤如果修复不完整，容易再发脱位。年轻人容易再发脱位。

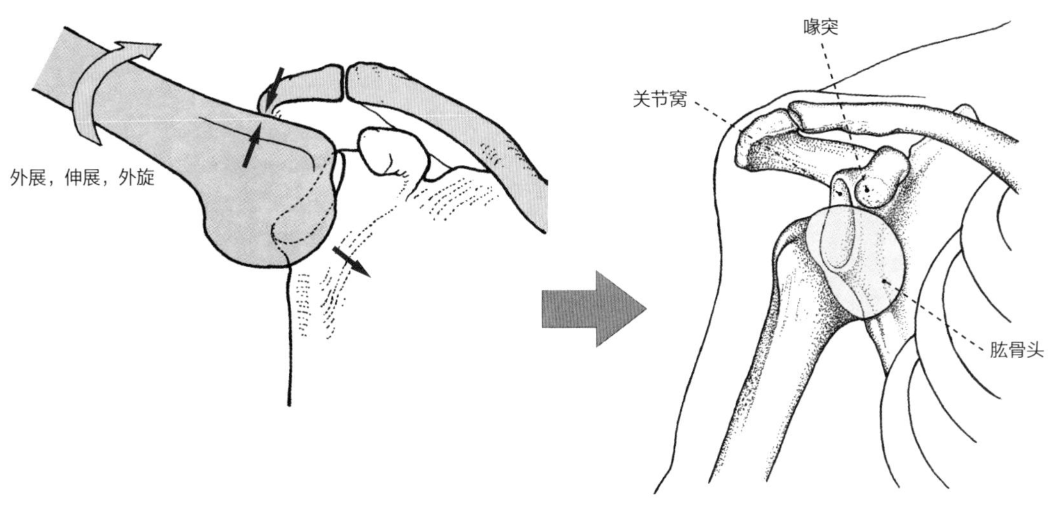

图1-28 肩关节前方脱位受伤机制

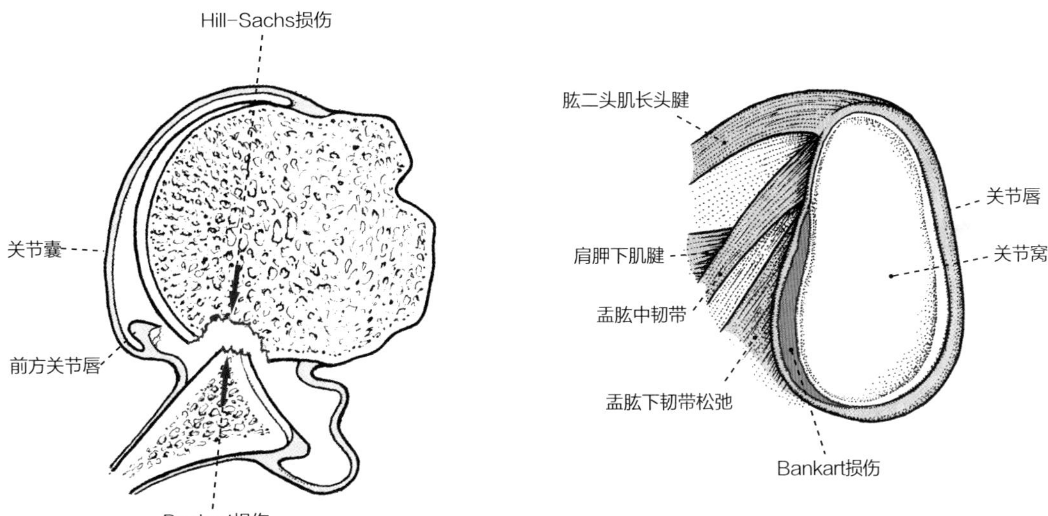

图1-29 Bankart损伤和Hill-Sachs损伤

也可参照第17页，图1-26b。

参考 Bankart损伤和Hill-Sachs损伤

Bankart损伤：1923年，Bankart报道了肱骨头向前方移动时，肩关节前方构成体出现损伤，导致反复性肩关节脱位，从而提出了Bankart损伤的名称。此时，关节唇前方出现剥离，断裂或消失。关节窝前缘关节囊起始部也可出现剥离。

Hill-Sachs损伤：1940年，Hill和Sachs报道了肩关节前方脱位时，肱骨头外侧出现骨缺损，从而有了Hill-Sachs损伤的名称。

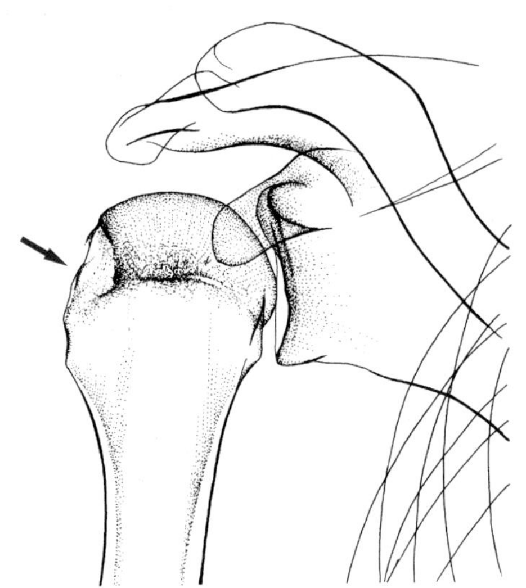

a. 内旋正位片

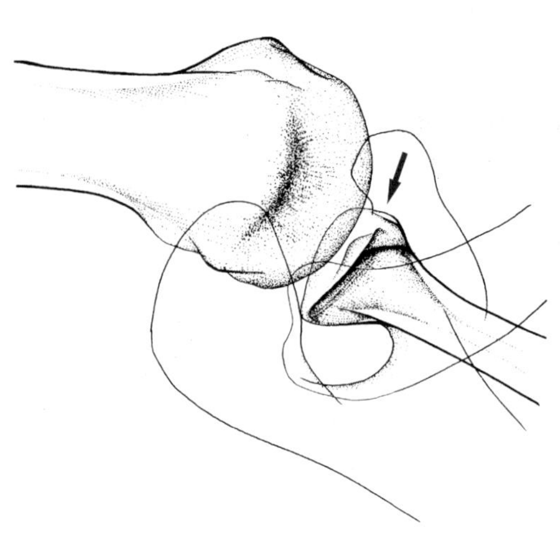

b. 轴位像

图1-30 反复性肩关节脱位（复位后）的X线片

a：肱骨头后外侧骨缺损（Hill-Sachs损伤）。

b：关节窝前缘骨缺损（箭头）。

2 反复性肩关节脱位

反复性肩关节脱位（recurrent dislocation of the shoulder）既往常有外伤性脱位的病史。之后不定期轻微外伤后发生再次脱位。

■ **原因** 发病原因是由于初次脱位时出现关节唇前下方损伤（bankart损伤）和盂肱下韧带、肩胛下肌及关节囊松弛，肩关节外展外旋及伸直位时，前方出现不稳定。年轻人外伤性肩关节脱位容易转变为反复性，但随年龄增大呈下降趋势。

■ **症状** 多诉反复脱臼，也有诉半脱臼（可以自行复位）。自觉症状多有运动时疼痛、脱臼感、不稳定感，可听到关节内弹响等。查体可见到不同程度的关节囊松弛引起的关节松动、前后方向不稳。

■ **X线检查** 关节复位后可行关节内旋正位和轴位摄片。内旋正位片可显示肱骨头后外侧骨缺损（Hill-Sachs损伤）（图1-30a）。轴位片可见到关节窝前缘骨缺损或骨片。（图1-30b）。内收正位像同时向头侧45° 方向摄片时，可以显示肱骨头和关节窝的病变（图1-31）。向下负重摄片（第23页，参照图1-34）可以显示肱骨头半脱位。上举0° 位摄片（第23页，参考图1-35）可以显示关节的滑动度。

■ **MRI 检查** MRI可以清楚显示病变。关节唇和盂肱下韧带在T_1、T_2均呈低信号特点。肩关节习惯性脱位时，可以显示关节唇从边缘剥离，磨损或者消失。可以显示松弛的前下方关节囊（Bankart损伤）（图1-32a）。另外，肱骨头后外侧损伤（Hill-Sachs损伤）也可以清晰显示。同时观察缺损周围软组织的异常（图1-32b）。

■ **其他检查方法** 空气关节造影CT可显示关节唇的损伤，或者剥离（Bankart损伤）（图1-33）。关节镜可以用来明确诊断。

■ **治疗** 如果对脱位不安，同时继续从事运动项目，那么建议进行手术治疗。

摄片法

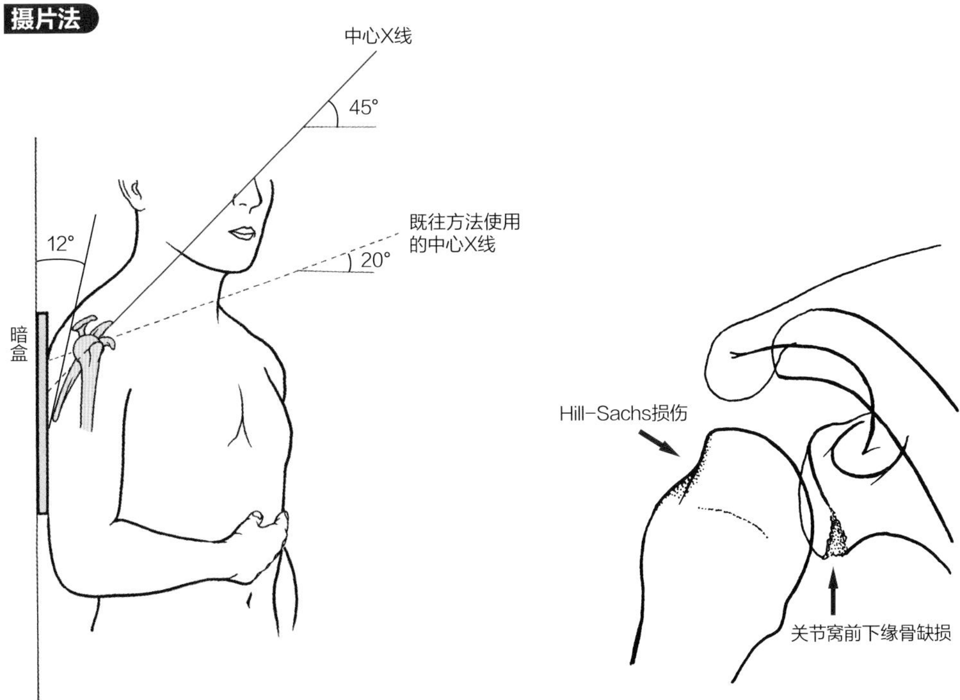

a. 体位和中心X线方向　　　　b. 反复性肩关节脱位X线片

图1-31　前上方45° 摄片

a：体位——患者轻度斜位（第11页，参考图1-16），中心线向前上方45°，向盂肱关节方向投照。

b：肱骨头和关节窝的病变同时显示。

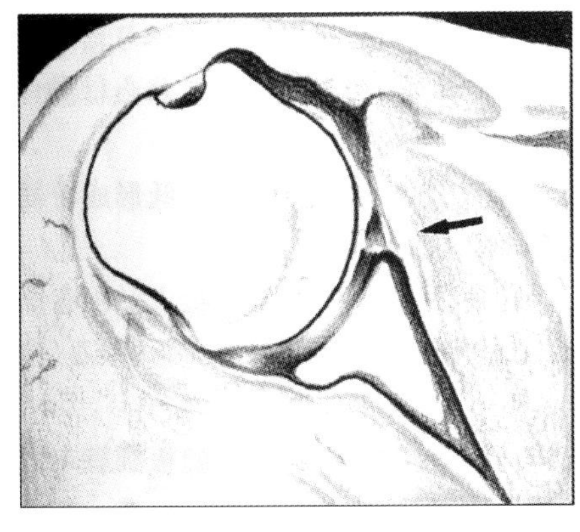

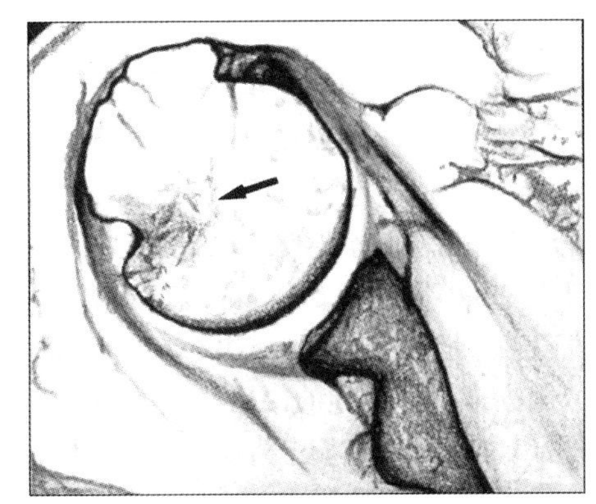

a. Bankart损伤　　　　b. Hill-Sachs损伤

图1-32　复发性肩关节脱位MRI T_2WI

a：前方关节唇损伤及关节囊从盂唇缘剥离。

b：肱骨头后外侧骨缺损，缺损周围骨质异常。

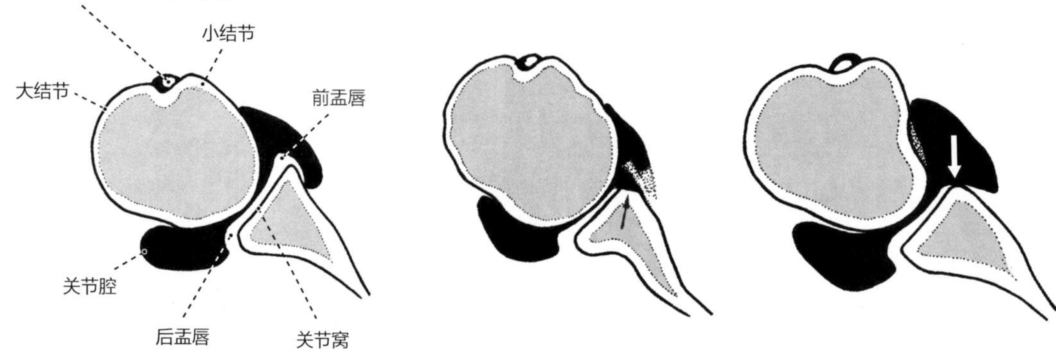

a. 正常像　　b. 盂唇剥离　　c. 盂唇缺损

图1-33　反复性肩关节脱位的CT空气造影

b：盂唇剥离——前盂唇和关节囊一起剥离，关节窝前缘缺损。

c：盂唇缺损——前盂唇完全消失，但没有关节窝前缘的缺损。

3　不稳肩关节（不稳肩）

不稳肩（loose shoulder），没有明显的肩关节结构异常，肩关节明显松动，在活动时肱骨头从关节窝出来，发生半脱位，反复多次，导致临床出现疼痛、运动受限等。20～30岁年轻人多见，两侧同时发生多见。

■ **病理**　可能存在胶原纤维异常导致关节囊及韧带松弛（关节囊增大），关节窝后下缘不完整，肩胛骨外展、外旋肌力下降等原因，但具体原因尚不明确。

■ **症状**　没有特别的诱因，肩关节脱落样的疼痛、麻木、倦怠、脱臼等异常感觉。向下方不稳的感觉最多。其他异常包括上肢下垂体位，牵引加上内外旋转时肱骨头很容易从关节窝脱臼。肩峰下皮肤凹陷（凹槽征）。肱骨头从前方加压时，肱骨头穿过关节窝后缘出现半脱位或者脱位（负重及移位实验）。

■ **X线检查**　双手下垂负重摄影（图1-34），肱骨头向下方半脱位或者脱位（图1-36a）。手上举0°位摄片时（图1-35），肩胛冈和肱骨不在一条轴线，肱骨头从关节窝向后下方滑动（图1-36b），称为活动性不稳肩关节。

■ **CT检查**　发现关节窝后下缘骨性异常（图1-36c）。

■ **关节造影**　不稳肩时，关节囊增大，下垂样“滑雪帽”出现（图1-36d）。

■ **治疗**　临床症状轻微时，可以保守治疗，包括肩袖锻炼，包含肩胛骨的盂肱关节协调性锻炼等。松动严重时，考虑手术治疗。

摄片法

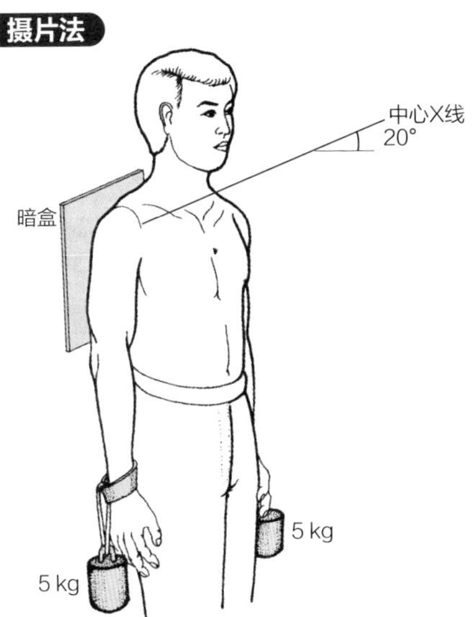

a. 向下负重摄片

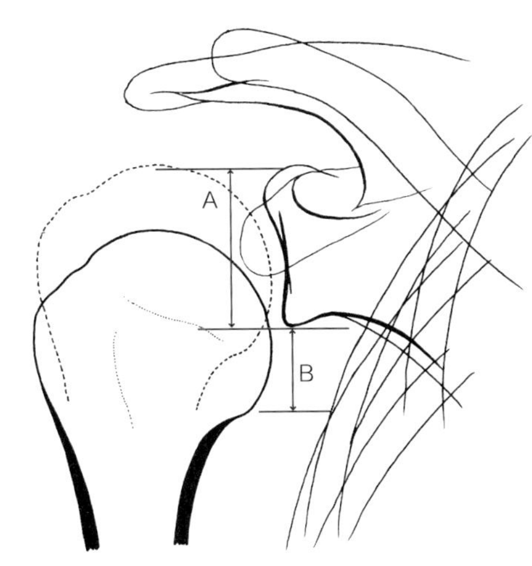

b. 肱骨头下降率

图1-34 向下负重摄片和X线片

a：上肢下垂，手负重3～5 kg进行摄片，可以显示不稳肩肱骨头的半脱位。

b：肱骨头离开关节窝向下方移位。关节窝径（A）与肱骨头脱离关节窝的距离（B）的百分比（B/A × 100%)来表示肱骨头的下降率。据比分为Ⅰ型（负重时＜30%）、Ⅱ型（负重时＞30%）、Ⅲ型（平静状态时肱骨头离开关节窝），以此来表示肩关节的松动程度。

摄片法

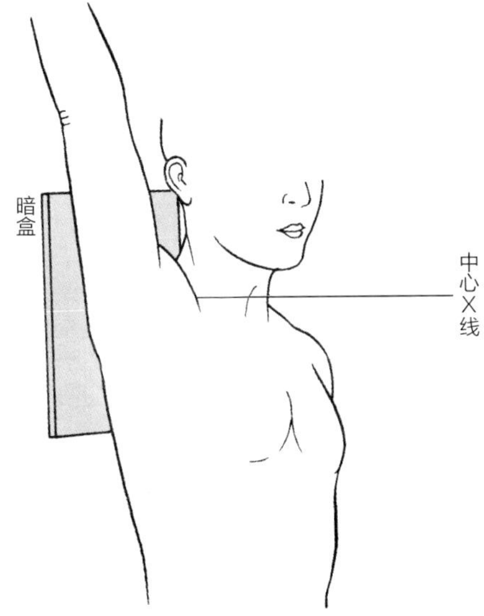

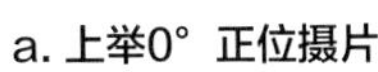
a. 上举0° 正位摄片

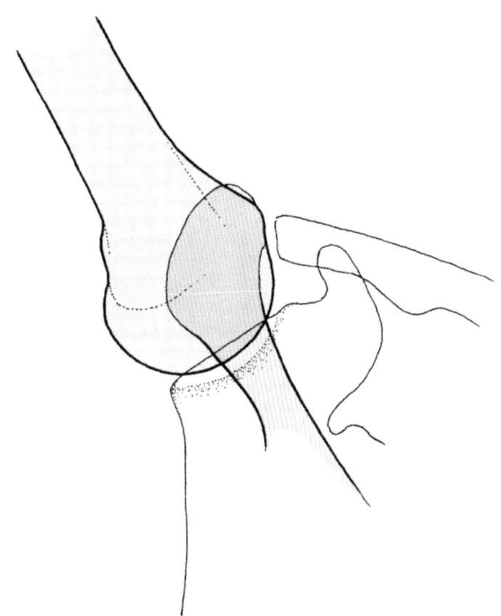

b. 正常X线像

图1-35 上举0° 正位摄片和X线片

0° 位置时，为了保证肩胛冈与肱骨长轴一致，包含肩袖在内的肩关节周围肌群同时向长轴方向汇集，肱骨没有旋转运动。肩关节处于最好的稳定状态。出现不稳肩关节时，肱骨头向后下方会出现滑动。

a：大约155° 上举时前后位摄片。

b：肩胛冈与肱骨长轴一致。

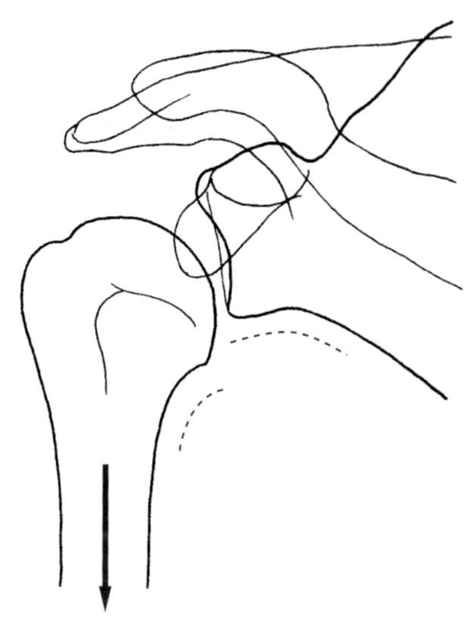

a. X线正位像

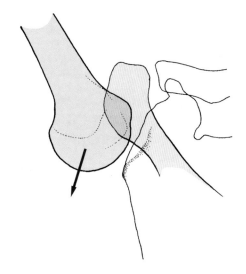

b. 上举0° 正位像

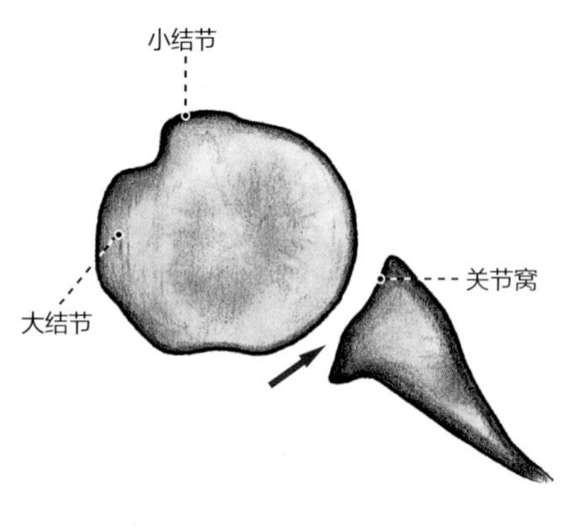

c. CT像：小结节，关节窝，大结节

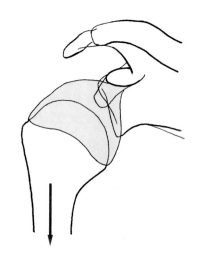

d. 关节造影像

图1-36 不稳肩关节的X线，CT及关节造影所见

关节窝后下缘不完整，向下牵引时出现肱骨头半脱位。上举0° 位置时如果出现滑动，就可以进行诊断。

a：向下方牵引时，肱骨头出现半脱位。

b：肩胛冈与肱骨长轴不一致，出现滑动（后下方半脱位）。

c：关节窝后下缘不完整。

d：不稳肩向下牵拉时，肱骨头上方造影剂出现潴留。就像树木枝条上残留雪一样，称为“雪帽征”。

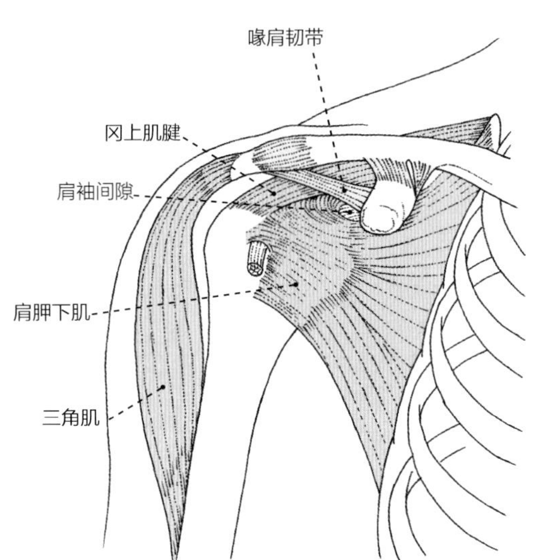

a. 肩袖间隙

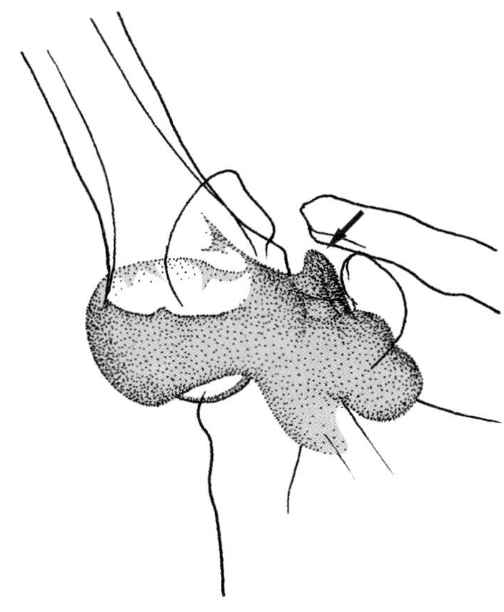

b. 肩袖间隙损伤的关节造影

图1-37 肩袖间隙损伤

a：肩胛下肌腱与冈上肌腱间的关节囊称为肩袖间隙。投球动作或者一些急剧的内外旋反复动作的运动项目会导致肩袖间隙撕裂或者分离。

b：上举0° 正位摄片，肩胛冈与肱骨轴线不一致，喙突外侧造影剂向上方突出（箭头）。

4 肩袖间隙损伤

肩袖间隙，指解剖学上位于喙突外侧的肩胛下肌腱和冈上肌肌腱之间的关节囊。上方有喙肱韧带，下方有盂肱韧带加强。该部位是肩袖阻力最小的位置，缓冲冈上肌肌腱和肩胛下肌腱不同的走向和作用，从而顺畅地协调上肢上举和内外旋运动。肩关节外旋时，喙肱韧带、盂肱上韧带以及肩袖间隙保持紧张状态，内旋时松弛，肩袖间隙增大（第13页，参考图1-18），即肩袖间隙能保持肩关节内负压，维持关节稳定性。

■ **病理** 肩袖间隙损伤（rotator interballe-sion）是由于外伤或者运动过度导致的喙肱韧带松弛、盂肱上中韧带断裂或者松弛，从而造成肩袖间隙分离或者松弛状态（第44页，参照图1-66）。这种状态不能维持关节内负压，加之韧带功能不全，导致肩关节功能障碍。

■ **症状** 投球动作、外展外旋位或者上举时出现肩关节前上方疼痛，同时伴有肩关节倦怠感、麻木、无力、脱臼等异常。

■ **X线检查** 双上举0° 正位摄片（第23页，参考图1-35）可见肱骨头滑动征象。可进行下方负重摄片（第23页，参考图1-34），内旋或外旋体位摄片。内旋位时出现下方不稳，外旋位时无异常改变。关节造影时，上肢上举，关节内压增加，造影剂进入松弛的肩袖间隙内，可见到喙突外侧下方造影剂突出征象（图1-37）。

■ **MRI检查** T_2WI横断位成像，喙突外侧与肩胛下肌上缘一致，可见圆形或椭圆形高信号区域（图1-38）。这种异常信号是滑膜炎或增生血管所致。

■ **治疗** 休息，药物治疗等保守疗法。如保守疗法无效，症状持续则考虑手术治疗。

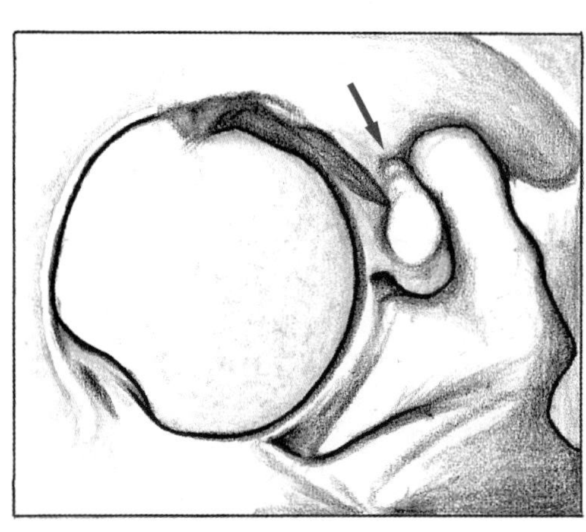

图1-38　肩袖间隙损伤MRI T_2WI成像

肩袖间隙部位见圆形高信号影。

疼痛最显著是在钙化沉积的吸收期，沉积物从肩峰下滑囊内排出后迅速被吸收，炎症反应得以平息。

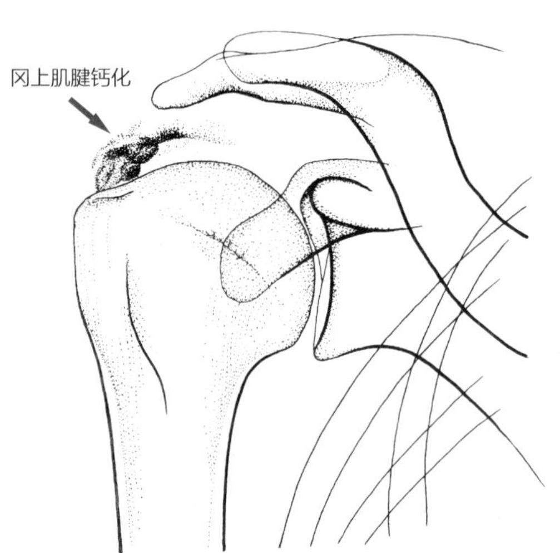

a. X线像

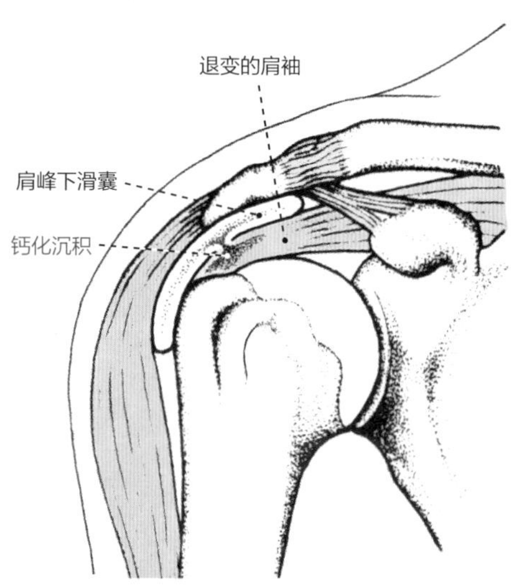

b. 钙化沉着物的吸收

图1-39　钙化性肌腱炎

5　钙化性肌腱炎

钙化性肌腱炎（calcified tendinitis）是肱骨头周围肩袖内钙盐沉积所引起的炎症。沉积物为钙盐，成分是羟基磷灰石晶体。钙盐沉积期表现为硬的固体，吸收期则呈黏性液体。肱骨大结节，尤其是冈上肌肌腱附着点最常见。其次是冈下肌腱附着点。中老年女性好发。也有认为钙化性肌腱炎与肩袖退变后导致沉积有关。

■ **症状**　夜间急剧的疼痛发作最多见。沉积钙盐在吸收过程中引起炎症反应，肌腱内压力增加，引发疼痛。肩峰下滑囊常肿胀，同时局部发热。急性期几乎不能自主运动，被动运动都会导致疼痛。沉积物从肩峰下滑囊排出吸收后，炎症反应很快平息（图1-39b）。2～3周症状明显好转。

■ **X线检查**　采用肩关节内旋正位、外旋正位和轴位三个体位。外旋位时在肩峰下可见沉着的钙盐，位于冈上肌腱和前方的滑液囊。内旋位时，可以显示冈下肌腱和后方滑液囊的钙盐沉积（图1-39a）。轴位时，肩胛下肌腱和小圆肌腱内的钙盐沉积显示清晰。

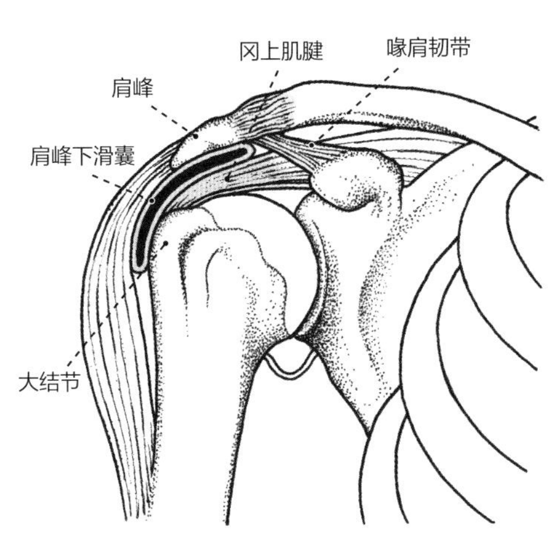

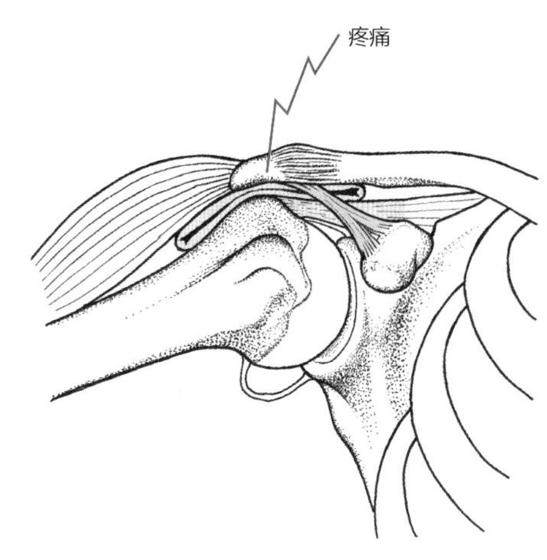

a. 上肢中立位　　b. 上肢外展位

图1-40　肩峰下撞击综合征的发生机制

反复多次运动可引起冈上肌腱慢性炎症，也可引起肩峰下滑囊炎。当上肢外展时，冈上肌腱和滑囊被挟在肩峰和肱骨头之间，出现疼痛。

6 肩峰下撞击综合征

肩峰下撞击综合征（inpingement）是指上肢上举时肩袖和肩峰及喙肩韧带发生碰撞引起的异常改变。肩峰与肩袖间存在肩峰下滑囊，保证肩峰与肩袖运动的润滑性。反复多次运动后肩袖与肩峰下面及喙肩韧带之间的摩擦增多，碰撞也增多，从而引起肩袖炎、滑囊炎，最后发生肩袖撕裂（图1-40）。

■ 疾病分期　Neer在1983年将其分为三期。第一期肩袖出现肿胀和出血；第二期肩袖纤维化及增厚（图1-41）；第三期肩袖撕裂及邻近骨改变（图1-42）。

■ 症状　上肢主动上举时或上举状态向下落下时，在60°～120°诱发疼痛。这是因为肩袖刚好通过肩峰下面和喙肩韧带下引起的疼痛，此征象称为疼痛弧。

■ X线检查　采用肩关节正位和肩胛骨Y摄片两个体位。X摄片尽管不能发现特征性的征象，中年以上患者，显示肩峰前缘至喙肩韧带之间出现骨刺（图1-42）。这提示慢性肩峰下撞击综合征存在可能。同时，也提示存在慢性肩袖撕裂。

■ MRI检查　典型病例表现为T_2WI斜冠状位像肩袖增厚，呈低信号特点。同时常见到高信号的肩峰下滑囊积液。如果出现肩袖撕裂，在T_2WI像低信号肩袖中见到高信号影。

■ 治疗　单纯肩袖炎症及滑囊炎时，采用休息或药物治疗。保守治疗无效，症状持续则考虑手术治疗。

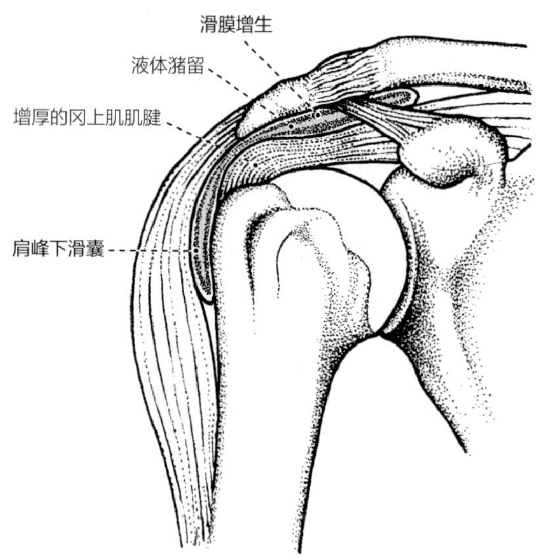

图1-41　肩峰下撞击综合征模式图（Neer分级Ⅱ期）

X线片无异常发现，MRI T_2WI显示增厚的冈上肌肌腱（低信号），肩峰下滑囊积液（高信号）。

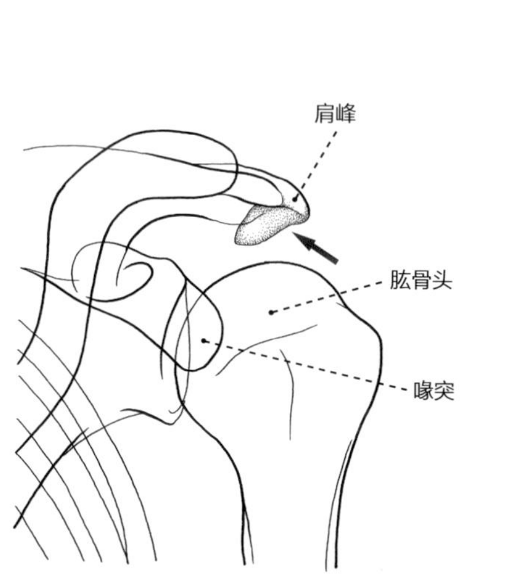

a. 肩关节正位片

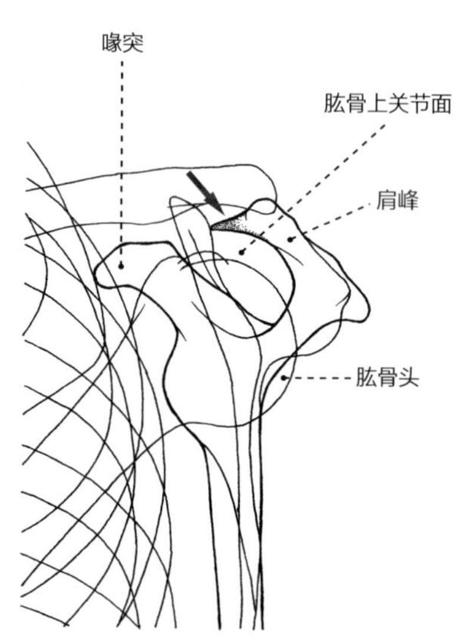

b. 肩胛骨Y成像

图1-42　肩峰下骨赘形成（Neer分级Ⅲ期）

肩峰至喙肩韧带间骨赘形成（箭头），提示慢性肩峰下撞击综合征，同时也提示存在慢性肩袖撕裂。

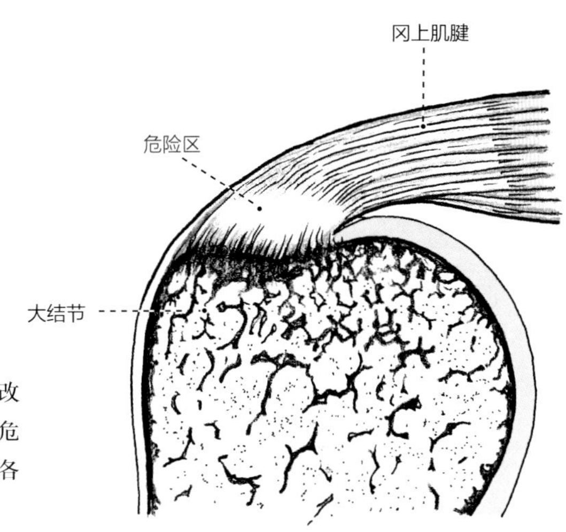

图1-43 冈上肌腱危险区（critical portion）

腕关节下垂时，冈上肌肌腱附着点旁的肱骨头出现90° 的改变。这是血供不足引起的这部分肌腱的退行性变（被称为危险区）。肩袖撕裂也常在肌腱退变基础上发生，包括其他各种各样的外伤。

7 肩袖撕裂

肩袖包括肩胛骨前面发出的肩胛下肌，冈上窝发出的冈上肌，冈下窝的冈下肌以及肩胛骨外侧缘发出的小圆肌共4块肌肉的肌腱构成，附着于肱骨大小结节。表面有三角肌覆盖，其在上举时为主动作用的肌肉，保证肱骨上举运动。冈上肌在内的肩袖所构成的肌肉群则负责肱骨头在关节窝方向的运动。这些肌肉一起合力完成上举动作（第8页，参照图1-12）。冈上肌肌腱出现断裂，肱骨头向关节窝方向运动减弱，三角肌活动减缓，上举力量下降。

肩袖位于肩峰与肱骨头之间，运动时常常受到压迫，中年以后肩袖因为反复摩擦后容易出现变性，甚至撕裂。特别是在距离冈上肌肌腱肱骨大结节附着点1 cm处（危险区），此处血供差，随年龄增加容易出现变性，也是断裂好发的位置（图1-44）。

■ **病理** 肩袖撕裂根据有无与关节腔或者肩峰下滑囊相通分为完全撕裂和部分撕裂。完全撕裂根据裂口大小分为：小撕裂，中撕裂，大撕裂和广范围撕裂。部分撕裂根据撕裂部位分为：滑囊侧部分撕裂，关节面侧部分撕裂和肩袖内部部分撕裂。10～30岁人群都与运动相关，常引起关节面侧的部分撕裂。

■ **症状** 根据发病原因、撕裂类型、撕裂后时间不同而异，主诉常常是疼痛（运动时，安静时，夜间），上举力量减弱（图1-46）。

■ **X线检查** 采用肩关节正位和肩胛骨Y摄片。大的撕裂持续时间长时，正位像显示肩峰下缘至肱骨头顶部距离（AHI）缩短（图1-47），肩胛骨Y像显示肩峰下方骨赘形成。

肩关节造影通常采用充盈法造影，判断关节至肩峰下滑囊有无造影剂外渗。但是对肩袖部分撕裂而不伴有关节面部分撕裂的患者难以诊断。

■ **MRI检查** 在肩袖撕裂中，冈上肌肌腱最常见。常采用与冈上肌肌腱平行走向的斜冠状位。肩袖完全撕裂时，T_2WI显示连续走行低信号的肩袖内被高信号影阻断，低信号肌腱断端回缩（图1-48a）。肩袖部分撕裂时，肩袖内出现高信号影。但是，这种高信号影不贯穿肌腱全程，表现在关节面侧，滑囊侧，肌腱内或者多种组合并存（图1-48b）。

■ **治疗** 变性基础上出现的中老年肩袖撕裂，如果疼痛或者功能障碍不明显，常保守治疗。年轻人，运动或外伤相关的撕裂则采用微创治疗。

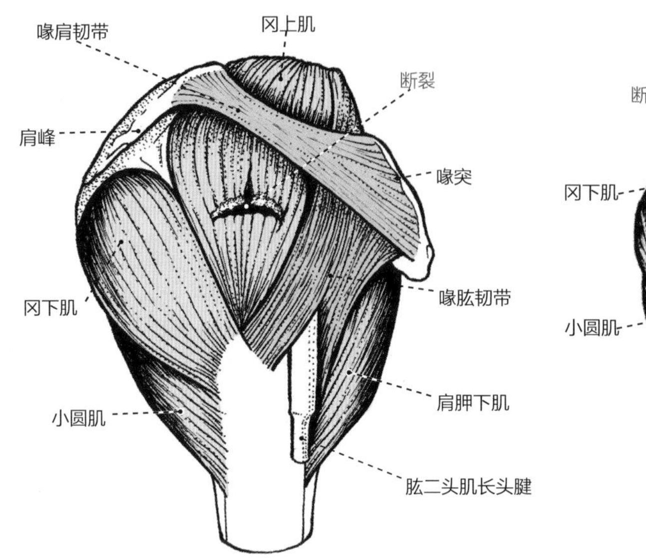

a. 跌倒、跌下等外伤相关的完全撕裂（年轻人多见）

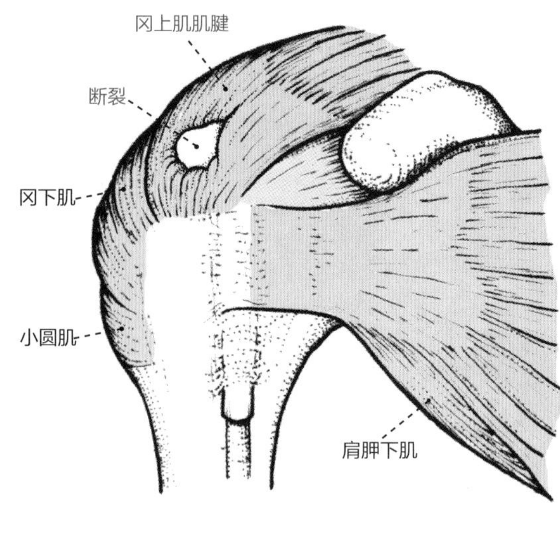

b. 肩袖变性基础上出现完全撕裂（中年以上多见）

图1-44　肩袖撕裂

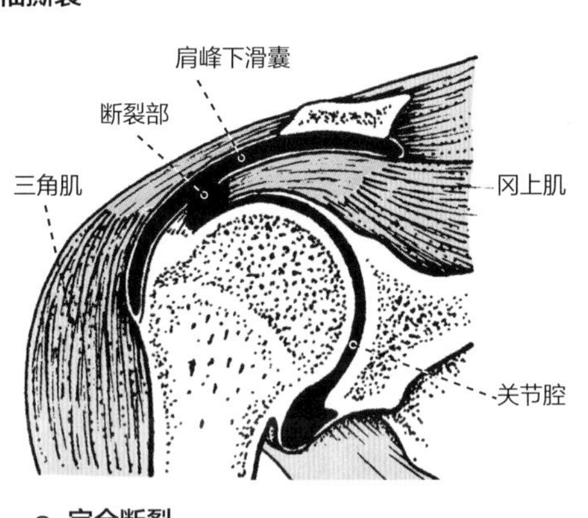

a. 完全断裂

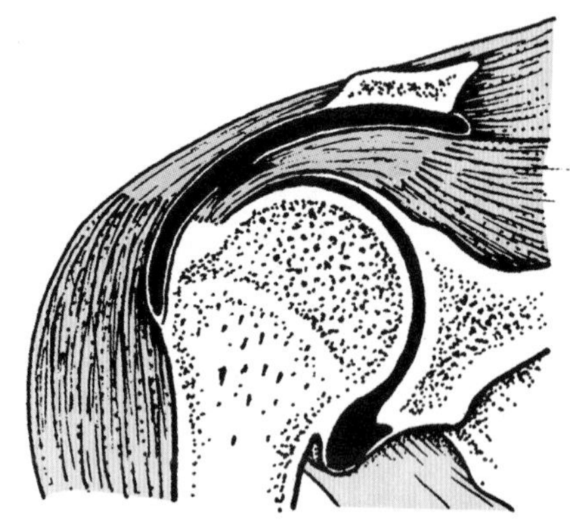

b. 部分断裂（滑囊面）

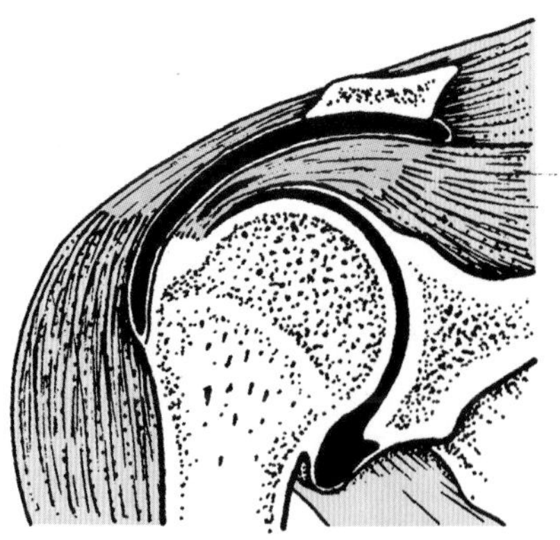

c. 部分断裂（腱内）

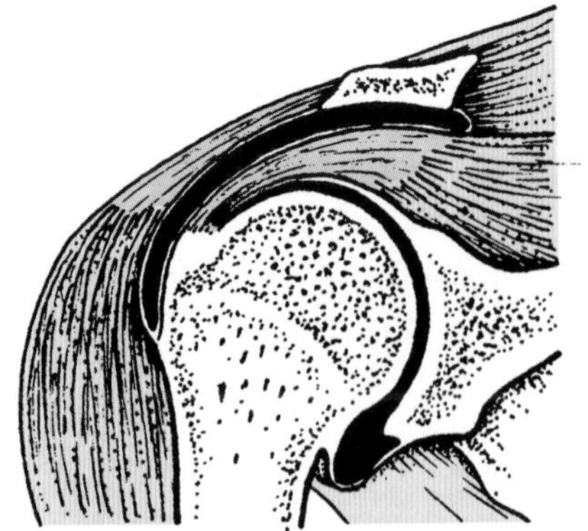

d. 部分断裂（关节面）

图1-45　肩袖撕裂分类

年龄相关的肩袖撕裂，常在肩袖变性基础上发生，并加上各种各样的外伤诱发。年轻人的肩袖撕裂，与投球动作等反复性运动有关。肩峰下滑囊通常不与肩关节腔相通，冈上肌肌腱完全撕裂时，则两者发生交通，肩关节造影可以证实。

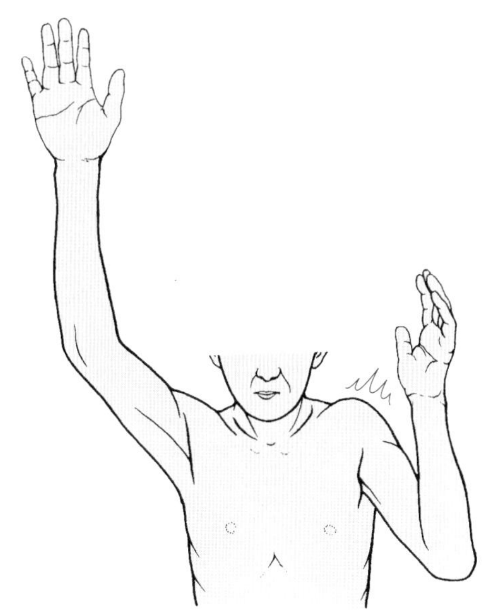

图1-46　肩袖损伤时的症状（实例）

主诉疼痛和无力，上举力量弱。

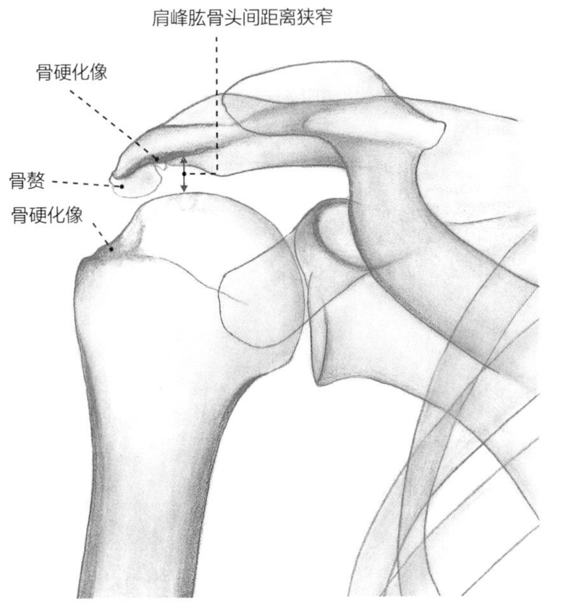

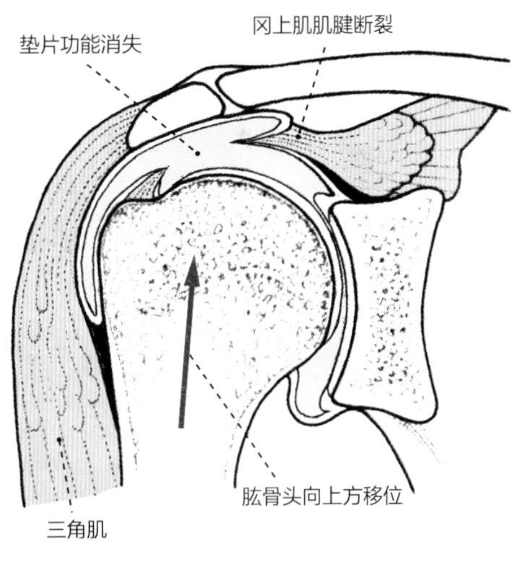

a. X线像

b. 肩袖撕裂肱骨头向上方移位

图1-47　肩袖完全撕裂的X线片

a：肩峰肱骨头间距离小于7 mm时，常常发生断裂。

b：因为肩袖断裂，肱骨头向关节窝内的力量减弱，相对三角肌占优势，肱骨头向上方移位。三角肌和肩袖构成肌肉的功能见第8页，参照图1-12。

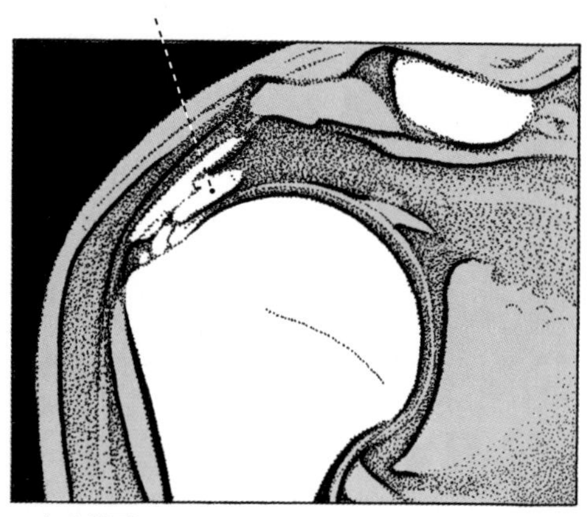

a. 完全撕裂

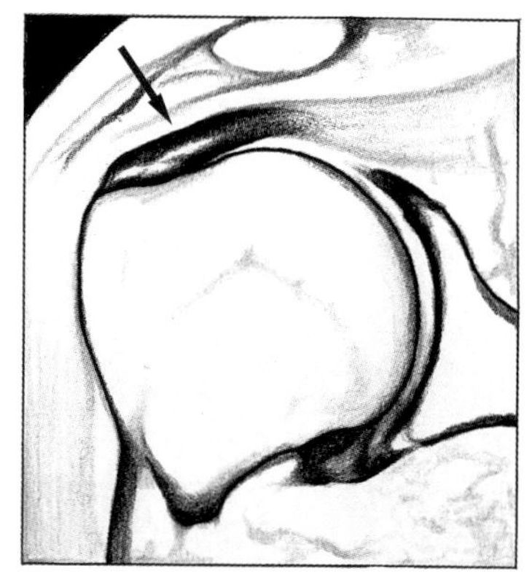

b. 部分撕裂（腱内）

图1-48　肩袖撕裂的MRI T_2WI斜矢状位像

a：冈上肌腱断裂且回缩。

b：冈上肌腱附着点腱内高信号提示断裂。

8 五十肩

五十肩（frozen shoulder，亦称冰冻肩）多见于中年以上，尤其是50岁左右的患者，主诉为肩关节疼痛及活动受限。日常生活中软组织反复多次机械的刺激导致慢性炎症的发生。五十肩也称为粘连性关节囊炎（adhesive capsulitis）、肩关节周围炎（periarthritis of shoulder）等。

■ **症状**　分为痉挛期、粘连期和恢复期共三期。两年内大部分会得到缓解。

痉挛期（freezing phase，冰冻形成期）：滑膜炎症导致明显的疼痛（安静时，晚上尤其是睡眠时）。由于疼痛导致肩关节不能活动。

粘连期（frozen phase冻结期）：滑膜炎症开始慢性化发展，关节出现挛缩，肥厚。肩关节的活动受限，此期称为冻结肩期（图1-49）。疼痛开始好转。

恢复期（thawing phase解冻期）：挛缩开始缓解，活动度开始回复。

■ **X线检查**　单纯X线摄片没有阳性特征。肩关节粘连期时关节造影可以显示关节囊狭窄（图1-50）。

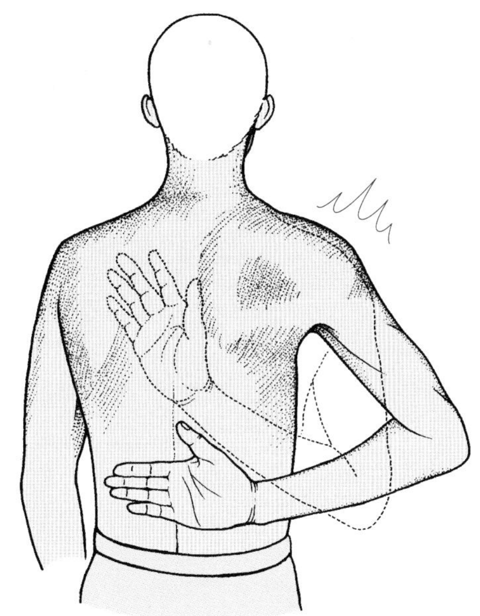

图1-49 肩关节活动范围受限（实例）

运动受限表现为手在背侧不能达到对侧的肩胛骨。五十肩时这种运动（后伸上举运动）常常受限制。

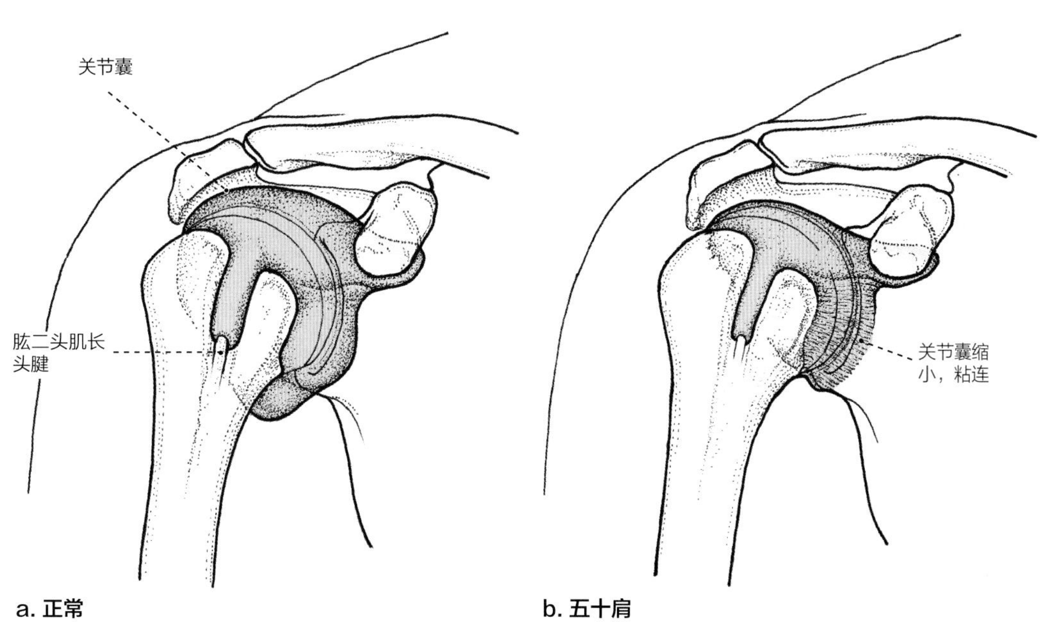

图1-50 五十肩病理

五十肩原因不明，常在与年龄相关的软组织（肩袖，肱二头肌长头腱）退变基础上发生，肩峰下滑囊及肩关节出现炎症，关节囊缩小，盂肱关节活动受限。

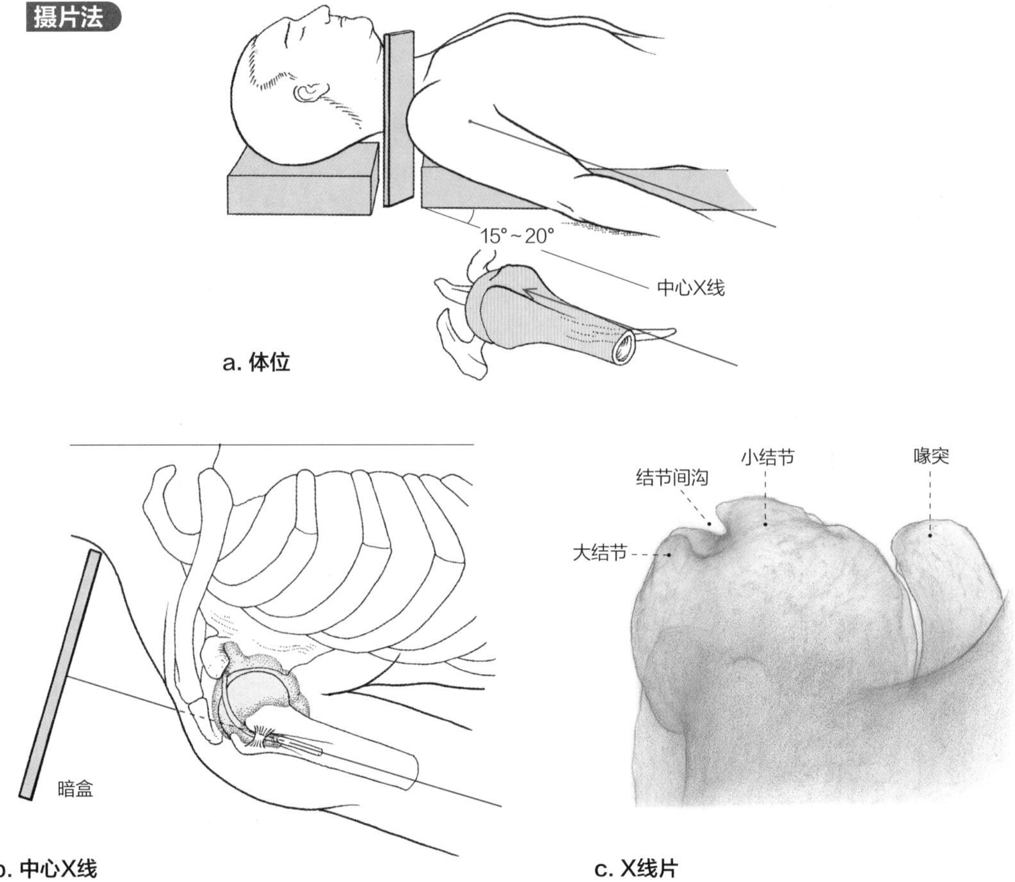

图1-51　结节间沟摄影

在厚约6 cm的检查台上仰卧位，肩关节轻度外展（15°～20°）。肱骨背侧面紧贴检查台。水平X线沿着肱骨长轴，向结节间沟方向投照。X线片可以显示小结节的骨赘。

9　肱二头肌长头腱损伤

肱二头肌长头腱从肩胛骨关节上缘发出，在肩袖间隙和喙肱韧带下方穿过，90°改变方向后穿走于肱骨大小结节形成的结节间沟内，到达肩胛骨盂上结节。在结节间沟部分，长头腱被反折形成的筒状滑膜包绕。长头腱就在这个滑膜和关节侧滑膜的中间走行。在结节间沟内有横韧带固定。长头腱在最大外展和内收时保证都在结节间沟内活动。另外，肩关节外展外旋时，推动肱骨头运动。随肩关节的运动，长头腱承受着较大的力量负荷，容易发生炎症、变性、断裂等。比较少见的是长头腱从结节间沟内滑出（脱位），从而引起疼痛。肱二头肌腱常见疾病主要是长头腱炎及长头腱撕裂。

1　肱二头肌长头腱炎

肱二头肌长头腱炎（bicipital fenosynovitis）是指长头腱及其周围腱鞘在结节间沟附近的炎症。结节间沟及肩袖间隙有压痛。过劳或投球动作是导致本病的原因。

■ X线检查　结节间沟摄片可显示结节间沟狭窄、骨赘形成等（图1-51）。

■ MRI检查　长头腱周围液体沉积，长头腱肿胀（图1-52）。

■ 治疗　休息，药物治疗等保守方法。保守治疗无效，疼痛显著则考虑手术治疗。

2　肱二头肌长头腱断裂

肱二头肌长头腱断裂（rupture of the long head

注意点　长头腱炎病理组织显示毛细血管扩张，腱鞘和滑膜内细胞浸润，肌腱肿胀。

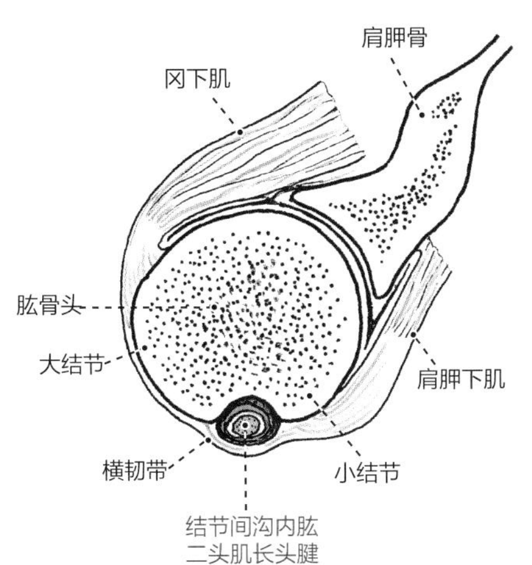

a. 肱骨近侧横断面

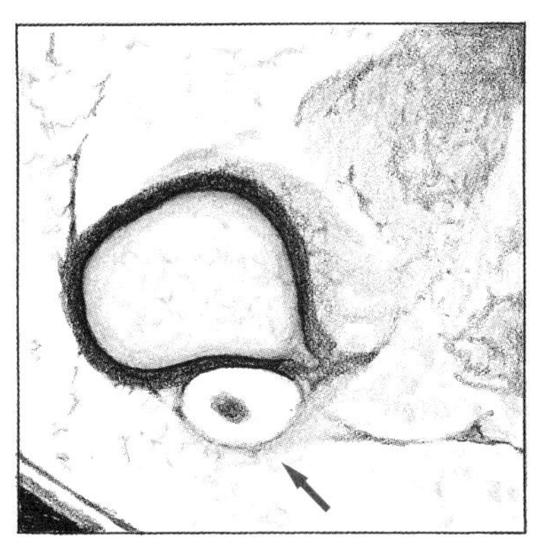

b. 滑膜囊平面的MRI T_2WI图

图1-52　肱二头肌长头腱炎

可见到长头腱周围有关节液贮留的高信号区（b）

of biceps）男性多见。提取重物或物体牵拉等外力因素多会引起损伤。如果是变性导致的断裂，常无既往外伤史，临床症状也轻微，自我不能感觉到肌腱的断裂。断裂多发生在近端起始部或邻近区域。出现断裂后，结节间沟附近出现疼痛。同时，因为断裂长头腱回缩，导致肱二头肌肌腹异常下垂（图1-53）。

■ **X线检查**　单纯摄片无异常，结节间沟造影可见造影剂从结节间沟向外流出改变。

■ **MRI检查**　断裂的长头腱向远端移位。

■ **治疗**　活动少的高龄患者，疼痛及肌力下降不明显者采用保守治疗。活动多的年轻人，疼痛持续存在者采用手术治疗。

10 肱骨近端骨折

肱骨近端骨折（fracture of the proximal humerus）包括肱骨头解剖颈骨折、大结节骨折、小结节骨折、肱骨外科颈骨折四个类型。可以单独出现或合并存在。图1-54显示肌肉附着相关的特有的运动。

摔倒时手支撑很容易引起肱骨近端骨折。成人以外科颈骨折和大结节骨折多见，可合并肩关节脱位。老年人，尤其是骨质疏松的女性发生频率很高。

■ **X线检查**　肩关节正位像，或者有时加肩胛骨Y摄片，判断骨折部位、骨片移位方向和程度、有无合并脱位等（图1-55）。骨片移位判断困难时需要做CT检查（图1-56）。

■ **治疗**　移位很轻则采用保守疗法。有明显移位需要手术治疗。

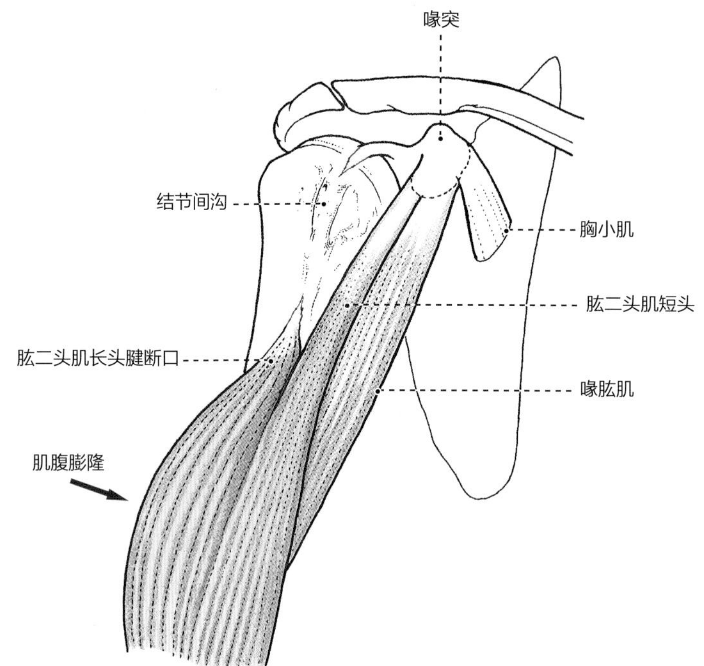

图1-53　肱二头肌长头腱断裂模式图

长头腱在起始部或附近断裂时，断端从结节间沟回缩出来，导致长头肌腹松弛膨隆。

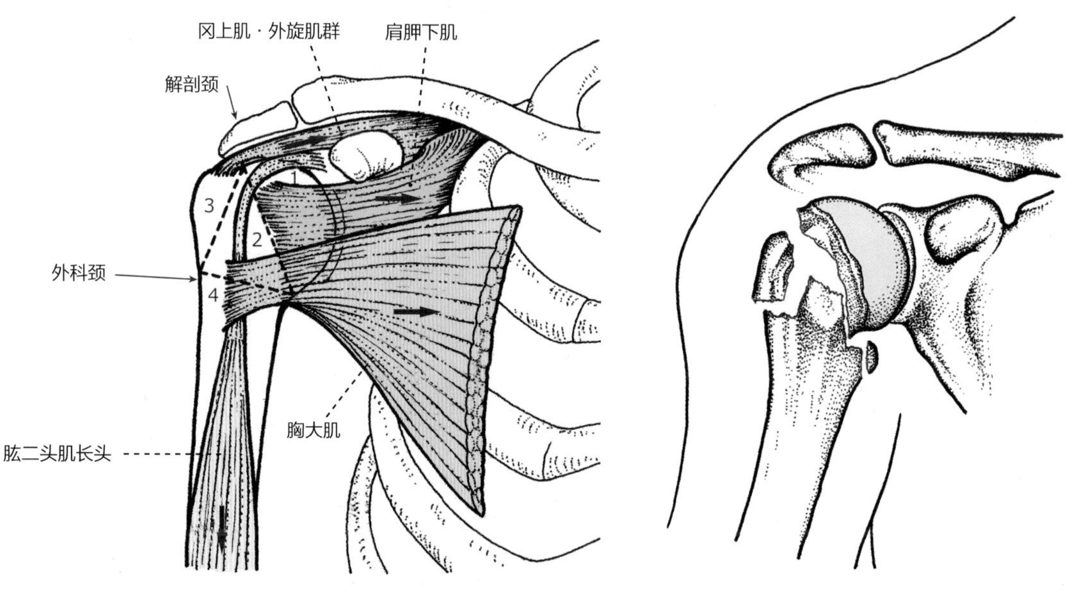

a. 肱骨近端附着肌肉

1. 肱骨头　2. 小结节　3. 大结节　4. 骨干

b. 肱骨近端骨折模式图

图1-54　肱骨近端骨折线与肌肉附着部的关系

外科颈骨折因胸大肌作用导致骨片向内侧移位，多见向内侧凸引起屈曲畸形。结节部的骨折常是裂隙骨折。

儿童骨折容易发生骨折断端移位，解剖学上多表现为向外侧凸的畸形。

摄片法

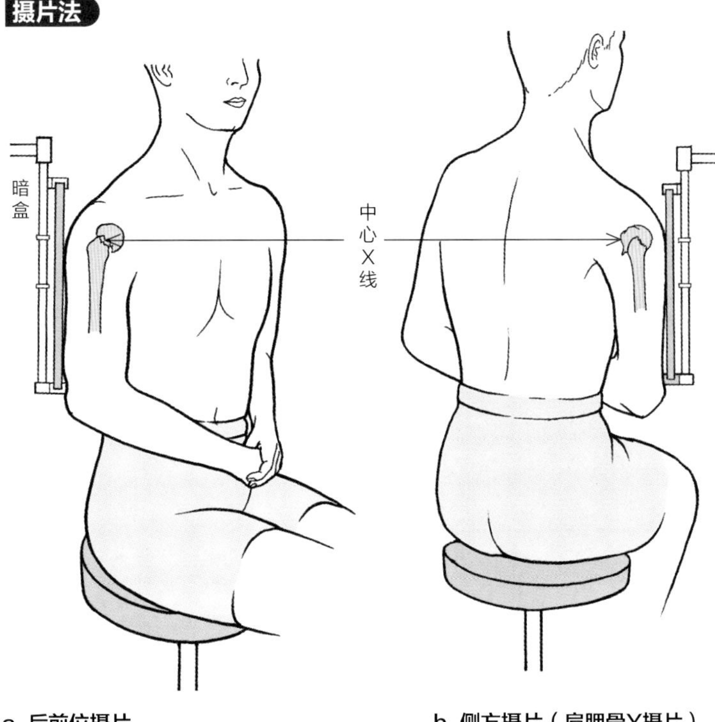

a. 后前位摄片　　b. 侧方摄片（肩胛骨Y摄片）

图1-55　肱骨近端骨折

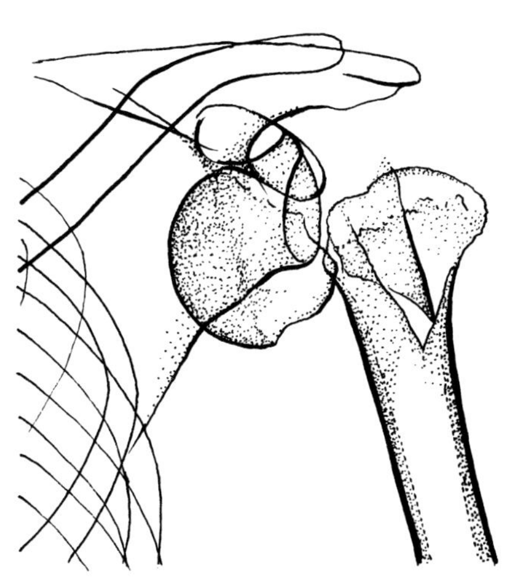

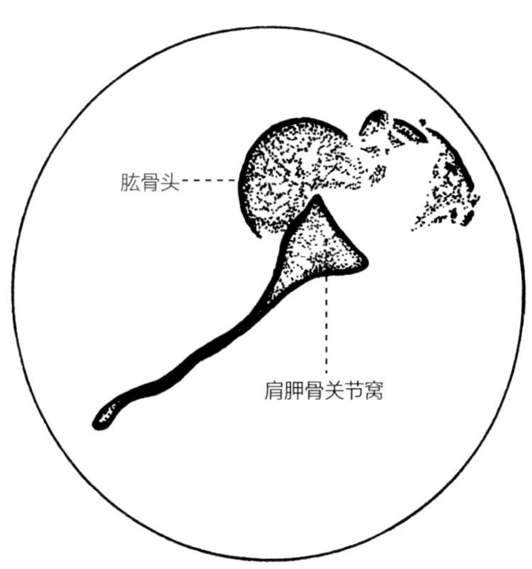

a. X线片　　b. CT片

图1-56　肱骨近端骨折脱位

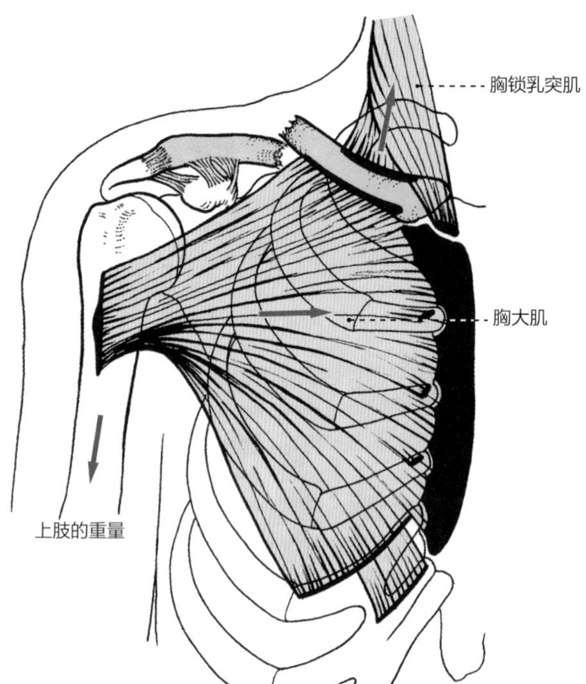

图1-57　锁骨（中1/3）骨折的移位

11 锁骨骨折

锁骨骨折（fracture of the clavicle）根据骨折部位分为远端骨折、中1/3骨折、近端骨折三类。中1/3骨折最多见，这个部位弯曲度最大，外力作用时，容易在此处形成剪切力。近端骨折片因胸锁乳突肌作用向前方移位，远端骨折因上肢重力向下方移位，同时，胸大肌和背部肌肉的力量使骨折向内侧移位（图1-57）。

■ 分类　远端骨折和近端骨折是直接外力作用所致。远端骨折根据Neer分类（图1-58）。

Ⅰ型：喙锁韧带没有断裂，近端骨片和远端骨片保持连续，没有发生移位的稳定骨折。

Ⅱ型：喙锁韧带断裂，近端骨片和远端骨片不连续，近端骨片向上方移位。

Ⅲ型：肩锁关节内骨折，喙锁韧带没有断裂。

■ X线检查　坐位，上肢保持下垂，摄锁骨正位片以及肺尖摄片，显示骨折部位、移位情况、骨片与胸部的关系等（图1-59）。远端骨折时判断远端骨片前后位或上下位骨片的移位情况很重要，因此肩关节轴位摄片是必要的。怀疑肩锁关节内骨折时，断层摄影或三维CT成像对诊断有帮助。

■ 治疗　锁骨骨折遵循保守治疗的原则。手术适应证包括：①移位明显，非侵入性的手术不能复位；②粉碎性骨折，并且挤压皮肤；③出现臂丛神经压迫症状；④合并喙锁韧带断裂的远端骨折等。

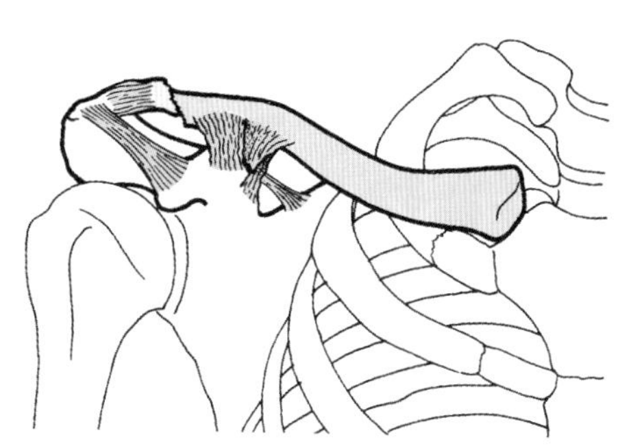

a. Ⅰ型

喙锁韧带完整，骨折没有移位

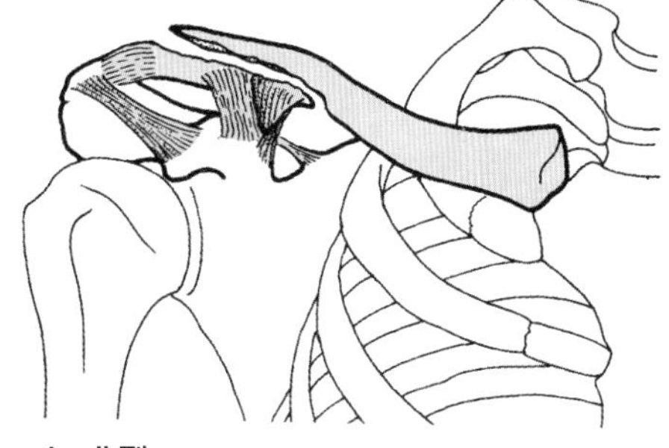

b. Ⅱ型

喙锁韧带从近端骨片剥离，导致骨折移位（手术适应证）

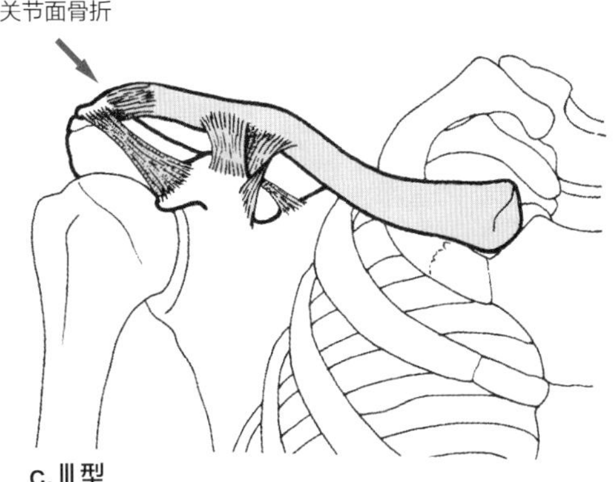

c. Ⅲ型

关节面骨折，几乎都会导致创伤性关节炎

图1-58　锁骨远端骨折分类（Neer分类）

摄片法

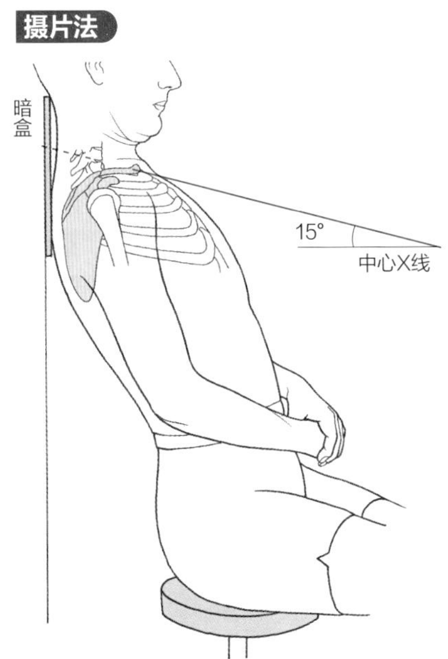

a. 体位

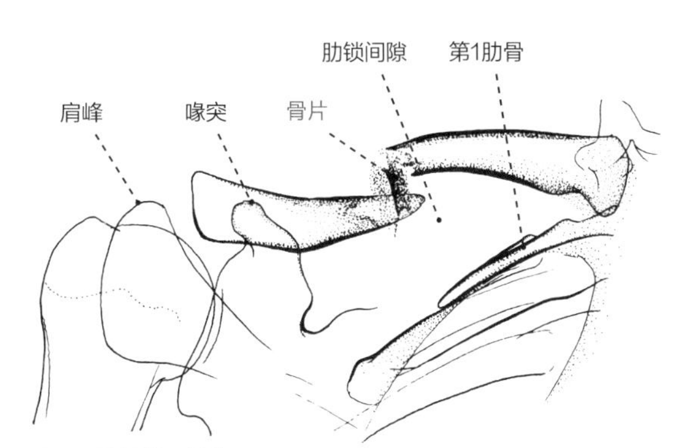

b. 中1/3骨折的X线像

图1-59　锁骨肺尖摄片

X线片可以很好地观察骨片和胸廓的关系。

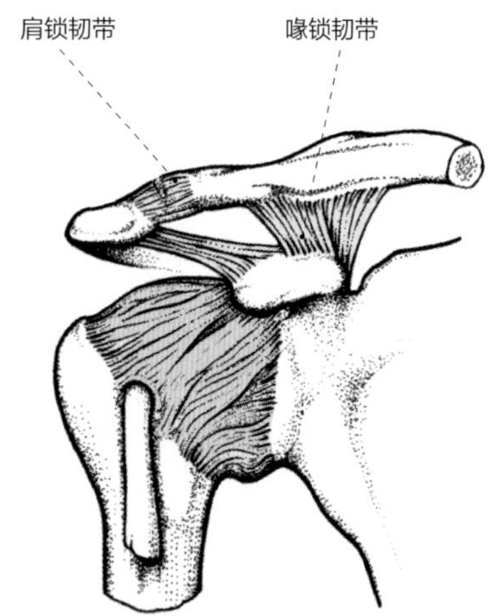

a. Ⅰ型（轻度压痛和肿胀）
肩锁韧带部分损伤，肩锁关节保持稳定

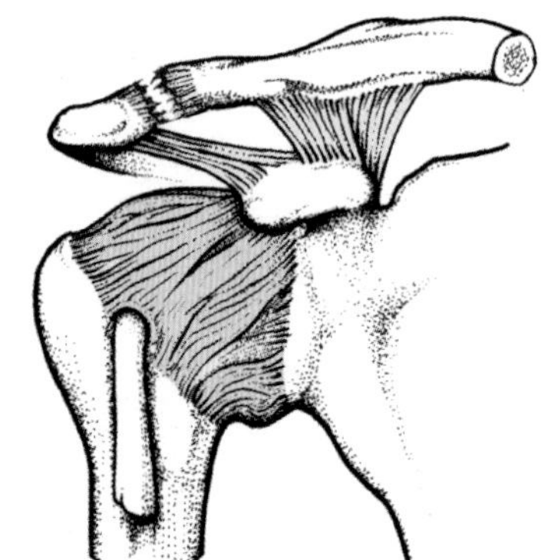

b. Ⅱ型（半脱位）
肩锁韧带和关节囊断裂

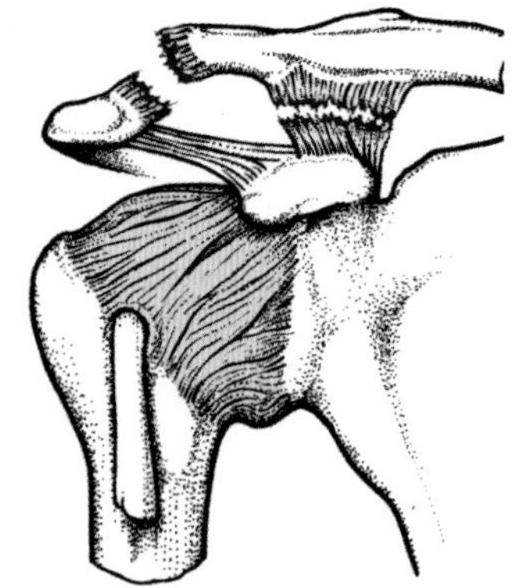

c. Ⅲ型（完全脱位）
肩锁韧带和喙锁韧带同时断裂

图1-60　肩锁关节损伤分类

12 肩锁关节脱位

肩锁关节脱位（dislocation of the acromioclavicular joint）常由于上肢下垂体位轻度内收时跌倒，肩峰端着地所致。肩锁韧带和喙锁韧带同时断裂导致肩胛骨下降，肩锁关节脱位发生。受伤原因多见于骑车时摔倒，柔道、橄榄球等接触性运动所致。

■ **分类**　根据肩锁关节损伤程度不同分为Ⅰ~Ⅲ型（图1-60）。

Ⅰ型：肩锁关节没有移位，局部有压痛。肩锁韧带伸展，有小的撕裂，但喙锁韧带正常。

Ⅱ型：肩锁关节半脱位，局部有明显的压痛。肩锁韧带和关节囊同时撕裂，但喙锁韧带正常。

Ⅲ型：肩锁关节完全脱位。肩锁韧带和喙锁韧带同时撕裂，肩锁关节部和喙锁韧带部位明显的压痛。由于肩胛骨和上肢向下方移位，锁骨外侧端的皮肤像帐篷样突起。

■ **X线检查**　上肢下垂位两侧肩锁关节同时摄片，可以确认有无移位。两手负重3~5 kg摄片，可以显示锁骨外侧端向上方突出改变（图1-61）。

Ⅰ型的X线片显示锁骨下缘与肩峰突起下缘在一个延长线上，不能发现异常。

Ⅱ型（半脱位）显示关节间隙增大，锁骨下缘在肩峰突起下缘的延长线上方。

Ⅲ型（完全脱位）锁骨外侧端远远超过肩峰上缘（图1-62）。

■ **治疗**　Ⅰ型和Ⅱ型采用保守治疗，Ⅲ型高龄者保守治疗，年轻人考虑手术治疗。

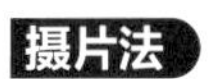

双手握重物会使用臂力，导致移位减少。重物如下图a所示。不能抓握在手中。

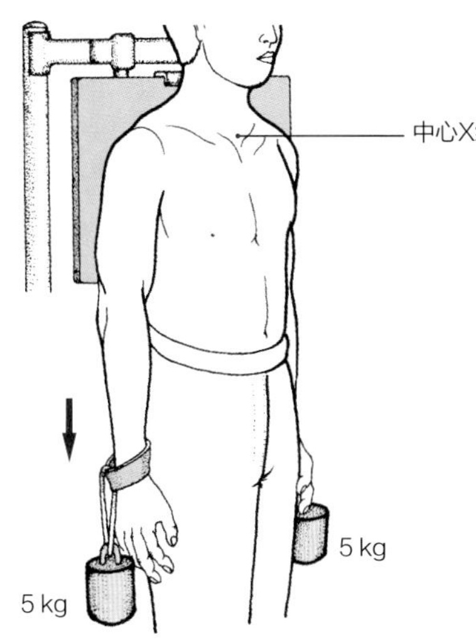

a. 负重的方法

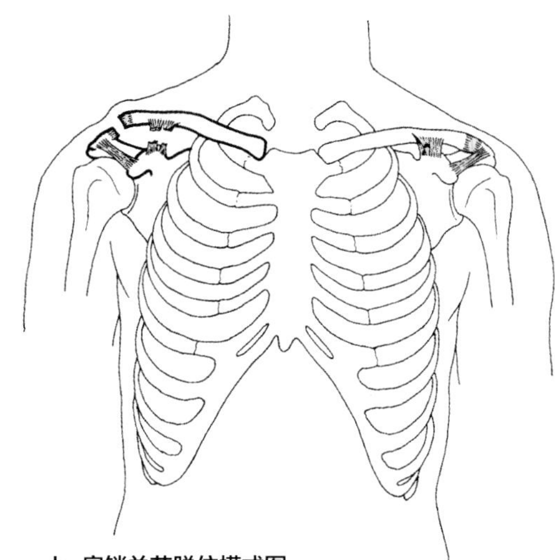

b. 肩锁关节脱位模式图

图1-61　上肢负重肩锁关节后前位摄片

患者立位，两侧负重3～5 kg，摄两侧肩锁关节正位片，可以观察有无出现移位（a）。

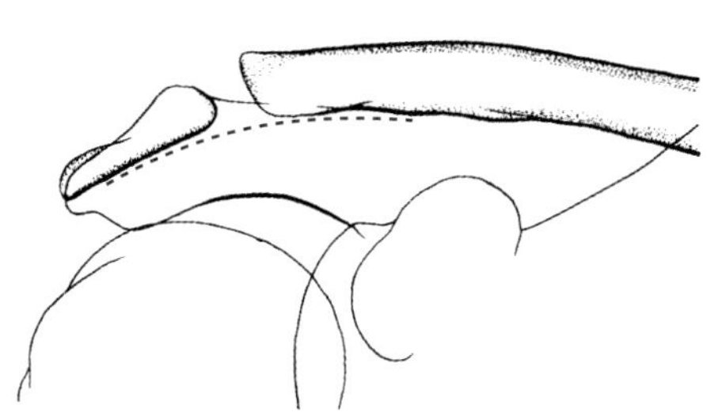

a. Ⅰ型

锁骨下缘与肩峰突起下缘在一个延长线上，平片不能发现异常

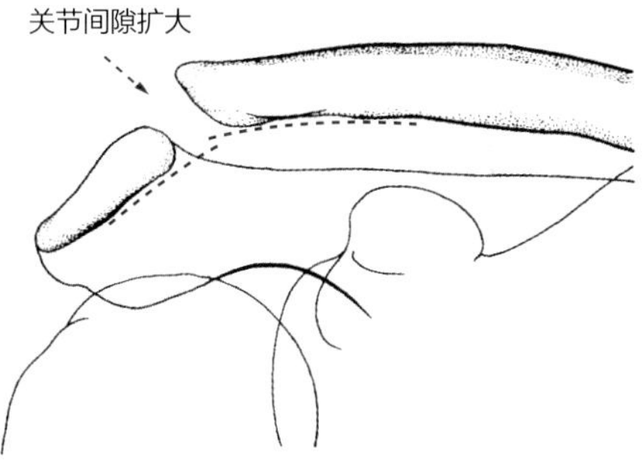

b. Ⅱ型（半脱位）

锁骨下缘在肩峰突起延长线上方，但在肩峰的范围内

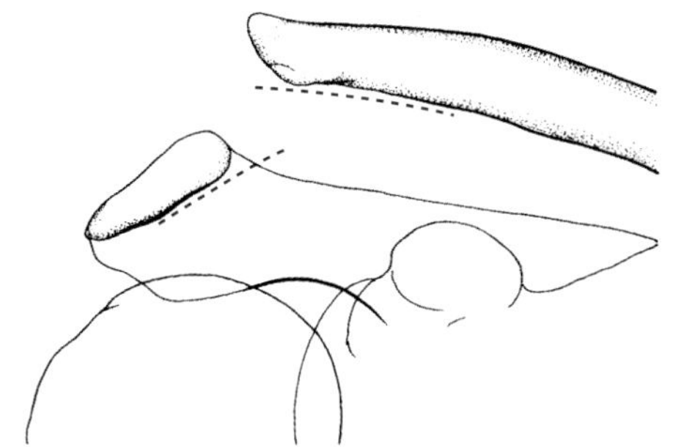

c. Ⅲ型（完全脱位）

锁骨远端远远高出肩峰突起延长线

图1-62　上肢负重后肩锁关节损伤的X线片

摄片法

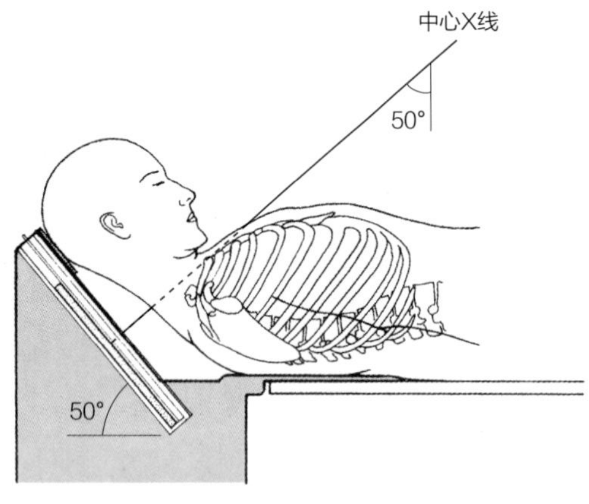

a. 体位

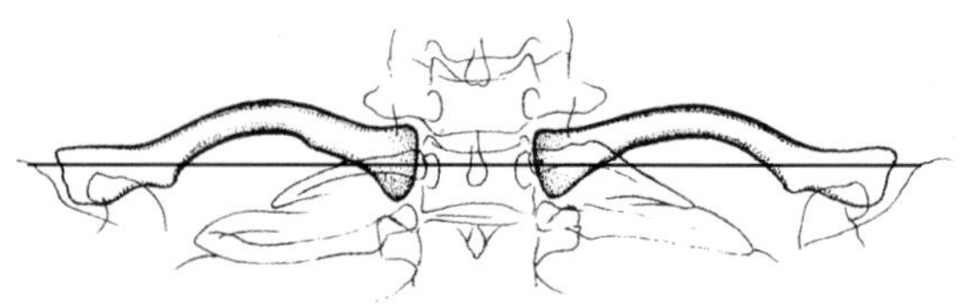

1. 正常
左右锁骨长轴在一条直线上

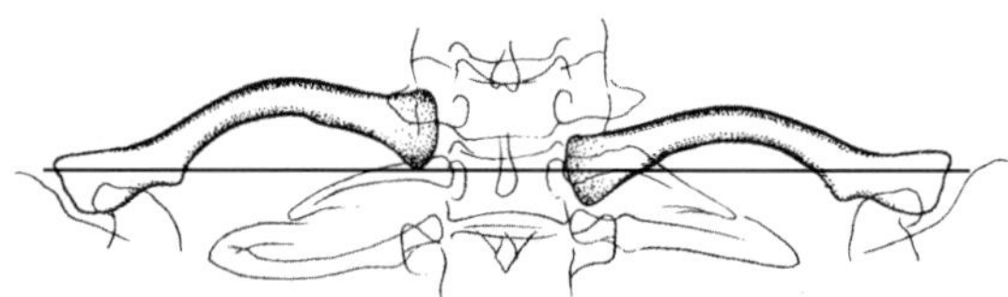

2. 前方脱位
患侧锁骨近端在该线的上方

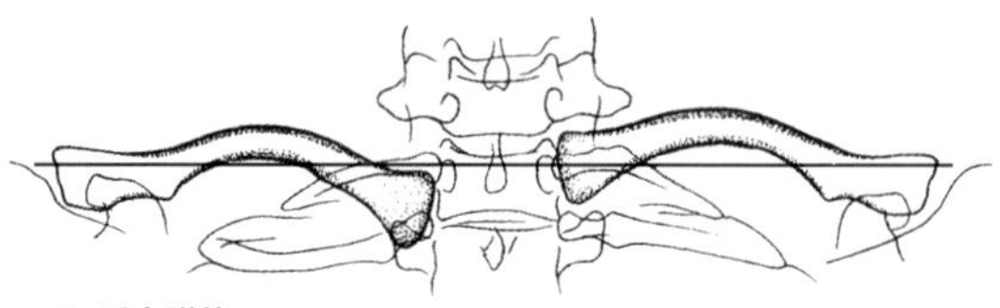

3. 后方脱位
患侧锁骨近端在该线的下方

b. X线像

图1-63　胸锁关节脱位摄片法和X线像

13 胸锁关节脱位

胸锁关节由胸骨切迹、锁骨近端和第一肋骨构成，形成鞍状关节，内有关节盘。关节囊、前后胸锁韧带、肋锁韧带、锁骨间韧带等软组织加强关节（参照第6页，图1-9）。这一关节的后方有锁骨下动静脉、迷走神经、颈静脉、气管、食管等重要脏器（第161页，参考图5-6）。

■病理　胸锁关节脱位（dislocation of the sternoclavicular joint）是少见的外伤，大多发生前方脱位，后方脱位罕见。受伤机制是橄榄球之类的接触运动和机动车撞击后损伤。跌倒时前方外力作用肩外侧，锁骨近端向前方移位导致前方脱位。如果外力从肩后方作用，则锁骨近端向后方移位出现后方脱位。

■ 症状　前方脱位时，胸锁关节部位出现疼痛、肿胀和膨隆。后方脱位时胸锁关节后方的脏器受到挤压，出现相应的症状。血管受压导致颈部和上肢淤血，气管受压则出现呼吸困难，食管受压则出现吞咽困难。

■ X线检查　胸锁关节轴位摄片。前方脱位时，患侧锁骨近端与健侧比，锁骨长轴向上移位，后方脱位则向下方移位（图1-63）。

■ CT检查　不仅能判断脱位，半脱位。同时出现后方脱位时还可以判断关节后方脏器有无受到压迫。同时，与血管造影结合，观察锁骨近端与大血管的关系。

■ 治疗　原则上采用保守治疗。复位后采用锁骨绑带进行外固定。

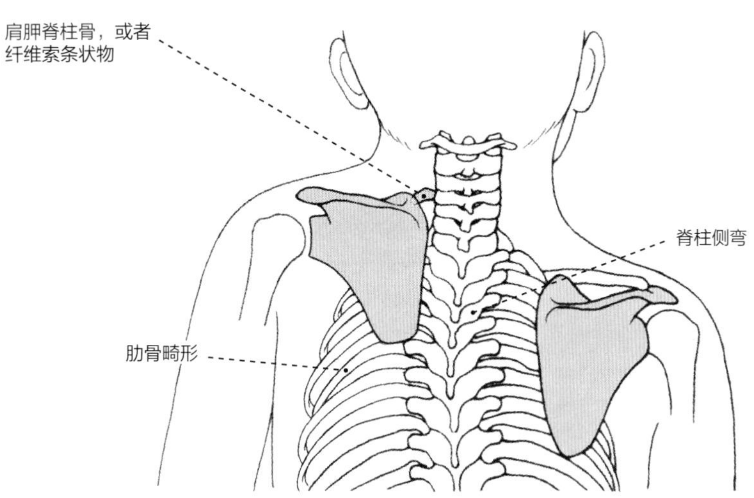

图1-64　肩胛骨高位症（Sprengel畸形）

14 肩胛骨高位症

肩胛骨高位症（elevated scapula）又称为Sprengel畸形，胚胎期肩胛骨下降受限，肩胛骨变小，向前方弯曲并位于内侧。颈椎和肩胛骨上角之间有连接组织，骨性结构则称为肩胛脊柱骨，从颈部到肩，两侧不对称，患侧肩高，位于后颈部（图1-64）。肩关节外展受限，男孩多见，单侧，尤其左侧多见。合并症包括脊柱侧弯、肋骨畸形、Klippel-Feil综合征及胸大肌缺损等各种各样的先天异常。

■ **X线所见**　肩胛骨高位，可见肩胛脊柱骨。

■ **治疗**　肩胛骨高位明显且导致功能异常则必须采用手术治疗。

15 投球损伤肩

正确的投球动作，适当的投球次数对肩关节完全没有影响。如果投球次数过多或反复的投球动作不良会造成肩关节内外及肩关节周围各种各样的损伤。临床表现为投球时肩关节疼痛、不稳、运动受限等。主要病变有肩袖间隙损伤、肩袖炎症、半脱位、肱二头肌长头腱炎、肩袖部分撕裂、关节唇损伤及SLAP损伤（superior labrum anterior and posterior lesion，上盂唇前后方向异常）等。

投球动作包括绕臂期、引臂期、加速期、减速期、减速后期共5期（图1-65）。各个时期都会出现如下损伤机制。

绕臂期：是为引臂期保持平衡做准备的。

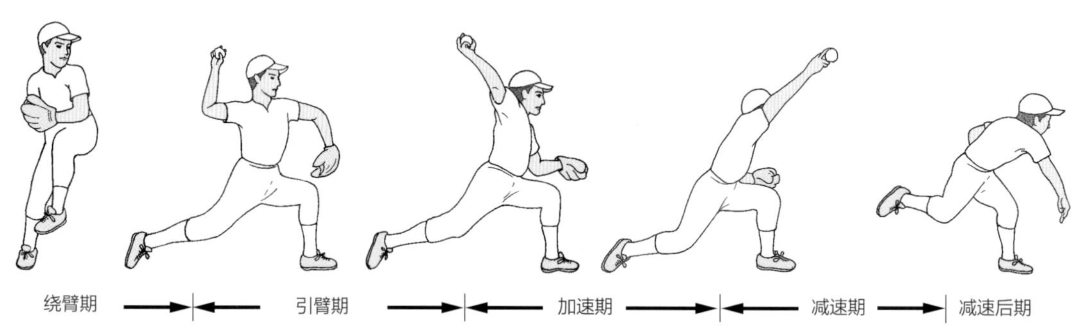

图1-65　投球动作

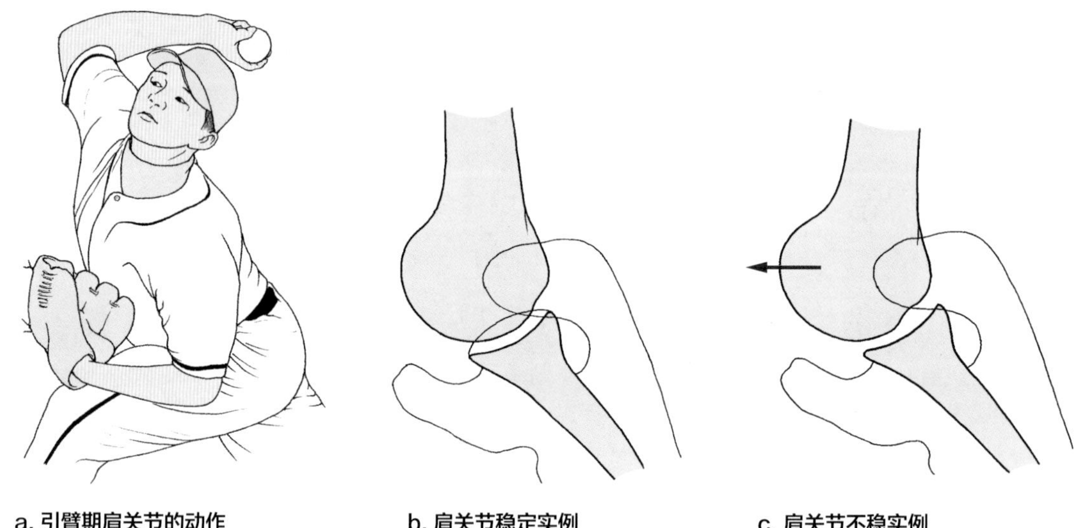

a. 引臂期肩关节的动作　　b. 肩关节稳定实例　　c. 肩关节不稳实例

图1-66　投球过度或者动作不规范导致的肩关节不稳

投球损伤肩是由于引臂期肱骨头向前方半脱位所引起的症状，由半脱位再继发关节唇损伤。肩关节不稳的原因包括盂肱中、下韧带在内的前方关节囊松弛，肩袖间隙损伤等。

a：肩关节强制性水平伸展，外展外旋。肱骨头向前方似半脱位状态用力运动。

b：肱骨头与关节窝保持良好的关系。

c：肱骨头相对关节窝过度位于前方。

引臂期：投球侧肩膀最大外展和外旋体位，肱骨头向前方呈半脱位的状态用力，依靠关节囊前部（盂肱中韧带及盂肱下韧带前束包含的关节囊）保持稳定。投球过度或动作不良时，由于肱骨头强制性的向前移位，关节囊前部承受过大负荷，结果导致关节唇、盂肱韧带炎症，松弛，断裂，肩袖间隙损伤（参照第25页）等。投球时出现疼痛，肱骨头前向不稳（向前半脱位）等（图1-66）。肱骨头前向不稳就会导致肩袖关节面与盂唇后上方的撞击，进而发生肩袖关节面部分撕裂及关节唇损伤。

加速期：肩关节从水平过伸体位到前屈和过度外旋快速转为内旋动作，球自手中离开。肱骨头前向不稳造成肩关节碰撞，肩袖在肩峰和喙肩韧带下方受到压迫、摩擦，出现充血、水肿（肩袖炎）。肩峰下滑囊炎症反复发生呈现慢性化，出现不可逆的肥厚，肩峰下滑囊功能丧失（肩峰下滑囊炎）。

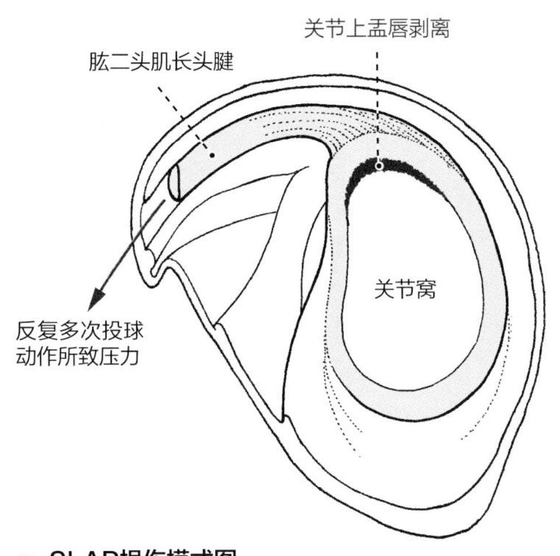

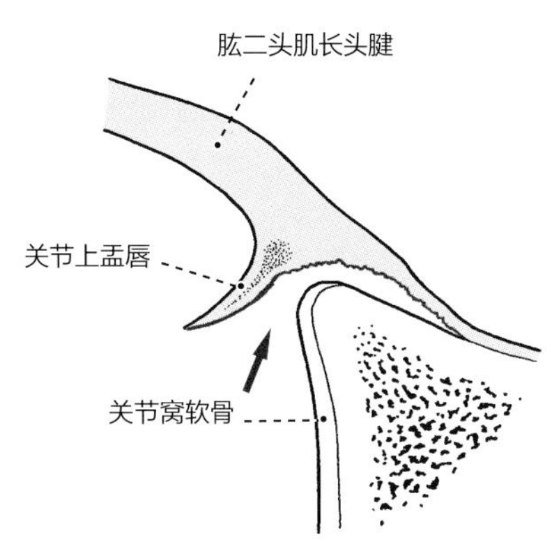

a. SLAP损伤模式图

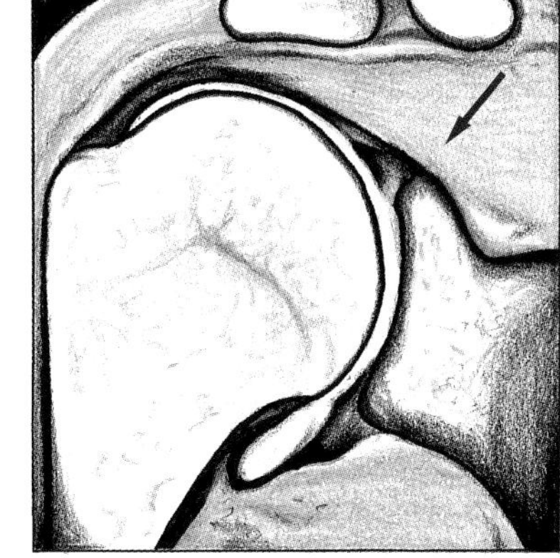

b. 关节上盂唇剥离的MR图像

图1-67 SLAP损伤

肱二头肌长头腱在引臂期至球离手期间，负荷很大。如果投球过度或者动作不规范，很容易出现长头腱起始部与关节唇一起剥离（箭头）。

减速期：球从手中离开时，为防止肱骨头从关节窝离开，上肢运动急剧减速。不稳导致的过度向前的肱骨头快速向后返回，此时，肩袖后方承受较强大的压力，出现冈下肌为中心的肩袖炎症或者部分撕裂。另外，肱二头肌长头腱张力过高，出现附着点即肱二头肌长头腱/关节唇复合体会撕裂、剥离等（SLAP损伤）（图1-67）。

减速后期：投球动作还没有最终完成，肩关节内旋，上肢越过前胸壁。肱骨头向后方呈半脱位的姿势用力。此时关节囊前部松弛以及肱骨头向后方强制性的移位，使得关节囊后部、关节唇张力增大，出现炎症、松弛、断裂等，引发肱骨头后向不稳（后方半脱位），Bennett损伤等关节窝后下缘的骨质增生等（图1-68）。

在这种投球动作中出现肱骨头关节面前后方向不稳的症状要考虑投球损伤肩。

未成年人反复多次投球会导致骨骺线的分离，称为少年棒球肩（Little Leaguer's shoulder）（图1-69）。

■ **治疗** 首先考虑保守治疗。矫正投球动作，改善关节活动度，不仅是上肢还包括躯干和下肢的关节活动度，加强牵引训练和肌力训练等。保守治疗不能改善症状时，需要考虑针对肩袖撕裂进行肩袖修补术，针对关节唇损伤实施关节唇修补术。

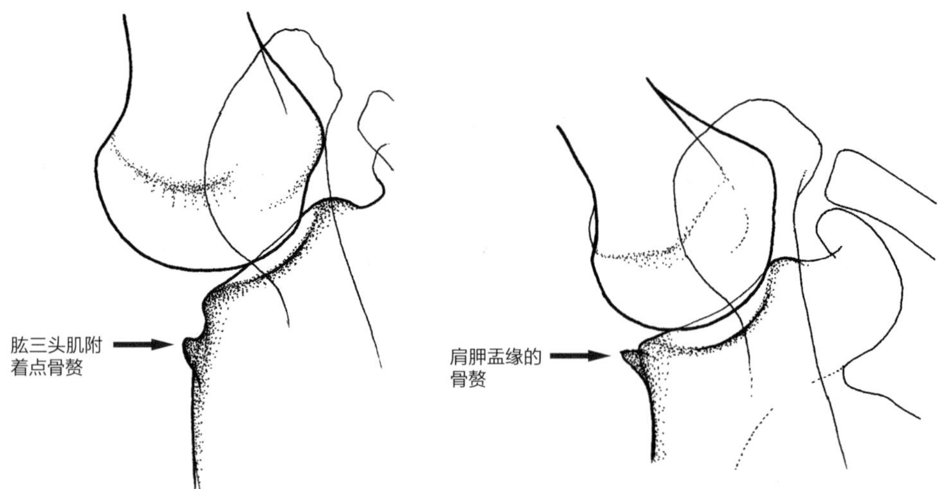

a. 肱三头肌型（triceps type）　　b. 关节窝型（glenoid edge type）

图1-68　Bennett损伤的X线片

a：肱三头肌附着点骨赘形成，是导致疼痛的原因。骨赘的形成是由于投球加速期肘关节处于伸展状态，肱三头肌收缩所致。肱三头肌附着点见第9页，参照图1-13c。

b：球离手时，手腕急速摆动，肱三头肌收缩等导致肱骨头相对关节窝向后方形成较大的张力，反复多次后向后方半脱位导致关节窝后下缘骨赘形成。

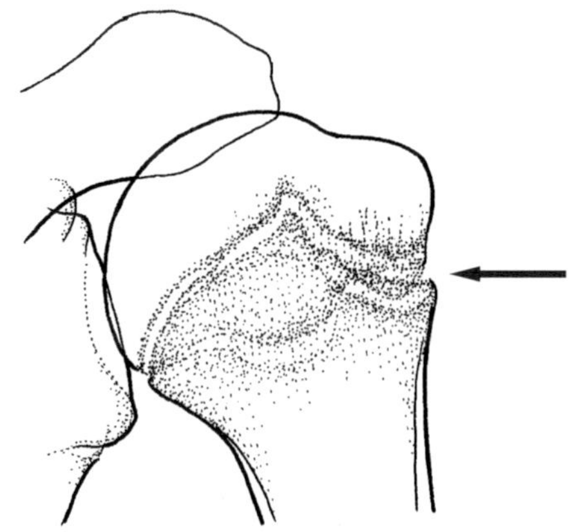

图1-69　肱骨近端骨骺分离（少年棒球肩）的X线片

成长期骨骺分离，是因为反复多次投球后导致的疲劳骨折。X线片显示骺线增宽，内翻等。

（苏南　邹月芬　译）

2 肘关节

A 肘关节解剖（图2-1～图2-6）

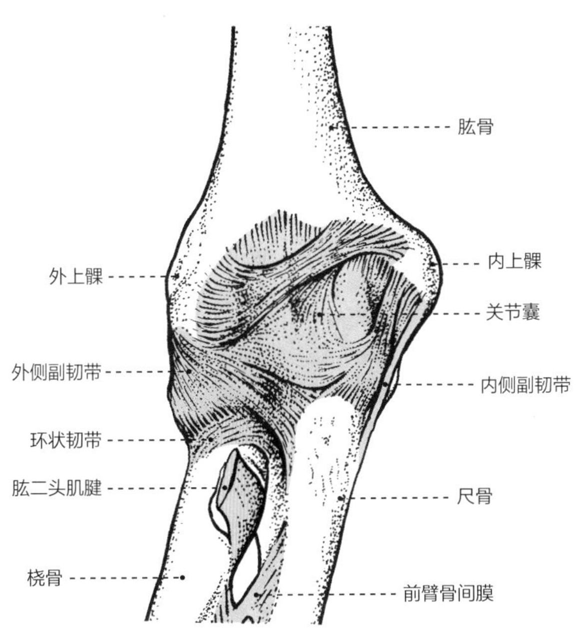

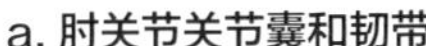
a. 肘关节关节囊和韧带

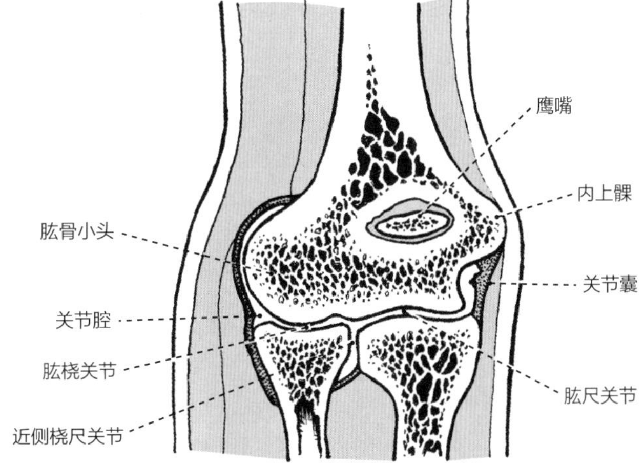

b. 肘关节冠状面

图2-1　肘关节的构造

肘关节是复合关节，由肱骨、尺骨和桡骨三块骨及内侧副韧带、外侧副韧带、环状韧带三个韧带以及关节囊构成。内外侧副韧带是由关节囊增厚所形成的，也称为关节囊韧带。

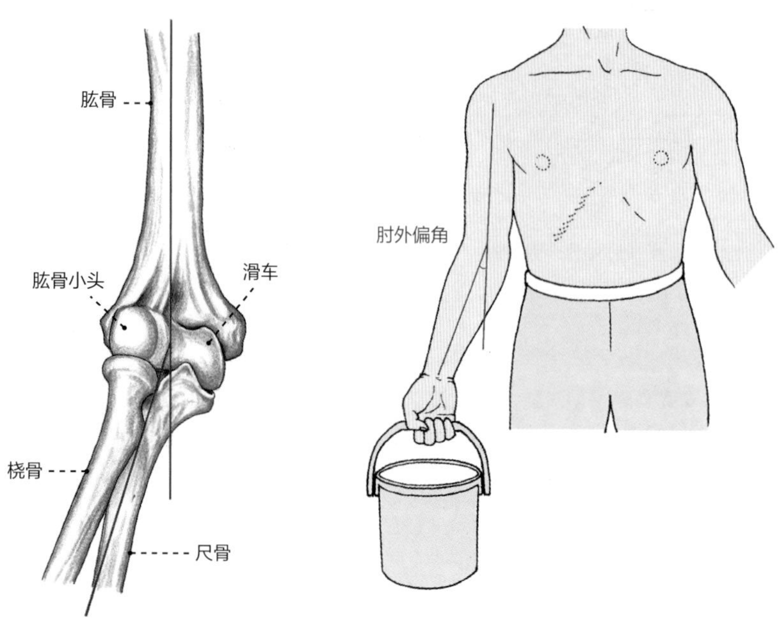

图2-2　肘外偏角

滑车关节面相对肱骨小头关节面位置偏高，肱骨远端不是一个平面，即肱骨远端关节面出现倾斜。肘关节屈伸时出现外侧偏向角。肘关节伸展位时，前臂与上臂间形成夹角。肘外偏角是手持物体时比较适合的体位，称为提携角。正常肘外偏角男性6°～11°，女性12°～15°。超过20°称为肘外翻，0°以下称为肘内翻。

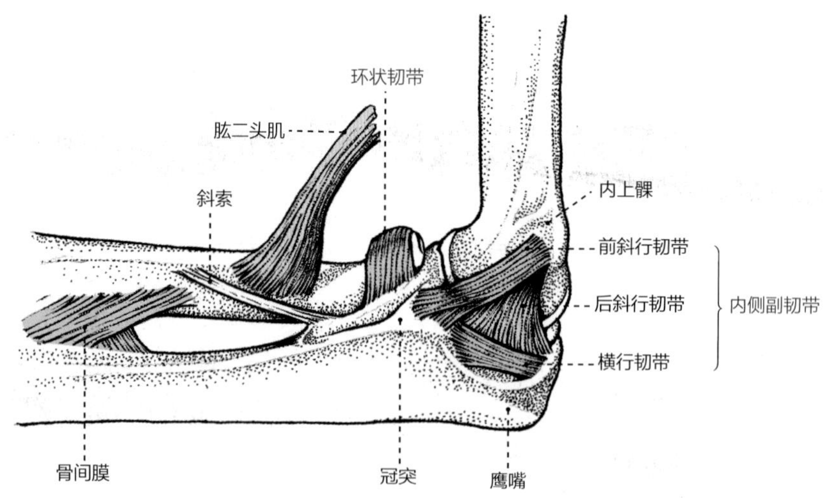

图2-3　肘关节内侧副韧带

内侧副韧带（MCL：medial collateral ligament）由前斜行韧带、后斜行韧带和横行韧带构成的复合韧带。内侧稳定主要靠前斜行韧带，这一韧带是具有索状的牵引力，从内上髁前下发出，止于尺骨粗隆。

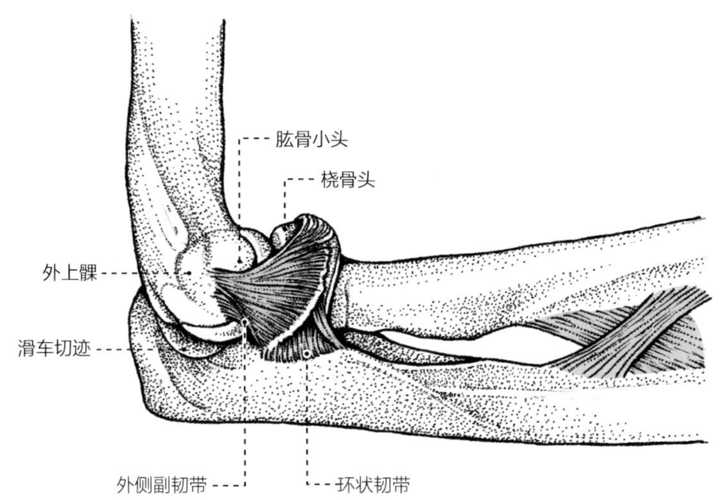

图2-4 肘关节外侧副韧带

外侧副韧带（LCL：lateral collateral ligament）从肱骨外上髁发出，远端呈扇形扩大，主要附着于环状韧带。外侧副韧带不是骨与骨直接连接的韧带。

环状韧带连接近侧桡尺关节，桡骨头的3/4被环状包绕，从前后再包绕尺骨，负责前臂的内外运动，同外侧副韧带一起防止内翻、前臂外旋等。

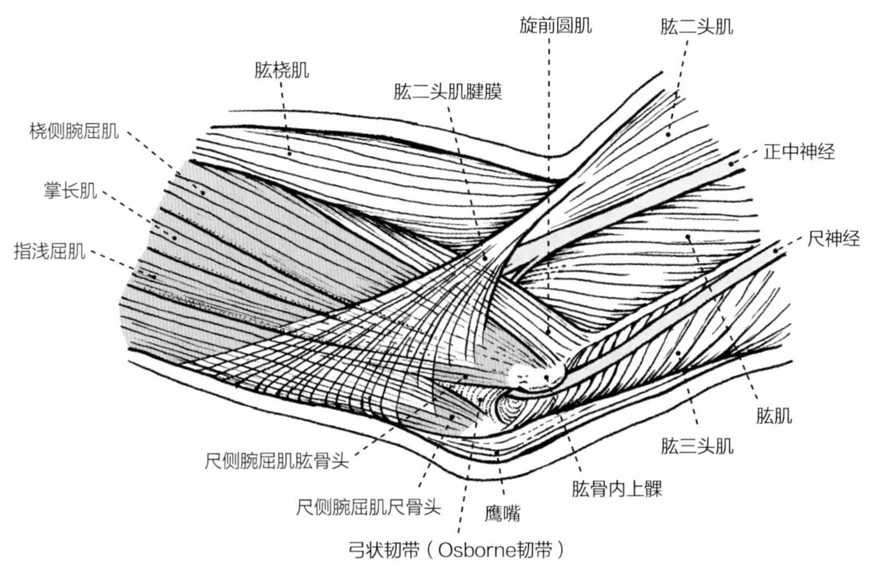

图2-5 肱骨内上髁附着的前臂旋前、屈曲肌群

红色字体显示的是5块前臂旋前、屈曲肌群，与肱骨内上髁上发出的腱膜一起发出。这个肌群由正中神经和尺神经支配。尺神经从尺侧腕屈肌的两个头之间穿过，正中神经在肱二头肌腱膜的下方下行，肘内侧屈肌群不仅支配腕关节和手指的屈曲功能，而且与肱二头肌等屈肘肌群一起承担功能。当过多地做投球等动作时，会导致肱骨内上髁炎、肱骨内上髁骨折等（参照第56页）。

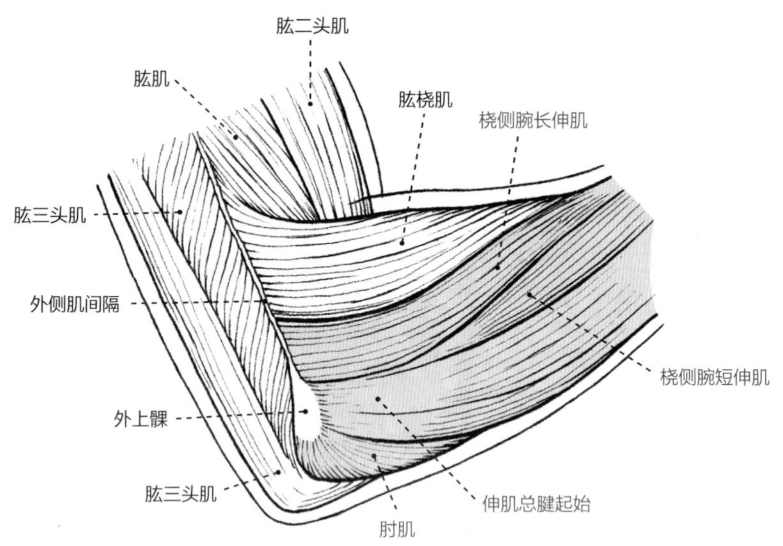

图2-6　肱骨外上髁附着的伸肌群

肘外侧的伸肌群以桡侧腕长伸肌为主从肱骨外上髁发出，其他几块稍远的肌肉一起合成伸肌总腱，如果这组肌群发生问题，则出现网球肘（参照第61页），即伸肌腱炎。或者当反复相同外力作用后导致肌肉的轻微撕裂。

参考　急性炎症与治愈，修复

外伤、烫伤、药物等刺激后，病毒或细菌等感染后，各种原因引起的伤害导致细胞出现免疫反应。针对各种伤害性刺激，组织进行排除病原体，处理坏死组织，完成损伤的修复。炎症反应发生在损伤邻近部位出现血管和结缔组织。炎症初期称为急性炎症，炎症持续则转为亚急性或慢性炎症。急性期炎症出现局部红、肿、热、痛等症状。组胺、缓激肽等化学物质释放（参照第117页），导致小动脉、毛细血管扩张，很多血液流入引起充血，局部出现红肿发热。毛细血管壁的通透性增加，血浆渗出至组织间隙引起局部肿胀。同时，激活疼痛的感受器。中性粒细胞从细胞间隙穿过，自血管游出到组织内。中性粒细胞进入损伤部位，将细胞碎片及病原体吸收、消化。之后，单核细胞和少量的淋巴细胞也游出到血管外组织。

组织损伤的急性炎症期后，开始清除残留有害物质及坏死组织，并进入修复阶段。在这个阶段，淋巴细胞和单核细胞形成的巨噬细胞开始发挥作用。淋巴细胞处理免疫反应性病原体，巨噬细胞清除中粒细胞处理不了的病原体或坏死细胞。组织缺损处开始出现毛细血管增生，进而被由纤维肉芽组织构成的胶原纤维包裹修复。这一连串修复过程中所形成的毛细血管、纤维母细胞、巨噬细胞、淋巴细胞混合组织，称为肉芽组织（图2-7a，b）。随着组织修复的不断进行，毛细血管减少，胶原纤维增多，肉芽组织慢慢地被纤维性瘢痕取代而完成修复（图2-7c）。骨折后新骨的形成（图2-8）、脑内星形胶质细胞性瘢痕增生（第396页，参考图14-73）等也是修复的特殊例子。

慢性炎症时，损伤因子没有完全去除，长时间残留导致组织继续破坏；另一方面，急性炎症时可见到损伤和修复同时存在。组织学上可见到纤维性瘢痕形成，肉芽组织和炎症也同时存在。慢性炎症的特征是淋巴细胞比中性粒细胞更多。

不管损伤原因、损伤部位如何，伤口愈合时，都有相似的肉芽组织形成过程。

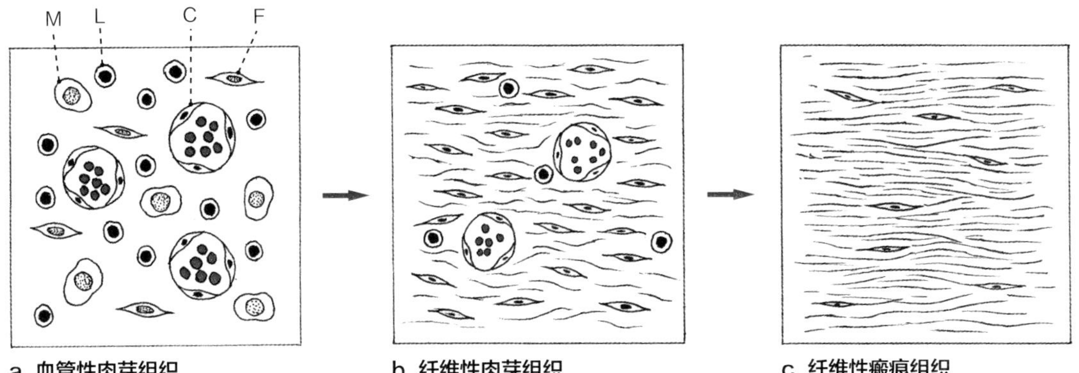

图2-7 肉芽组织和瘢痕组织

a：毛细血管非常丰富的早期肉芽组织。损伤周边新生毛细血管出现，形成网状结构。毛细血管（C）间隙内存在巨噬细胞（M），淋巴细胞（L），还有少量的纤维母细胞（F）。

b：纤维母细胞丰富的肉芽组织。随着时间改变，肉芽组织内血管成分减少，纤维成分增多。淋巴细胞和巨噬细胞更多地返回血管内，毛细血管开始萎缩，纤维母细胞不断增多，形成胶原纤维。

c：胶原纤维不断增多，开始形成瘢痕组织。随着时间变化，代谢活跃的纤维母细胞开始萎缩，胶原纤维密集的瘢痕组织开始出现。经过数月、数年，瘢痕组织的细胞密度和毛细血管数减少，瘢痕开始收缩。

参考 结缔组织

结缔组织由细胞、细胞间纤维及基质构成。构成的细胞主要是纤维母细胞，与间质胶原纤维的形成相关。其他纤维成分如网状纤维和弹力纤维，也都是由纤维母细胞所形成。

胶原纤维密度很高，细胞成分很少的称为致密结缔组织。纤维束按一定方向有规则的排列为规则的致密结缔组织（肌腱、韧带等）；纤维复杂交织为不规则排列的结缔组织（真皮、器官的被膜、筋膜、腱膜、眼球角膜、硬脑膜等）。

胶原纤维少，水分和基质很多的称为疏松结缔组织。连接组织、器官，保持其形态；储藏脂肪、水分等作为物质扩散的媒介；还有成为神经，血管，淋巴管的通路。另外，组织细胞、淋巴细胞、肥大细胞等游走细胞也属于疏松结缔组织，是机体防御反应的重要场所。

注意点 很多组织对各种伤害或有害因子会起急性炎症反应。损伤组织被清除后，缺损部分由形成的肉芽组织所修复，然后，纤维组织取代肉芽组织。损伤部分变成纤维性瘢痕，恢复了功能。对骨骼而言，损伤组织很难被纤维瘢痕组织取代并恢复功能。因此，需要特别类型的肉芽组织（类骨肉芽组织）生长，由新生骨来修复骨缺损。最后通过骨骼的塑形，恢复原来的解剖学和组织学形态以及力学强度。

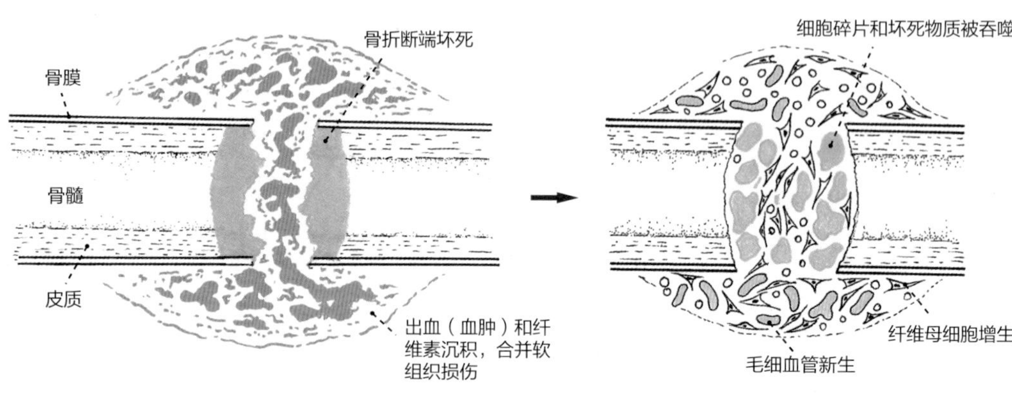

（1）血肿形成（骨折后即刻）

血肿形成，白细胞和巨噬细胞出现

（2）肉芽组织形成（外伤后4～5天）

毛细血管和新生纤维母细胞增生，肉芽组织出现，血肿和坏死组织开始吸收

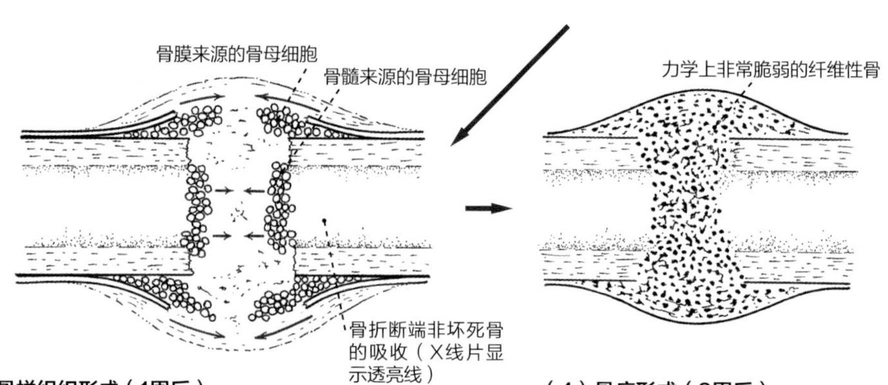

（3）骨样组织形成（1周后）

骨折端骨母细胞出现，增生的肉芽组织内出现骨样组织（含软骨），骨折断端连接

（4）骨痂形成（3周后）

骨样组织内钙盐沉积，骨痂形成。骨皮质透亮间隙内出现骨性愈合。皮质骨还没有完全形成，骨的力学强度不够

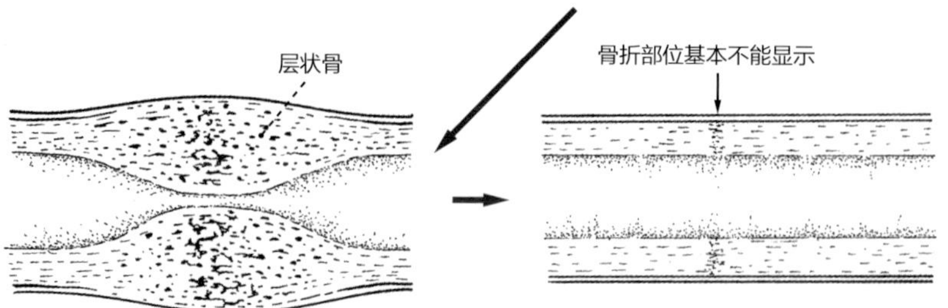

（5）骨痂的改变（数周至数月）

骨痂被层状骨取代，多余的骨痂被破骨细胞吸收，同时生成新生骨

（6）最终愈合（数月后）

骨痂重塑形成皮质骨和骨髓腔，骨痂数量减少的同时，恢复到原来的解剖学构造

图2-8　骨折的愈合过程

B 肘关节单纯X线摄影

摄片法

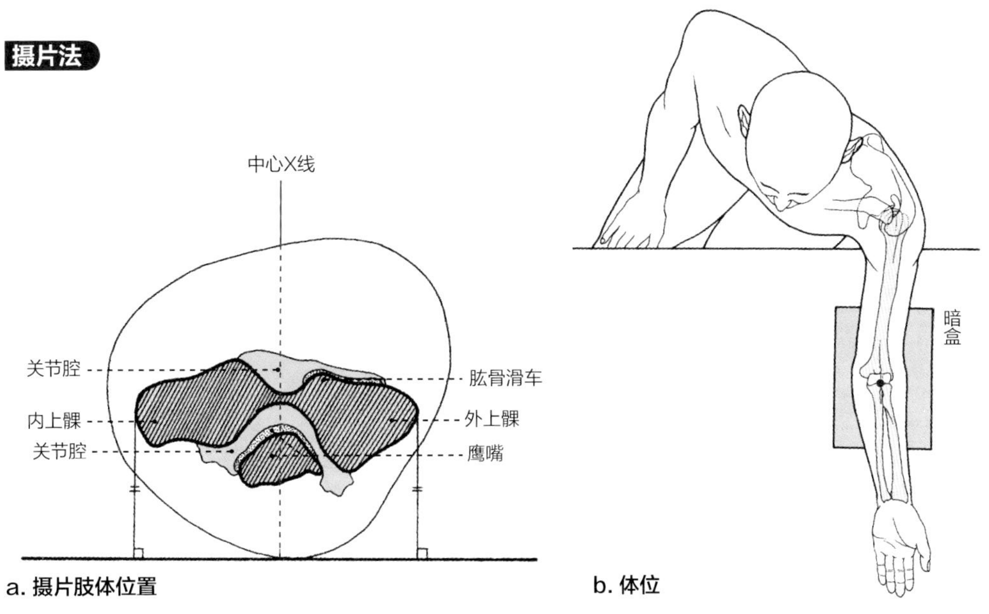

图2-9 肘关节前后方摄片

通常肘关节呈伸展位，内外上髁与暗盒等距离进行投照摄片。

肘关节单纯X线摄片包括正位和侧位两个基本体位。必要时增加其他体位的摄影。

■ **45° 屈曲正位摄片** 肱骨小头出现剥脱性骨软骨炎时，对其诊断有帮助（第60页，参照图2-20）。

■ **60° 屈曲正位摄片** 可以发现棒球肘常见到的肱骨内上髁前方的剥脱骨折（第58页，参考图2-16）。

■ **尺神经沟摄片** 对于诊断尺神经麻痹的原因，如尺神经沟变形、骨赘形成等有价值（第75页，参照图2-48）。

■ **外旋斜位片** 观察肱骨小头、桡骨颈、近侧桡侧关节、鹰嘴和鹰嘴窝。

■ **内旋斜位摄片** 观察滑车、冠突、鹰嘴、鹰嘴窝等结构。为了观察肘关节骨折时骨片移位情况，需要增加外旋、内旋体位时的斜位摄片。

■ **内翻、外翻负重摄片** 评价内外侧副韧带损伤导致的肘关节不稳。摄片体位是30° 屈曲位，使鹰嘴和鹰嘴窝分离，利用前臂自身重量进行负重摄片（参照58页，图2-17）。

1 肘关节前后位摄片（图2-9）

■ **体位** 患者取坐位。通常，检查侧上肢向前举起，使肘关节伸展，前臂旋后，检查台上放置的暗盒与前臂和上臂的背侧面紧密接触，肱骨远端内外上髁与暗盒之间距离相等。

由于肘关节周围骨折的患者，因为疼痛手臂伸展困难，尽可能地保持原来体位摄片。对于活动性差的变形性关节病，为了清楚地显示肘关节间隙，前臂要与暗盒紧密靠近。

■ **中心X线** 从关节间隙的中央穿透X线，即成年人离肱骨内外上髁中点2.5 cm位置照射。

摄片法

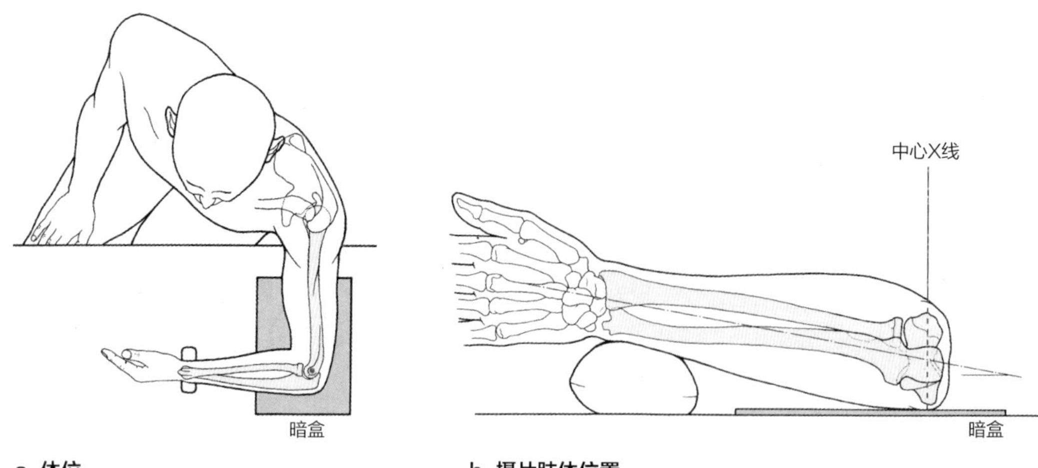

图2-10　肘关节侧方摄片

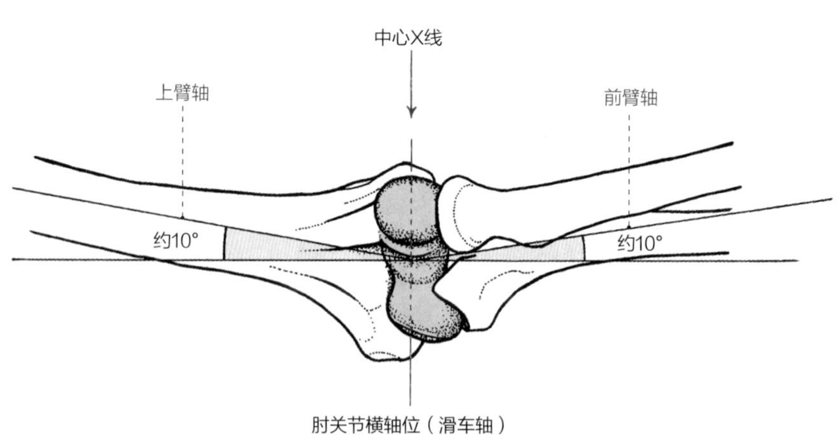

图2-11　肘关节侧方摄片时中心X线与前臂轴、上臂轴之间的关系

2 肘关节侧位摄片（图2-10，图2-11）

■ **体位**　坐位，检查侧上肢举向前方，使肘关节屈曲90°，前臂外旋，检查台放置的暗盒与肱骨内上髁紧密靠近。另外，前臂轴线和上臂轴线与暗盒之间成10°夹角。

■ **中心X线**　与暗盒垂直，向肱骨外上髁位置照射。

3 肘关节动态摄片

肘关节退变时，由于关节活动受限，采用屈曲、伸展、内旋或外旋的侧位摄片，可以了解疾病的病理，指导临床制订治疗方案。当屈曲、伸展体位时出现活动受限，常提示肱尺关节之间骨赘形成，而内外旋体位时的活动受限则提示肱桡关节出现关节软骨变性或关节对合异常等变化。

C 肘关节疾病

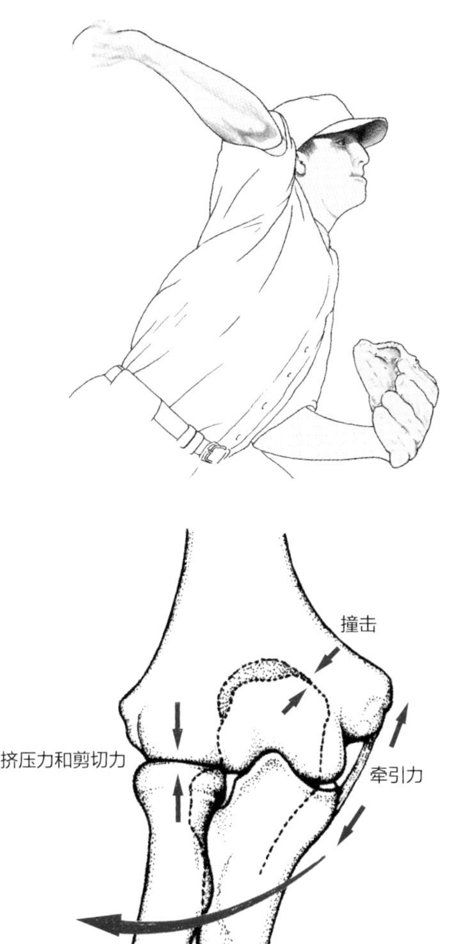

a. 加速期（外翻应力）

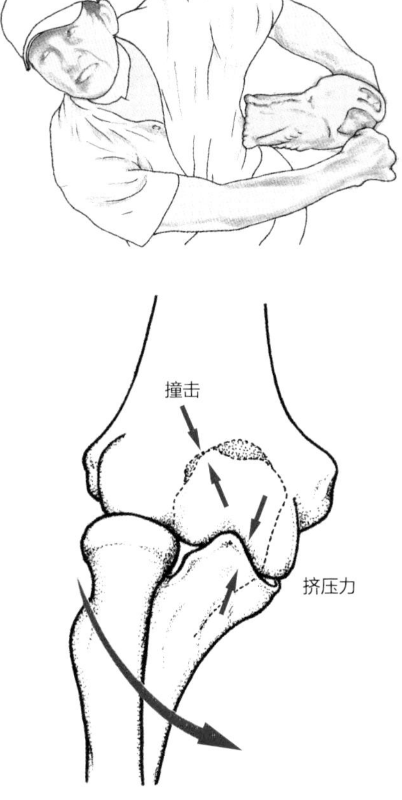

b. 减速后期（伸展，内翻应力）

图2-12 投球时肘关节的应力

1 棒球肘

投球加速期时，手腕向前抛出，肘关节有强大的外翻应力，而且从球离手至减速后期又向伸展和内翻应力改变。腕关节从背屈转为掌屈，前臂也开始内旋。投球加速期时，防止内翻应力的结构有内侧副韧带、前臂屈肌、旋前肌附着点的肱骨内上髁处牵引力增加，肱桡关节处挤压力和剪切力增加，尺骨鹰嘴尺侧和鹰嘴窝之间的撞击性压力增加（图2-12a）。减速后期，肘关节伸展及内翻，肱尺关节与鹰嘴桡侧之间的应力增加（图2-12b）。棒球肘就是指由于这种投球动作导致的反复摩擦而引起的损伤。

■ **治疗** 局部制动的保守治疗为主。

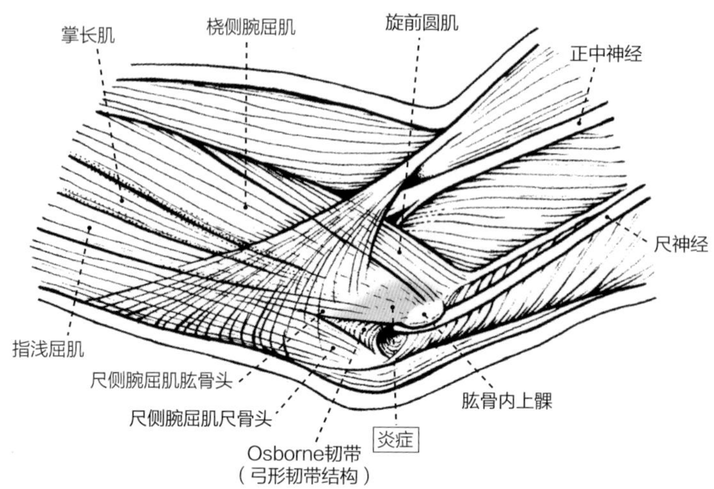

图2-13　肱骨内上髁炎模式图

肱骨内上髁是肘关节内侧屈肌群起始点，表层有桡侧腕屈肌、掌长肌、尺侧腕屈肌排列，掌长肌的深部有指浅屈肌，旋前圆肌始于桡侧腕屈肌的中部。

1 肱骨内上髁炎

反复多次不合规的投球动作引起的起始于肱骨内上髁的手指屈肌，旋前肌附着点的炎症（图2-13）。症状表现为投球时肘关节内侧疼痛及内上髁压痛。

■ X线检查　正常。

参考　高尔夫肘

打高尔夫时，为了将面前的球从地面向前打出，力量从高尔夫球棒向伸直的肘关节传导，手的屈肌群容易受到牵拉而损伤，从而出现内上髁炎，称为高尔夫肘。

2 肱骨内上髁撕脱骨折，骨骺线分离

肱骨内上髁骨骺线残留见于生长期（小学高年级-中学生）（图2-14），因为内翻应力导致肌腱牵引力增加超过了骨的强度，从而引起肱骨内上髁撕脱骨折或者骨骺线分离（图2-15）。运动时肱骨内上髁出现疼痛和压痛。

■ X线检查　单纯X线片正位显示小骨片游离，肘关节屈曲45°~60°时，前臂置于暗盒上，上臂运动状态前后位片可以清晰地显示内上髁前方的骨片（图2-16）。内上髁骨骺线分离称为少年棒球肘。骨骺线受伤没有移位时，需要拍摄对侧X线片进行比较，可以发现骺线距离的增宽。

3 内侧副韧带损伤

■ 慢性韧带损伤　多见于投球历史很长的高中生或成人。投球加速期时防止肘关节过度外翻，内侧副韧带反复伸直，慢慢出现小的断裂，韧带松弛，投球时疼痛同时伴有关节侧方不稳定。关节不稳通过30°屈曲位外翻应力摄片可以显示（图2-17）（肘关节伸展位时，肘关节稳定，则鹰嘴前端位于鹰嘴窝，如果不稳则不能显示这一特点）。韧带松弛可以与健侧比较，内侧关节间隙出现增宽（图2-18）。投球引起的内侧副韧带慢性损伤，不同于急性韧带损伤，没有非常大的不稳，不影响日常生活。投球时的肘关节不稳会加重关节退变，也容易形成撞击和骨赘，导致关节退行性改变。

■ 急性韧带损伤　发生在体操运动摔倒，柔道时的倒地，以及关节运动相关的项目等（图2-19）。关节不稳可以通过外翻应力摄片确诊。单纯内侧副韧带前束受伤时，与健侧相比关节间隙增加5°以上。内侧副韧带完全撕裂时，与健侧相比超过13°以上增宽。MRI可以直接显示软组织

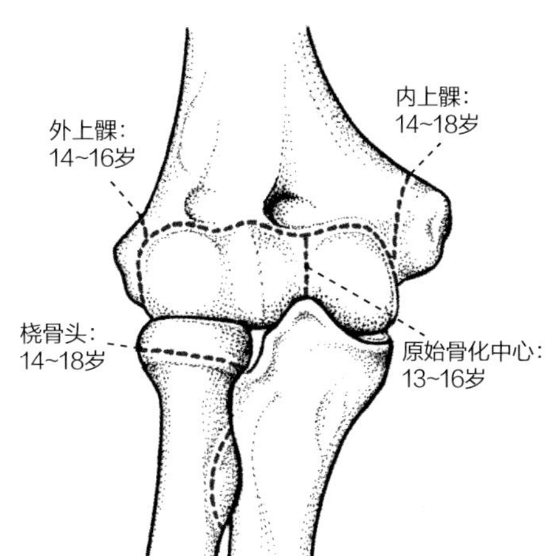

图2-14 肘部诸骨骨骺线闭合的年龄

成长期时，前臂屈肌群附着处的肱骨内上髁尚有软骨，外翻应力导致前臂屈肌群张力增加，导致内上髁的撕脱骨折或骨骺线的分离。

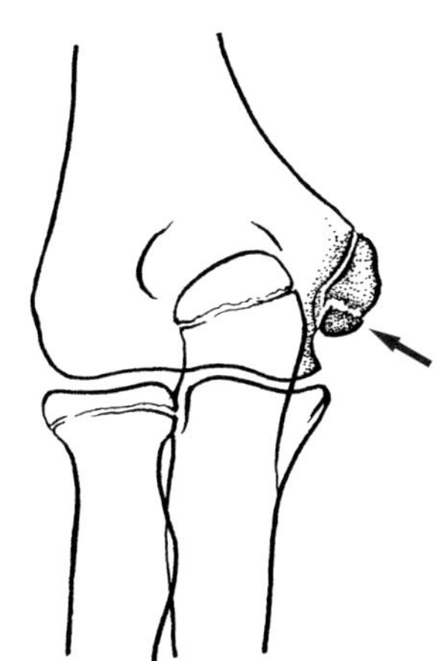

a. 撕脱骨折

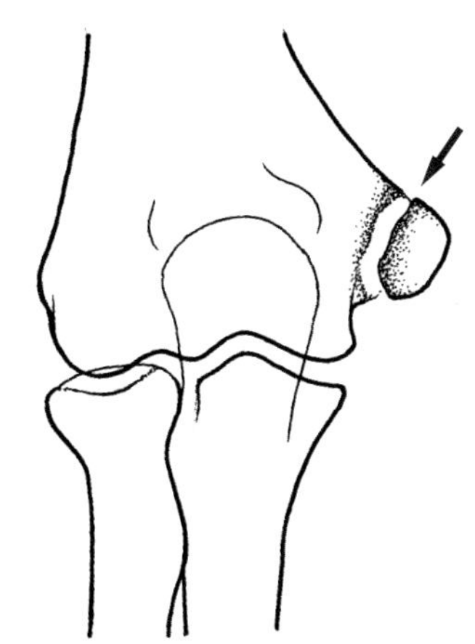

b. 骨骺线分离（少年棒球肘）

图2-15 肱骨内上髁撕脱骨折，骨骺线分离的X线片

骨骺线残留的年轻人，骨骺分离都位于前臂屈肌和旋前肌内。由于内侧副韧带损伤导致的撕脱骨折还是很少的。

损伤，对诊断韧带损伤非常有价值。

■ **治疗** 慢性韧带损伤是因为反复性应力造成的损伤，需要局部制动的保守治疗。急性韧带损伤，保守治疗可以使症状消失，如果合并关节脱位等关节不稳定因素存在时，需要手术治疗。

4 肱骨小头撕脱性骨软骨炎

投球时，肱骨小头受到来自桡骨小头的挤压力和剪切力的反复作用，过度的应力导致肱骨小头的软骨下骨出现坏死，慢慢地骨软骨片出现剥离，最终游离至关节腔内形成游离体，从而导致肱骨小头骨软骨炎。多见于10~16岁的少年，尤其是棒球投球手。

■ **X线检查** 为了显示病灶，肘关节屈曲45°，肱骨向前屈曲45°，前臂放置于暗盒上，摄取正位像（图2-20）。

根据X线片将病程分为三期：透亮期，分离期，游离期（图2-21）。早期发现很重要，如果在透亮期可以完全治愈。

① **透亮期**：X线片显示肱骨小头关节面局限性透亮区。可见软骨下骨坏死灶，软骨膨胀，软

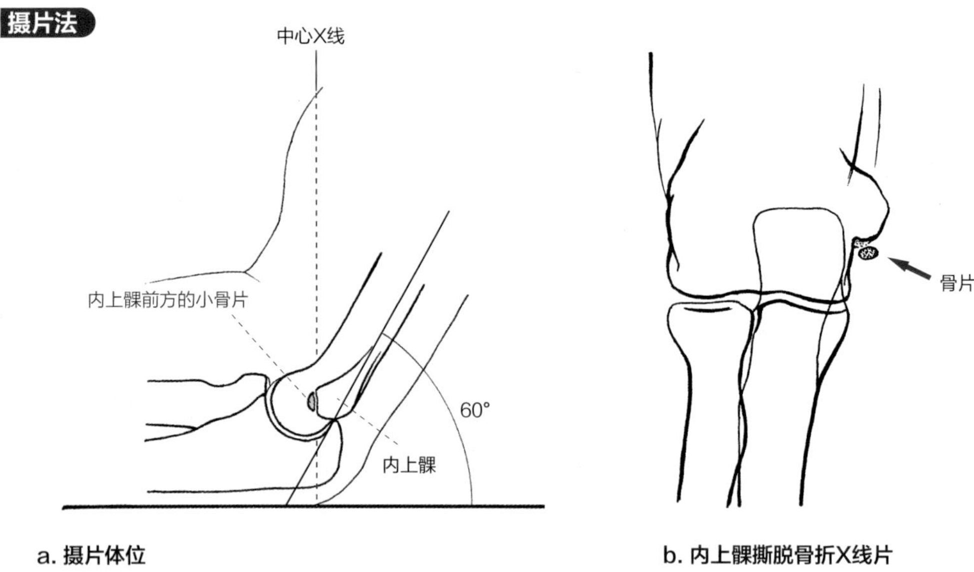

a. 摄片体位　　b. 内上髁撕脱骨折X线片

图2-16　60° 屈曲正位摄片

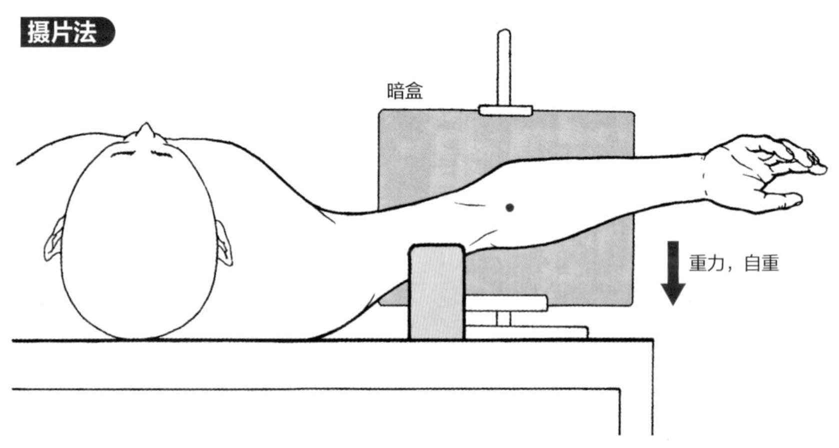

图2-17　外翻应力摄影（负重摄片）

肘关节30° 屈曲位，鹰嘴从鹰嘴窝分离，利用前臂的重量来进行负重摄影。与健侧比较，可以发现关节不稳。

化。症状是投球时关节痛。采用保守治疗（固定，免负荷，加强肌肉锻炼等）。

② **分离期**：X线片显示透亮区内岛状的小骨片。局部关节面硬化。关节软骨周围见裂隙。虽然骨软骨片出现剥离，但是与母骨保持连续性。运动时肘关节疼痛加重。出现轻微的外展受限。手术治疗（可吸收钉固定等）是比较合适的选择。

③ **游离期**：X线片显示游离小骨片，骨软骨片完全从母骨游离，关节内游离体形成（图2-22）。肘关节疼痛，活动受限。关节内游离体嵌顿在肱桡关节内，出现绞锁症状。如果不处理将继发骨性关节炎，需要手术取出游离体。

■ **MRI检查**　坏死部分在T_1WI和T_2WI均呈低信号。分离期在骨软骨和母骨之间见关节液渗入，同时在T_2WI显示为线样高信号影（图2-23）。

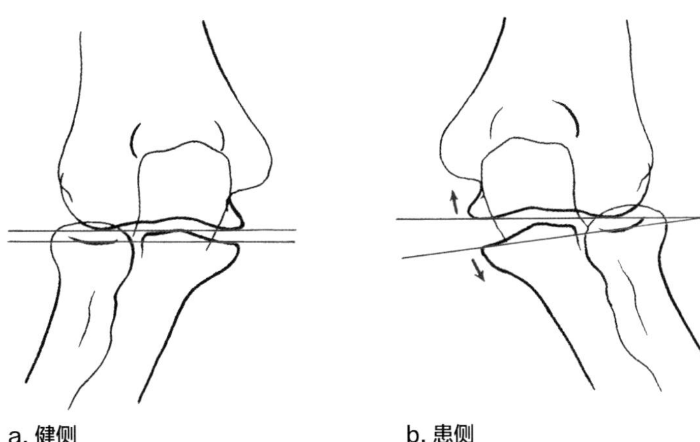

图2-18 内侧副韧带损伤的外翻应力X线片

反复外翻应力导致内侧副韧带慢慢地松弛，出现关节不稳，关节间隙增大（b）。

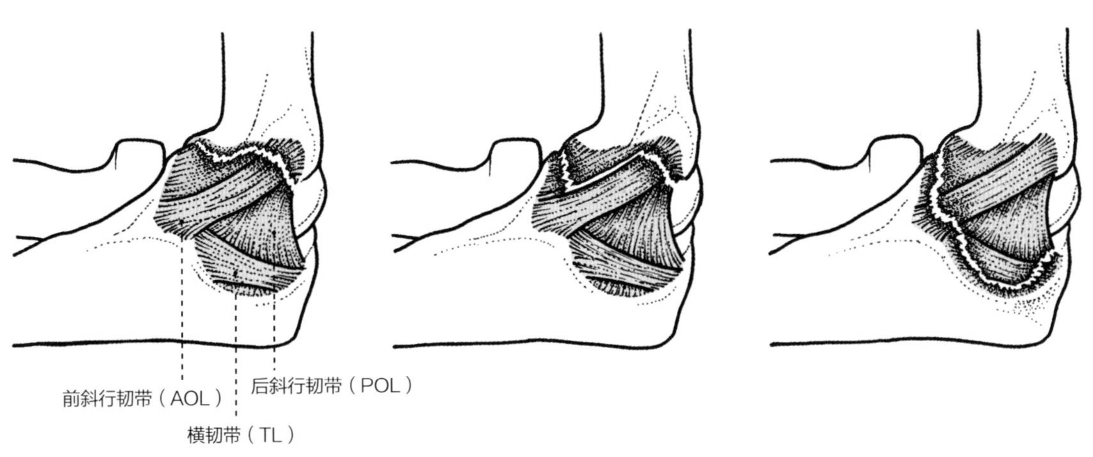

图2-19 内侧副韧带损伤［急性］分类（小仓）

内侧副韧带连接肱骨内上髁和尺骨，防止外翻，包括前斜行韧带、后斜行韧带和横韧带，前斜行韧带最重要。

a：AOL和POL在近端一起撕裂。

b：关节囊和AOL前方部分在远端一起撕裂，AOL的大部分和POL近端一起撕裂，断裂呈Z形。

c：绕过关节囊，AOL和POL的远端一起撕裂。

摄片法

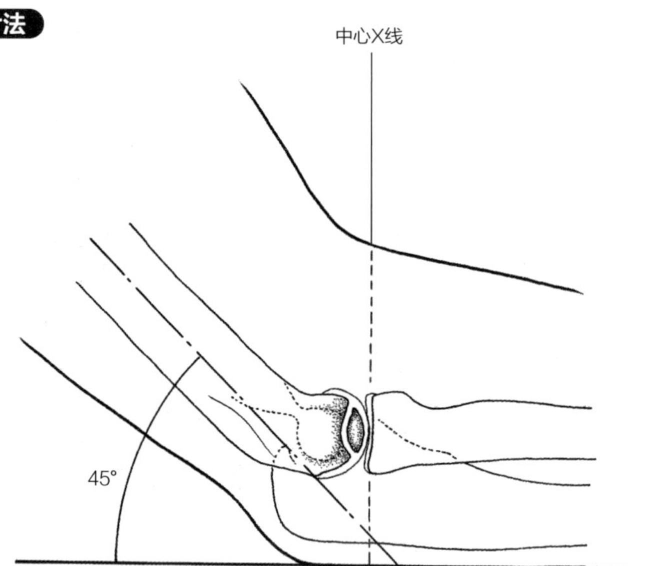

图2-20　肘关节45°屈曲位正位摄片（tangential位）

撕脱性骨软骨炎时，病灶需要在肱骨向前45°，肘关节屈曲45°正位摄片时显示。

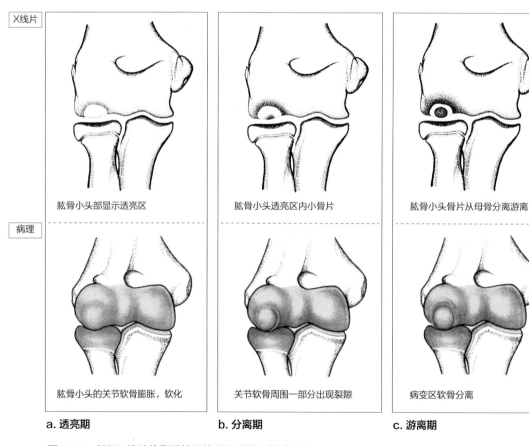

X线片

肱骨小头部显示透亮区

病理

肱骨小头的关节软骨膨胀，软化

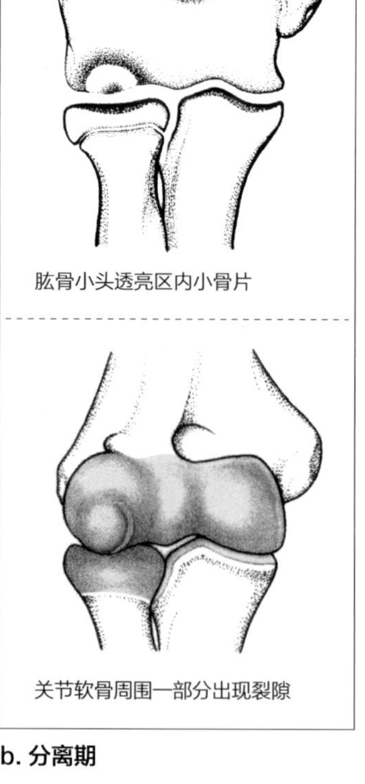

肱骨小头透亮区内小骨片
关节软骨周围一部分出现裂隙

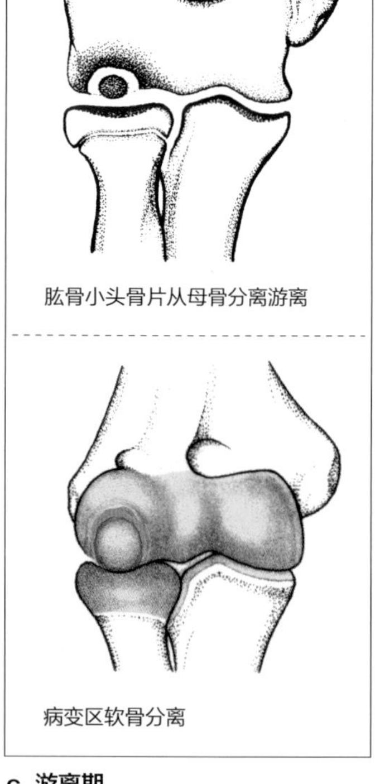

肱骨小头骨片从母骨分离游离
病变区软骨分离

a. 透亮期　**b. 分离期**　**c. 游离期**

图2-21　根据X线片将撕脱性骨软骨炎分期及其病理

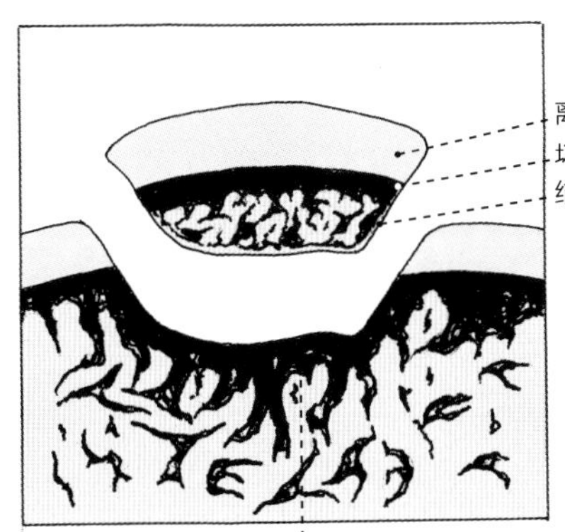

图2-22 撕脱性骨软骨炎（游离期）的组织图

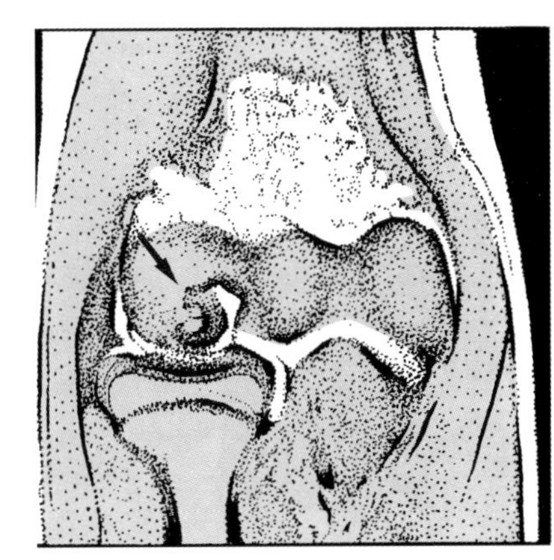

图2-23 撕脱性骨软骨炎（分离期）MRI T_2WI冠状位像

肱骨小头局限性病变，病变区见关节液渗入，显示为高信号。本例处于分离期，出现部分裂隙，还没有骨片段游离，MRI可以显示不稳定的骨片段（参考图2-21b）。

5 鹰嘴骨骺线分离，疲劳骨折

鹰嘴位于鹰嘴窝内时存在伸展性应力，容易出现损伤。当然，骨骺线残留发生在生长期，成人疲劳骨折少见，多见于骨骺线尚未闭合的年轻人。

■ **X线检查** 正确的X线侧位像观察肱尺关节很重要（图2-24）。

6 鹰嘴部撞击综合征

成人多见。开始表现为鹰嘴窝的脂肪性滑膜炎，在鹰嘴末端、鹰嘴窝内出现骨赘。此时因常伴有内侧副韧带轻度松弛，鹰嘴进入鹰嘴窝时，由于外翻不稳，鹰嘴的尺侧容易与鹰嘴窝的尺侧壁相碰撞，因而此处容易发生骨赘。临床表现为减速后期鹰嘴部的运动性疼痛，局部压痛，肘关节活动受限。

■ **X线检查** 鹰嘴部骨赘及游离体（骨赘剥离所致）形成。

■ **CT、MRI检查** 为了查出游离体，多层CT矢状位重建像很重要，MRI检查很有帮助（图2-25）。

2 肱骨外上髁炎（网球肘）

肱骨外上髁是腕关节及手指伸肌群，旋外肌的起始点（图2-26）。这些肌群使用过度会导致起始部微小的撕裂或炎症，运动时出现疼痛。日常生活中，多见于30～50岁的女性。打网球时手臂向后大幅度地向前击球，强大的牵拉力作用于前臂伸肌群，引起起始部的炎症，称为网球肘。主要症状表现为活动时肘部桡侧疼痛，外上髁周边压痛（图2-27）。

■ **X线检查** 正常。

■ **治疗** 原则上安静休息，肘部绑带，腕关节背屈绑定等保守治疗。

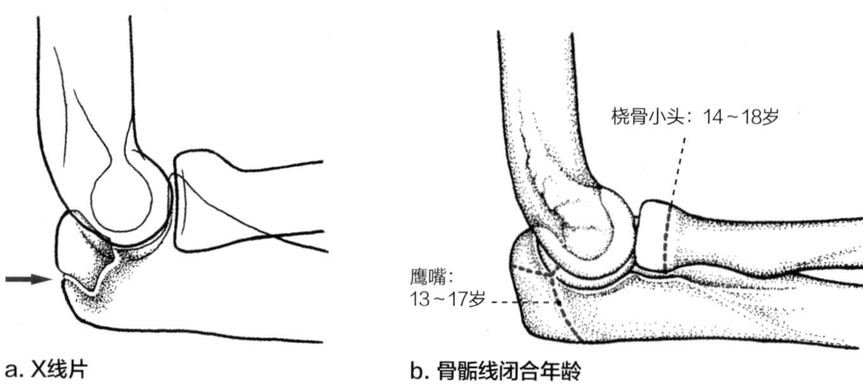

图2-24　鹰嘴疲劳骨折

损伤机制同骨骺线分离，骨骺线刚刚闭合的年轻人多见。

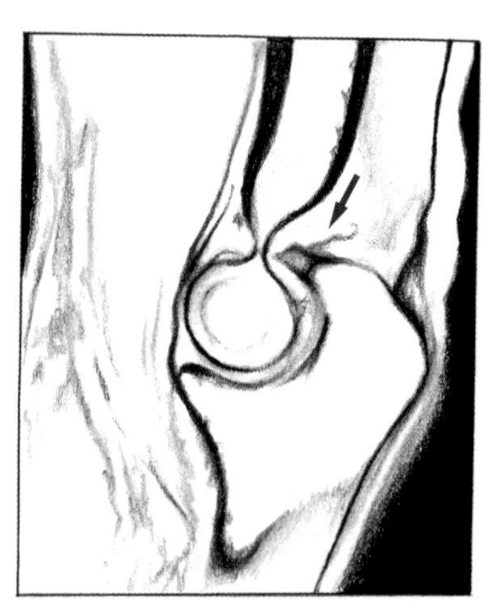

图2-25　鹰嘴部骨赘形成 MRI T_2WI矢状位像

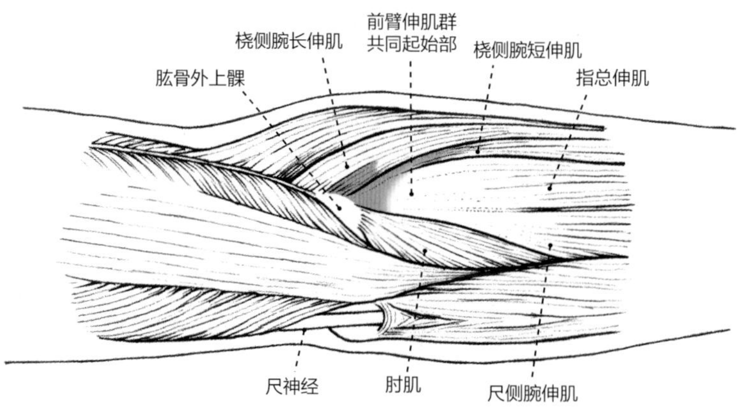

图2-26　肱骨外上髁炎的模式图

肱骨外上髁起始有很多关节的肌肉起始构成肘外侧伸肌群。桡侧腕长伸肌起始于外上髁中部，其他肌群离此稍远处形成前臂伸肌群共同起始部。比较有力的证据认为，外上髁炎症是桡侧腕短伸肌（肌力很小）起始部的微小断裂引起的炎症。

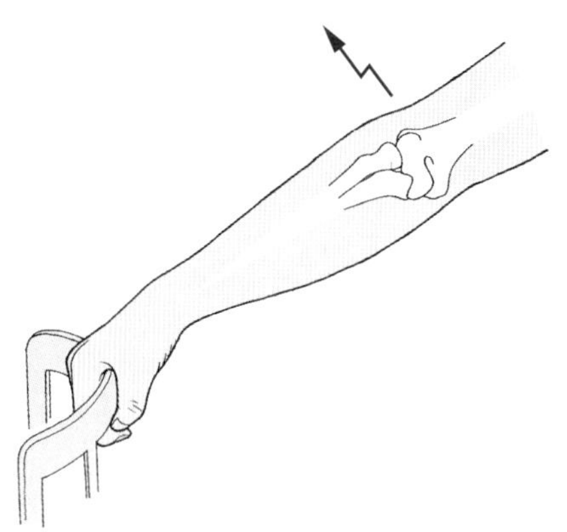

a. 椅子上举试验

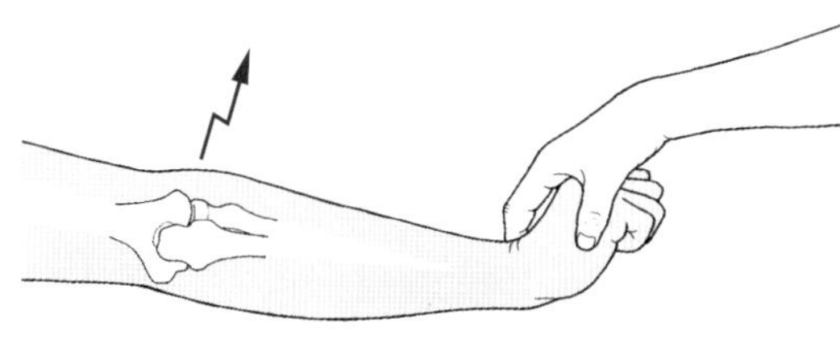

b. Thomsen手法

图2-27 外上髁疼痛诱发试验

a：椅子等上举困难。

b：手腕背屈时，增加抵抗力，肘外侧感觉疼痛。

3 肱骨髁上骨折

肱骨髁上骨折（supracondylar fracture of humerus）小儿最多见，5~10岁的儿童在手伸展位跌倒受伤所致。肘关节不能自主活动，肱骨远端压痛显著，被动活动时也出现疼痛，局部明显肿胀。

■ **X线检查** 肘关节正位，侧位，两个斜位共4个体位摄片，可以观察骨折远端骨片的移位情况。侧位X线片显示骨折线从前下向后上方走行。骨折远端骨片向后上方移位，同时内侧或外侧移位，甚至出现内旋（图2-28）。移位不明显时要注意仔细观察局部软组织影的异常。侧位片鹰嘴窝、冠突窝附近骨与软组织间出现密度增高要考虑无移位的裂隙骨折可能。这个高密度影可能是出血或肿胀导致的鹰嘴窝和冠突窝内脂肪组织密度增高，称为脂肪垫征（fat pad sign）。

■ **治疗** 透视下手法复位。石膏固定后摄片观察是否完整复位。肘外偏角在非完全伸展位时无法测量，测量与之相似的Baumann角（图2-29），虽然这与肘关节屈曲角度无关，但是可以显示骨折远端是否内翻或外翻。可以采用这个角度与健侧对比来判断复位情况（图2-30）。如果复位不良，出现畸形愈合（远端骨片的内翻，内旋）导致肘内翻（图2-31）。

手法复位不佳时，采用经皮钢钉固定。

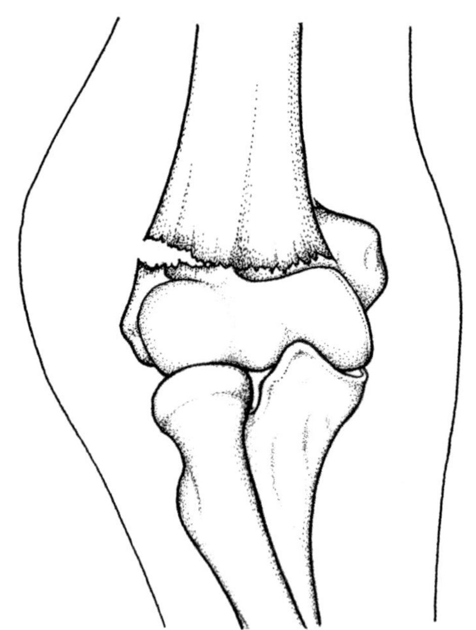

a. 正位

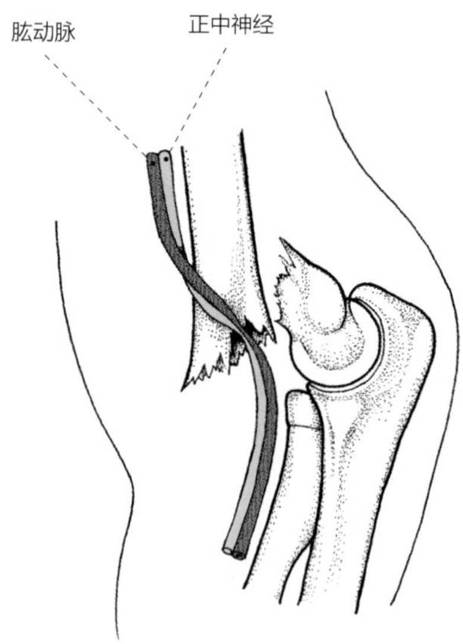

b. 侧位

图2-28　肱骨髁上骨折

移位明显时，近端骨片会插入血管、神经，如果不紧急清除，会导致前臂软组织坏死等，出现软组织挛缩等。

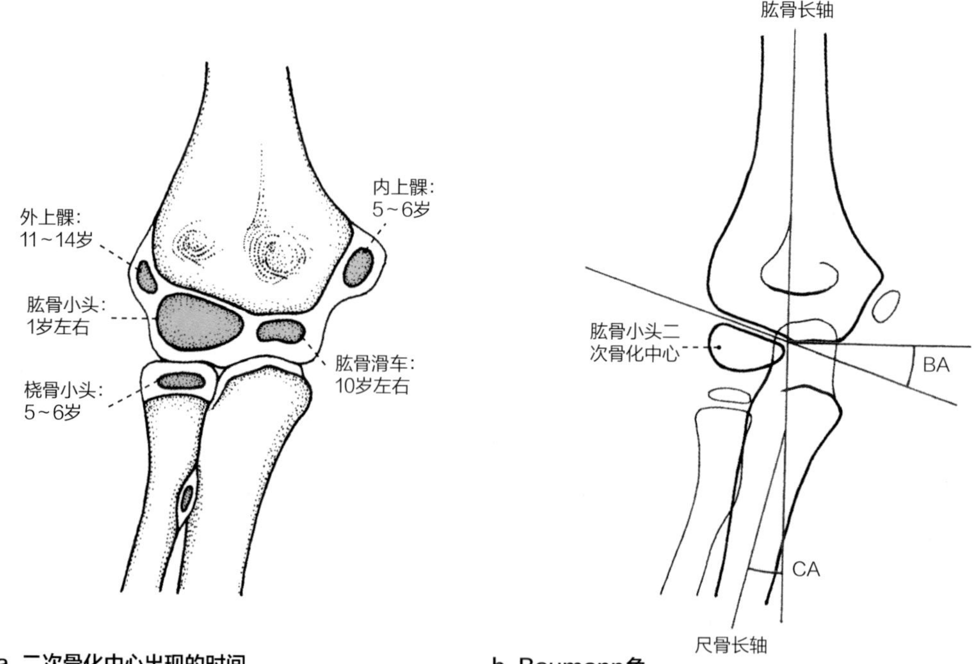

a. 二次骨化中心出现的时间　　b. Baumann角

图2-29　肘外偏角和Baumann角的关系

肘外偏角（CA：carring angle）：肱骨长轴与尺骨长轴之间的夹角。正常值：6°～15°　。Baumann角（BA：Baumann's angle）：肱骨长轴垂直线与外侧髁平行线之间的夹角。正常值：10°～20°　。10°以上正常，与肘外偏角基本一致。

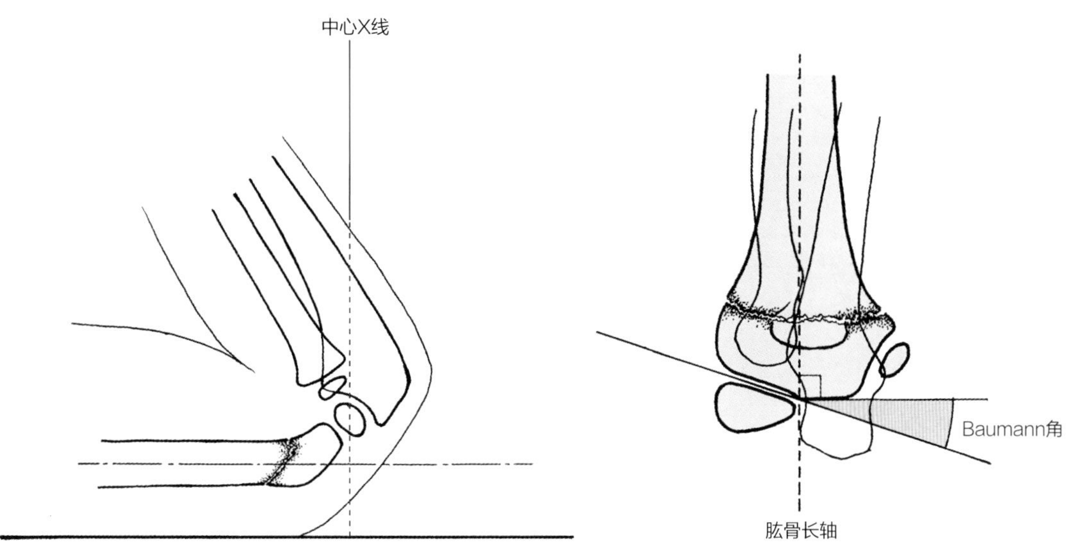

图2-30　根据Baumann角判断复位情况

肘外偏角在肘关节不能完全伸展位时无法测量。Baumann角与肘关节的屈曲角度无关，而且能观察骨折远段的内外翻变形情况。因此，骨折复位后判断有无再移位可以用Baumann角来进行。如果复位后再次移位，Baumann角会减小。Baumann角根据肱骨与暗盒平行时摄正位片测量所得。

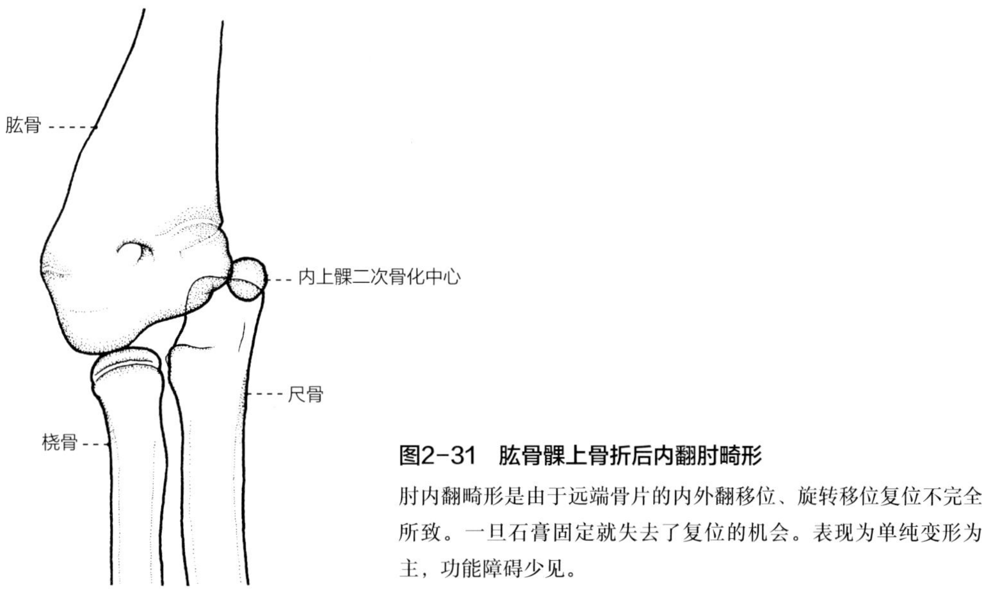

图2-31　肱骨髁上骨折后内翻肘畸形

肘内翻畸形是由于远端骨片的内外翻移位、旋转移位复位不完全所致。一旦石膏固定就失去了复位的机会。表现为单纯变形为主，功能障碍少见。

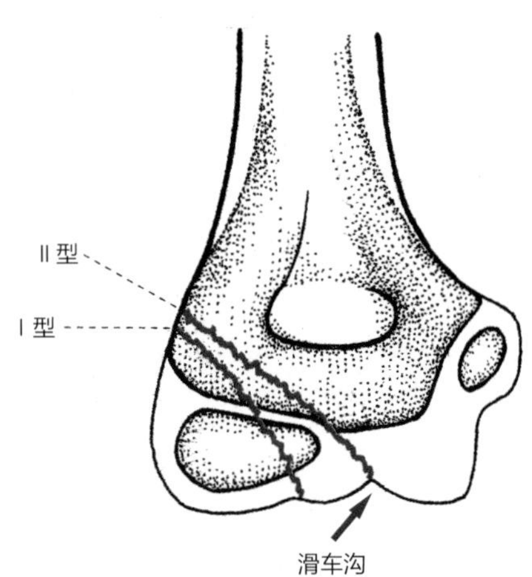

图2-32　肱骨外侧髁骨折的骨折线走行

Ⅰ型：骨折线贯穿肱骨小头的二次骨化中心。

Ⅱ型：骨折线累及滑车沟。

4　肱骨外侧髁骨折

肱骨外侧髁骨折（fracture of the lateral condyle），发生率仅次于髁上骨折，是小儿多见的骨折。2～4岁儿童在肘关节伸展位时手撑地，从末梢开始由外侧向上传导强大的外力作用所致。

骨折线穿过肱骨小头二次骨化中心，并可累及滑车沟（图2-32）。很多情况下，骨片因为外上髁起始的肘肌、腕伸肌、指伸肌等的牵引，出现90°以上的翻转，肱骨断端面向关节软骨面（图2-33）。

肱骨外侧髁骨折如果不能完全复位和固定的话，容易形成假关节。如果形成假关节再不处理，肘关节外侧生长受限，出现肘外翻畸形，同时有迟发性尺神经麻痹出现（图2-35）。

■ **X线检查**　肘关节正位、侧位两个体位摄片，判断骨折片段移位方向、旋转状况。对二次骨化中心尚未出现的小儿，判断其有无骨折以及骨折片段有无翻转等比较困难。这种情况下，需摄健侧片进行对照，肱骨外侧髁骨折需与肱骨骨骺分离、肘关节脱位等相鉴别（图2-34）。

■ **治疗**　手术进行正确的骨片复位和内固定，是小儿骨折中比较少见需要手术处理的类型。

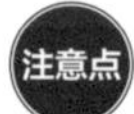

外侧髁是前臂伸肌群起始部附着点，如果骨折复位不完全并固定，导致假关节形成。

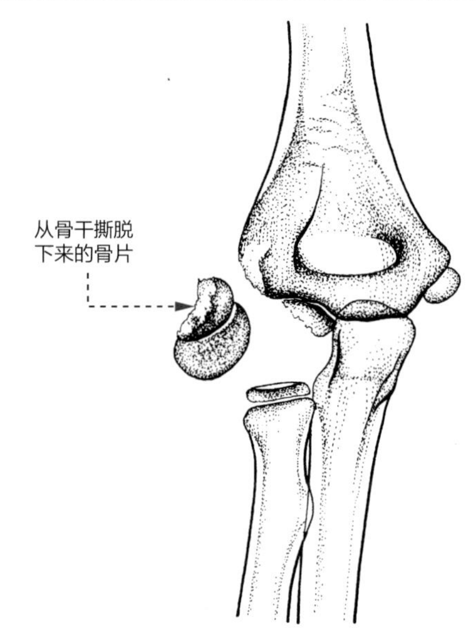

a. X线片

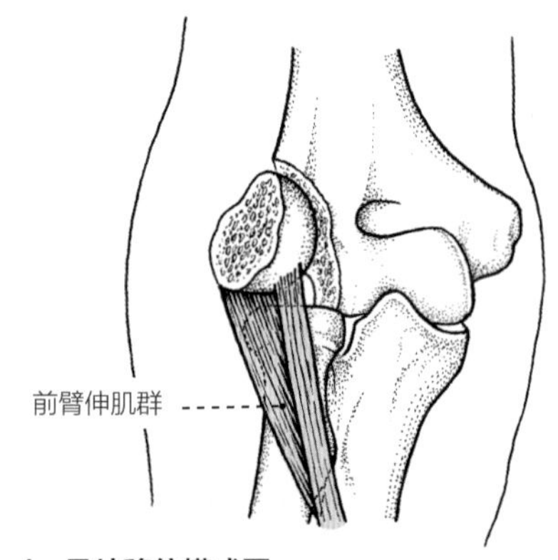

b. 骨片移位模式图

图2-33　肱骨外侧髁骨折

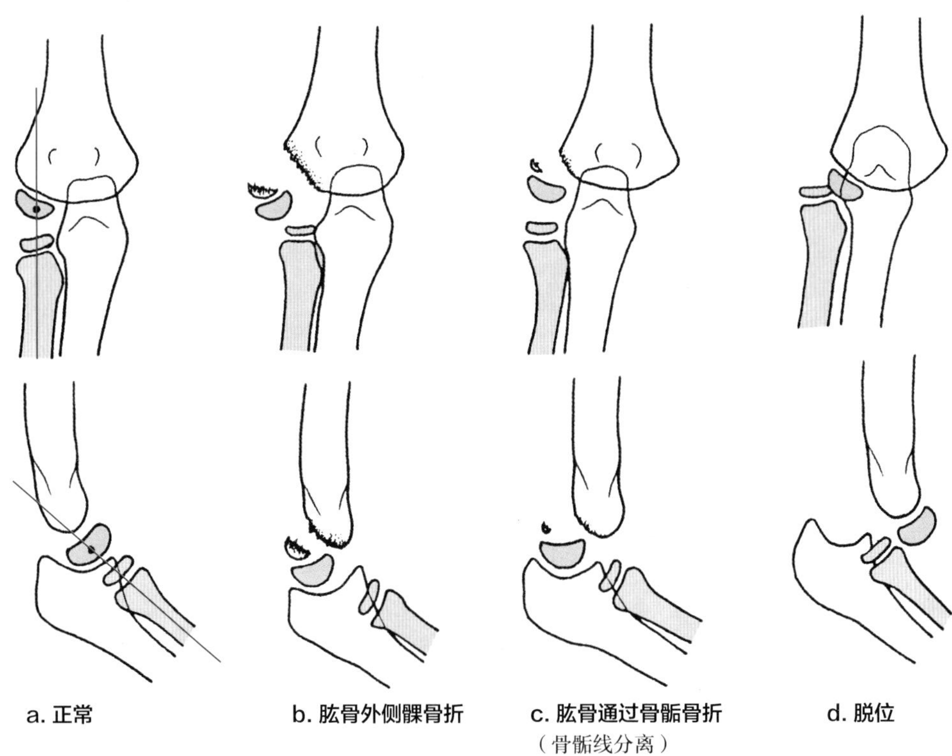

图2-34 肱骨小头二次骨化中心和桡骨长轴的关系

正常时，桡骨长轴通过肱骨小头二次骨化中心的中心。

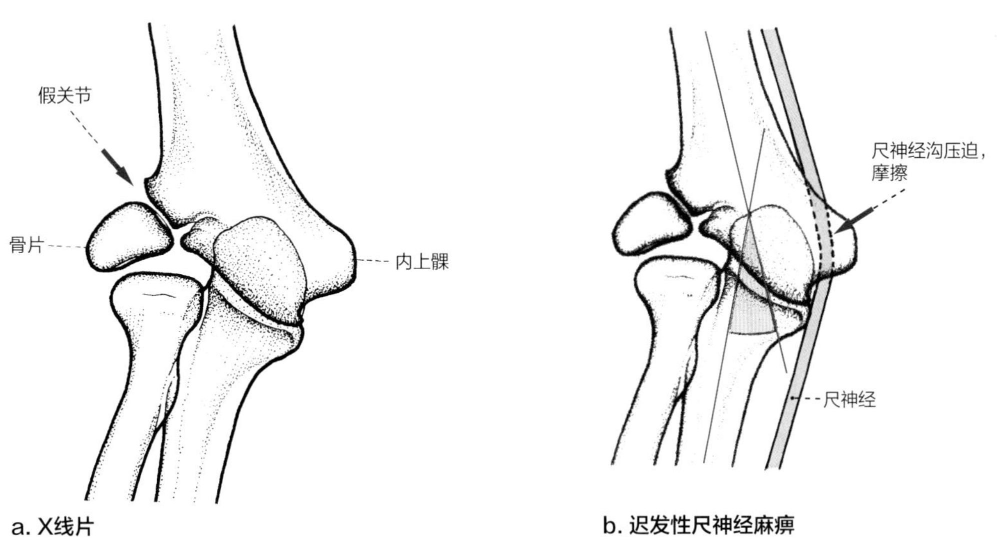

图2-35 肱骨外侧髁骨折后肘外翻畸形

肘外翻严重时，肘内侧走行的尺神经出现急速角度的改变，肘关节屈伸时尺神经沟内出现摩擦和压迫等刺激，继发尺神经沟缺血性纤维性改变，引起尺神经麻痹（第116页，参照图4-12）。

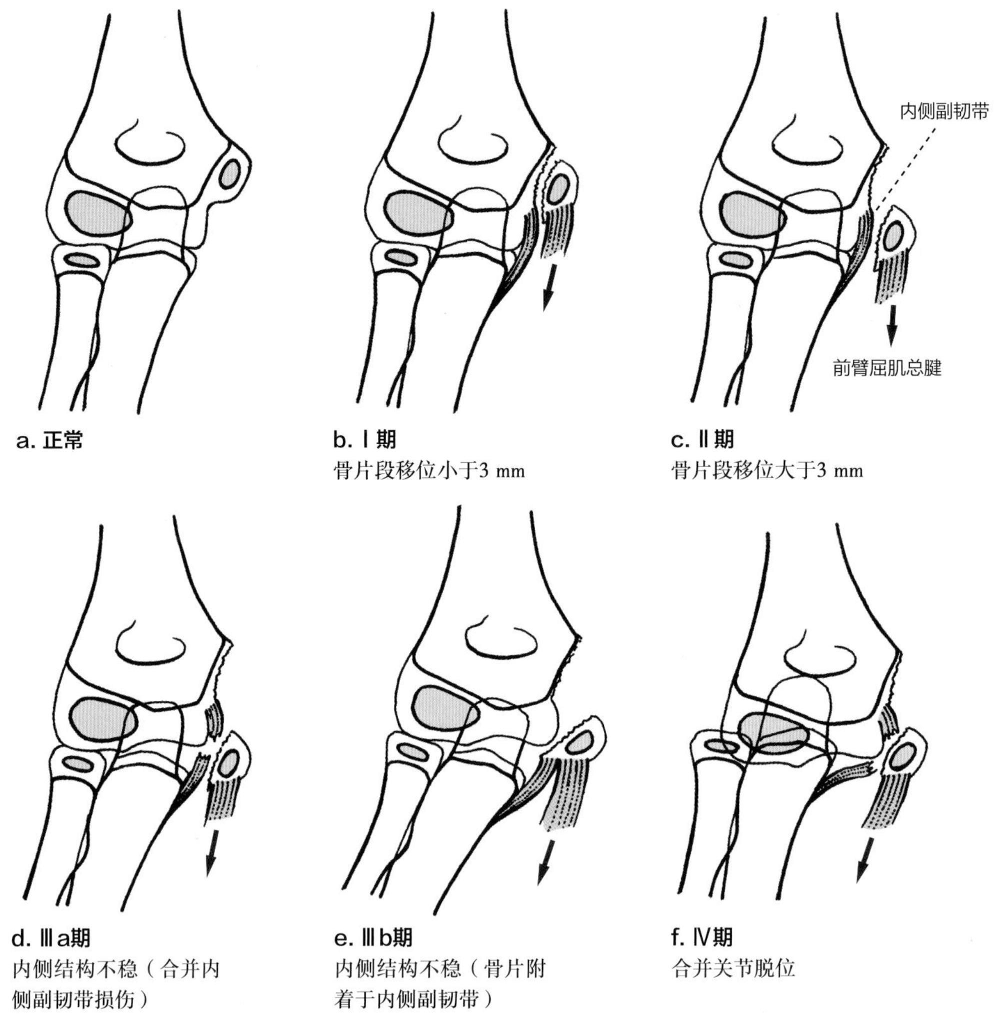

a. 正常

b. Ⅰ期
骨片段移位小于3 mm

c. Ⅱ期
骨片段移位大于3 mm

d. Ⅲa期
内侧结构不稳（合并内侧副韧带损伤）

e. Ⅲb期
内侧结构不稳（骨片附着于内侧副韧带）

f. Ⅳ期
合并关节脱位

图2-36　肱骨内上髁骨折分期分类

5 肱骨内上髁骨折

肱骨内上髁骨折是继髁上骨折、外侧髁骨折后常见的小儿骨折。肘关节伸展位，手撑地时，肘关节同时外翻应力发生骨折。

■ **分类**（图2-36）

Ⅰ期：骨片移位不超过3 mm

Ⅱ期：骨片移位超过3 mm

Ⅲ期：内侧不稳定

Ⅳ期：出现脱位

■ **X线检查**　肘关节正位、侧位两个体位摄片，判断骨片的移位情况（图2-37）。骨片移位轻微或掉入关节间隙内时需要健侧摄片进行对照。另外，外翻应力摄片可以判断骨折后不稳。很少情况下，需与内髁骨折鉴别（图2-38）。

■ **治疗**　Ⅰ期保守治疗，Ⅱ期及以上需要手术治疗。

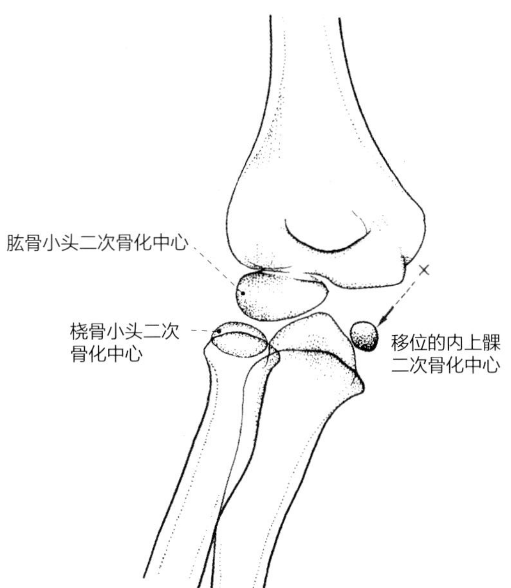

图2-37 肱骨内上髁骨折的X线像

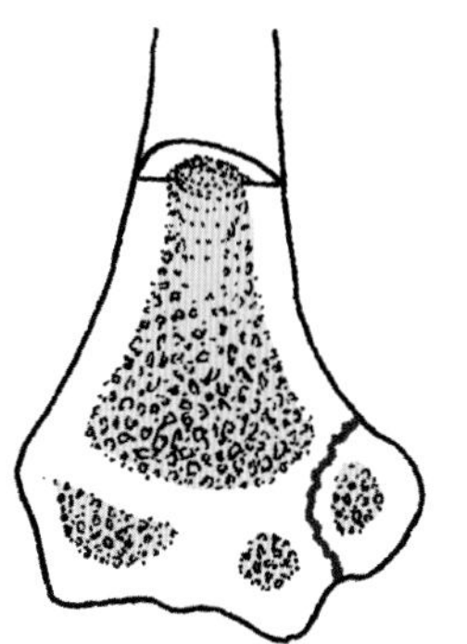

a. 内上髁骨折

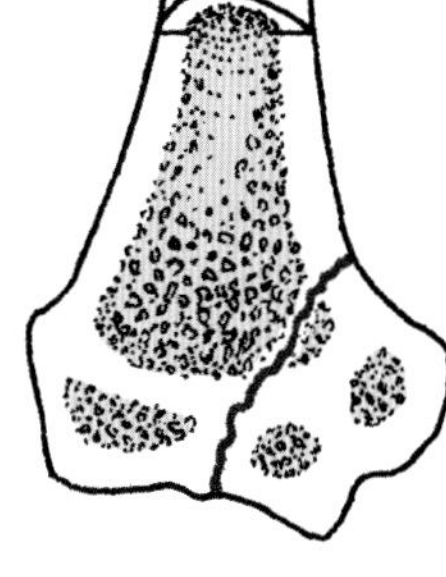

b. 内侧髁骨折

图2-38 内上髁骨折和内侧髁骨折的骨折线

内上髁骨折时，骨折线不延伸至关节内，内侧髁骨折时，骨折线延续至滑车中央部。

6 桡骨近端骨折

桡骨近端骨折（fracture of the proximal radius），在肘关节轻度屈曲、前臂内旋、手撑地时，因为桡骨轴位受力而发生。

■ **症状** 无明显症状，在桡骨颈位置有轻度压痛，当前臂内旋时疼痛加重。

■ **分类** 分颈部和头部骨折（图2-39）。颈部骨折根据移位程度也被包含在头部骨折的分类中。头部骨折分为四型（图2-40）。根据骨折分型采用不同的治疗方法。

■ **X线检查** 肘关节正位、侧位两个体位观察骨折类型。小儿容易发生由骨骺分离损伤导致的桡骨颈骨折，多见于关节面向外方倾斜的嵌入性骨折（图2-39）。成人则以关节面纵向离断的桡骨头部骨折多见，有时合并肱骨小头的损伤。

■ **治疗** 当有明显的移位时，会导致前臂内外旋障碍，需采用手术复位和内固定。

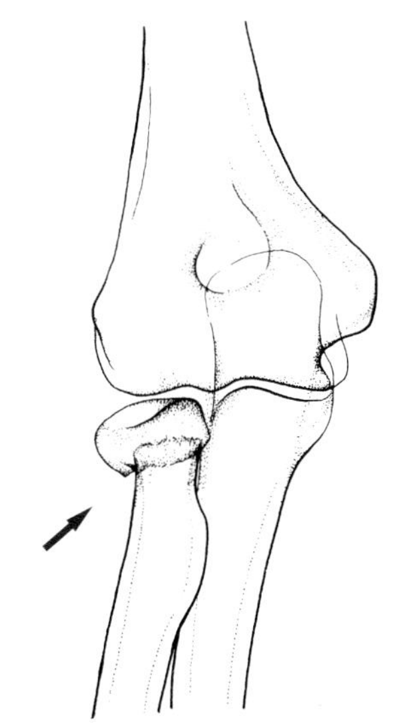

图2-39 桡骨颈部骨折（Ⅱ型）X线片

儿童嵌入性桡骨颈部骨折多见（箭头）。

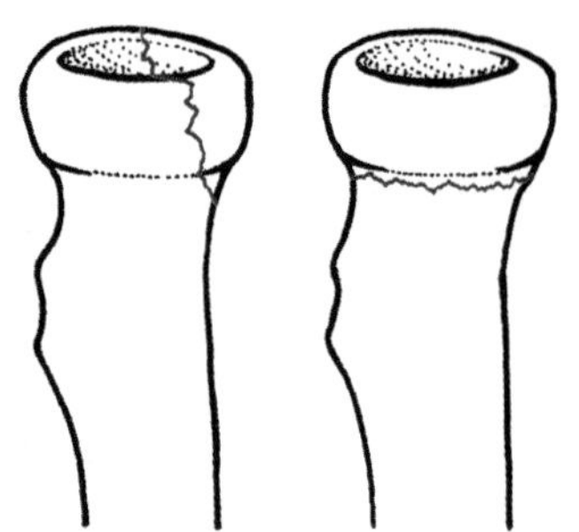

a. Ⅰ型
没有移位，发生于桡骨颈或桡骨头边缘的骨折。

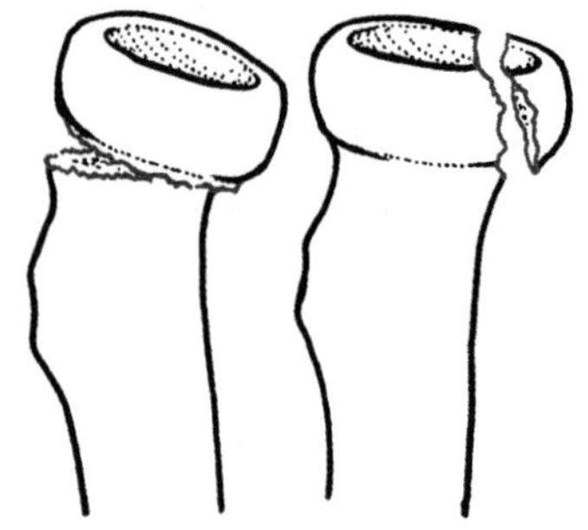

b. Ⅱ型
有移位，发生于桡骨颈或桡骨头边缘的骨折。

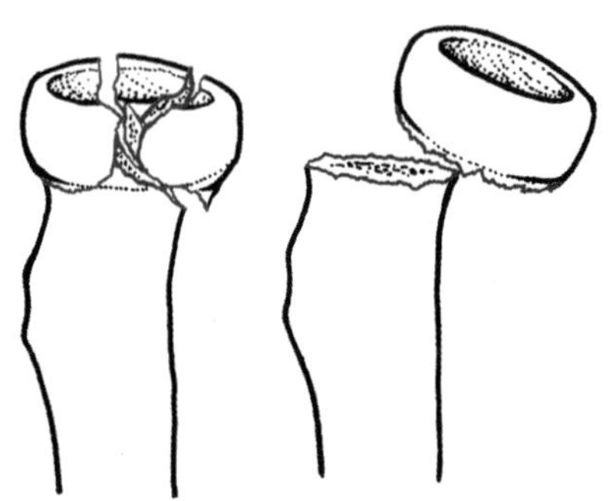

c. Ⅲ型
累及整个桡骨头的粉碎性骨折，或者显著移位的桡骨颈骨折。

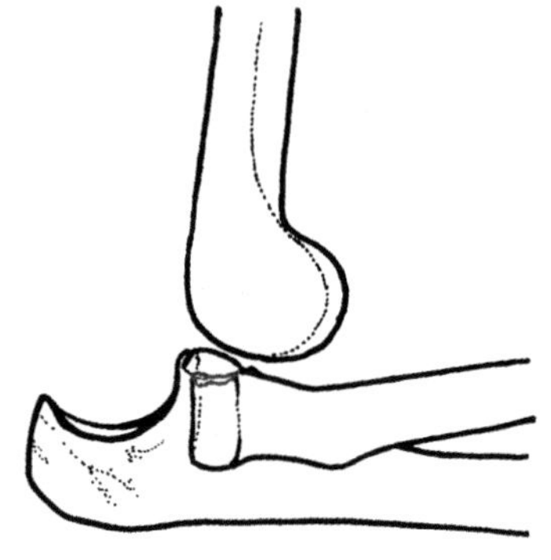

d. Ⅳ型
合并肘关节脱位的桡骨头或者桡骨颈骨折。

图2-40　桡骨头骨折分类

7 鹰嘴骨折

鹰嘴骨折大多是由于鹰嘴部直接受外力作用所致，少见情况是由肱三头肌紧张状态下肘部强制屈曲所引起。

鹰嘴骨折根据有无骨片移位、骨折线走形，分为移位性和非移位性骨折。根据骨折线走形分为裂隙骨折、横行骨折、斜行骨折和粉碎性骨折（图2-41）。直接外力作用常引起粉碎性骨折，肱三头肌作用牵拉导致的骨折常常是横行骨折（图2-42）。

■ **X线检查**　肘关节正位和侧位，判断骨片有无移位，进行骨折分型。粉碎性骨折则需要采用断层摄影或多排CT扫描后多层面成像判断骨片的移位情况。

鹰嘴骨折很多是关节内骨折，由于肱三头肌作用，骨片常发生移位，属于手术适应证。如果关节面复位不佳会导致骨性关节病。

■ **治疗**　移位性骨折需要手术复位，内固定治疗。

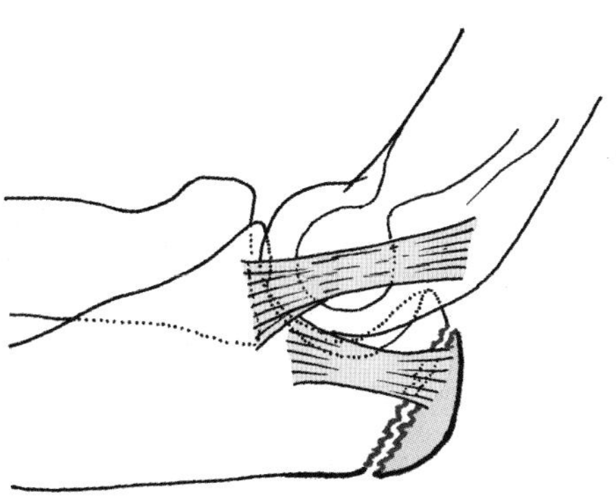

a. 裂隙型骨折

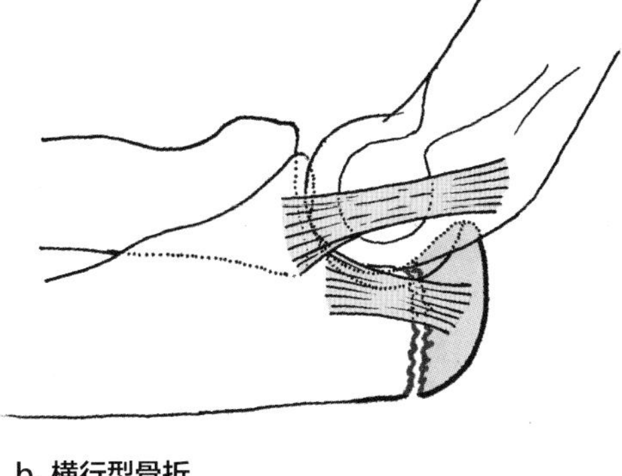

b. 横行型骨折

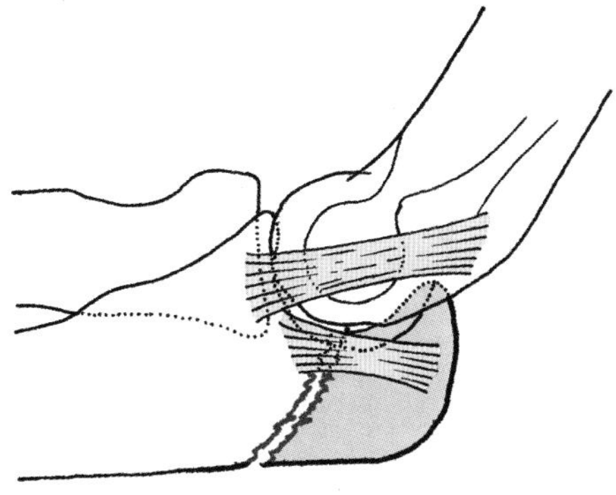

c. 斜行型骨折

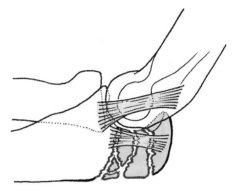

d. 粉碎型骨折

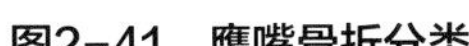

图2-41 鹰嘴骨折分类

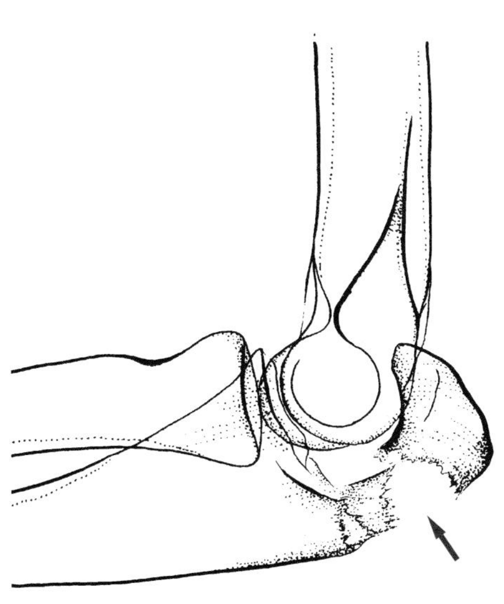

图2-42 鹰嘴骨折的X线片

肱三头肌牵拉导致远端骨片移位。

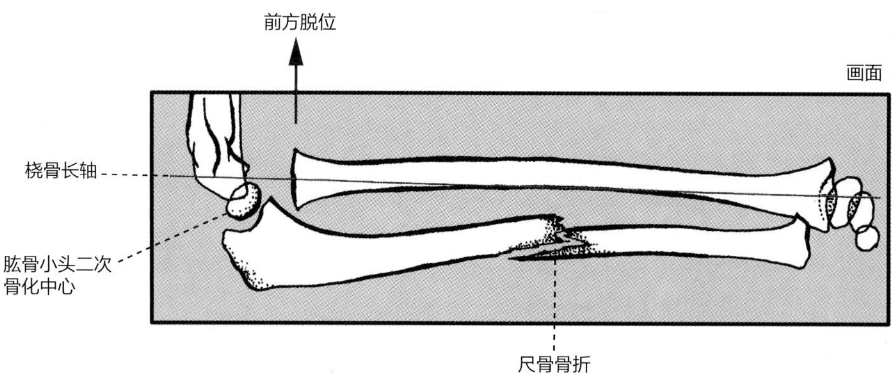

图2-43　孟氏骨折（I型）X线片

尺骨骨折和桡骨小头脱位。

8 孟氏骨折和盖氏骨折

1 孟氏骨折

孟氏骨折（Monteggia）是指尺骨骨折合并桡骨小头脱位。

■ **分类**　根据尺骨骨折和桡骨小头脱位情况分为四型。I 型最常见，跌倒时手撑地，前臂强制性内旋所致。

I 型：桡骨小头向前方脱位伴有尺骨骨干前凸骨折。

Ⅱ型：桡骨小头向后方脱位伴有尺骨骨干后凸骨折。

Ⅲ型：桡骨小头外侧或前外侧脱位伴有尺骨骨干骨折。

Ⅳ型：桡骨小头前方脱位伴有尺桡骨双骨折。

■ **X线检查**　尺骨单独骨折时，要考虑到有无合并孟氏骨折的可能性。采取正位和侧位两个体位摄片，判断桡骨小头有无脱位。X线所见如果肱骨小头不在桡骨长轴延长线上，就可以诊断（图2-43）。如果漏诊桡骨小头脱位，可能会发生肘关节屈曲障碍、迟发型桡神经麻痹、肘外翻导致肘管综合征等。

■ **治疗**　成人尺骨骨折需要手术复位内固定，桡骨小头脱位自然修复。小儿采用保守治疗。

2 盖氏骨折

盖氏骨折（Galeazzi）与孟氏骨折相反，是桡骨骨干骨折伴有尺骨头脱位，也称为反向孟氏骨折。前臂强烈内旋，手向外伸展坠落时发生。骨折类型有横行骨折，偶尔斜行骨折。因为移位，发生下尺桡关节脱位和半脱位。

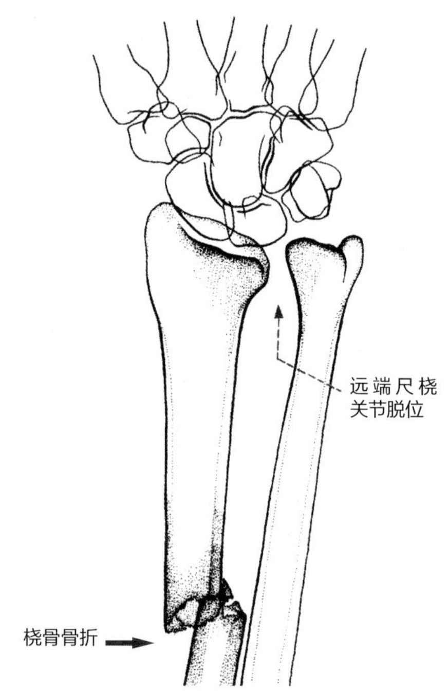

图2-44　盖氏骨折X线片

桡骨骨折和尺骨头脱位。

■ **X线检查**　单纯桡骨骨折采用包含腕关节在内的正侧位像，判断尺骨头有无脱位（图2-44）。正位像可见桡骨和尺骨之间距离增宽，侧位像见骨折部背凸畸形，尺骨头向背侧突出。由于这种脱位很容易漏诊，因此要注意。当诊断困难时，加摄健侧片对照。

■ **治疗**　成人采用手术复位固定，小儿采用保守治疗。

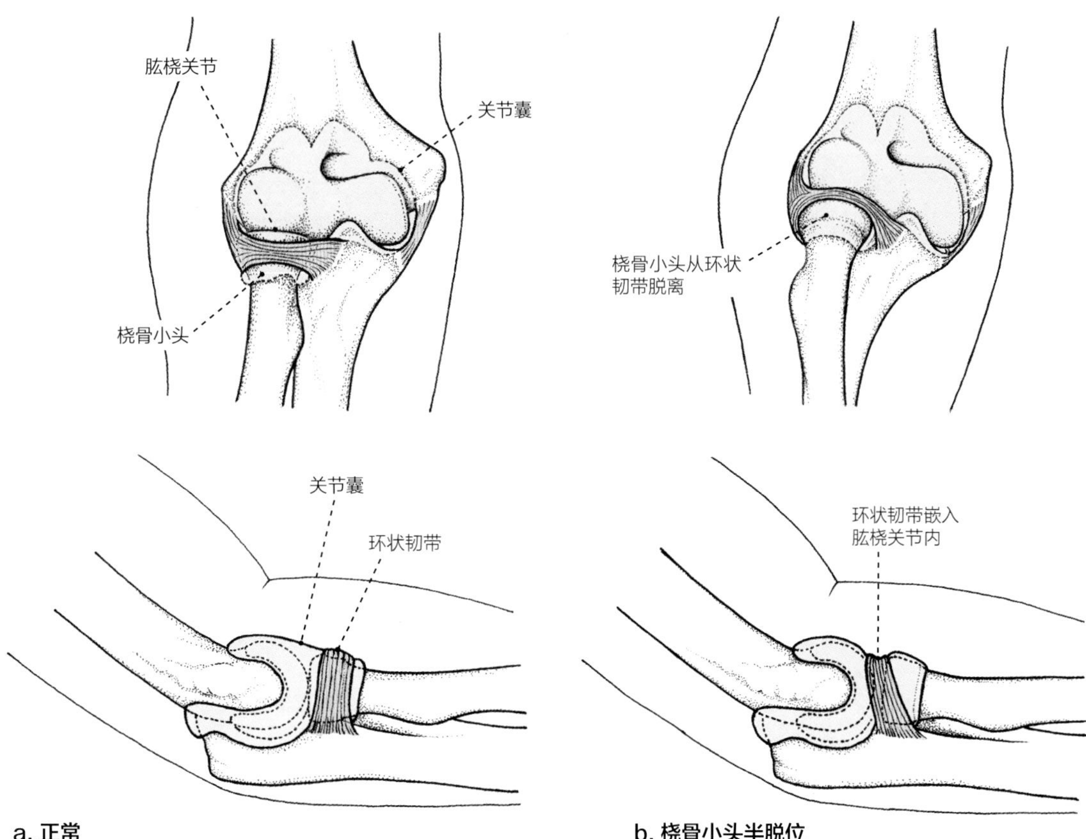

a. 正常

b. 桡骨小头半脱位

图2-45 牵拉肘病理

见于2～6岁小儿，手被用力牵拉时桡骨小头从环状韧带向外半脱位。

9 牵拉肘

牵拉肘（pulled elbow）是桡骨小头从环状韧带外半脱位，2～6岁小儿多见，当手被用力牵引时发生。前臂内旋时，如果有轴位方向较大的外力牵引，环状韧带在桡骨颈部附着处发生断裂，桡骨头从环状韧带内脱出，外力消失后，环状韧带就嵌入肱桡关节之间（图2-45）。临床上，患儿出现突然哭泣，上肢下垂，前臂内旋不能运动，有疼痛，肿胀不明显。

■ X线检查 当怀疑有此病时，加摄X线片，虽然不能显示特别明显骨异常的变化，但是由于环状韧带从前方陷入关节内，因此桡骨头会向后方移位。

■ 治疗 可以直接采用手法复位治疗。复位后上肢就可以运动。

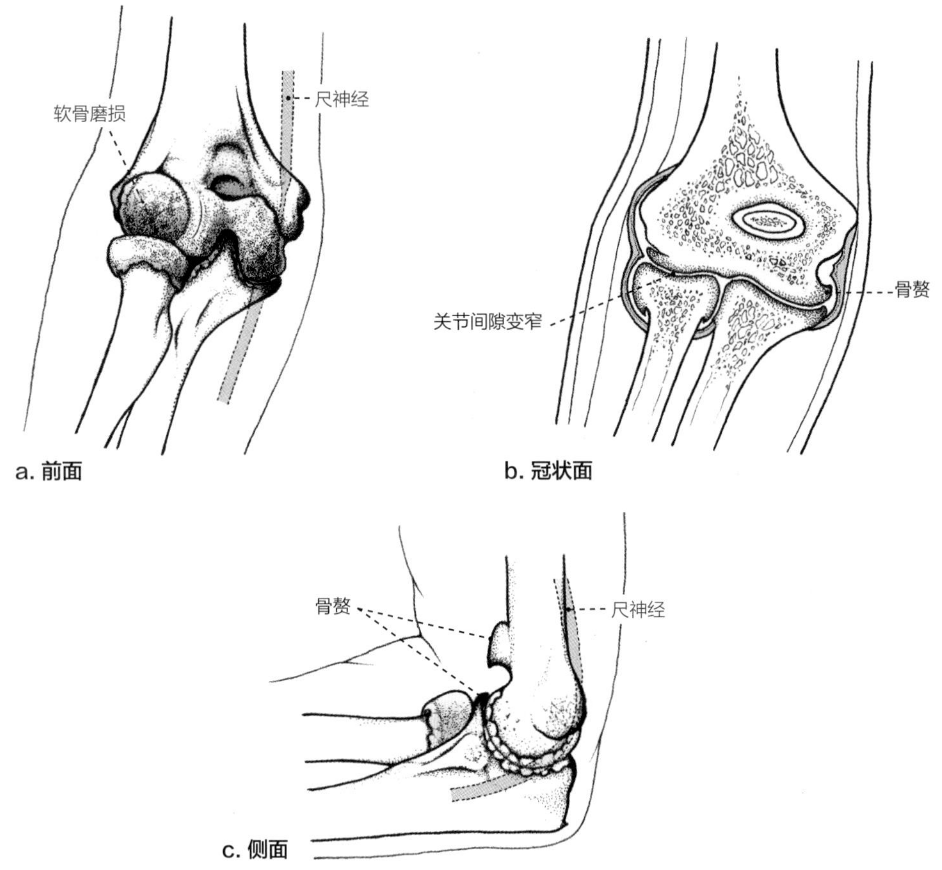

图2-46　骨性肘关节病的病理

骨性肘关节病时，肱尺关节、肱桡关节和上尺桡关节的关节软骨磨损，骨赘形成，骨赘多见于肱骨侧的鹰嘴窝和冠突窝，尺骨侧的鹰嘴和冠突。关节软骨变性参照第260页。

10 骨性肘关节病

骨性肘关节病（osteoarthrosis of the elbow）是由于肘关节软骨发生退变后出现的反应性增生硬化（图2-46），见于既往有关节内骨折或脱位，关节炎或撕脱性骨软骨炎的患者，以及运动或职业所导致肘部过度使用者。

■ **症状**　肘关节疼痛，随病变进展肘关节活动受限。可以继发尺神经沟内尺神经受挤压后出现的肘管综合征（cubital tunnel syndrome）（小指和环指尺侧感觉障碍，骨间肌萎缩，握力下降等）。

活动受限的原因是关节游离体的存在，肱尺关节前方、后方和内侧骨赘形成，肱骨小头和桡骨小头之间关节不稳等。软组织因素如关节囊增厚、挛缩，内侧副韧带后斜行韧带挛缩，肌腱缩短等也是运动受限的原因。

■ **X线检查**　肘关节正位、侧位是基本的摄片体位（图2-47）。当活动受限时，增加肘屈曲、伸展、内外旋等的侧位摄片，可以发现骨性异常。合并有尺神经麻痹时，加摄尺神经沟片（图2-48），判断神经沟的形态（图2-49）。

■ **治疗**　疼痛和急性加重期采用休息、药物等保守治疗。合并游离体时需要做关节镜手术取出游离体。内侧骨赘等原因导致的肘管综合征需要手术治疗。挛缩等情况严重时，为了改善活动范围，需要手术去除骨赘。

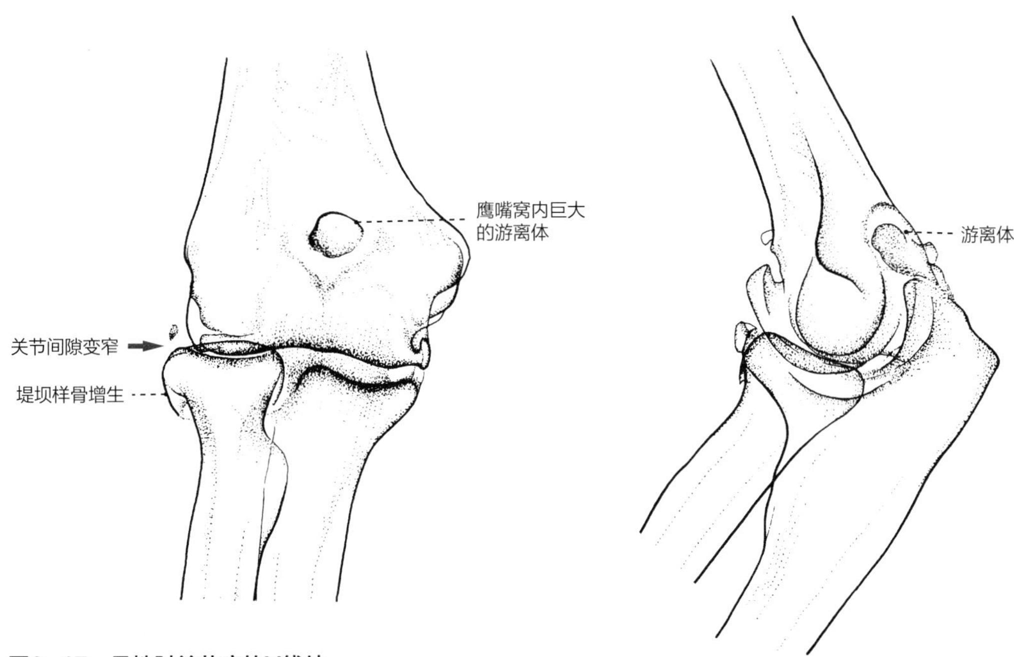

图2-47　骨性肘关节病的X线片

游离体形成，肘关节活动受限，关节出现交锁。

摄片法

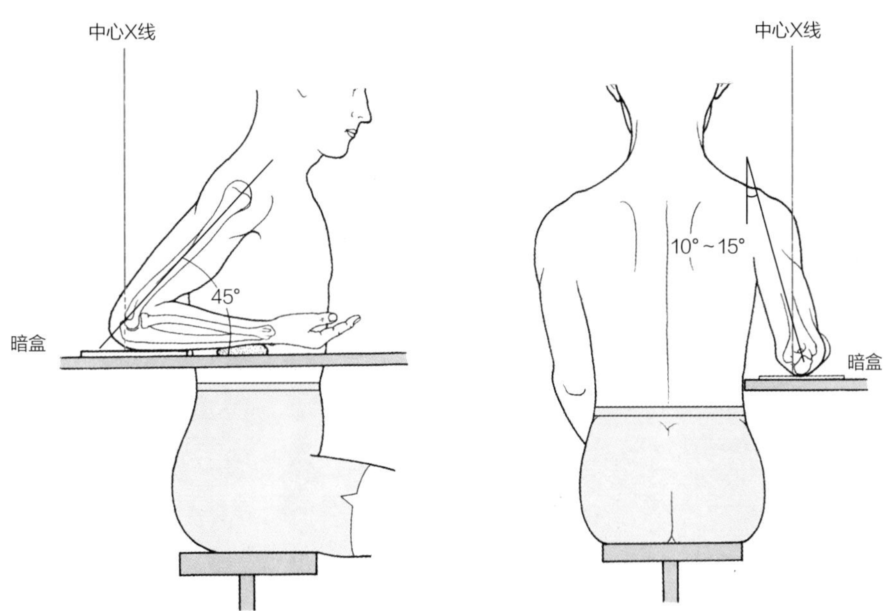

图2-48　尺神经沟摄片（肘管）

肘关节屈曲45°后伸，肱骨10°～15°外展，中心X线从内上髁的后面尺神经沟的位置射入。

肘管综合征时，由于存在内上髁周围骨性异常，因此尺神经沟摄片是必要的。

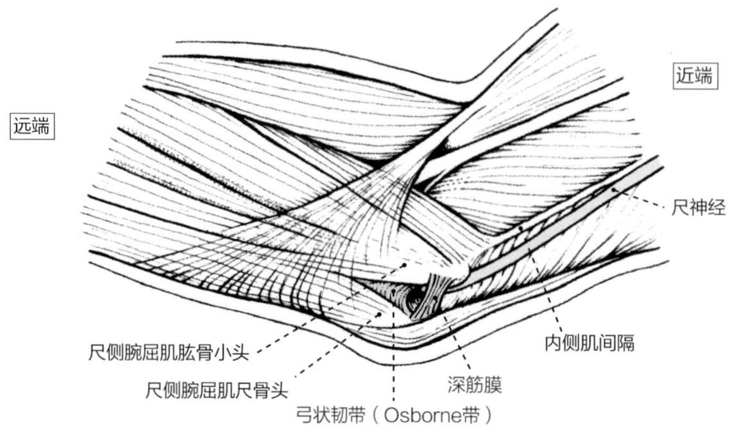

a. 肘管内侧面

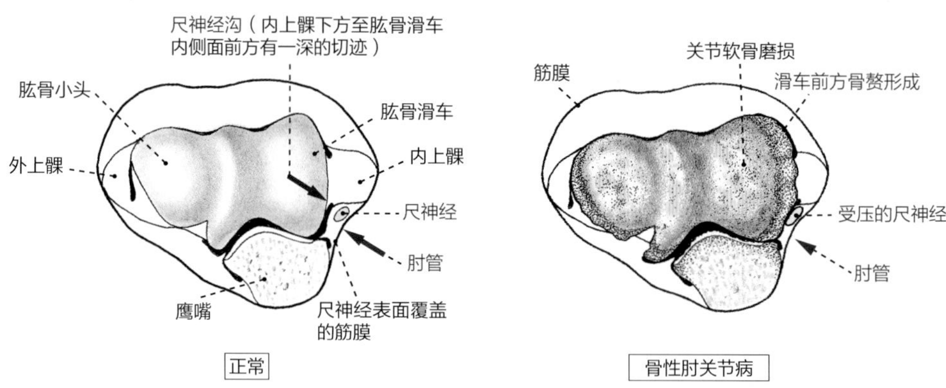

b. 从远侧看肘管

正常尺神经在肘关节内侧由韧带和骨构成的肘管内走行。骨性肘关节病时，肘关节内侧骨赘形成，肘管内容积变小，尺神经受压。

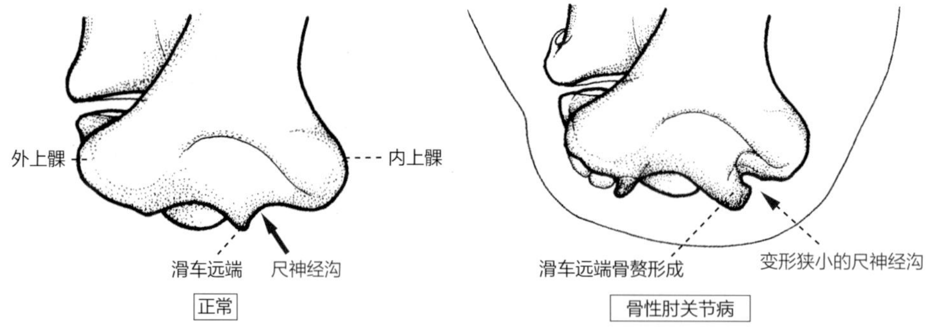

c. 尺神经沟X线片

图2-49　骨性肘关节病伴有神经卡压

尺神经在上臂位于内侧肌间隔的背侧向远端行走，在肘关节内侧穿过由骨及韧带构成的肘管。肘管底是肱骨内上髁后方的尺神经沟，在肘管顶部，近端覆盖深筋膜，远端覆盖尺侧腕屈肌肱骨头和尺骨头连接的筋膜。尺神经在肘管部容易受压，出现神经卡压（肘管综合征）（第116页，参照图4-12）。

（苏南　邹月芬　译）

3 腕关节、手指

A 腕关节、手指的解剖（图3-1～图3-7）

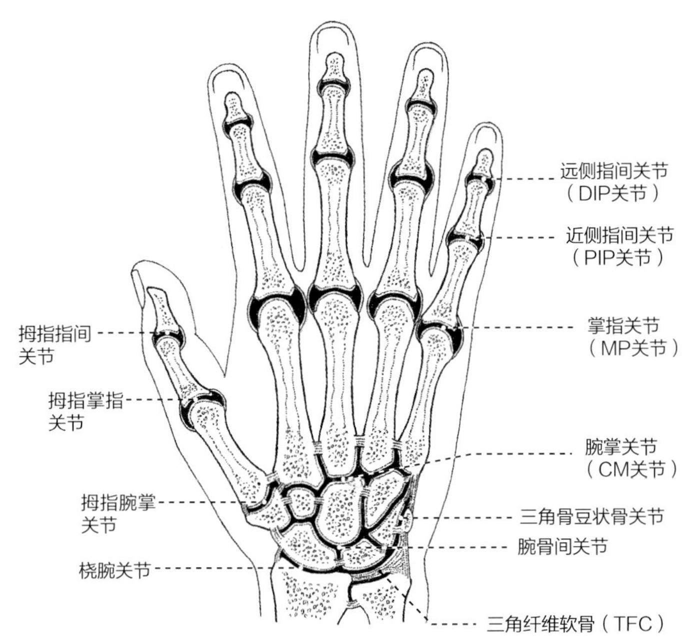

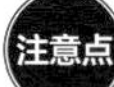

注意点 腕关节，手指的缩略语
DIP关节：远侧指间关节
PIP关节：近侧指间关节
MP关节： 掌指关节
CM关节：腕掌关节
TFC：三角纤维软骨

图3-1 腕关节，手指冠状面

8块腕骨通过韧带紧密相连，4个一排分成两列，即近排：豆状骨，三角骨，月骨和舟骨；远排：钩状骨，头状骨，小多角骨和大多角骨。腕关节的运动包括桡腕关节（腕骨和桡骨之间的关节）和腕中央关节（近排腕骨和远排腕骨间关节）各一半运动。

TFC是从桡骨远端起始，向尺骨茎突方向延伸扩大的纤维性软骨。

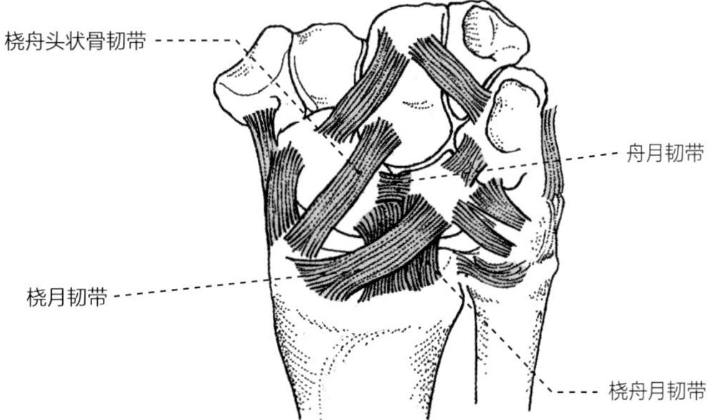

图3-2 保持腕骨桡侧稳定的重要韧带（掌侧）

外伤可导致舟月韧带、桡舟月韧带松弛，断裂，舟骨和月状骨之间的距离增大（舟月骨分离：腕不稳，参照第94页）。

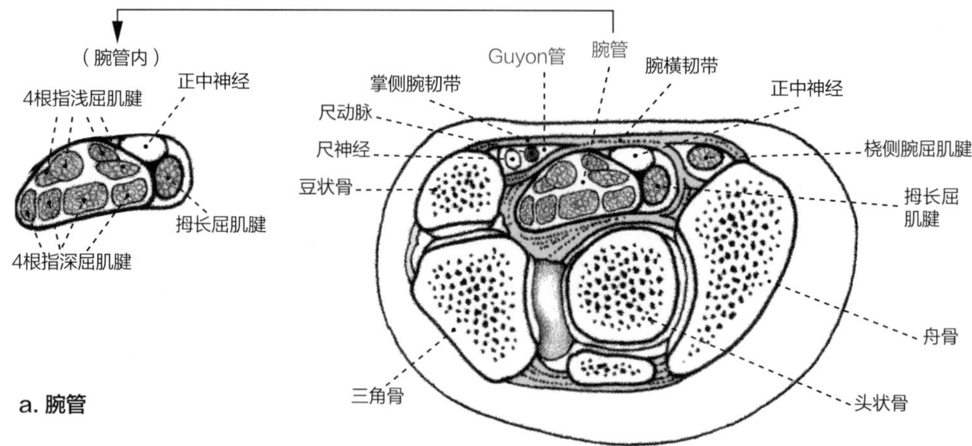

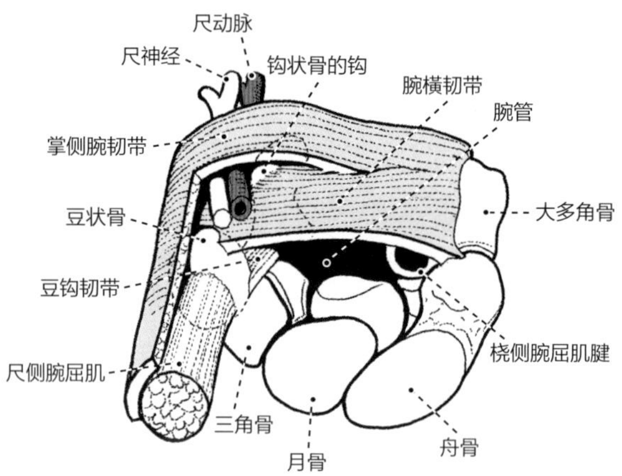

图3-3 腕管和Guyon管

a：腕管由腕骨和腕横韧带构成，内有4根指浅屈肌腱，4根指深屈肌腱和1根拇长屈肌腱，正中神经也从中穿过。当腕管发生腱鞘炎时，肿胀的腱鞘会压迫正中神经而出现腕管综合征（参照第96页）。

b：Guyon管也称尺管，它的尺侧有豆状骨，桡侧有钩状骨，掌侧是掌侧腕韧带，背侧是腕横韧带。内有尺动脉和尺神经走行。当该管发生肿瘤如腱鞘囊肿，豆状骨或钩状骨外伤后导致尺神经受压出现尺管综合征。

（腕横韧带：从舟骨结节和大多角骨结节发出，止于豆状骨和钩状骨的韧带。）

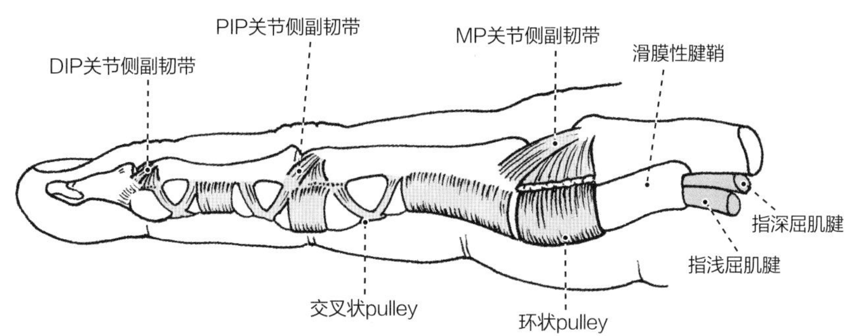

a. pulley：滑车的意思

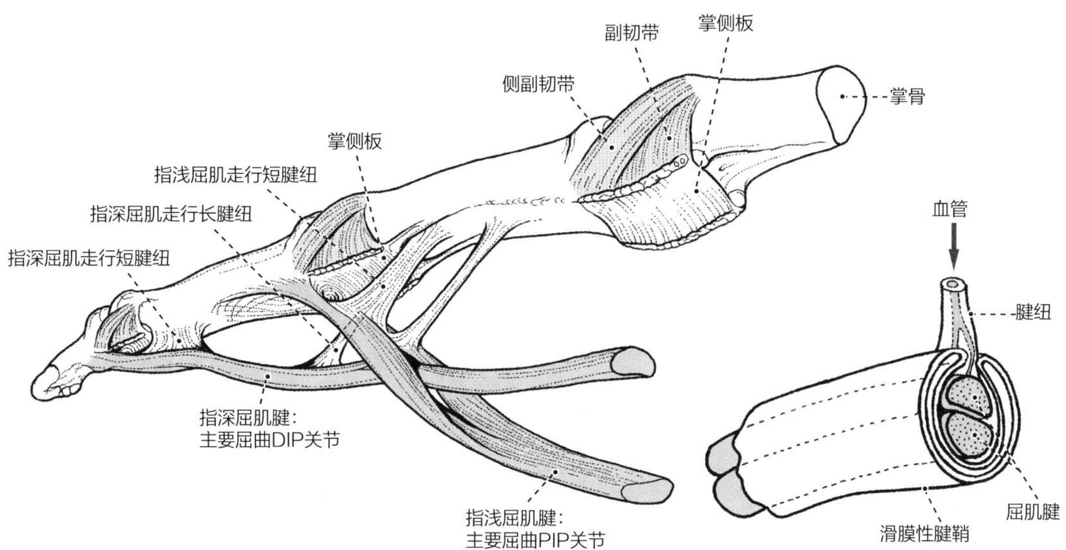

b. 腱纽

图3-4　手指的屈曲结构

韧带性腱鞘从腕骨开始止于末节指骨。腱鞘有一定的厚度，如滑车一样对肌腱的滑动方向起决定作用。滑车呈环状和交叉状两种类型。环状走行由一个纤维束构成，交叉状则由两个交叉的纤维束如纽扣样构成。

两个屈肌腱，指浅屈肌位于表层，指深屈肌位于深层。中间有韧带性肌腱分隔。指浅屈肌分两束在指深屈肌的周围呈螺旋状走行，至深层两者合二为一。有一部分有交叉性改变。然后，指深屈肌腱的深部犹如一个肌腱样走行，终止于中节指骨基底部。如此，指浅屈肌成为指深屈肌的滑床的一部分。指深屈肌腱终止于末节指骨基底部。韧带性腱鞘内的屈肌腱，由称之为腱纽的滑膜皱襞提供丰富的血供营养。

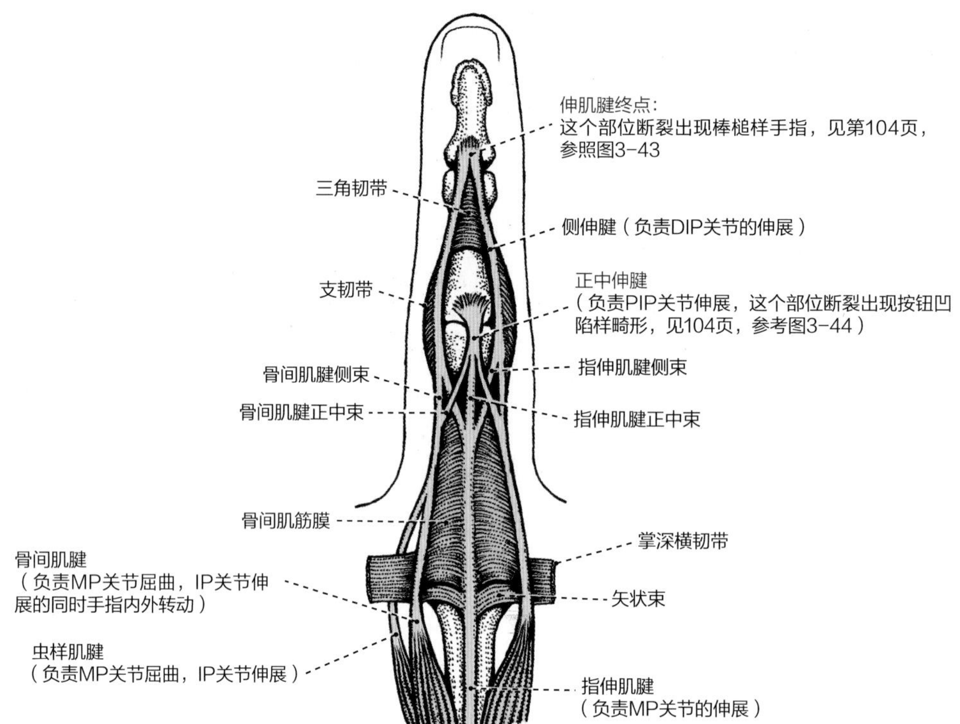

图3-5 手指的伸展结构

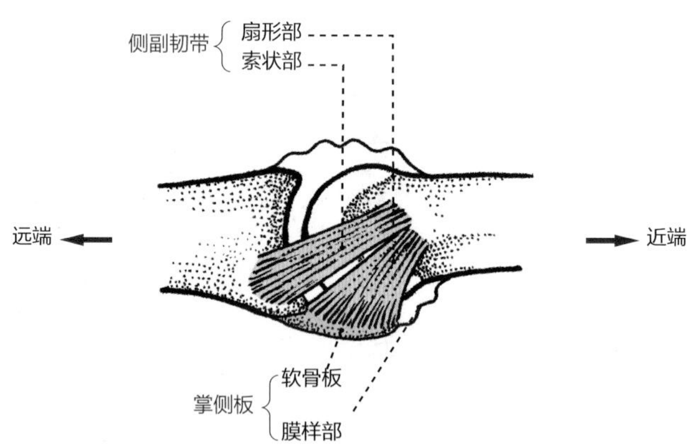

图3-6 手指间关节的韧带构造

手指间关节包括掌指关节和指间关节。它们有相同的韧带结构，侧方有侧副韧带，由索状部和扇形部构成。掌侧有掌侧板，掌侧板由厚的软骨板和薄的膜部组成。背侧有薄的结缔组织膜包绕。

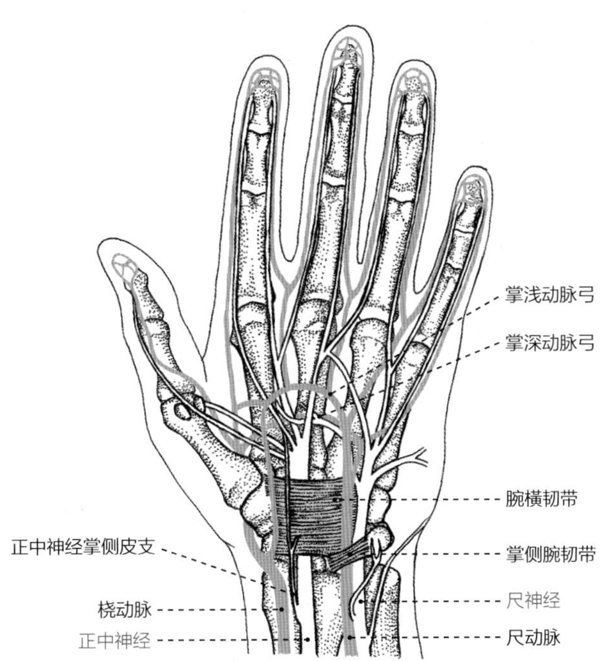

图3-7 手的血管和神经

正中神经从腕骨和腕横韧带构成的腕管内穿过，进入手部。尺神经则与尺动脉一起，穿过由尺侧豆状骨、桡侧钩状骨、掌侧腕韧带、背侧腕横韧带构成的尺管（Guyon管）进入手部。桡动脉和尺动脉在手部形成动脉弓，负责手的血供。

B 腕关节、手指的X线摄片方法

腕关节的X线摄片包括正位和侧位两个基本体位，必要时加摄其他体位。

舟骨骨折时，采用常规的两个体位诊断比较困难，需要摄最大尺侧屈曲位正位像及45° 手掌向下的斜位像（参照图3-19，图3-20）。

近年来，因为慢性韧带损伤后导致的腕不稳受到大家的关注。为了正确诊断，采用手背掌中间位的侧位摄片是非常重要的。手背掌方向摄片可以使舟骨和月骨之间距离增加，侧位像可以观察到月骨和桡骨长轴之间的对位关系不佳，诊断腕部不稳。

诊断腕管综合征，必须判断有无正中神经的骨性压迫，因此采用腕管摄片（第96页，参照图3-33）。这个体位可以判断钩状骨有无骨折。

手腕的X线摄片包括手背掌方向和45° 内旋斜位摄片。手指包括正位和侧位是两个基本体位。

手指应力摄片可以帮助诊断拇指掌指关节尺侧，第2～5近端指间关节桡侧副韧带有无损伤（参照图3-47，图3-48）。

小儿的摄片，因为软骨组织比较多，常需要两侧对照摄片。

摄片法

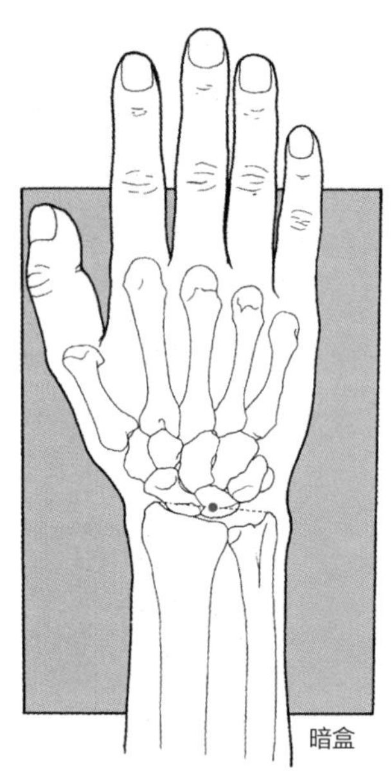

图3-8 腕关节背掌方向摄片

1 腕关节背掌方向摄片（图3-8）

手掌向下，手掌和前臂掌侧与暗盒紧靠。

■ **中心X线** 从桡骨茎突与尺骨茎突连线的中点照射。

正位像可以判断有无骨折，骨的畸形，关节间隙有无增宽（正常2 mm左右，超过3 mm则为增宽），判断腕骨排列有无异常。

2 腕关节侧方摄片（图3-9）

中间位，前臂和手的内侧缘靠近暗盒，与第2、第3中节指骨背侧皮肤面垂直进行摄片。

■ **中心X线** 从桡骨茎突处垂直照射。

侧位像判断有无骨折，骨的畸形，有无关节脱位，腕骨排列有无异常（舟骨和月骨的关系，月骨和头状骨的关系）（参照图3-29）。

3 手背掌方向摄片（图3-10）

手指伸展，手掌与暗盒靠近。

■ **中心X线** 从第3指掌指关节位置垂直入射。

4 手斜位摄片（图3-11）

45° 手掌向下位，使各手指不重叠。

■ **中心X线** 第3指掌指关节位置垂直入射。

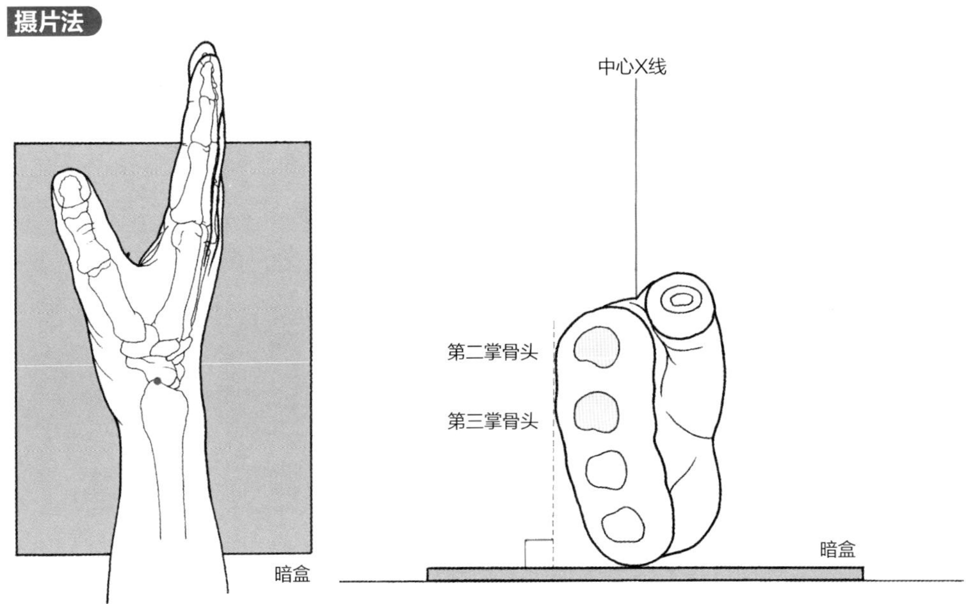

图3-9 腕关节侧方摄片（桡尺方向）

第4、第5掌指关节保持一定的活动性，手处于合理的握手状态。第2、第3掌指关节不能活动的状态，成为手的固定点。以此为基准进行摄片。

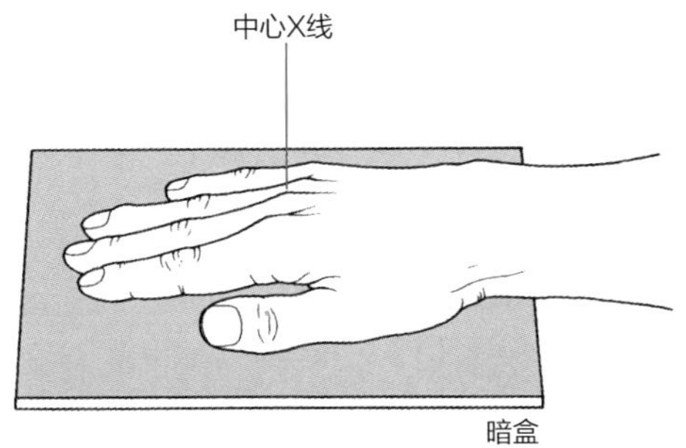

图3-10 手背掌方向摄片

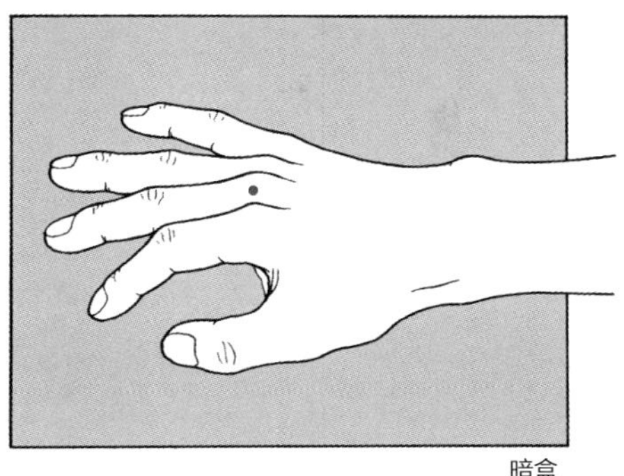

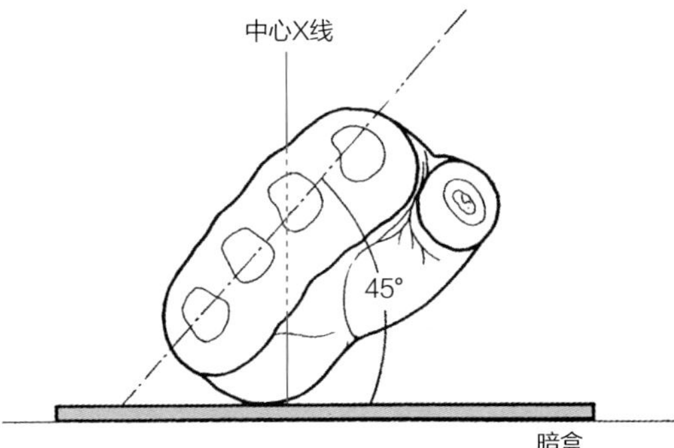

图3-11 手斜位摄片

红色点线是X线入射的目标。

5 拇指背掌方向摄片（图3-12）

手指伸展，第5指指尖尺侧缘与暗盒紧密接触，拇指则使其背侧正对，使该指与暗盒平行。

■ **中心X线** 拇指掌指关节方向入射。

摄片法

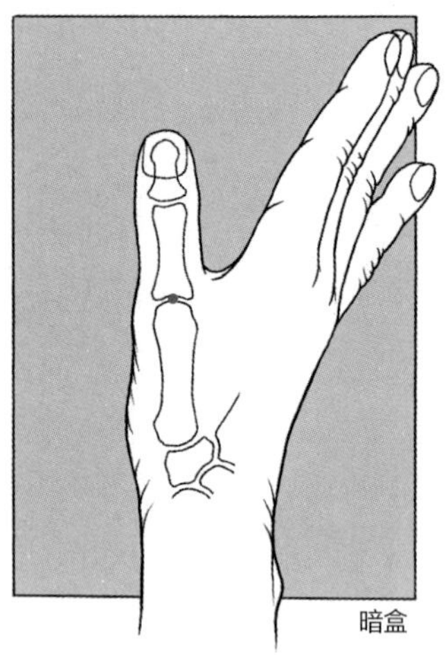

图3-12　拇指背掌方向摄片

摄片法

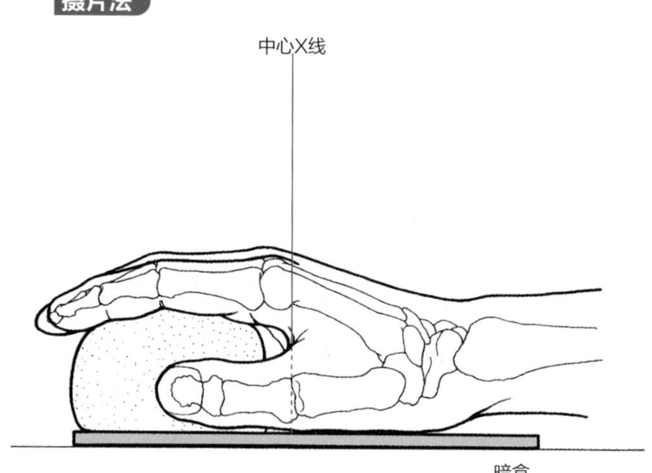

图3-13　拇指侧方摄片

摄片法

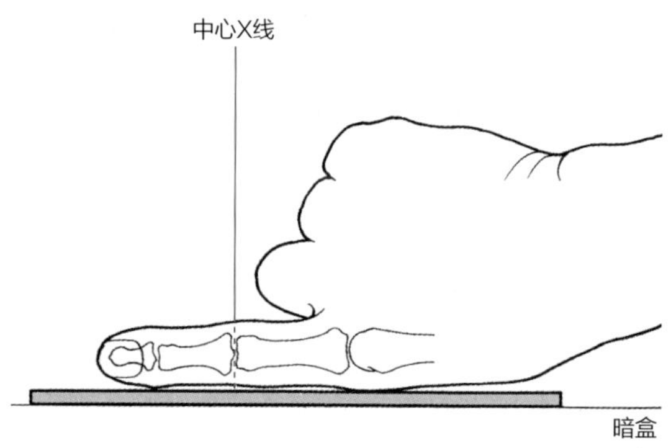

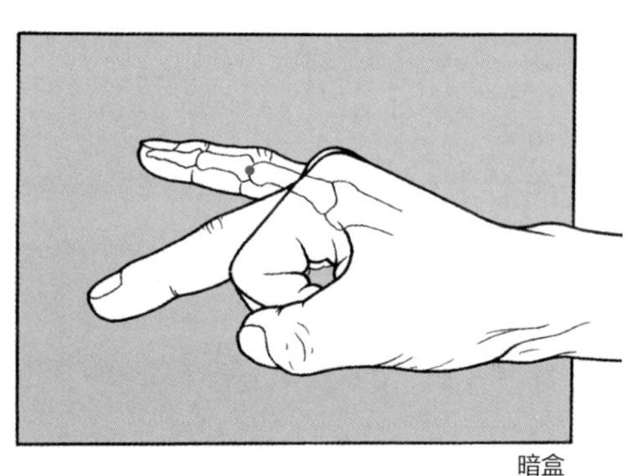

图3-14　第2～5指侧方摄片

红点是X线入射的目标。

6 拇指侧方摄片（图3-13）

手掌向下，拇指的桡侧与暗盒紧靠，呈侧位像。

■ **中心X线**　拇指掌指关节处投射。

7 第2～5指侧方摄片

参照图3-14。

C 腕关节、手指的疾病

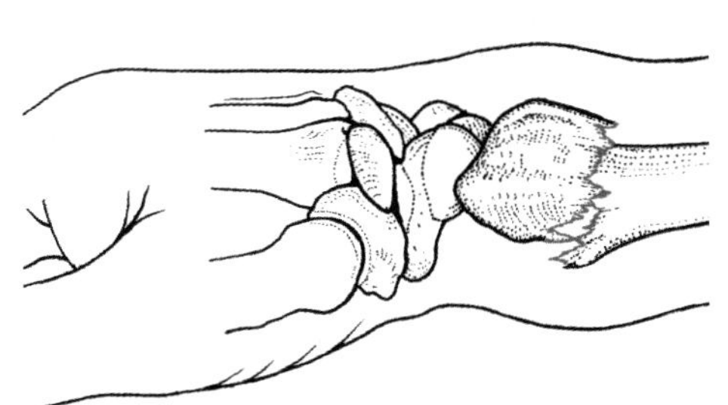
a. 科雷（Colles）骨折
（叉状手变形）

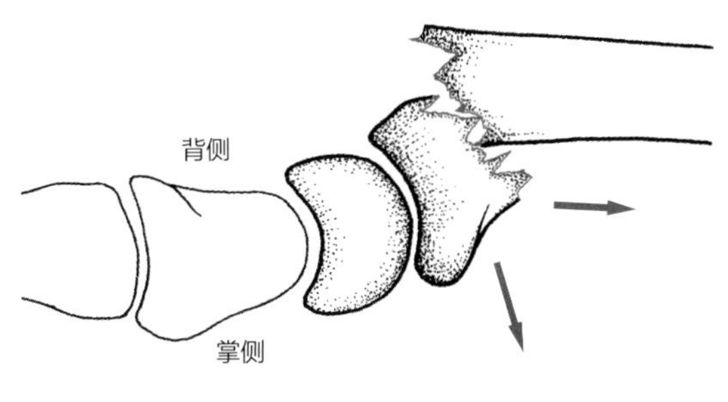

b. 斯密斯(Smith)骨折
（铲状手变形）

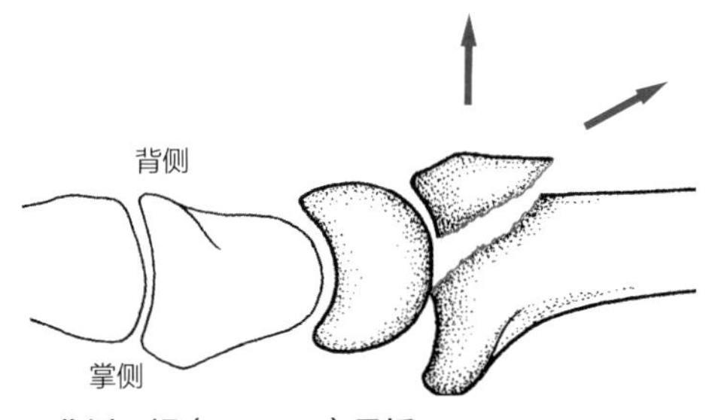

c. 背侧巴顿（Barton）骨折
（关节内骨折）

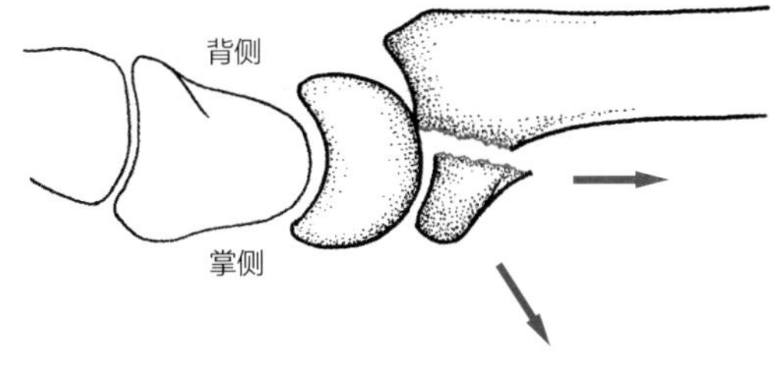

d. 掌侧巴顿（Barton）骨折
（关节内骨折）

图3-15　桡骨远端骨折

1 桡骨远端骨折

桡骨远端骨折是跌倒时手撑地发生的骨折。根据手的方向分为Colles骨折、Smith骨折、Barton骨折和驾驶员骨折（Chauffeur骨折）（图3-15）。最多见的是腕关节背屈位时发生的Colles骨折。

骨折后需要复位和固定治疗。如果不能手法复位则需要手术复位，钢丝固定或钢板固定。

1 Colles骨折

手伸展位倒地时发生Colles骨折，统称为背屈型桡骨远端骨折，包括单纯的关节外骨折和关节内骨折。典型骨折线，远端从掌侧向近端背侧斜行走向，远端骨折片向背侧和桡侧移位（图3-16）。这类骨折常同时合并尺骨茎突骨折和掌骨骨折，外观如叉样改变（图3-15a）。年龄偏大的女性多见，年轻人则以关节内骨折常见。

■ **X线检查**　腕关节正位，侧位和双斜位共四个体位，以及对侧正侧位两个体位，可以正确判断骨折的类型。如果要了解关节面有无塌陷以及粉碎的程度，则可以进行断层摄片或多排CT扫描后三维重建来判断。

2 Smith骨折

腕关节掌屈，手背着地时发生的骨折，统称掌屈型桡骨远端骨折。骨折线从远端背侧向近端掌侧走行。远端骨片向掌侧移位，下尺桡关节出现脱位。骨折线和移位的方向与Colles骨折完全相反（图3-15b），因此，也称为反向Colles骨折。

■ **X线检查**　同①一样。

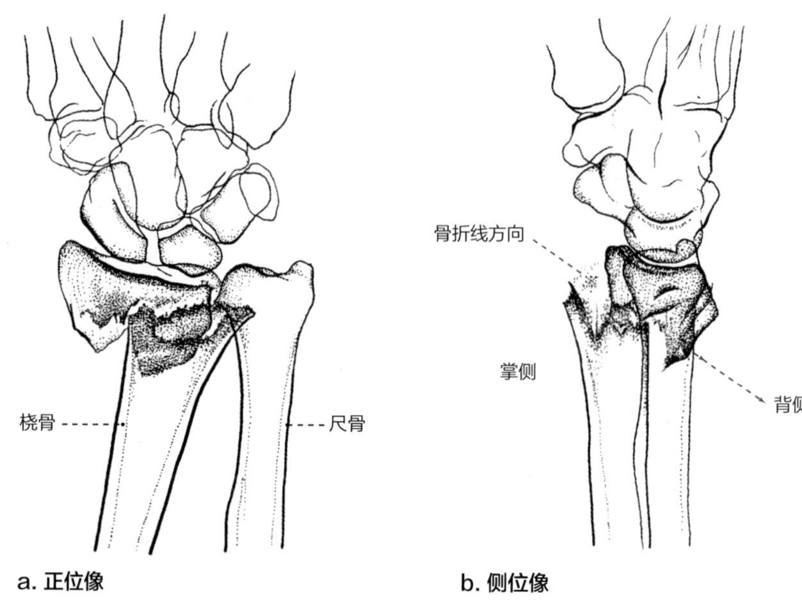

图3-16　Colles骨折X线片

远端骨片向背侧及桡侧移位，手背屈，关节面面向背侧。

3 Barton骨折

包含桡骨关节面骨折的桡掌关节脱位，远端骨片呈三角形向背侧移位，称为背侧Barton骨折。骨折片向掌侧移位，称为掌侧Barton骨折（图3-15c，d）。掌侧型更多见。

■ **X线检查**　同①一样。断层摄片和多排CT检查三维重建可以判断骨片的移位情况。

4 驾驶员骨折

桡骨茎突的骨折（图3-17），也称为Chauffeur骨折。Chauffeur是法语驾驶员的意思。以前老式汽车发动时需要转动手摇柄，而手摇柄的反向转动会引起桡骨茎突骨折，从而得来此名称。

■ **X线检查**　同①一样。

2 舟骨骨折

舟骨骨折是仅次于桡骨远端骨折后最常见的腕骨骨折。根据骨折部位分为远端1/3，中间1/3，近端1/3骨折。中间1/3骨折最多见。手着地时，腕关节强迫背屈时易发生。舟骨的血供来自远端及中央供给，如发生骨折，那么骨折近端血供中止，如骨折发现迟或者愈合不佳，容易发生近端骨坏死（图3-18）。

■ **症状**　腕关节运动时疼痛，活动受限，握力下降。鼻烟壶及舟骨结节有压痛。

■ **X线检查**　腕关节正侧位、腕关节轻度背尺屈曲、掌向下45°位共4个体位摄片。腕关节轻度背尺屈曲位可以更清晰地观察从中央部到近端的骨折，45°斜位则清楚地观察到中央部到远端的骨折（图3-19，图3-20）。舟骨因为其解剖特殊性而容易发生骨折漏诊，如果不处理会导致延迟愈合，甚至形成假关节（图3-21）。

■ **治疗**　移位很轻可以保守治疗6~12周，用石膏进行固定。当怀疑骨折后无菌性坏死时，进行骨移植术。延迟愈合、假关节形成等要考虑手术治疗。

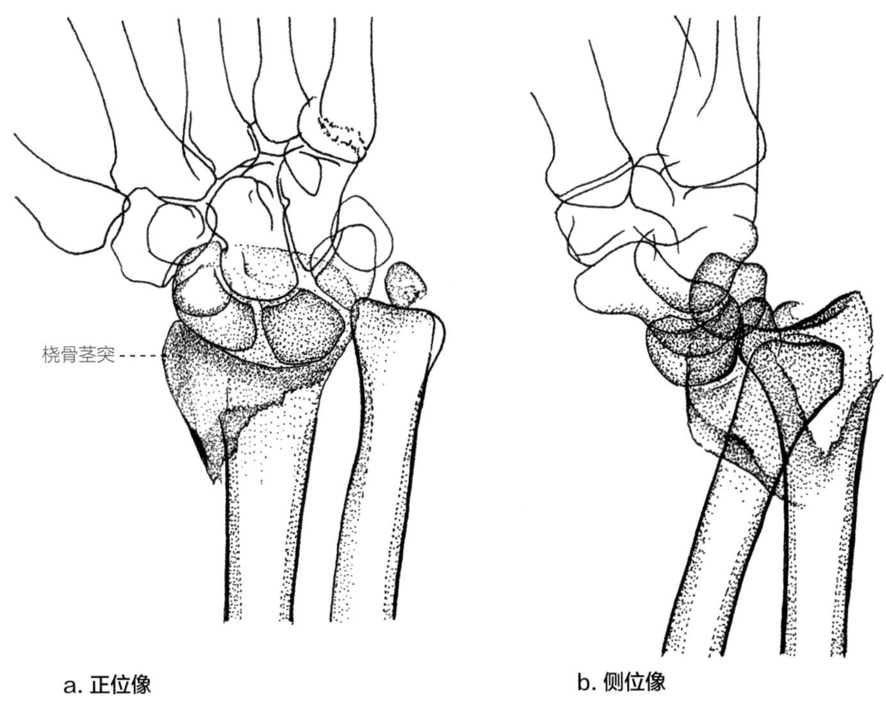

图3-17 驾驶员骨折（Chauffeur骨折）的X线片

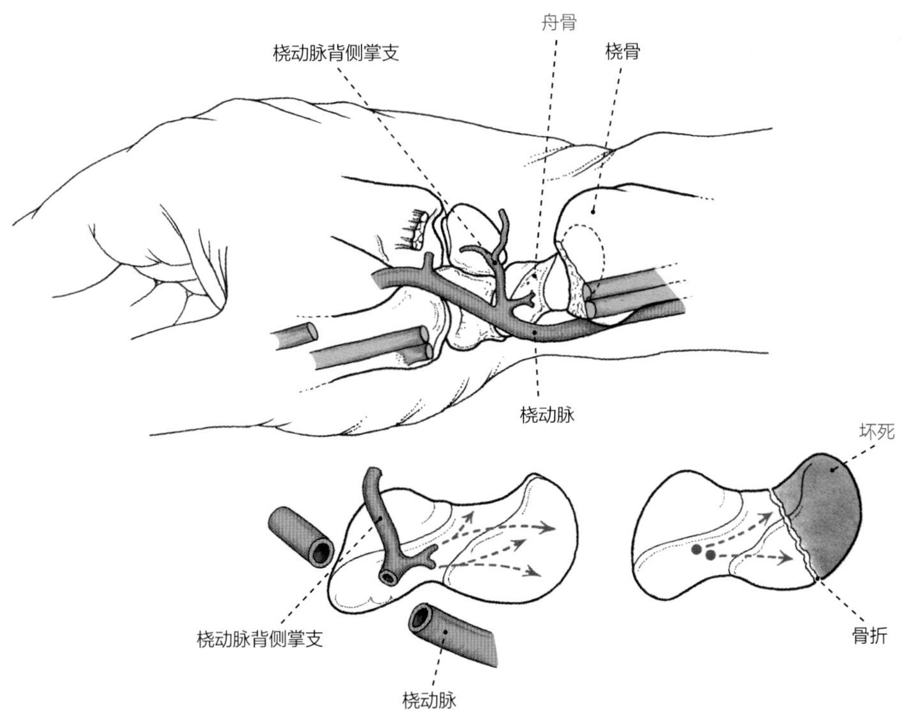

图3-18 舟骨血供

摄片法

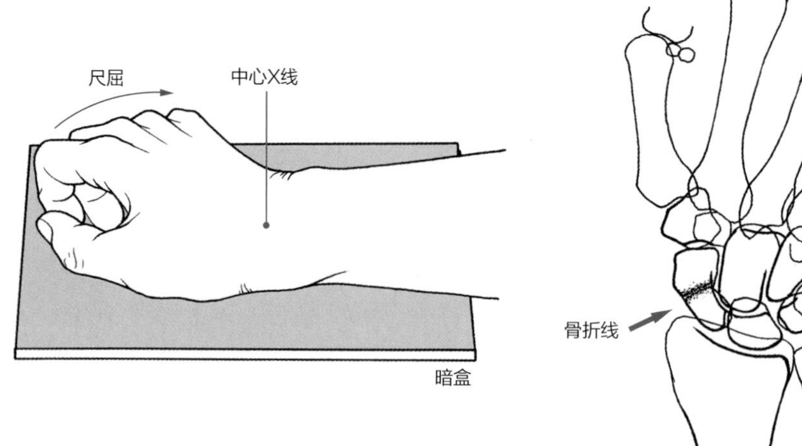

尺屈

a. 摄片体位　　　b. X线片

图3-19　腕关节轻度背侧屈曲摄片

可以清晰显示从中央部到近端的骨折。

摄片法

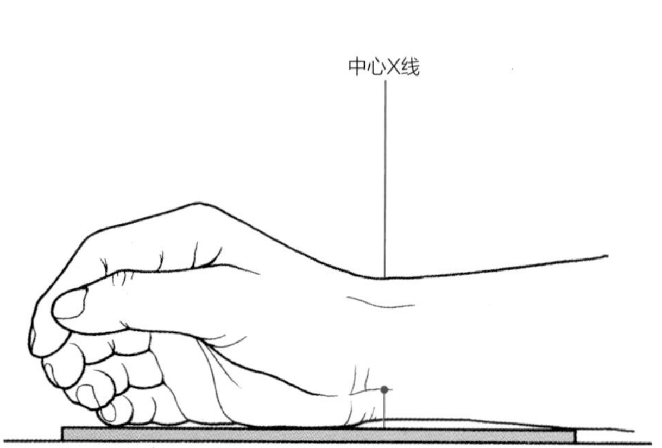

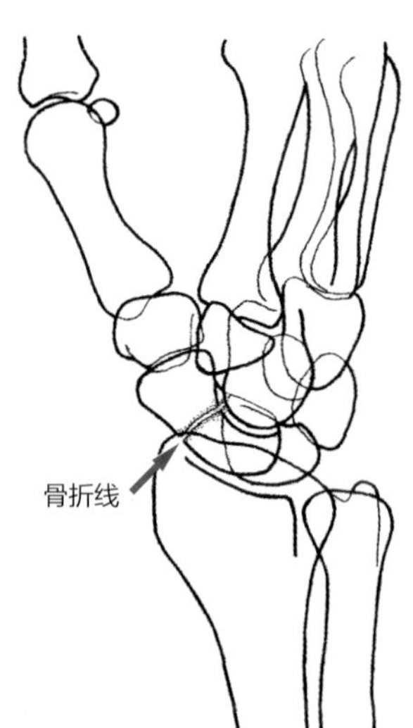

a. 摄片体位　　　b. X线片

图3-20　45° 掌侧摄片

可以显示中央部到远端的骨折。

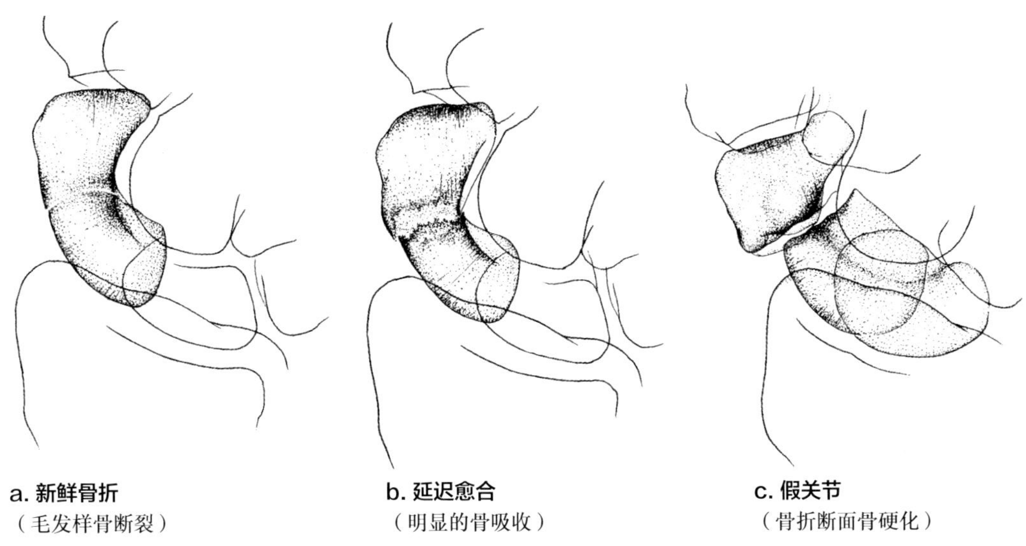

a. 新鲜骨折
（毛发样骨断裂）

b. 延迟愈合
（明显的骨吸收）

c. 假关节
（骨折断面骨硬化）

图3-21 舟骨骨折X线片（轻度背尺屈位）

延迟愈合或假关节的发生可能是由于骨折断端固定不佳导致。在骨折发生后相当时间经过，骨折断端不能愈合，愈合功能低下称为延迟愈合（b）。骨折断端由纤维组织或软骨组织构成，骨化功能丧失，称为骨不连，形成假关节（c）。

3 月骨脱位，月骨周围脱位

腕骨脱位是由于手掌着地时，腕关节受过大的伸展力量作用所致（图3-22）。对于月骨和桡骨的关系而言，若仅是月骨向掌侧移位，则称为月骨脱位。如果为了保证月骨和桡骨的正常关系，而导致其他腕骨向背侧移位，称为月骨周围脱位（图3-23）。

■ 症状 疼痛，腕关节活动时疼痛，活动明显受限。

■ X线检查 腕关节正侧位，两个斜位。正位像观察腕骨的排列情况，判断有无骨折。正常情况下，近排腕骨相连接，关节面呈一光滑的弧度（图3-24a）。而腕骨脱位时，这种关系就出现紊乱。当发生月骨周围脱位时，连接近排和远排腕骨的舟骨出现骨折，或有明显移位（图3-24b，c）。

侧位像观察头月关节和桡月关节的对合情况。当月骨脱位时，月骨向掌侧移位，月骨凹面与头状骨成90°向掌侧移位（图3-25b）。月骨周围脱位时，月骨以外的腕骨向背侧移位。月骨脱位，月骨周围脱位时，舟月韧带肯定发生损伤。如果该韧带修复不佳或没有重建，会导致腕关节不稳（舟月骨分离）（第95页，参照图3-30）。

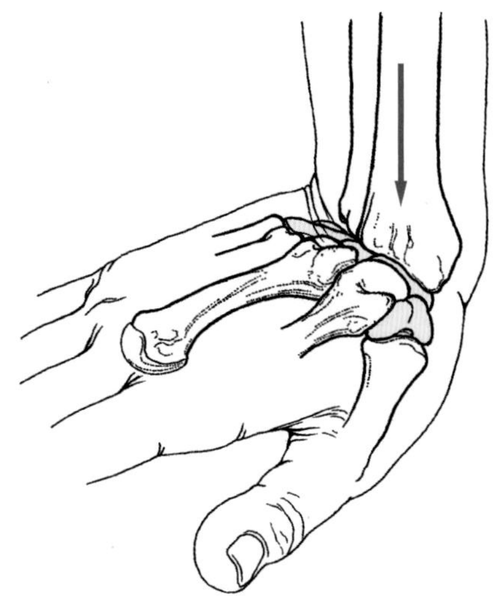

图3-22　腕骨脱位的受伤机制

手掌撑地时，腕关节背屈，从远方传来急速强大的外力，导致月骨在桡骨和头状骨间夹持，向掌侧挤出，月骨以外的其他腕骨向背侧移位等。

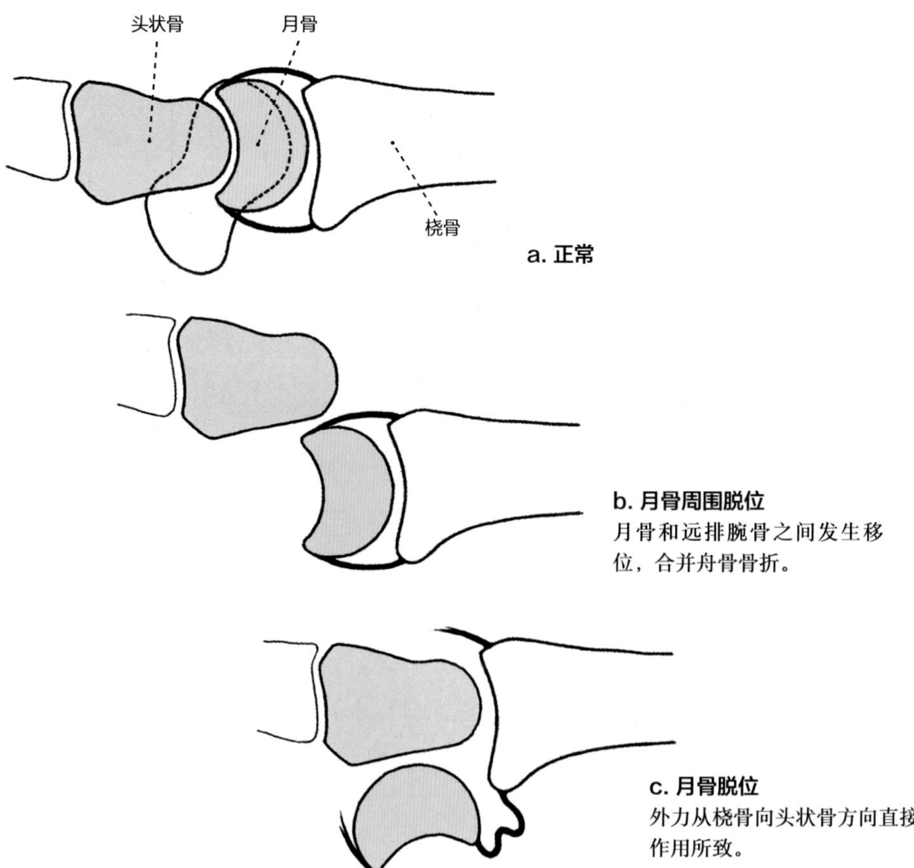

图3-23　腕骨脱位和月骨

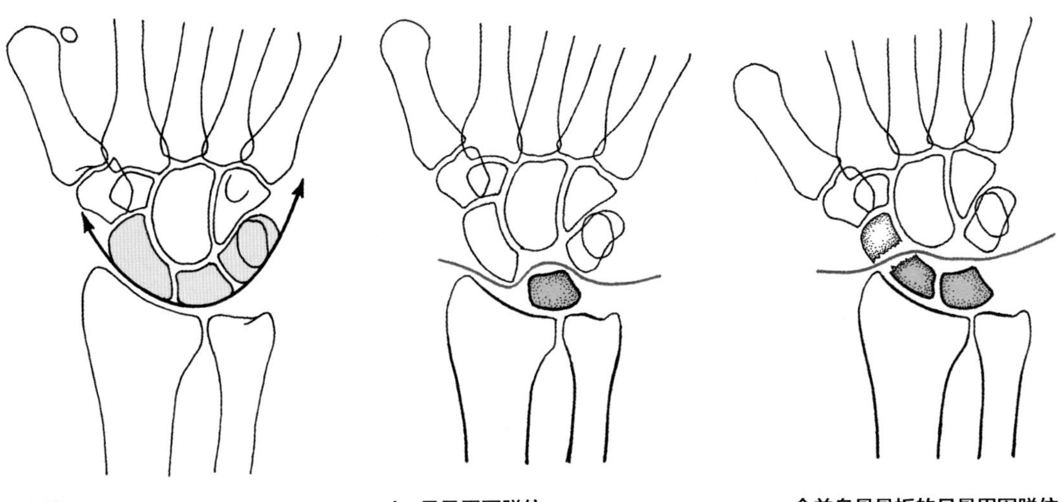

图3-24 月骨周围脱位的X线片

正常近排腕管的关节面光滑，弧形排列。腕骨脱位时，这个弧形线紊乱、断裂。

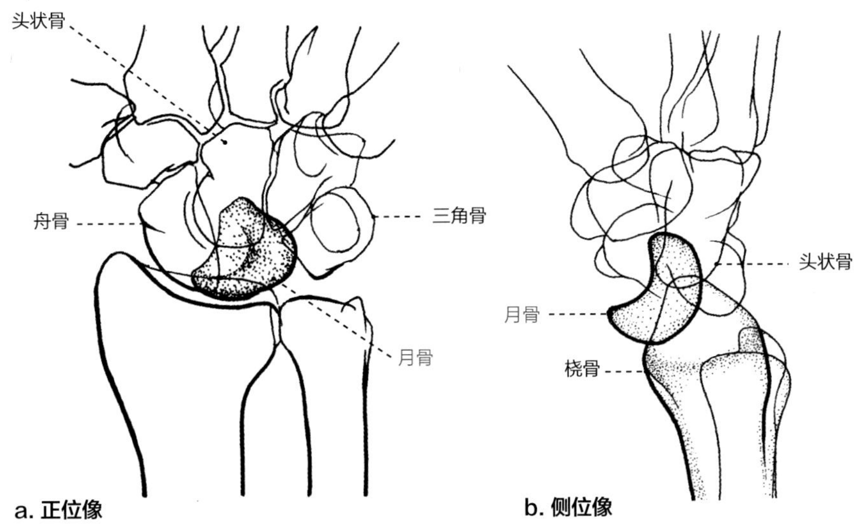

图3-25 月骨脱位的X线片

a：月骨离开原来的位置，近排腕骨的弧形线异常。

b：月骨从掌侧脱位，凹面与头状骨成90° 向掌侧移位。

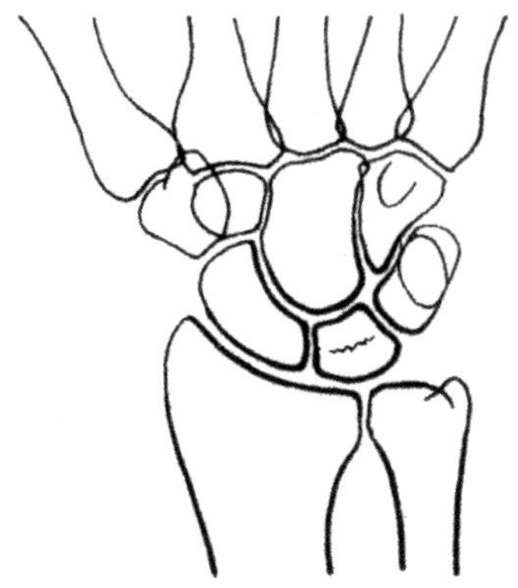

a. Ⅰ期
除月骨骨折外，其他无阳性X征象

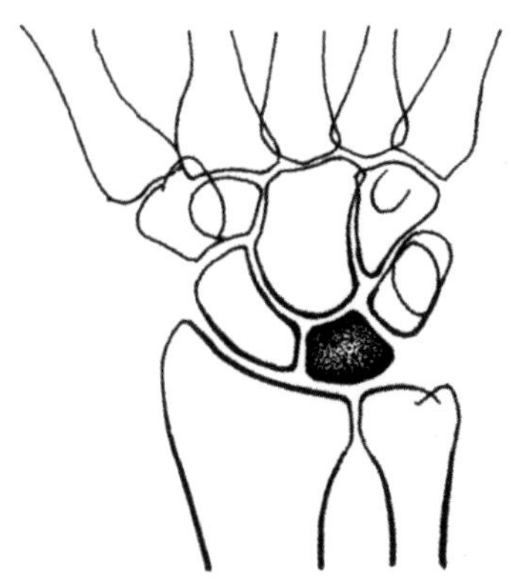

b. Ⅱ期
月骨骨硬化明显

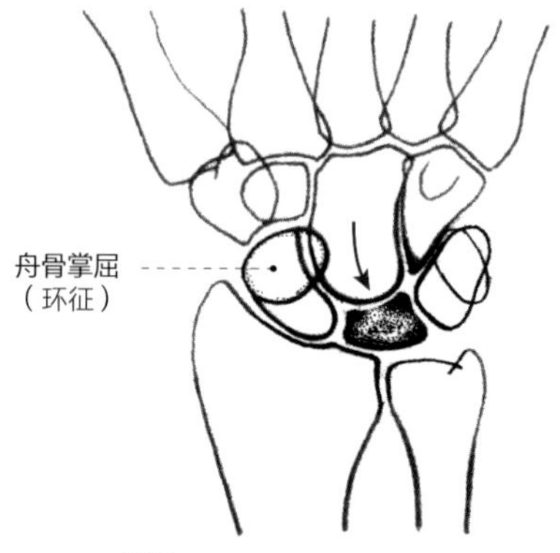

c. Ⅲ期
月骨塌陷，碎裂，向头状骨近侧移位，舟骨掌屈同时，出现典型的“环征”，运动明显受限

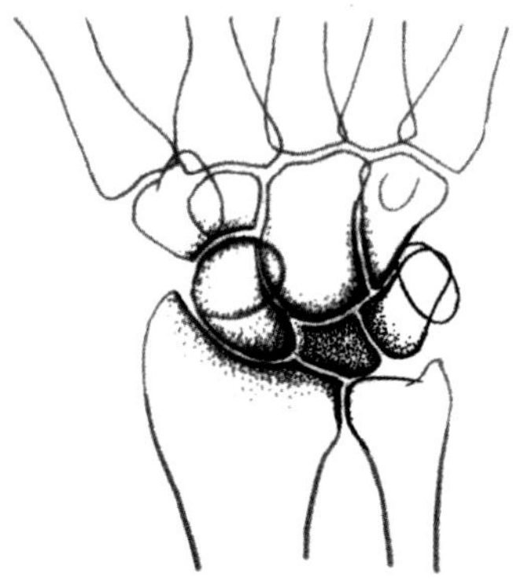

d. Ⅳ期
除了Ⅲ期的特点外，桡腕关节及腕骨间关节出现继发关节退变

图3-26　Kienbock病的Lichtman分期

4　Kienbock病（月骨缺血坏死）

Kienbock病即月骨的缺血坏死，多见于常常使用手的职业的男性。

■ 原因　外伤导致从韧带部而来的血供中止。由于桡骨较尺骨长，因此月骨平常就接受过多的负荷。加之反复的轻微外伤、月骨骨折等引起坏死，具体的原因不明。

■ 症状　腕关节活动后痛，手掌背屈受限，月骨（腕关节中部背侧）压痛。

■ X线检查　腕关节正侧位。Lichtman根据本病X线片显示月骨、周围腕骨和腕关节的变化，将其分为4期（图3-26）。

■MRI检查　早期（Ⅰ期）MRI检查有价值，X线像表现为阴性，而临床症状怀疑此疾病时要进行MRI检查。当松质骨缺血时，骨的脂肪含量减少，出现肿胀，含水量增加，因此T_1WI呈低信号，T_2WI呈高信号。Ⅱ期时，T_1WI呈低信号，T_2WI呈高、等、低混杂信号。Ⅲ期月骨坏死时，T_1WI 和T_2WI均呈低信号。Ⅲ期和Ⅳ期的诊断采用断层或多排CT三维重建成像对诊断有帮助，可以观察月骨的硬化、碎裂等（图3-27）。Kienbock病如果不处理，会进一步发展，将来会导致出现继发性关节病（图3-28）。

■ 治疗　Ⅰ～Ⅱ期时，为保持月骨处于正常状态采用保守治疗。Ⅲ期月骨已经扁平，即使保守治疗，将来可能发生继发骨性关节炎等，因此需要手术治疗。Ⅳ期手术治疗的目的是缓解和消除疼痛症状。

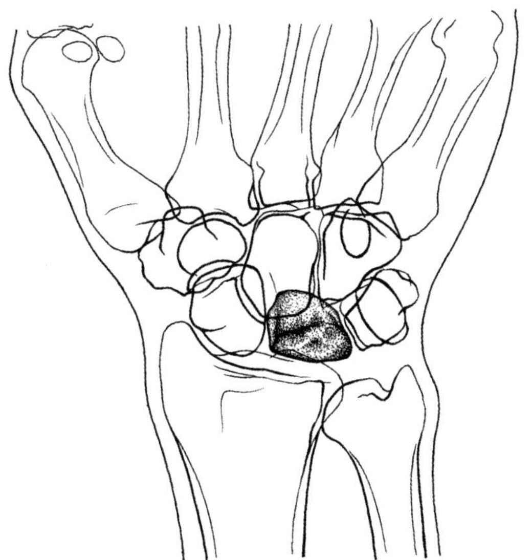

a. 单纯X线正位像

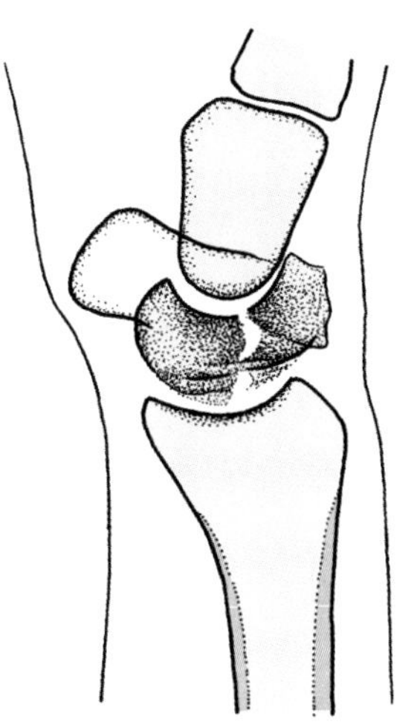

b. 断层X线侧位像

图3-27 Kienbock病（Ⅲ期）

月骨硬化、碎裂、分节等。

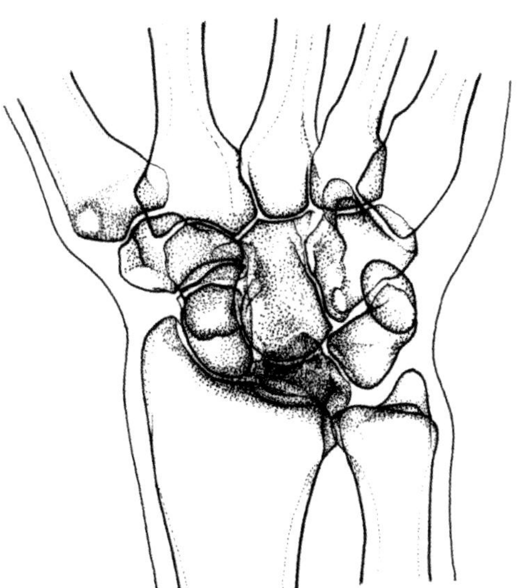

a. 单纯X线正位像

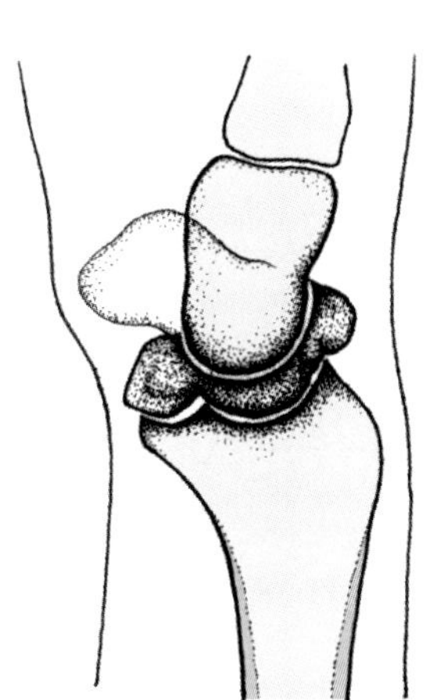

b. 断层X线侧位像

图3-28 Kienbock病（Ⅳ期）

月骨出现塌陷，继发腕关节退变。

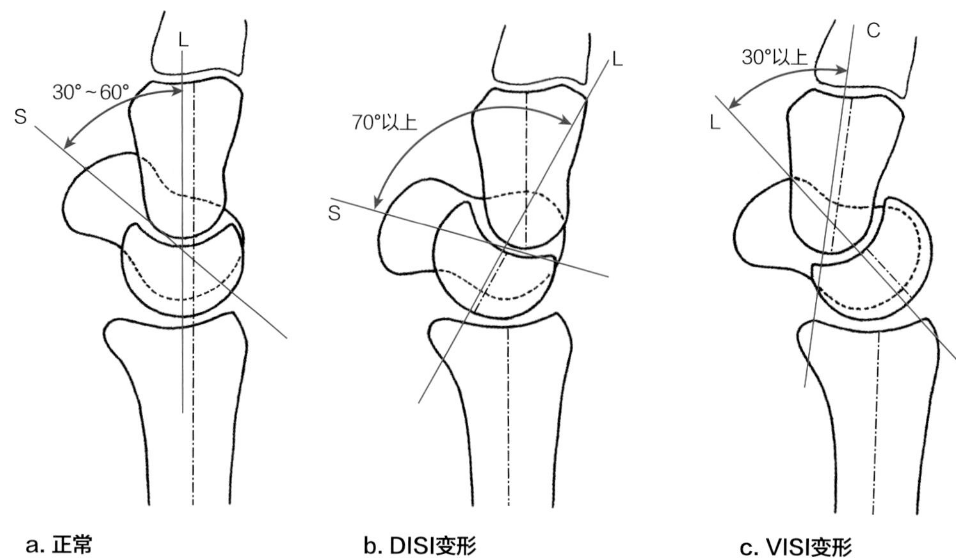

图3-29　各种腕骨不稳时月骨、舟骨、头状骨的关系（侧位X线片）

-.-线：表示桡骨、头状骨、月骨的纵轴线；S：舟骨纵轴；L：月骨纵轴；C：头状骨纵轴

a：S-L角（舟骨-月骨角）：正常30°～60°。桡骨、月骨和头状骨纵轴在一条线上。

b：月骨向背侧屈曲，轻度掌侧移位。舟骨掌屈，S-L角超过70°。

c：月骨异常掌侧屈曲，头状骨背屈同时掌侧移位。C-L角（头状骨-月骨角）超过30°。

5　腕不稳（症）

腕韧带包括桡骨和腕骨连接的桡腕韧带和诸腕骨相连的腕骨间韧带。这些韧带和关节囊、肌腱、桡骨、腕骨的形态之间相互适应和连接，保证腕骨的正常排列和运动。

腕关节不稳（carpal instability），是保持腕骨正常运动的韧带出现松弛或者断裂，由于腕骨骨折或桡骨远端骨折等，导致腕骨排列出现静态及动态紊乱。

■ 分类　外伤性的腕关节不稳包括背侧腕不稳（DISI，dorsal inter calated segment instability）和掌侧腕不稳（VISI，volar intercalated segment instability）。腕关节侧位片，正常时桡骨、月骨、头状骨的纵轴在一条线上（图3-29a）。DISI时，月骨向背侧倾斜，轻度掌侧移位。舟骨向掌侧倾斜，舟骨纵轴与月骨纵轴呈70°以上的夹角（图2-29b）。VISI时，月骨向掌侧倾斜，轻度背侧移位。月骨长轴与头状骨长轴夹角在30°以上（图3-29c）。

DISI更多见，原因是舟月韧带的损伤发生频率很高。VISI是因为月骨和三角骨之间韧带断裂而出现，临床很少见。

■ 症状　腕关节疼痛，活动受限。握力下降，腕关节活动时出现弹响声。

■ X线检查　双腕关节正侧位。左右两侧X线片比较，可以发现腕骨排列紊乱、腕骨间分离等异常。

（1）舟月骨分离（scapholunate dissociation）：当舟月韧带断裂时，正位像舟骨和月骨之间的距离超过3 mm（Terry Thomas征）。舟骨向掌侧旋转而短缩，舟骨结节出现“皮质环征（cortical ring sign）”。侧位像月骨背屈，舟月骨夹角超过70°，呈DISI畸形（图3-30）。但是没有韧带断

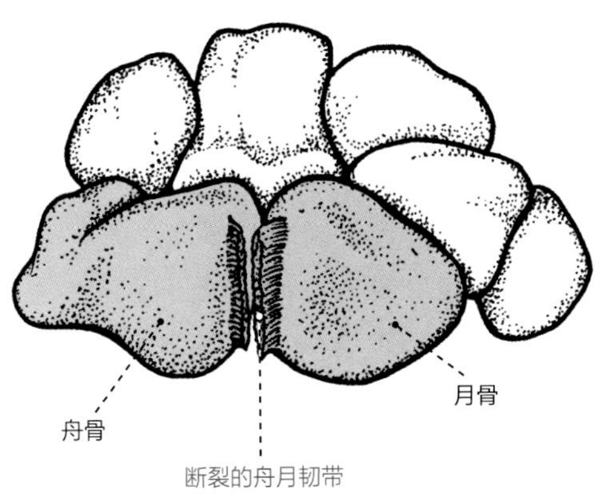

a. 舟月韧带断裂

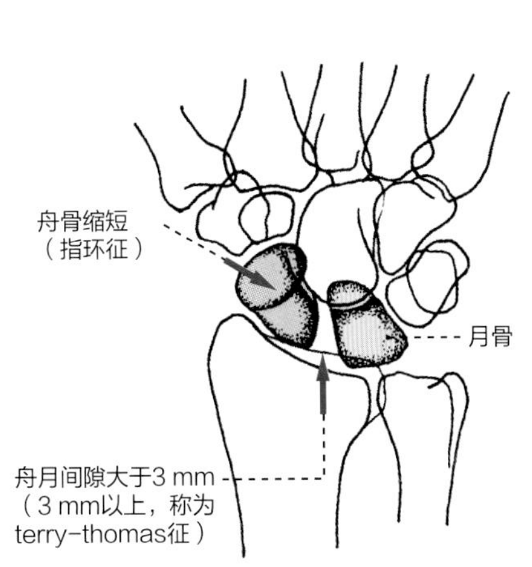

b. 正位X线片

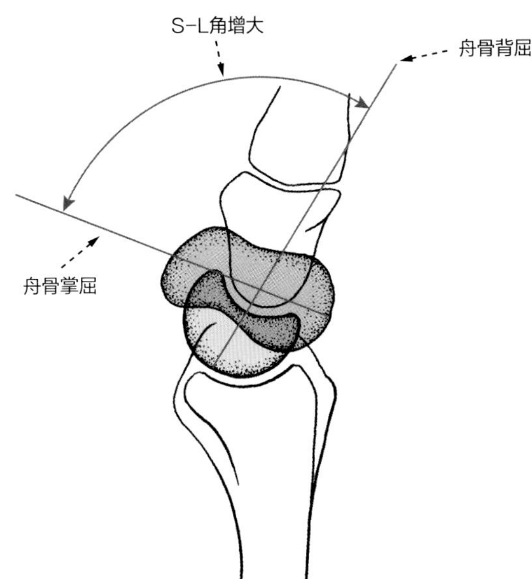

c. 侧位X线片

图3-30 舟月骨分离（腕不稳）X线片所见

裂，而是韧带松弛状态导致的异常，基本的X线摄影检查不能发现病变，因此，需要最大尺屈、桡屈正位像，手指最强握持状态摄片。前者可以加强关节不稳定性，后者显示用力握拳时头状骨在肌腱的作用下移动于舟骨和月骨之间，导致这两块骨间的距离（S-L间隙）增大。

（2）月三角骨分离：月三角韧带断裂时，正位像显示月骨和三角骨重叠。侧位像显示月骨向掌侧屈曲，VISI畸形。在韧带松弛患者，正位像腕骨间关节和桡腕关节所画出平行连线偏离三角骨。

■ **治疗** 无负荷状态时正常，负荷后出现分离称之为动态型不稳，可以保守治疗，通常显示的不稳定称之为静态型不稳，需进行韧带修复手术治疗。

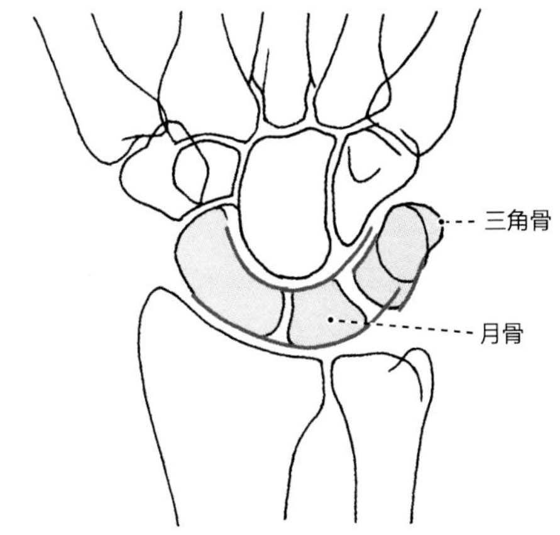

图3-31 月三角骨分离X线片

腕骨间关节与桡腕关节画出连线，三角骨出现偏离。

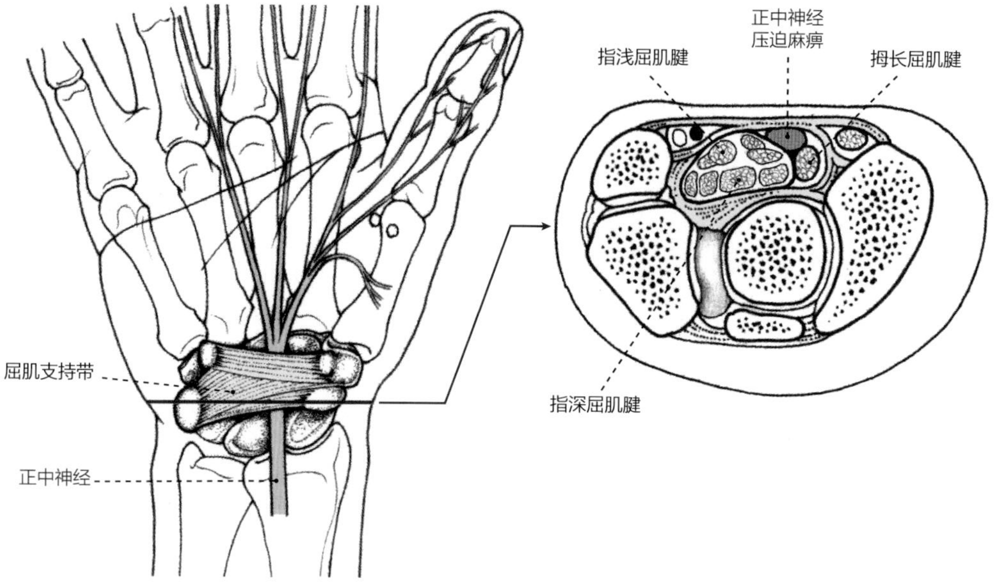

正中神经
压迫麻痹
指浅屈肌腱
拇长屈肌腱
屈肌支持带
指深屈肌腱
正中神经

图3-32　腕管综合征

腕骨和屈肌支持带（腕横韧带）构成腕管，有多种因素可以造成正中神经受压后发生缺血（第116页，参照图4-12）。

摄片法

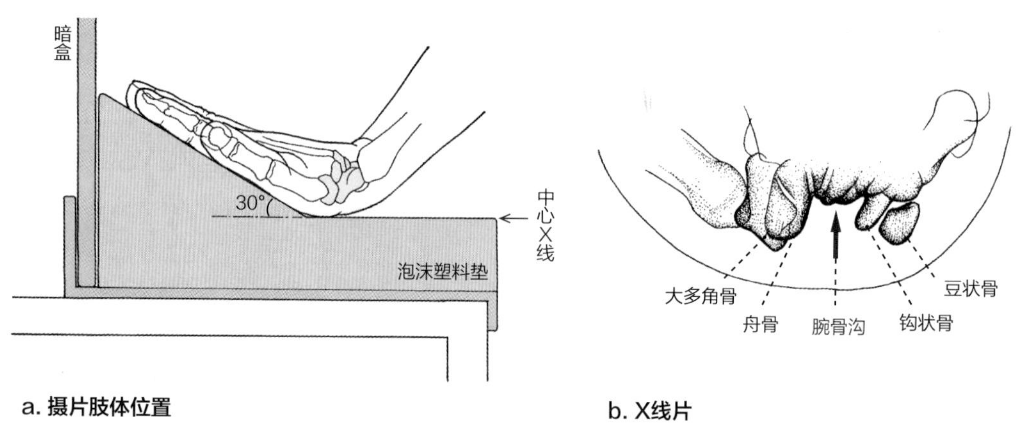

图3-33　腕管摄片

X线片判断有无骨性的压迫。

6　腕管综合征

腕管综合征（carpal tunnel syndrome）是腕管内正中神经受压迫麻痹，是发生率较高的神经卡压综合征（图3-32）。屈肌腱鞘炎导致的腕管内压力增高、手过度使用、腕管内腱鞘囊肿、桡骨或腕骨骨折后畸形、妊娠等导致的全身肿胀、长期血透后淀粉沉着等原因可以导致该病的发生，也有很多原因不明。

■ **症状**　拇指到中指桡侧1/2受正中神经支配，夜间及早晨强烈的疼痛伴有感觉异常。严重时出现拇指特别是拇外展肌萎缩等症状。中年以上女性多见。利手侧多见，也见于双侧。

■ **X线检查**　腕关节正侧位，腕管摄片检查，判断有无骨性压迫（图3-33）。

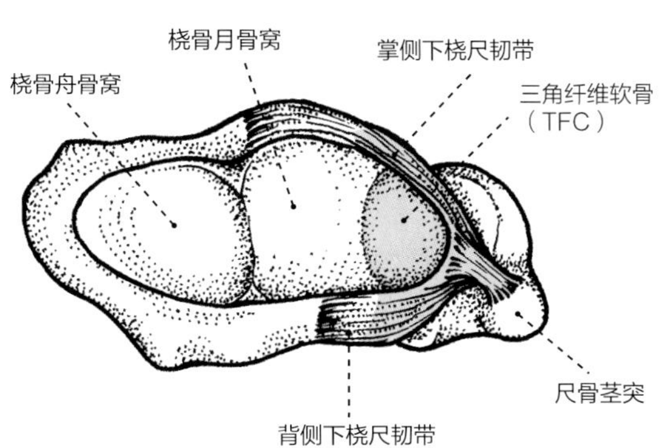

a. 三角纤维软骨复合体（TFCC）

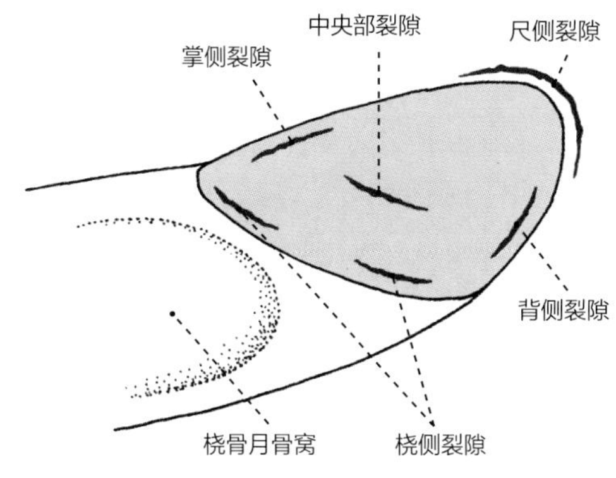

b. TFCC新鲜损伤

图3-34 三角纤维软骨复合体（TFCC）损伤

TFCC发生在腕关节强力的扭曲和背屈动作，常见桡侧、中央部、尺侧、掌侧、背侧的裂隙性损伤

7 三角纤维软骨复合体损伤

三角纤维软骨复合体（triangular fibrocartilage complex, TFCC）损伤是腕关节尺侧疼痛最常见的原因之一。TFCC是桡骨和尺骨茎突、腕骨间连接的软组织的统称，由三角纤维软骨（TFC）、类半月板、背侧和掌侧桡尺韧带、尺侧副韧带、尺月骨间韧带、尺三角骨间韧带等构成。肉眼解剖无法区分这些结构，因此统称为复合体。这个复合体保持下尺桡关节稳定性。TFCC损伤很多原因不明，常见运动中腕关节强力扭曲外加背屈力量所导致（图3-34）。TFCC处有压痛，旋转运动时出现弹响、疼痛等症状时要考虑该病。

■ **X线检查** 单纯X线片没有明确特征性的改变，腕关节造影对诊断TFCC损伤有帮助。典型表现是从桡腕关节处注入造影剂后见造影剂外漏进入桡尺关节（图3-35），一旦TFCC内有造影剂进入则可以诊断TFCC水平撕裂。

■ **MRI检查** T_2WI冠状位像见低信号的TFC内出现斜行或水平走向的高信号，明确诊断依靠关节镜。

8 尺骨撞击综合征

尺骨撞击综合征（ulnocarpal abutment syndrome）是尺骨相对于桡骨向远端方向伸长，尺骨头与尺侧腕骨（月骨，三角骨）或三角纤维软骨反复摩擦碰撞，导致腕关节尺侧出现疼痛、肿胀，运动受限等症状。

本病的病因有桡骨远端骨折后变形，桡骨缩短骨切除术后并发症，先天性畸形等。Colles骨折后畸形愈合导致的也较多。X线片见月骨尺侧和三角骨桡侧出现骨硬化，有时有囊变（图3-36）。

参考 读片要点

桡骨尺侧缘和尺骨头通常是等高度的，以该水平为“0”记，当尺骨头过高时，用“+”多少表示，而当尺骨头过低时，用“－”多少表示。

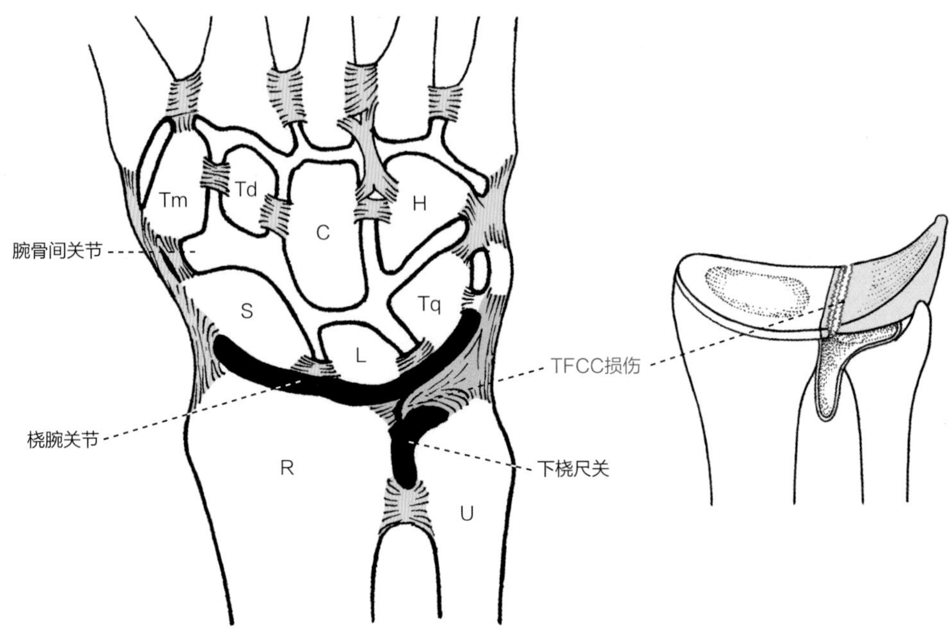

a. 关节造影模式图

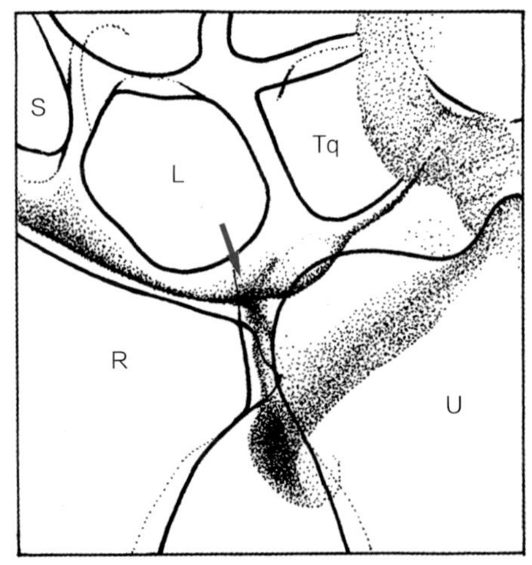

b. 关节造影所见
TFCC断裂部位（箭头）至下桡尺关节间有造影剂外漏。

图3-35　三角纤维软骨复合体损伤的关节造影

造影剂注入后摄片是取腕关节中间位或最大桡尺屈位或牵拉手指部使关节腔扩大进行摄片。典型的TFCC损伤，表现为造影剂向下桡尺关节内渗入。Tm：大多角骨；Td：小多角骨；C：头状骨；H：钩状骨；S：舟骨；L：月骨；Tq：三角骨；R：桡骨；U：尺骨。

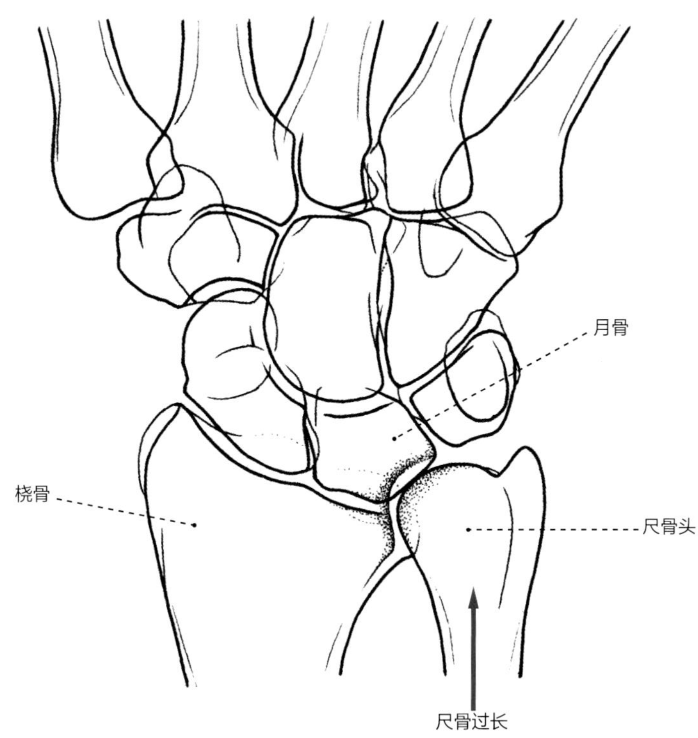

图3-36 尺骨撞击综合征的X线片

腕关节正位像，桡骨末端关节面与尺骨头关节面相比较的长度差异，称为尺骨变异。尺骨过长称为尺骨阳性征，此时，尺骨头与腕骨间发生碰撞，导致疼痛。X线片显示尺骨头和月骨尺侧面出现骨硬化。

9 第一掌骨骨折

第一掌骨骨折（fracture of 1st metacarpal）以基底部骨折多见。腕掌关节远端横行和斜行骨折多见（图3-37）。腕掌关节脱位骨折包括Bennett骨折和Roland骨折。

Bennett骨折是在掌指关节屈曲位时长轴方向外力作用所致。这型骨折发生时，补强腕掌关节的掌尺侧韧带所附着的三角形骨片保留在原位，而掌骨近端受拇外展肌牵拉作用，向大多角骨倾斜的关节面方向滑动，向桡背侧脱位；远端受拇内收肌作用出现内收（图3-38a）。

Roland骨折是轴向外力作用后导致的关节内Y形骨折，桡侧骨片位于近端，掌骨骨干内移（图3-38b）。这型骨折少见。

■ X线检查 第一掌骨正侧位，鉴别关节内或关节外骨折，确认骨片的大小和数目（摄片方法参照第84页的图3-12，图3-13）。

■ 治疗 基底部骨折采用手法复位后保守治疗。Bennett骨折和Roland骨折保守治疗复位困难，会导致畸形时，原则上采用手术治疗。

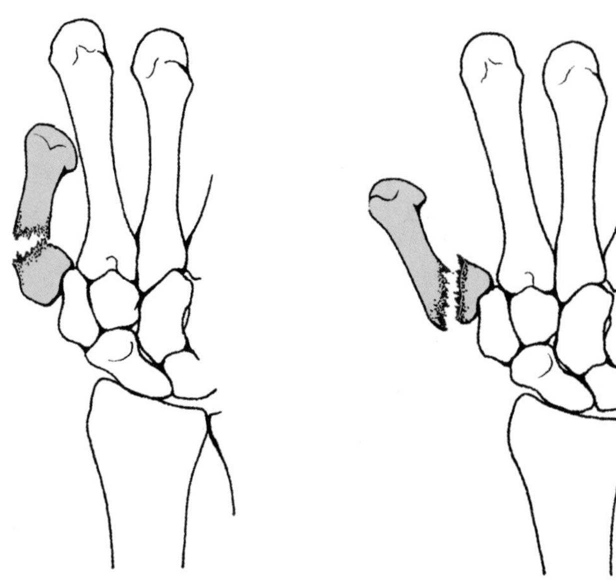

a. 横行骨折　　b. 斜行骨折

图3-37　第一掌骨基底部骨折

横行骨折因为拇内收肌牵拉，骨折部出现内收变形。

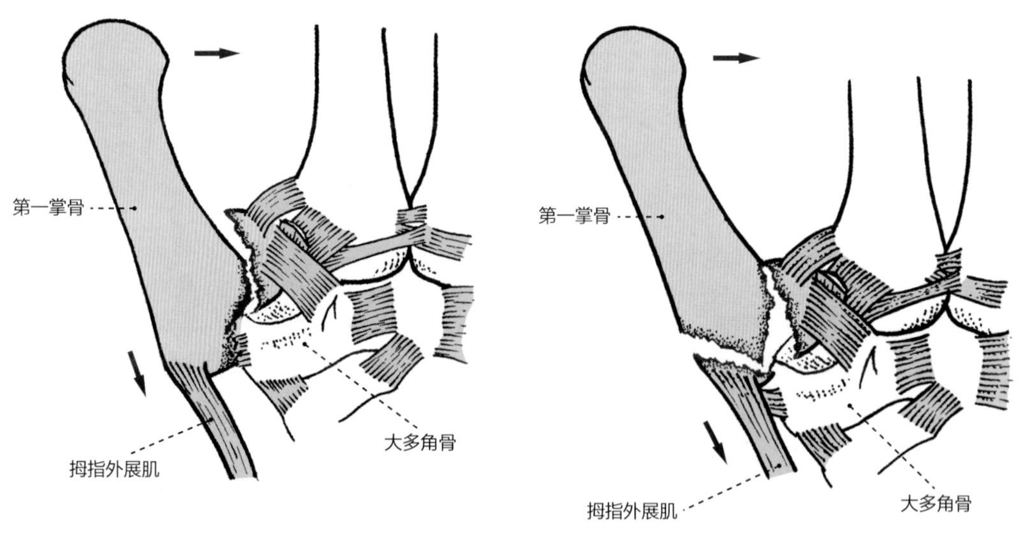

a. Bennett骨折　　b. Roland 骨折

图3-38　拇指腕掌关节脱位骨折

a：拇指腕掌关节脱位骨折。第一掌骨基底部掌尺侧韧带附着的三角形骨片保留原位，掌骨近端受拇指外展肌作用向桡背侧移位；远端因拇内收肌作用，向内移位。

b：掌骨近端关节内骨折（粉碎性骨折）。关节内Y形骨折，桡侧骨片位于近端，第一掌骨骨干内移。

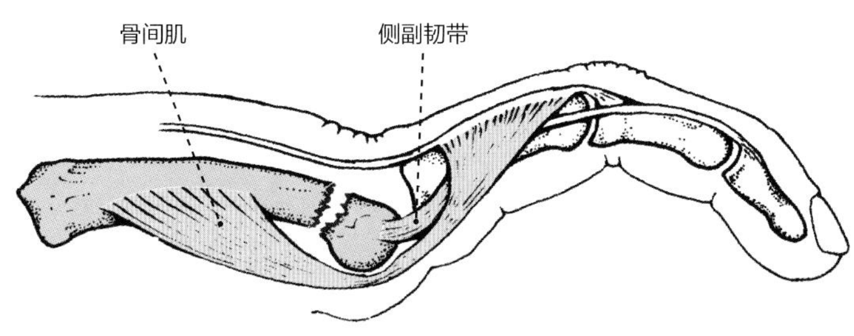

a. 颈部骨折

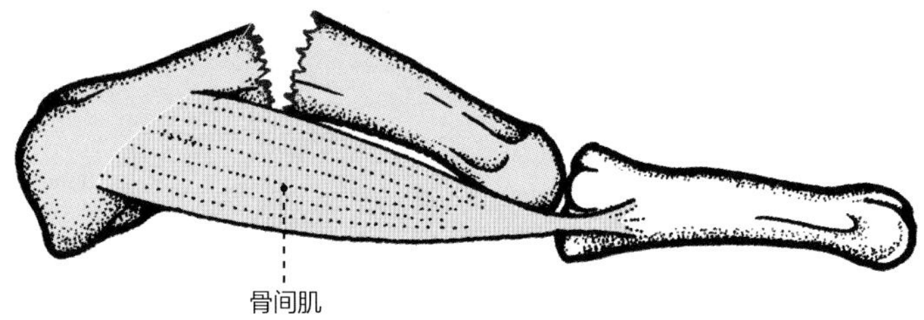

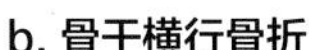
b. 骨干横行骨折

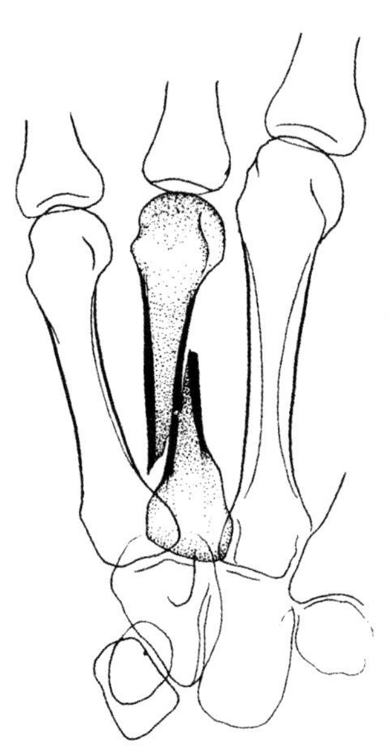

c. 斜行骨折X线片

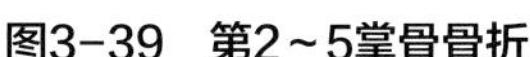
图3-39 第2～5掌骨骨折

a：颈部骨折：30°～60° 的掌侧屈曲移位。

b：主要由于骨间肌的张力作用导致背侧凸畸形。

c：骨片旋转移位，长轴缩短。

10 第2～5掌骨骨折

X线检查正位和斜位，判断骨折部位、骨折线走行、骨片移位方向、程度等。

1 颈部骨折

第五掌骨多见，握拳殴打时易发生，因此也称为拳击手骨折（boxer fracture），这类骨折因为骨间肌的作用，颈部以远端向掌侧移位，出现背侧凸畸形（图3-39a）。

2 骨干骨折

根据骨折线方向分横行和斜行骨折。横行骨折常常是外力直接作用发生，由于从掌骨起始骨间肌的收缩，导致背侧凸畸形（图3-39b）。斜行骨折是由于外力捻转作用所致，这型骨折非常不稳定，不像横行骨折出现屈曲移位，表现为旋转和缩短移位（图3-39c）。

3 基底部骨折

由于打扑等外力直接导致，该部位因为有韧带加强，因此骨折后很稳定，很少发生移位等现象。

11 指骨骨折，指关节脱位、骨折

手指的X线检查包括正侧位，判断骨折部位、骨片大小、移位的方向等。

1 近节指骨骨折

直接打扑，过度伸展等所致，骨间肌，蚓状肌和侧束的力作用，常导致骨折向掌侧凸移位（图3-40a）。掌侧凸畸形是从腱鞘内突出，到达屈肌腱附着处，导致指关节运动受限（第79页，参照图3-4）。

小儿则易出现旋转性髁上骨折（颈部骨折），这种骨折因为骨片向背侧近90° 移位，导致侧副韧带紧张，手法复位很困难（图3-40b）。有时，近节指骨的骨折会发生分离。

2 中节指骨骨折

中节指骨骨折，根据指浅屈肌腱终止部的末梢或者中央位置可以发生不同的移位。如果骨折发生

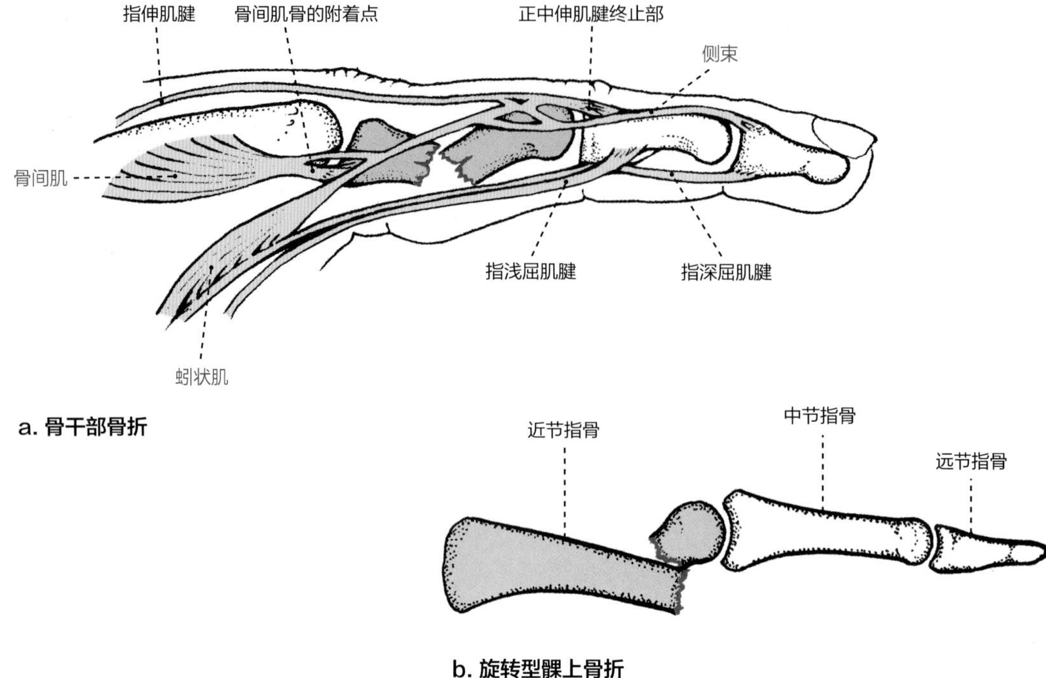

图3-40 近节指骨骨折

a：骨间肌，蚓状肌，侧束的力作用，外加伸肌腱牵引力导致固定的掌侧凸畸形。

b：儿童，近节指骨颈部骨折，骨片会发生接近90° 的移位。

在指浅屈肌腱终止部的末梢，则发生掌侧凸，如果发生在中部则发生背侧凸畸形（图3-41）。

3 近节指间关节背侧脱位，骨折

近侧指间关节背侧脱位，骨折会出现很多不同形态的损伤状态，根据受伤机制不同可分为过伸展型和轴向压迫型骨折。过伸展型骨折时，常常由手掌腱膜在中节指骨附着处断裂所致，中节指骨有小的剥离骨片残留，整个指骨向背侧脱位（图3-42a）。轴向压迫性骨折是受伤时由指尖长轴方向来的外力作用，导致中节指骨关节面从近节指骨头方向遭受强力的冲击，中节指骨关节面中央部塌陷，软骨面成为第3枚骨片，呈楔形位于背侧骨干部和掌侧骨片之间（图3-42b），这种类型的骨折（图3-42c）因为有关节面骨片的嵌入，需要手术进行复位固定。

4 锤状指

球类竞赛中，远端手指受伤。手指远节指间关节屈曲位，不能自动伸直称为锤状指。分伸肌腱终止部断裂和伴有末节指骨附着处骨折两型。后者因为受伤机制不同分为因伸肌腱牵引后的撕脱性骨折和手指长轴方向受力后的隆起骨折（图3-43）。伸肌腱止点断裂和伴有末节指骨关节内骨折的处理是不同的。单纯伸肌腱止点断裂原则上保守治疗，在骨片很大或远节指间关节伴脱位时需要手术治疗。

根据手指隆起改变，与远节指间关节相比，近节指间关节受到更强的屈曲力量，引起伸肌腱在中节指骨附着处断裂，导致近节指间关节屈曲，而远节指间关节呈过伸位置，称为按钮穴（buttonhole）畸形（图3-44）。

5 末节指骨骨折

除锤状指外，因为压迫性挫伤，指甲及甲床常同时受伤，末节指骨由于与皮肤、指甲等有强大的纤维性连接，因此发生骨折后很少见大的移位、分离等（图3-45）。

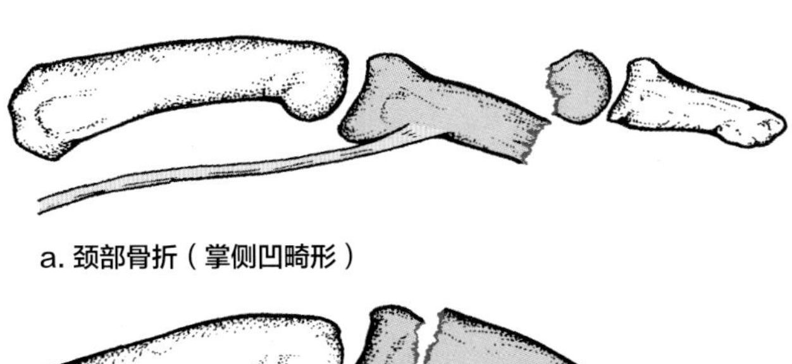

a. 颈部骨折（掌侧凹畸形）

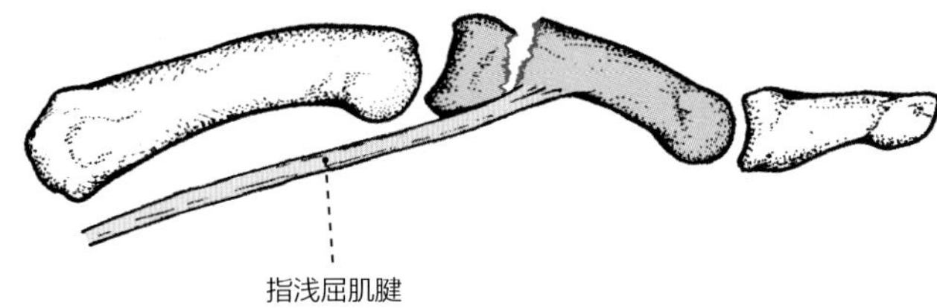

b. 基底部骨折（背侧凸畸形）

图3-41 中节指骨骨折

当骨折发生在指浅屈肌终止部末梢时，出现掌侧凸移位；当发生于相对中间部位时，出现背侧凸畸形。

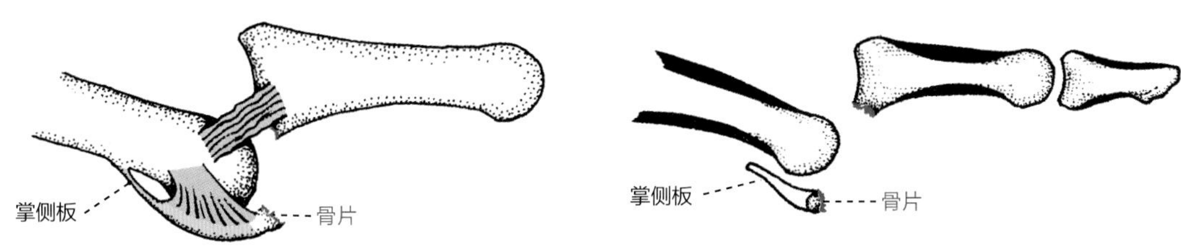

a. 背侧脱位：模式图

b. 背侧脱位：X线片

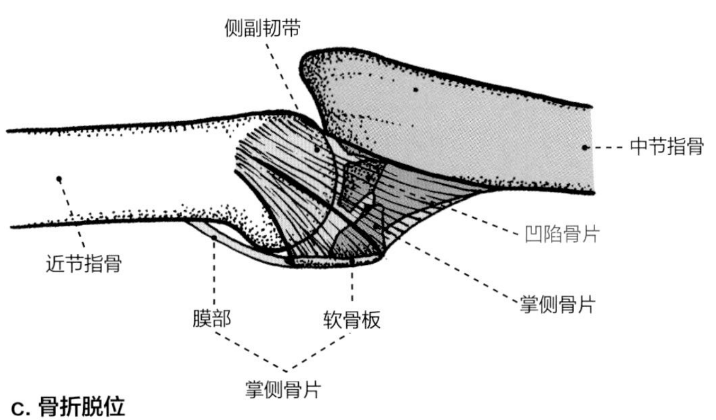

c. 骨折脱位

图3-42 近侧指间关节脱位，骨折

a，b：发生在近侧指间关节过伸位，引起掌侧板的中节指骨附着处断裂，伴有小骨片的剥离性骨折，掌侧板实际上无法显示。

c：沿指尖长轴方向外力作用所致，中节指骨关节面发生骨片嵌入。

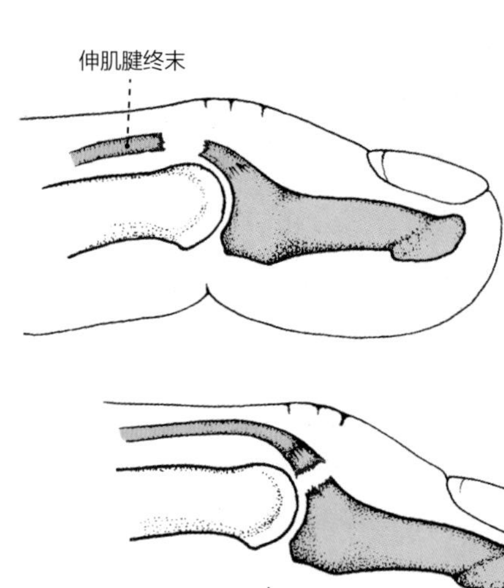

a. 腱部断裂

伸肌腱终止部的皮下断裂，由于来自背侧的强制性屈曲力所致

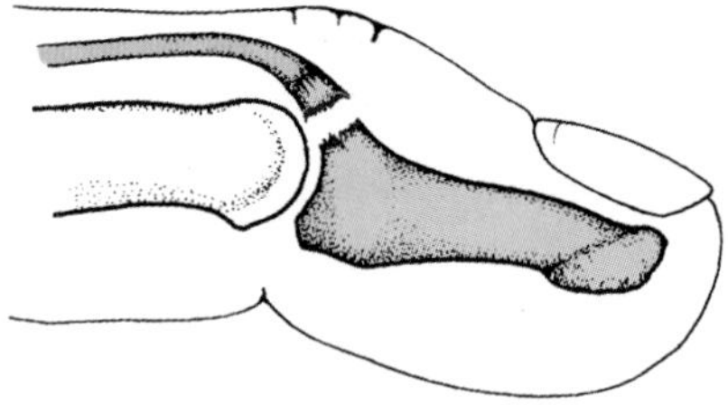

b. 剥离骨折型

与a一样，由强大的屈曲力所致

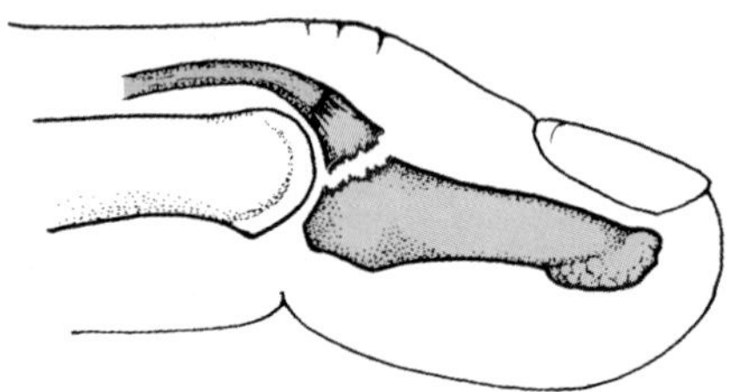

c. 骨折脱位型

剥离骨片很大，从末节指骨向掌侧脱位，由于长轴方向的外力所致

图3-43 锤状指分类

按钮穴畸形除了锤状指外，类风湿关节炎也可显示类似特点。类风湿关节炎时，远端指间关节滑膜炎症导致中央束延长所致。

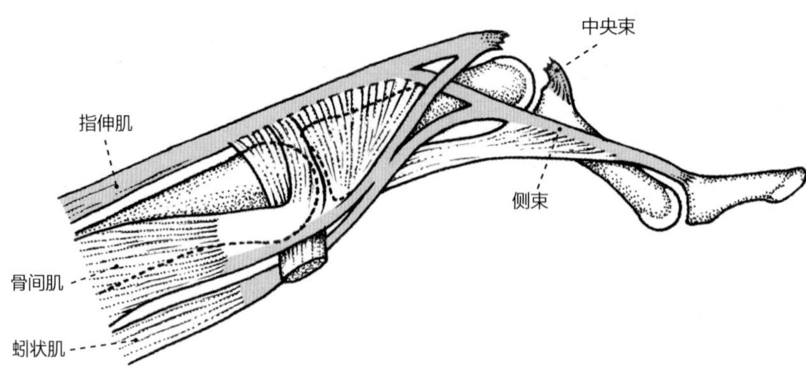

图3-44 buttonhole（按钮穴）畸形

近侧节指间关节屈曲，远侧指间关节过伸状态，是由于伸肌腱在中节指骨附着处断裂所致。

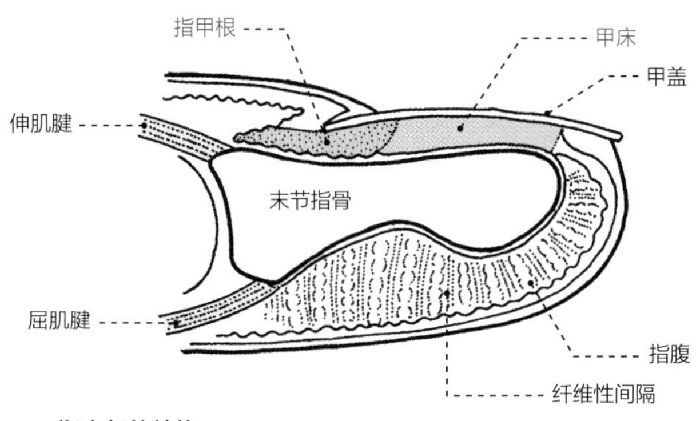

a. 指尖部的结构

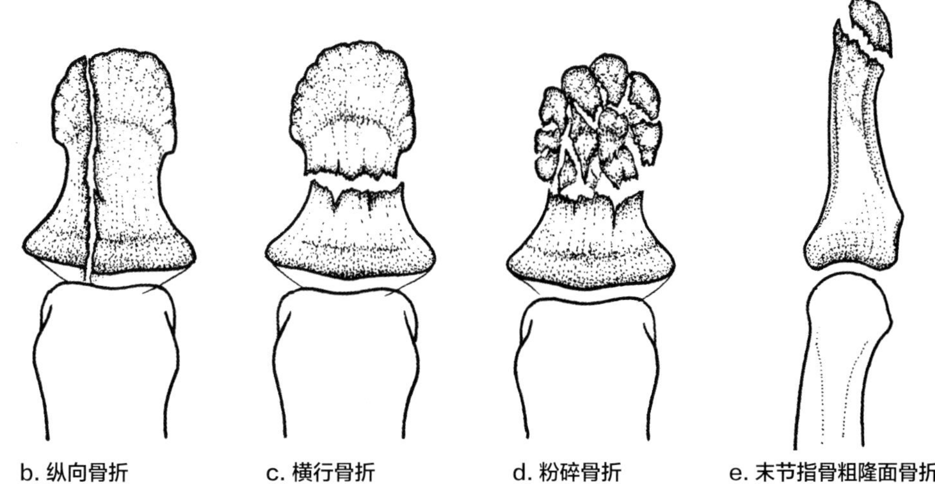

b. 纵向骨折　c. 横行骨折　d. 粉碎骨折　e. 末节指骨粗隆面骨折

图3-45　末节指骨骨折

12 手指侧副韧带损伤

侧副韧带从各指间关节近节指骨末梢部侧面结节起始，向远节指骨基底部走行，轻度偏向掌侧，构成关节囊的侧壁，保证指间关节侧方的稳定性。

侧副韧带损伤(colateral ligament injury)以拇指掌指关节尺侧，第2～5近节指间关节桡侧发生最多见。这种损伤表现为捻挫伤症状（局部压痛，肿胀）以及关节不稳。

■ **原因**　拇指掌指关节侧副韧带损伤是由于打球或滑雪等运动时拇指强制外展后发生。这种韧带损伤与其他指间关节韧带损伤不同，因为侧副韧带断裂后会发生反转，妨碍拇指内收肌腱膜回复，这种损伤称为Stener损伤（图3-46）。

近节指间关节侧副韧带损伤在手指伸展位时，侧屈或捻转的力量导致韧带断裂。

■ **X线检查**　侧方应力摄片有价值，与健侧进行对比，可以明显地发现因侧副韧带损伤后导致的关节不稳（图3-47，图3-48）。在拇指掌指关节侧副韧带损伤时，除了能发现骨片外，诊断Stener损伤、韧带移位等比较困难。

■ **治疗**　分保守治疗和手术疗法。适应证根据各种各样韧带及其损伤的程度而定。侧副韧带损伤很多采用石膏固定的保守治疗。Stener损伤等疑有韧带翻转、掌侧板或关节软骨等损伤时，要考虑手术治疗。

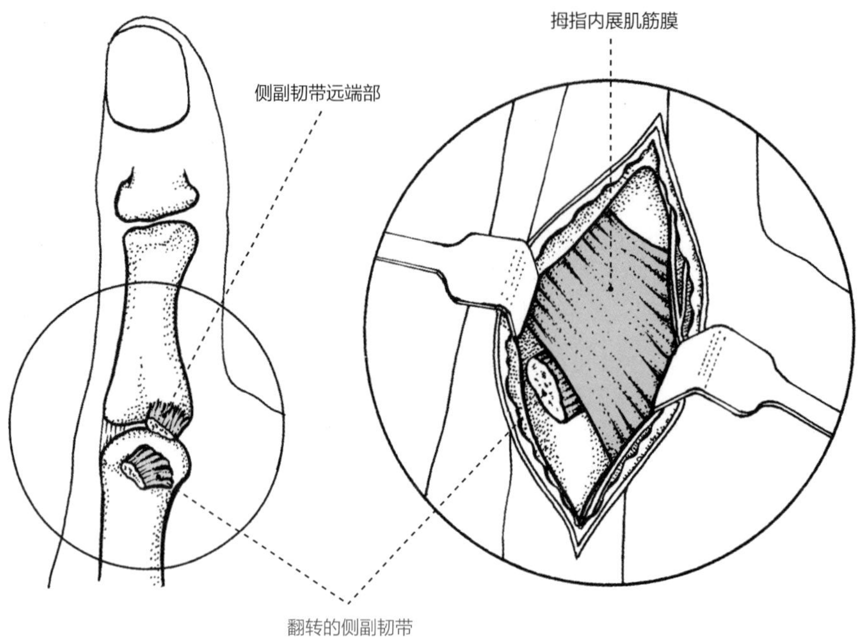

图3-46　Stener损伤

内收肌筋膜向近端翻转，断裂的侧副韧带出现翻转。

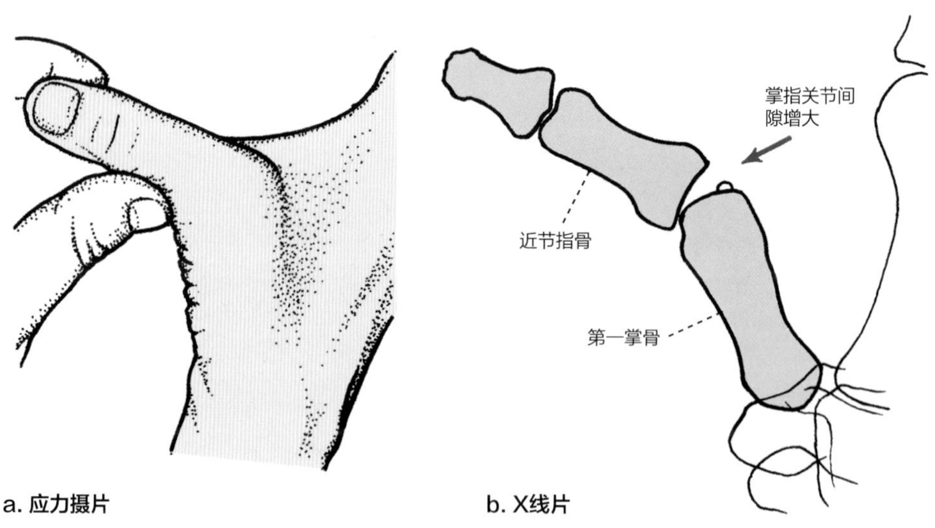

a. 应力摄片　　b. X线片

图3-47　拇指掌指关节韧带损伤

应力摄片可以帮助诊断韧带的损伤，不能诊断Stener损伤。出现明显的疼痛、肿胀、关节不稳等局部症状时提示Stener损伤。

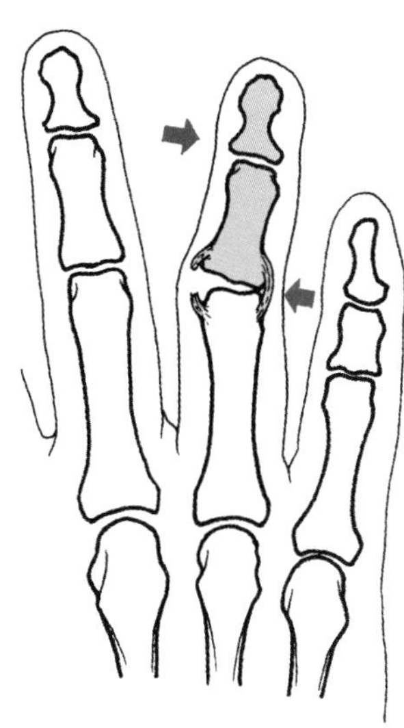
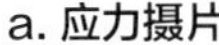

a. 应力摄片

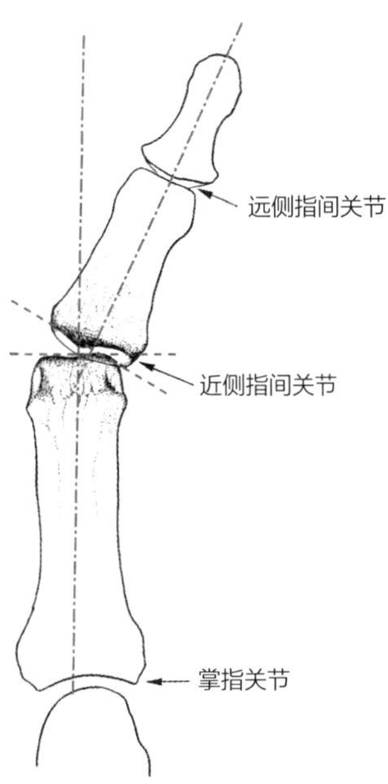

b. X线像

图3-48 第四指近节指间关节侧副韧带损伤

侧副韧带的稳定性因个人而异，损伤的诊断，必须与健侧进行比较。

13 拇指腕掌关节退行性关节病

拇指腕掌关节是鞍状关节，负责拇指特有的对掌运动所必需的屈伸和内收外展运动，以及与之相关的旋转运动。如果在该部位发生疼痛性的关节病，就会导致严重的手功能障碍（图3-49）。该关节病以中年以上女性原发多见，也可继发于Bennett骨折后，是掌指关节中最常见的退行性改变。

■ **早期症状** 主诉有拇指基底部运动时疼痛，梳头动作时加重，病情发展会出现腕掌关节的半脱位，如果长期半脱位，则导致拇指内收肌挛缩。

■ **X线检查** 腕关节的正位，拇指掌指关节正位，侧位共三个体位，可以显示关节间隙狭窄，软骨下骨硬化，骨赘形成，关节半脱位等（图3-50）。

14 Heberden结节，Bouchard结节

Heberden 结节是指远节指间关节变形性关节病。近节指间关节变形性关节病则称为Bouchard结节。40岁以上女性多见，Heberden 结节发病初期出现关节肿胀、疼痛，慢性期则表现为关节屈曲畸形，提示有全身多关节退行性改变。

■ **X线检查** 因为Heberden 结节常多指出现，X线检查包括双手正位和各手指的侧位像。X线所见特征是远节指间关节两侧骨刺形成，关节间隙狭窄（图3-51）。

15 瘭疽（脓性指头炎）

瘭疽（脓性指头炎）是指腹感染，很多由于轻微的刺伤所致。指腹部从末节指骨掌侧皮肤纤维性分隔形成多个小囊，其中包含脂肪。该部位感染时小囊内容易出现脓液潴留，导致内压增高出现剧烈的疼痛（图3-52）。

■ **症状** 局部红、肿，搏动性剧痛。

■ **X线检查** 脓性指头炎可导致末节指骨骨髓炎，单纯X线可确认有无骨髓炎存在。

■ **治疗** 指腹部切开引流排脓。

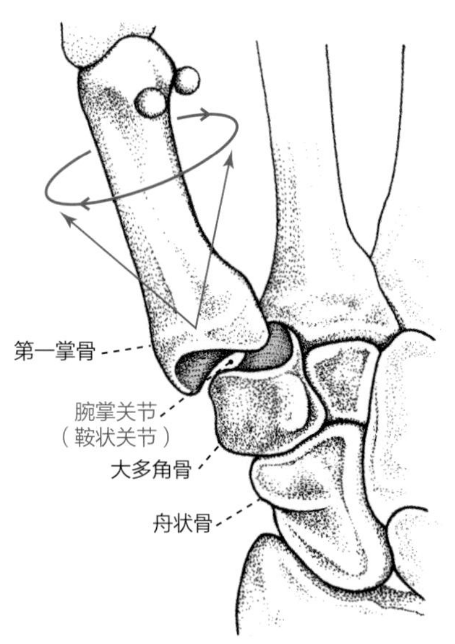

a. 拇指腕掌关节运动

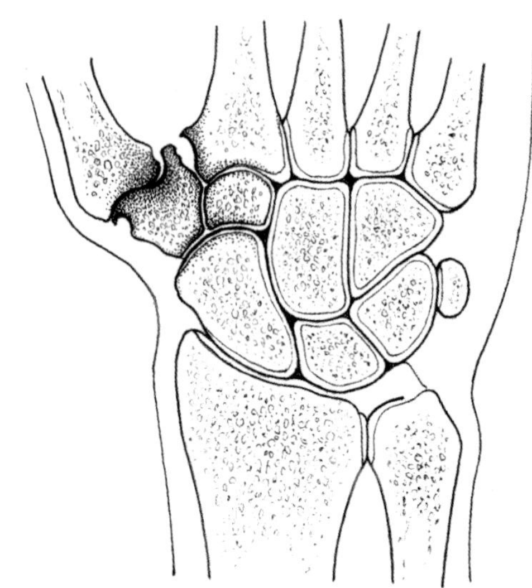

b. 拇指腕掌关节退行性关节病

图3-49　拇指腕掌关节退行性关节病

a：属于鞍状关节，屈伸运动、内收外展及旋转运动等组合性运动。当做撮、捏动作时，拇指有较强大的剪切力。

b：病情进一步发展，不仅导致第一掌骨大多角骨关节出现退变，而且舟骨大多角骨关节也出现退变。

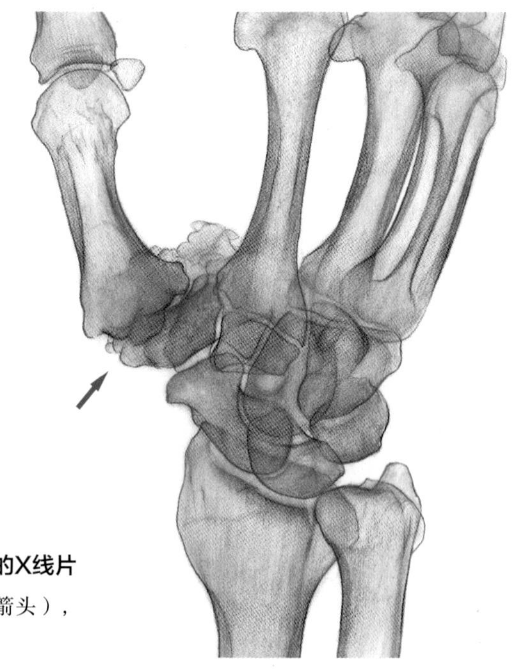

图3-50　拇指腕掌关节退行性关节病的X线片

拇指腕掌关节间隙变窄，骨赘形成（见箭头），掌骨半脱位。

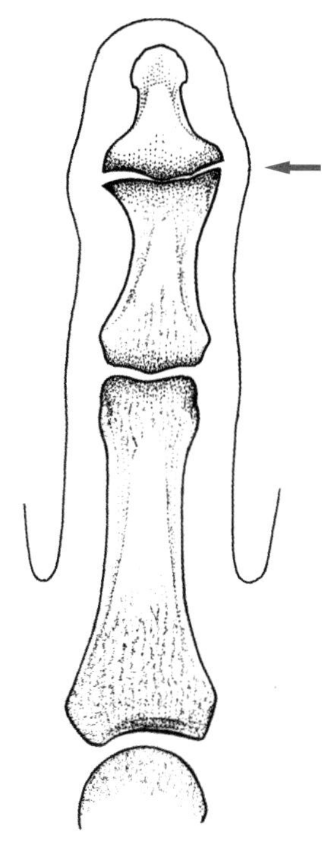

a. Heberden 结节

DIP关节（箭头）退行性关节病

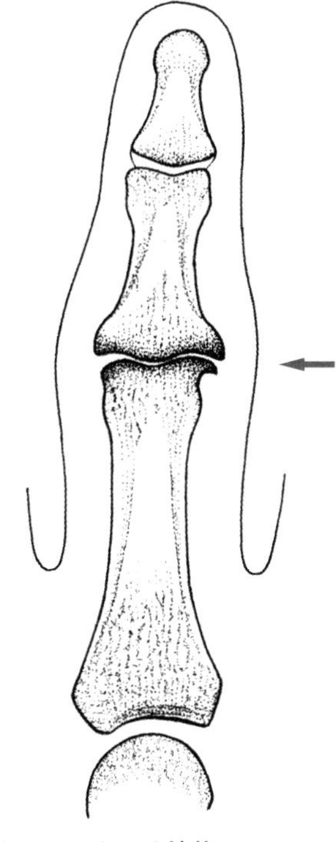

b. Bouchard 结节

PIP关节（箭头）退行性关节病

图3-51　Heberden结节和Bouchard结节的X线片

关节间隙狭窄，软骨下骨硬化，关节边缘骨刺形成。

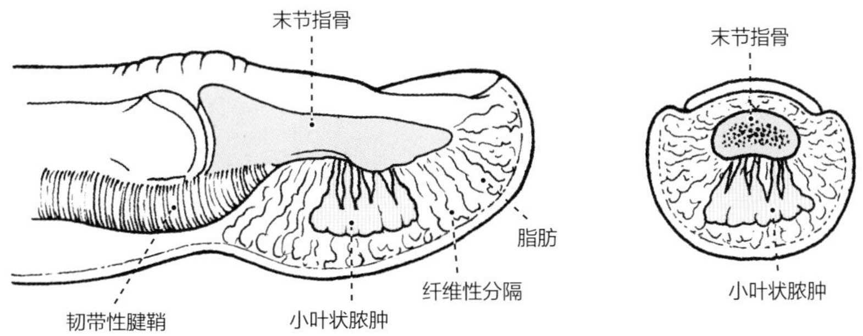

图3-52　脓性指头炎模式图

病灶局限于指尖部，不进行早期治疗容易引起骨髓炎，导致手掌部感染的扩散。

（苏南　邹月芬　译）

4 颈椎

A 颈椎解剖（图4-1～图4-12）

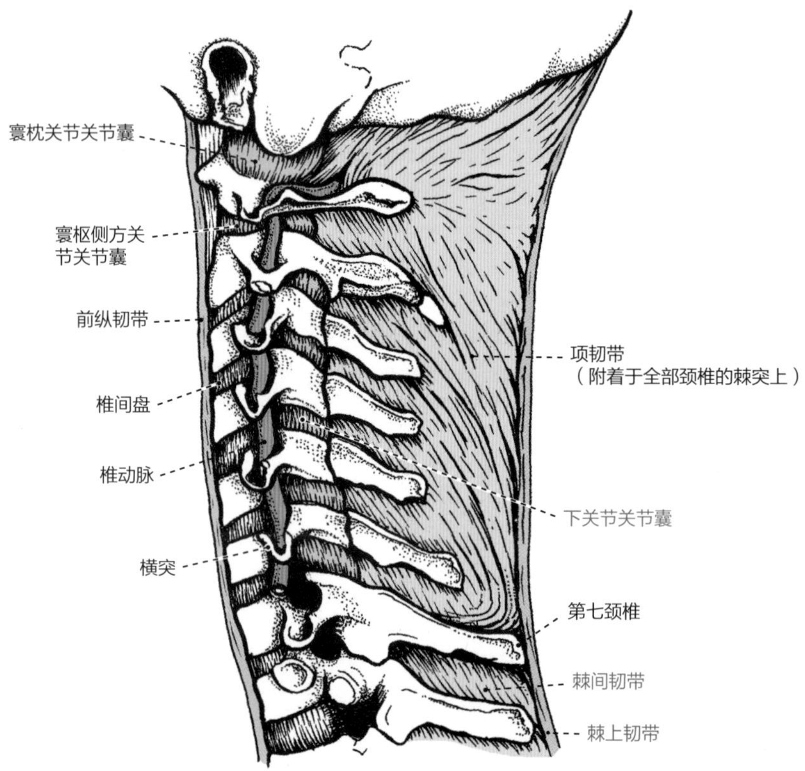

图4-1 颈椎的结构

后部韧带群包括棘上韧带、棘间韧带、黄韧带、关节囊韧带。屈曲损伤时，该韧带群断裂导致脊柱不稳，发生脱位或半脱位（第152页，参照图4-60）。

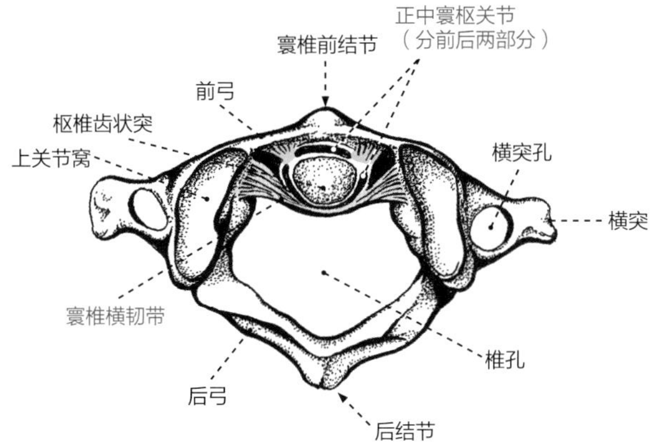

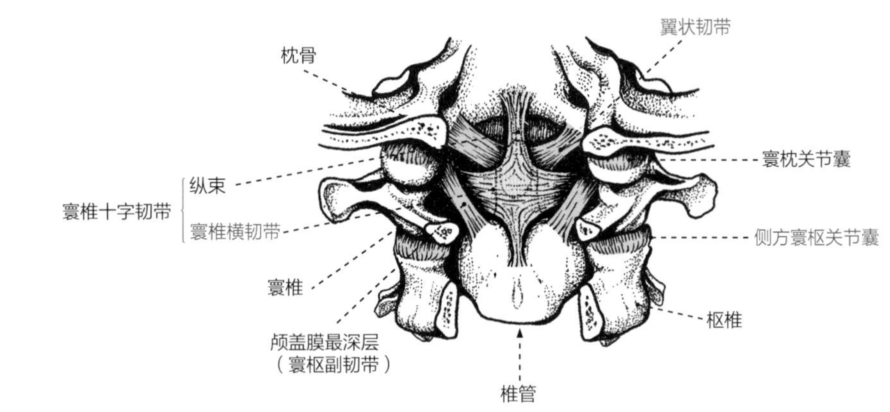

图4-2　寰枢关节韧带

寰枢关节由枢椎齿状突与寰椎前弓之间的正中寰枢关节和左右侧方寰枢关节构成。齿状突后方覆盖寰椎十字韧带，由寰椎横韧带和纵束构成，在寰椎两侧块之间形成张力，防止齿状突脱位。

翼状韧带从齿状突上部侧面发出，向外上附着于枕骨髁的内面，防止头颅和寰椎与枢椎之间过度旋转。

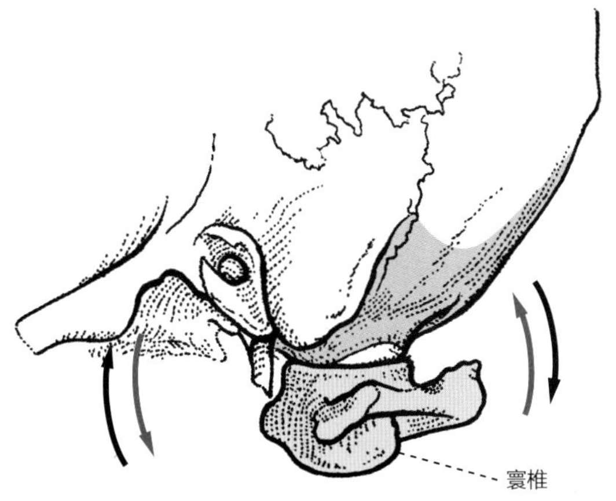

a. 寰枕关节

承担颈椎1/2的前后屈曲运动

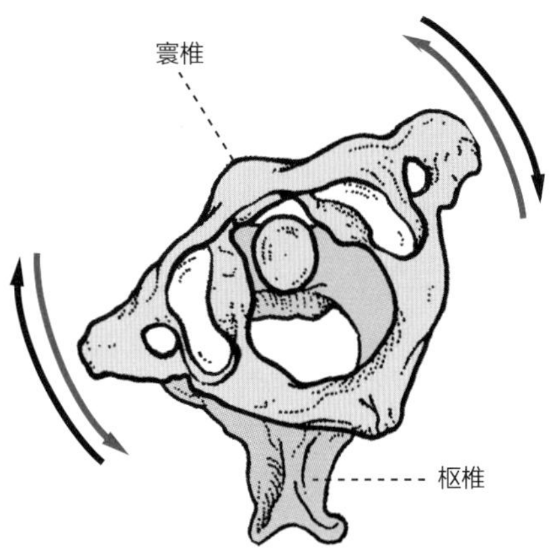

b. 寰枢关节

承担颈椎2/3的旋转运动

图4-3　寰枕关节和寰枢关节的运动

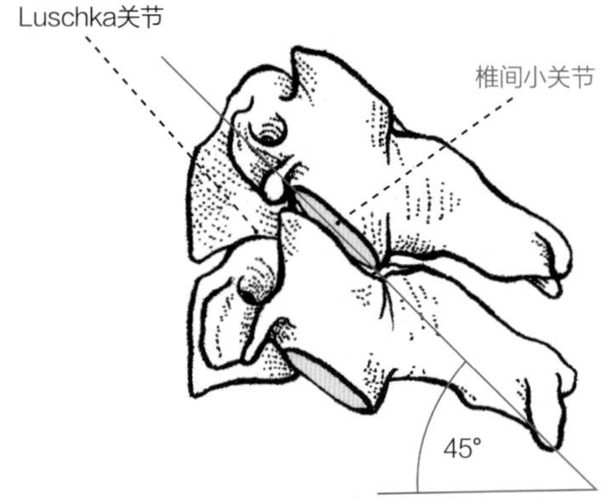

图4-4　中下部颈椎椎间关节的运动

第三颈椎以下的椎间小关节一般有相对水平位置45°的倾斜角，容易进行前屈后伸。

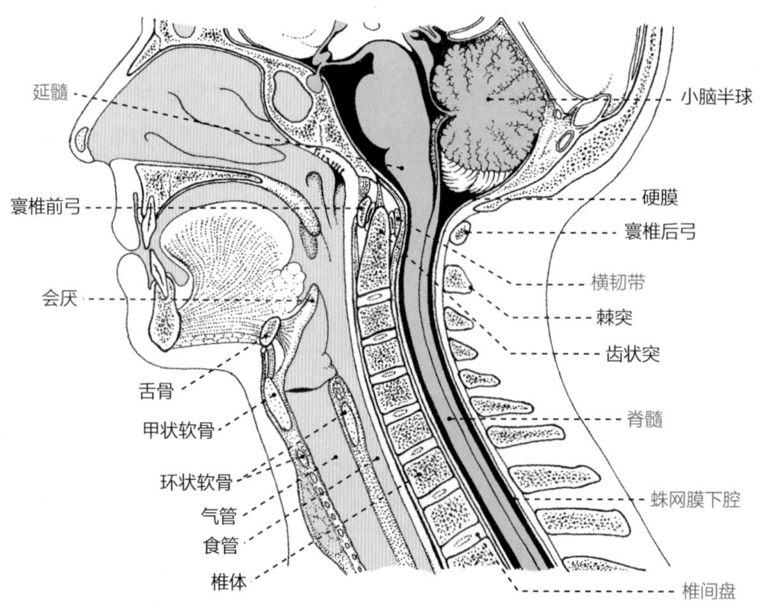

图4-5　颈部正中矢状面

脊髓从延髓下方开始位于骨性椎管内而受到保护。颈髓发出共8对颈神经。

椎间盘由髓核和周围的纤维环构成，与覆盖在椎体面的透明软骨层（软骨终板）紧密粘连。在各椎体间存在的椎间盘中，尤其是$C_{4\sim5}$，$C_{5\sim6}$，$C_{6\sim7}$椎间盘容易在中年以后发生变性，出现椎间盘突出、颈椎退变等。

颈椎的前方有气管、食管、甲状腺等器官，前侧方有一对颈总动脉和颈静脉（参照图4-6）。

从枕骨大孔至寰椎有包括延髓在内的下部颅神经核团，这些核团受损，会引起呼吸、吞咽困难等症状，直接危及生命。

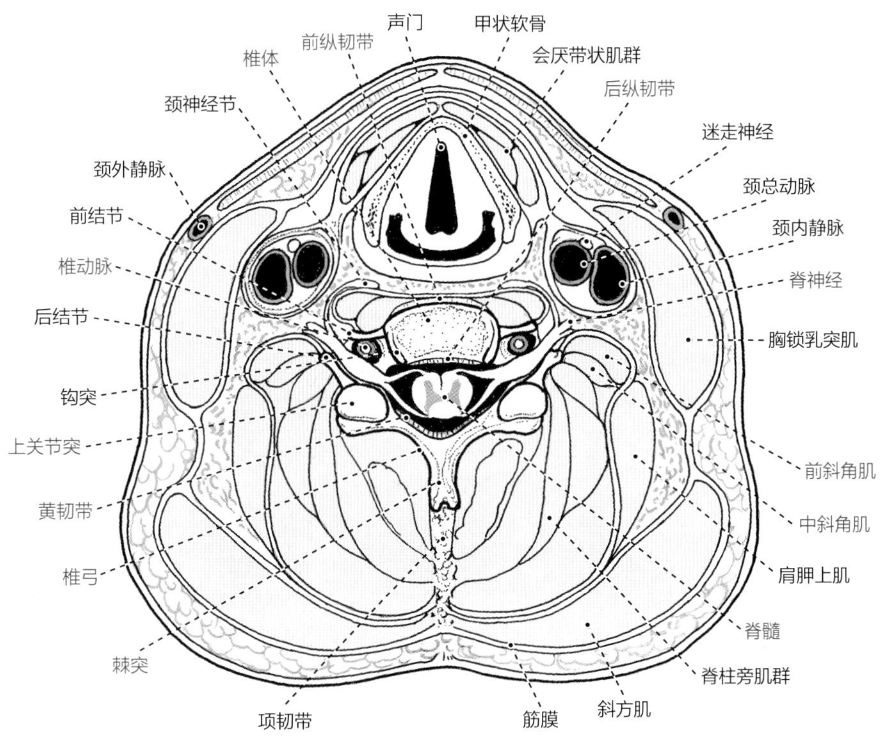

图4-6 颈椎水平横断面（C_5平面）

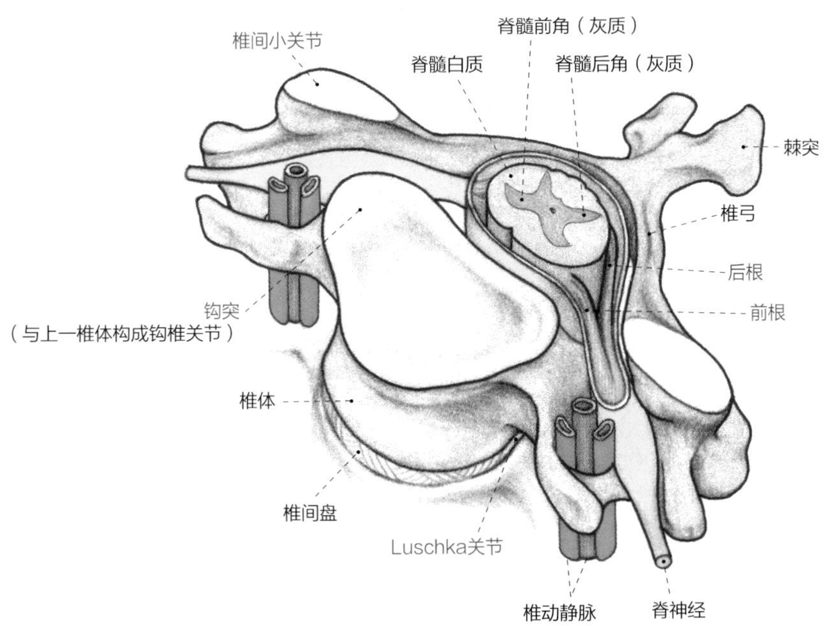

图4-7 Luschka关节，椎间小关节和神经根的关系

有神经根通过的椎间孔，其后壁位于椎间小关节的前面，前壁由椎体和椎间盘的后外侧部构成，椎体后外侧向头侧突出称为钩状突，与上一个椎体之间构成Luschka关节（钩椎关节）。Luschka关节在临床上意义很大，当出现椎间盘变性、椎间隙变窄时，容易形成椎体后外侧骨赘，导致椎间孔狭窄，神经根受压，临床出现上肢疼痛。

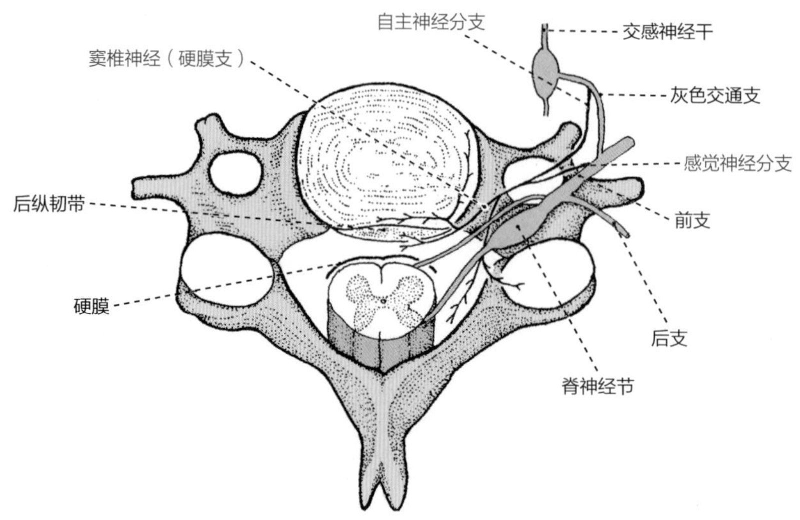

图4-8 颈神经和窦椎神经

窦椎神经从脊神经节的近末梢处发出，再进入椎管内。支配颈部椎间盘腹外侧的纤维环、后纵韧带、椎间小关节、椎管内硬膜等组织。如果这些深部组织损伤，这种疼痛不会局限于损伤部，会经由窦椎神经放射到肩胛骨、肩部和上肢。

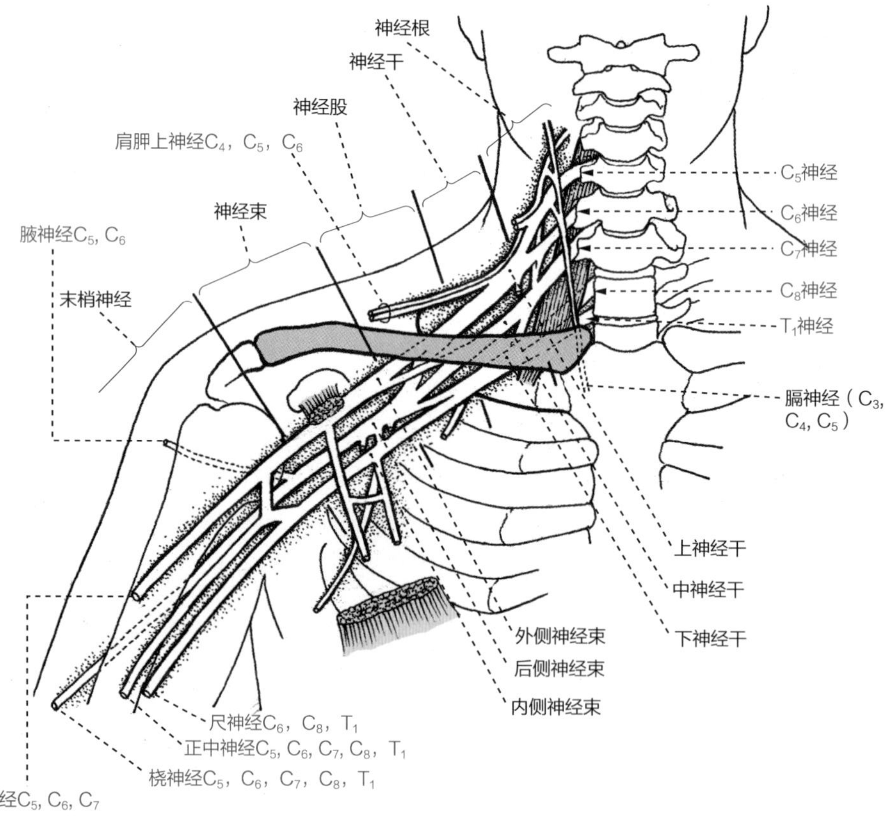

图4-9 臂丛

各脊神经由前根（运动神经）和后根（感觉神经）汇合而成神经根，穿出椎间孔，C_1神经根从枕骨和寰椎之间穿出，C_2神经根从C_1、C_2间穿出，形成枕后神经，C_3、C_4神经根形成膈神经，负责呼吸。C_4～T_1神经根构成臂丛，发出分支构成肌皮神经、桡神经、尺神经和正中神经等，负责支配上肢。

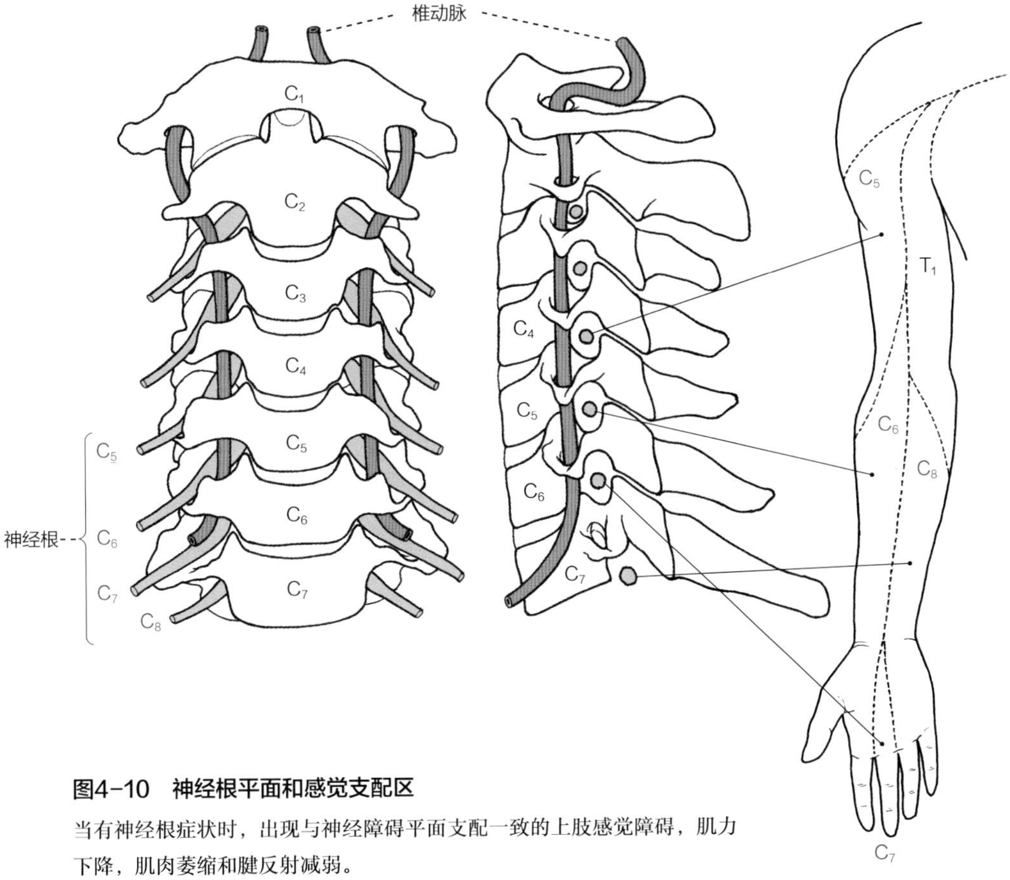

图4-10 神经根平面和感觉支配区

当有神经根症状时，出现与神经障碍平面支配一致的上肢感觉障碍，肌力下降，肌肉萎缩和腱反射减弱。

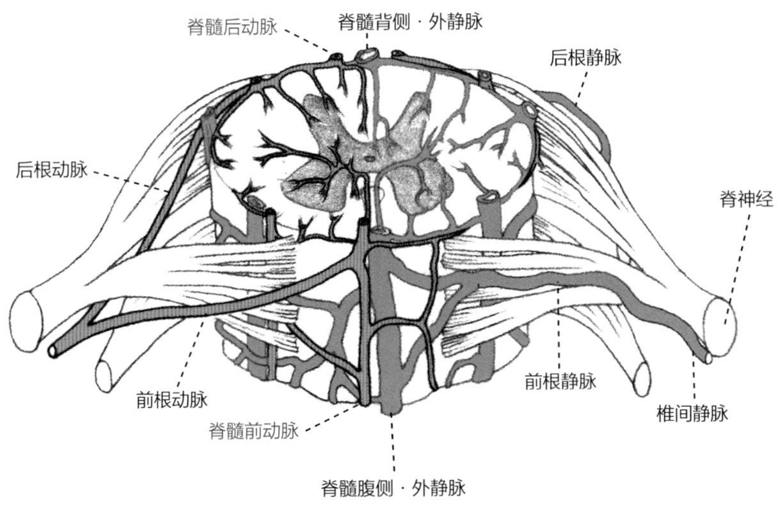

图4-11 脊髓血管（正常）

脊髓动脉纵向行走，分为一支脊髓前动脉（第223页，参照图7-34）和两支脊髓后动脉，到脊髓内进一步分支。这些脊髓动脉来自于多个根动脉，几乎都有静脉伴行。

髓鞘是由施万细胞的细胞膜包裹轴索而形成。

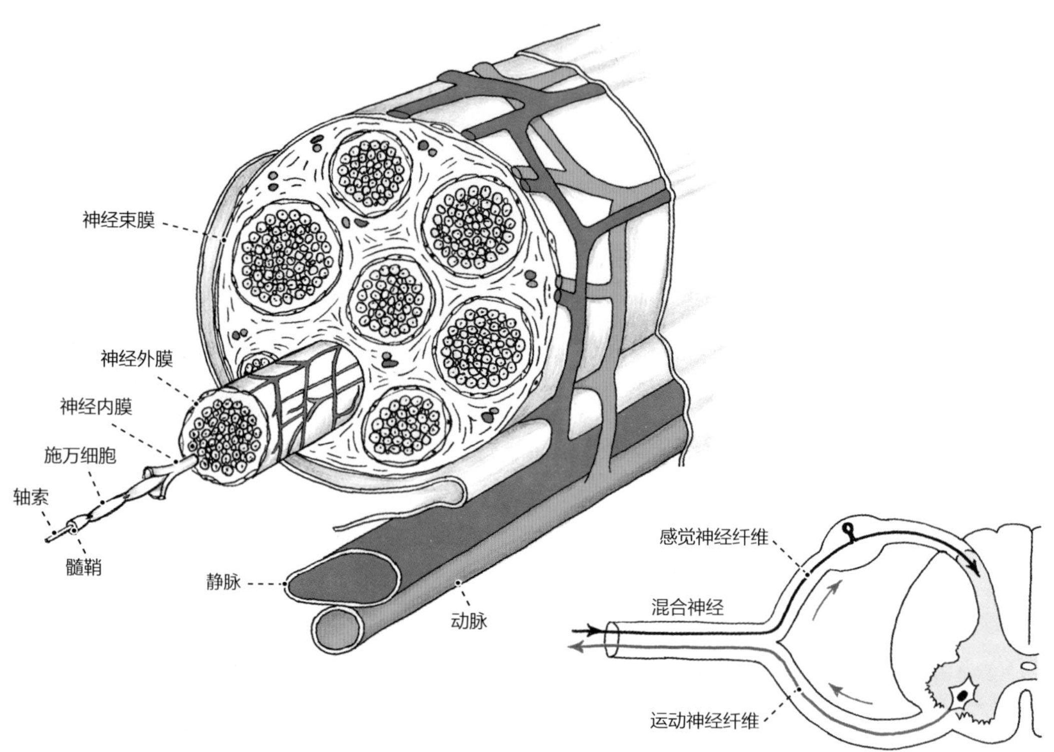

图4-12　末梢神经的结构

末梢神经是由神经纤维（包括轴索和施万细胞）和受保护的周围结缔组织被膜所构成。被膜分为神经内膜、神经外膜和神经束膜。神经纤维是被内膜包绕，作为一个单位。多个单位集合在一起由神经外膜包绕形成神经束。多个神经束再被神经束膜包绕。在神经外膜和束膜之间分布有血管。

神经纤维根据大小、传导速度分为A、B、C三类。A类再分为α、β、γ、δ共四类。A类纤维最粗大（直径2~20μm），传导速度最快（12~120 m/s），包含向心性（一般是感觉纤维）和离心性（一般是运动纤维）的有髓纤维。B类（直径1~3μm，速度3~16 m/s），是有髓的交感神经节前纤维。C类（直径0~1μm，速度0.5~2 m/s）是交感神经节后纤维及无髓纤维如一部分痛觉纤维等。痛觉纤维是有髓纤维中最细的Aδ纤维（直径2~5μm，速度12~30 m/s），还有更细的无髓C纤维。

神经纤维（轴索）中有称为轴索运输（轴索流）的离心性细胞质的流动，具有维持轴索自身及信号转导等重要功能。神经纤维中的轴索运输和神经冲动（动作电位）需要能量维持，所以神经束间有丰富的血管。神经束内的毛细血管类似血脑屏障样的结构，被称为血液神经屏障，可以阻挡血液中的有害物质。血液神经屏障可因急性或慢性压迫、外伤、末梢神经损伤导致破坏。一旦屏障破坏，通透性增加，血管内的血浆外渗到组织出现水肿。液体潴留在神经内膜间隙，影响神经纤维的营养补充，阻断代谢，引起末梢神经功能异常。粗的有髓纤维如触觉、压觉等较细的有髓纤维（Aδ纤维）、无髓纤维（C纤维）更容易受到损伤，引起末梢神经分布区的感觉异常（麻木）和疼痛。神经痛就是指末梢神经功能异常所伴随的疼痛。

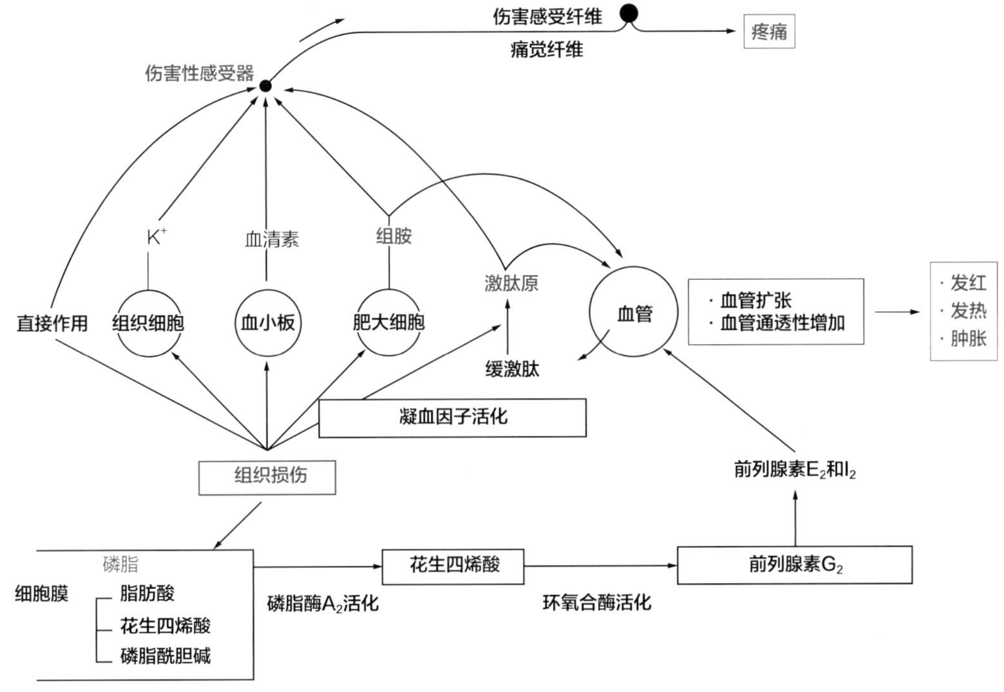

图4-13 炎症性疼痛介导的化学物质

参考 炎症引起的疼痛

伤害性疼痛（躯体痛，如表面痛、深部痛和内脏痛），是组织受伤还是伤害性刺激所致，需要通过伤害性感受器检测，由伤害性感受纤维上传到脊髓和脑，产生知觉识别。

伤害性感受器是伤害感受纤维的终末构成。伤害感受纤维分为有髓A_δ纤维和无髓的C纤维两种（参考图4-12）。A_δ纤维主要是对物理性疼痛刺激有反应，从而出现快速的锐痛。C纤维对机械刺激、热刺激以及疼痛物质有反应，诱发迟发性钝痛。

组织受损害后，很快A_δ纤维和C纤维兴奋，感受到疼痛。这种疼痛一旦消失，马上新的疼痛又出现并持续较长时间。后者迟发性疼痛是由损伤局部产生的炎症物质所引起的炎症性疼痛。此时，血浆和组织中存在的无活性的凝血因子被活化，释放激肽酶（激肽原分解酶），促进血浆蛋白质激肽原转为缓激肽。缓激肽是强烈的致痛物质。同时，血小板释放的5-羟色胺，肥大细胞释放的组胺，受伤细胞释放的钾离子也引发疼痛。缓激肽和组胺具有扩张血管作用及增加血管通透性，导致局部发红、发热、肿胀等急性炎症反应（图4-13）。

组织受伤后，磷脂酶A_2活化，细胞膜磷脂中的花生四烯酸游离，被酶分解后形成前列腺素G_2，然后形成各种各样的前列腺素。其中前列腺素E_2和前列腺素I_2可增强物理性、化学性刺激的致痛作用，扩张血管，增加血管通透性，加重炎症症状。即，炎症性疼痛是由损伤组织、细胞产生的化学物质（前列腺素E_2和前列腺素I_2）释放所致。这种炎症性疼痛，一旦致痛介质消失，那么炎症也很快消失。

注）骨的神经：覆盖于骨骼的骨膜，特别是在构成关节部分，分布着很多的感觉神经。同时，一部分感觉神经纤维与骨的营养血管一起通过哈佛管进入骨的内部。分布骨膜的神经为感觉神经，分布于骨质的神经能感受深部感觉（压力）。

B 颈椎单纯X线摄片

摄片法

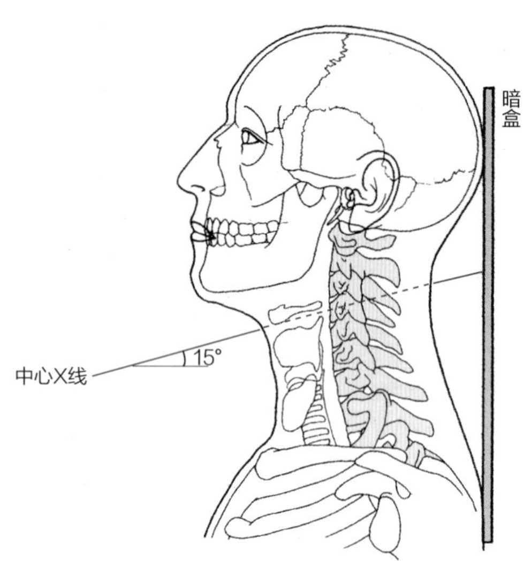

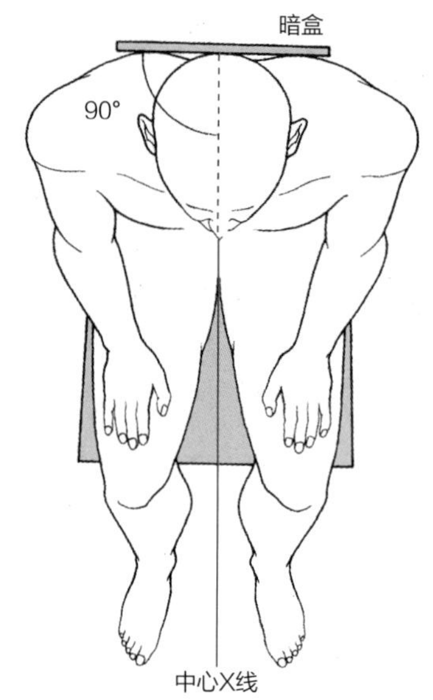

图4-14　颈椎前后方向摄片

通常，颈椎单纯X线检查包括正侧位、开口正位像、两个斜位，进行前屈和后伸摄片。根据疾病不同判断椎间盘厚度、椎管有无狭窄、Luschka关节有无变性、椎体有无滑脱等等。

急诊患者当怀疑有骨折脱位时，应在医师的陪同下进行X线检查，因为如果不注意，在颈椎活动后会加重脱位，可能导致脊髓进一步损伤。侧位摄片发现颈椎排列不稳时，可以判断脱位或骨折。

由于下部颈椎侧位像可能会与肩关节重叠导致脱位或骨折遗漏，因此建议采用两上肢下垂摄片。

脊髓X线片读片重点包括是否可能发现神经组织的异常机械刺激以及是否存在脊柱支撑缺损（脊柱不稳）。这些都是需要关注的方面。

1　颈椎前后方向摄片（图4-14）

■ **体位**　坐位，脊柱伸展，前额面与暗盒平行。下颌稍上抬，上颌中切牙与两侧乳突连线水平。

■ **中心X线**　向头侧倾斜15°，从第四颈椎处照射。

前后位像，包括从Luschka关节的第三颈椎至上部胸椎，可以观察其椎间隙。如果有颈椎病，可以发现Luschka关节的骨赘形成，外伤引发的骨折，肿瘤或炎症导致的椎体骨破坏，引发胸廓出口综合征的颈肋等（图4-15）。

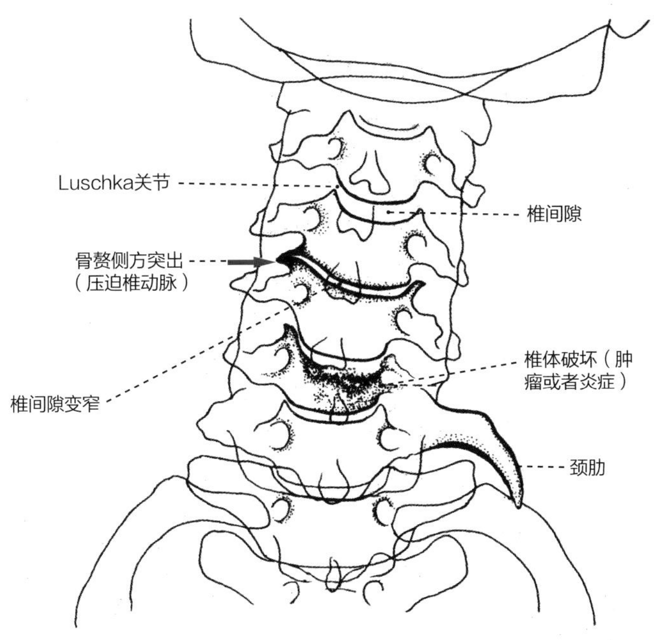

图4-15 颈椎前后位X线片所见

2 颈椎侧位摄片（图4-16）

■ **体位** 坐位，垂直固定的暗盒下部与一侧肩的外侧紧密接触，身体的正中体位与暗盒平行，为了很好地观察颈椎的排列情况，患者要保持自然的体位。

■ **中心X线** 第四颈椎位置对着暗盒垂直照射（焦点-暗盒间距离：1.5～2 m）。

侧位像可以观察颈椎的排列、椎体的形态、椎间隙、棘突、椎间小关节，测量椎管前后径等。如果椎管比正常狭窄，考虑先天性椎管狭窄，各种原因都容易引起脊髓压迫症状。有脊髓疾病的患者进行椎管前后径的测量很重要（图4-17）。可以发现包括椎体边缘骨赘形成（尤其是向后突入椎管的骨赘）、后纵韧带钙化、黄韧带钙化、黄韧带骨化等导致脊髓压迫的异常所见。颈椎外伤时，可以发现椎体、椎弓、棘突等的骨折和脱位，了解肿瘤或炎症导致的椎体破坏情况（图4-18）。

参考 **颈椎黄韧带钙化**

颈椎黄韧带钙化可导致神经根和脊髓的压迫症状。黄韧带肥厚、钙化可形成类似椎管内肿瘤状改变。60岁以上女性多见。颈椎侧位像显示钙化黄韧带在椎弓后方呈豆粒大小的高密度阴影。

3 颈椎斜位摄片（图4-19）

■ **体位** 坐位，检查侧肩与暗盒之间呈斜位，前额面与暗盒间成50°倾斜。脊柱伸展，下颌轻度向下，保证颈部垂直。

■ **中心X线** 向头侧倾斜15°，第四颈椎位置照射。

斜位像可以观察椎间孔有无狭窄，Luschka关节形成骨赘时会导致椎间孔狭窄出现神经根症状。而肿瘤位于椎管内外呈哑铃状时会导致椎间孔扩大。颈椎脱位时，可以观察到椎间小关节的嵌顿和绞锁等（图4-20）。

摄片法

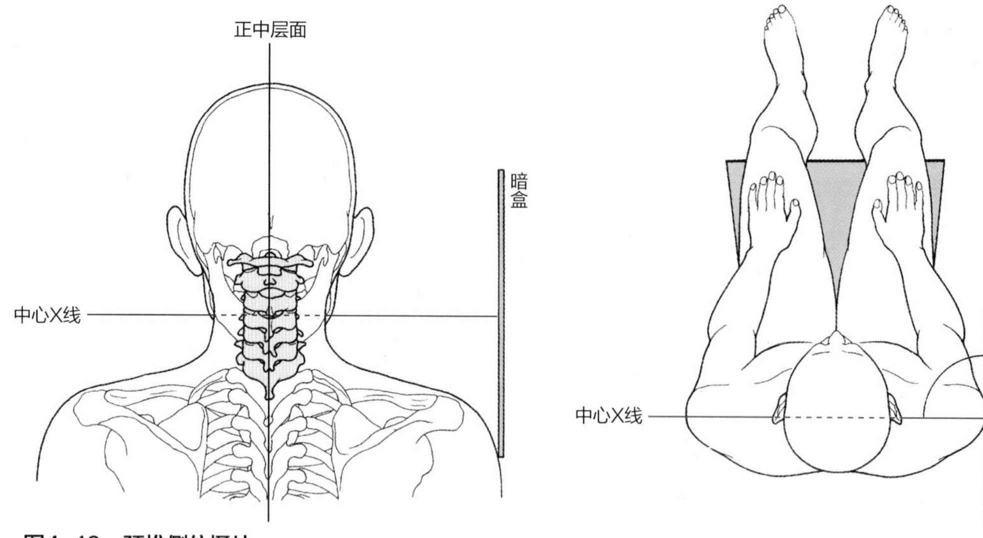

图4-16 颈椎侧位摄片

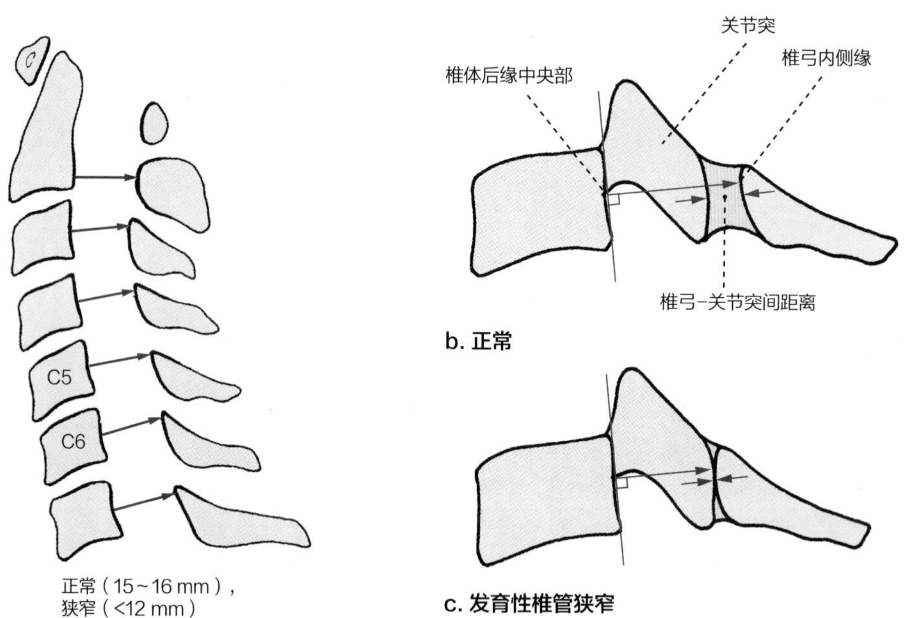

图4-17 颈椎椎管前后径的X线测量法

椎管是枕骨大孔以下保护脊髓的重要骨性结构，其大小因人而异。临床上，测量颈椎侧位像椎体后缘中间部至椎弓内侧缘之间的距离来判断有无椎管狭窄。在日本，测量C_5，C_6平面椎管前后径，男性正常16 mm，女性15 mm。当椎管前后径小于12 mm时，临床就出现各种脊髓症状。先天性椎管狭窄时，会发现椎弓内侧缘与关节突后缘之间的距离变窄。

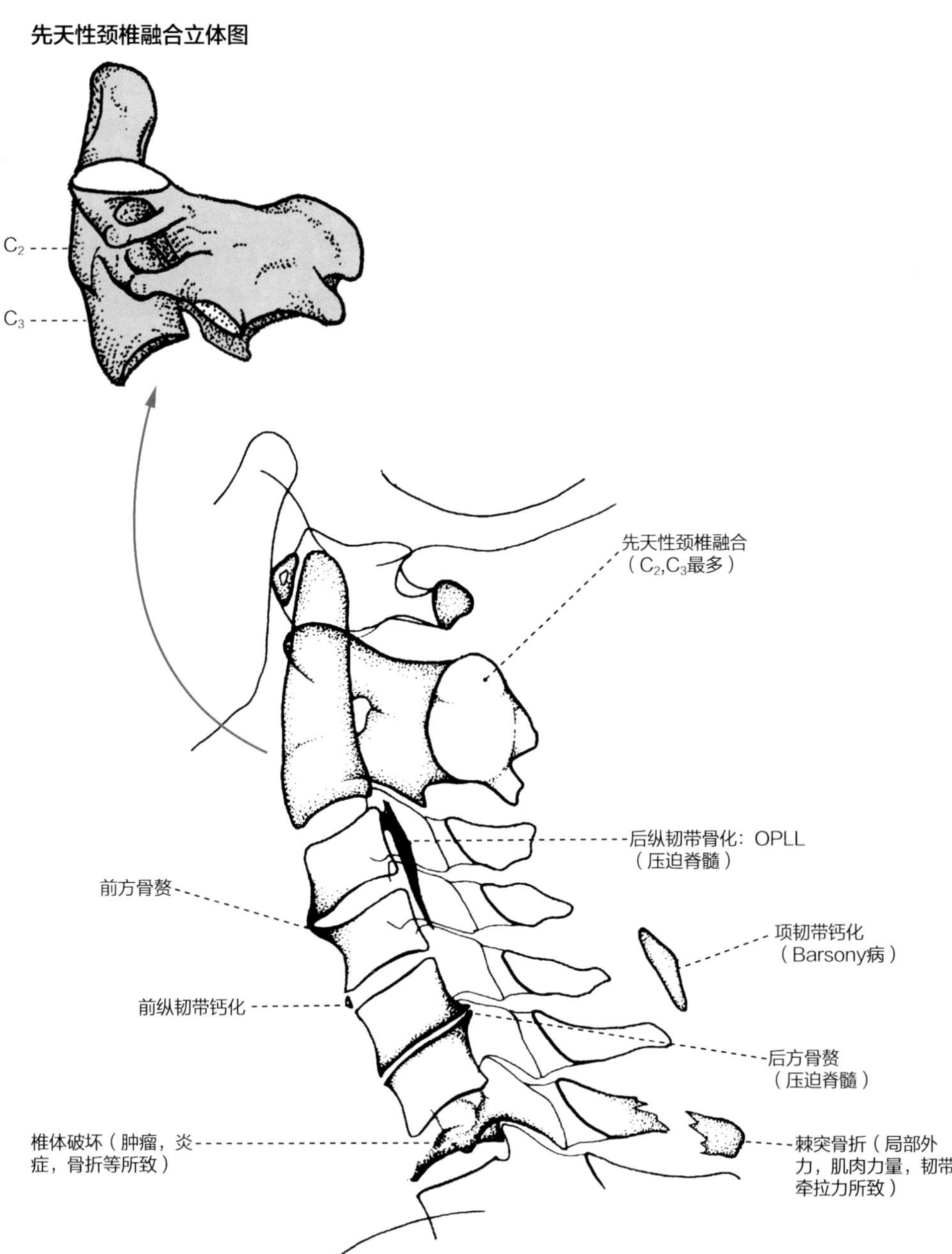

图4-18　颈椎侧位像所见大概X线片特点

摄片法

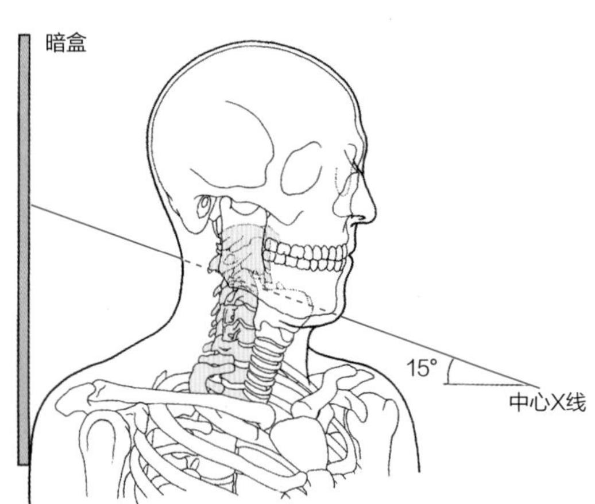

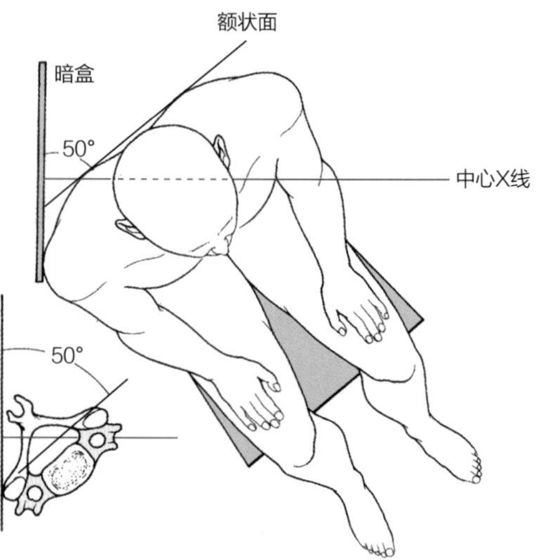

图4-19　颈椎斜位摄片

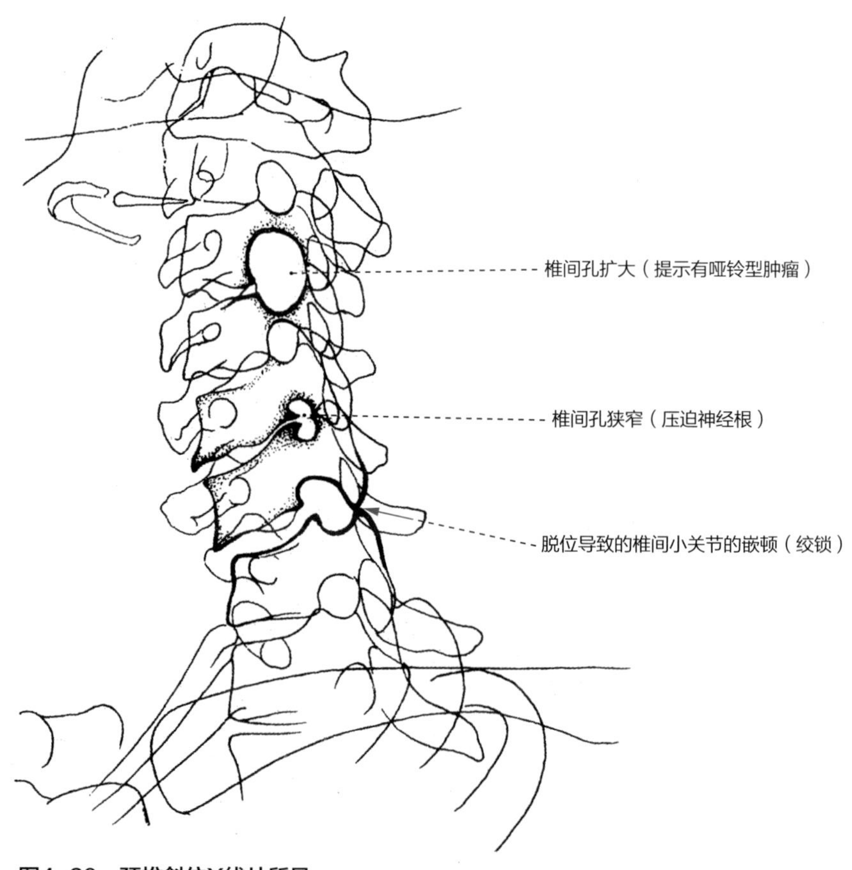

图4-20　颈椎斜位X线片所见

摄片法

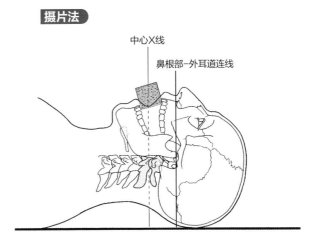

中心X线

鼻根部−外耳道连线

图4−21 颈椎（寰椎，枢椎）张口位 · 前后方向摄片

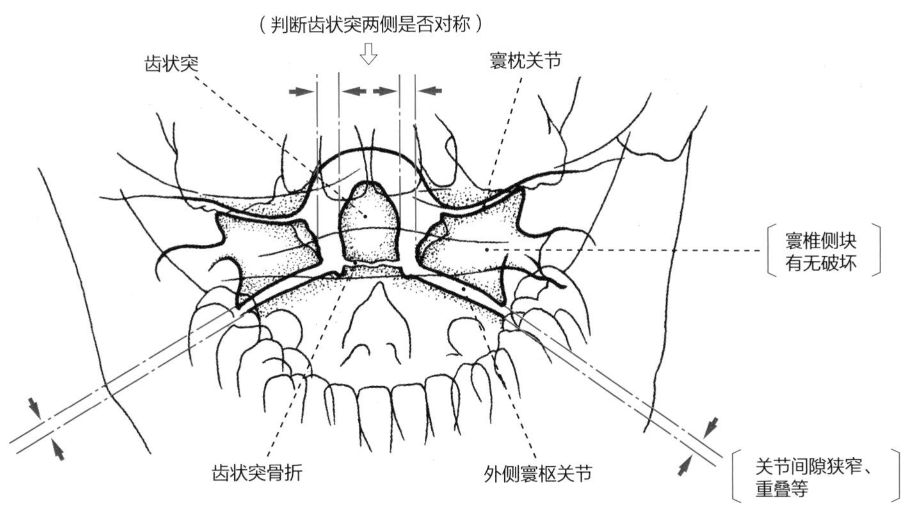

图4−22 张口位 · 前后位像的检查点

4 颈椎张口位 · 前后方向摄片（图4−21）

■ **体位** 仰卧位，最大程度张口，头部放置正中，与鼻根和外耳孔的连线保持垂直，为了保持张口位，可以在上下齿间夹一小块泡沫塑料。

■ **中心X线** 与暗盒垂直，在上下牙槽中间（口角水平）照射。

张口正位像可以观察到寰椎侧块，枢椎齿状突，寰枢关节，寰枕关节等。正常时，齿状突与两侧块内侧面之间距离基本相等，寰椎下关节面与枢椎上关节面平行，两侧基本对称（图4−22）。

可以观察到的异常表现有：颈椎外伤导致的齿状突骨折，寰枢关节脱位导致的齿状突两侧不对称，关节间隙狭窄、重叠，风湿性寰枢关节半脱位导致的寰枢关节和侧块的破坏等。

摄片法

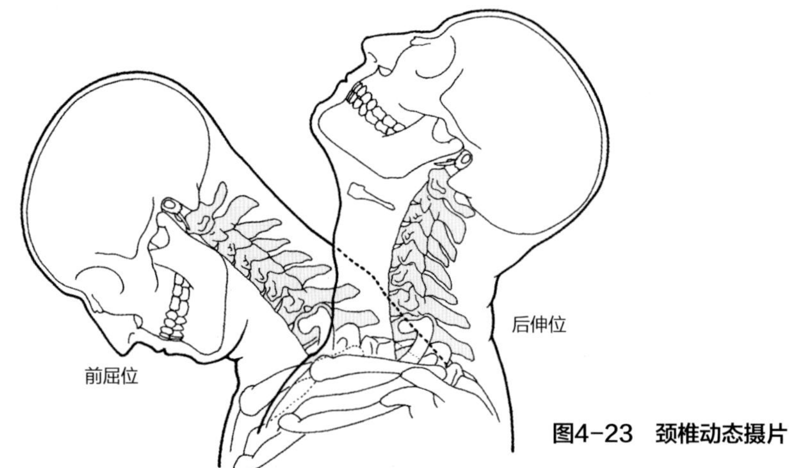

图4-23 颈椎动态摄片

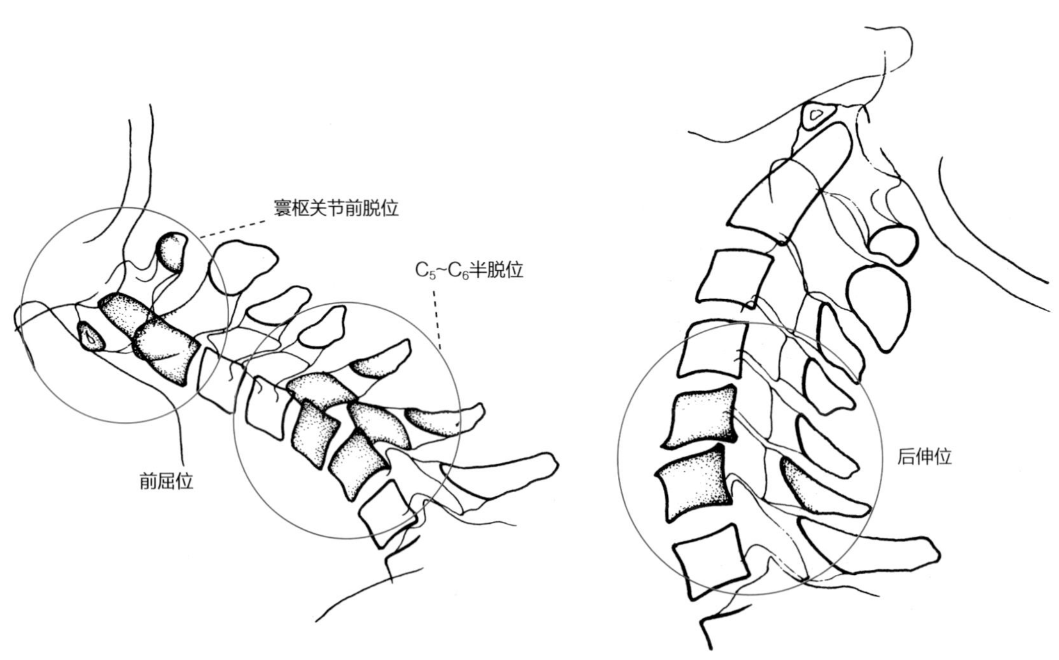

a. 外伤引起的脱位、半脱位

b. 椎间盘变性造成的椎体向后滑脱

图4-24 劲椎动态摄片的X线片所见

颈椎半脱位是由于颈椎过度屈曲导致的后纵韧带功能障碍和关节囊破裂，造成颈椎生理位置关系丧失，没有关节突嵌顿。

5 颈椎动态摄片（前屈后伸侧位摄片）

最大前屈位和后伸位颈椎侧位摄片（图4-23）。

本法可判断颈椎有无不稳，脊椎稳定性受到损伤时动态摄片可以显示椎体向前方移位、后方移位、椎间隙异常狭窄或扩大（图4-24）。外伤、先天畸形、椎间盘病变、类风湿关节炎等会导致脊椎不稳定。

C 脊椎、脊髓CT

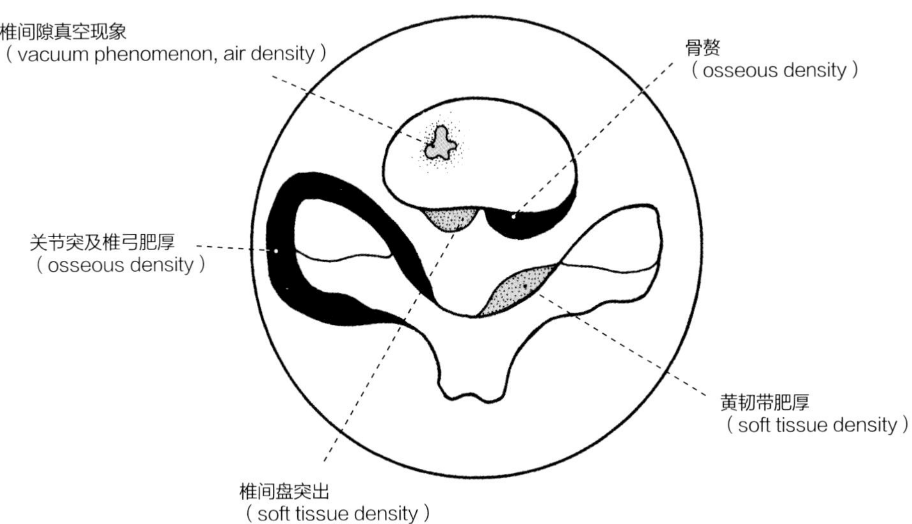

图4-25 颈椎椎间盘疾病的单纯CT所见概要

颈椎椎间盘疾病（发生在与颈椎椎体相连接的椎间盘的病变）可以分为因椎间盘突然破裂压迫神经根或脊髓的椎间盘突出症和随年龄增大慢慢形成椎间盘变性而发病的颈椎病。

近年来，多排CT的出现，CT检查床做等速移动的同时，X线和球管可以连续回旋扫描，短时间内就可以获得高分辨力的数据（3D数据）进行图像处理，构建二维和三维图像。

一般CT检查采用仰卧位，首先定位像确定扫描范围，中、下颈椎摄片时使球管倾斜，保证横断面图像与椎管垂直。上部颈椎摄片时与OM线（眼外眦与外耳孔中心连线）平行，从枕骨大孔至C_2水平连续扫描，椎体和椎弓可以在同一平面被显示。

1 单纯CT

单纯CT不用造影剂进行扫描，包括骨窗和软组织窗。

骨窗位观察脊椎的骨破坏、骨增生、肿瘤变化的程度和范围、韧带或肌肉异常骨化的位置和范围，等等。

软组织窗位观察椎间盘突出、肿瘤、脓肿、血肿等肿块的位置、大小与周围组织（骨、肌肉、血管、神经和内脏器官等）的关系。

必要时，骨窗和软组织窗两个同时显示，进行比较观察。

当有肿块存在时，可以测定CT值，判断肿瘤的质地。

图4-25是颈椎椎间盘病变的单纯CT扫描。

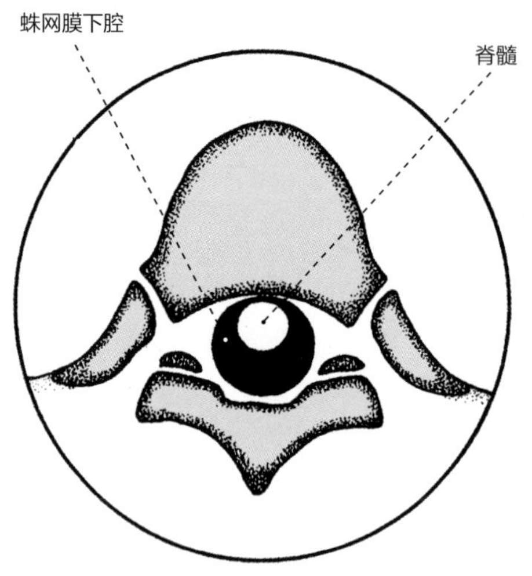

a. 脊髓造影后立即

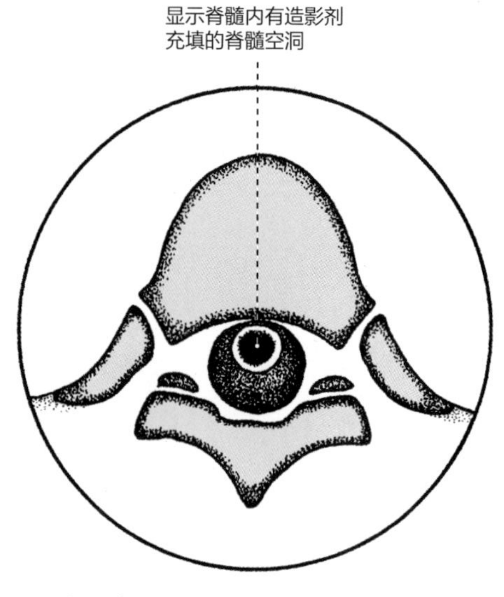

b. 延迟CTM

图4-26　脊髓空洞症时延迟CTM

2　CT脊髓造影

在常规脊髓造影确定病变部位后，减少造影剂浓度，进行CT扫描。可以描绘出硬膜下腔、脊髓形态，马尾神经和神经根等以及椎管内的异常病变的定位（硬膜外腔、蛛网膜下腔及脊髓病变）。颈椎和胸椎一般在造影剂注射1～2小时后CT扫描，腰椎3小时以上（原因是造影剂渗入缓慢，造影剂与脑脊液混合缓慢）。

特殊情况下，采用延迟CT脊髓造影，即常规CTM检查后6～24小时再次CT扫描，根据脊髓内有无造影剂判断脊髓空洞症（图4-26）。

最近，因为MRI的普及，脊髓空洞症的诊断比较容易（参照224页）。

3　造影增强法

造影增强法（contrast enhancement, CE）是采用血管造影用或者尿路造影用造影剂进行静脉注射后，病灶有强化，可以更好地发现病变。增强扫描可以更好地发现肿瘤的特点，血供丰富的肿瘤常常有强化。

增强扫描前同时进行单纯CT普通扫描，进行两者的CT值对比，可以更好地进行诊断。

4　多平面重建

多排CT扫描后获得的容积数据（三维数据）可以任意方向重建，称为多平面重建。CT图像一直以来都以横断面为主，也可获得冠状位和矢状位图像，多平面重建取代了传统的断层摄片，可以判断后纵韧带骨化的范围和形态。

5　三维成像

获得的大量数据可以根据需要抽取出单纯表面数据（表面再现）和三维立体成像（容积再现）。表面再现显示骨表面的信息，用以判断形态复杂的脊椎损伤骨折的类型（脱位骨折，关节突骨折，椎弓骨折等等）。容积再现则显示表面再现无法发现的皮质下病灶。

D 脊椎、脊髓MRI

1 MRI 原理

人体在强的静磁场内接受电磁波照射后，体内的氢原子核受到激发，而后电磁波照射终止，激发的氢原子核将吸收的能量以电磁波的形式释放，返回原来的静止状态。能量返回状态称弛豫，它的快慢用弛豫时间表示，分为T_1弛豫时间（恢复时间）和T_2弛豫时间(持续时间)。弛豫时释放的电磁波可以被线圈检查并且计算出。

T_1、T_2根据组织种类和状态不同而不同，这种差异通过计算机技术以图像的形式表现出来，就是MRI。

如上所述，MR图像是对氢原子核情况的反应，根据氢原子核的密度、T_1、T_2等参数不同显示不同断层黑白图像。图像主要反映T_1值不同时，称为T_1加权像；图像主要反映T_2值不同时，称为T_2加权像；反映氢原子核密度的图像，称为质子密度像。为了解释MR图像的基本成像序列，一般需要T_1加权像和T_2加权像。

T_1、T_2是对质子处于何种运动状态的描述。如果氢质子自由运动（自由水），则T_1和T_2都长，如脑脊液、尿液、浆液、肿胀等，这时，T_1低信号（黑），T_2高信号（白）。如果氢质子运动受限则T_1和T_2都短，如脓液、脂肪等T_1高信号，T_2低信号。如果氢质子的运动进一步受限，T_2则再缩短，T_1则再次变长，如肌腱、韧带等高分子蛋白构成的组织，因为分子运动缓慢，不管什么序列均显示为低信号。

MRI最基本的成像序列是自旋回波（SE）。SE图像稳定，扫描时间长（特别是T_2加权像）。为解决这一问题，开发了快速自旋回波序列（FSE），该序列可以缩短扫描时间，因此T_2WI像采用FSE。SE和FSE的T_2WI像尽管差不多，对脂肪而言，SE呈低信号，而FSE呈高信号，这点两者不同。现在基本采用FSE的T_2WI像。

T_1WI从来都是用SE序列。

2 造影剂

MRI造影剂主要是用缩短T_1值的含Gd造影剂，该造影剂没有组织特异性，只是根据其在细胞外液的分布、血管多少来决定造影剂是否潴留。血供丰富的肿瘤或者病变可以显示T_1明显缩短，T_1WI像信号明显升高（白色）。

3 脊椎、脊髓的MRI特征

MR具有很好的软组织分辨率。另外，与CT单纯横断面成像不同，MR可以进行冠状位、矢状位或任意方向的成像，对于脊椎、脊髓的检查非常有帮助。

1　T_1WI像

如脑干、脊髓全长实质呈中等信号，脑脊液呈低信号。可以判断脊髓有无外在性压迫或脊髓内有无病变。另外，可以判断椎体、椎间盘有无破坏，椎间盘有无突出，硬膜外脂肪组织与脊髓肿瘤的鉴别等。

2　T_2WI像

因为脑脊液呈高信号，可以判断脊髓与硬膜之间的间隙，很好地观察脊髓有无受压。脊髓受压常伴有肿胀、软化、神经胶质增生（第396页，参照图14-73）等的变化而呈现高信号。另外，由于大部分肿瘤信号与水接近，可以判断有无脊髓肿瘤及其性质。也可以用来评价椎间盘变性的程度、含水量高的正常髓核呈高信号，随着变性不断进展，水分量减少，信号开始下降。一般来说，T_2WI所显示的高信号区域大于髓核，从含水量来看，由于纤维环内部的性状接近髓核，所显示出来的面积要大于实际的组织学边界。

参考　MRI信号强度和参数的关系

信号强度（I）的强弱（图像的浓淡）可以通过T_1值、T_2值、质子密度ρ、流速f（ν）等来体现，各参数的关系见下面的公式。

$$I \propto \frac{T_2 \cdot \rho}{T_1 \cdot f(\nu)}$$

T_1值：质子以大约多少的速度恢复，这个恢复时间就是指T_1值

T_2值：质子恢复时电磁波（MR信号）释放，这个持续时间的大约数字即是T_2值

MRI信号强以白色表示，信号弱以黑色显示。T_1WI时T_2值的影响很小。如上公式显示，T_1值很长则显示黑色，短则显示白色。而T_2WI则是T_2值长显示白色。即T_1WI高信号的组织其T_1值小，T_2WI高信号的组织其T_2值大。活体组织倾向T_1和T_2均长。但是也有例外，为了判断体内T_1值或T_2值短的物质存在，需要两者比较诊断。大约情况是体内水分（如脑脊液，充满尿液的膀胱等）T_1WI呈低信号，T_2WI呈高信号。

1）T_1WI低信号（黑），T_2WI高信号（白）的组织。

a．平时大部分疾病信号强度是这种表现，即大部分接近水的信号强度。

b. 正常椎间盘（因为髓核富含水分）

c．水肿（毛细血管通透性增加，血浆渗出到周围组织）

2）T_1WI高信号，T_2WI高信号的组织

a. 亚急性期出血（血红蛋白）

b. 含高蛋白的液体（黏液）

c．脂肪（皮下脂肪，黄骨髓，病变如脂肪瘤，畸胎瘤）

3）T_1WI低信号，T_2WI低信号的组织

a. 急性期出血（脱氧血红蛋白）

b. 慢性期出血（含铁血黄素，铁蛋白）

c．含水分少的组织（脑膜瘤、纤维瘤等富含纤维的“硬”肿瘤，胶原纤维构成的韧带、肌腱，半月板，气体，骨皮质（质子密度极低），钙化等）

d. 流空（动脉等流速很快的血管）

4）T_1WI高信号，T_2WI低信号的组织

a．黑色素（因为弱磁性，显示特殊的信号，如黑色素瘤）

E 颈椎疾病

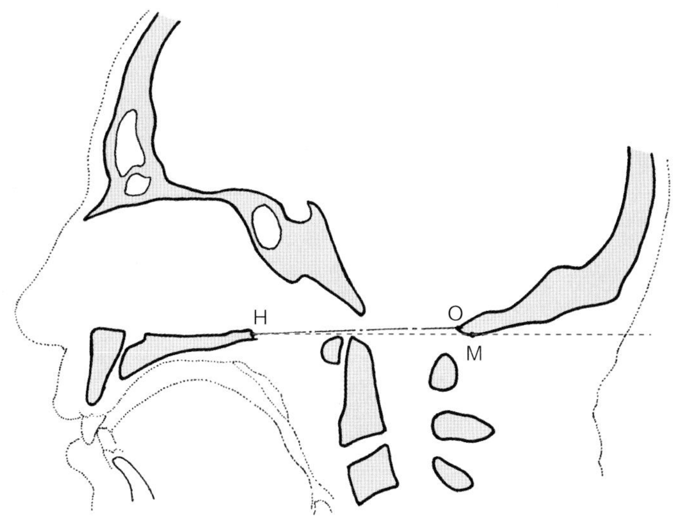

H. 硬腭后缘 O. 枕骨大孔后缘 M. 枕骨大孔后缘下端

图4-27 头颅侧位像测量

H-O：Chamberlain线（硬腭后缘和枕骨大孔后缘连线）。

H-M：McGregor线（硬腭后缘和枕骨大孔后缘下端连线）。

1 颅底凹陷症

颅底凹陷症（basilar impression）是一种颅颈交界部骨的发育畸形。与正常颅底相比，位置偏上，枕骨大孔附近的骨向颅内突出。有时合并寰枕融合，寰枢椎半脱位。一般斜坡较短，第二颈椎齿状突向颅内突出，因此枕骨大孔的硬膜内面积小，常见情况是寰椎的一部分或者全部与枕骨融合。

■ **症状** 因为延髓受压而出现各种神经症状，多见于中年以后出现头痛，眩晕，听力和吞咽困难，眼球震颤，共济失调，上下肢运动和感觉障碍。

■ **X线检查** X线测量方法有很多，头颅侧位像根据头颅测定判断有无颅底凹陷症（图4-27）。第2颈椎齿状突尖部是否超过Chamberlain线，或者超过McGregor线4.5 mm以上，则可以诊断颅底凹陷症（图4-28）。

■ **其他检查方法** 判断有无骨性融合时，可以采用断层摄片或者多排CT扫描后多层面重建成像。采用MRI检查判断有无脑干、颈髓压迫以及有无合并其他神经系统畸形。

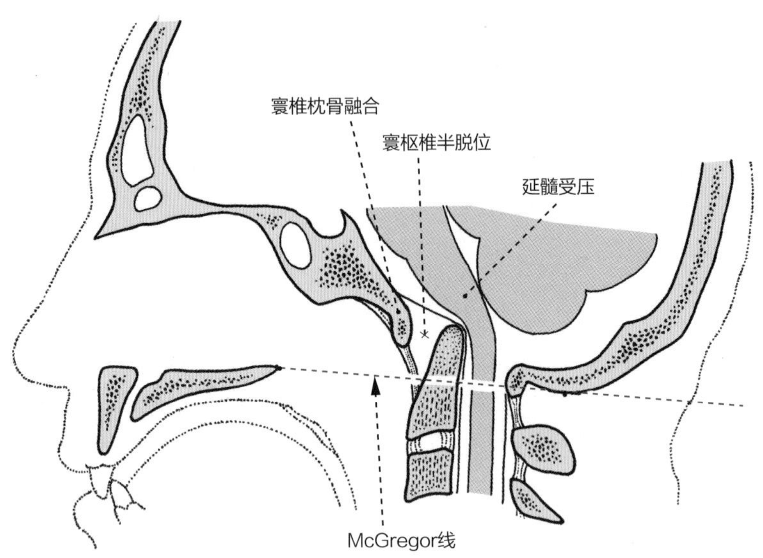

图4-28 颅底凹陷症

颅底凹陷症是枕骨大孔和上部颈椎向颅底陷入，常合并寰椎枕骨融合，寰枢椎半脱位。齿状突尖端向颅内突入压迫延髓，出现各种各样的神经症状。

2 先天性寰枢关节脱位

先天性寰枢关节脱位（ongenital atlantoaxial dislocation）是枢椎齿状突先天发育异常所致。

■ **症状** 齿状突先天异常分为三类：①齿状突从基底部开始缺如（完全缺损）。②齿状突基底部部分残留（部分缺损）。③齿状突位置被枢椎体分离而来的小骨头取代（osodontoideum）。

齿状突虽然有发育异常，很多没有临床症状，常因为颈椎外伤后偶然发现。寰枢关节不稳时才会出现临床神经症状。

■ **症状** 头痛，颈项部痛，颈痛，斜颈，颈髓压迫症状。椎动脉受压迫后出现的脑干、小脑症状。

■ **X线检查** 颈椎张口正位、侧位、前屈后伸位共四个体位。当怀疑本病时，可以进行断层摄片或多排CT重建成像，判断齿状突的发育是否异常。

图4-29是齿状突断层摄片。

冠状位观察枢椎体与齿状突之间存在裂隙，与外伤引起的齿状突骨折后的假关节有相同的空隙，但假关节空隙往往不规则而且狭窄。齿状突骨呈圆三角形，与枢椎体面之间呈滑动形态，可以见到正常连续的骨皮质。动态摄片可以判断寰枢椎之间有无异常活动性。齿状突骨与寰椎前弓出现一起运动。

■ **MRI检查** T_1WI像显示齿状突基底部与寰椎后弓之间脊髓受压迫情况（图4-30a）。

■ **治疗** 轻度者采用颈椎牵引、颈托器具疗法等保守治疗。寰椎向前方半脱位时，脊髓出现压迫症状，需要采用寰枢椎固定手术复位治疗。

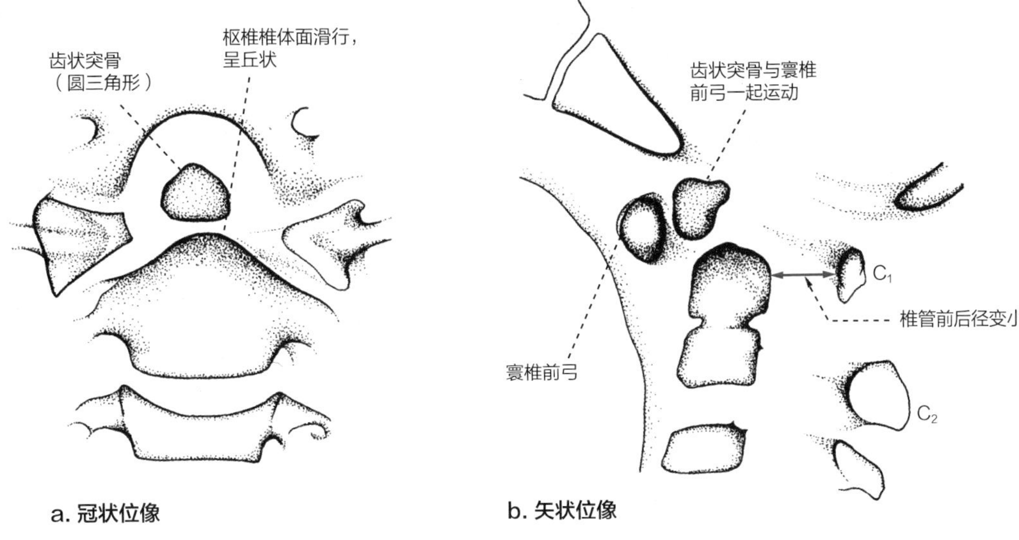

图4-29 齿状突骨的断层X线摄片（7岁，女孩）

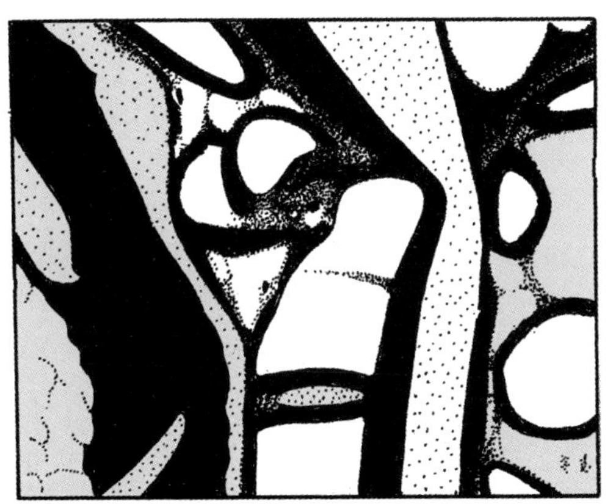

a. T_1WI矢状位像

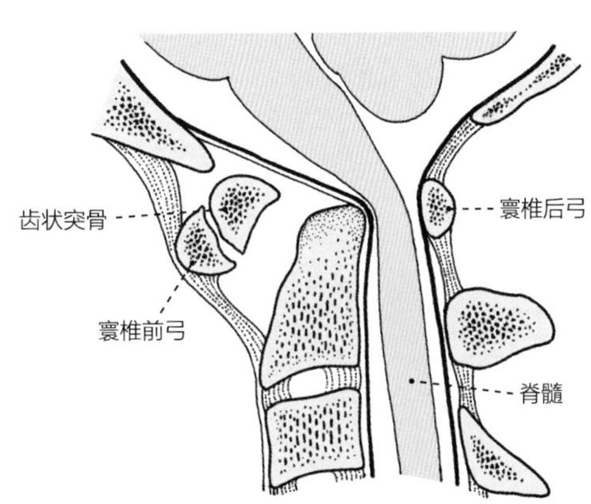

b. 脊髓压迫模式图

图4-30 齿状突骨MR像

不管齿状突起始和基底部是否相连，齿状突基底部与枢椎体之间没有骨性融合，分离的齿状突与寰椎一起构成不稳定性活动，尤其是寰椎向前方半脱位导致脊髓压迫症状。

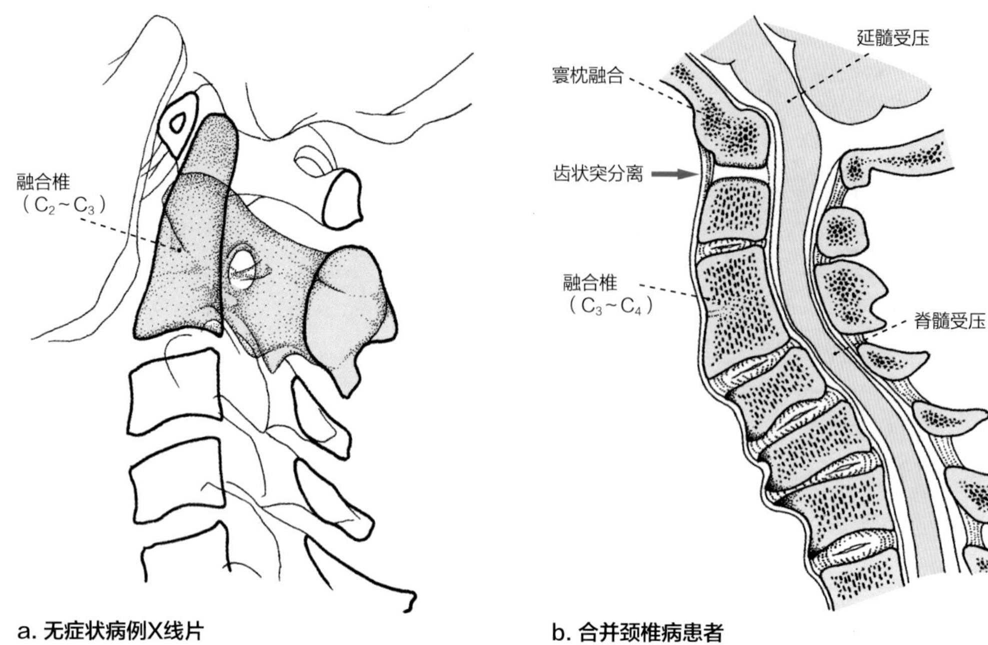

a. 无症状病例X线片

b. 合并颈椎病患者

图4-31 Klippel-Feil综合征

a: 融合椎的上下椎间盘代偿性负荷增加，易出现变性。

b：颅颈交界部畸形或者融合椎相邻椎间盘变性、不稳等导致脊髓症状出现。

3 Klippel-Feil综合征

1912年，Klippel和Feil报道了包括先天性颈椎融合症，表现为短颈、后发际低平和颈部运动受限三大征象，称为Klippel-Feil综合征。但是，临床上，单纯从外观上发现三大征象少见。先天性颈椎融合是由于胚胎期3~8周时颈椎分节障碍所致。

■ 分类 根据融合的范围和平面分为Ⅰ~Ⅲ型。

Ⅰ型：从颈椎到胸椎大范围的融合。

Ⅱ型：1~2颈椎间局限性融合。

Ⅲ型：颈椎融合之外，下胸椎和腰椎融合。

Ⅱ型，外观上三大征象不明显，而且很多没有症状，常常在颈椎摄片时偶然发现（图4-31a），常伴有身体其他的畸形，如寰枕融合、齿状突异常等颅颈交界部畸形，先天性脊柱侧弯、Sprengel畸形等其他的骨骼和心脏、肾脏等脏器的畸形。成年后，由于合并头颈移行部畸形或融合椎相邻椎间盘变性、不稳定，常出现脊髓异常等症状（图4-31b）。

■ X线检查 颈椎正位、侧位，两个斜位和前屈后伸位，可以判断上述三大征象以及有无合并头颈交界部畸形，动态摄片观察融合椎邻近椎间盘有无变性、异常等。

■ MRI检查 有脊髓症状时采用该检查，观察脊髓和脑干形态。

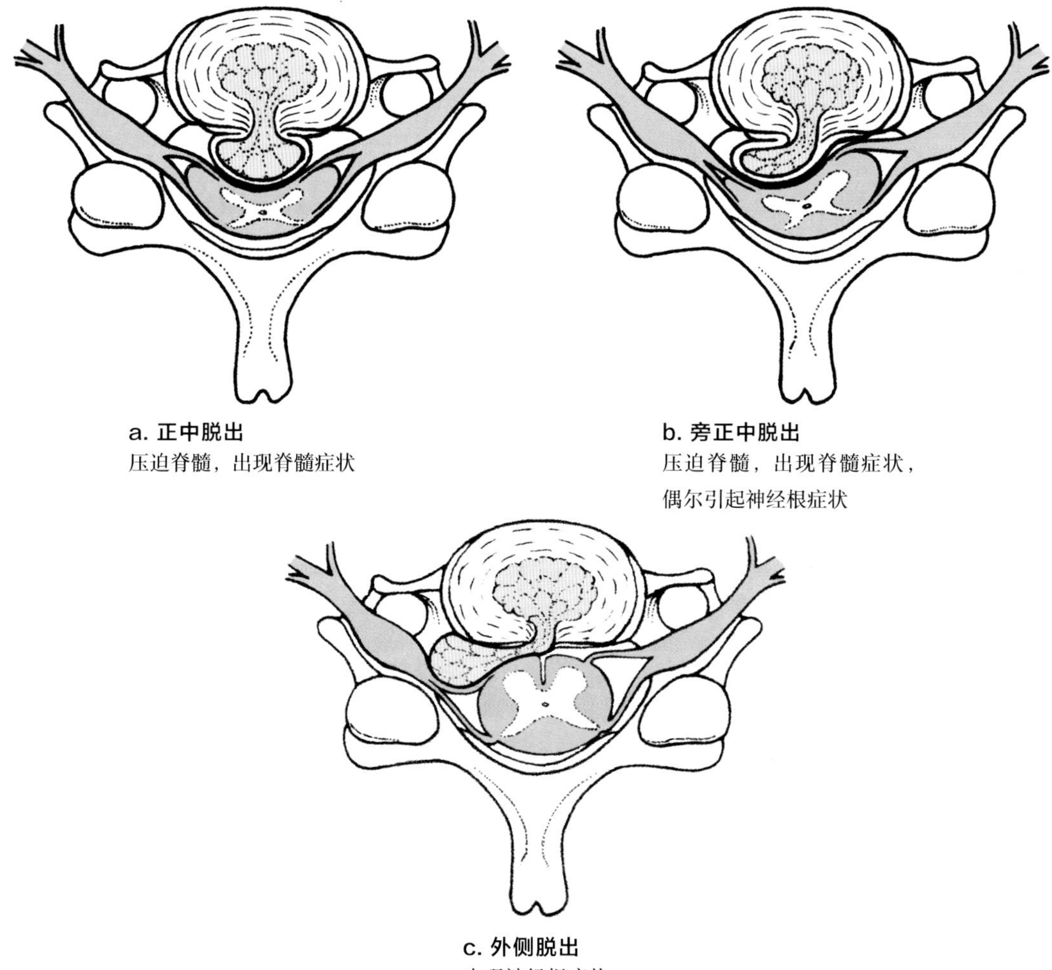

a. 正中脱出
压迫脊髓，出现脊髓症状

b. 旁正中脱出
压迫脊髓，出现脊髓症状，偶尔引起神经根症状

c. 外侧脱出
出现神经根症状

图4-32　颈椎椎间盘脱出路径

椎间盘如瘤样脱出时，可以根据其与后纵韧带浅层、深层和硬膜外腔的关系分为三型。脊髓症状和神经根症状在Ⅰ型更多见。

Ⅰ型（后纵韧带内脱出）：脱出椎间盘穿破后纵韧带深层，位于浅层和深层之间。

Ⅱ型（穿破后纵韧带浅层）：脱出椎间盘穿破后纵韧带浅层，位于硬膜外腔外。

Ⅲ型（硬膜外腔内游离片段）：脱出椎间盘脱入硬膜外腔，部分成游离片段。

4　颈椎间盘突出

颈椎间盘突出是由于颈椎间盘变性，纤维环断裂，包含软骨终板的椎间盘组织突破后纵韧带深层，向椎管内突出，压迫脊髓或神经根。好发部位依次是$C_5 \sim C_6$，$C_6 \sim C_7$，$C_4 \sim C_5$。30～50岁男性多见。

■ **分类**　根据椎管突出方向分正中突出、旁正中突出和外侧突出三类（图4-32）。脊髓症状是由于正中突出和旁正中突出所致，神经根症状是由于外侧突出所致，偶尔也会由旁正中突出所致。

■ **症状**　颈痛，颈部活动受限，以及因脊髓病变导致的四肢和下半身的麻木、僵硬、瘫痪等症状，神经根症状包括一侧的肩、上肢放射性疼痛，手指麻木，上肢无力等（图4-33）。这些症状常具有持续数日或者数周的短期特点。

■ **X线检查**　单纯X线像很多仅表现为颈椎生理性前曲消失，椎间隙没有出现变窄，常显示

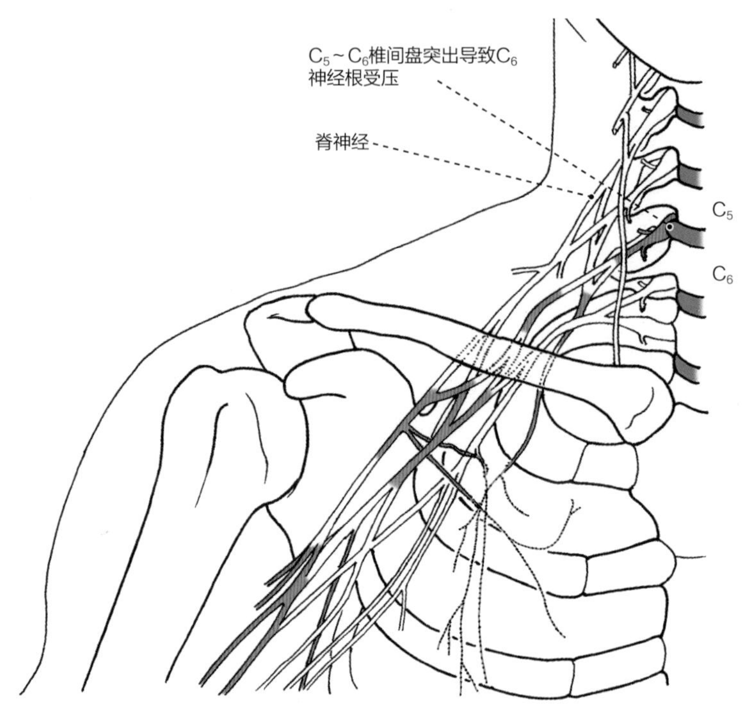

图4-33 椎间盘突出对神经根的压迫

颈椎C_5 ~ C_6，C_6 ~ C_7平面容易发生椎间盘突出。神经根症状易出现在上肢神经支配区域，受压神经根支配区域出现放射性疼痛和感觉障碍。急性发作时症状显著。

为正常。先天性椎管狭窄与椎间盘突出相比，脊髓症状很明显，侧位像时测定前后径很重要（图4-34），小于12 mm就可以判断有狭窄。

■ **MRI检查** MRI检查可以判断有无突出，突出的位置、类型（与后纵韧带关系），尤其是T_1WI矢状位判断有无脊髓受压，如果有脊髓症状，T_2WI可以判断脊髓内信号是否出现异常，横断位可以判断是脊髓压迫还是神经根的受压（图4-35）。

■ **其他检查方法** 造影检查在椎间盘突出位置可见造影剂局部充盈缺损，延迟造影CT检查可以更好地观察突出物的位置和脊髓横断面的变性（图4-36）。动态摄片也很重要，尤其是伸展位时可以观察到黄韧带对脊髓的压迫情况。

颈椎间盘病变的单纯CT所见，见第125页，参照图4-25。

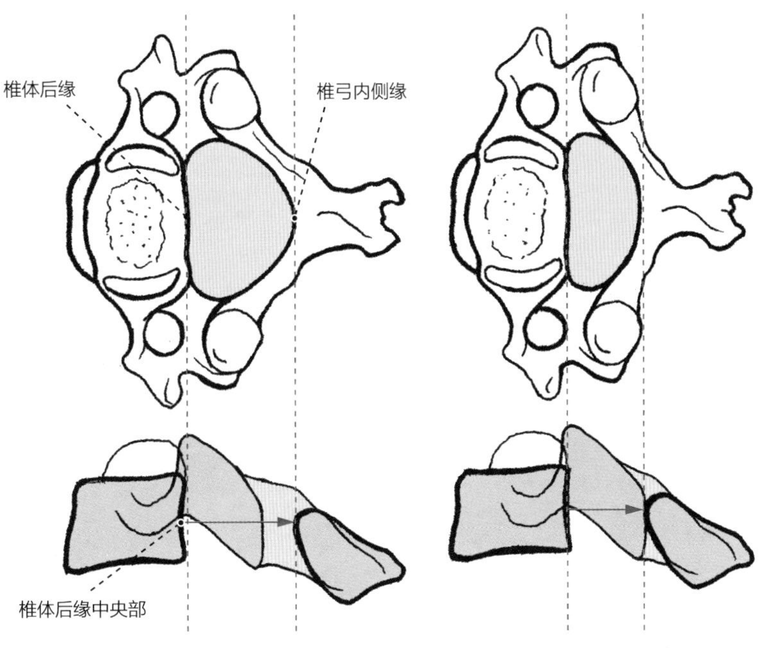

a. 正常（15~16 mm）　　b. 先天性椎管狭窄症（12 mm以下）

图4-34　先天性椎管狭窄症的椎管前后径

先天性椎管狭窄患者，与轻微的椎间盘突出比较，常常有明显的脊髓症状。

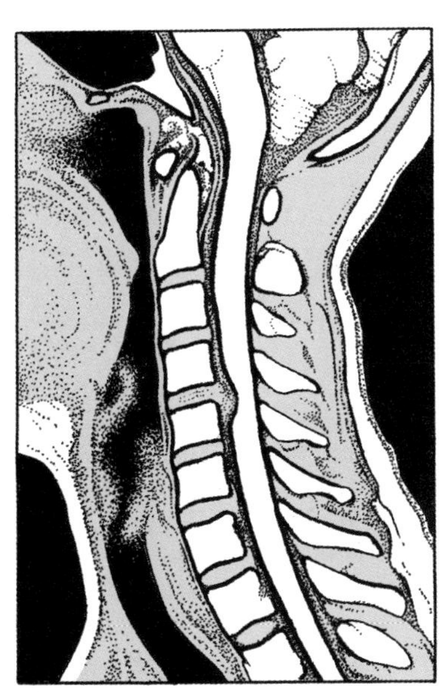

a. T_1WI矢状位像

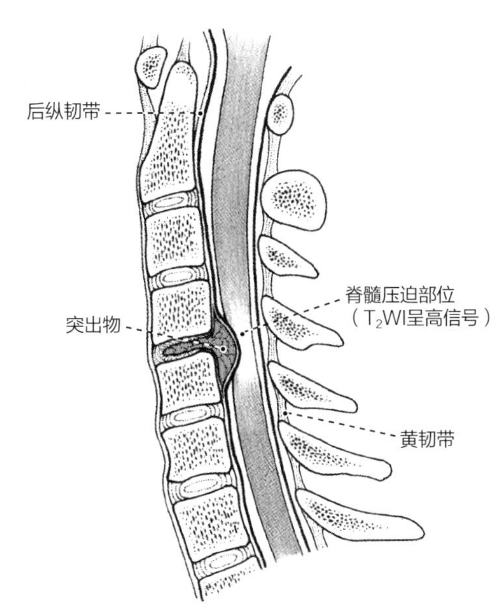

b. 椎间盘正中突出导致的髓内信号异常

图4-35　颈椎间盘突出的MR像

颈椎间盘突出时，后纵韧带浅层及硬膜的低信号区域和椎体后缘及后纵韧带深层低-无信号区域之间，可见与脊髓类似信号的瘤样病变。有脊髓症状时可见脊髓变性，T_2WI可见髓内高信号影。

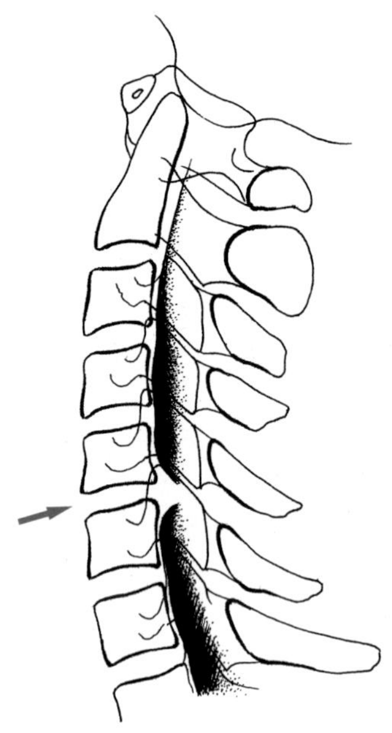

a. 脊髓造影侧位像

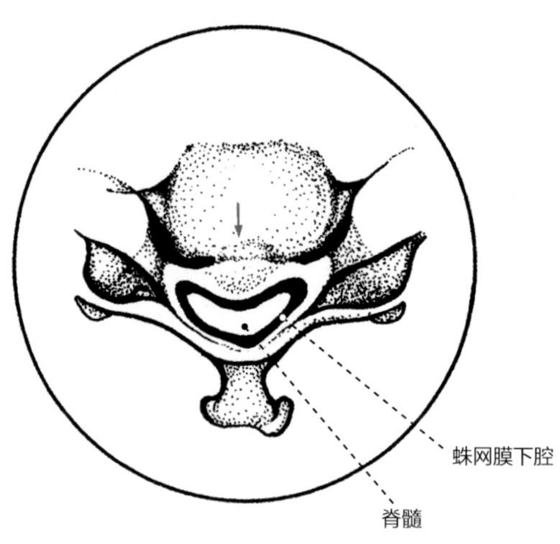

b. CTM

图4-36 椎间盘正中突出的脊髓造影

a：后方见楔形充盈缺损（箭头）

b：蛛网膜下腔增宽，造影剂呈戒指样压迫脊髓（箭头），脊髓变形如飞镖样。

5 颈椎病

颈椎病是与年龄相关的颈椎退行性改变，中老年多见，称为退行性颈椎病。

■ **病理** 颈椎变性一般从20岁以后就开始，椎间盘组织断裂、脱出，椎体间异常活动，韧带增厚，骨赘形成，椎间小关节肥大等一系列的变化，随年龄增长一起进展（图4-37）。这种变化和椎体后外侧形成的Luschka关节骨赘、椎间小关节骨赘一起向椎管和椎间孔突入，其结果导致椎管和椎间孔狭窄而出现神经症状，外侧的骨赘也会压迫椎动脉（图4-38）。

■ **症状** 骨赘形成导致椎间孔狭窄而出现神经症状，包括上肢麻木，放射痛等。颈椎后伸时症状加重。在椎管先天狭窄的基础上，包括Luschka关节在内的椎体周围骨赘形成的静态因素和颈椎后伸引起脊髓压迫的动态因素共同作用引发脊髓症状，如手指麻木、精细动作障碍、手肌萎缩、痉挛性步态、膀胱障碍等。椎动脉受压时出现脑循环障碍，发作眩晕等。

■ **X线检查** 颈椎正位、侧位、两个斜位，前屈后伸侧位像。斜位可以发现因为骨赘形成导致的椎管狭窄（图4-39）。侧位像测定椎管前后径，前屈后伸位判断有无椎体不稳（图4-40）。

■ **MRI检查** T_1WI像矢状位观察前方或后方脊髓受压因素和脊髓受压程度，T_2WI像可以观察到脊髓内的高信号（图4-41），T_1WI像观察脊髓有无变形、变扁的程度等。

■ **其他检查方法** 造影和CT造影，显示椎体后缘骨赘和增厚黄韧带对脊髓的压迫部位和程度。

图像所见与临床神经症状一致时，可以诊断本病。

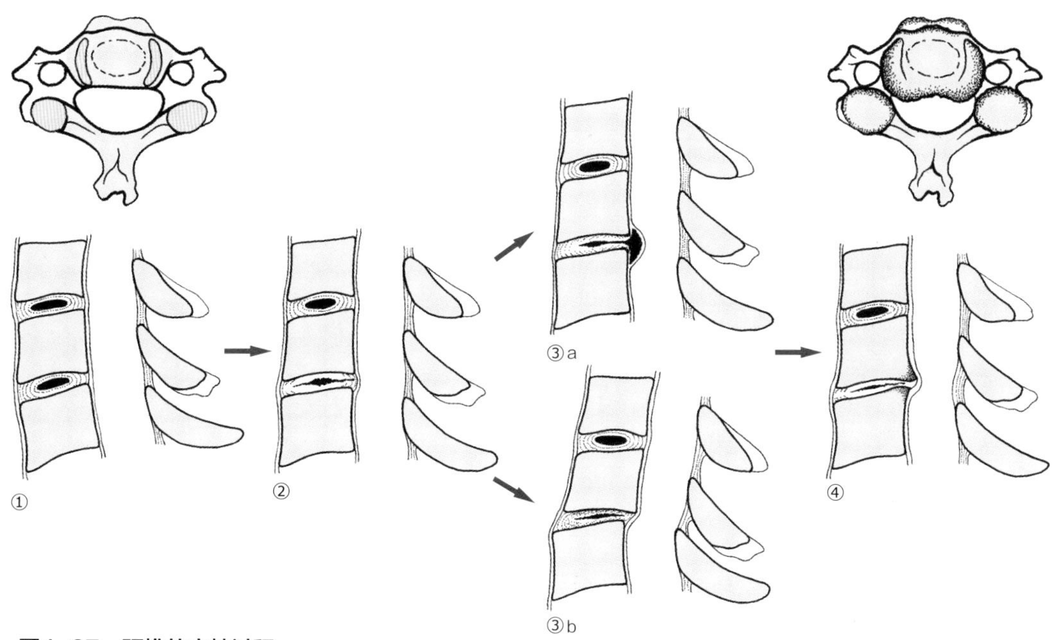

图4-37 颈椎的变性过程

①：正常椎间盘。

②： 椎间盘组织变性、断裂，同时椎间小关节咬合紊乱。

③a：不时出现椎间盘的突出。

③b：椎体间出现异常的活动性。

④：韧带肥厚，骨赘形成，椎间小关节肥厚，其结果椎管、椎间孔狭窄，出现神经受压症状。有先天性椎管狭窄（参照图4-34b）者，脊髓压迫症状更多见。

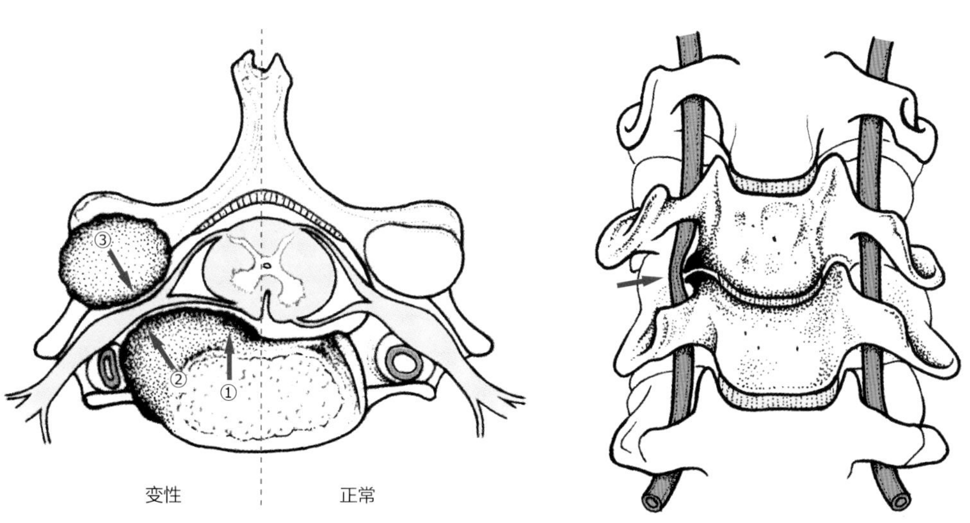

a. 骨赘导致椎管和神经根管狭窄

b. 水平骨赘导致椎动脉压迫改变

图4-38 颈椎病引起的神经根症状和脊髓症状的发病机制

a：右侧是正常的椎间小关节和Luschka关节，没有神经根和脊髓的压迫。左侧显示的是向椎管①和神经根②内突出的Luschka关节的骨增生，椎间小关节退变③向椎间孔突入，这三种情况可导致脊髓和神经根受压迫，出现相应症状。

b：因为外侧的骨赘导致椎动脉受压，颅底动脉血供不足，出现眩晕症状。

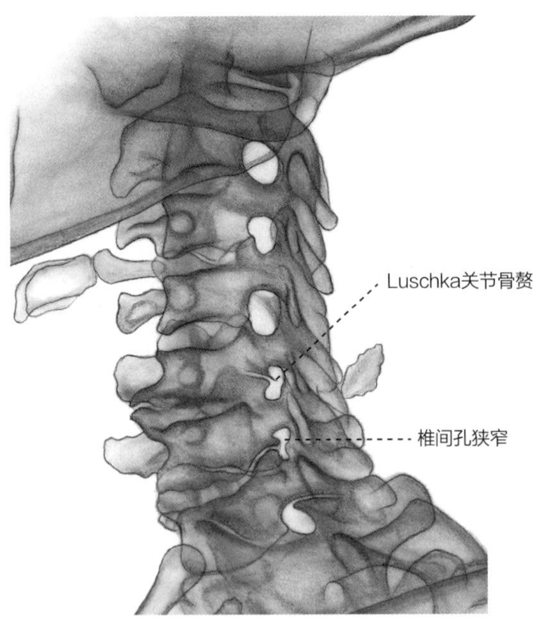

a. X线像（左斜位）

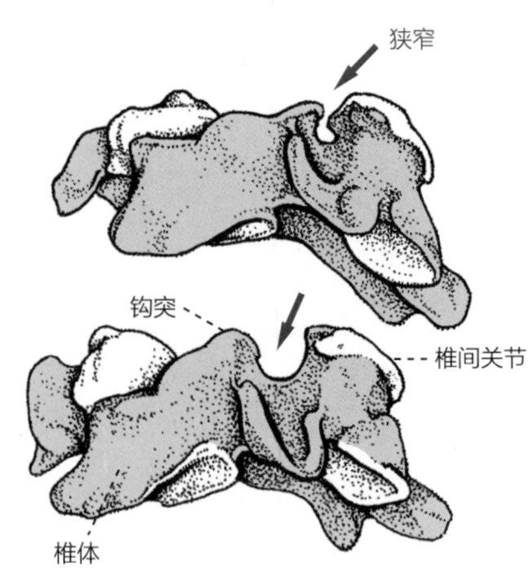

b. 椎间孔狭窄模式图

图4-39　神经根性颈椎病（椎间孔狭窄）

神经根性颈椎病是由于椎间盘变性导致的Luschka关节和椎间小关节骨赘形成，椎间孔狭窄，其结果是神经根受压出现上肢痛。

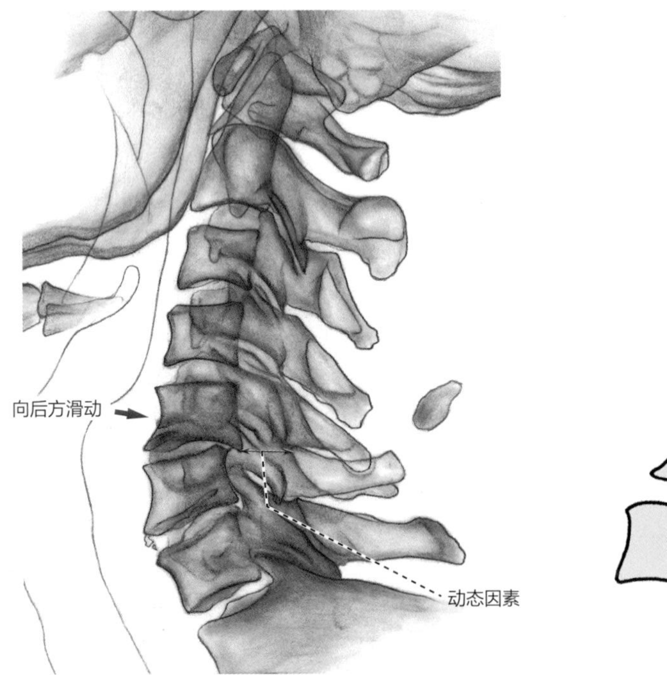

a. X线像（后伸侧位）

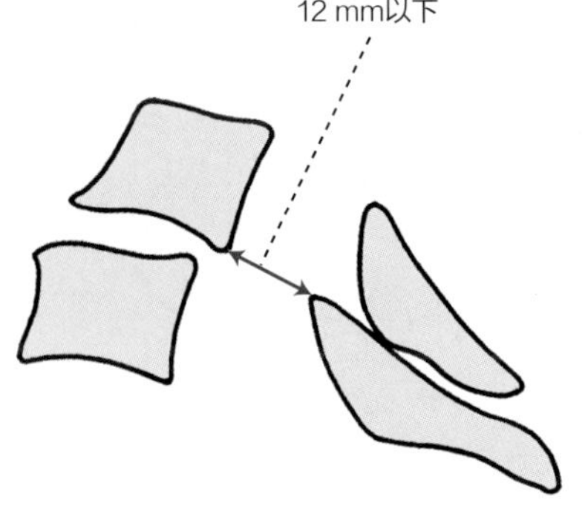

b. 动态因素

图4-40　脊髓性颈椎病（动态因素）

后伸侧位像（暗盒-焦点距离：1.8 m）测量上位椎体后下角和下位椎椎弓前端之间距离。小于12 mm提示有动态性椎管狭窄（dynamic canal stenosis），是脊髓性颈椎病（cervical spondylotic myelopathy）发病因素。

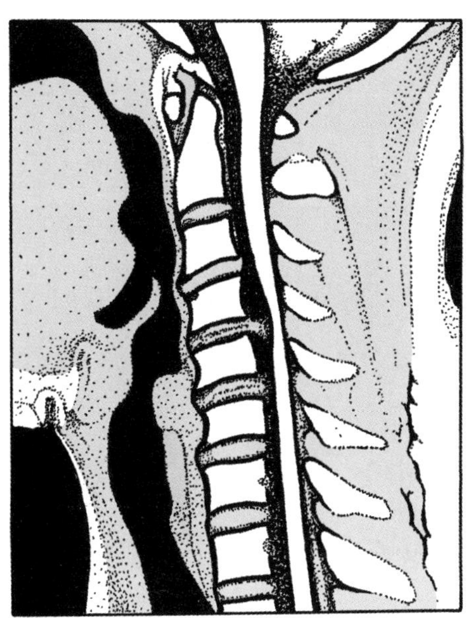

a. MRI T_1WI矢状位像

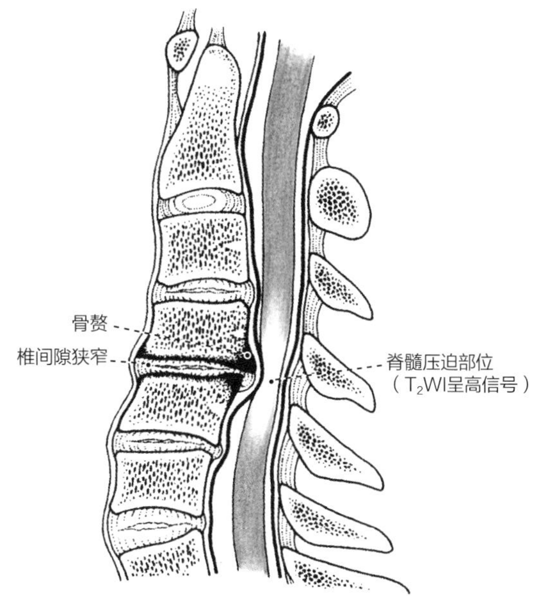

b. 脊髓性颈椎病时脊髓内信号的异常

图4-41 脊髓性颈椎病（骨性椎管狭窄）

a：骨赘呈无信号，但可以显示脊髓的压迫状况。

b：T_2WI显示的高信号区域反映了与运动、感觉传导有关的脱髓鞘、轴索和髓鞘的变性破坏以及胶质增生等不可逆异常改变。

6 颈椎后纵韧带骨化

颈椎后纵韧带骨化（OPLL）是沿着颈椎体后缘走向的后纵韧带发生异常骨化，椎管狭窄，慢性压迫脊髓和神经根的一种疾病，本病日本人最常见，颈椎最多见，胸椎也可见。原因不明，可能与糖代谢异常、内分泌障碍、遗传因素、局部因素等有关。

■ **症状** 上肢麻木，手指精细动作障碍，下肢痉挛性麻痹等。一般脊髓症状缓慢发生进展，但出现跌倒或者颈部外伤等可使疾病加速恶化。

骨化的形态，在椎体的后方，与椎体一致呈分节样改变；也可以是跨越椎间盘，呈连续型骨化；或者是上述两者的混合型（图4-42）。混合型和连续型容易出现脊髓症状。

■ **X线检查** 颈椎侧位像可以显示包含椎管在内颈椎全程及骨化整体形态（图4-43a）。根据骨化后导致椎管前后径的改变可以判断骨化韧带的厚度，称为骨化百分率，当超过40%时，脊髓症状发作的频率增高，当骨化率超过50%时，出现6成比例的脊髓症状，超过60%时，几乎都有脊髓症状（图4-43b）。

■ **CT检查** 横断面可以显示骨化所占据的椎管位置（图4-44）。多层面重建后矢状位对骨化形态的勾画更清楚，尤其是判断分节型骨化以及有无硬膜的骨化。

■ **MRI检查** 判断骨化与脊髓的关系，判断骨化对脊髓的压迫程度（图4-45）。

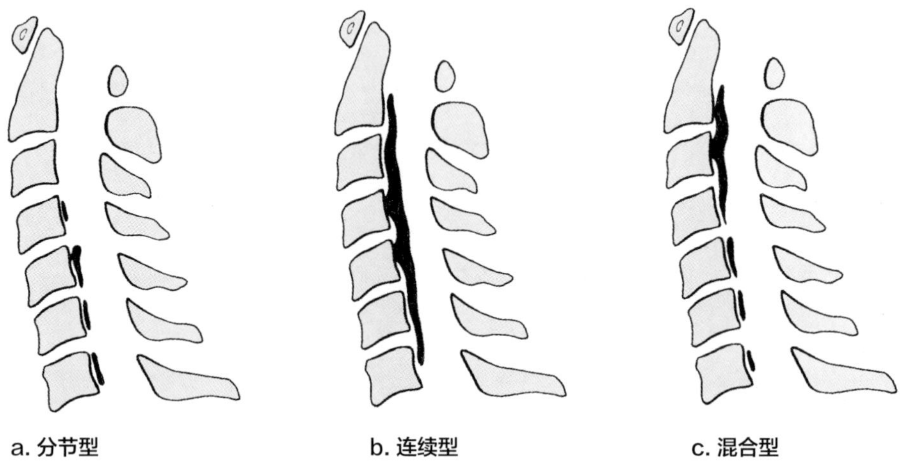

图4-42 X线像显示颈椎后纵韧带骨化的类型

连续型和混合型引起脊髓症状最多见。分节型引起的脊髓症状主要是合并的椎间盘病变导致椎管狭窄。

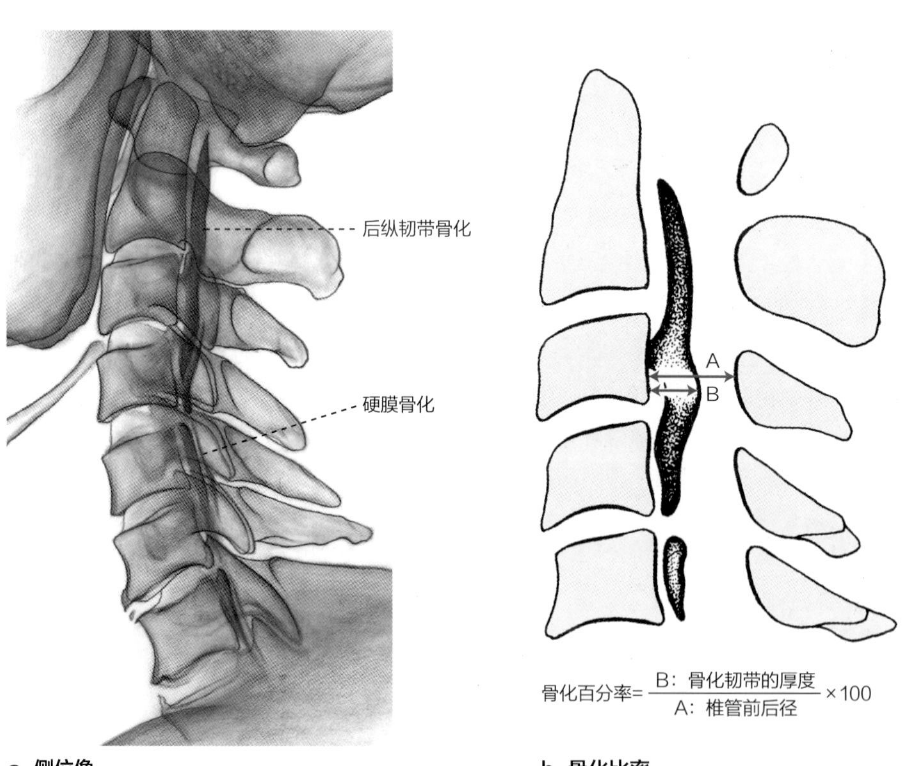

图4-43 颈椎后纵韧带骨化X线像和骨化百分率

a：双重骨化提示硬膜也出现骨化。

b：超过40%，容易出现脊髓症状。超过60%，几乎全部出现脊髓症状。

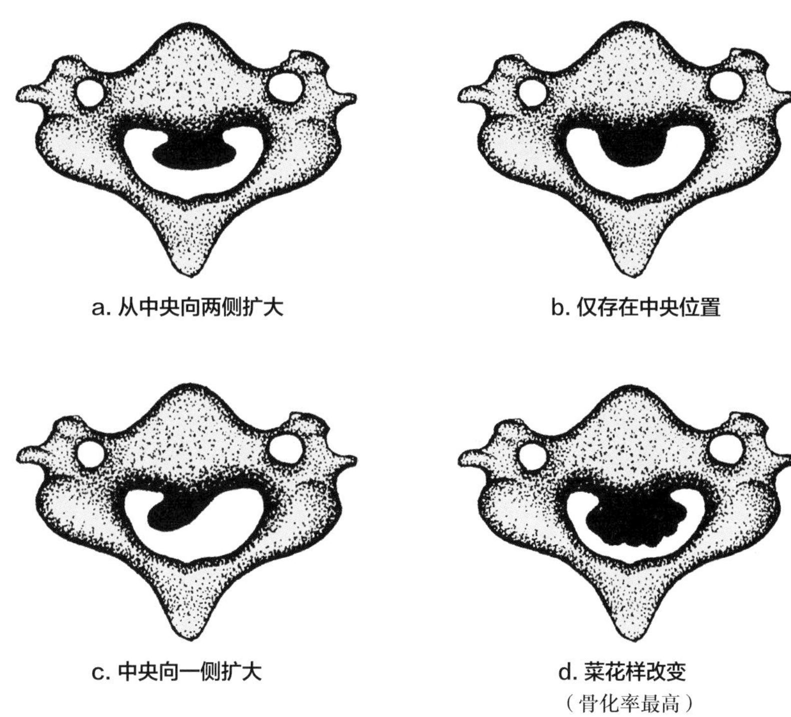

a. 从中央向两侧扩大　　b. 仅存在中央位置

c. 中央向一侧扩大　　d. 菜花样改变（骨化率最高）

图4-44　颈椎后纵韧带骨化单纯CT像显示骨化形态

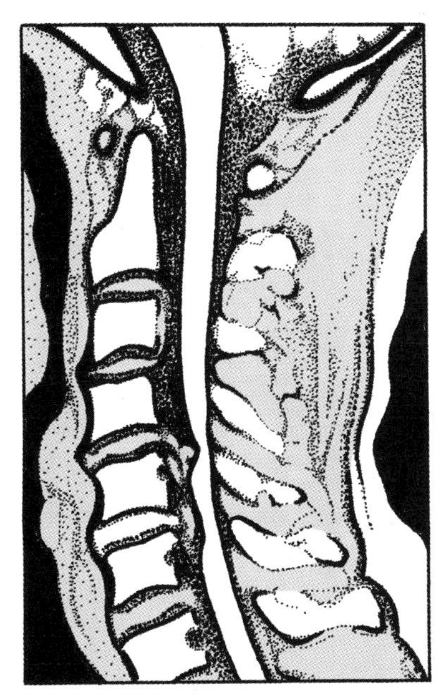

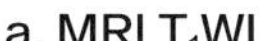

a. MRI T_1WI

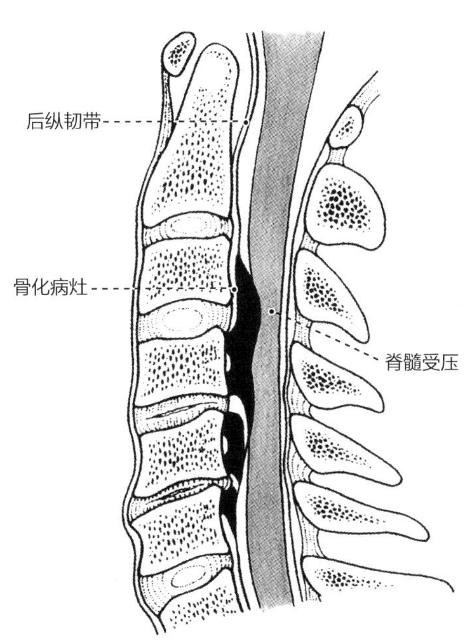

b. 后纵韧带骨化（混合型）模式图

图4-45　颈椎后纵韧带骨化症MR像

a：可见无信号的骨化灶与压迫所致的脊髓变形。

b：后纵韧带肥厚、骨化，脊髓慢慢地受压出现脊髓症状。

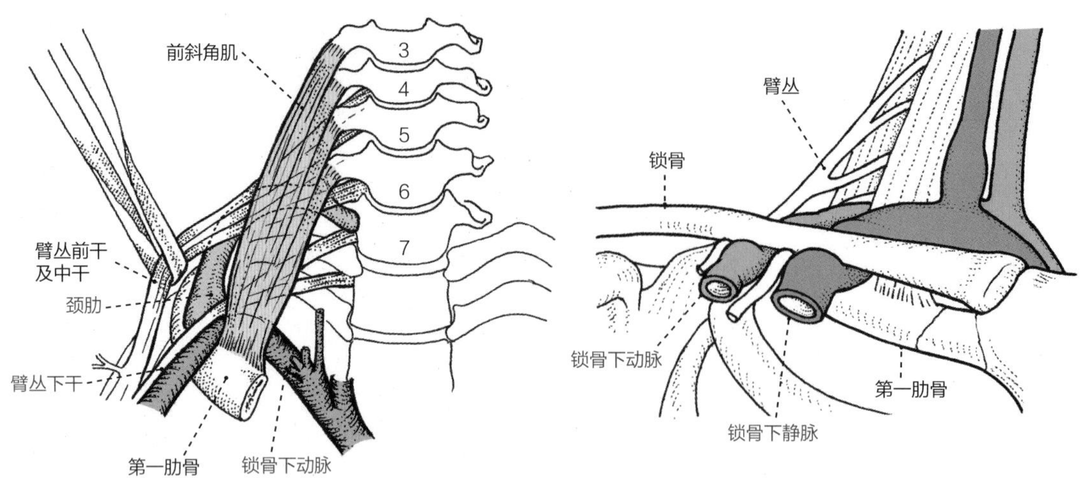

a. 前斜角肌综合征　　b. 肋锁综合征

图4-46　胸廓出口综合征

a：胸廓出口综合征主要的病理改变是斜角肌异常。臂丛和锁骨下动脉在前斜角肌和中斜角肌之间受到压迫，上肢出现苍白、缺血性疼痛、麻木、倦怠等症状。颈肋易导致前斜角肌综合征。

b：胸廓出口综合征的主要病理改变是肋锁间隙异常，锁骨下动脉在第一肋骨和锁骨间受到压迫，上肢出现缺血，引起上肢苍白、疼痛。锁骨下静脉受压则出现上肢和手发紫等异常。

7 胸廓出口综合征

胸廓出口综合征（thoracic outlet syndrome）是指因神经和血管异常导致的上肢痛、上肢麻木及颈肩部疼痛的疾病。臂丛和锁骨下动脉形成的血管神经束在向远端走行过程中，有多处可能会受到卡压。其中之一是前斜角肌、中斜角肌和第一肋之间构成的三角部（斜角肌三角），这个位置受到卡压，称为前斜角肌综合征（scalenus syndrome）。当颈肋出现时会从后方压迫而容易出现症状（图4-46a）。另外，从颈肋至胸廓出口有横行异常的纤维束状物也是引起卡压的原因。

其次是通过锁骨和肋骨之间（肋锁间隙）时发生的肋锁综合征（costoclavicular syndrome）（图4-46b）。另外，在末梢，附着于肩胛骨喙突的胸小肌下方因为有臂丛和锁骨下动脉通过，这个位置受到卡压，称为胸小肌综合征（pectoralis minor syndrome）。

这些都称为胸廓出口综合征。

■ 症状　可出现肩膀至前臂，乃至手指的麻木、无力、感觉异常、疼痛，手指发冷、发紫等多种症状。这些症状一般是发作性的，在上肢特殊体位比如上举等时才出现或者明显，而恢复原位时症状缓解。

好发年龄为20～30岁，男女比例为1：3，女性多见，尤其是溜肩女性。胸廓出口综合征明确诊断很困难，需要与很多其他疾病进行鉴别诊断。

■ X线检查　单纯X线检查包括颈椎六个体位，胸椎两个体位及肋锁间隙摄片（第42页，参照图1-63）。可以发现颈肋、肋骨畸形、颈椎异常、锁骨-第一肋骨间隙狭窄等异常。另外，血管造影有助于诊断，观察血管有无狭窄。检查时要采用出现症状的体位。

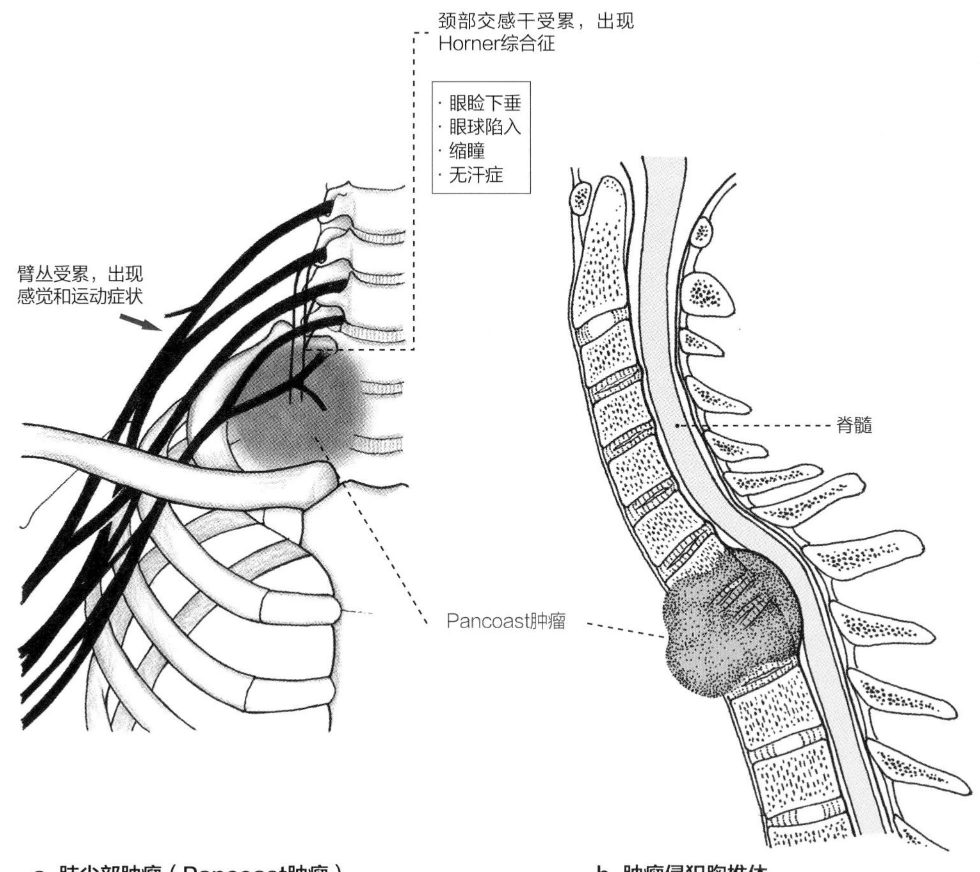

a. 肺尖部肿瘤（Pancoast肿瘤）

b. 肿瘤侵犯胸椎体

图4-47　Pancoast综合征

a：颈部软组织受累。

b：骨破坏出现，导致脊髓出现症状。

8 Pancoast综合征

发生于肺尖部，累及第一肋骨和颈椎的肺癌，称为Pancoast癌。容易出现Horner征（同侧眼睑下垂，眼球凹陷，缩瞳，无汗症等）以及剧烈的臂丛神经痛，上肢肌萎缩等症状，称为Pancoast Horner综合征（图4-47）。

■ 症状　疼痛部位与颈椎病类似，位于肩胛部及上肢，本病常见症状在上肢的内侧。颈椎病好发部位是C_4~C_6，50~60岁男性多见。

■ X线检查　胸部正位·肺尖摄片和颈椎正位摄片。胸部X线像即使没有发现肿瘤，但可发现引起疼痛的肺尖胸膜增厚，这时即使没有Horner征，也要怀疑有Pancoast肿瘤的可能，有必要拍摄包含上部肋骨的颈椎正位片，发现肋骨破坏可以明确诊断。常常是在第1~3肋骨内侧缘开始出现破坏（图4-48）。

■ CT检查　CT可以发现病灶，了解累及的范围。可发现肋骨、横突、椎体等的骨破坏以及肺尖肿块影。

■ MRI检查　颈部MRI冠状位有帮助，发现锁骨下动脉，臂丛有无受到肿瘤侵犯。

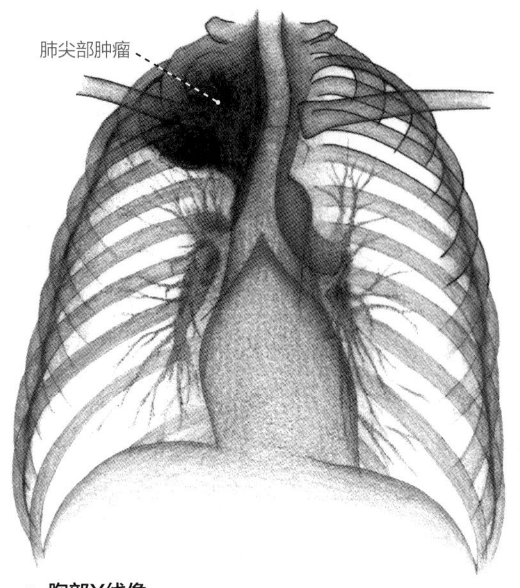

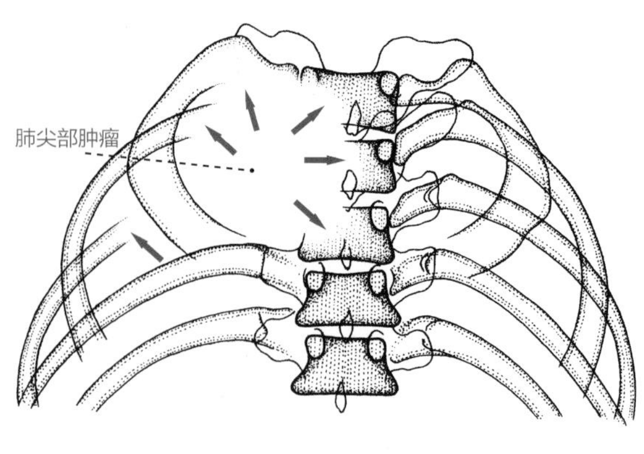

a. 胸部X线像

b. 肋骨X线像

图4-48 Pancoast肿瘤

a：一侧肩胛痛、上肢痛、肺尖部见肿块影。

b：第1～3肋骨内侧出现骨破坏。

9 上位颈椎损伤（寰椎，枢椎）

颈椎损伤（injuries of the cervical spine）是由于外力导致颈部过度屈曲或过度伸展，或强制旋转屈曲后，颈椎、颈髓和神经根等受伤。常合并头部外伤。

■ **X线检查** 急诊摄片包括颈椎正侧位两个基本体位，必要时追加其他体位摄片。颈椎侧位非常重要，可以了解很多信息（图4-49）。

单纯X线检查主要观察以下几个方面：

（1）有无骨折：椎体骨折（压迫，粉碎），椎弓骨折，棘突或横突骨折等。

（2）有无脱位，两侧或一侧性小关节脱位、嵌顿。

（3）有无颈椎不稳：必要时加拍前屈后伸位片。

（4）颈椎前方软组织肿胀提示合并中下部颈椎损伤。

另外，高位颈椎损伤，怀疑齿状突骨折时，要加摄开口正位像。

■ **CT检查** CT、MRI检查可以判断损伤形态、程度和范围。CT可以诊断平片难以发现的椎体、椎弓的线性骨折，椎弓根部、侧块的隐匿性骨折。三维CT可以判断骨折类型和损伤位置。

CT检查时需要注意的是，当怀疑高位颈椎损伤时，与OM线（参照125页）平行自枕骨大孔到枢椎进行连续扫描，使椎体和椎弓在同一层面显示。中下部颈椎损伤时，与椎体长轴垂直扫描。当有脊髓、神经根症状，怀疑有神经根损伤时，可以采用CTM检查。

■ **MRI检查** 判断脊髓压迫原因（骨折片，外伤性椎间盘突出等），有无脊髓损伤以及损伤程度等。

脊髓损伤时伴随的脊髓出血和脊髓组织的肿胀，随着时间变化开始出现坏死软化、吸收、纤维化等（第396页，参照图14-73）。

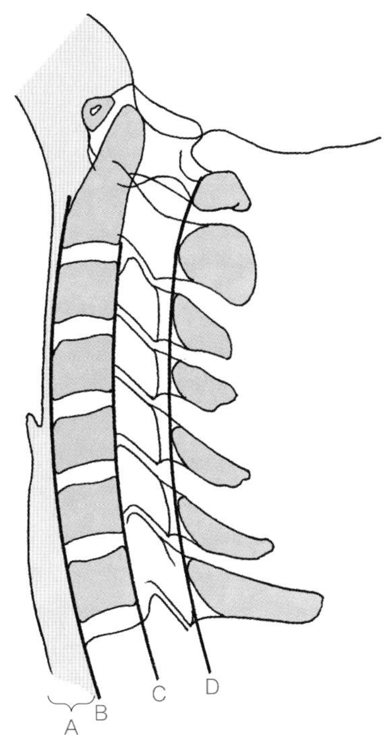

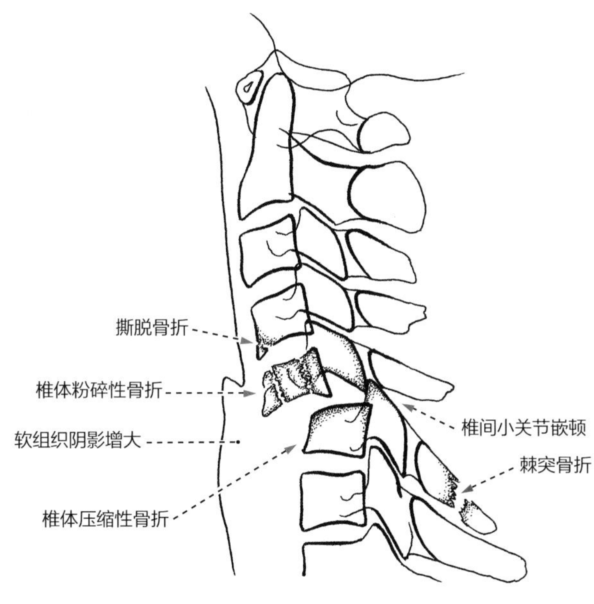

a. 正常

A：颈椎前面软组织阴影　B：椎体前缘线

C：椎体后缘线　D：椎弓内侧缘线

b. 颈椎损伤后各种异常改变

图4-49　颈椎侧位像检查要点

怀疑颈椎损伤时，摄颈椎侧位像，首先确认椎体前缘线，后缘线和椎弓内侧缘线是否连续，其次观察椎间隙、棘突间间隔、寰椎前弓后缘与齿状突前缘之间的距离（ADD）有无异常，如出现问题，就要考虑有椎体、椎弓骨折伴脱位等可能。

在受伤48小时以内的急性期，T_2WI观察很重要。低信号区是脱氧血红蛋白，即出血病灶，高信号区域是周围水肿。病灶大则预后不良。亚急性期因为血肿是正铁血红蛋白，T_1WI和T_2WI均为高信号，周围水肿在T_2WI呈高信号，如果病灶范围大也提示预后不良。慢性期因为水肿消失、坏死、软化以及含铁血黄素沉积而出现低信号。肿胀、脱髓鞘、空洞等T_1WI低信号，T_2WI呈高信号。损伤软化灶越大，瘫痪症状越重。血肿的演变过程见第390页，参照表14-2。

1 Jefferson骨折（寰椎爆裂骨折）

Jefferson骨折是寰椎前弓、后弓的爆裂骨折，由于高处坠落时头颈部着地，受到强烈打击所导致（图4-50a）。主诉疼痛，因为该处椎管较宽大，不易发生脊髓损伤，四肢麻木也少见。

■ **X线检查**　张口正位像显示寰椎侧位向外侧移位时要高度怀疑Jefferson骨折（图4-50b）。CT可以明确显示前后弓的骨折。当侧块韧带附着部剥离时，要高度怀疑横韧带断裂。寰椎横韧带见111页，参照图4-2。

2 Hangman骨折（枢椎关节突间骨折）

Hangman骨折是发生在枢椎关节突间的骨折，因为容易在绞刑时发生，因此称为Hangman骨折（图4-51）。Hangman骨折是上部颈椎骨折中常见的类型。

■ **受伤机制**　颈椎急剧过度伸展时发生，如交通事故时，前额部与前车窗玻璃或仪表盘撞击而发生。受伤外力很大时，C_2～C_3椎间盘受伤，枢椎前方部分向前移位，后方不动，因此椎管扩大，不易出现脊髓症状。

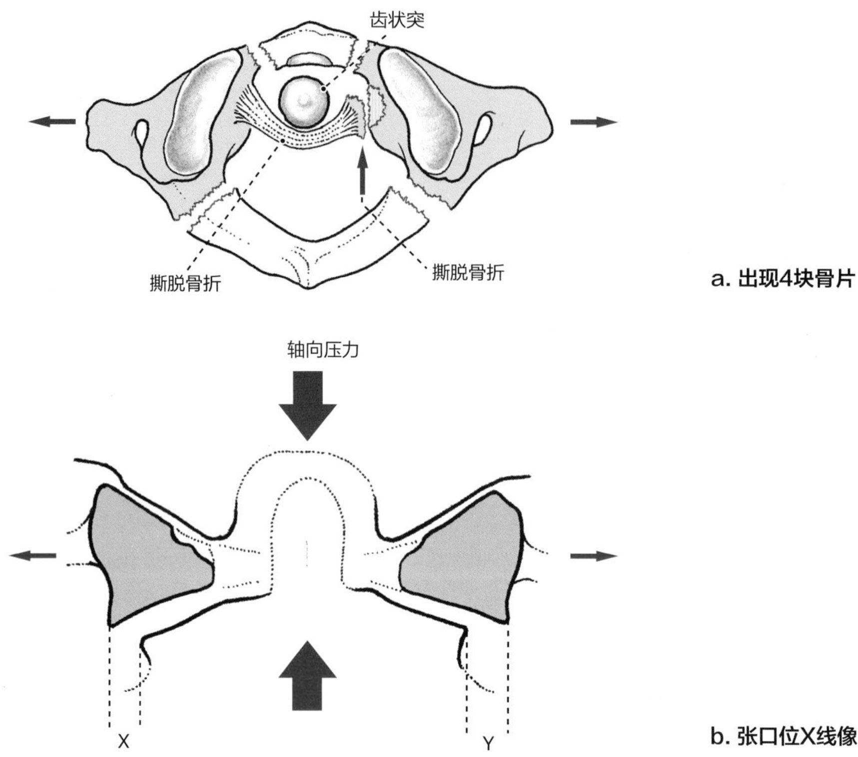

图4-50 Jefferson骨折

a：头部方向急剧轴向压力导致寰椎两侧块和前后弓基底部的骨折，骨折片向外侧方向破裂。

b：侧块向外侧偏移的总和（X+Y）超过7 mm，常提示横韧带损伤，颈部不稳。

■ **X线检查** 单纯X线颈椎侧位像可以发现枢椎体前方滑行，椎弓根有骨折（图4-52a）。正位像骨折线显示不清，斜位可以清楚地显示（图4-52b）。该损伤易合并寰椎后弓骨折，枢椎椎体骨折等。CT可以帮助发现。

3 寰枢关节脱位

寰椎向前方滑脱（atlantoaxial dislocation）多见原因是过度屈曲的外力导致寰椎横韧带断裂，寰椎向前方脱位（图4-53a）。受伤原因包括交通事故、坠落、跌倒等。

■ **症状** 疼痛，根据寰椎向前移位程度可出现延髓、脊髓症状。当有四肢瘫痪、呼吸困难时，要怀疑高位脊髓损伤。

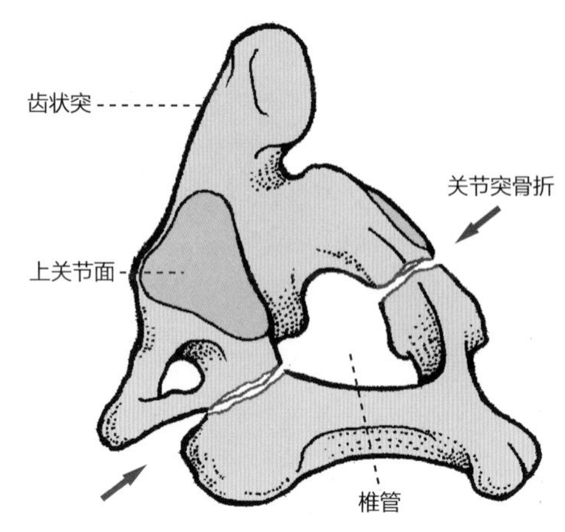

图4-51 Hangman骨折

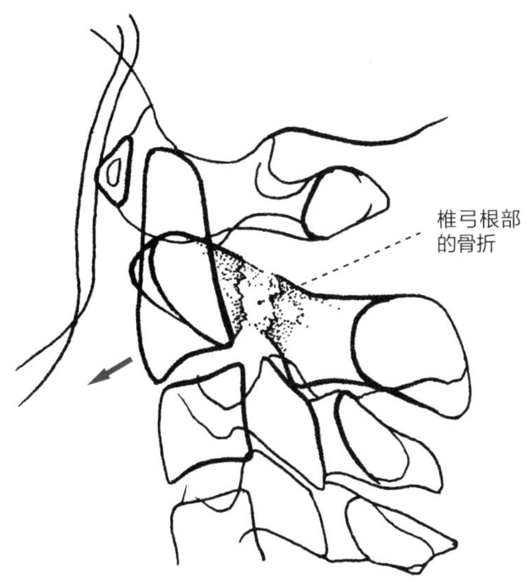

a. 侧位像

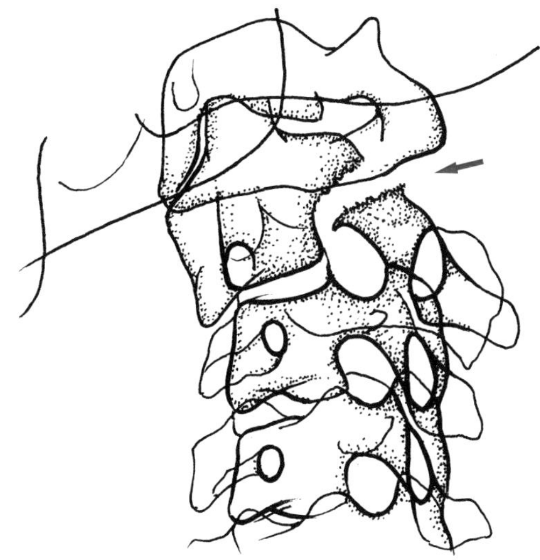

b. 斜位像

图4-52 Hangman骨折X线像

a：枢椎椎体向前移位（箭头），椎弓根骨折。

b：正位像不能显示骨折线，斜位可清楚地显示（箭头）。

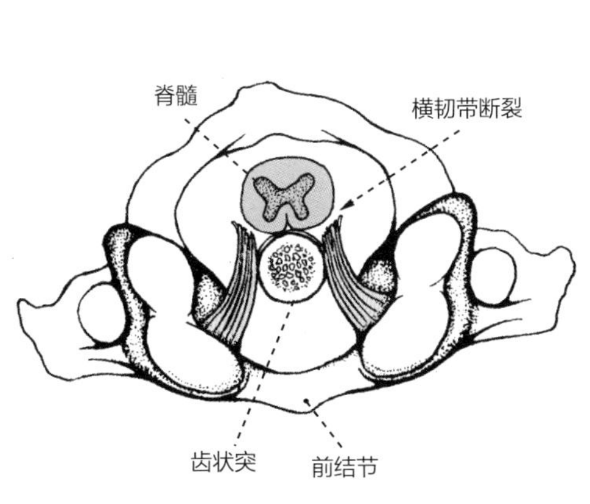

a. 寰椎横韧带断裂，出现脱位

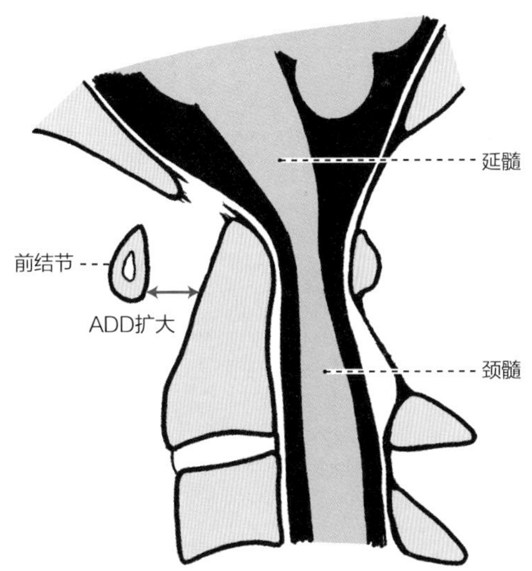

b. 寰椎齿状突间距离（ADD）扩大

图4-53 寰椎前方脱位

a：撞击后过度屈曲而发生前方脱位。

b：ADD通常在前结节的下方测量，成人3 mm，小儿5 mm以上时，要怀疑脱位或不稳。

焦点-暗盒之间距离1.5 m。

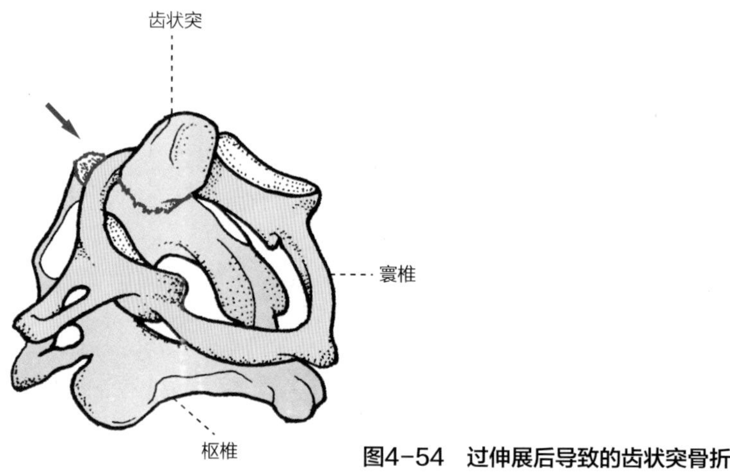

图4-54 过伸展后导致的齿状突骨折

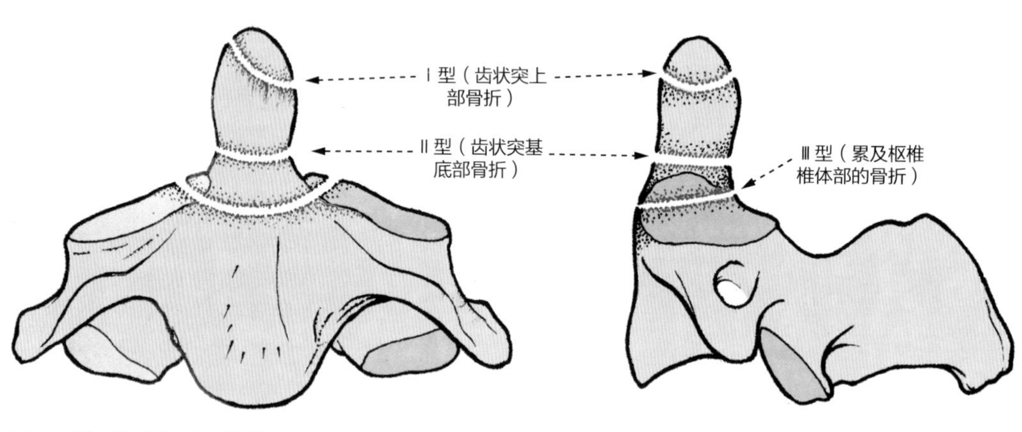

图4-55 齿状突骨折分型

■ **X线检查** 颈椎侧位像判断枢椎前结节后缘与齿状突前缘之间距离，即寰椎齿状突间距（ADD，athantodental distance）。当大于3 mm（小儿5 mm）时，要怀疑寰椎前方脱位（图4-53b）。中立位和后伸位不易观察脱位，前屈位可以帮助诊断。因此，摄片时要注意，无准备时不要拍摄前屈后伸位片。

4 枢椎齿状突骨折

齿状突骨折（fracture of the odontoid process）是头部外伤时合并的损伤，由于头部急剧过度伸展或屈曲加上剪切力作用后导致（图4-54），受伤原因包括交通事故和坠落。

■ **分类** 根据骨折部位分为三类，如图4-55所示。第Ⅱ型多见。

■ **症状** 头颈部疼痛，无四肢神经症状（图4-56）。

■ **X线检查** 张口正位像和颈椎侧位可以帮助诊断齿状突骨折（图4-57）。

5 寰枢关节旋转固定

寰枢关节旋转固定（athantoaxial rotatory fixation）是寰椎超过枢椎的生理性活动范围，出现半脱位，多见于10岁以下小儿。本病特点是出现斜颈固定。矫正时会出现明显的疼痛。神经症状取决于旋转程度和方向，通常是没有神经症状。

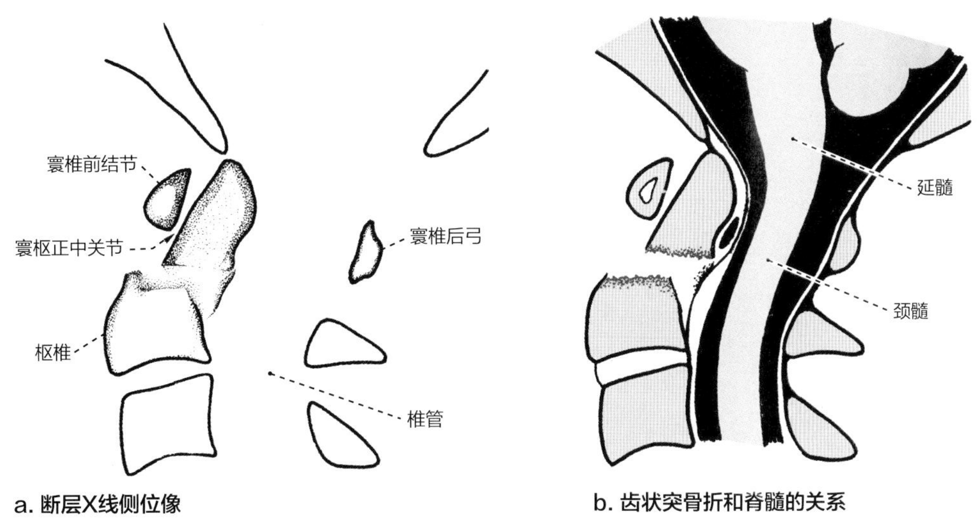

a. 断层X线侧位像　　b. 齿状突骨折和脊髓的关系

图4-56　齿状突骨折

齿状突骨折在通常情况下，没有脊髓的压迫，也没有四肢神经的症状。

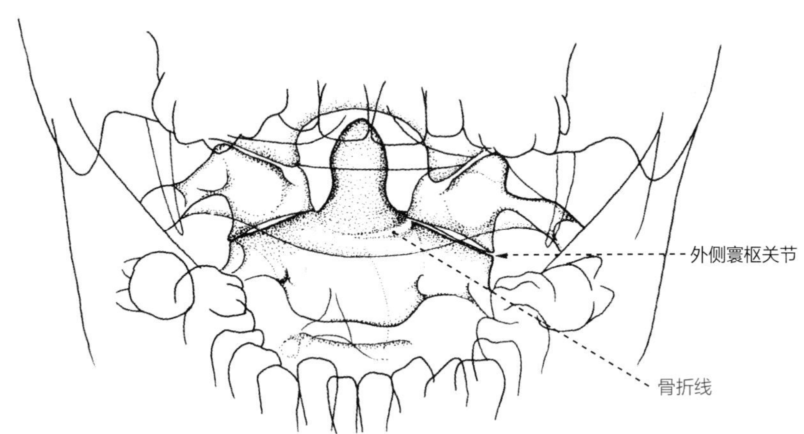

图4-57　齿状突骨折张口正位像

Ⅲ型骨折时，可见骨折线累及到枢椎椎体部。

■ 原因　常因为轻微的外伤，有时合并寰椎关节囊、横韧带的断裂，有时有关节边缘的骨折。另外任何颈部周围炎症（上呼吸道炎症，扁桃体炎，中耳炎，腮腺炎等）也是本病的诱因。因此，外伤和炎症是引起寰枢关节不稳的起因，颈部不仅会有旋转，而且会出现前后方向的半脱位而僵直。

■ 分类　Fielding根据旋转程度和方向不同进行分类，如图4-58分为四型。

■ X线检查　单纯X线张口正位和侧位像（如果可能，采用前屈后伸位侧位像）。因为本病出现斜颈，侧位像时头部正中面与暗盒平行，以上部颈椎为中心照射。张口正位像时，寰椎向前方旋转的侧块显示扩大，可以观察清楚齿状突与该侧块之间距离的变小或者重叠（图4-59）。侧位像显示寰椎前结节后缘至齿状突前缘的距离（ADD）增加（5 mm以上）。

■ CT检查　CT横断面及重建三维图像可以判断寰椎、枢椎间旋转的方向、程度，枕骨寰椎间反方向的代偿性回旋等。CT还可以观察寰枢椎周围软组织的异常（如脓肿等）。

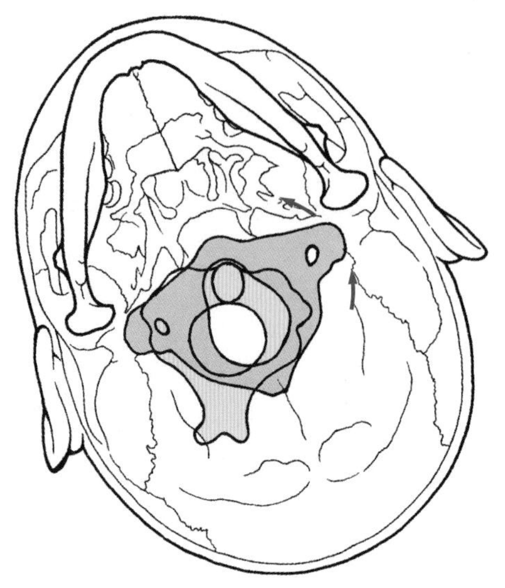

Ⅰ型
旋转固定 + 前方移位（－）

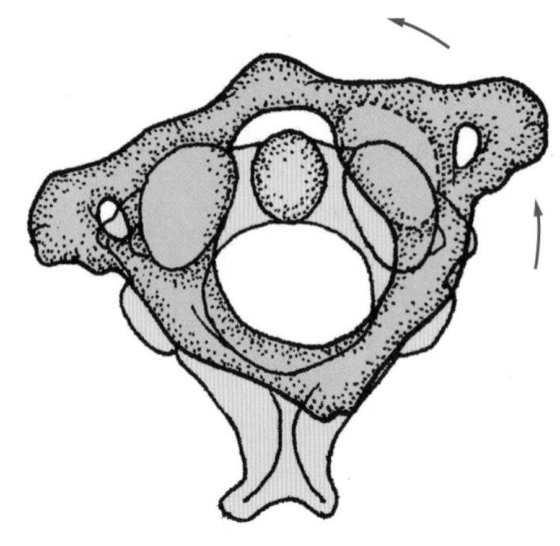

Ⅱ型
旋转固定 + 前方移位（3～5 mm）

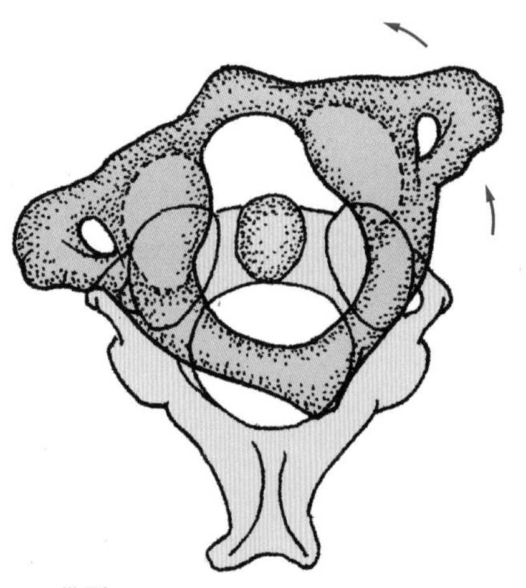

Ⅲ型
旋转固定 + 前方移位（>5 mm）

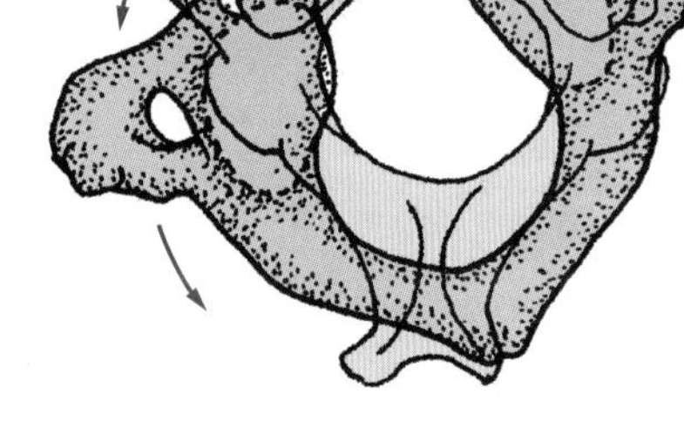

Ⅳ型
旋转固定 + 后方移位（+）

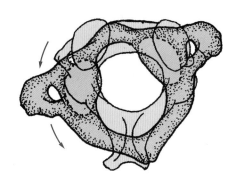

图4-58 寰枢关节旋转固定的Fielding分类

10 中下部颈椎损伤

中下部颈椎损伤是指第3～7颈椎的脊椎损伤及相应高位的脊髓、神经根损伤。受伤原因包括跌倒、坠落、交通事故和运动性损伤等。

1 过屈曲损伤

因为颈椎过度屈曲所致，容易导致重度损伤。

■ **过屈曲脱位** 过度屈曲同时加捻转后发生，后部韧带断裂，形成不稳定损伤。椎间小关节的两侧或一侧出现嵌顿，有时合并关节突骨折。出现两侧脱位后，椎管高度变窄，导致全身瘫痪（图4-60）。一侧脱位时，椎管出现轻微狭窄，因此合并颈髓损伤少见。脱位侧的椎间孔狭小，合并神经损伤多见（图4-61）。

■ **过度屈曲捻挫伤** 不会导致椎间关节脱位、骨折等，但后部韧带群和椎间关节囊损伤引起脊柱后曲畸形，颈髓损伤少见。

■ **椎体压缩性骨折** 过屈曲位时，轴向压力

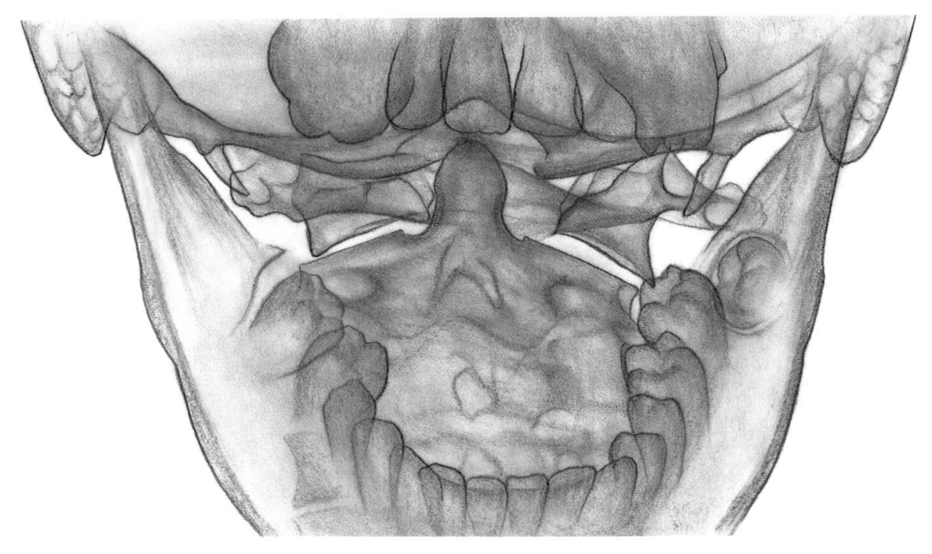

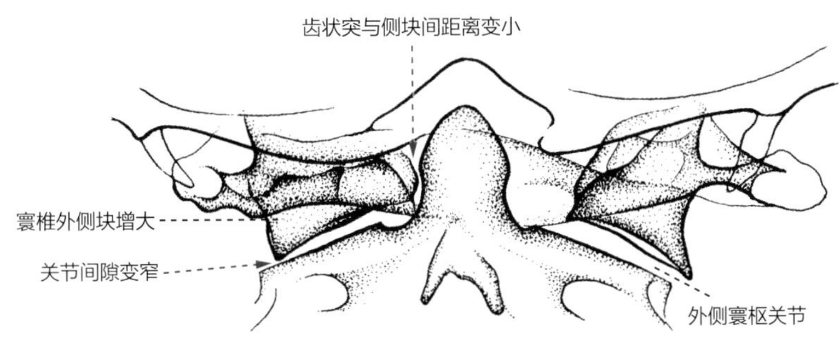

图4-59 寰枢关节旋转固定的正位张口X像

正位张口位X线片，寰椎右侧侧块增大，齿状突与该侧块之间距离以及右外侧寰枢关节间隙变窄。这是由于寰椎相对枢椎向右前下方旋转所致。

导致，椎体前方呈楔形改变，椎体前缘出现小的骨片，是稳定性骨折，不会导致脊髓损伤。

■ **椎体粉碎性骨折** 和压缩性骨折的机制相同，同时外力更强大所导致。粉碎性骨折椎体后方的骨片向椎管内移位，导致脊髓合并损伤多见。椎体的骨片向前下方或前方移位，称为泪滴样骨折（图4-62）。这一型的骨折常合并后纵韧带损伤，骨折椎体向后方脱位引起脊髓损伤。

■ **外伤性椎间盘突出** 过屈曲性损伤导致椎间盘向椎管内突出，易引起颈髓损伤。

2 过伸展损伤

颈椎强制过度伸展时发生。

■ **过度伸展捻挫伤** 因前纵韧带和椎间盘损伤，导致脊柱前弯成角。颈椎病、后纵韧带骨化等导致椎管狭窄的因素存在时，轻微的外伤就可以导致颈髓损伤（图4-63）。

■ **过度伸展压迫损伤** 过度伸展同时有轴向压力后导致，下关节突骨折时，出现前方脱位。由于椎管狭窄程度中等，因此颈髓损伤导致不全瘫痪多见。

■ **棘突骨折** 单纯棘突骨折以斜方肌、菱形肌和竖脊肌附着的C_7棘突多见（图4-64）。除屈曲外力外，急速的肌肉收缩导致的牵引外力也是原因之一。

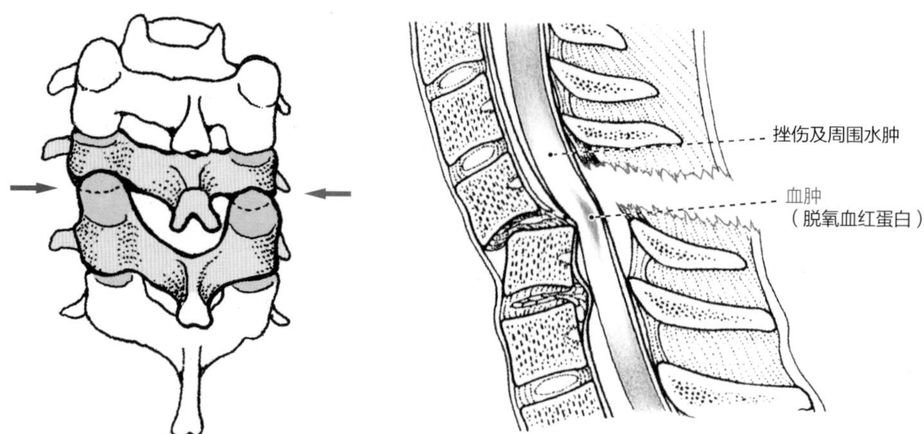

图4-60 颈椎两侧脱位

椎间小关节双侧脱位时，脊髓被脱位颈椎的椎弓以及下位椎体后上缘压迫，出现四肢瘫痪等致命的后果。脊髓损伤MRI检查时T_2WI很重要，急性期出血灶呈低信号，周边的水肿呈高信号，病灶大则预后不良。

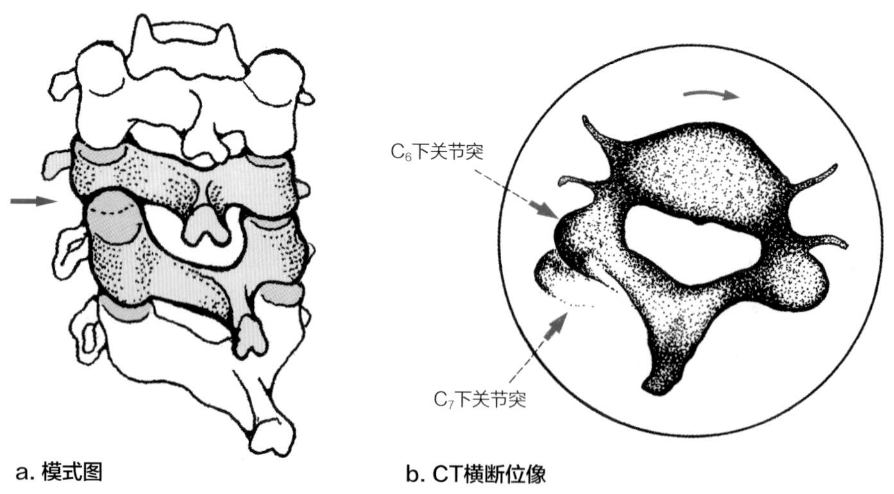

a. 模式图　　b. CT横断位像

图4-61 颈椎一侧脱位

椎间小关节单侧脱位时，椎管轻度狭窄，脊髓合并损伤少见。脱位侧椎间孔狭窄，常常合并神经根损伤的症状。出现支配区域的疼痛、运动和感觉障碍等。

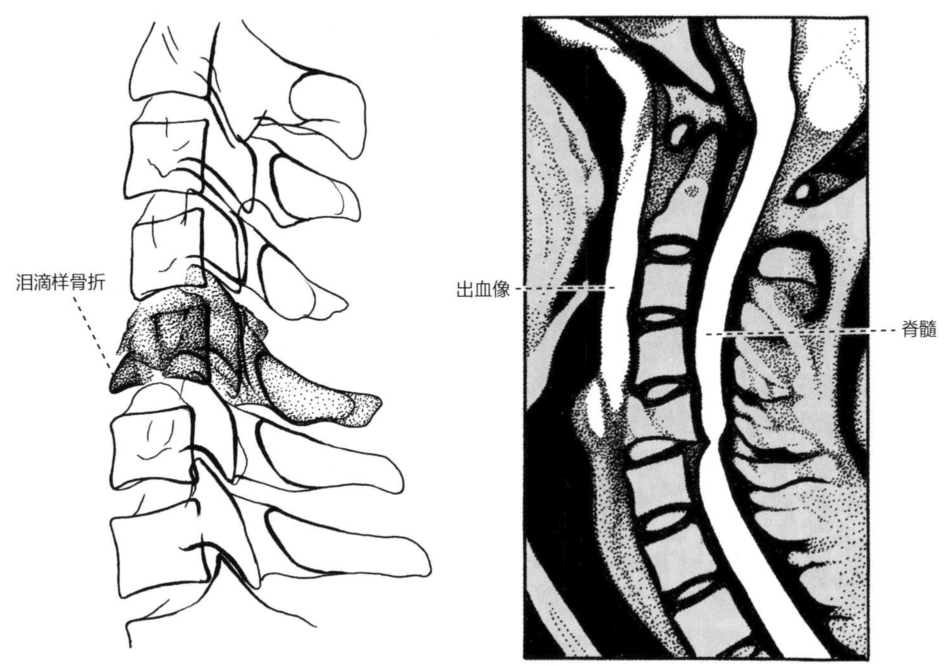

a. 侧位X线像图

b. MRI T_1WI矢状位像

图4-62　泪滴样骨折

a：骨片向前方移位，骨折的椎体发生后方脱位。

b：后方脱位的骨折椎体后下缘和下一椎体椎弓前端之间脊髓明显受压迫变形，另外沿着骨折椎体的上中部前缘可见出血。

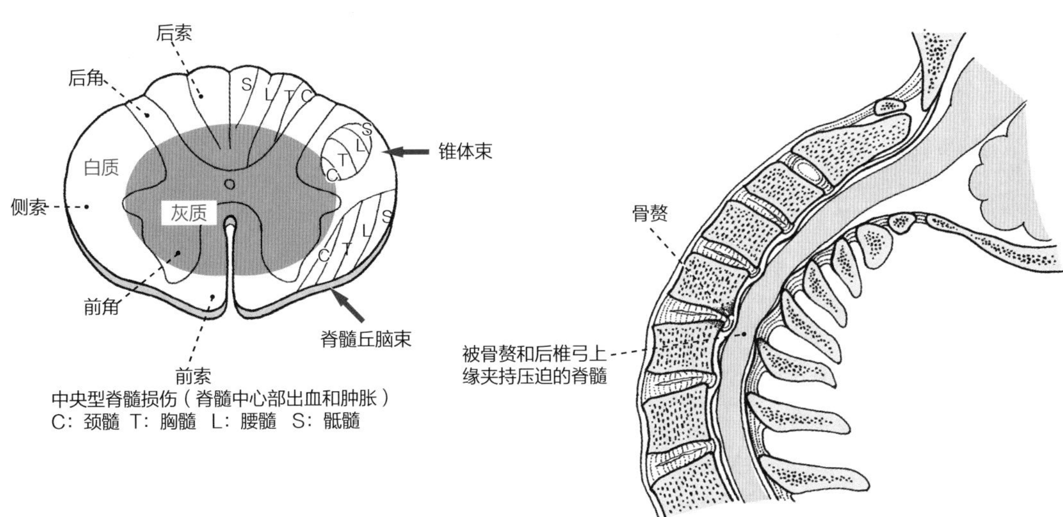

图4-63　无骨折的脊髓损伤（颈椎过度伸展损伤）

X线片显示无明显骨折的脊髓损伤多见于高龄老人，因为轻微的跌倒，前额着地时颈椎过度伸展而发生。X线片显示后方骨赘、后纵韧带骨化等，这是导致过度伸展损伤对脊髓产生的压迫。脊髓灰质中心损伤后（中央型颈髓损伤）即刻出现的下肢和膀胱直肠功能障碍会很快缓解。但会残留手指麻木和精细动作障碍。

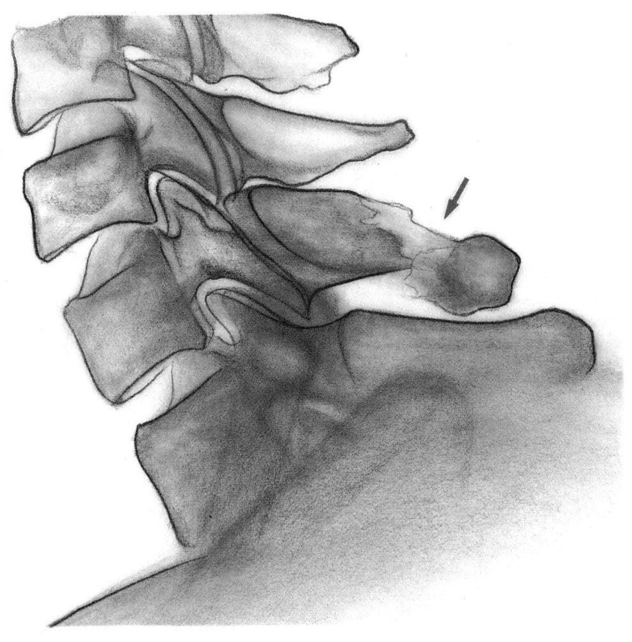

图4-64 第7颈椎棘突骨折的X线像（箭头）

11 神经根剥脱损伤

牵拉导致的神经根损伤的代表是摩托车摔倒时，上肢急剧地向外下方牵拉，颈椎被迫侧屈，臂丛遭到强烈的牵引力量导致臂丛神经麻痹。神经损伤形态与牵引力的强弱有关，分为部分损伤和神经根完全从脊髓离断两种。预后包括完全恢复、重度瘫痪不等。

脊髓神经根从脊髓完全脱离，从硬膜外完全剥离，称为神经根剥离损伤（图4-65）。

■ **症状** 断裂的神经根所支配区域出现神经脱失症状。臂丛5个神经根完全断裂时，肩关节、肘关节、腕关节手指全部出现运动性瘫痪。

■ **X线检查** 脊髓造影可见造影剂从硬膜向外渗漏，硬膜呈囊肿样改变。

■ **MRI检查** T_1WI像可以显示缺损的神经根。

12 颈椎类风湿病变

类风湿关节炎（RA）是原因不明的慢性自身免疫性疾病。主要影响关节的滑膜，最初影响四肢关节，随着病变进展，累及脊柱。病灶主要表现为滑膜的异常增殖，增殖的滑膜损伤关节软骨，然后损伤骨性关节面，出现骨的糜烂。脊柱病变主要累及颈椎，尤其是滑膜性的寰枢关节（图4-66）。齿状突周围的滑膜病变导致寰椎横韧带、关节囊松弛，齿状突吸收变小，寰椎向前方半脱位（寰枢关节半脱位）。随着病变进展，寰枕关节、侧方寰枢关节的破坏，导致寰椎下沉，齿状突相应向上突出，出现垂直型脱位（假性颅底凹陷症）。齿状突破坏后向后方半脱位较少见。

中下部颈椎有滑膜的关节遭到破坏后，椎弓、棘突、椎板受到侵蚀，韧带松弛，颈椎全体发生前后方向的滑行变形（枢椎关节半脱位）。

最多见的是寰枢关节半脱位。当多个关节被破坏时寰枢关节垂直半脱位和中下颈椎半脱位的发生频率较高。

■ **症状** 因病变部位不同，症状各异。寰枢关节病变则表现为枕部、后颈部疼痛，颈椎活动受限，捻发音，除了半脱位导致的脊髓压迫症状外，也会出现因垂直半脱位导致的延髓受压和颅底动脉血供不足的症状（图4-67）。

中下部颈椎病变的症状是颈部疼痛、不稳和运动受限，进一步发展，出现脊髓和神经根症状。

■ **X线检查** 单纯颈椎正侧位像、前屈后

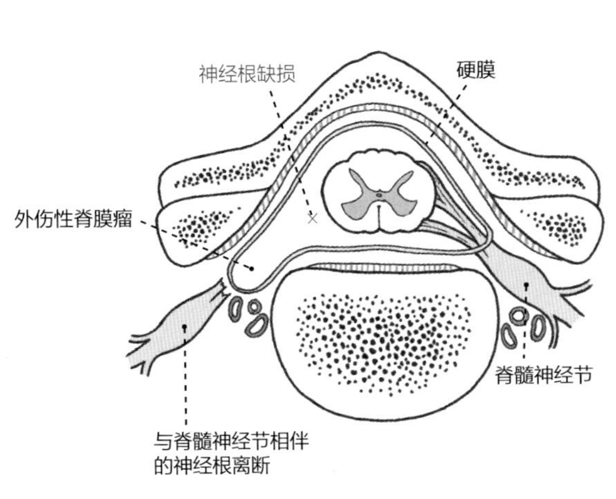

图4-65 神经根剥脱损伤

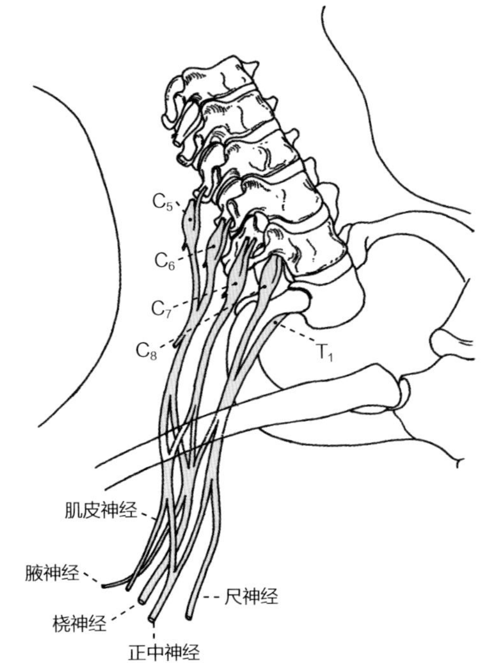

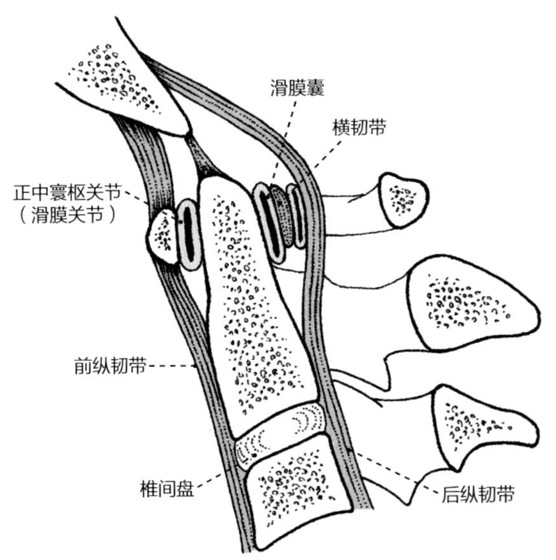

图4-66 齿状突周边滑膜组织

寰枢关节左右对称侧块关节外，寰椎前结节-齿状突前面，寰椎横韧带-齿状突后面构成关节，都是滑膜性关节，通常它们的关节腔相通。同时，横韧带后方也有滑膜囊存在。类风湿关节炎时，主要影响四肢关节和颈椎的寰枢关节。

伸侧位和张口正位五个体位。张口正位显示齿状突和寰枢关节的糜烂破坏。前屈后伸侧位显示颈椎不稳、半脱位等（图4-68）。前屈后伸侧位测量ADD距离3 mm异常时，怀疑寰枢关节不稳，10 mm以上时脊髓症状出现。垂直半脱位时，上部颈椎为中心侧位像测量齿状突向颅内移动的距离，超过Mcgregor线4.5 mm时可以诊断垂直半脱位（图4-69）。在中下部颈椎，表现为椎间隙变窄，椎体终板破坏，椎体塌陷，移位（前方、后方），椎间关节破坏，椎弓、棘突变形等征象。

■ MRI检查　类风湿颈椎病变的MRI对诊断有帮助。T_1WI像和T_2WI像矢状位可以显示齿状突后方炎性肉芽组织，并由此导致的颈髓、延髓压迫变形等（图4-70，图4-71）。采用Gd-DTPA造影有助于肉牙组织（滑膜翳）的确诊。造影后T_1WI显示明显的高信号，与周围的组织可以很容易地区别出来。

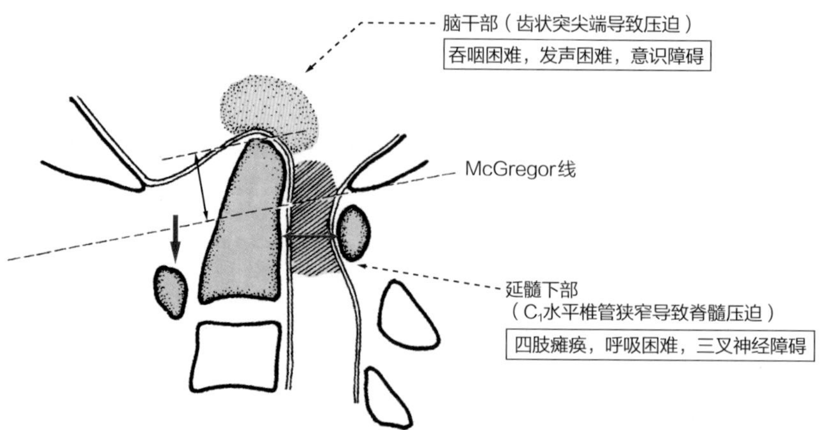

图4-67 类风湿寰枢关节垂直半脱位的神经症状

脑干下部的延髓，由于C_1处椎管狭窄延髓受到压迫，因此脑干活动空间受限，易受到向颅内突出的齿状突压迫，出现一系列症状。

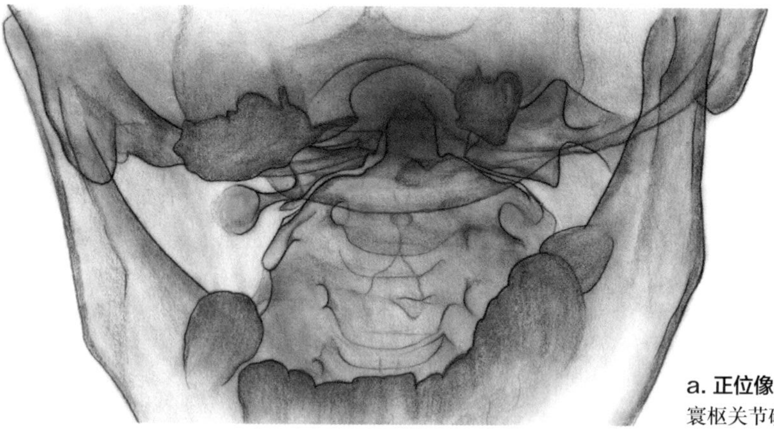

a. 正位像
寰枢关节破坏

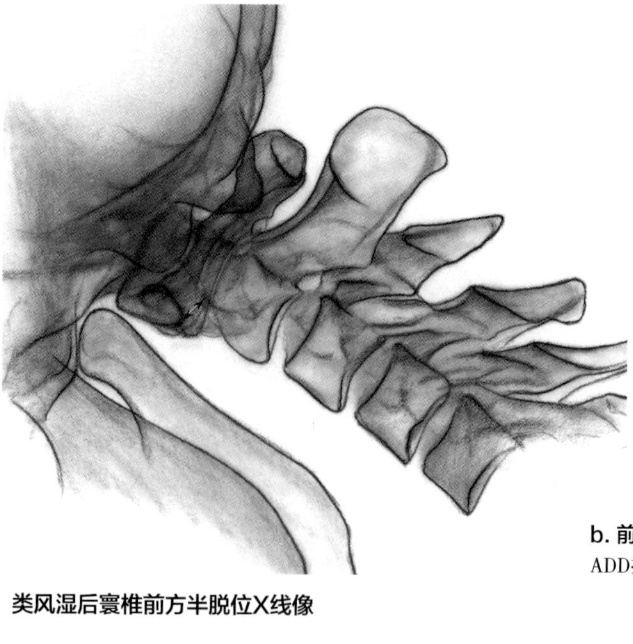

b. 前屈曲侧位像
ADD扩大

图4-68 类风湿后寰椎前方半脱位X线像

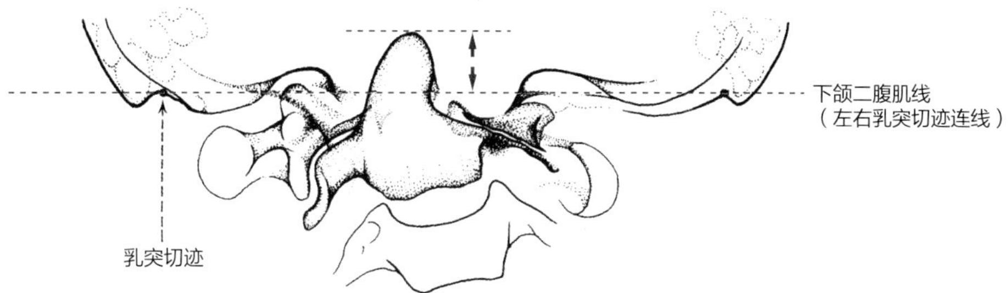

a. 正位像

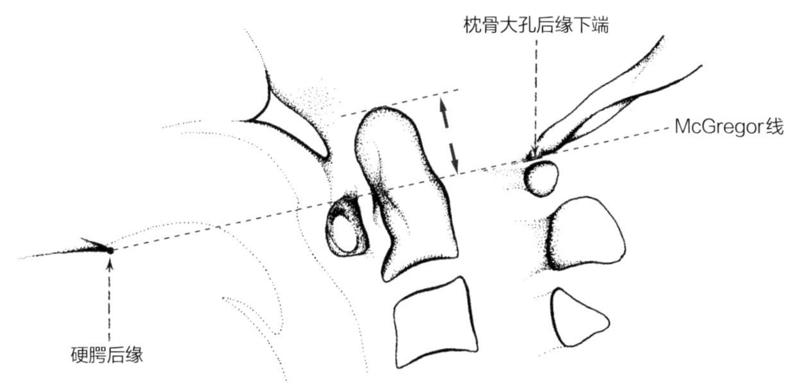

b. 侧位像

图4-69　类风湿寰枢关节垂直半脱位的X线测量

a：正常情况下，齿状突尖端不超过下颌二腹肌线，垂直半脱位时，则超过该线。

b：齿状突尖端超过McGregor线4.5 mm以上称为垂直半脱位。

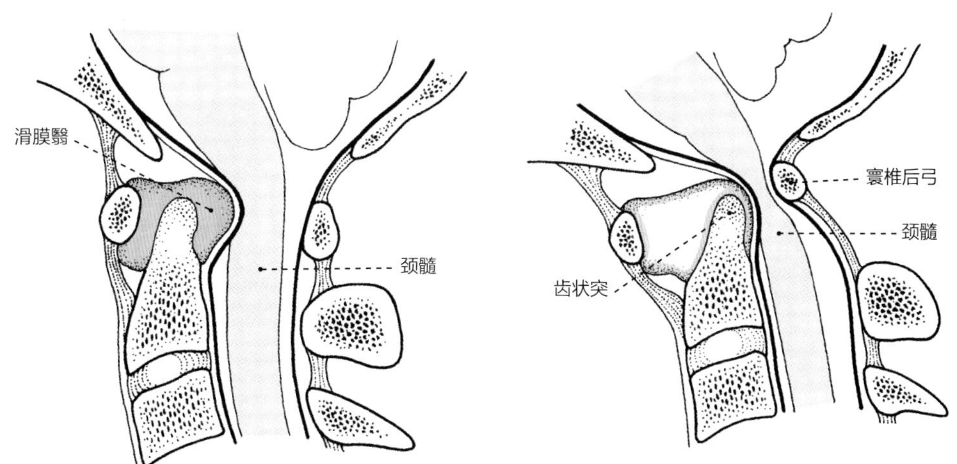

a. 滑膜翳对颈髓压迫　　b. 寰椎向前方移位导致颈髓压迫

图4-70　上部颈椎类风湿MRI像（模式图）

a：寰椎轻度向前方移位，齿状突后方滑膜翳（炎性滑膜，由纤维血管性肉芽组织构成）导致上位颈髓的压迫。

b：寰椎向前方明显移位，寰椎后弓对上位颈髓压迫。

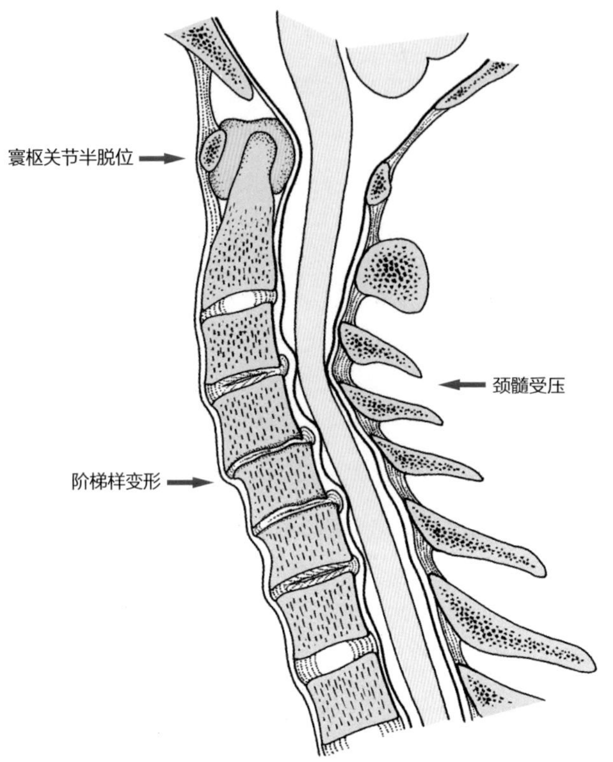

图4-71 类风湿枢椎下半脱位MRI像（模式图）

寰枢椎向前方半脱位以及中下部颈椎阶梯样变形。

（张玉 邹月芬 译）

5 胸椎、胸廓

A 胸椎、胸廓解剖（图5-1～图5-6）

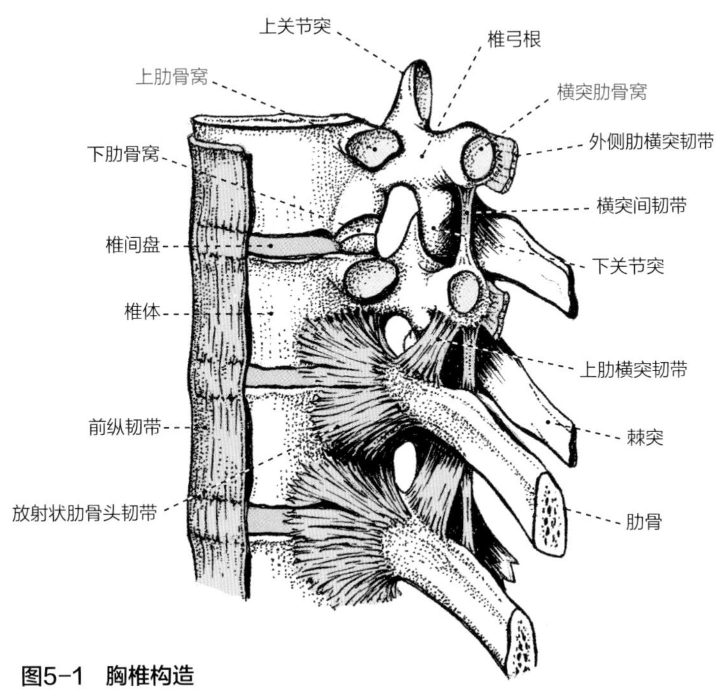

图5-1 胸椎构造

胸椎与一般椎骨形态相似，但是有与肋骨相连的关节面（肋骨窝及横突肋骨窝）。胸椎与肋骨和胸骨紧密连接构成胸廓，可动性很小。与颈椎腰椎相比，椎间盘病变少见。胸髓与胸椎管横断面积相比较小，只要有骨赘或椎间盘脱出，就可以引起脊髓和神经根的症状。

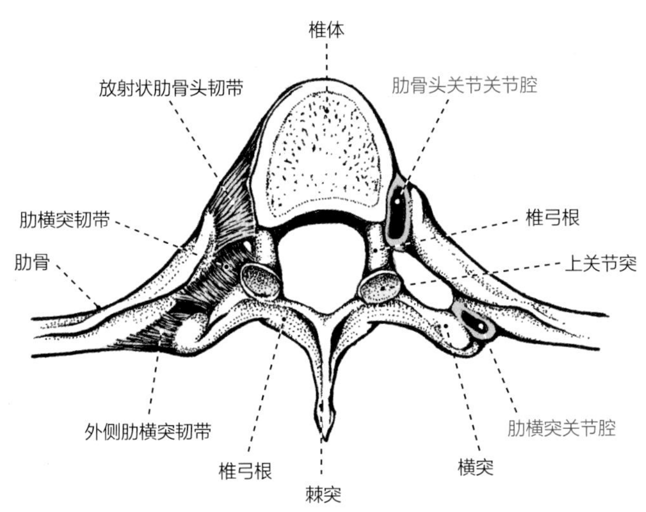

图5-2 肋椎关节（肋骨头关节和肋横突关节）

胸椎与肋骨之间有两个关节（肋骨头关节和肋横突关节）与韧带连接。肋骨头关节由肋骨头和胸椎椎体的肋骨窝形成，肋横突关节由肋骨结节关节面和肋骨相同数字的胸椎横突肋骨窝构成。肋椎关节是呼吸运动时胸廓扩张和收缩时的支点。

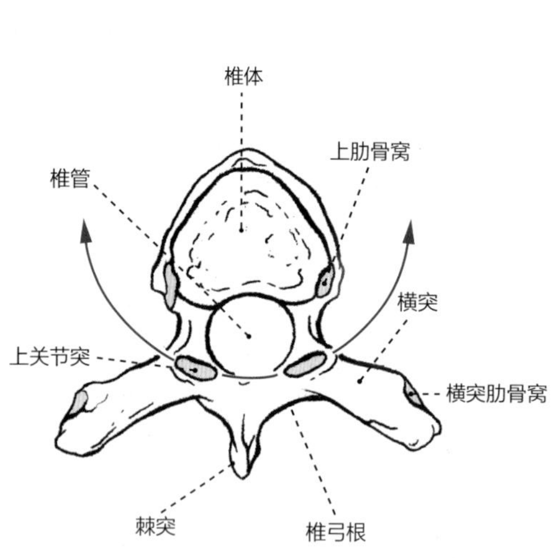

图5-3 胸椎椎间关节运动

胸椎椎间关节成45° 角倾斜，关节面以相同角度倾斜便于旋转运动，承担着脊柱70%的旋转运动。

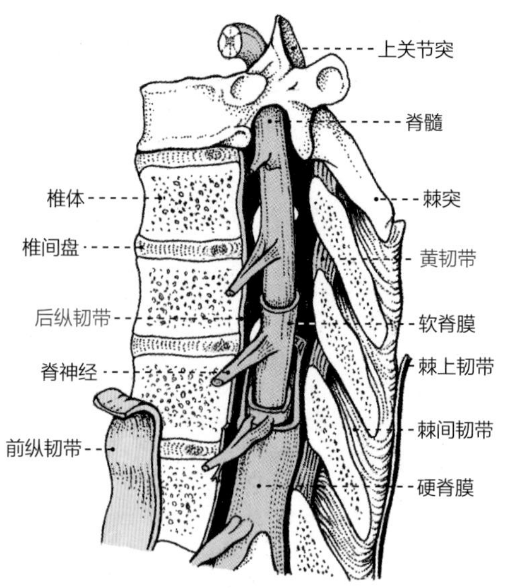

图5-4 胸椎之间的连接和与脊髓的关系

后纵韧带和黄韧带因为不明原因的骨化后，导致脊髓受压而出现神经症状。胸椎后纵韧带骨化见第168页。胸椎黄韧带骨化见第169页。

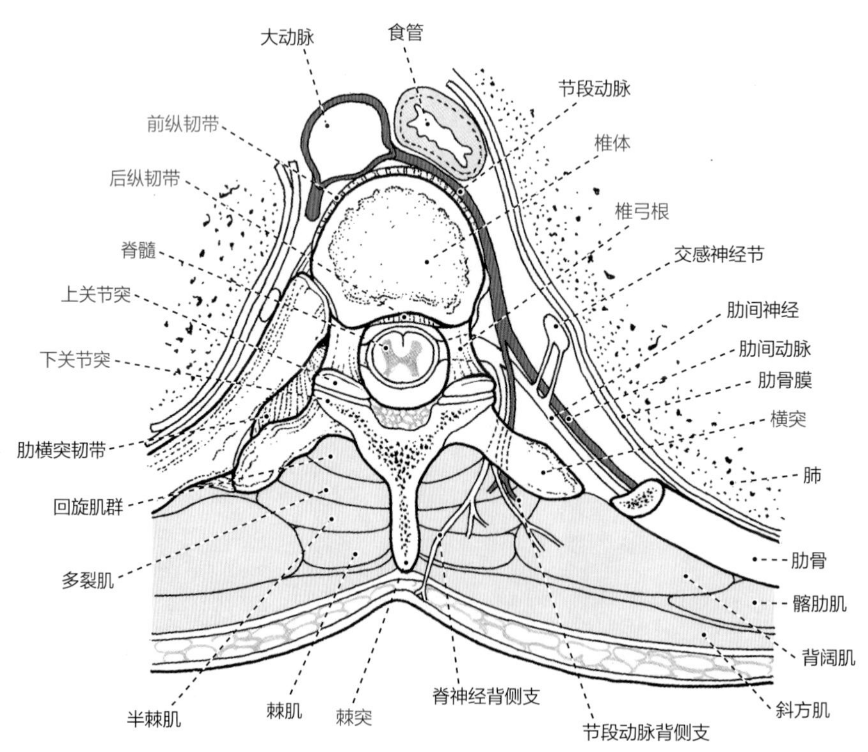

图5-5 胸椎水平横断面

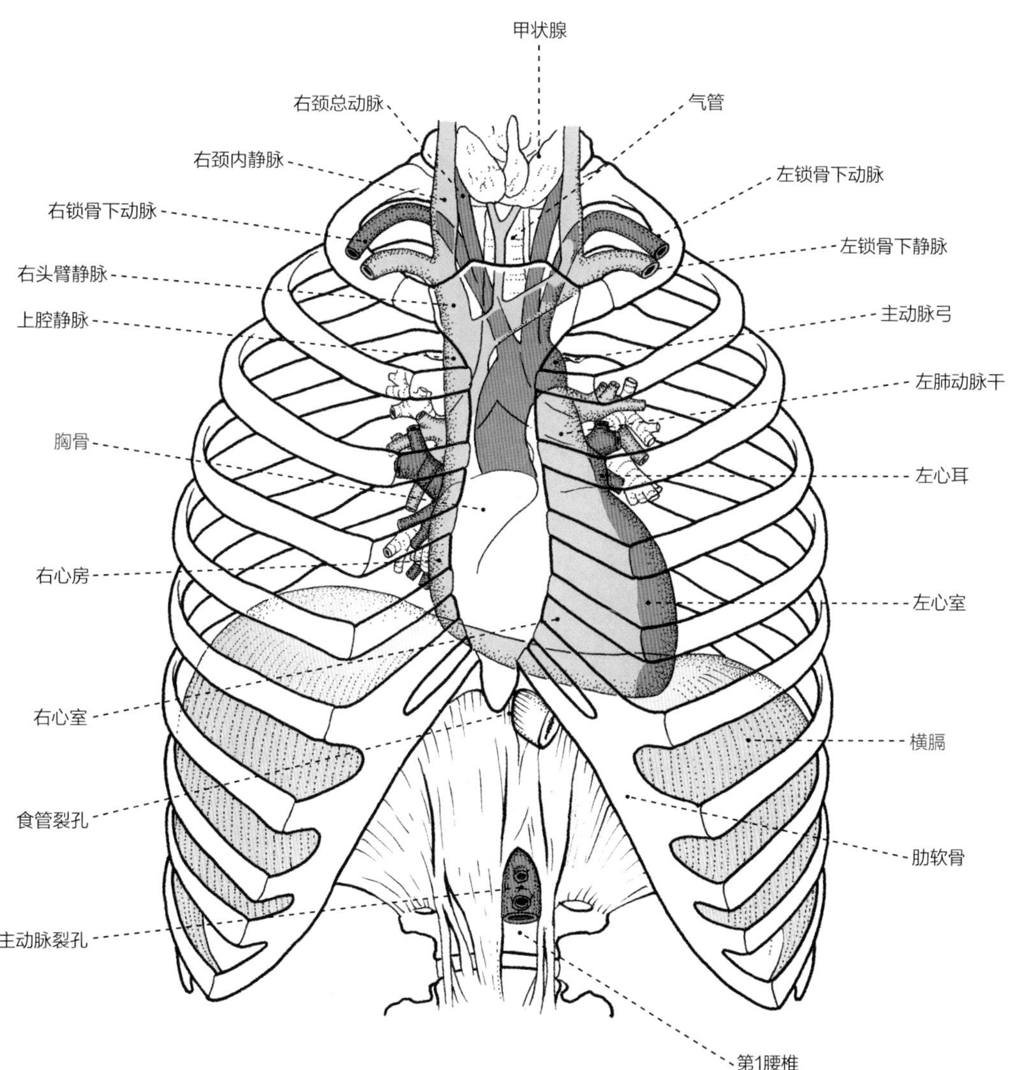

图5-6 胸廓内大血管，心脏及横膈位置

胸廓由12个胸椎与对应的12根肋骨构成关节，前方由胸骨和肋软骨相连构成桶状结构。

上、下肋骨间称为肋间隙，有肋间内外肌附着，肋间肌负责呼吸运动。外侧肋间肌收缩时胸廓扩大，内侧肋间肌收缩时胸廓变小，空气也随之吸入和呼出。肋间肌受脊髓神经前支发出的肋间神经支配。

横膈也是重要的呼吸肌，横膈收缩时胸廓扩大，肺扩展，支配其运动的是第4颈神经前支发出的膈神经（第114页，参照图4-9）。

B 胸椎、胸廓单纯X线摄片法

胸椎单纯X线摄片包括正侧位两个基本体位。为了便于胸椎病变定位，摄片时要包括下颈椎或上腰椎。脊髓病变或退行性病变需要明确病变部位时，这个是最重要的诊断目的。

肋骨骨折时，通常在压痛部位为中心正位摄片。当骨折后怀疑有合并肺挫伤时，摄胸部正侧位片。判断有无气胸、血胸等。胸骨骨折时，摄斜位和侧位片，便于诊断。

1 胸椎前后位摄片

因为胸椎生理曲度后弯，为了清楚地显示椎体及椎间隙，上中部胸椎和下部胸椎分别摄片。

1 上中部胸椎摄片法（图5-7a）

■ **体位** 患者背侧卧位，屈膝，臀部垫6 cm厚度的垫子使腰部上抬，上部胸椎与检查床靠近，头部不加枕头，下颌部上抬姿势。

■ **中心X线** 第6和第7胸椎水平垂直暗盒面照射，加滤线器进行密度弥补，使胸椎椎体全面显示，不需要 CR。

2 下部胸椎摄片法（图5-7b）

■ **体位** 与上中部胸椎相反，臀部不加垫子，头部加枕头，下胸椎与检查床靠近。

■ **中心X线** 怀疑病变处垂直暗盒进行照射。

前后位像可以显示椎体的排列情况，观察椎体形态，骨性异常，椎弓根，椎间隙，椎旁软组织阴影等。

首先判断有无脊柱侧弯。

先天性侧弯时，常有异常椎体（楔形椎，半椎体，融合椎）存在（图5-8）。

摄片法

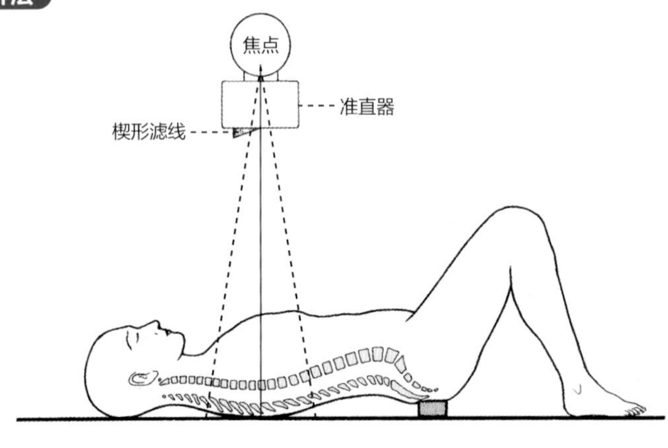

a. 上中部胸椎前后方向摄片
臀部用厚约6 mm的软垫抬高，使上部胸椎与检查床平行摄片。

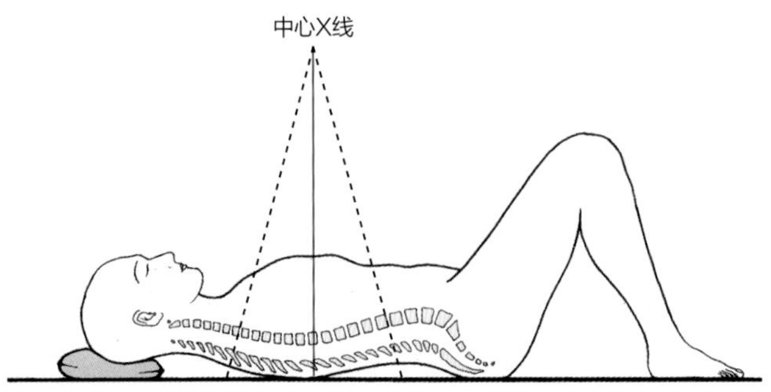

b. 下部胸椎前后方向摄片

图5-7 胸椎前后方向摄片

椎体塌陷可以由外伤后骨折、感染、肿瘤、骨质疏松等导致。椎间隙狭窄可以是化脓性脊柱炎、结核性脊柱炎的早期特点。肿瘤转移引起的椎体破坏不会导致椎间隙狭窄。

肿瘤的脊柱转移重点观察椎弓根。椎体没有侵犯，但有一个椎弓根破坏，称为单眼椎体。椎弓根受到侵犯，首先要考虑转移性脊柱肿瘤。

脊柱肿瘤导致椎弓根变形，两侧椎弓根间距离增大，上下椎弓根间距离不等等异常。

结核性脊柱炎时，脓液沿着椎旁软组织流注，因此观察椎旁软组织很重要（图5-9）。

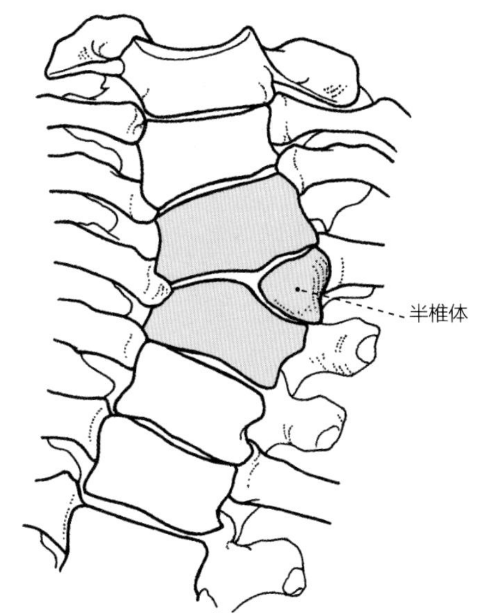

图5-8 先天性脊柱侧弯

先天性脊柱侧弯伴有楔形椎、半椎体、融合椎等，随着成长，脊柱侧弯会更加明显。

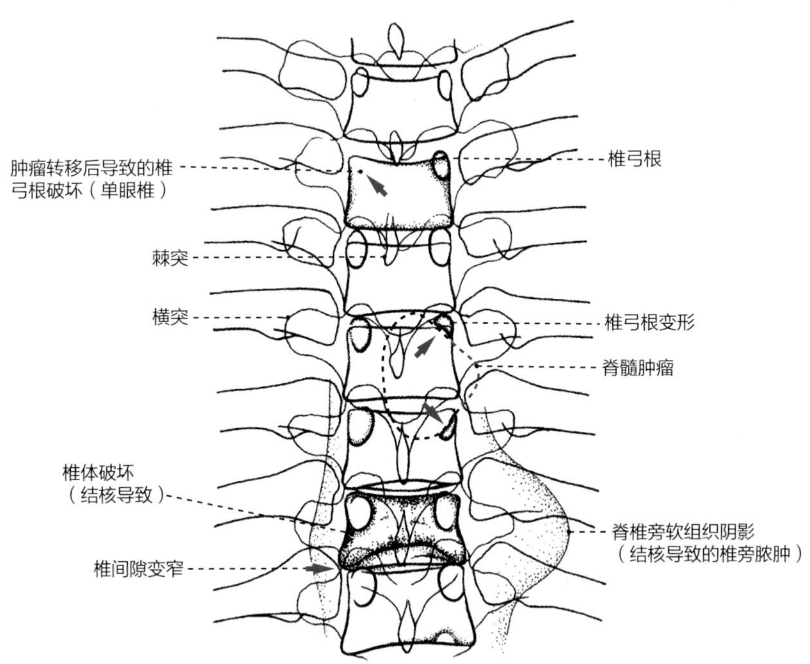

图5-9 胸椎前后位像所见X线特点

摄片法

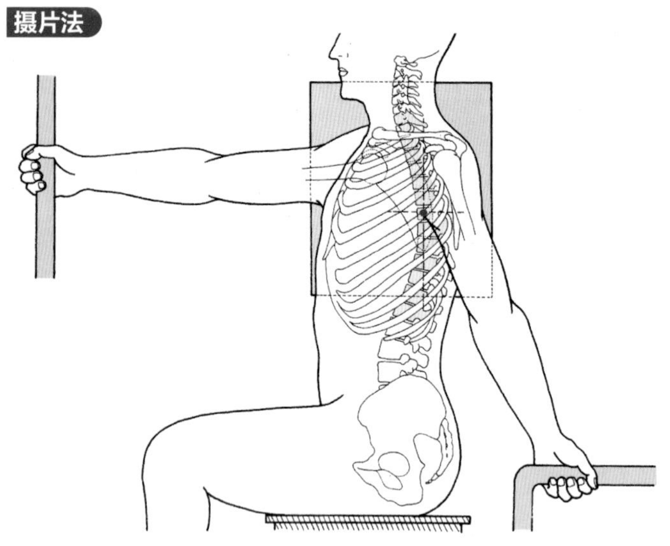

图5-10 上部胸椎侧位摄片

两侧肩膀前后移位，使其不重叠。

摄片法

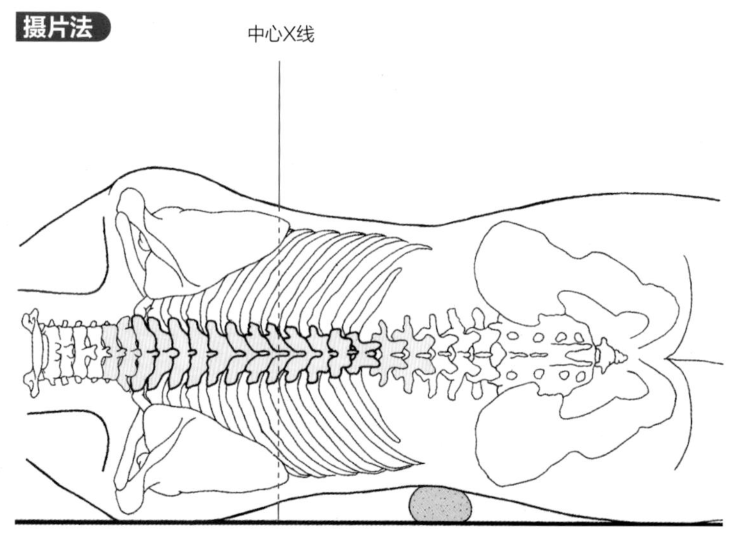

图5-11 中下部胸椎侧位摄片

两上肢上举，正中面与暗盒平行。

2 胸椎侧位摄片

1 上部胸椎摄片法（图5-10）

■ **体位** 通常坐位，为了避免两侧肩膀与胸椎的重叠，暗盒侧的上肢向前，对侧向后，使两侧肩膀前后方向移动，躯干正中面与暗盒平行。

■ **中心X线** 与腋窝相同高度，从后方沿上举肩部前缘下方垂直照射。

2 中下部胸椎摄片法（图5-11）

■ **体位** 坐位或者侧卧位，两侧肩膀尽可能向上方，两上肢上举。正中面与暗盒平行。

■ **中心X线** 与背部距离7 cm，病变方向与暗盒垂直照射。

侧位像判断脊柱后弯的形态，椎体形态，异常骨改变，椎间隙，椎管等。图5-12所见是正常小儿的脊柱。

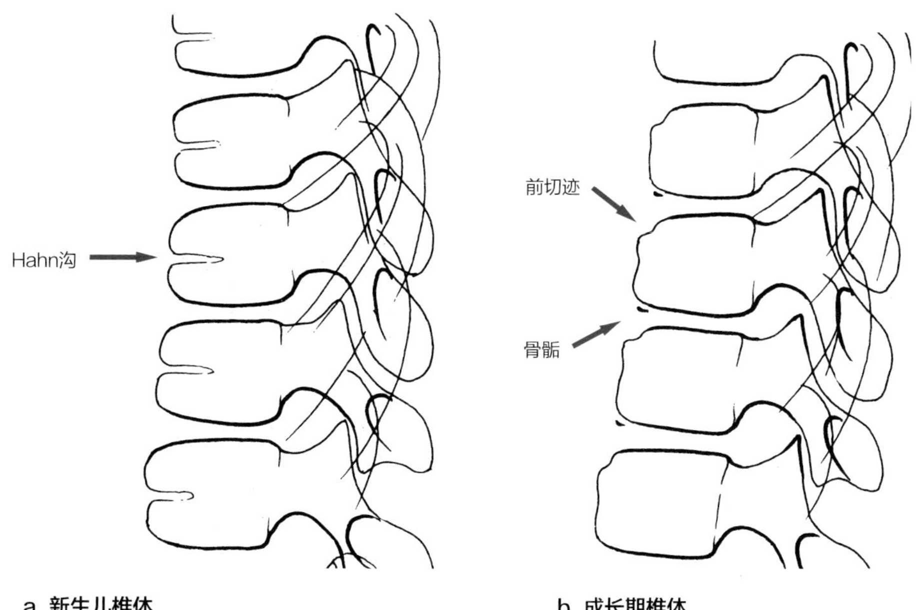

a. 新生儿椎体　　b. 成长期椎体

图5-12　正常青少年脊椎

出生1年左右椎体呈椭圆形，前缘因为血管入路而有大的凹陷，这称为Hahn沟，成长期的椎体在其上下缘见二次骨化中心，14～16岁时明显，17岁以后愈合。

首先判断有无脊柱后凸畸形，老年人后凸和青少年驼背（Scheuermann病）呈规则性后凸（第173页，参照图5-27）。

胸椎急剧角度变化可以是外伤后椎体压缩骨折以及结核性脊柱炎、肿瘤脊柱转移导致的病理性骨折等所致。

椎间隙变窄在结核和化脓性脊柱炎早期可见，尤其侧位像显示清楚。

肿瘤转移的病理性骨折与化脓、结核导致的骨折不同，不会导致椎间隙变窄。

椎体下缘见小的骨缺损，是由于软骨终板受损，髓核长期膨隆压迫椎体所致，其结果就是形成许莫氏结节。椎管要观察有无骨赘形成、后纵韧带骨化、黄韧带骨化等。这些都会导致椎管的狭窄，脊髓麻痹症状的出现。

一般后纵韧带骨化容易发生在上中部胸椎，黄韧带骨化在下部胸椎多见（图5-13）。

3 胸骨斜位摄片（图5-14，图5-15）

■ **体位**　前屈位，约6 cm高的辅助台上放置暗盒，胸骨与之紧密接触，两上肢尽量外展内旋，使肩胛骨不与肺野重叠。

■ **中心X线**　患者左上方偏内侧30°倾斜角，第5胸椎高度照射。

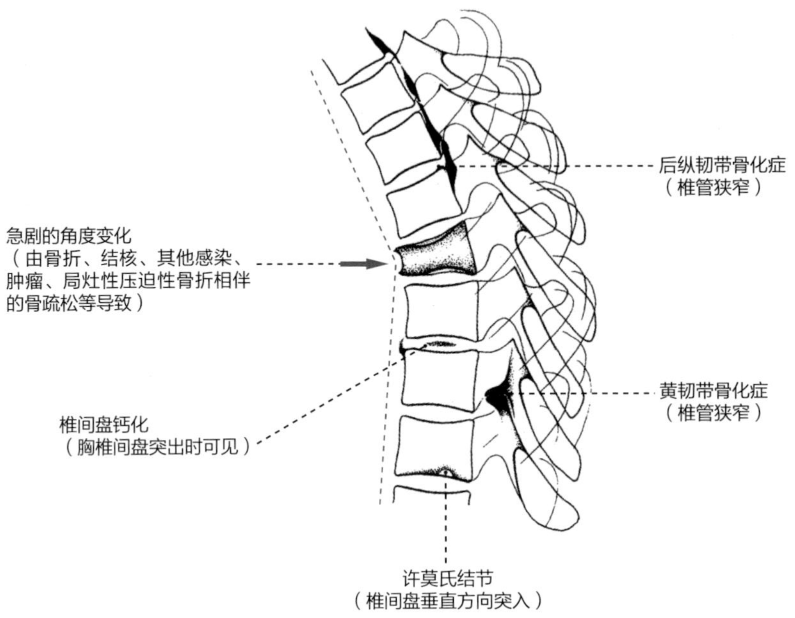

图5-13 胸椎侧位像X线特点

摄片法

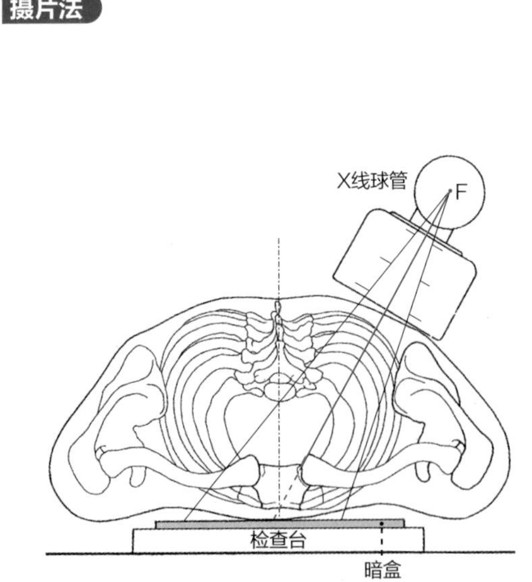

图5-14 胸骨斜位摄片法

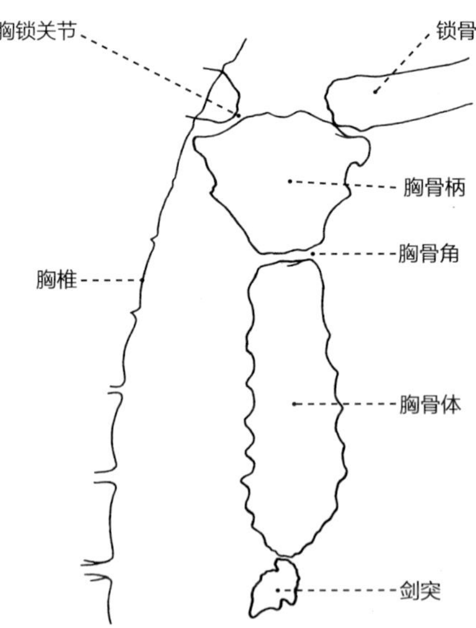

图5-15 胸骨斜位摄片正常X线像

摄片法

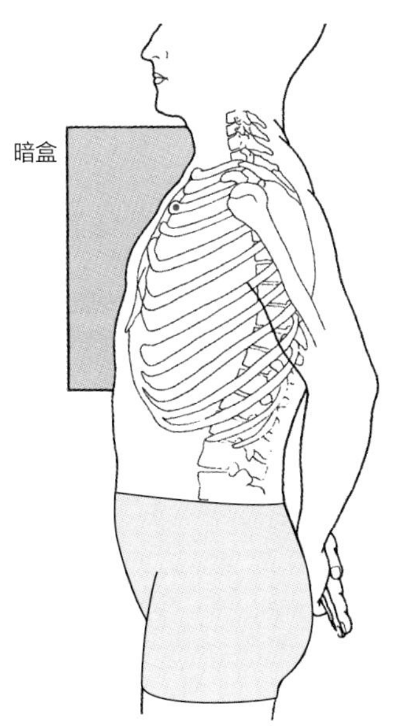

图5-16 胸骨侧位摄片

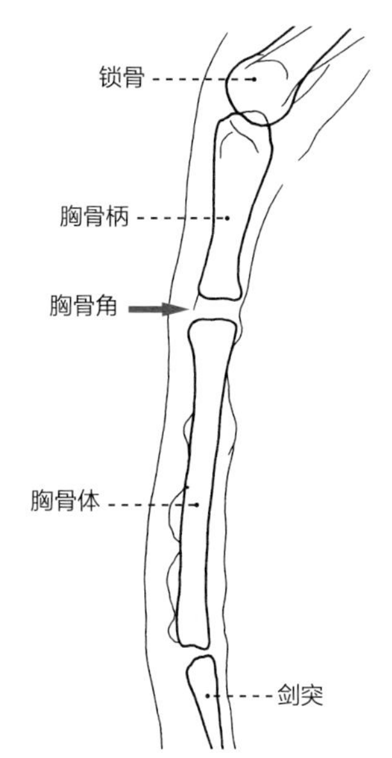

图5-17 胸骨侧位摄片正常X线像

摄片法

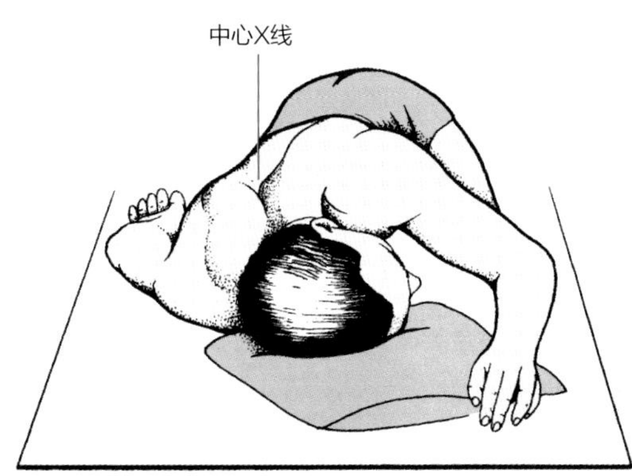

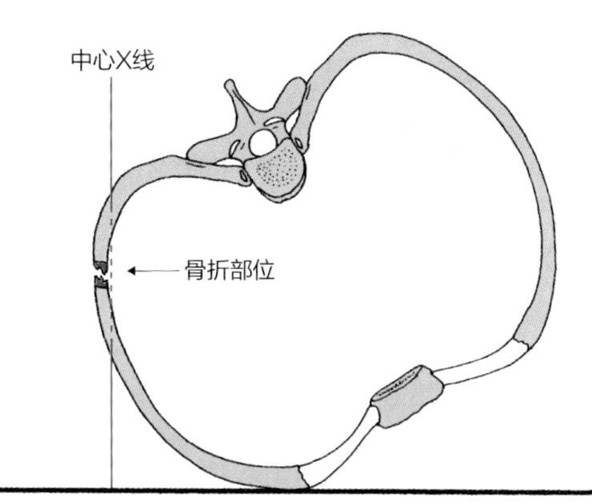

图5-18 肋骨接线摄片

4 胸骨侧位摄片（图5-16，图5-17）

■ **体位** 患者取坐位或立位，如图所示两手置于后背交叉，使肩膀尽量向后，同时胸廓向前的姿势，躯干正中面与暗盒平行。

■ **中心X线** 从胸骨角方向垂直照射。

5 肋骨摄片

肋骨摄片一般立位或仰卧位，摄前后方向胸廓片及压痛部位摄片（图5-18）。

由于肋骨同时在肺野和横膈下方，因此摄片条件不同，要分别进行摄片。另外，由于深吸气时肋骨在肺野内显示多，深呼气时在横膈下更多，因此摄片时要注意到这一点。

C 胸椎、胸廓疾病

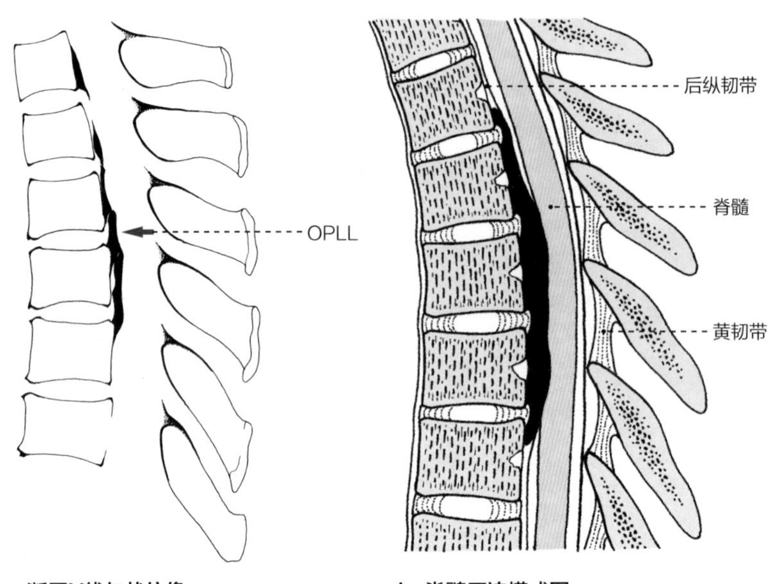

a. 断层X线矢状位像　　b. 脊髓压迫模式图

图5-19　胸椎后纵韧带骨化（OPLL）

OPLL是脊柱韧带骨化症的一种。胸椎后纵韧带骨化，压迫脊髓，引起胸椎麻痹，常合并颈椎OPLL和胸椎部黄韧带骨化症。

1　胸椎后纵韧带骨化症

胸椎后纵韧带骨化症（OPLL: ossification of posterior longitudinal ligament of the thoracic spine）是指胸椎管内前方走行的后纵韧带肥厚，骨化导致胸椎管狭窄，长期压迫胸髓导致的胸髓麻痹。

■ **症状**　本病在中胸椎多见，上胸椎常与颈椎OPLL合并发生。另外，常合并胸椎黄韧带骨化症。好发年龄50岁以上，女性多见。

本病开始无症状，渐进性发病。早期症状为下肢无力，腰背痛，进一步发展为感觉障碍和下肢运动瘫痪。

■ **X线检查**　胸椎侧位像显示椎管、胸椎体及骨化的整体状况。连续几个椎体骨化的连续型和混合型最多见。断层摄片或多排CT多层面重建扫描可以从矢状位显示向椎管内突出的骨化情况，椎管的狭窄程度等等（图5-19）。

■ **MRI检查**　可以显示低信号骨化和脊髓的压迫改变。

■ **其他检查方法**　脊髓造影可以显示脊髓的狭窄程度。CT脊髓造影可以显示骨化及脊髓、蛛网膜下腔的压迫情况。

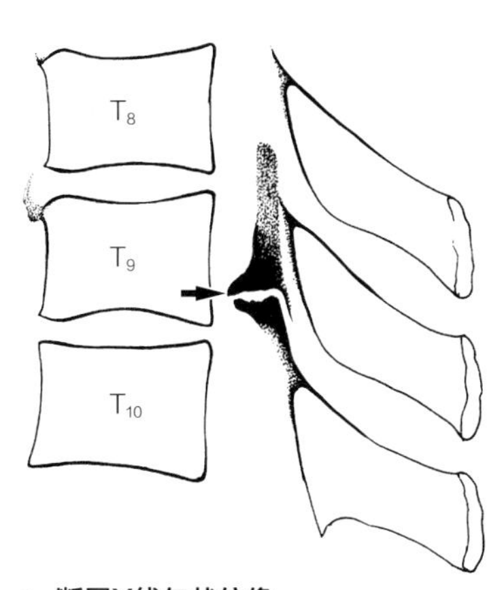

a. 断层X线矢状位像

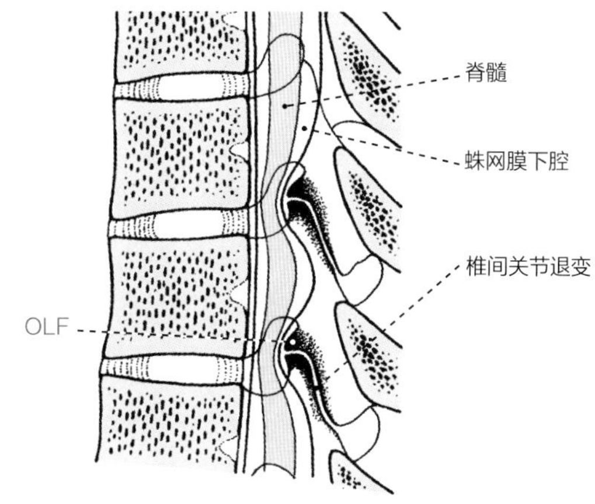

b. 脊髓压迫模式图

图5-20 胸椎黄韧带骨化症（OLF）

OLF是在胸椎椎间关节退变和全身出现骨化倾向的基础上，出现的黄韧带的骨化。下胸椎更多见，有时和后纵韧带骨化一起压迫脊髓导致瘫痪。

2 胸椎黄韧带骨化症

黄韧带骨化（OLF: ossification of ligamentum flavum）是脊柱椎管后壁黄韧带发生骨化且慢慢增大而引起脊髓压迫症状的疾病，常常是脊柱韧带骨化症的一部分。胸椎各个层面都可见，以下胸椎到胸腰椎移行处最多见。好发年龄是中年以上，男性稍多。

■ **症状** 下肢无力，腰背痛。进行性加重，导致感觉障碍和下肢瘫痪。因为也有脊髓压迫但无临床症状的患者，需要同时验证骨化灶所在平面的神经和脊髓有无受压。

■ **X线检查** 胸椎侧位像显示椎间孔后缘嘴状、块状和棘状骨性突起，断层摄片和多排CT多层面重建显示更清晰（图5-20）。CT横断面可以显示椎管后方的骨性突起。

■ **MRI检查** 显示低信号的骨化灶和受压的脊髓。

■ **其他检查方法** 脊髓造影显示病变部位完全或部分阻断。部分阻断时，侧位像显示来自后方的压迫，CTM更好地显示脊髓的压迫变形（图5-21）。

3 胸椎间盘突出

胸椎间盘突出（herniated intervertebraldise of the thoracic spine）是胸椎部压迫性脊髓麻痹症的重要原因之一。胸椎脊髓与椎管横断面积相比较小，轻微的椎间盘突出就可以引起脊髓、神经根症状。

本病罕见，多见于脊椎活动度大的下部胸椎（T_{11}～T_{12}，T_{12}～L_1），上部胸椎少见。很多既往有外伤史。

好发年龄30～40岁，男性多见。

■ **症状** 起始后背痛，逐渐出现下肢无力，运动障碍，大多症状缓慢发生，急性发病也会引起严重的下肢瘫痪。

■ **X线检查** 单纯X线摄片见椎间隙轻微变窄，不稳定少见，偶见椎间盘钙化。

■ **CT检查** CT可以发现钙化并且突出的髓核，CT脊髓造影可以显示椎间盘病变平面造影剂前方的充盈缺损（图5-22a）。CTM可以显示肿瘤样突出物对脊髓压迫后的变形形态等等（图5-22b）。

■ **MRI检查** T_1WI显示髓核从椎间盘向蛛网膜下腔突出，T_2WI显示病变灶压迫其平面前方硬脊膜下腔。

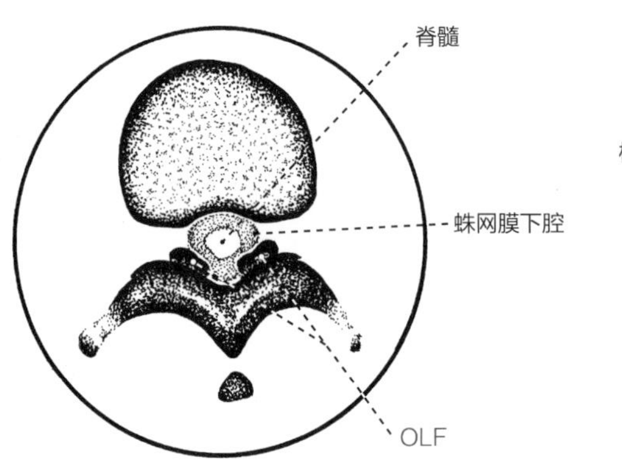

a. CTM　　b. OLF横断模式图

图5-21 OLF导致的椎管狭窄

椎管的内侧前方肥厚增大，则导致脊髓症状。

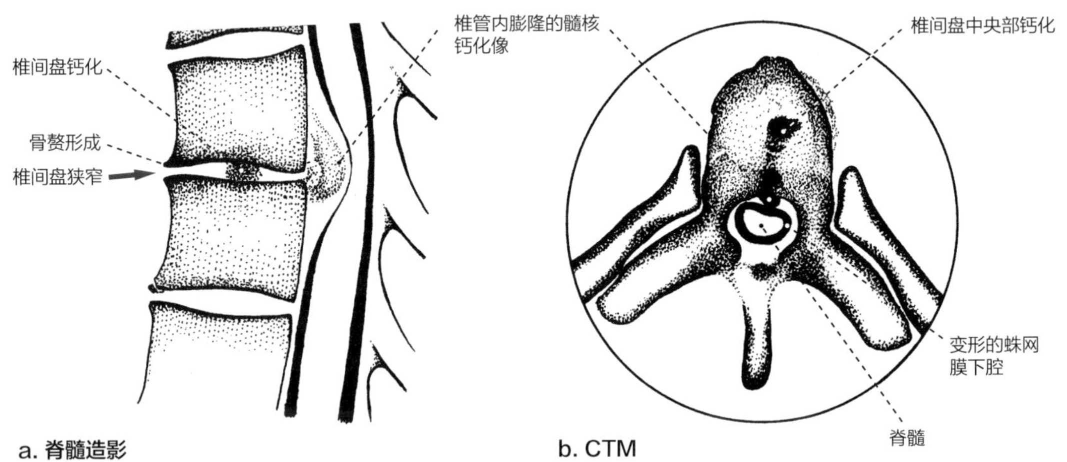

a. 脊髓造影　　b. CTM

图5-22 椎间盘钙化同时伴有椎间盘突出

a：与椎间盘相同层面可见造影剂前方充盈缺损。

b：突出的椎间盘导致的脊髓压迫、变形。

4 脊柱侧弯症

脊柱侧弯症包括功能性侧弯和结构性侧弯两类。功能性侧弯不是真正的侧弯，只是在姿势不正确、腿有长短差异、坐骨神经痛等情况下出现，一旦病因去除，侧弯就消失。结构性侧弯是真正的侧弯，是脊柱弯曲和椎体楔形变、扭曲同时存在，不能自然治愈，需要进行治疗。

结构性侧弯原因有已知的，也有未知的。前者包括先天性、神经病变、肌肉病变、神经纤维瘤病、结缔组织病（马方综合征）等病因。后者原因不明，称为特发性脊柱侧弯，占脊柱侧弯的70%（图5-23）。特发性脊柱侧弯中，青春期侧弯最多，尤其是女孩（男孩的8倍）。本病身体的特征是两侧肩膀不一样高，肩胛骨不一样高，身体的腋线、腰线不对称，一侧肋骨隆起（图5-24）。

■ **X线检查**　全脊柱立位正位和侧位像，卧位正位像。正位像一定要包括骨盆，观察骨龄（图5-25）。

弯曲度的判断通过立位正位像测量Cobb角（图5-26）。根据Cobb角与成熟度（骨成熟度，性成熟度，身长）决定固定器具的选择。

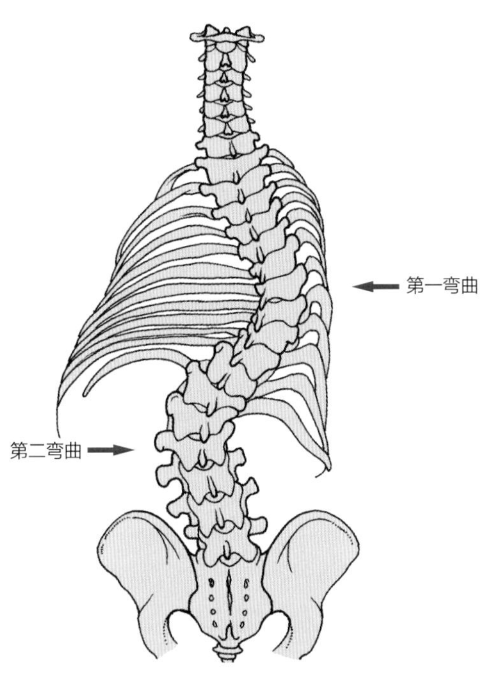

图5-23　特发性脊柱侧弯症的脊柱，肋骨变形

第一个弯曲部位旋转变形和运动性消失，为了保证上下部头和骨盆位置正常，出现第二个弯曲。最大侧曲位时摄正位像可以明显地显示胸椎弯曲和腰椎弯曲的程度。

脊柱侧弯检查要点：
a. 左右肩高度不一致。
b. 左右肩胛骨高度，位置不同。
c. 腋线，腰线不对称。
d. 一侧肋骨隆起（1～1.5 cm的差距）。

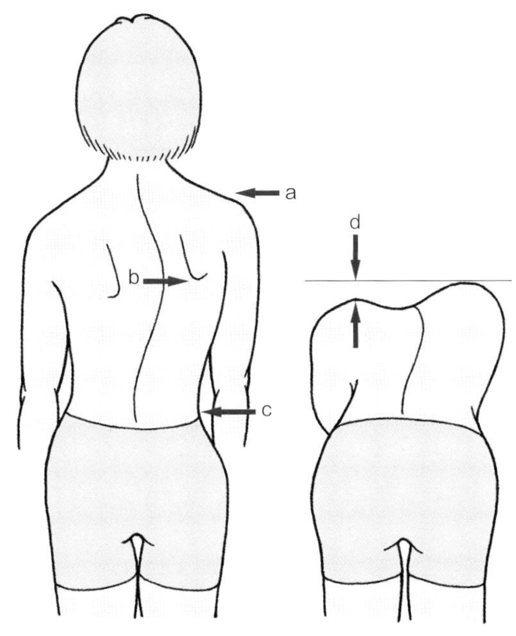

图5-24　特发性脊柱侧弯症的身体特征

5　Scheuermann病（青少年脊柱后凸畸形）

Scheuermann病又称为青少年脊柱后凸畸形，是有椎体楔形改变的结构性脊柱后凸畸形。

■ **原因**　椎体二次骨化中心缺血坏死所致（图5-27a）。10岁前后多见，女性稍多。

■ **症状**　以胸椎明显后凸，腰椎代偿性前凸为特征，腰背痛。

■ **X线检查**　单纯X线摄片全脊柱立位正位和侧位像，仰卧位后凸顶椎部放置枕头，在后凸矫正位侧位摄片。

侧位像可以显示脊柱后凸，T_6～T_{10}胸椎间两个以上椎体楔形变。椎体上下终板不规则，出现许莫氏结节，椎间隙变窄等征象（图5-27b）。需要鉴别的是青少年驼背症，驼背症后凸顶端部的椎体（顶椎）没有结构性改变，后伸展体位矫正时后凸消失。

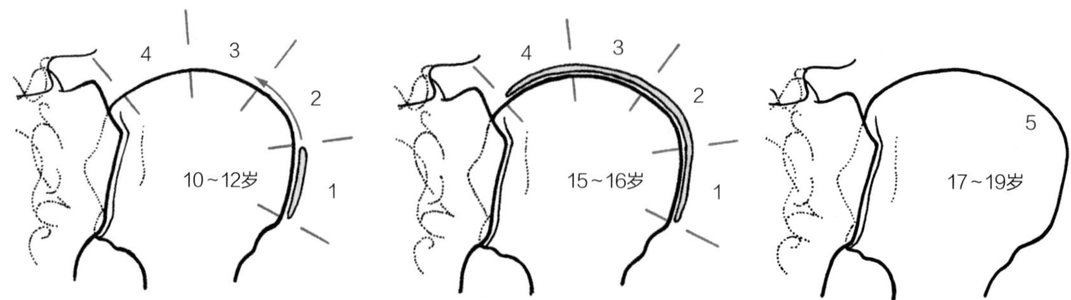

图5-25 根据髂骨骨骺判断骨龄

正位像将髂骨分为4等分，10～12岁时，在1的区域出现骨骺，15～16岁时骨骺延伸至4区域。17～19岁时骨骺闭合（5），这时，脊柱发育成熟，侧弯不再进一步发展或者缓慢进行。

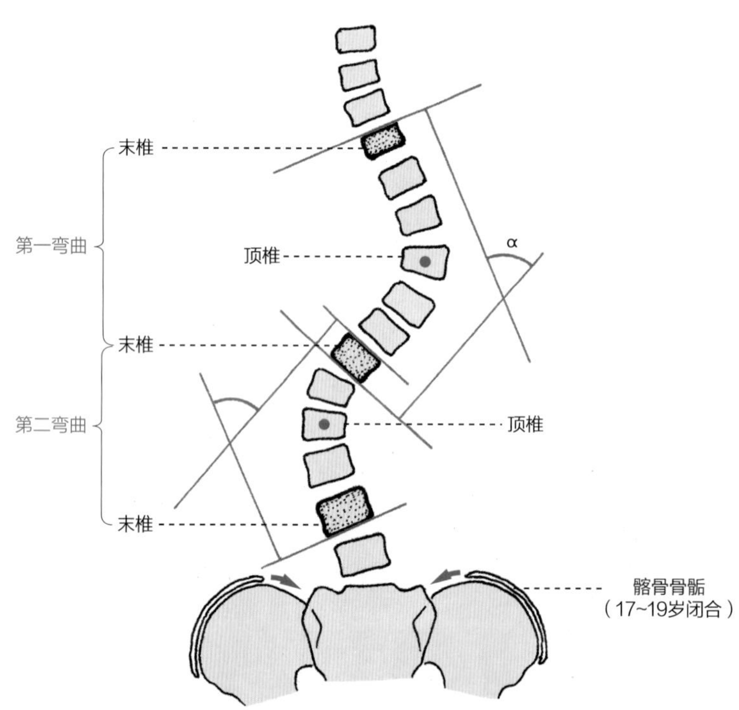

图5-26 侧弯度测量（Cobb法）

第一弯曲最凸出椎体为中心椎体（顶椎），弯曲上下端椎体为末椎，两末椎和顶椎体之间纵行线夹角延长线的角度，称为α角，根据Cobb角的测量判断选择合适的矫形方法。

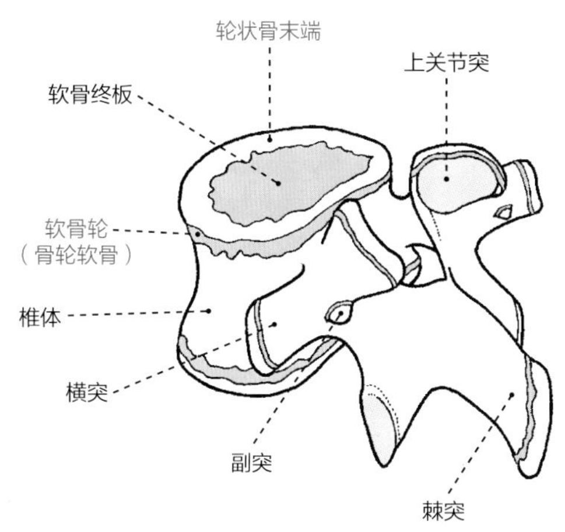

a. 脊椎骨骺症

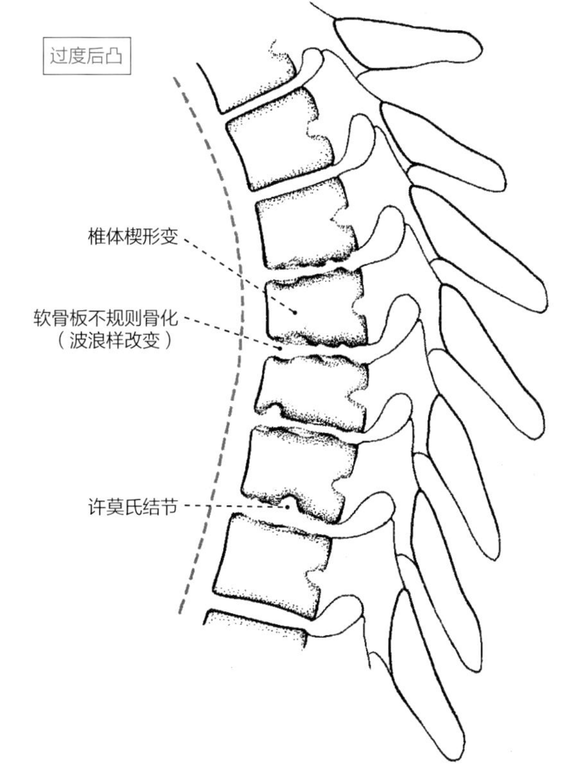

b. 侧位X线像

图5-27 Scheuermann病

a：椎体在8岁左右出现二次骨化中心，此骨化中心在18岁时愈合，二次骨化中心缺血坏死后导致青少年脊柱后凸畸形。

b：青春期前到青春期时，胸椎和胸腰椎出现后凸变形。

6 Calve病（扁平椎）

扁平椎是椎体发生嗜酸性肉芽肿后导致椎体的压迫破坏，扁平改变。本病是少见的小儿疾病，以下胸椎至上部腰椎多见。好发年龄是10岁以下，男性多见。

■ **症状** 椎体扁平部位有持续性自发性疼痛。

■ **X线检查** X线像见到某一椎体扁平，周围有硬化。幼儿期发病时，软骨性椎体上下的椎间隙变宽，椎体后方高度有所保留（图5-28）。椎体高度的改变在发病1年后可以回复，塌陷椎体的高度可以有一定程度的回复，但不可能完全恢复。

7 胸肋锁骨肥厚症

胸肋锁骨肥厚症（lsternocostoclavicular hyperostosis）是胸骨、肋骨和锁骨相接触的前胸部出现特征性的骨性隆起性病变，是一种自身免疫性疾病。常合并手掌，足底无菌性脓疱形成，称为掌跖脓疱性关节炎。

■ **病理** 前胸部红肿痛，X线像见胸骨体、第一肋软骨和锁骨近端骨硬化，增生性骨肥厚，韧带骨化，骨性愈合等，尤其以锁骨近端骨肥大为特征（图5-29）。前胸部疼痛需与Tietze综合征、骨髓炎等鉴别（图5-30）。

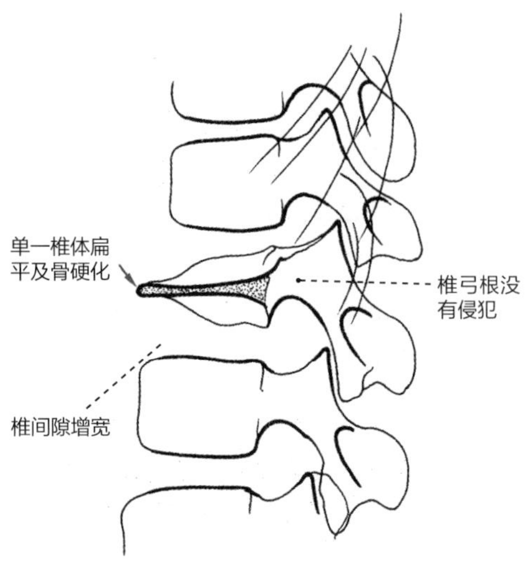

图5-28　扁平椎X线像

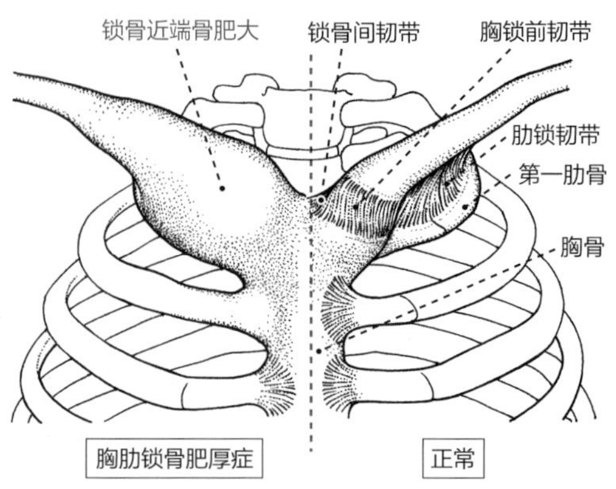

图5-29　胸肋锁骨肥厚症

胸肋锁骨肥厚症时，手掌、足底有无菌性脓疱存在，X线像见胸骨、第一肋骨、锁骨近端骨硬化，骨肥厚，韧带骨化，进一步出现骨性融合。

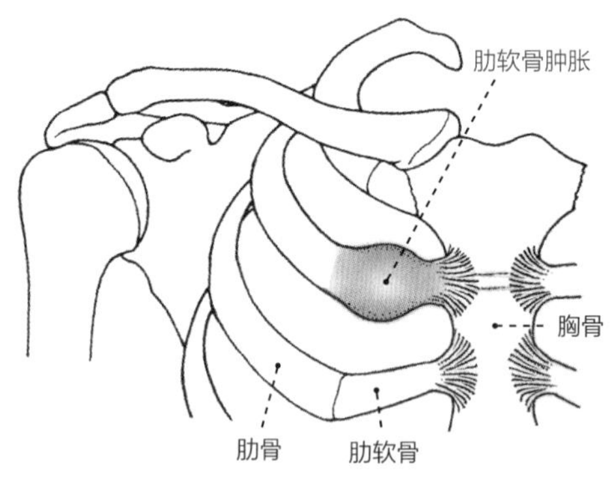

图5-30　Tietze综合征

Tietze综合征是第二或第三肋软骨的肿胀和疼痛，压痛等，原因不明。年轻女性多见。一般出现一过性疼痛、肿胀，可以治愈。

8　胸椎损伤

胸椎（T_1～T_{10}）与肋骨、胸骨构成胸廓，有很强的稳定性和牢固性。与其他部位比较，活动性较小。胸椎外伤常由高空坠落、交通事故、运动损伤等强大的外力作用所致。另外，对应于胸椎椎管的面积，脊髓占据比率较高，轻微骨外伤就可以引起脊髓损伤。胸腰椎移行部（T_{11}～L_2）是后凸的胸椎与前凸腰椎的移行部，动态或静态负荷大，是骨折、脱位、脱位骨折频发部位。

当伴有脊柱支持组织破坏时损伤部位变得不稳定，出现明显滑脱和脊柱变形，导致新发神经损伤风险增高。因此，脊柱损伤后，保持损伤部位制动很重要。

神经损伤根据程度不同有一过性的不全瘫痪，也有完全瘫痪。

根据外伤形态分为压缩性骨折、爆裂性骨折、脱位骨折和安全带骨折。

■ **X线检查**　尽可能保证不会出现骨骼、软组织、脊髓和神经二次损伤的体位下摄片。通常，正侧位摄片。正位显示椎体形态、棘突排列、关节突、椎弓的位置和肋骨的形态等。侧位显示椎体压迫或脱位、棘突间分离，确定损伤类型。依靠单纯X线摄片和神经学的检查，可以诊断大部分病例和给出治疗方案。如果条件允许，并且治疗需要时，可进行CT和MRI检查。三维CT和多层面重建可以显示椎管内骨折和脱位情况，更好地指导诊断。

■ **MRI检查**　更好地发现脊髓损伤。脊髓出血时，急性期T_1WI显示等信号，T_2WI低信号，

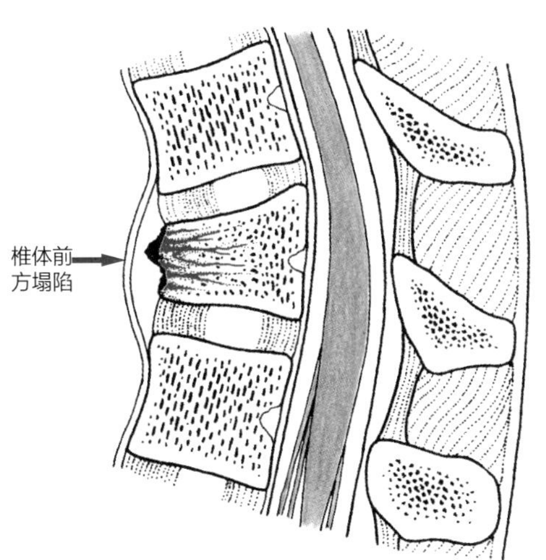

a. 压缩性骨折模式图

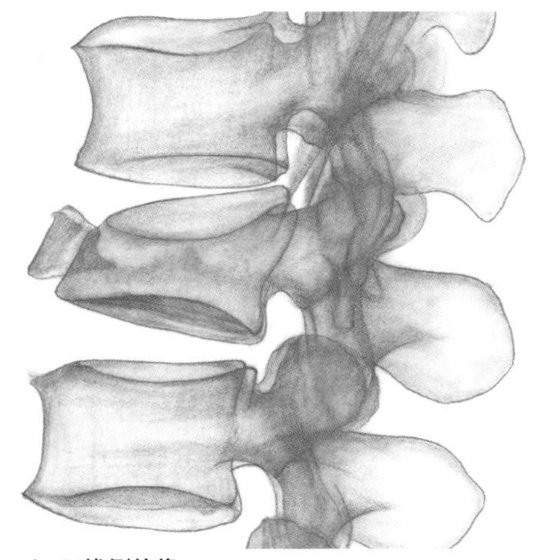
b. X线侧位像

图5-31 脊椎压缩性骨折

亚急性期，T_1WI和T_2WI均为高信号。脊髓挫伤和肿胀T_2WI则显示纵行纺锤样高信号影。另外，脊椎支持韧带损伤时，显示低信号韧带中断现象。血肿随时间的演变过程见第390页，参照表14-2。

1 压缩性骨折

屈曲外力后导致椎体前方压迫，碎裂后楔形变。没有后方韧带的断裂，属于稳定型骨折（图5-31）。

2 爆裂性骨折

椎体上下方向受到压迫所引起的损伤（图5-32）。椎体全部受压塌陷，椎体后方骨片向椎管内移位。后部韧带如果没有损伤属于稳定型骨折，一旦骨片向椎管内移位，合并脊髓损伤时，称为机械性不稳。

3 脱位骨折

屈曲力、伸展力、回旋力及剪切力均能导致脱位骨折，很多时候是合力作用所致。合并韧带等支持组织的断裂，椎间小关节脱位或脱位骨折等导致滑脱状态，是不稳定型骨折（图5-33）。

4 安全带骨折

多见于汽车事故时，安全带佩戴者所发生的骨折，称为安全带骨折。脊柱前屈，后部结构伸展，上下出现断裂。容易误诊为轻度的压缩性骨折，属于不稳定型骨折，但脊髓的损伤往往比较轻（图5-34）。

9 肋骨骨折，胸骨骨折

1 肋骨骨折

推撞、摔倒等作用于胸廓的外力可导致肋骨骨折。老年人可以在咳嗽、打喷嚏等时发生。直接外力导致单处骨折，间接力量则引起多发骨折。一般骨折多见于肋骨的中央部（第5～9肋）。

■ **症状** 骨折部疼痛，同时有压痛。当转体、咳嗽、深呼吸、体位改变时疼痛更明显。

■ **X线检查** 以肋骨疼痛为中心摄胸廓正位像和切线位像，判断有无骨折（肋骨摄片：参照第167页）。呼吸困难等情况下，要怀疑可能合并气胸、血胸、皮下气肿、肺挫伤等情况，摄胸部正位和侧位像。另外，肋骨移行部骨折很难被X线发现，结合临床检查，要考虑是否存在不完全性骨折。

2 胸骨骨折

胸骨骨折（fracture of the sterum）多与交通事故相关，由操纵杆强烈撞击前胸壁，高处坠落时

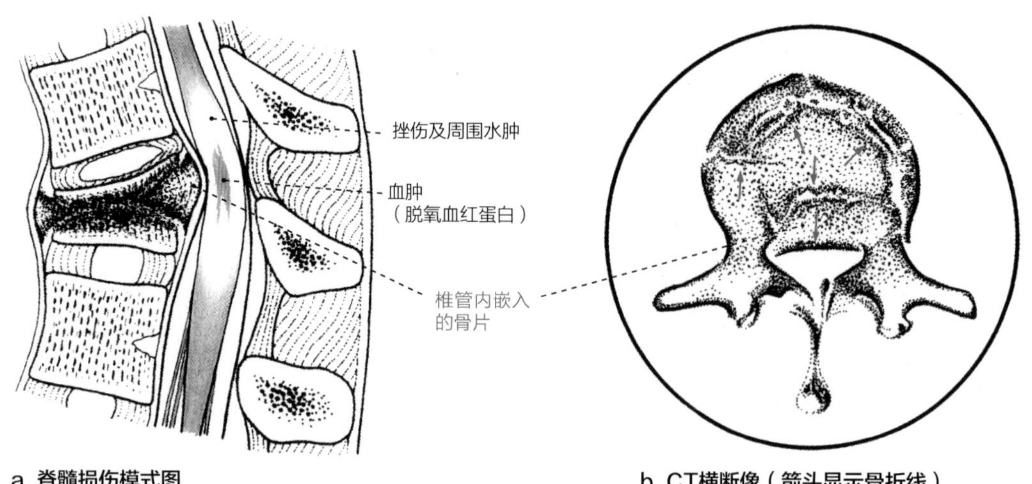

a. 脊髓损伤模式图

b. CT横断像（箭头显示骨折线）

图5-32 脊柱的爆裂性骨折

椎体楔形变，同时见后缘骨片向椎管内突入。需要与压缩性骨折鉴别。

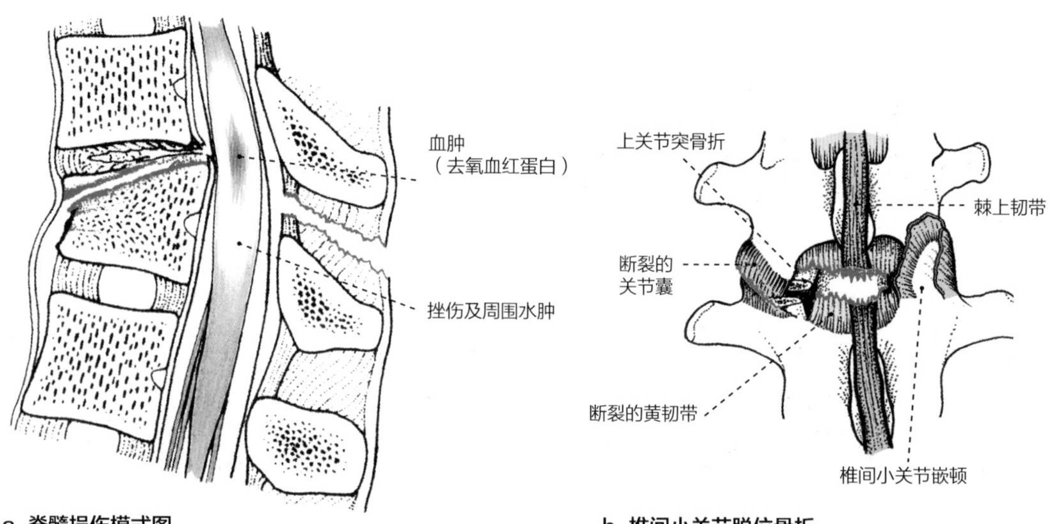

a. 脊髓损伤模式图

b. 椎间小关节脱位骨折

图5-33 脊柱的脱位骨折

椎体间滑脱是脱位骨折，在屈曲、伸展、旋转和剪切力等作用下发生，非常容易合并脊髓瘫痪。

前胸壁着地等强大外力所致。骨折部位以胸骨体部多见，其次为胸骨柄、剑突位置。骨折线以左右横行骨折多见。

■ **症状** 骨折部位局部疼痛、肿胀，在呼吸和胸廓运动时加重。

■ **X线检查** 胸骨侧位和斜位摄片（参照第166，167页），判断骨折部位和有无移位。发生移位时，常常是上方骨折片与下方的上部重叠（图5-35）。常合并心脏大血管、气管、气管分叉等正中位置的脏器损伤，在诊断时不要遗漏。

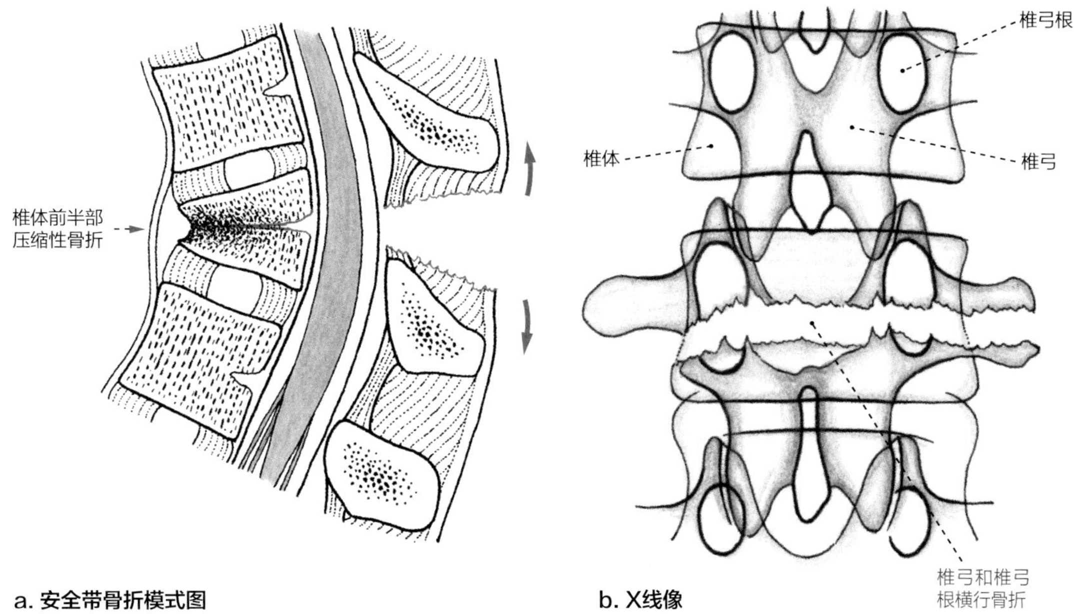

a. 安全带骨折模式图　　b. X线像

图5-34　安全带骨折

椎骨从后方向前方水平骨折称为安全带骨折。即使有瘫痪但较轻微，属于不稳定型骨折。

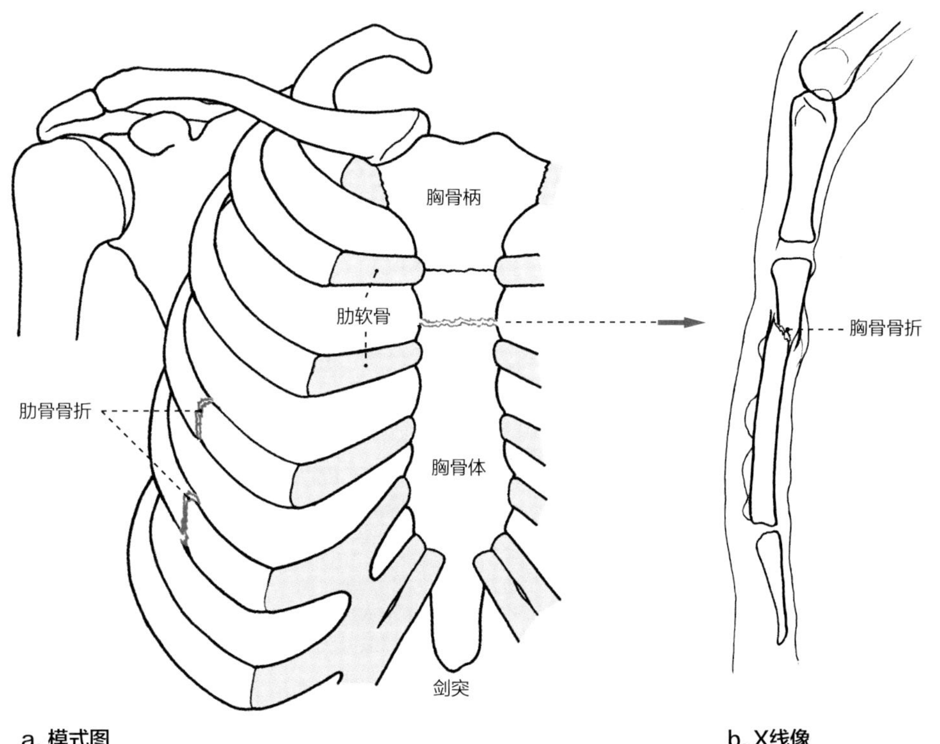

a. 模式图　　b. X线像

图5-35　肋骨骨折，胸骨骨折

肋骨骨折部位分骨质部、软骨部及移行部。胸骨骨折部位分柄部、体部和剑突。肋软骨骨折和移行部骨折X线像很难诊断，需要综合分析。

（张玉　邹月芬　译）

6 腰椎

A 腰椎解剖（图6-1～图6-8）

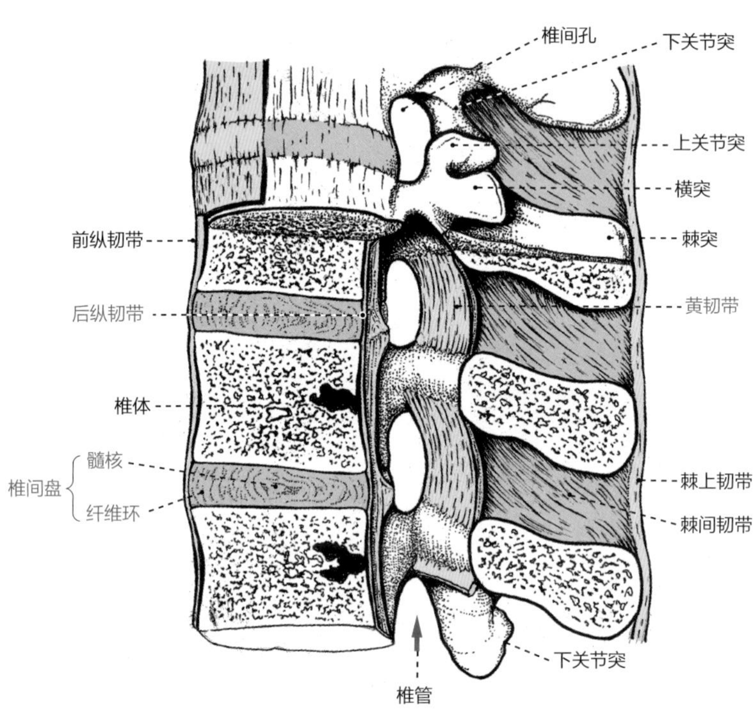

图6-1　腰椎间的连接

腰椎间的主要韧带包括构成椎体和椎间盘柱前后方的支持结构，即前纵韧带和后纵韧带。椎弓间黄韧带、棘突间棘间韧带和棘突尖端表面的棘上韧带。黄韧带富含弹力纤维，与其他韧带不同。

椎间盘是圆形的纤维软骨，周边是坚韧的胶原纤维构成的环状纤维环，中心部是富含蛋白聚糖及水的髓核。纤维环与上下椎体覆盖的软骨板紧密连接。椎间盘的功能是与上下椎体结合后，其弹性可以吸收物理性的压力。

椎体由椎间盘和左右一对椎间关节连接，保证腰椎一定的活动性。

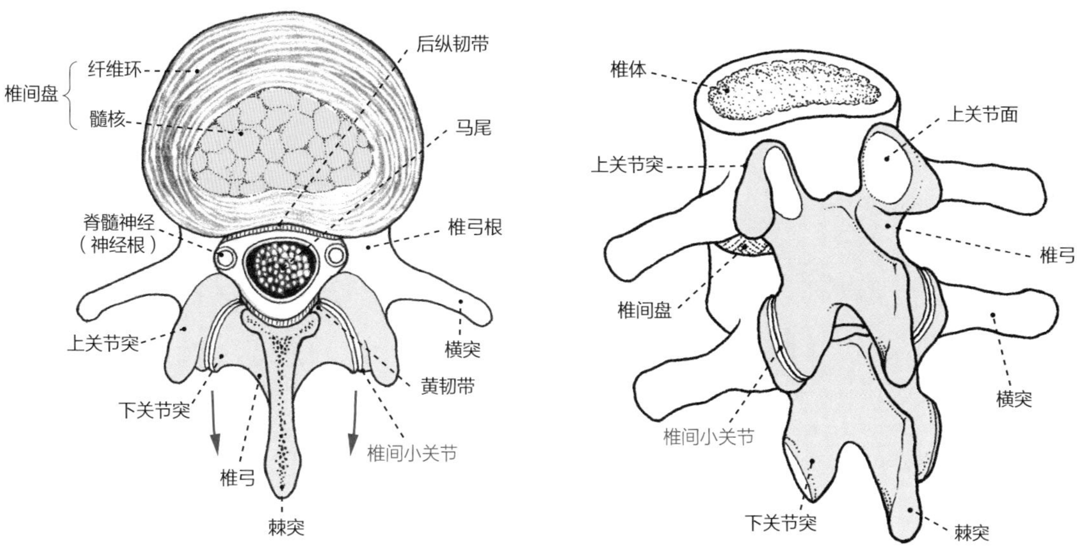

图6-2 腰椎椎间小关节运动

腰椎椎间小关节方向接近矢状面，前后方向屈曲容易，侧屈则困难。

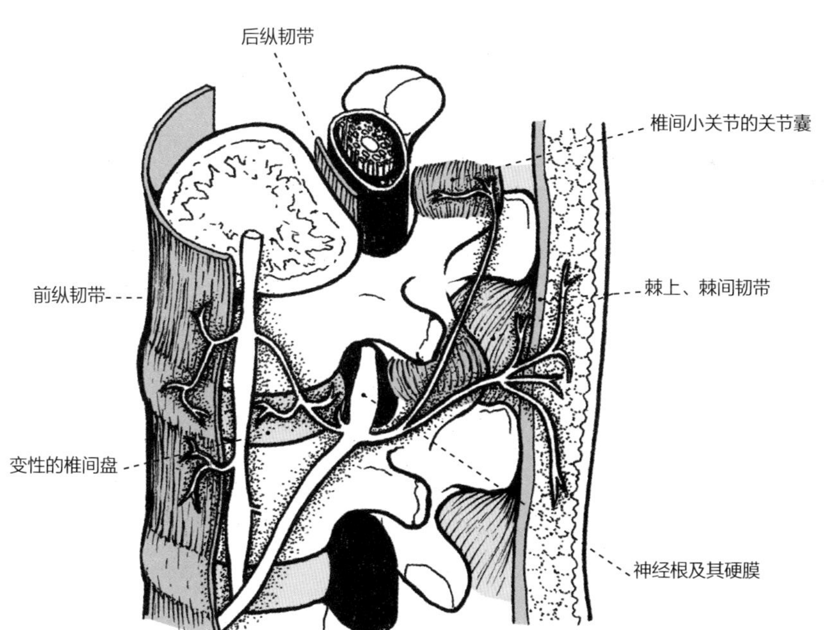

图6-3 疼痛部位

引起疼痛的组织包括前、后纵韧带，神经根及其硬膜，椎间小关节，变性椎间盘，韧带和脊柱的肌群等。

无椎间盘退变的年轻人的椎间盘，由于没有血管和神经，因此不会出现疼痛。

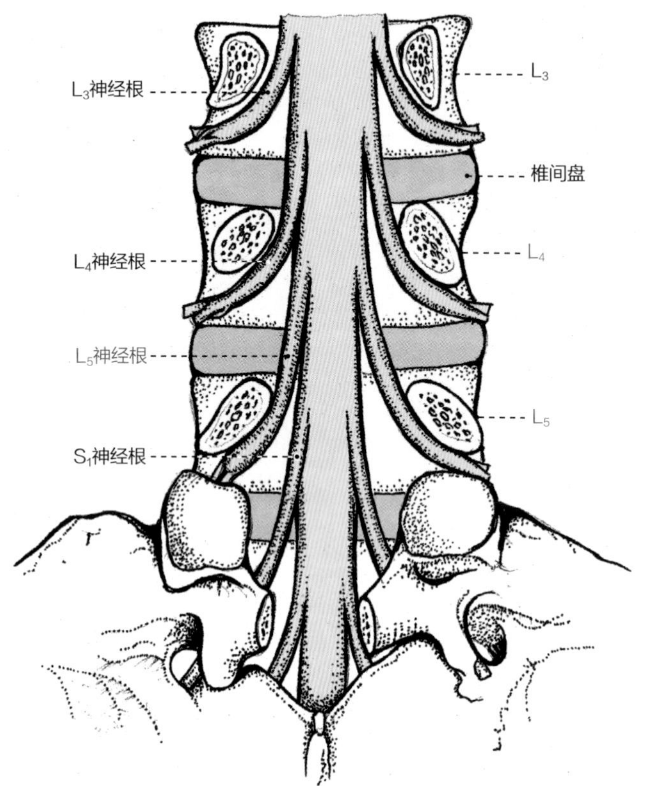

图6-4 腰椎椎间盘和神经根的关系

腰椎脊髓神经形成马尾神经在椎管内走行，到硬膜外腔形成神经根，神经根通过椎管的外侧隐窝，出椎间孔发出后支、脊膜支，在后腹膜腔形成神经丛，并移形为股神经（L_1 ~ L_4）或坐骨神经（L_4 ~ S_3）。坐骨神经和股神经可以解释椎间盘突出后引起的下肢症状。除皮肤外的腰椎部组织受神经根发出的后支和脊膜神经支配。

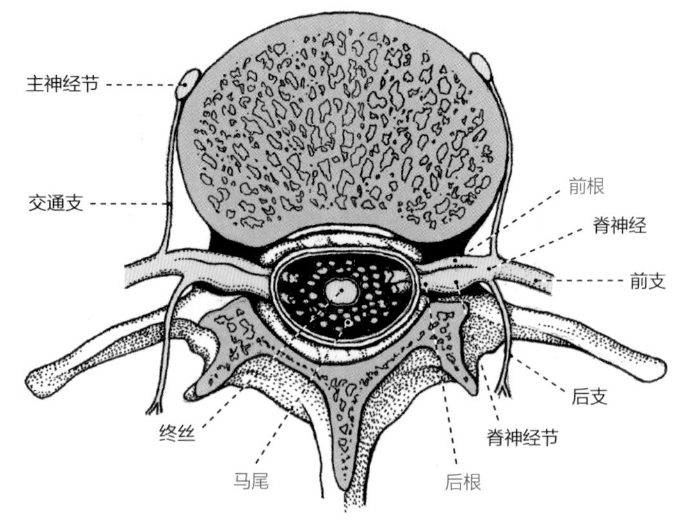

图6-5 马尾神经和神经根

马尾神经受硬膜包绕，在前方后纵韧带，后方黄韧带包绕的椎管内行走。各神经根开始在硬膜内侧面附近通过，到一定部位，穿出硬脊膜外走行。

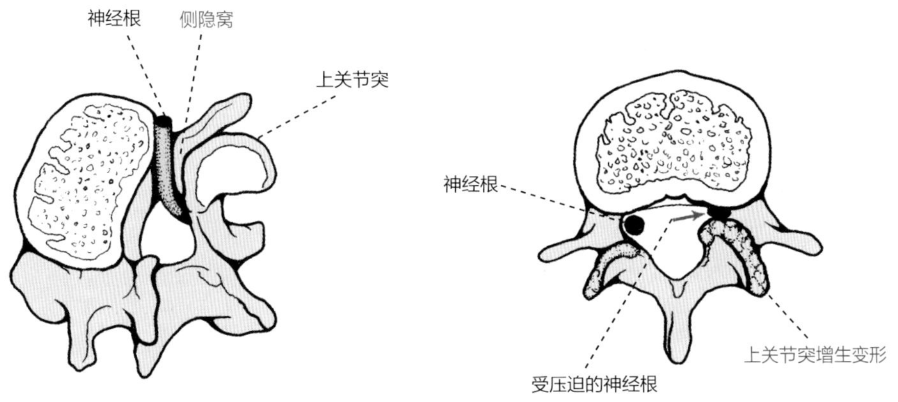

图6-6 硬膜外侧隐窝

外侧隐窝是由椎孔外侧缘的椎弓根、上关节突、椎体和椎间盘后缘包绕。神经根从外侧隐窝通过，穿出脊柱。如果上关节突变形突出，导致外侧隐窝狭窄，压迫通过的神经根。

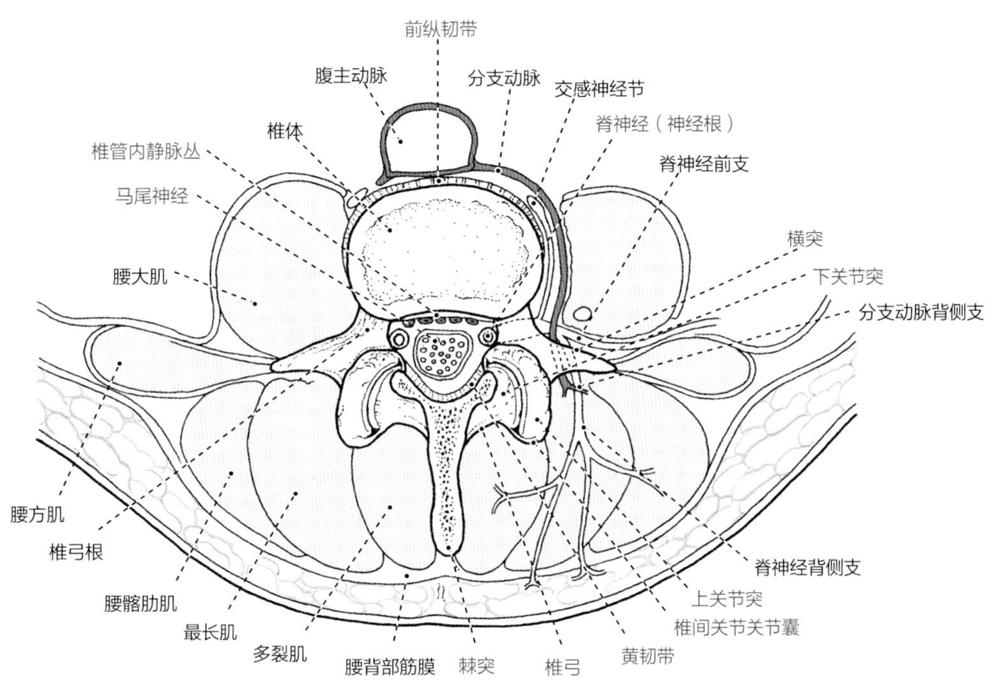

图6-7 腰椎水平横断面（L_3～L_4平面）

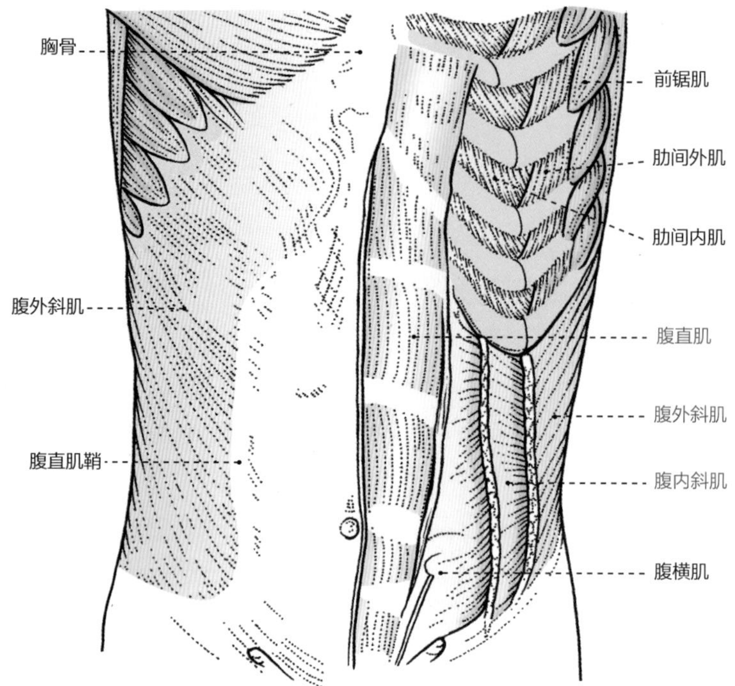

a. 躯干屈肌群（腹直肌，腹内斜肌，腹外斜肌）

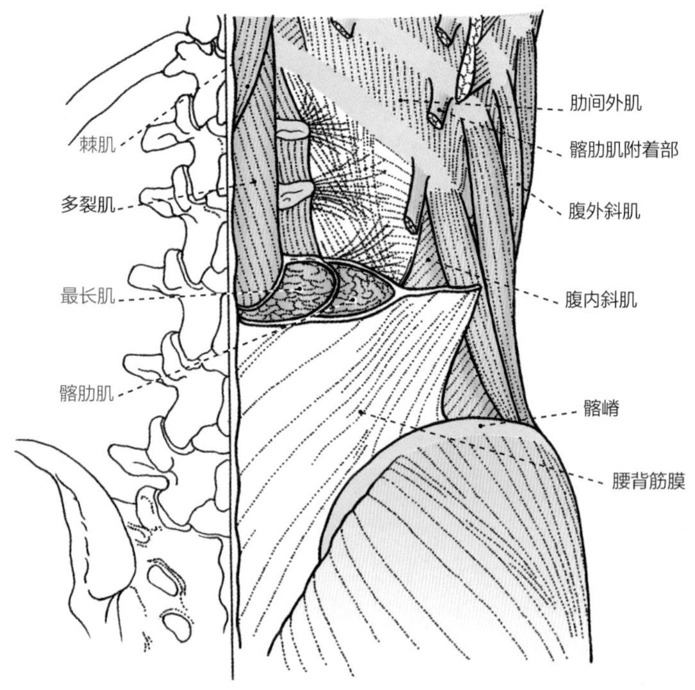

b. 躯干伸肌群（棘肌，最长肌，髂肋肌）

图6-8 保持腰椎稳定的重要腹肌和背肌

a：腹直肌是使躯干向前屈曲的肌肉。两侧的腹内、腹外斜肌共同收缩时，作为躯干的屈肌群与腹直肌协同作用。单独收缩时，右侧腹外斜肌使躯干向左侧扭转样运动。右侧腹内斜肌使躯干向右侧扭转样运动。腹内、腹外斜肌呈现相反作用，当左右肌肉协调时起到旋转肌的功能。

b：棘肌、最长肌、髂肋肌等一起位于脊柱旁，三块肌肉统称为竖脊肌，是使脊柱后伸的肌群。

B 腰椎单纯X线摄片法

摄片法

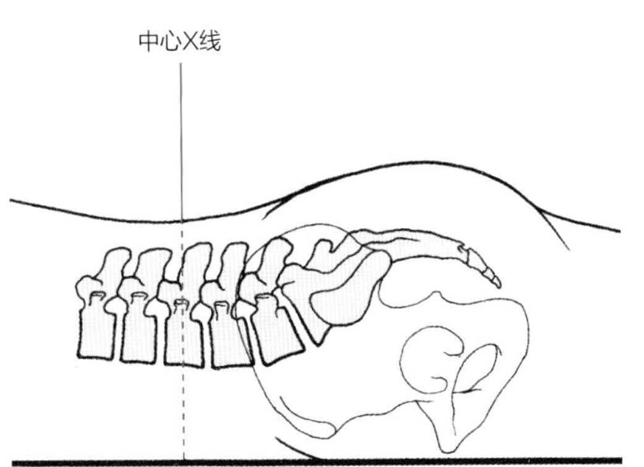

a. 后前方向摄片

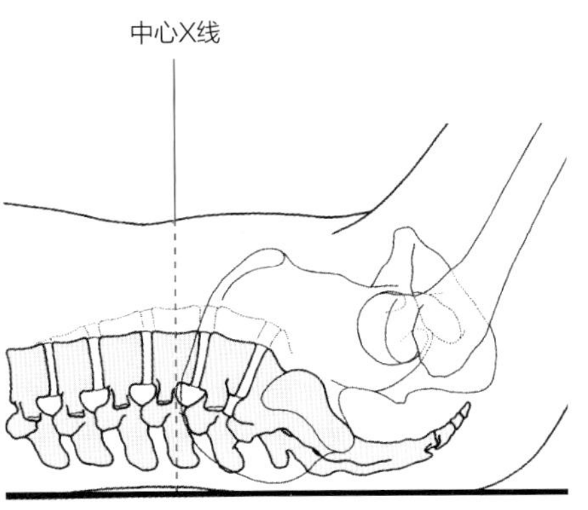

b.前后方向摄片

图6-9 腰椎矢状位摄片

a：可以清晰地显示椎间隙。

b：大腿和膝关节屈曲，腰椎生理前屈曲度尽量平直摄片。

腰椎单纯X线摄片包括正位和侧位两个基本方向。当有臀部疼痛或者下肢痛时加摄骨盆正位像，防止遗漏病变。观察关节突峡部或椎间关节间隙时，45° 倾斜位摄片。检查腰椎不稳定时摄前屈后伸侧位片（动态摄片）。

1 腰椎矢状位摄片（图6-9）

■ **体位** 通常患者采用俯卧位，如果采用该体位困难则用仰卧位。这时，大腿和膝盖屈曲使前屈的腰椎尽量展平，椎间隙可以清楚地显示。

■ **中心X线** 第三腰椎方向与暗盒垂直照射。

正位像可以观察到腰椎排列情况、椎体的形态、骨的阴影、椎间隙、椎弓根断面像、上下关节突的形态、椎间关节、横突和棘突的断面像以及脊柱旁软组织结构等（图6-10）。还能发现第五腰椎或第一骶椎椎弓骨性缺损，这是先天性畸形，称为脊柱隐形裂，多数无症状。另外，第五腰椎横突巨大，与同水平的髂骨或骶骨愈合，这也是先天发育异常，称为腰椎骶化。这种情况，腰椎只有四个。而骶椎腰化则腰椎出现六个。

退行性脊柱病时，椎体边缘骨赘出现，椎间隙变窄，椎间关节中央偏移，关节突肥大，关节突间隙变窄，椎弓间间隙变窄等。

肿瘤转移到腰椎常见，出现椎体、椎弓和横突等的骨质破坏。

腰椎的结核性脊柱炎时，椎体破坏塌陷，腰大肌内形成寒性脓肿。因此，观察比较左右腰大肌的阴影就非常重要。

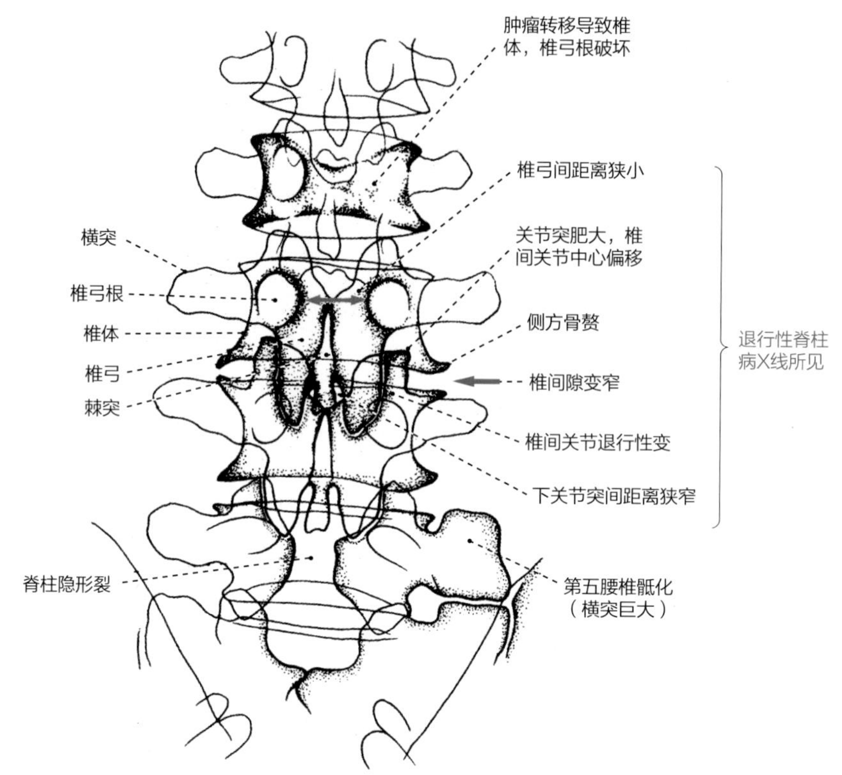

图6-10 腰椎正位像X线所见

2 腰椎侧位摄片（图6-11）

■ **体位** 通常患者侧卧位摄片，摄片要点是躯干的正中面要与暗盒平行，这样才可以显示正确的椎间隙。

■ **中心X线** 从背面约7 cm处，第三腰椎方向垂直暗盒照射。

侧位像显示椎体的排列（尤其前曲的状态）、椎体形态、骨阴影、椎间隙、椎间孔、椎间关节、棘突等结构（图6-12）。

首先要观察腰椎整体的弯曲弧度，椎间盘突出导致腰椎前凸消失的情况很常见，椎间隙的观察是鉴别很多腰椎疾病重要的依据。

结核性脊柱炎和其他感染的早期可以显示椎间隙的变窄。

肿瘤转移到腰椎时椎体塌陷变扁，与结核性脊柱炎和化脓性脊柱炎不同的是肿瘤转移不会出现椎间隙变窄。

腰椎分离滑脱症，由于上下关节突中间部离断，可以观察到椎体、上关节突、横突一起向前方滑脱。

40岁以上女性第四腰椎变性后出现的脊柱滑脱时，可以观察到关节突伸长，同时椎体向前方移位。

退行性脊柱病时因为椎间盘退变导致椎间隙的变窄，椎体边缘骨赘形成，椎间孔狭窄，椎间关节肥大，棘突肥厚所致的对吻椎（棘突碰撞）。

摄片法

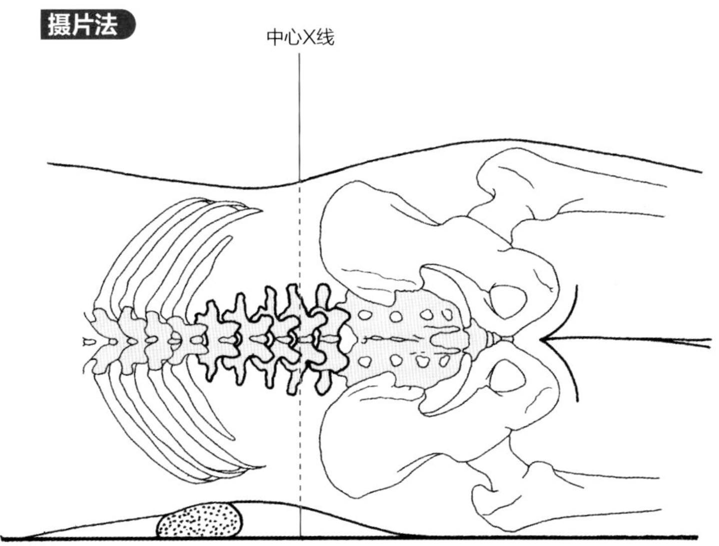

图6-11　腰椎侧位摄片

正中面与暗盒平行摄影。可以清晰地显示椎间隙。

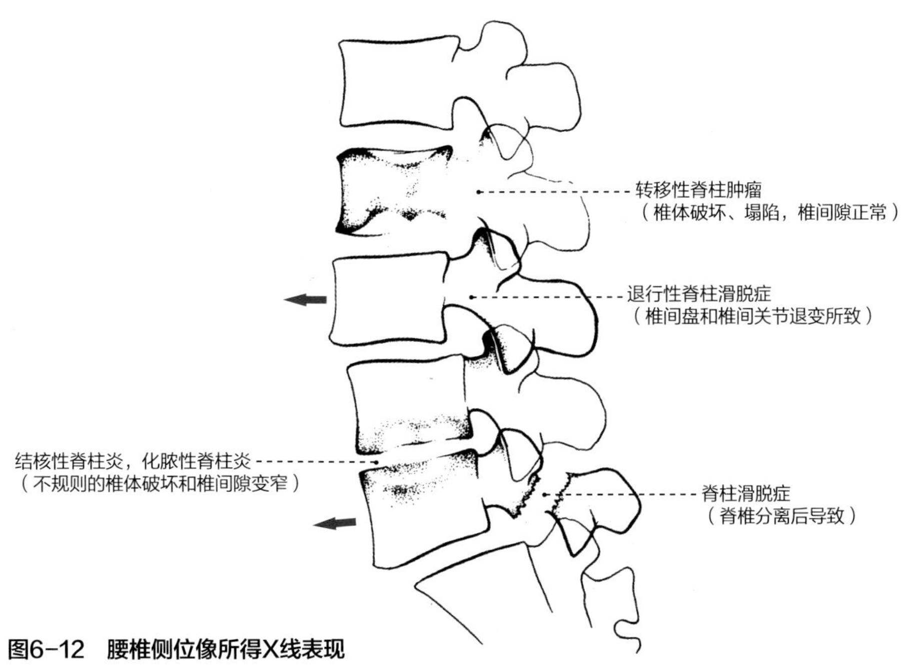

图6-12　腰椎侧位像所得X线表现

3 腰椎斜位摄片（图6-13）

本方法观察腰椎关节突峡部和椎间小关节间隙。

■ **体位** 45° 倾斜角摄片，对准靠近暗盒侧的关节突间隙和椎间关节摄片。

■ **中心X线** 第四或第五腰椎方向垂直暗盒照射摄片。

图6-14显示的固定装置可以保证正确的摄片。

腰椎斜位像显示横突、上下关节突、椎弓和棘突如犬的形态。这个犬的颈部相当于关节突峡部（椎弓根），腰椎滑脱症时可以显示起始部的裂隙（参照194页，图6-25）。

另外，斜位像时，为了使上下关节突、椎间关节间隙清楚地显示，该部位的退行性关节病性改变，即骨的硬化、间隙狭窄、关节周围骨赘形成等也可以被清楚地观察。

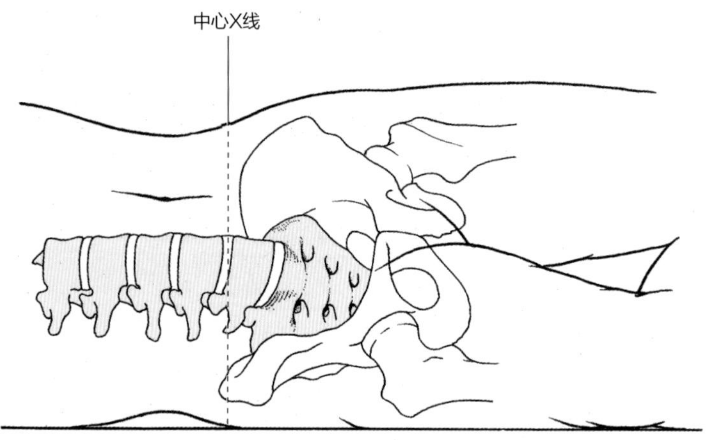

图6-13 腰椎45° 斜位摄片

关节突峡部和椎间关节间隙可以清楚地显示。

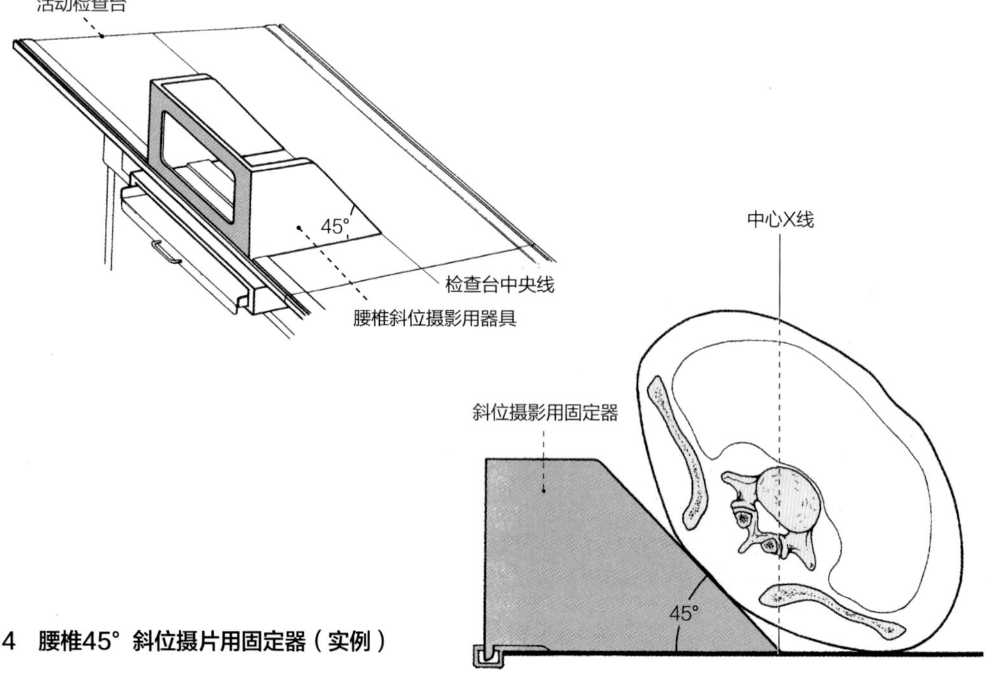

图6-14 腰椎45° 斜位摄片用固定器（实例）

4 腰椎动态摄片

腰椎与颈椎一样，具有较大的活动性，日常生活中各种各样的力学应力会导致椎间盘变性提早出现。

椎间盘变性后出现椎间隙变窄，早期不明显，这种情况下采用最大前屈位及最大后伸位侧位摄片后，腰椎的不稳定性可以显示出来（图6-15）。这个摄片法因人而异，一般有侧卧位和立位摄片。

在腰椎不稳患者，前屈时椎间隙前方稍塌陷（角度不稳）和椎体前移（水平不稳）（图6-16）。

腰椎出现不稳后，前后纵韧带、髂腰韧带、椎间关节等承受过度负荷和运动。另外，机体通过提高肌肉张力来抑制病变椎体的异常活动，因而导致腰痛出现。

摄片法

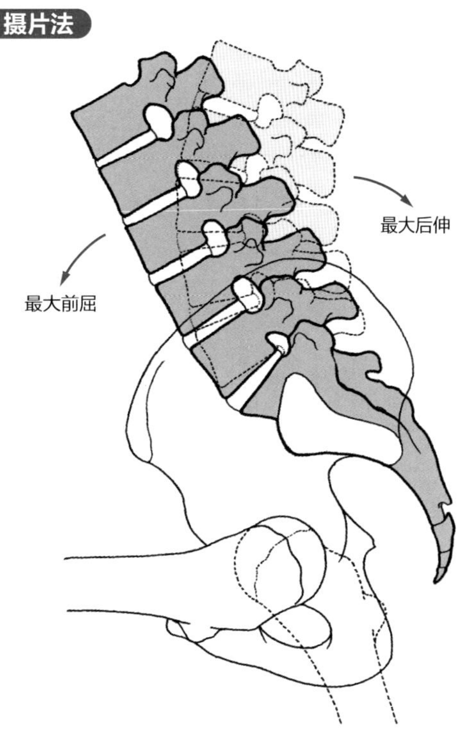

图6-15 腰椎动态摄影

最大前屈位及最大后伸位侧位像可以显示腰椎不稳定。

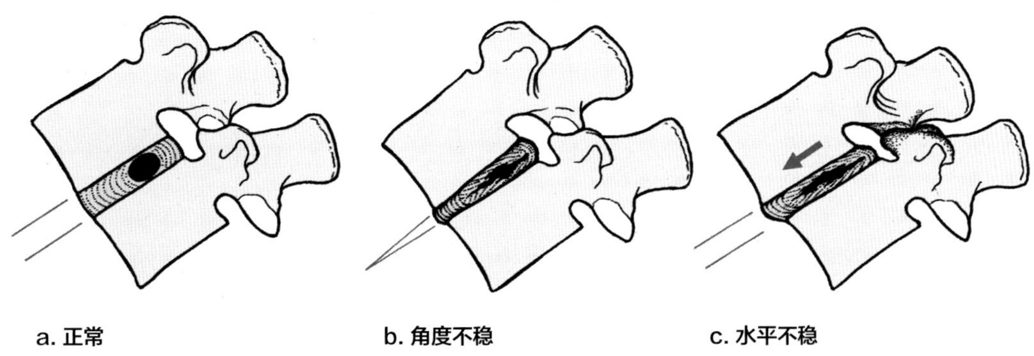

图6-16 最大前屈引起的腰椎不稳定

a：前屈时，正常情况下上下椎体终板基本平行。

b：如果前方椎间隙变窄，后方椎间隙扩大，可以判定有腰椎不稳。这种角度不稳是由椎间盘变性导致的。

c：水平不稳。前屈时椎体向前方滑脱的原因有椎间盘变性和椎间关节变性导致的退行性滑脱症、脊椎分离引起的后部结构破坏导致的滑脱症、骨发育异常导致的先天性滑脱症等。

C 腰椎的退变过程（图6-17～图6-18）

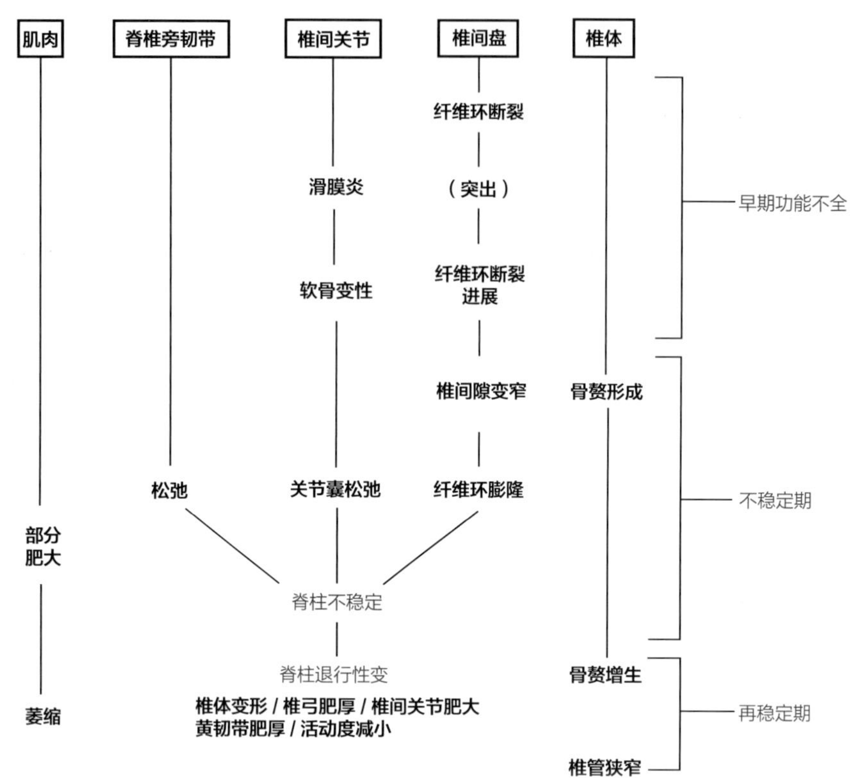

图6-17　脊柱功能单位退变过程

腰椎由椎间盘和后方左右两侧的椎间关节连接，有前纵韧带、后纵韧带、椎间关节囊、棘上韧带、棘间韧带、横突间韧带等脊柱旁韧带支持，保证一定的运动功能，这些可动部分称为脊柱功能单位。

脊柱功能单位中最重要的是椎间盘，在20岁以后，髓核内富含的蛋白聚糖开始减少，海绵样功能消失，称为髓核的退变。这时周围的纤维环出现裂隙，失去水分的髓核从裂隙中穿出，刺激纤维环感觉神经末梢。另外，椎间盘外周膨隆后，后纵韧带、前纵韧带感觉神经末梢受刺激出现局部的疼痛（早期功能不全）。有时，髓核组织移动明显，从纤维环破口脱出，形成椎间盘突出。这时挤压到富含感觉神经末梢的后纵韧带，突出物压迫神经根，出现腰痛和下肢痛。

即使没有椎间盘突出，椎间盘变性也会导致椎间关节软骨变性，关节囊松弛，关节支持性减弱的脊柱功能单位出现异常活动（不安定期）。

不稳定期X线侧位像可见椎间隙变窄，椎体边缘骨赘形成，前后位像见椎体侧方移位，前后屈曲侧位像显示椎间可动区域异常增大，前后方向滑行，同时合并出现椎间关节半脱位等各种表

脊柱功能单位：椎间盘与左右关节突关节相连接的两个椎体，由肌肉、韧带加强，肌肉起主导进行运动。

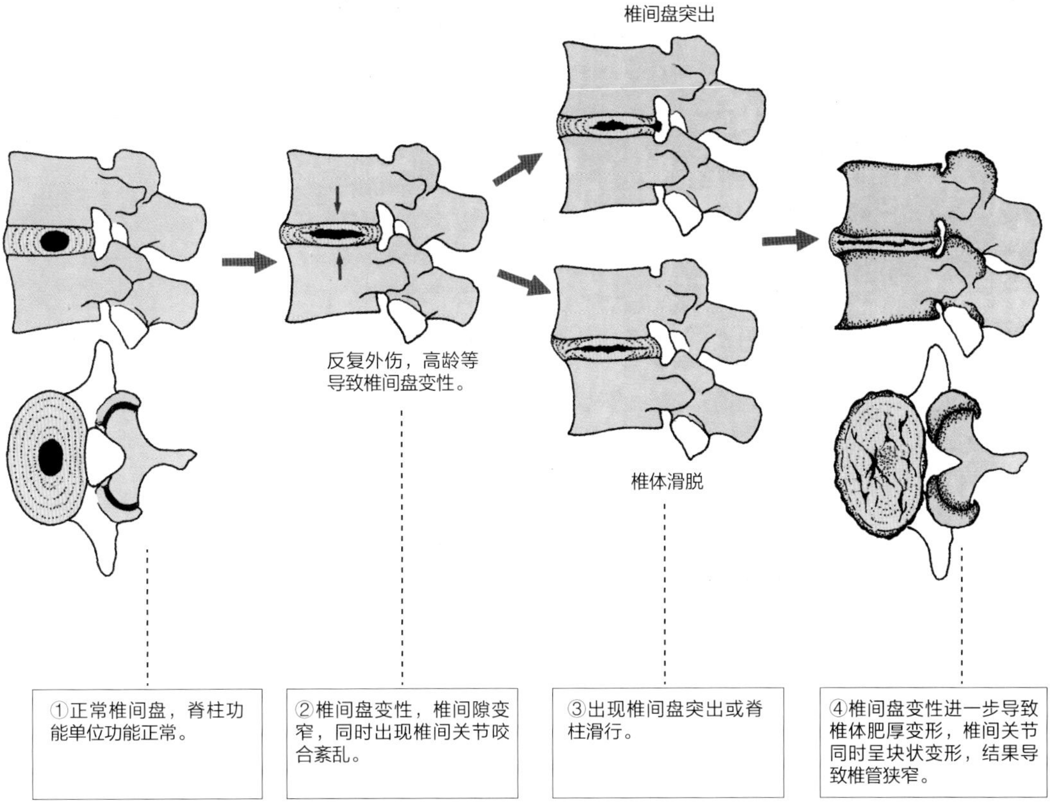

椎间盘突出

反复外伤，高龄等导致椎间盘变性。

椎体滑脱

①正常椎间盘，脊柱功能单位功能正常。

②椎间盘变性，椎间隙变窄，同时出现椎间关节咬合紊乱。

③出现椎间盘突出或脊柱滑行。

④椎间盘变性进一步导致椎体肥厚变形，椎间关节同时呈块状变形，结果导致椎管狭窄。

图6-18 椎间盘变性过程

脊柱变性自然经过早期功能不全、不稳定期和稳定期，最终因骨赘融合后获得变性椎体间的稳定性。广义上说，椎间盘突出，退行性滑脱等都属于脊柱退变，后者也包含退行性脊柱病，以前是被区别对待的。

现，称为不稳定性脊柱。

出现不稳定性脊柱后，脊柱周围的感觉神经末梢受刺激，出现腰痛。活动后加重，安静时疼痛症状减轻。

这些脊柱功能单位受损或不稳定会导致椎体继发肥厚变形，椎间关节肥大，椎间活动度减少，使得脊柱再次获得稳定（再稳定期）。X线显示退行性脊柱病，由于椎骨的改变导致椎管和椎管外侧陷窝狭窄，马尾或神经根慢性受压缺血，出现神经性间歇性跛行，称为腰椎管狭窄症。

D 腰椎疾病

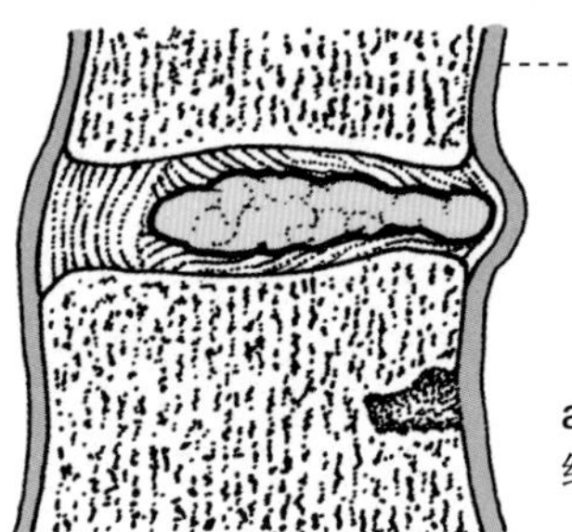

a. 突出
纤维环完整

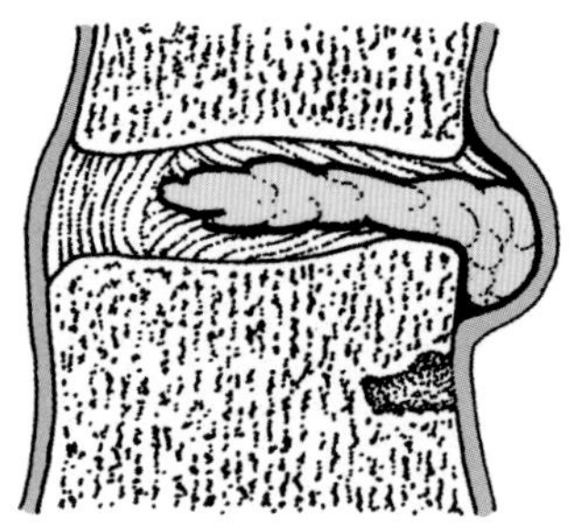
b. 韧带下脱出
纤维环破裂，向椎管内突出

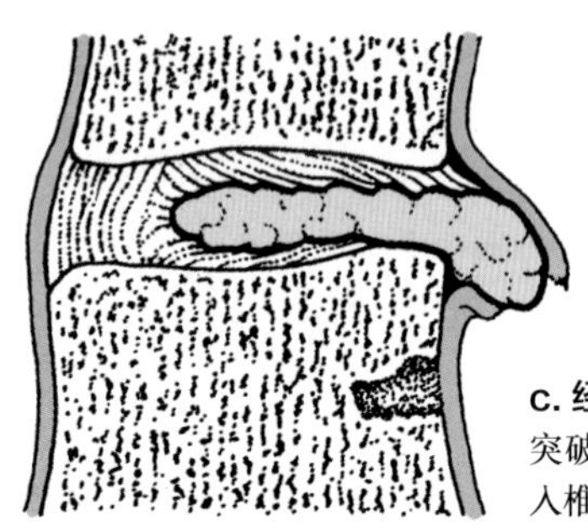
c. 经韧带脱出
突破后纵韧带进入椎管内

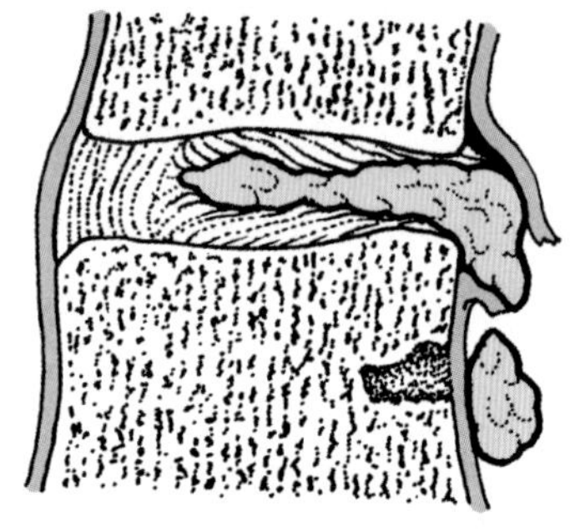
d. 游离脱出
脱出的髓核组织向椎管内游离

图6-19　腰椎间盘突出形态分类

经韧带脱出和游离脱出在3～6个月后会自然变小、消退，而突出、韧带下脱出这种变化的可能性很小。突出的椎间盘向硬膜下腔脱出后，从周围血管来的巨噬细胞增多、聚集，然后出现肉芽组织的增生，毛细血管的形成。肉芽组织可以吸收脱出的椎间盘。

1　腰椎间盘突出

腰椎间盘突出（herniated intervertebral disc of the lumbar spine）是椎间盘变性后，髓核从纤维环裂隙处突出至椎管，压迫神经根和硬膜囊，出现腰痛和坐骨神经痛（下肢放射性疼痛）等症状（图6-19）。

20～30岁，喜好运动的男性多见，好发部位是L_4～L_5，其次是L_5～S_1。

■ **病理**　突出的椎间盘常常是发生在椎管的一侧，导致出现该椎间下位的神经根压迫症状。比如，L_4～L_5间椎间盘向右侧突出导致右侧第五腰神经根的压迫，该神经根支配的下肢、足部出现表浅性感觉障碍（感觉钝麻）和疼痛，有时是运动性障碍（肌力下降）（图6-20）。发生在正中部的大的椎间盘突出，会造成椎管内马尾全体受压迫，出现双下肢感觉运动障碍和排尿困难症状。

■ **X线检查**　单纯X线摄片正侧位，两个斜位，前后屈曲侧位共六个体位。

虽然X线像不能直接显示突出的椎间盘，但是正位像可以观察到坐骨神经痛后引起的脊柱侧弯，椎间隙变窄，或椎间隙两侧不对称。侧位像显示生理性前凸曲度变小或消失。动态摄片发现椎间不稳。

■ **MRI检查**　矢状位和横断位像T_1WI和T_2WI摄片，显示突出椎间盘的形态、部位，椎间盘变性程度，神经压迫程度等（图6-21）。T_1WI像适合观察形态，T_2WI像适合评价变性的程度。

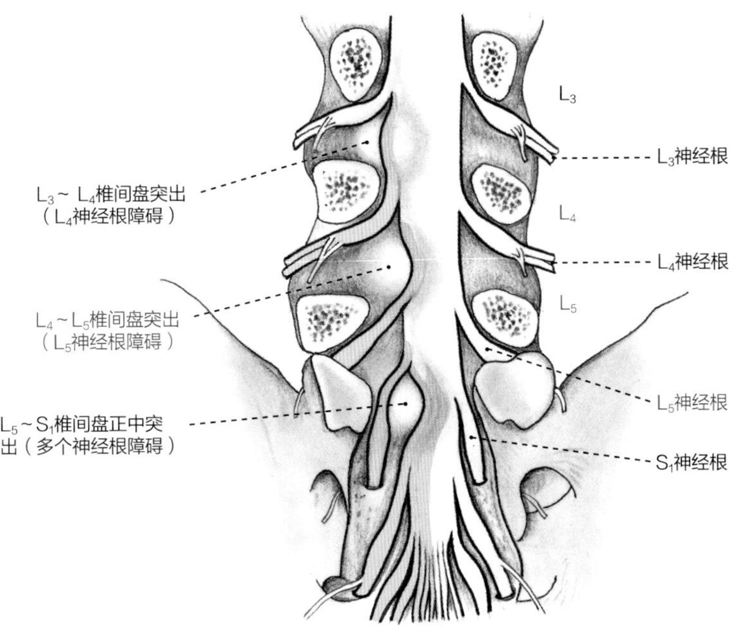

图6-20 突出腰椎间盘平面和神经根的关系

椎间盘瘤样突出物压迫神经根或马尾神经后，出现广义性炎症。其结果是神经根和马尾神经受到机械性刺激和炎性分泌物引起的化学性刺激，出现下腰部、下肢的疼痛（末梢神经的构造见第116页，参照图4-12）。

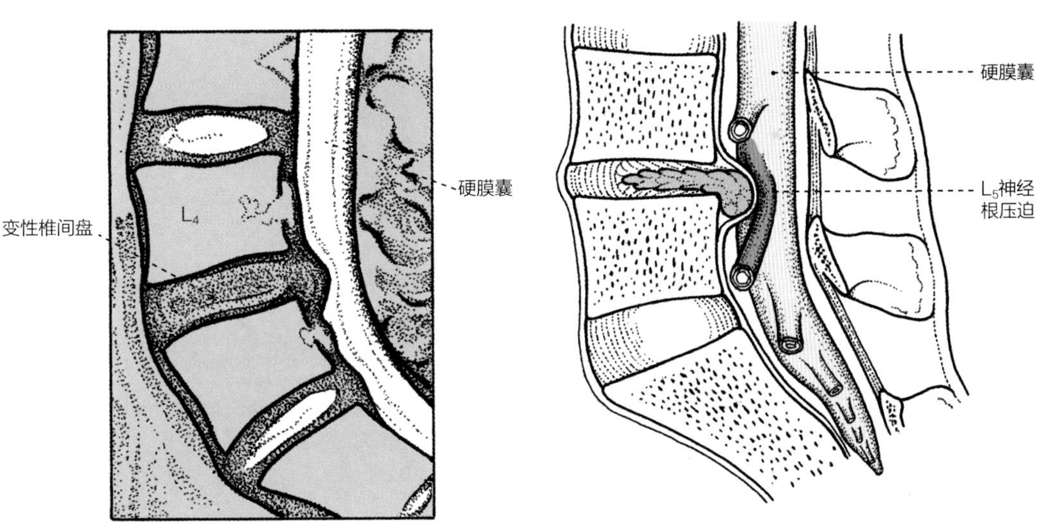

a. T_2WI矢状位

b. 椎间盘突出模式图

图6-21 椎间盘突出的MR像

a：L_4～L_5椎间盘变性和髓核突出。

b：压迫的结果是当神经根周边发生炎症时会导致神经根炎，表现为坐骨神经痛等根性刺激性疼痛。

■ **其他检查方法** 造影检查是在要手术的前提下进行。造影检查观察与突出椎间盘平面一致的硬膜囊前方压迫和神经根压迫后的充盈缺损（图6-22）。CTM横断面显示突出椎间盘的部位、大小等（图6-23）。

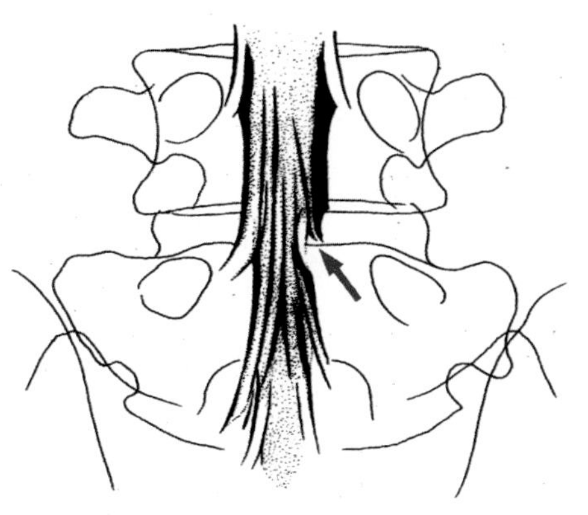

a. 正位像

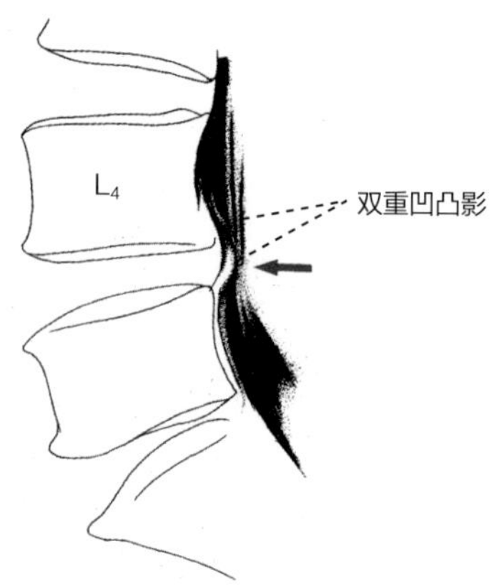

b. 侧位像

图6-22　椎间盘突出的脊髓造影

a：L_5神经根充盈缺损。

b：前方充盈缺损。

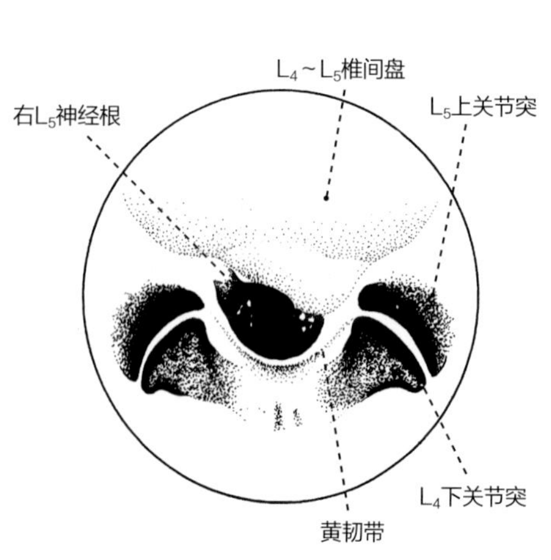

a. CTM（L_4～L_5椎间盘平面）

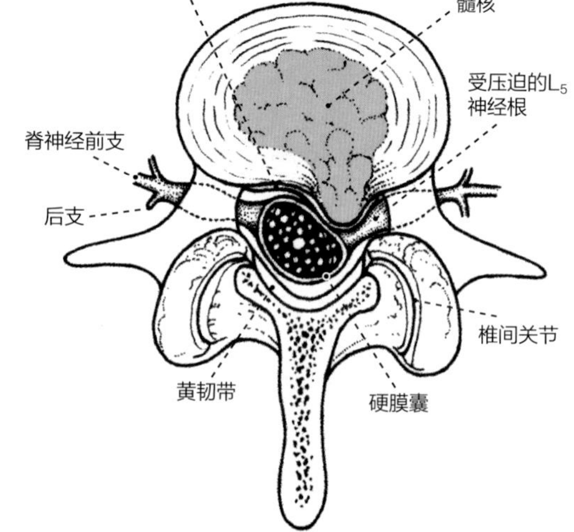

b. 椎间盘突出模式图

图6-23　腰椎间盘突出的CTM

腰椎间盘突出首先出现腰痛和臀部疼痛，数日后出现下肢放射性疼痛和麻木。下肢症状与压迫神经根的支配区域相一致。同时合并有感觉麻木。例如L_4～L_5椎间盘椎管内突出时，下肢外侧至足背部感觉障碍，足背屈肌群肌力下降。CTM显示硬膜囊左前方受压，神经根出现充盈缺损改变。

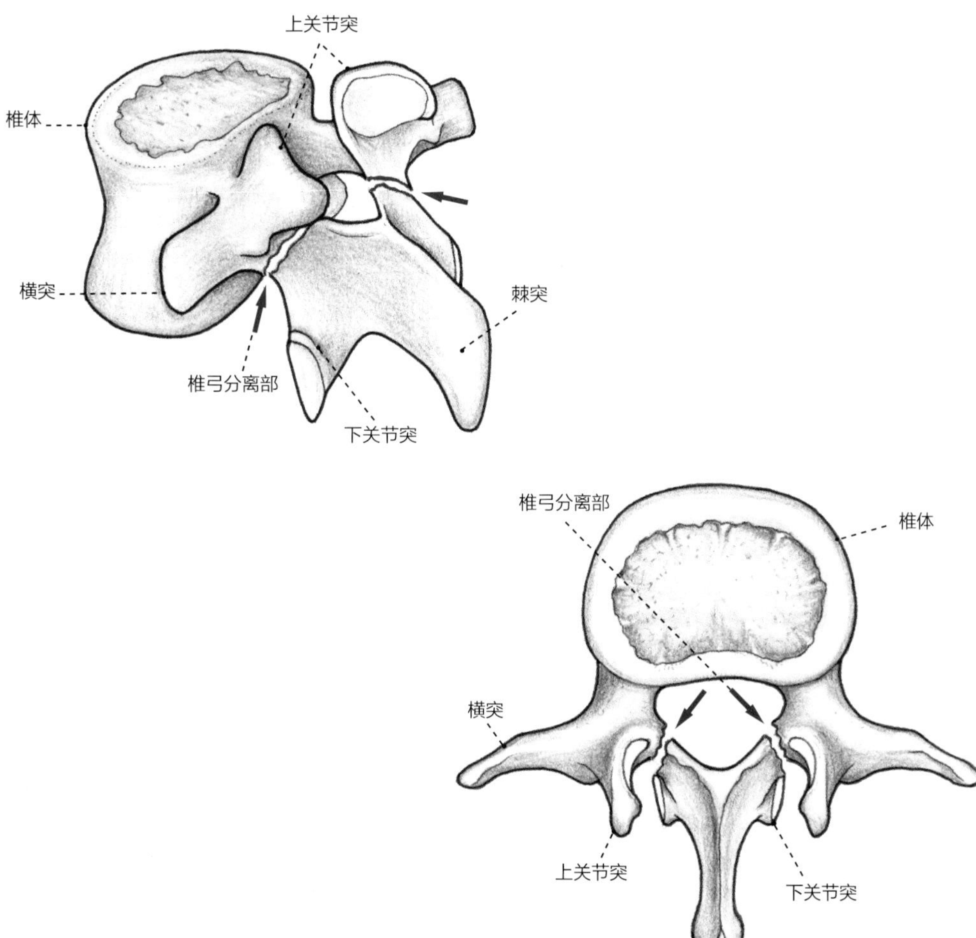

图6-24 脊柱分离症（脊柱滑脱）模式图

脊柱分离症是腰椎过度伸展和屈曲所引起的负荷反复作用于上下关节突间导致的疲劳骨折。

2 脊柱分离症（脊柱滑脱）

脊柱分离症（spondylolysis）是构成椎弓的上下关节突间部（椎弓根）离断所导致的疾病（图6-24）。

■ **病因** 儿童发育期的过度运动是原因之一。即发育期过度激烈的运动，腰椎过度的伸展、屈曲导致负荷反复作用在椎弓根部位，出现的疲劳骨折，主诉腰痛。有些浅而小的分离可因骨性愈合而自然修复，也有形成假关节而长期存在。

■ **X线检查** 45°斜位X线片显示关节突间断裂（图6-25）。最好发于第五腰椎，椎弓两侧可同时发生。

成人多因腰痛来就诊，经X线片检查偶然发现，这种情况最常见。由于很多患者即使出现脊椎分离也无症状，因此需要排除其他原因导致的腰痛。

分离后的椎体和椎弓失去稳定性，相邻椎间盘容易出现变性，椎体向前滑脱，出现椎体分离。腰椎不稳定可以通过动态摄片观察。

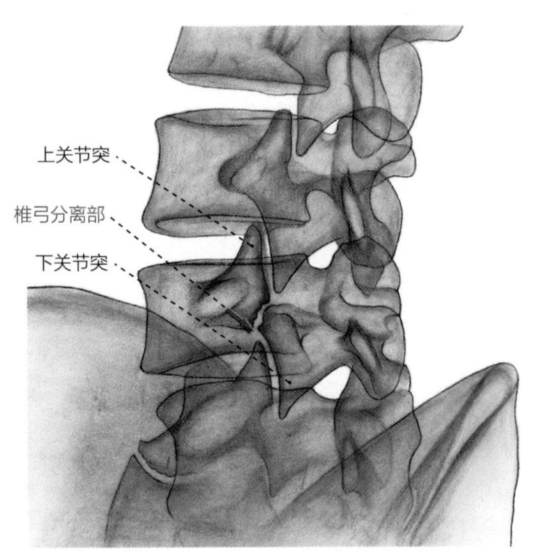

a. 45° 斜位像

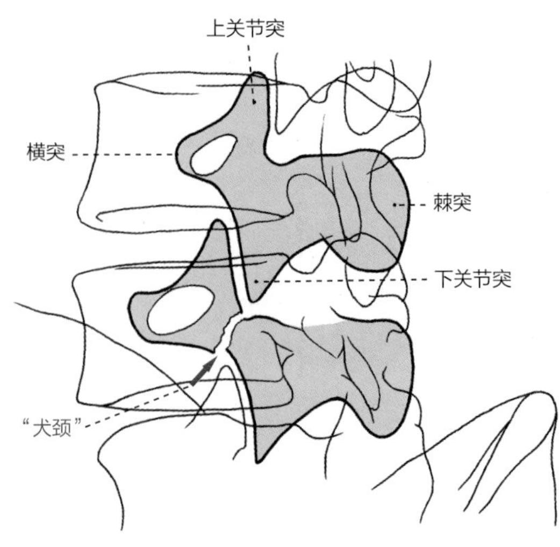

b. 模式图

图6-25　脊柱分离症的X线像

关节突，横突，椎弓和棘突一起构成“犬”样阴影。椎弓根崩裂时，可以显示“犬颈”断裂征象。临床出现腰痛，很少合并下肢痛。

3　椎弓峡部崩裂

椎弓峡部崩裂较椎弓根崩裂更多见。同时伴有下方椎间盘变性，该椎间不稳定，出现分离后导致脊柱滑脱。好发于第五腰椎，中年以上开始出现症状。

■ **症状**　腰痛和臀部疼痛，运动和保持一种姿势后疼痛加重。有时，因分离部腹侧走行的神经根受到刺激、压迫，出现下肢症状。由于后方残留椎弓，因此不出现马尾神经受损症状（双下肢，臀部和会阴部感觉异常）。

■ **X线检查**　单纯X线腰椎正位、侧位、两个斜位、前屈后伸侧位共六个体位摄片。X线见椎管峡部的分离，椎体向前方滑行，腰椎前凸更明显，椎间隙变窄。如果出现不稳定则前屈后伸位摄片可以观察不稳定程度。滑脱的评价通过腰椎侧位像Meyerding分类法进行，分为四个阶段（图6-26）。下肢神经症状伴行时采用MRI检查，可以同时发现椎间盘突出等其他腰痛疾病（图6-27）。

4　退行性脊柱滑脱

退行性脊椎滑脱是在无椎弓根断裂的基础上，上位椎体相对下位椎体向前方移位。大多位于第五腰椎。在椎间盘变性和椎间小关节水平化基础上出现，女性L_4～L_5多见。椎间盘变性后出现脊椎不稳，导致脊柱前移。女性多见，激素降低与该病有关。

■ **症状**　脊柱前移后导致的椎管狭窄是本病的病理基础。除了腰椎不稳定、椎间关节和椎间盘变性等导致的腰痛外，椎管狭窄会导致神经根症状（下肢、臀部疼痛）或马尾神经症状（下肢、臀部和会阴部异常感觉）。安静时症状轻微，运动后症状加重是本病的特征。

■ **X线检查**　腰椎单纯X线侧位可以观察椎间隙变窄、椎体向前的移行和椎间关节的退变等（图6-28）。前屈、后伸动态摄片可以显示移行椎间的不稳定。

■ **MRI检查**　MRI可以显示椎体全部向前移行后导致的椎管狭窄、椎间盘变性程度、椎间盘突出、压迫后硬膜囊的状况等（图6-29）。

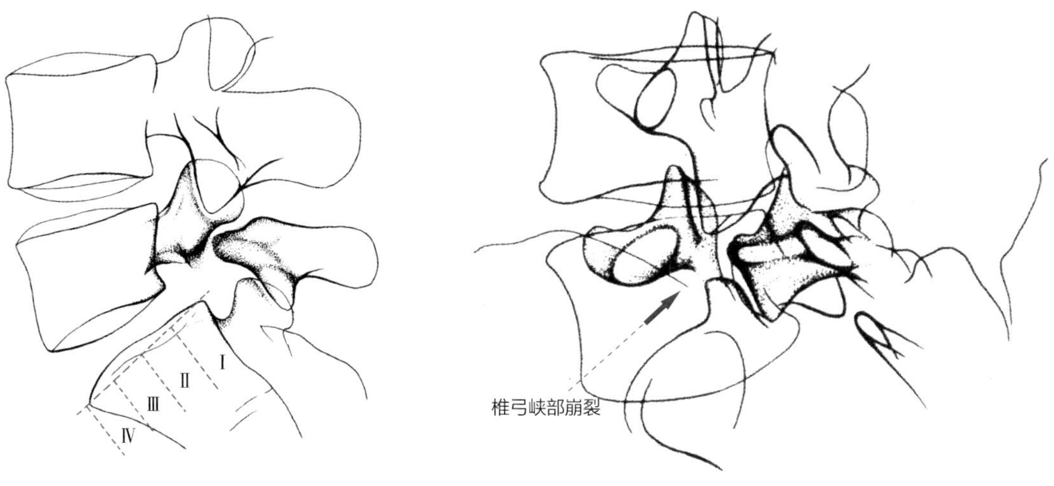

a. 滑脱的评价（Meyerding分类）　　b. 45° 斜位像

图6-26　椎弓峡部崩裂脊柱前移的X线像

a：滑脱椎体的后下缘分为四等分，根据与下位椎体的关系，分为Ⅰ～Ⅳ度。本例属于Ⅰ度。

b："犬颈"是椎弓根向前滑脱离断所致的表现，上位椎体的下关节突向离断处突入。

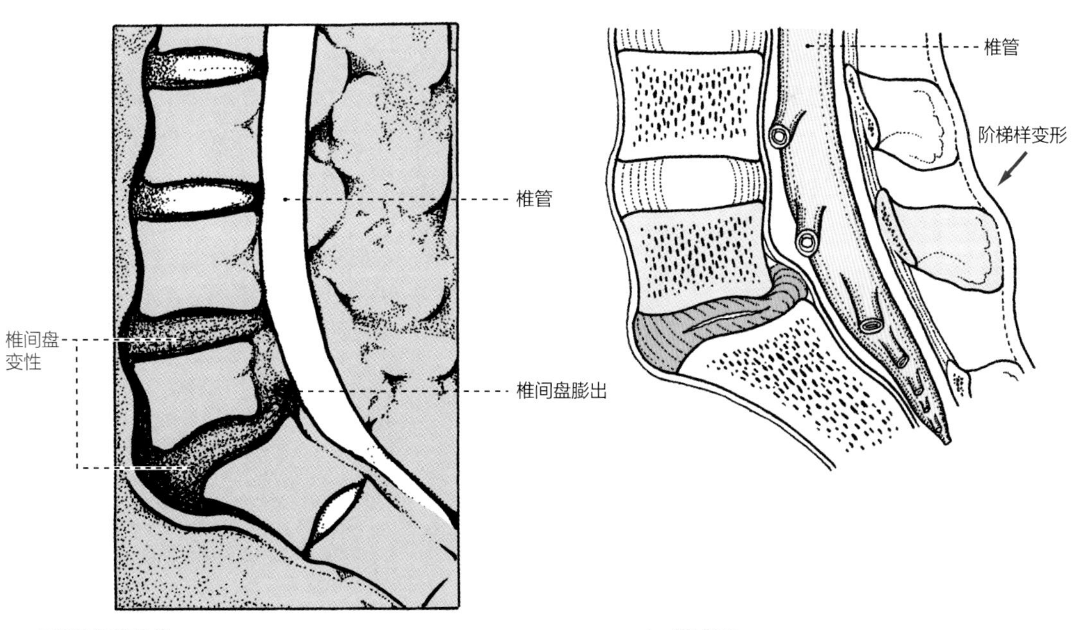

a. T_2WI矢状位像　　b. 模式图

图6-27　椎弓峡部断裂脊柱前移的MR像

a：L_4～L_5，L_5～S_1椎间盘信号减低，提示变性。滑脱椎体下方的L_5～S_1椎间盘向后方膨隆。

b：椎弓峡部崩裂症，因为椎弓后方有残留，椎管没有狭窄改变。

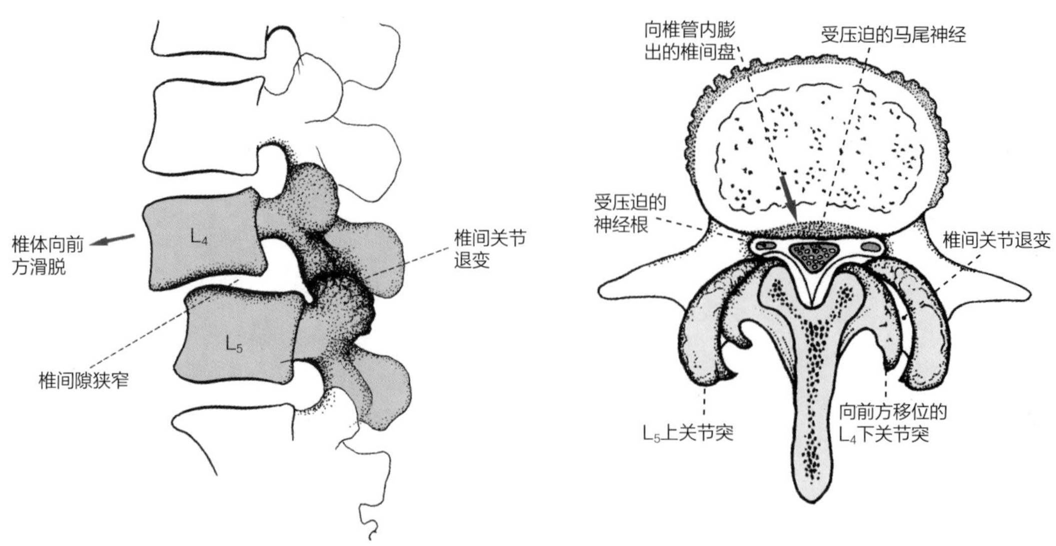

a. 前屈侧位像　　b. 椎管狭窄模式图

图6-28　退变性脊柱滑脱症的X线像

椎体和椎弓向前移位，椎间关节退变后增生改变，移行部位椎管狭窄。临床症状表现为腰痛、下肢痛及间歇性跛行。

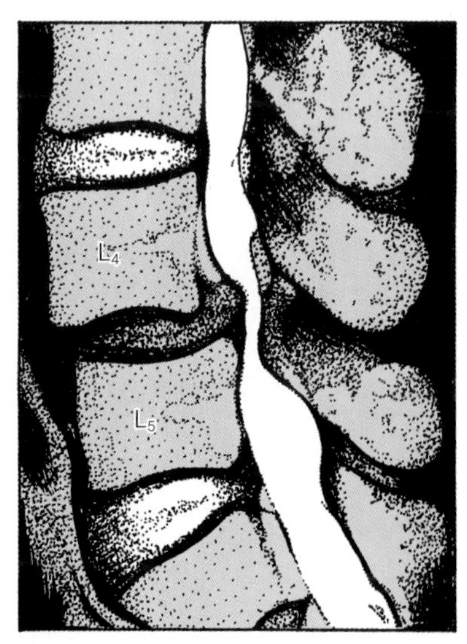

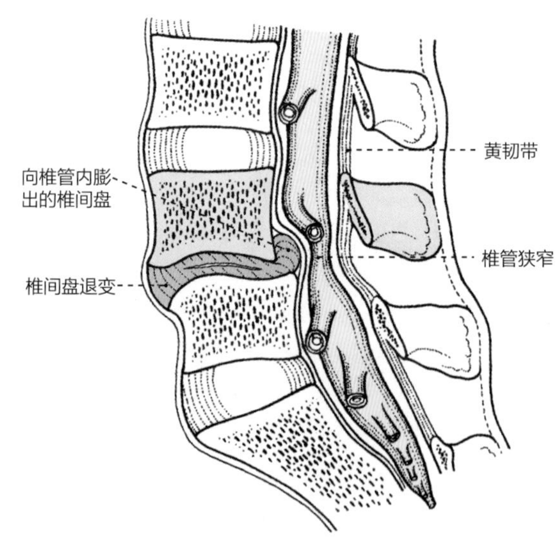

a. T_2WI矢状位像　　b. 模式图

图6-29　退行性脊柱滑脱症的MR像

前后夹击导致严重的椎管狭窄。移行椎体下方的椎间盘膨出也是压迫硬膜囊的原因之一。MRI可以显示软组织压迫的病理状况。

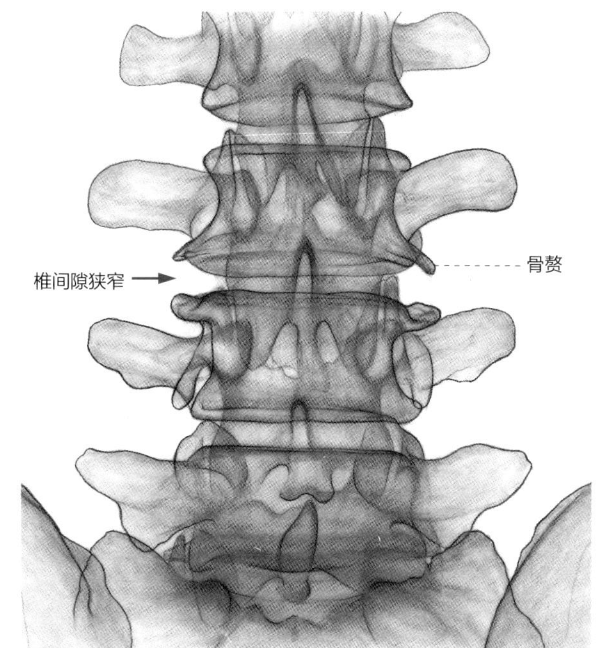

图6-30 退行性脊柱病的正位X像

退行性脊柱病时，X线片显示椎体边缘骨赘，椎间隙和椎间小关节间隙变窄，关节面硬化，因此诊断为该病。无症状时不能诊断本病。过重负荷导致脊柱的支撑能力和运动能力下降时，导致椎管、椎间孔狭窄而发病。

5 腰椎椎管狭窄症（退行性脊柱病）

退行性脊柱病，以椎间盘退变变性为基础，表现为椎体边缘骨质增生和椎间关节退变，椎体肥厚、变形的疾病（图6-30）。退行性改变是随年龄增加而发生的生理性变化过程，不一定是一种疾病。当症状和X线表现一致时，称为退行性脊柱病。

■ 症状 特征是慢性腰痛，疼痛在起床等动作的开始时明显，活动后症状减轻。退行性脊柱病是腰椎椎管狭窄的原因。因为多见，需要引起重视（图6-31）。

腰椎椎管狭窄症（LSS：lumbar spinal stenosis）是随着腰椎退变后发生椎管狭窄，椎管内马尾或神经根发生慢性挤压而出现症状（图6-32）。

■ 症状 特征表现是神经性间歇性跛行，如果马尾神经受到影响，步行时两侧下肢、臀部和会阴部麻木，神经根受影响则表现为单侧性下肢和臀部疼痛，步行困难。坐下来休息几分钟后缓解，再走则症状再次出现。这种现象称为神经性间歇性跛行。退行性脊椎病导致的椎管狭窄在中年以上男性多见，好发于L_4～L_5水平。

■ X线检查 腰椎椎管狭窄与颈椎不同，单纯X线像发现有无骨性狭窄很困难。但是，根据动态摄片可以评估有无骨赘、脊柱分离、滑脱等。

■ MRI检查 可同时观察椎管的狭窄状况和椎间盘的变性（图6-33）。

■ CT检查 CT是显示椎管狭窄的最好方法，可以清楚地显示椎管和椎间孔的狭窄（图6-34）。脊髓造影显示在椎间盘，椎间关节病变部位可观察到单一椎体或多个椎体间存在不完全或完全性的中断现象。多数病例L_4～L_5水平狭窄最明显（图6-35）。加行CTM可以清楚地显示硬膜囊和神经根压迫情况。

参考 骨赘（Osteophyte）

脊柱骨赘见前纵韧带椎体附着处骨形成，为离椎体边角数毫米的三角形骨，与椎体侧面垂直走向。由于椎间盘变性后，向四周膨出，导致前纵韧带受到牵拉，出现纤维性增生，然后再转化成软骨性骨化。

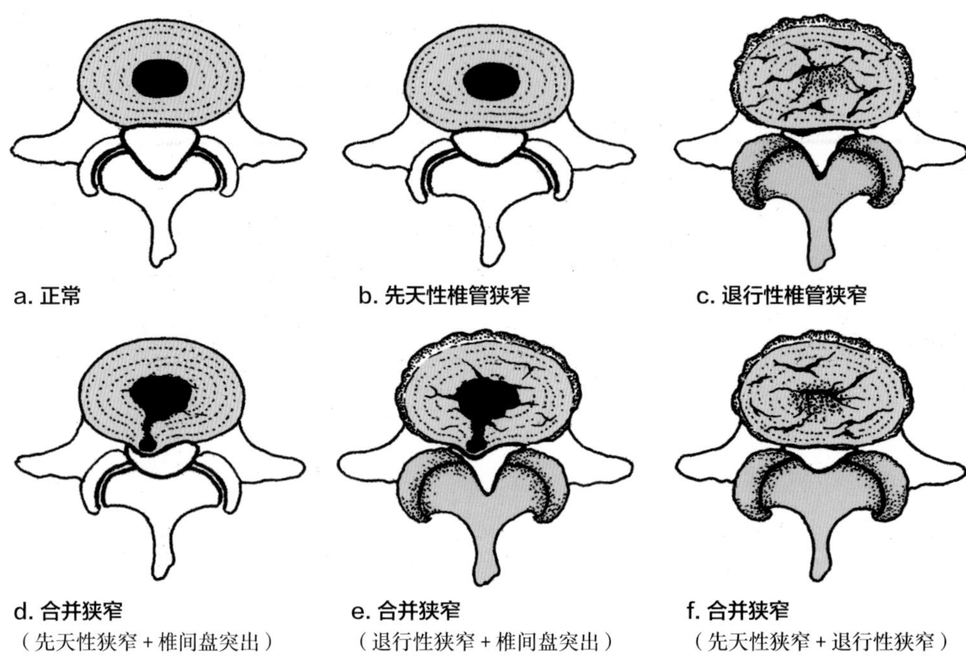

图6-31　腰椎椎管狭窄国际分类

椎管狭窄症可以是椎管和神经根管先天性或发育异常性狭窄，也可以是后天性狭窄所引起的症状的总称，常合并多种疾病。

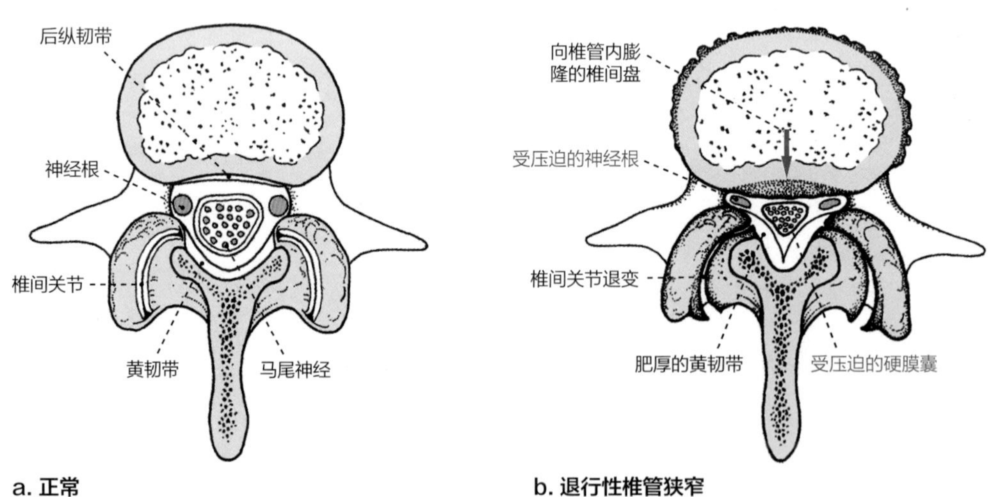

图6-32　腰椎椎管狭窄症横断面模式图

腰椎椎管狭窄是因为椎间盘变性、膨出及椎间小关节和黄韧带的肥厚、侧隐窝狭窄导致的马尾神经或神经根的慢性挤压。主要症状表现为立位、行走时出现明显腰痛和下肢痛。

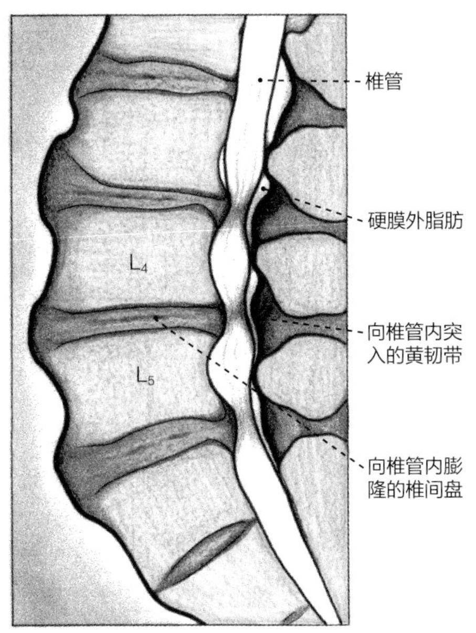

a. T_2WI矢状位像

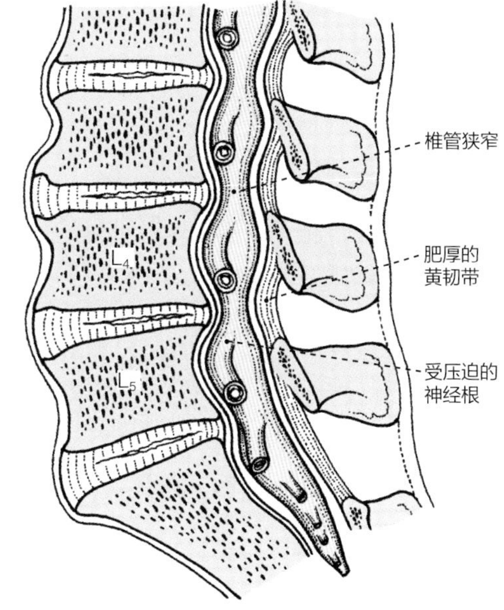

b. 模式图

图6-33 腰椎椎管狭窄症的MR

MRI可以显示椎管内神经组织和周围组织的关系、椎管的狭窄状态、椎间盘变性的程度等。退行性脊柱病导致的狭窄以男性多见，常常发生在多个椎体间。

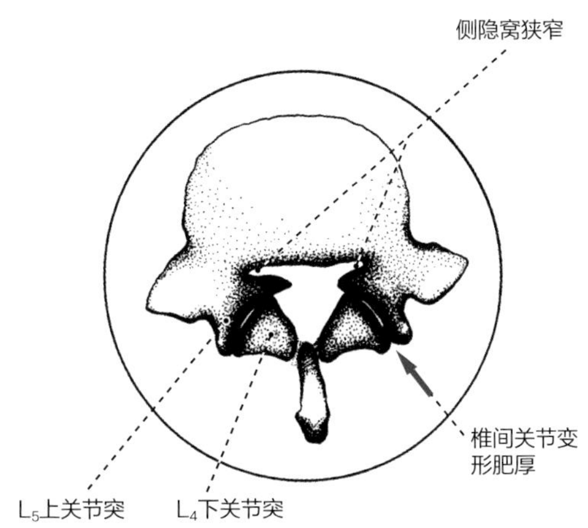

图6-34 腰椎椎管狭窄症的CT像

CT最适合观察有狭窄的骨性改变，横断面可以显示椎间盘突出、椎间关节的肥厚，有时可明确显示上关节突内侧突出所导致的椎管和神经根管狭窄状况。

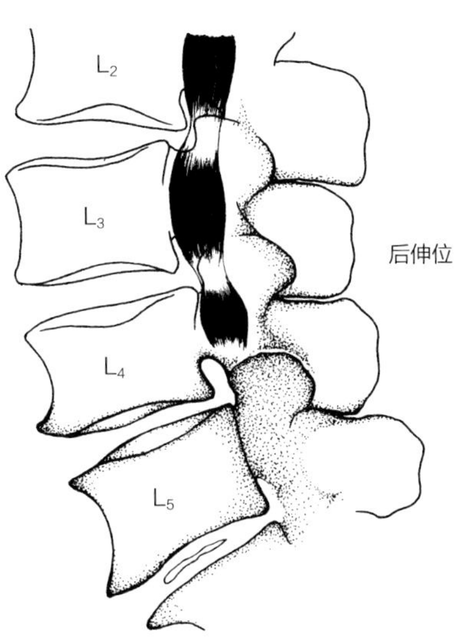

图6-35 腰椎椎管狭窄症的脊髓造影

L_4～L_5平面造影剂完全没有通过。椎管狭窄症特征是因姿势不同，症状会出现变化。脊髓造影对动态诊断价值较高。在后伸位时造影剂中断现象更显著。判断骨性因素导致椎管狭窄时，脊髓造影后CT检查很有用。

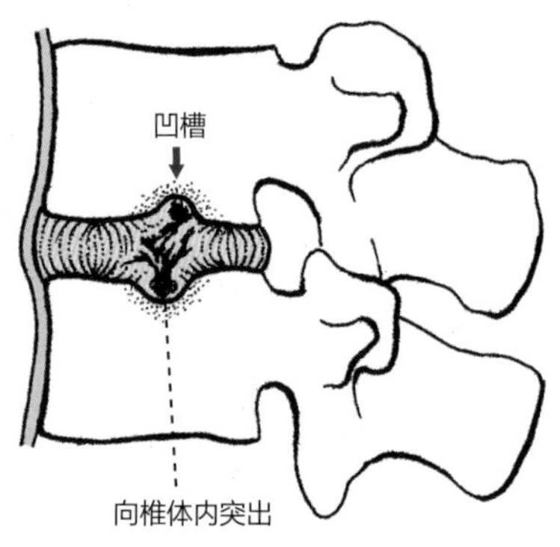

图6-36 许莫氏结节模式图

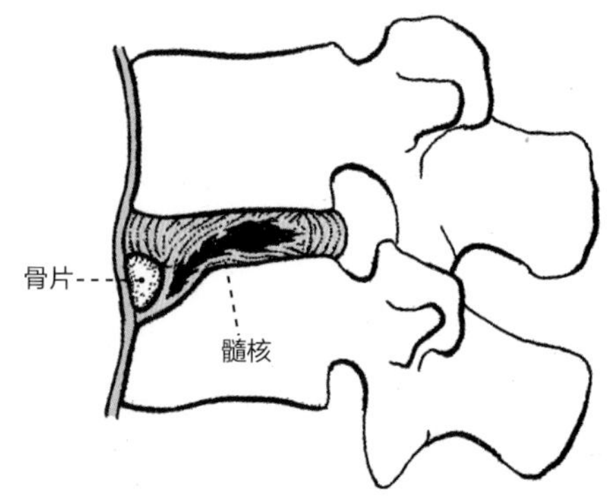

图6-37 椎体边缘分离模式图

6 许莫氏结节和椎体边缘分离

1 许莫氏结节

许莫氏结节（Schmorl nodule）是因为椎体软骨板薄弱、外伤等原因导致髓核组织膨隆，对椎体长期压迫，其结果是椎体出现小的凹陷，也是椎间盘突出的一种类型。胸椎和腰椎多见，有时合并青少年脊柱后凸畸形（参考173页，图5-27）。

■ **X线检查** 脱出的髓核在椎体内达到一定大小后，X线可见边缘有硬化形成（图6-36），有时可见椎间隙变窄，但大多没有症状。

2 椎体边缘分离

椎体边缘分离（apophyseal sepayation of the vertebral body）是髓核组织因为某种原因导致的椎体边缘发生开裂而出现髓核斜行侵入，X线片可见椎体边缘游离的三角形骨片（图6-37）。

下部腰椎（L_3~L_5）椎体前上缘最多见，小的椎体边缘分离常没有症状。

骨片大的情况下，导致椎间盘变性加剧，椎间盘的支持力下降，椎体出现异常活动，刺激脊神经、交感神经及其向心性感觉神经末梢，出现腰部钝痛，大腿根部麻木。

7 隐性脊柱裂，脊髓拴系综合征

隐性脊柱裂（spina bifida occulta）是椎弓正中部愈合不全，同时脊膜和神经组织从该处脱出。通常没有症状，偶然摄片发现。但是，如果合并脊神经先天异常，随着成长过程会出现症状。隐性脊柱裂常伴发脂肪瘤和背侧皮毛窦形成。

脊髓脂肪瘤是指与皮下组织不相连的脂肪块，大多在腰骶部，脂肪瘤通过脊柱裂与脊髓圆锥、神经根或终丝相粘连。

背侧皮毛窦是与正常皮肤一样的复层扁平上皮，包含有汗腺、皮脂腺等导管，导管贯穿骼腰肌，通过脊柱裂与硬膜相连接。穿过硬膜后，在椎管内向上行走，终止于终丝或者脊髓圆锥。上行的原因是随着脊柱的生长，与之相伴的脊髓圆锥向头侧移动，因此连着的皮毛窦也相应延伸。

■ **病理** 与脊柱相对的脊髓下端位置在胚胎期随着成长向上移行，出生后2个月，到达第一、第二腰椎间隙位置。但是，由于脂肪瘤和皮毛窦等原因导致脊髓圆锥粘连，正常上升受到限制。伴随成长而来的神经组织牵拉或腰椎的运动等导致的脊髓受到牵拉引起神经症状。这种病理改变称为脊髓拴系综合征（tethered cord syndrome）。

■ **症状** 随着成长，会出现更多症状，躯干前屈受限，腰痛，下肢痛，步行能力和行走耐力下降，夜尿和尿路感染等。脊柱裂周边的皮肤，有异常的毛发，色素沉着，脂肪瘤引起的轻度膨隆，可见皮肤的点状凹陷。

■ **X线检查** 隐性脊柱裂的X线像显示数个腰骶椎棘突及椎弓缺损（图6-38）。

■**MRI检查** 能反映疾病的病理，能清晰地显示脊髓形态和椎管内改变（图6-39）。

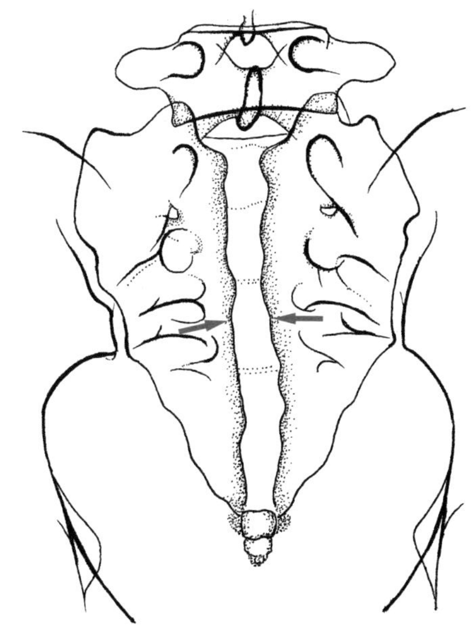

图6-38 隐性脊柱裂X线像

第五腰椎至骶椎的脊柱裂（箭头）。

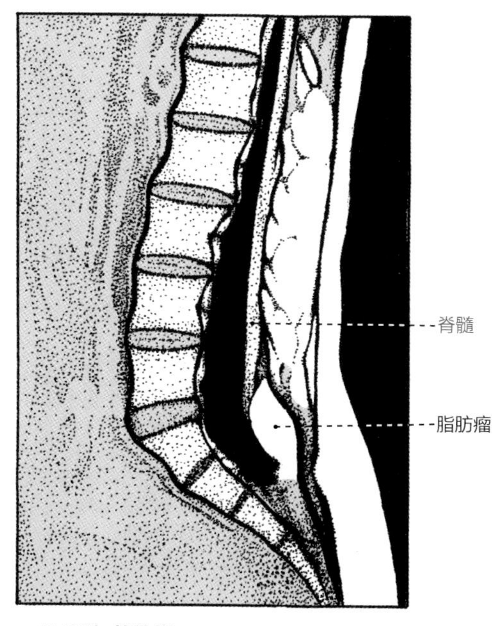

a. T_1WI矢状位像

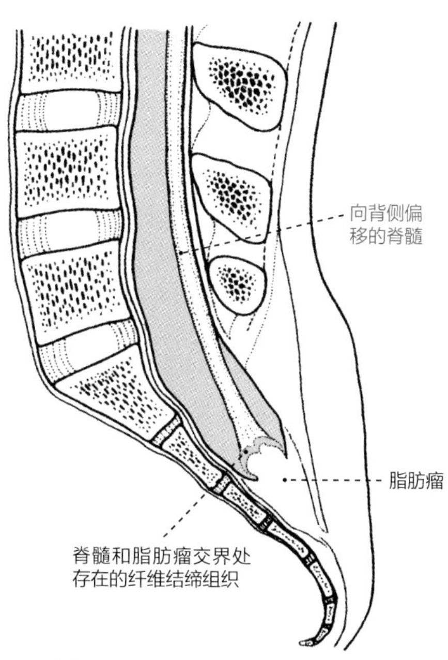

b. 隐性脊柱裂合并脊髓脂肪瘤后导致的脊髓拴系综合征模式图

图6-39 腰骶部脂肪瘤导致的脊髓拴系综合征MR像

尾侧椎管内高信号的脂肪瘤，一直到S_1水平至脊髓圆锥（a）。

（张玉 邹月芬 译）

7 脊柱、脊髓

脊柱脊髓疾病

本章主要描述“第4章 颈椎”“第5章 胸椎、胸廓”“第6章 腰椎”中无法特定的，但却与整个脊柱、脊髓相关联的疾病。

1 强直性脊柱炎

强直性脊柱炎（ankvlosina spondylitis）是一种类风湿因子（患者体内产生的抗IgG的免疫球蛋白，主要为IgM型抗体）阴性，主要累及脊柱和骶髂关节的慢性炎症性疾病。虽然病因不明，但大部分患者表现为人类白细胞抗原（HLA）-B27阳性，提示本病与遗传因素有关。其病理表现为韧带附着部等关节边缘的局限性炎症，软骨下骨和纤维软骨被肉芽组织替代，伴随着炎症，肉芽组织钙化，引起骨性关节强直。主要累及部位为脊柱椎间关节，椎体边缘及骶髂关节。该病以男性患者多见，发病年龄通常从青春期到青年期。

■ **症状** 早期症状为骶髂关节炎引起的疼痛，出现在腹股沟至臀部。随着病情的进展，表现为驼背、胸痛、胸廓活动受限，肩关节和髋关节疼痛及活动度受限。后期表现为脊柱后凸畸形、髋膝关节屈曲变形的典型姿势（图7-1）。

■ **X线检查** X线平片显示骶髂关节关节间隙不平整，可见破坏、硬化和强直等征象（图7-2）。一般从出现症状到X线片异常平均需要9年。脊椎旁肌肉紧张致使腰椎前凸减轻乃至消失。随着炎症的进展，椎间关节破坏和强直，棘上韧带、纤维环钙化，呈现特征性的竹节样脊柱（bamboo spine）（图7-3）。侧位片可见椎体中央部的凹陷消失，变成四方形椎体[方形椎（square vertebrae）]，骨萎缩明显。

■ **其他检查** 骨闪烁照影术（scintigraphy）在单纯X线变化出现异常前的早期，可见到骶髂关节摄取增强。采用Gd-DTPA（二乙烯五胺乙酸钆）造影的MRI可以发现骶髂关节炎的早期病变。

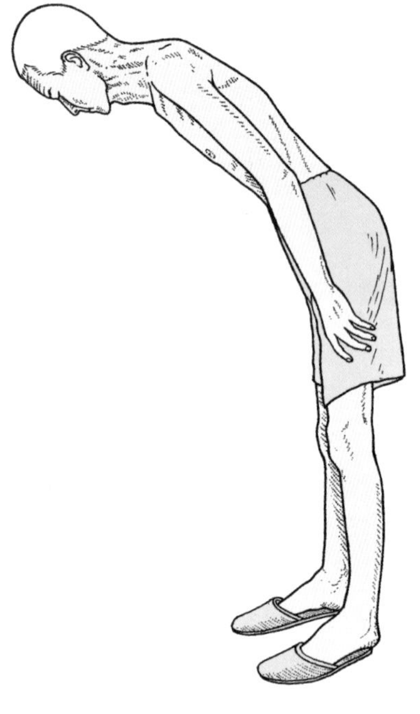

图7-1 强直性脊柱炎的典型姿势

前屈侧位像。患者无法比图示进一步前屈。强直性脊柱炎主要引起骶髂关节、肋脊椎关节及脊椎关节的炎症，可伴有外周小关节炎。通常呈进行性加重，伴有钙化和骨性强直，受累关节活动明显受限。

2 强直性脊椎骨肥厚症

强直性脊椎骨肥厚症（ankylosing spinal hyperostosis，ASH）是一种以前纵韧带为主的、广泛性的脊椎钙化疾病，并不由强直性脊柱炎所致。与椎间盘症、变形性脊柱症不同，ASH与椎间盘狭窄无相关性。病变好发部位在脊椎，特别是下胸椎，右侧骨质增生多见。常合并后纵韧带或黄韧带钙化，可引起脊髓瘫痪。与强直性脊柱炎不同的是，本病不会引起椎间关节和骶髂关节的融合。

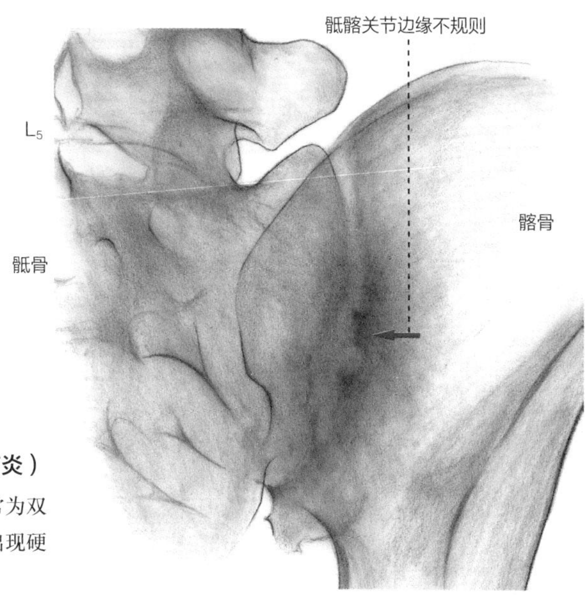

图7-2　强直性脊柱炎的早期X线征象（骶髂关节炎）

强直性脊柱炎的早期异常征象多见于骶髂关节，通常为双侧性。骨质侵蚀时，关节间隙扩大。随后侵蚀周围出现硬化征象，关节间隙变窄，最终导致强直。

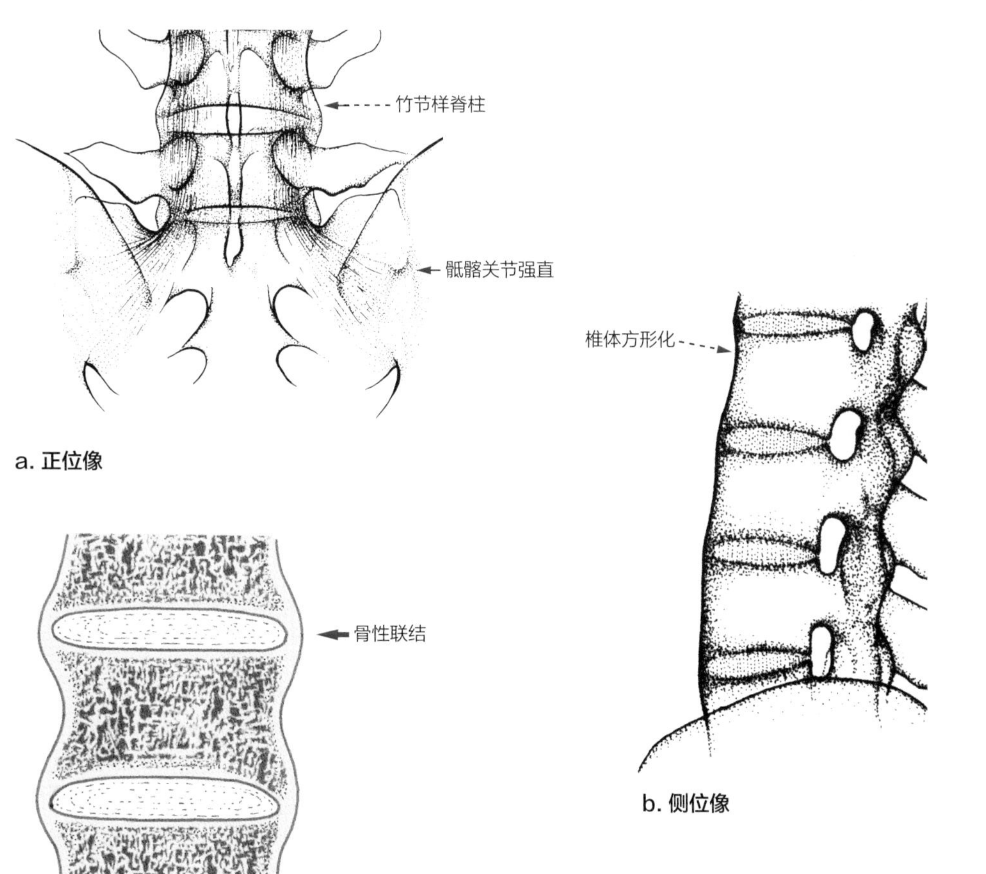

a. 正位像

b. 侧位像

c. 竹节样脊柱（bamboo spine）

椎间板边缘骨性联结（箭头）形成特征性X线征象

图7-3　强直性脊柱炎的X线征象

脊柱钙化起始于前纵韧带椎体附着部，随着病程进展，椎体彼此强直呈竹节样。侧位片可见椎体中部凹陷消失，椎体呈方形改变。

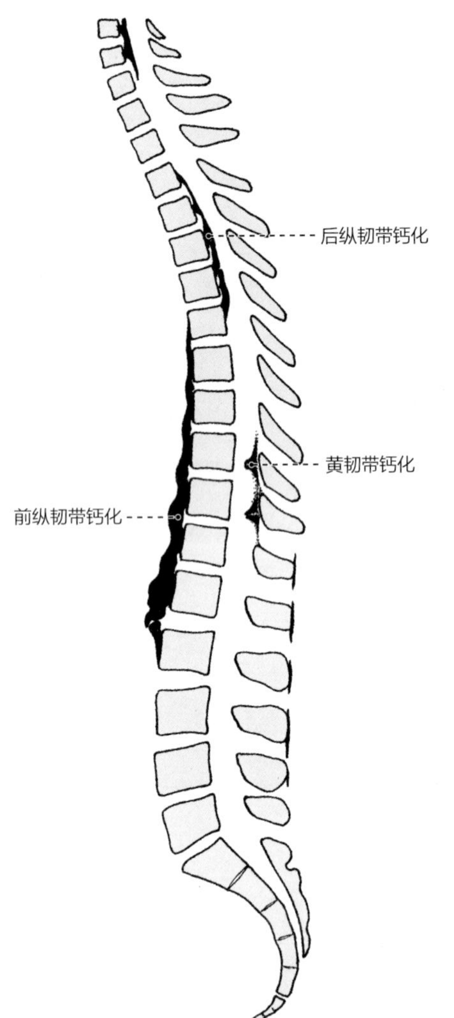

图7-4 强直性脊椎骨肥厚症的模式图

强直性脊椎骨肥厚时，脊柱前方和侧方可见蜡滴样增生钙化影。合并后纵韧带和黄韧带的钙化往往导致脊髓瘫痪。

韧带钙化也可以出现于髋关节、膝关节等大关节周围，但不伴发关节间隙的变窄。

多发年龄为60岁以上，以男性居多。

■ **症状** 主要表现为腰痛，可伴有下肢疼痛、麻木和四肢关节疼痛。

颈椎、胸椎的后纵韧带和黄韧带钙化常引起脊髓异常，腰椎管狭窄可导致间歇性跛行（图7-4）。偶尔颈椎前方的骨刺也会压迫食管，出现吞咽障碍（图7-5a）。

■ **X线检查** 脊柱整体X线摄片可以观察骨刺的形态。脊椎的骨刺向侧方突出并上下连接在一起，而椎间关节正常，区别于强直性脊柱炎（图7-5b）。

■ **其他检查** 伴有神经压迫症状时，MRI、脊髓造影、CT脊髓造影等检查可确定狭窄部位及其程度。

3 化脓性脊柱炎

化脓性脊柱炎（pyogenic spondylitis ）多为血源性感染，也可因手术或脊柱检查而直接感染。病原菌以金黄色葡萄球菌最常见，其他为大肠埃希菌、变形杆菌、铜绿假单胞菌。血源性感染时，细菌通过巴特森（Batson）静脉系统（椎静脉丛）到达椎体终板而引发感染。青壮年好发，胸腰椎多见。近年来，随着糖尿病患病率的上升，以及激素、抗癌药物、免疫抑制剂等药物的应用增加，化脓性脊柱炎的发生率有明显增加。

■ **病型** 根据起病缓急分为急性、亚急性和慢性三种。急性型多有高热、剧烈背痛、脊柱僵硬等典型急性期症状，亚急性型大多低热，体温在37℃左右，而发病后无发热，仅诉有背痛，且发病时间不明、症状轻微者为慢性型。

■ **X线检查** 感染灶多位于邻近椎体软骨终板部，或由椎间盘传播至邻近椎体。早期的X线可见椎体骨破坏和椎间盘间隙狭窄（图7-6），随着病程的进展，病灶周围出现反应性骨样硬化，最终变形愈合。

■ **MRI检查** 脊柱炎的诊断有赖于MRI检查。T_1WI可见与病期无关的椎体病灶低信号（图7-7）。发病后早期显示椎间隙狭窄和终板破坏征象，随后椎间盘和椎体境界不清。X线显示椎体未破坏受累范围内低信号。T_2WI可见与病期相关的不同信号。发病早期随着骨质的破坏，椎体整体呈高信号。X线表现为病灶周围的反应性骨样硬化征，即病灶中心部呈高信号，骨样硬化处为

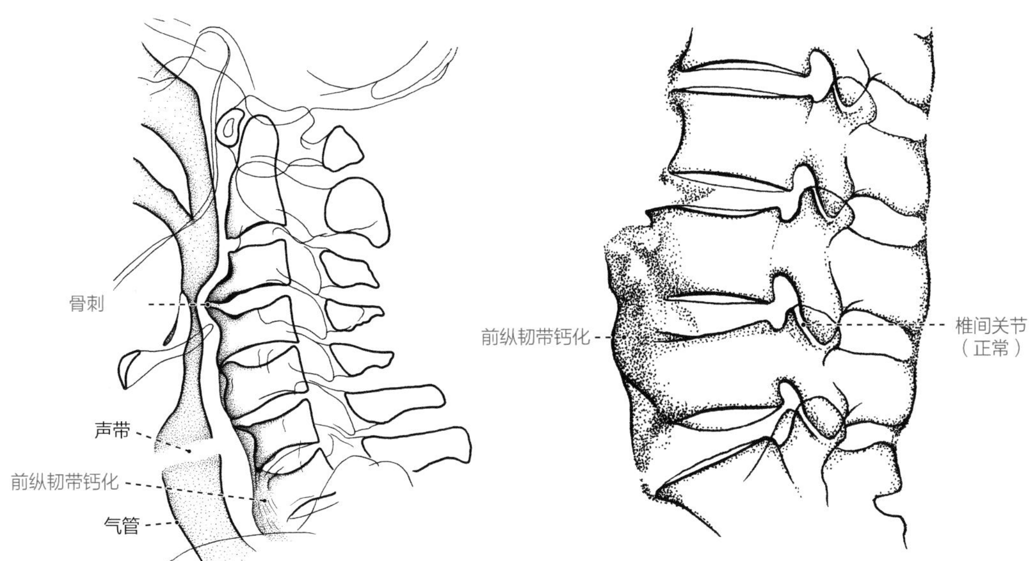

a. 颈椎侧位像

b. 腰椎侧位像

图7-5 强直性脊椎骨肥厚症的X线征象

a.颈椎前面较大的骨刺可以压迫食管引起吞咽困难。

b.早期没有椎间隙狭窄，与强直性脊柱炎不同，并不引起椎间关节或骶髂关节的侵蚀或粘连。

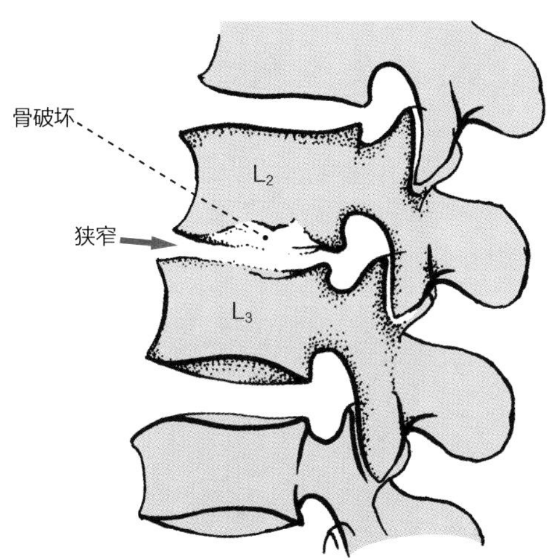

图7-6 化脓性脊柱炎的腰椎侧位X线征象

L_2下缘可见不规则的骨破坏，L_2～L_3椎间隙狭窄

低信号、无信号。慢性患者呈现广泛反应性骨样硬化，低信号至无信号区域扩大，其中夹杂着高信号狭窄区域。

Gd-DTPA造影显示化脓性脊柱炎病灶肉芽组织呈单一均匀的影像，局部反复修复，很少形成脓肿。

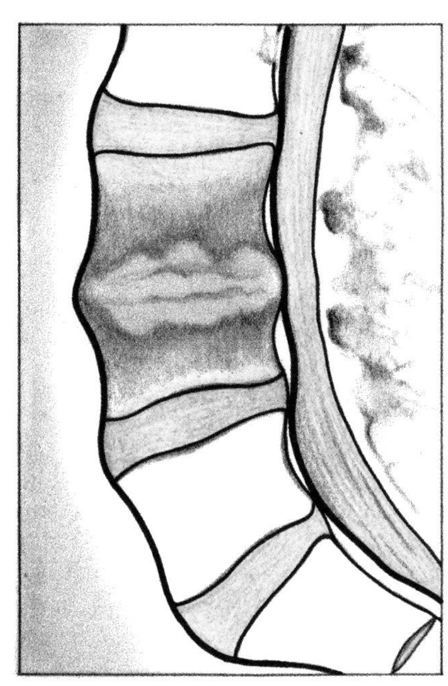

图7-7 化脓性脊柱炎的矢状位T_1WI

腰椎3/4椎间隙狭窄，相邻的上下椎体可见到骨破坏。T_1WI显示与病期无关的椎体病灶低信号。

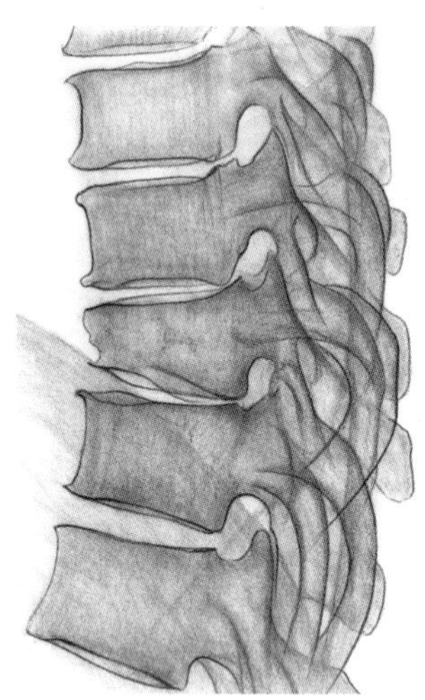

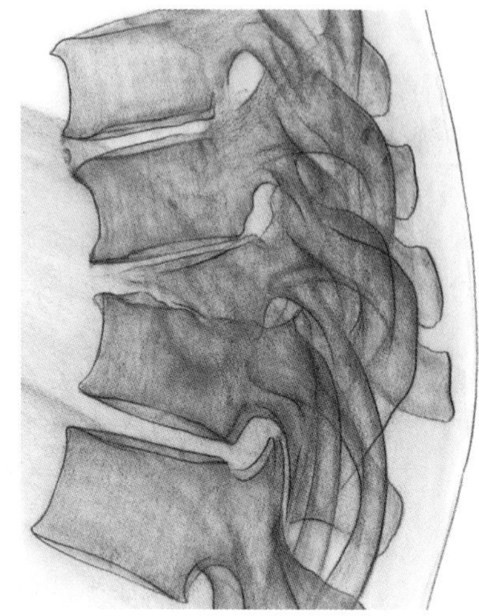

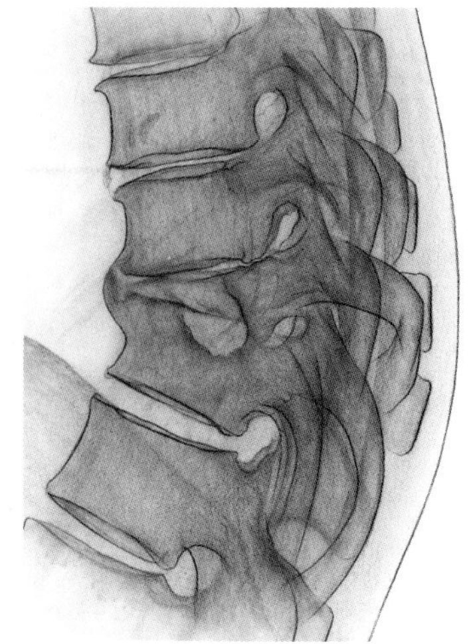

a. 早期

椎间隙狭窄，椎体边缘轮廓不规则、不清晰，软骨板下骨萎缩

b. 进展期

楔形椎体，背部后凸及椎体内空洞形成，有坏死骨

c. 愈合期

形成椎体联合

图7-8　结核性脊柱炎各期的X线征象

4　结核性脊柱炎

结核性脊柱炎（tuberculous spondylitis）通常因肺部感染的结核菌进入血液而播散致病。中老年人多见，好发于下段胸椎和腰椎。

■ 早期症状　与病变椎体相对应部位出现轻度背痛（自发痛、压痛、叩痛）和因脊旁肌痉挛引起的脊柱僵硬。

■ 病理　早期结核杆菌多在椎体前缘软骨板下层形成病灶，随着干酪样病灶范围的逐步扩大而破坏部分终板，侵犯椎间盘，累及邻近椎体。干酪样物质亦可溶解成脓液，穿破椎体皮质后沿着前纵韧带流注形成脓肿。病情进展时，椎体出现广泛性的骨萎缩和破坏，引起不同程度的驼背。肉芽组织或干酪样物质和脓肿压迫脊髓后可导致截瘫（Pott瘫痪）。如果病情得到控制，病变椎体愈合形成块椎。

■ X线检查　早期X线片可见椎体前部骨萎缩和骨吸收征象，伴椎间盘狭窄（图7-8a）。随着病情的加重，骨质进行性破坏，骨萎缩和骨样硬化并存，尤其在破坏骨周围可以见到骨样硬化，中间出现死骨（空洞形成）（图7-8b）。脓肿一般不会停留在局部，胸椎结核在X线正位片上可见到椎体侧方有滞留的脓肿阴影（图7-9a）。而腰椎结核时，脓肿沿髂腰肌内下移形成巨大阴影，X线正位片上腰肌阴影呈非对称性膨隆（图7-9b），称为流注脓肿（gravitation abscess）。

疾病愈合后，病变椎体相互融合成块状（图7-8c）。

■ MRI检查　病变初期的椎体在MRI像表现为T_1WI中低信号、T_2WI中高信号。当肉芽组织、脓液和死骨混存时，显示出复杂、不均匀的征象，T_1WI椎体病变为低信号，其中反应性骨样硬化合并有死骨时呈现无信号。脓液在T_2WI为高信号，反应性骨样硬化和死骨显示为混杂、不均匀的无信号征象。

Gd-DTPA造影可见不显影的脓肿和夹杂在其与周围纤维性组织之间富含有血管的肉芽组织显像层（图7-10）。脓肿周围的边缘增强效应称之为轮廓效应（rim enhancement），是结核性脊柱炎的特征表现。随着症状的改善，造影范围扩大。

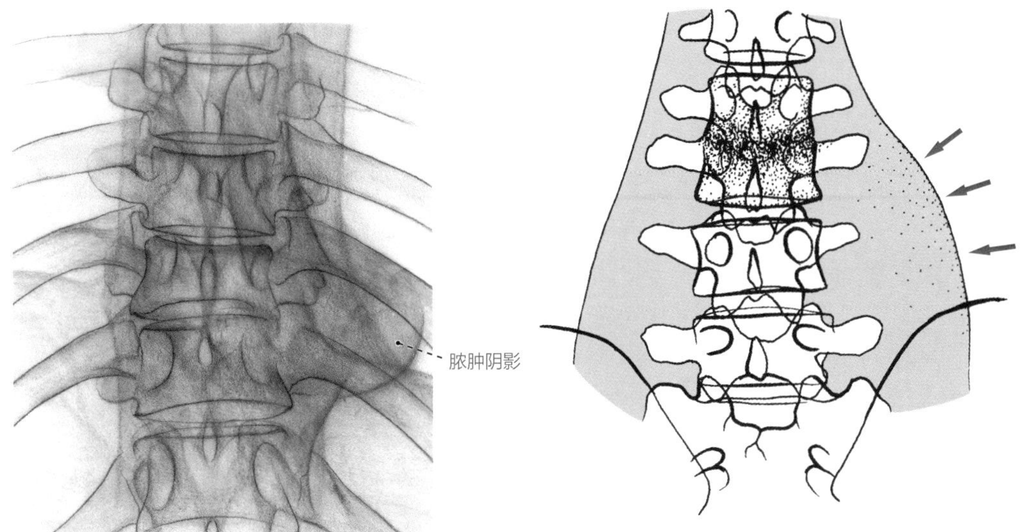

a. 胸椎结核　　b. 腰椎结核

图7-9　椎体周围脓肿阴影

a：X线正位像可见椎体侧方滞留脓肿，或脊柱旁脓肿阴影。

b：X线正位像可见腰大肌非对称性膨隆（箭头），脓肿沿腰大肌下移形成流注脓肿。CT可确定脓肿范围。

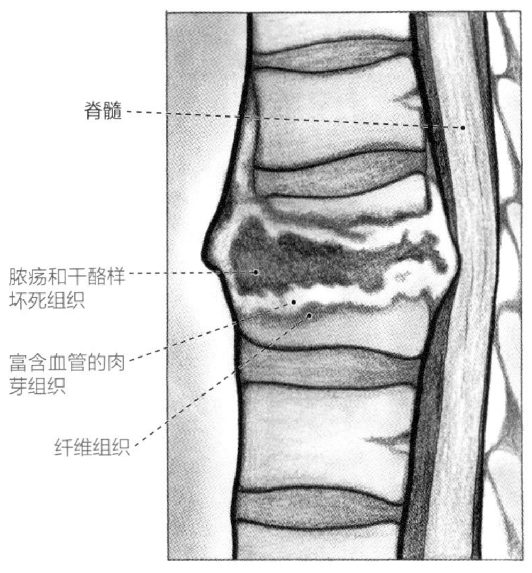

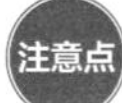

既往德语Karies表示骨疡。目前脊椎Karies通常被称为结核性脊柱炎。图7-8、图7-9中X线征象为频繁使用Karies术语时的典型病例。

图7-10　结核性脊柱炎（T_{10}~T_{11}）造影MRI征像

结核性脊柱炎造影MRI矢状位T_1WI见脓疡、干酪样坏死组织（未显像）和被纤维组织包裹的富含血管的肉芽组织（边缘造影效果）。

参考　结核结节（肉芽肿）

结核是由结核分枝杆菌引起的感染性疾病。结核分枝杆菌是一种特殊病原菌，它能抵抗吞噬细胞的作用，并可以在吞噬细胞内长久生存繁殖。机体感染结核杆菌后，引起短暂性嗜中性粒细胞反应。嗜中性粒细胞内的酶也无法溶解破坏结核杆菌。细菌被巨噬细胞吞噬后在细胞质内分裂繁殖。另外，结核杆菌可以作为抗原致敏淋巴细胞产生细胞因子而激活巨噬细胞。活化的巨噬细胞体积变大，与类上皮样细胞或成纤维细胞增殖包裹细菌，形成结核结节（肉芽肿）。该结核结节破坏周围组织的同时，逐渐扩大软化中心干酪样坏死区。

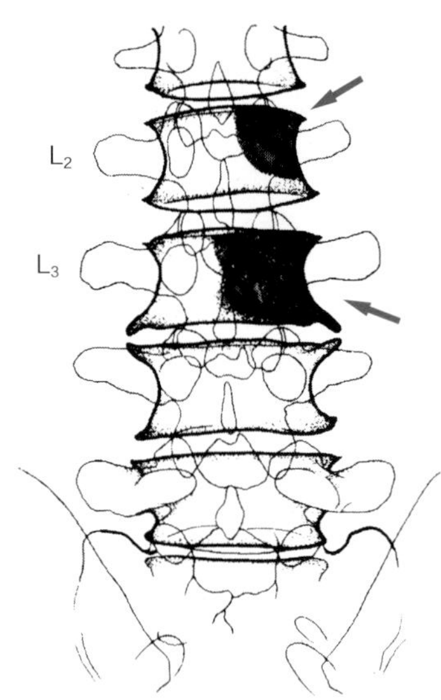

图7-11 肿瘤转移引起的骨性变化

前列腺癌的腰椎转移。前列腺癌早期即出现淋巴结转移和骨转移，硬化性阴影是其特征性X线征象。

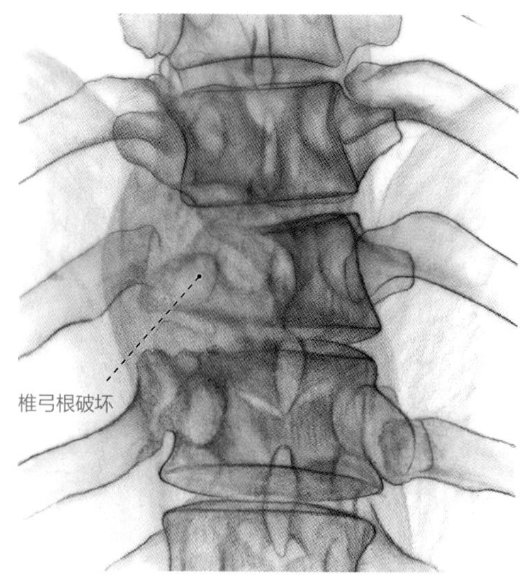

a. 正位X线征象

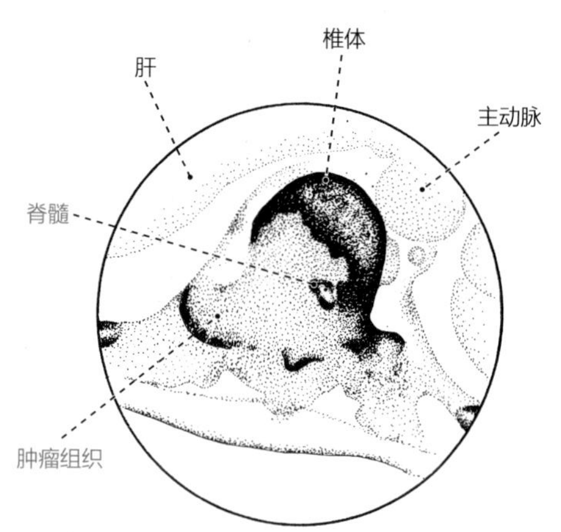

b. CT脊髓造影

图7-12 转移性脊柱肿瘤（胸椎）

转移性脊柱肿瘤多数发生于椎体和椎弓根，椎体的病理性骨折临床表现为剧烈的疼痛和脊髓瘫痪。

a:右侧椎弓根因溶骨性骨破坏而消失。

b:从椎体右侧到椎弓根、椎弓、棘突广范围的肿瘤占位，脊髓明显被挤压到左侧。

5 脊柱肿瘤

1 转移性脊柱肿瘤

脊柱肿瘤（tumor of the spine）主要由其他部位肿瘤转移所致，原发性肿瘤少见。多数终末期癌症极易脊柱转移。常见原发灶有乳腺癌、前列腺癌、肾癌、肺癌、甲状腺癌、肝癌、膀胱癌、胃癌、子宫癌等。50%转移至腰椎，其次是胸椎、颈椎，骶椎少见，转移部位大部分在椎体上。

■ **早期症状** 逐渐加重的顽固性腰背痛，安静时未见减轻。随着转移灶的扩大进展，胸椎病变压迫脊髓时，出现下肢痉挛，进而双下肢弛缓性瘫痪；腰椎病变压迫马尾时，下肢有感觉障碍，后期则完全瘫痪。

■ **X线检查** 以病变椎体为中心行正位、侧位X线摄片。一般情况下，部分前列腺癌和乳腺癌呈骨样硬化改变（图7-11），部分甲状腺癌和肾癌呈囊肿样改变，其他为溶骨性改变。病变从椎体后方扩展至椎弓根，侧位片显示椎弓根轮廓不清或消失（图7-12a），骨小梁和骨皮质消失，常伴有压缩性骨折。不同于炎症性疾病的是，椎间盘间隙保存完好（图7-13）。

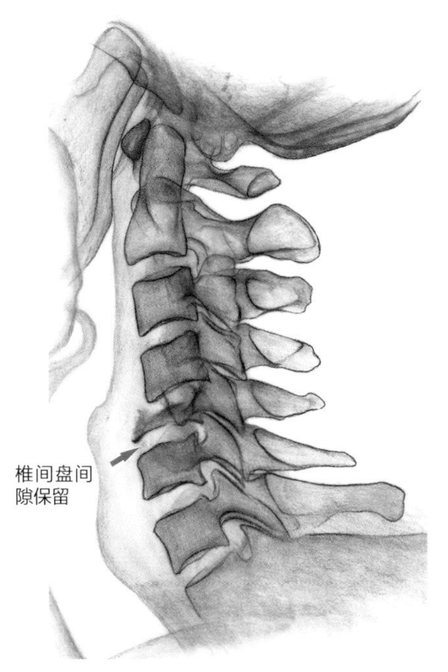

a. 侧位X线征象

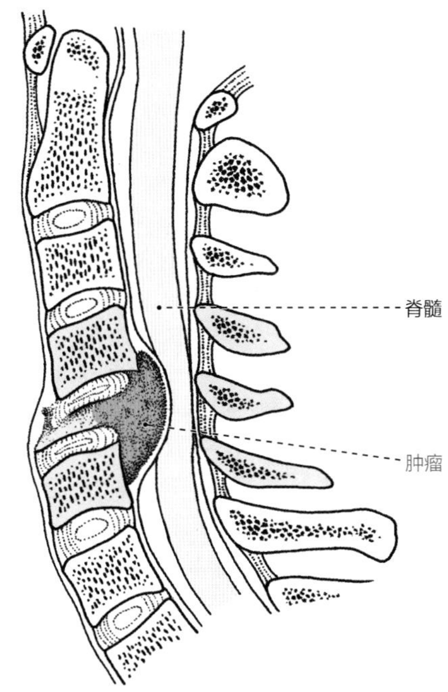

b. 模式图

图7-13 转移性脊柱肿瘤（颈椎）

a：转移性脊柱肿瘤通常不伴有边缘骨硬化的骨破坏，椎间盘间隙保存。

b：当肿瘤生长至硬膜外腔时，压迫脊髓和神经根，引起疼痛和截瘫。

■ **其他检查** CT横断面可明确转移灶有无向椎管内浸润，MRI能发现早期肿瘤转移有无破坏椎体压迫脊髓（图7-14）。脊髓造影和脊髓CT造影明确脊髓和马尾的受压情况（图 7-12b）。

^{99m} Tc核素全身骨扫描对判断肿瘤有无骨转移、转移灶数目及部位非常重要。

2 原发性脊柱肿瘤

指发生于脊柱的肿瘤，多为良性，恶性较少见。原发性脊柱肿瘤中60%为良性肿瘤，以血管瘤、动脉瘤样骨性囊肿、巨细胞瘤（破骨细胞瘤）、组织细胞增多症、骨样骨瘤等为代表。而临床上较为重要的恶性原发性脊柱肿瘤为多发性骨髓瘤和脊索瘤。罕见的恶性肿瘤有内皮细胞性骨髓瘤、软骨（Ewing）肉瘤、骨肉瘤等。

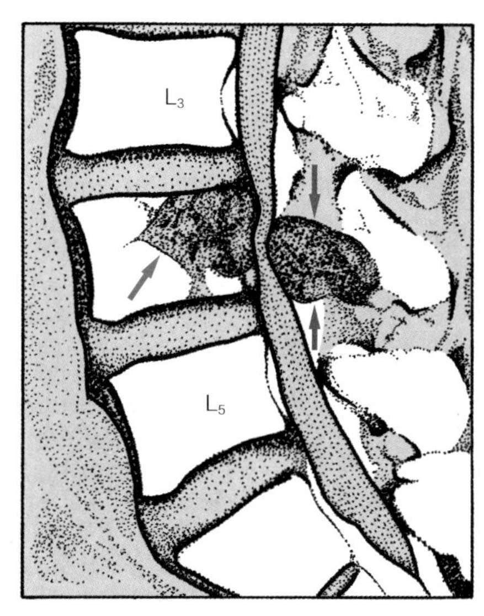

图7-14 转移性脊柱肿瘤的MRI矢状位T_1WI

L_4椎体后半部以及椎弓前部的肿瘤（箭头）压迫硬膜囊。

MRI显示转移性脊柱肿瘤的T_1WI呈低信号，T_2WI为高信号。

6 脊髓肿瘤

脊髓肿瘤（spinal cord tumors）是指发生在脊髓、硬膜、神经根和硬膜外腔的肿瘤。根据脊髓肿瘤发生的部位可以分为髓内肿瘤、髓外硬膜内肿瘤及硬膜外肿瘤。髓外硬膜内肿瘤（如神经鞘瘤、脊膜瘤）最常见，其次为硬膜外肿瘤（如转移性脊柱肿瘤）、髓内肿瘤（如室管膜瘤、星形细胞瘤）。

生长在腰椎和马尾处的脊髓肿瘤称为马尾肿瘤（cauda equina tumor）。另外，还有一种特殊形态的肿瘤称为哑铃状瘤（hourglass tumor）。它跨越椎间孔（跨越椎管内外）发育成哑铃状形态，往往与肿瘤类型无关。椎管内的肿瘤部分可以是硬膜外肿瘤，也可以是髓外硬膜内肿瘤。

■ 症状 早期多表现为神经根刺激引起的疼痛，随时间推移而逐渐加重。当肿瘤压迫脊髓时出现下肢痉挛性瘫痪，浅感觉和深感觉异常，最后出现完全性弛缓性截瘫。圆锥受累多出现排尿障碍。

■ X线检查 以肿瘤病灶为中心进行X线正位、侧位摄片。髓内肿瘤时，X线正位片见椎弓根间距增大，侧位片椎管前后径扩大。哑铃状瘤可见上下椎弓根间距和椎间孔均扩大。脊髓肿瘤所致的慢性压迫使得椎体后缘出现凹陷，称为扇形（scalloping）。常见于腰椎部的良性肿瘤（图7-15）。

■ MRI检查 MRI不仅可观察脊髓有无变形，而且能判断肿瘤的部位、大小、肿瘤近旁脊髓内有无囊肿或空洞等。髓内肿瘤时脊髓肿大，T_1WI为低信号，T_2WI为高信号，Gd-DTPA造影增强后效果更明显（图7-16、图7-17）。当髓外硬膜内肿瘤侵润到蛛网膜下腔引起脊髓压迫时，可见到肿瘤上下蛛网膜下腔增宽。髓外硬膜内肿瘤发生率最高的神经鞘瘤和脊膜瘤可以通过信号强度和有无非增强区域进行鉴别。神经鞘瘤在T_1WI呈低信号，T_2WI呈高信号，造影后显示病灶周围增强而内部为含有非增强区（囊肿）的不均匀增强效果（图7-18a）。髓膜瘤在T_1WI和T_2WI与脊髓信号强度相似，造影后肿瘤病灶呈现均匀性信号增强（图7-18b）。

■ 其他检查 脊髓造影检查能够区别脊髓和肿瘤的征象。髓内肿瘤可见脊髓呈现整体膨大（脊髓肿大症），髓外硬膜内肿瘤表现为戴了帽子样的滞留影像（rapping），而硬膜外肿瘤呈现为尖细的滞留影像（tapering）。

CT脊髓造影可以通过观察脊髓位置的改变、蛛网膜下腔的移动和变形来鉴别髓内肿瘤、髓外硬膜内肿瘤和硬膜外肿瘤（图7-19~图7-21）。此外，通过CT脊髓造影还可了解哑铃状瘤和椎管内肿瘤经由椎间孔向外生长时的肿瘤进展程度（图7-22）。图7-23、图7-24显示了马尾肿瘤的模式图和脊髓造影图。

7 结核性脊柱炎、化脓性脊柱炎和转移性脊柱肿瘤的MRI鉴别

1 结核性脊柱炎和化脓性脊柱炎的鉴别

发病早期，结核性脊柱炎和化脓性脊柱炎整个椎体呈均一性改变，T_1WI为低信号，T_2WI为高信号，仅凭MRI检查鉴别困难。随着疾病的进展，结核性脊柱炎病灶中心形成脓肿，而化脓性脊柱炎则很少形成脓肿，Gd-DPTA造影检查很容易鉴别。结核性脊柱炎存在不被显影的脓肿，纤维组织及其周围富含毛细血管肉芽组织形成带状显影层——轮廓效应（rim enhancement）（图7-25a）。

化脓性脊柱炎病灶内存在明显的炎症修复反应，被无信号的反应性骨样硬化区包裹的肉芽组织均匀显影，很少出现轮廓效应（图7-25b）。化脓性脊柱炎极少形成脓肿。

2 感染性脊柱炎和转移性脊柱肿瘤的鉴别

结核性脊柱炎和化脓性脊柱炎最初几乎都是从椎体软骨终板开始，进而破坏椎间盘，并波及邻近的椎体。而转移性脊柱肿瘤多发生在单个椎体，虽然椎体破坏严重，但是很少累及椎间盘。椎间盘是否保存是转移性脊柱肿瘤与结核性脊柱炎和化脓性脊柱炎的鉴别要点。此外，随着肿瘤的进展，不但椎体被破坏，病变还常累及椎弓根，这也是转移性脊柱肿瘤的一个特点（图7-25c）。

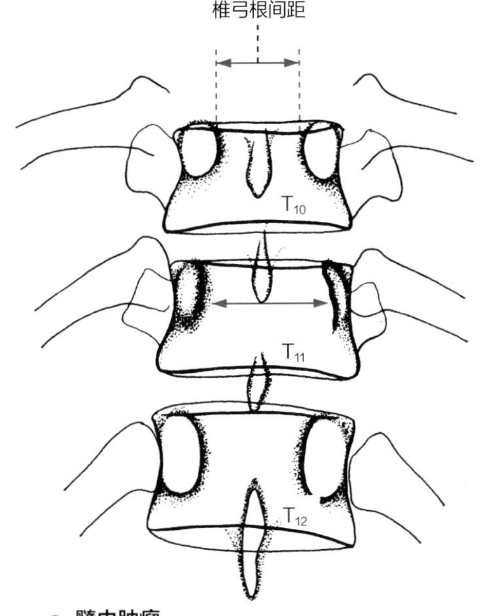

a. 髓内肿瘤

椎弓根影像变淡，椎弓根间距扩大

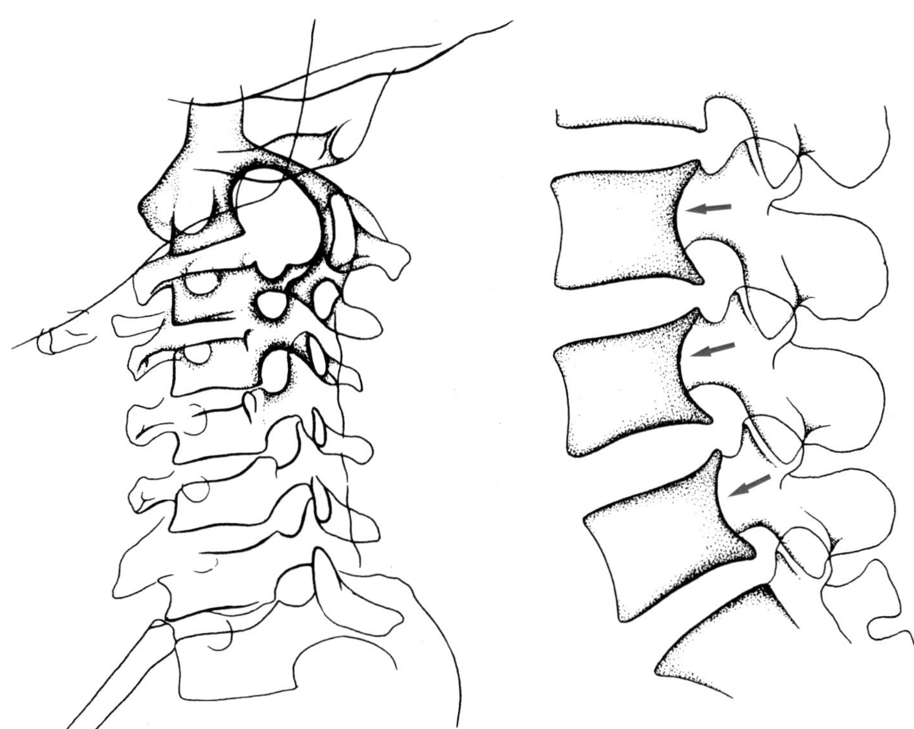

b. 哑铃状肿瘤

椎间孔扩大

c. 椎体后部的压痕（scalloping）

多见于腰椎体良性肿瘤

图7-15　脊髓肿瘤导致的脊柱继发性改变（X线）

脊髓肿瘤为良性较多，生长缓慢，局部膨张性增殖而侵蚀椎体，致使其后缘出现X线上的扇形凹陷，常见椎弓根间距的扩大。转移性骨肿瘤多见椎弓根消失的骨破坏。

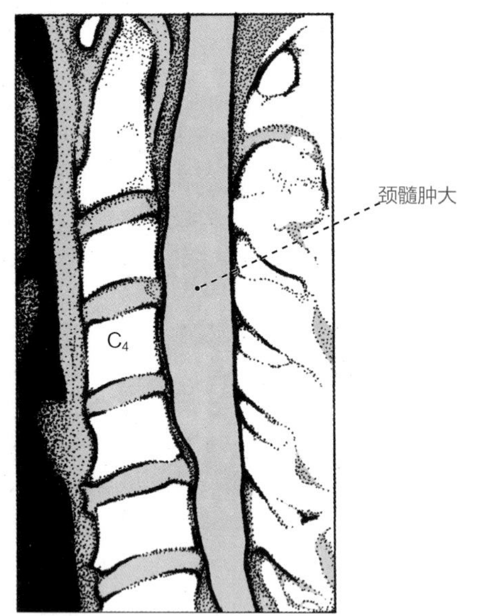

图7-16 髓内肿瘤（星形细胞瘤）的MRI矢状位T_1WI

星形细胞瘤引起颈髓肿大。星形细胞瘤的造影MRI增强效果表现不一，一般不强化。此外，肿瘤与正常脊髓还可能会界限不清。

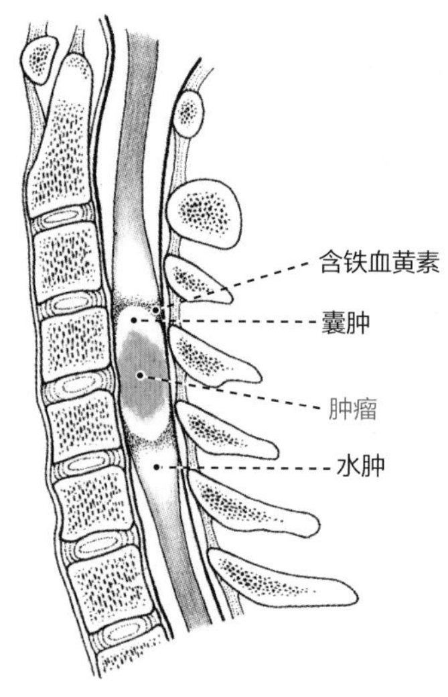

图7-17 髓内肿瘤（颈髓室管膜瘤）的模式图

肿大的脊髓内包含囊肿、肿瘤和水肿。室管膜瘤的MRI中，T_1WI呈现脊髓肿大和同部位的等或低信号，T_2WI呈高信号。造影MRI增强的部分为肿瘤实质。髓内室管膜瘤常出现瘤体内出血，T_2WI中的高信号表示肿瘤实质及出血后的血浆成分。高信号部分的上下低信号区是出血后含铁血黄素沉积。此外，头尾侧还可见高信号水肿。

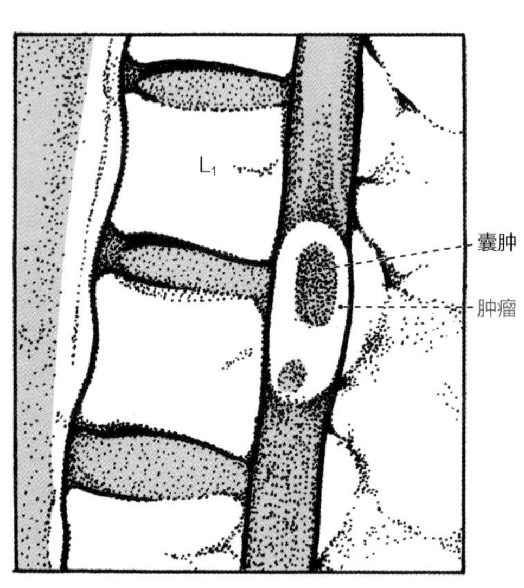

a. 腰椎硬膜内神经鞘瘤

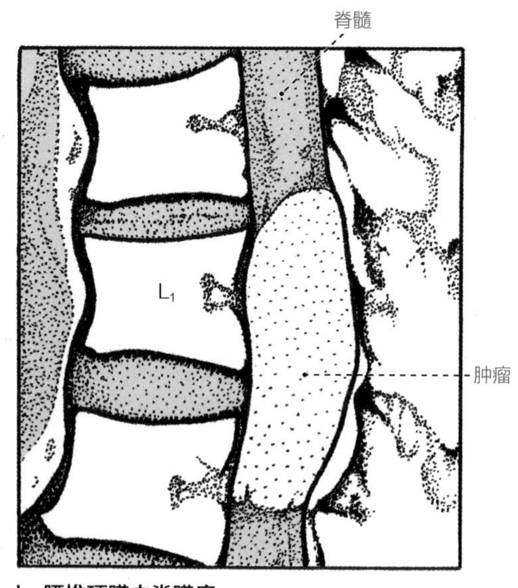

b. 腰椎硬膜内脊膜瘤

图7-18 髓外硬膜内肿瘤的造影MRI像

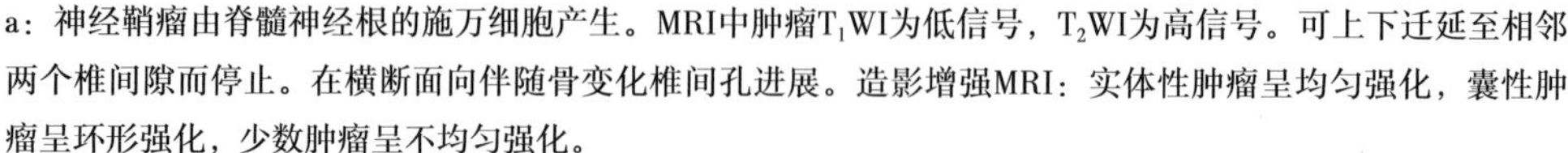

a：神经鞘瘤由脊髓神经根的施万细胞产生。MRI中肿瘤T_1WI为低信号，T_2WI为高信号。可上下迁延至相邻两个椎间隙而停止。在横断面向伴随骨变化椎间孔进展。造影增强MRI：实体性肿瘤呈均匀强化，囊性肿瘤呈环形强化，少数肿瘤呈不均匀强化。

b：脊膜瘤由蛛网膜细胞（或硬膜纤维细胞）产生。MRI中T_1、T_2WI与脊髓边缘等信号。造影MRI呈均匀增强，临近硬脊膜可见“尾巴状”线性强化。同部位椎管扩大。

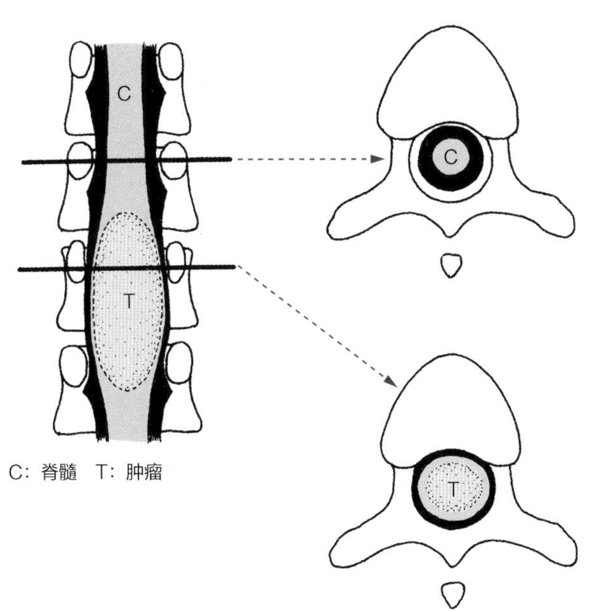

> **注意点** 髓内肿瘤的特点：肿大的脊髓内含有肿瘤、囊肿或空洞、水肿（注：空洞常高于两个椎体，囊肿比肿瘤短）。髓内肿瘤代表为室管膜瘤和星形细胞瘤。

图7-19　髓内肿瘤的脊髓造影和CT脊髓造影

造影剂环在椎管内呈现大而细的环形。环的偏斜通常不能被显示。脊髓整体肿大，与肿瘤区别困难。造影MRI中可以辨别髓内肿瘤和周边的水肿或囊肿。

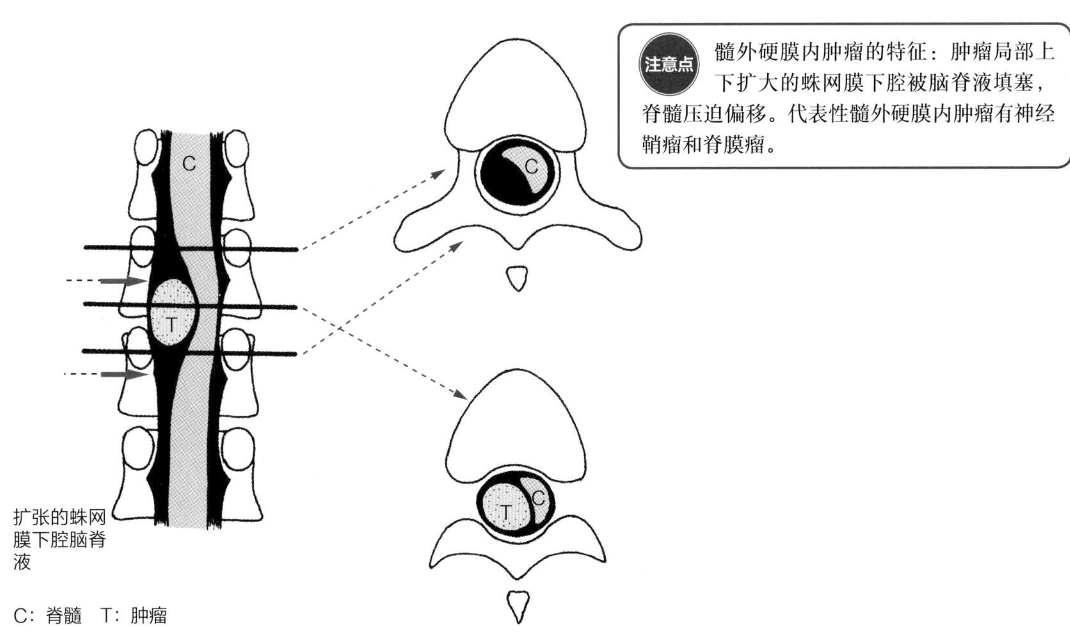

> **注意点** 髓外硬膜内肿瘤的特征：肿瘤局部上下扩大的蛛网膜下腔被脑脊液填塞，脊髓压迫偏移。代表性髓外硬膜内肿瘤有神经鞘瘤和脊膜瘤。

图7-20　髓外硬膜内肿瘤的脊髓造影和CT脊髓造影

脊髓受肿瘤压迫向一侧偏移，肿瘤上下方的蛛网膜腔隙变大，造影剂显影效果差。肿瘤部位造影剂环形增大，其内可见肿瘤和脊髓。也有因肿瘤过大导致造影剂无法显影的情况。

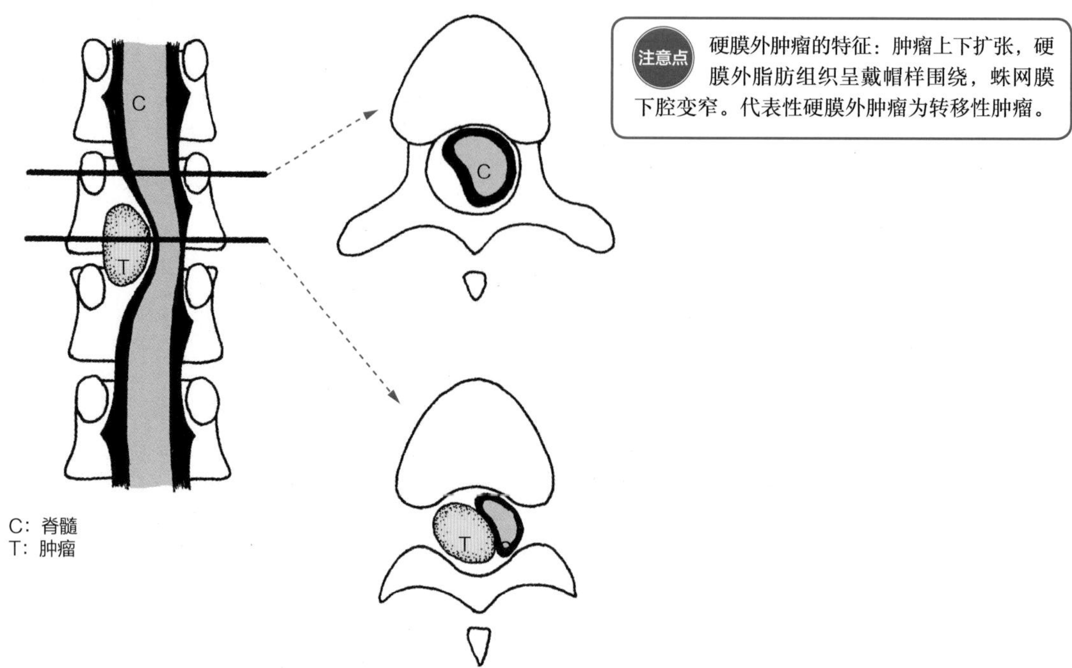

注意点 硬膜外肿瘤的特征：肿瘤上下扩张，硬膜外脂肪组织呈戴帽样围绕，蛛网膜下腔变窄。代表性硬膜外肿瘤为转移性肿瘤。

图7–21　硬膜外肿瘤的脊髓造影和CT脊髓造影

造影剂环被缓缓地压向一侧而发生偏移。肿瘤部位的脊髓和造影环一起明显偏向脊柱管内另一侧。

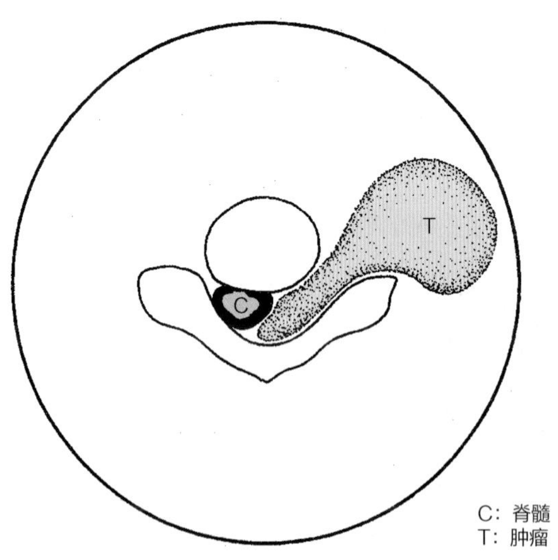

图7–22　哑铃状肿瘤的CT脊髓造影

硬膜外肿瘤压迫脊髓向右侧偏移，并显示椎间孔扩大及从椎间孔向外生长的肿瘤阴影。哑铃状肿瘤呈硬膜内外或椎管内外进展生长。代表性肿瘤是神经鞘瘤，有时脊膜瘤和脊旁肿瘤（神经母细胞瘤等神经原性肿瘤、恶性淋巴瘤、肉瘤）也以这种方式生长。

注意点 马尾肿瘤多数为神经鞘瘤和室管膜瘤。神经鞘瘤的MRI显示T_1WI为低信号，T_2WI为高信号，造影剂周围为高信号，内部非造影区呈现不均一的造影效果。终端出现的室管膜瘤呈纵向延伸生长，往往累及上下两个以上椎间，T_1WI为较低信号，T_2WI为不均匀高信号，造影剂显示较强造影效果。

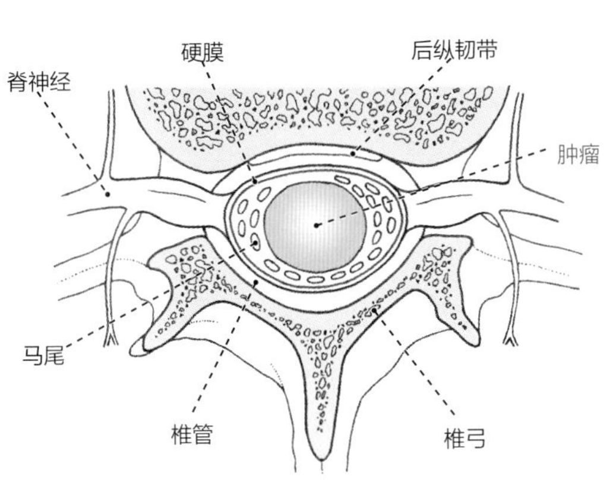

a. 横断面

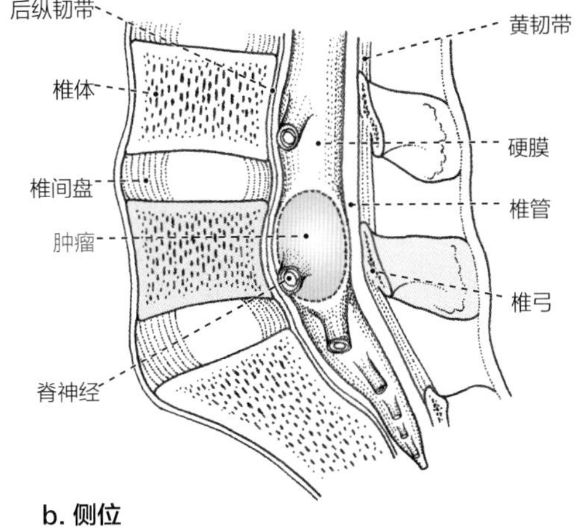

b. 侧位

图7-23 马尾肿瘤的模式图

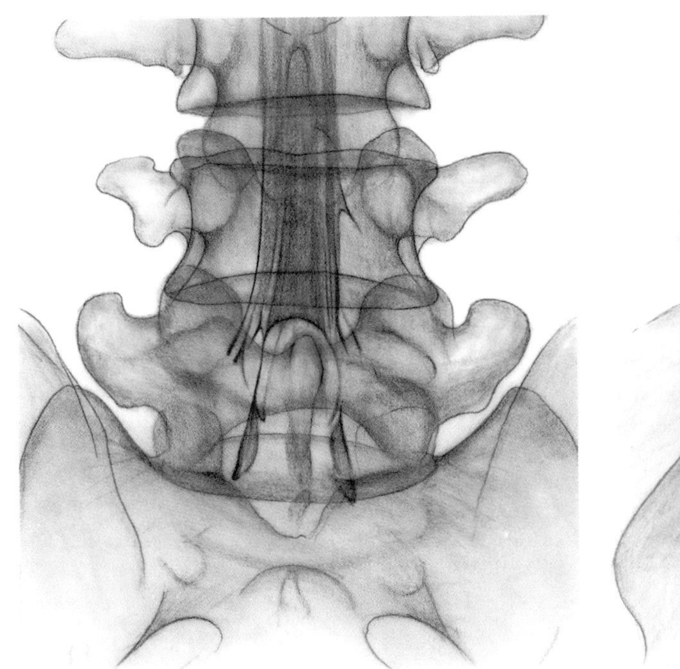

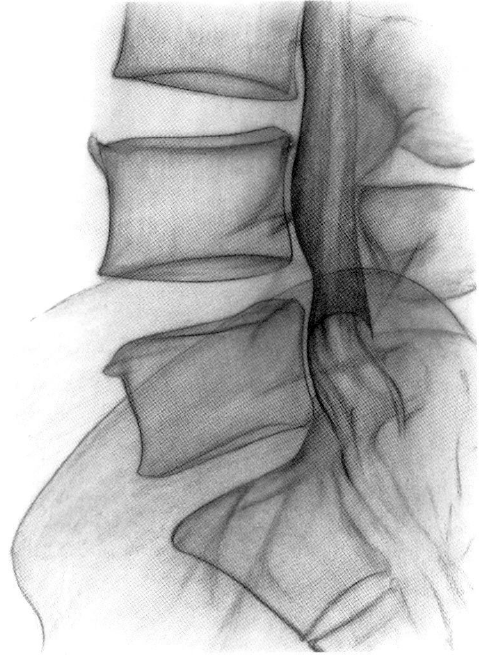

图7-24 马尾肿瘤的脊髓造影

造影剂完全滞留在L_5中央，像带个帽子（capping）一样，提示为髓外硬膜内肿瘤。 最近，不常规进行脊髓造影的MRI检查，因为MRI图像已能确诊，是有效检查方法。

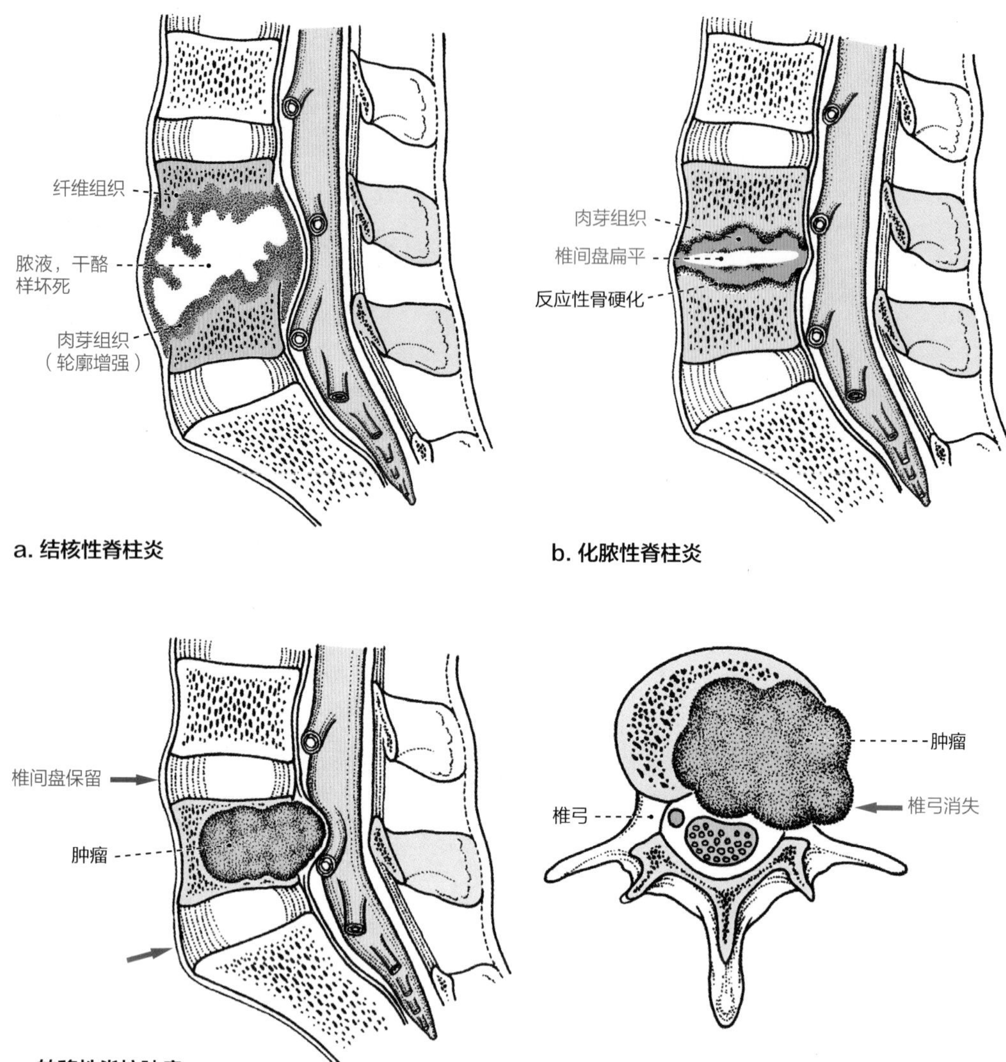

图7-25　感染性脊柱炎和转移性脊柱肿瘤的鉴别（造影MRI模式图）

a：结核性脊柱炎中，不被显影的脓肿、干酪样坏死组织及其周围纤维组织夹杂着的富含毛细血管肉芽组织形成的带状显影层——轮廓增强效应。

b：化脓性脊柱炎局部病灶存在明显修复反应，肉芽组织均匀显影，不呈现轮廓效应。极少形成脓肿。

c：转移性脊柱肿瘤多侵犯单个椎体，虽然椎体破坏严重但很少累及椎间盘。冠状位像显示病变多向椎弓根—椎弓扩散。几乎所有转移性肿瘤都显示这样的造影效果。

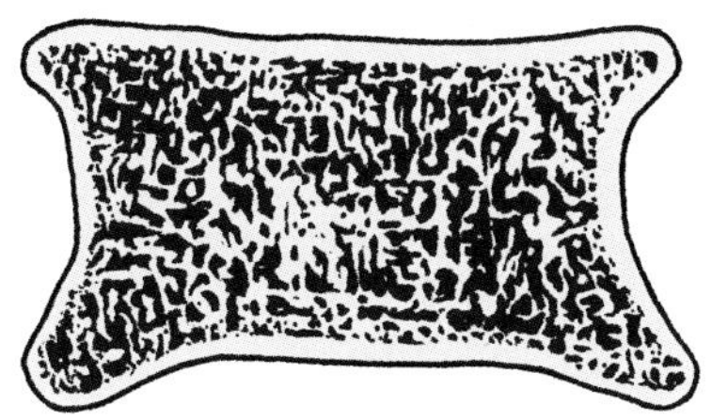

a. 正常

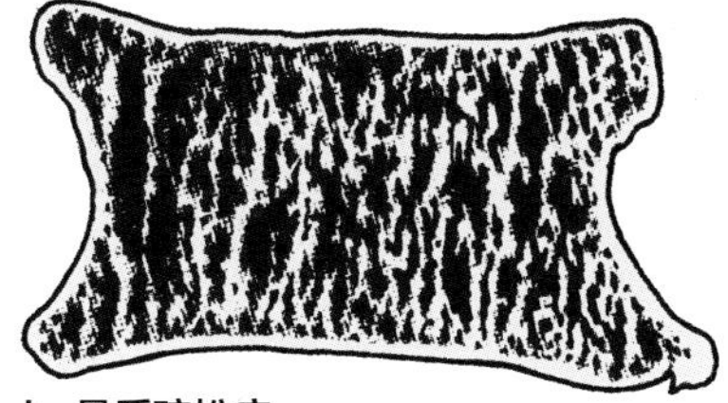

b. 骨质疏松症

图7-26　脊柱的骨质疏松症（纵断面）

椎体的骨小梁由对抗压缩性应力的纵向骨小梁和横行连接的横向骨小梁构成。骨质疏松症时由于对抗应力负荷降低，横向骨小梁首先萎缩，而承担负重功能的纵向骨小梁变得稀疏。

骨量减少主要见于代谢旺盛的松质骨，密质骨也受影响。

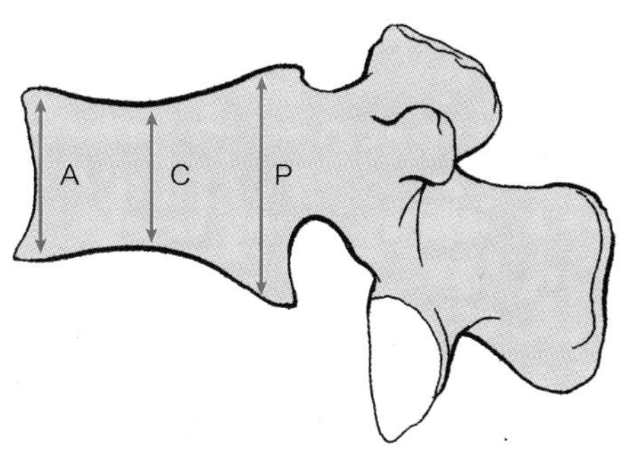

图7-27　椎体压缩性骨折的判断

（引自"长寿科学骨质疏松症研究小组"）

椎体压缩性骨折可以根据胸腰椎的侧位X线片诊断。如图所示进行测量以诊断椎体压缩性骨折：C/A、C/P任何一个比值低于0.8或A/P比值小于0.7时诊断为压缩性骨折。整个椎体的高度都减少时（扁平椎体），诊断标准上下限的A、C、P均减少20%以上时可诊断为压缩性骨折。临床上新鲜骨折在X线上骨皮质虽有明显的连续性中断，但没有上述改变，仍考虑有压缩性骨折。

8 脊柱骨质疏松症

骨质疏松症（osteoporosis）是一种骨量减少、骨细微结构改变及脆性增加，容易发生骨折的病理状态（图7-26）。正常骨骼通过破骨细胞引起的骨吸收和成骨细胞引起的骨形成而维系骨动态平衡，保持一定的骨量（重塑）。骨质疏松时，骨吸收强于骨形成（重塑异常），引起骨量减少。男女的骨量直到40岁左右都维持稳定，以后随着年龄的增加而逐渐减少（高龄者成骨细胞功能下降）。男性的骨量是逐渐减少，高龄时骨质疏松症显著。女性更年期骨量急剧下降，临床上早期即出现骨质疏松症。骨量的急剧下降是由于抑制骨吸收增加的雌激素（卵巢分泌的女性激素）水平降低所致。

■ 症状　骨量的减少导致骨脆性增加，很小的外力即可导致椎体压缩性骨折，出现急性腰痛。多发性压缩性骨折引起驼背，身高降低。另外，跌倒等轻微的外伤都会造成股骨颈骨折、桡骨远端骨折、肱骨颈骨折等。

■ X线检查　采取胸腰椎正位、侧位和髋关节（股骨颈部）正位摄片，观察椎体形态、有无骨折、骨小梁分布、骨皮质的厚度等。

在脊柱可见椎体阴影浓度降低，纵向骨小梁稀疏或模糊，椎体压缩性骨折，双凹椎征象（图7-27、图 7-28）。当椎体轻度压迫变形很难判断骨折时，可以按图7-27的方法进行鉴别。与骨质疏松症一样，主诉腰背痛的患者X线检查有压缩性骨折时要注意与癌症骨转移、多发性骨髓瘤等鉴别。

在髋关节，应力负荷低的骨小梁如大转子骨小梁、副承受力骨小梁和副牵引力骨小梁先萎缩消失，仅保留承重部分的主承受力骨小梁。骨皮质从髓腔侧吸收变薄，残留了外侧部分（图7-29）。由于骨折的危险性增加与骨量的减少呈显著正相关，通过股骨近端X线摄片可判断骨萎缩程度及预测股骨颈骨折的危险性。

■ 骨质疏松症的判断标准　判断骨质疏松症时，必须进行脊椎X线检查（正侧位2个方向），酌情参考腰椎的骨矿含量。骨萎缩程度根据腰椎侧位X线片判断（I度：纵向骨小梁明显。

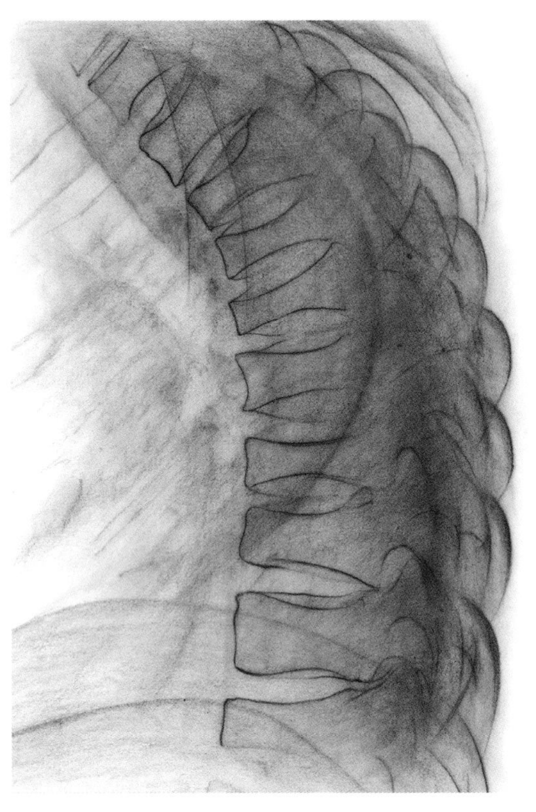

a. 多发椎体的压缩性骨折引起脊柱后凸变形

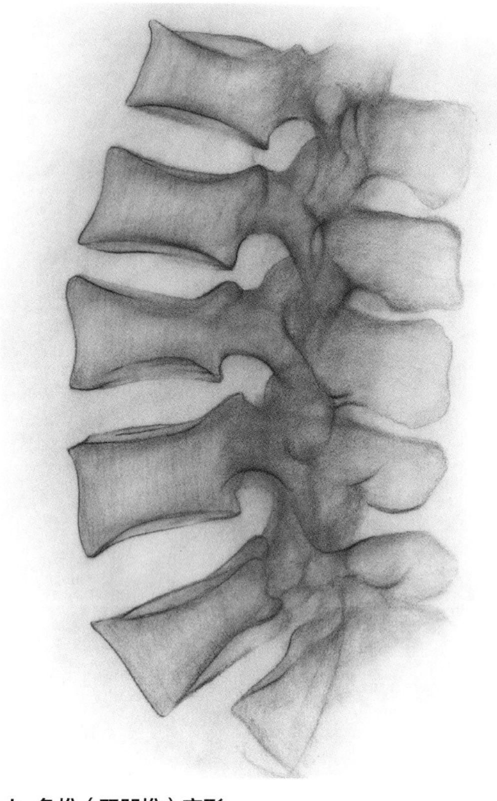

b. 鱼椎（双凹椎）变形

图7-28　骨质疏松症的X线征象

骨质疏松症是指骨强度降低，骨折风险增大的骨骼疾病。

Ⅱ度：纵向骨小梁稀疏。Ⅲ度：纵向骨小梁模糊不清）。非外伤性椎体骨折诊断参照图7-27。腰椎骨矿含量以成年人平均值（young adult mean，YAM）为参考值。难以判断腰椎骨矿含量时，也可根据桡骨、第二掌骨、股骨颈部或跟骨的骨矿含量判断。

（1）X线确诊椎体骨折时：伴有骨小梁减少（骨萎缩度I度以上，或腰椎骨矿含量为YAM的80%以下）的非外伤性椎体骨折为骨质疏松症。

（2）X线不确诊为椎体骨折时：

正常：没有骨萎缩，骨矿含量约为YAM的80%以上。

骨小梁减少：骨萎缩度I度，骨矿含量为YAM的70%~80%。

骨质疏松症：骨萎缩度Ⅱ度以上，骨矿含量为YAM的70%以下。

9　透析相关性脊柱关节病

透析性脊柱关节病（dialysis-associated spondyloarthropathy）是慢性肾衰竭长期血液透析患者所患的脊柱病变。本病在透析5年以上者发病率20% ~ 30%，病程越长发病率越高。颈椎为多发部位，以中下位颈椎多见。其次是腰椎，胸椎较少。

破坏性脊柱关节病（destructive spondyloarthropathy，DSA. 图7-30）作为脊柱病变，主要是由于椎间盘的淀粉样物质沉积和炎症导致与终板之间发生不稳定的、巨大的突出和腰椎滑脱，硬膜外腔、后纵韧带、黄色韧带的淀粉样物质沉积和反应性肥厚引起神经压迫症状。据报道，齿状突后方的淀粉样物质沉积同时伴有肉芽肿病变。

■ **病理**　透析难以排出的高分子蛋白如β_2-微球蛋白形成淀粉样物质沉积引起的慢性炎症导

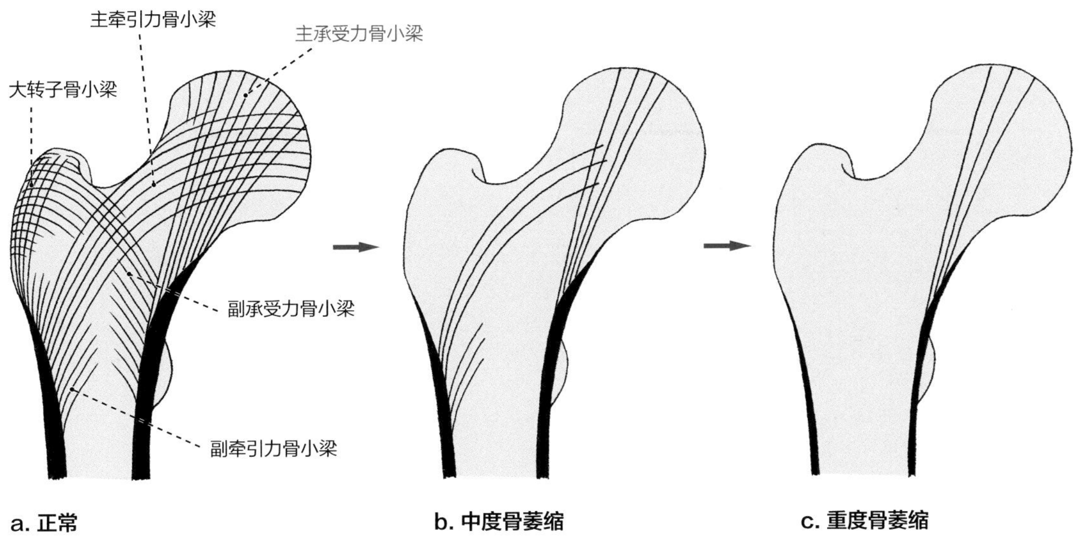

图7-29 骨萎缩进展程度（股骨近端）

大转子骨小梁、副承受力骨小梁、副牵引力骨小梁等应力负荷低的骨小梁先出现萎缩，仅残存承重的主承受力骨小梁。密质骨从髓腔开始萎缩，仅外侧部分留存。

致椎间盘被破坏、吸收，引起后凸畸形、腰椎滑脱、椎间盘突出，以及后纵韧带和黄韧带淀粉样沉积肥厚，最终导致椎管狭窄等多种症状。

■ **症状** 颈椎的不稳定和后凸畸形引起颈部明显疼痛和上肢放射性疼痛。椎管狭窄可压迫脊髓，极易出现脊髓症。

■ **X线检查** 颈椎部的破坏性脊柱关节病，侧位片上见椎体前缘骨侵蚀，椎间隙变窄，伴椎体终板侵蚀不平，无骨刺形成的椎体破坏。

■ **MRI检查** 有脊髓症状的患者MRI检查可见脊髓受压。

10 脊髓动静脉畸形

脊髓动静脉畸形（spinal arteriovenous malformation，AVM）是胎儿时期（约3周）发生的先天性畸形，动静脉之间直接吻合，是最常见的脊髓血管异常疾病。血液动力学异常表现为动脉血经过畸形血管团进入回流静脉或动静脉直接交通形成动静脉瘘（arteriovenous fistula，AVF），引起脊髓内的血供减少甚至断流，造成脊髓缺血状态。由于动脉血直接流出静脉会造成正常静脉灌注障碍，因此，根据其病理机制，常表现为缺血、静脉灌注障碍、出血和脊髓压迫四大症状。症状往往随病灶部位不同而有所差异，通常有躯干、下肢疼痛，尤其是根性痛较多。大部分都有运动障碍。

脊髓动静脉畸形可因分流病灶出现在脊髓内部、脊髓表面、硬膜和硬膜外而分为髓内动静脉畸形、髓周动静脉瘘、脊髓硬膜动静脉瘘（表7-1）。

1 髓内动静脉畸形

髓内动静脉畸形（intramedullary AVM）中，脊髓前动脉是主要的流入动脉，动脉血流经髓内病灶进入流出静脉，脊髓后动脉也与之有关（图7-31a）。脊髓症状出现的原因有畸形血管团的增大而伴发脊髓压迫，血液流入动静脉瘘造成正常脊髓灌注减少出现盗血症状（steal phenomenon）或蛛网膜下腔出血和脊髓内出血。发病年龄常为

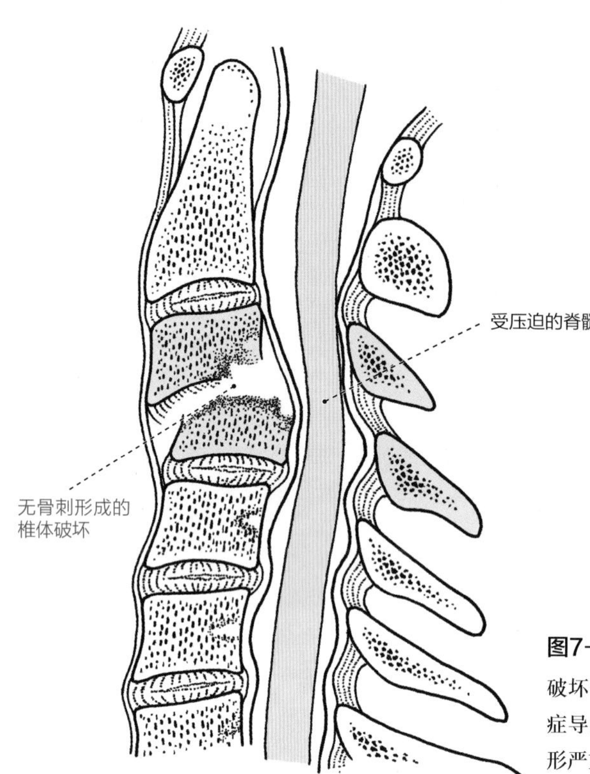

图7-30　颈椎部破坏性脊椎关节病（DSA）的模式图

破坏性脊椎关节病主要由于椎间盘的淀粉样物质沉积和炎症导致椎体附近结构发生破坏。颈椎的不稳定性及后凸畸形严重时压迫脊髓引起脊髓症状。

表7-1　脊髓动静脉畸形的临床特征

	髓内AVM	髓周AVF	脊髓硬膜AVF
发病年龄	幼儿期和青年期	20～40岁	老年人 40岁以上较多
性别差异	无	无	男性多见
基础疾病	无	无	动脉硬化
蛛网膜下腔出血	多见	有	无
临床进程	加重缓解交替	进行性加重	缓慢发病， 进行性加重

幼儿期和青年期，病情可以反复。

2　髓周动静脉瘘

髓周动静脉瘘（perimedullary AVF）是由在硬膜内脊髓表面动脉和静脉直接连通（短路）形成，流入动脉是从脊髓前动脉或脊髓后动脉到脊髓内膜的小动脉。动静脉短路出现在脊髓表面，常常合并静脉瘤。脊髓症状可因蛛网膜下腔出血或髓内出血、静脉瘤所致脊髓压迫、静脉压亢进引起的灌注障碍而出现。发病年龄为20~40岁，急性发病。

3　脊髓硬膜动静脉瘘

脊髓硬膜动静脉瘘（dural AVF）中，动静脉短路出现在椎间孔周围的硬膜表面，流出静脉贯通硬膜行走于脊髓表面形成动静脉畸形（图7-32a）。脊髓硬膜动静脉瘘占脊髓血管畸形的80%～90%，中老年人多见，好发于胸髓和腰髓。脊髓症状可因静脉压的升高而出现。缓慢发病，经过数年后才出现步行障碍，进行性加重。

脊髓血管畸形的诊断依赖于MRI和脊髓血管造影检查。

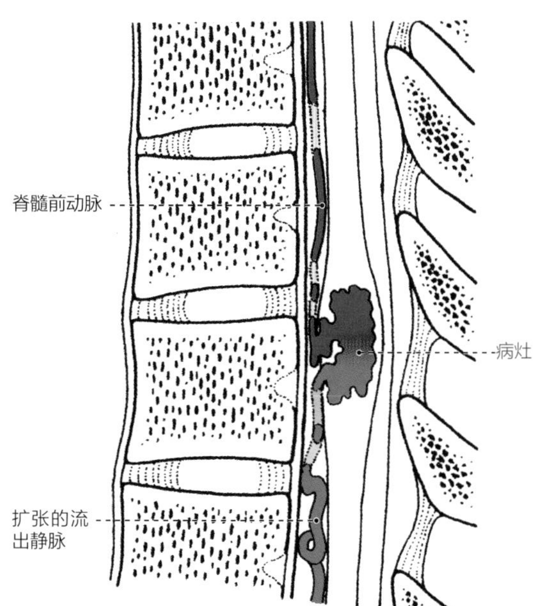

a. 模式图

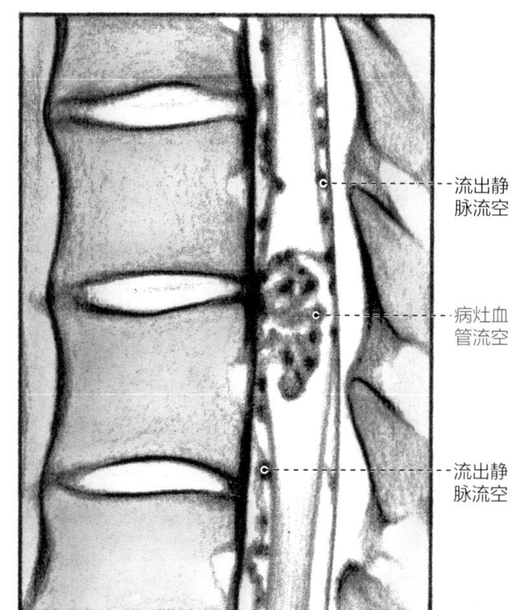

b. MRI矢状面T_2WI

图7-31　髓内动静脉畸形（intramedullary AVM）

a：流入动脉主要是脊髓前动脉，髓内存在有畸形血管团。

b：脊髓实质内可见到畸形血管团流空，髓外可见病变部位上下的脊髓表面扩张的流出静脉流空。

*流空：指因血液流动出现无信号（信号强度为0）的状态。血液流动非常快时可以见到此现象（参照128页“参考”）。

■ **MRI检查**　MRI可看到曲张的流入动脉、流出静脉和畸形血管团等血管信号及脊髓水肿、压迫等脊髓信号（图7-31b，图7-32b）。MRA（MR angiography, MR血管图像）可显示异常的血管。

■ **血管造影检查**　脊髓动脉造影可以明确血管畸形的类型、部位、流入动脉和流出静脉，进而指导人工栓塞治疗。

11 脊髓前动脉综合征

脊髓动脉由纵向行走于脊髓前面的1支动脉和脊髓后面的2支动脉组成。脊髓前动脉供应脊髓腹侧2/3区域的血液，脊髓后动脉支配脊髓背侧1/3区域的血液（图7-33）。由颈髓2～3支、胸髓2～3支和腰髓1支前根动脉汇流入脊髓前动脉（图7-34）。一旦脊髓前动脉的血循环发生障碍，脊髓即发生缺血性病变，因此统称为脊髓前动脉综合征（anterior spinal artery syndorome）。

■ **症状**　障碍部位突发疼痛，分离性感觉障碍（病变以下痛温觉障碍，触觉轻度减退。因脊髓后索无异常改变，深感觉保留），锥体束异常引起障碍部位以下的痉挛性截瘫和膀胱直肠障碍。本综合征是因为来自下部肋间动脉支配的下胸髓到上腰髓血液供应的前根动脉（Adamkiewics动脉）发生血流障碍，导致脊髓前动脉的闭塞，出现下肢截瘫。

■ **MRI检查**　脊髓前动脉综合征时，梗塞灶位于脊髓前半部，T_1WI呈等或低信号，T_2WI显示高信号。髓内病变似铅笔状头尾伸展，T_2WI中可明显看到高信号病变（图7-35）。急性期髓内高信号病变是伴有水肿的梗塞灶，水肿消退后，病变缩小。最终梗塞局部残留星形胶质瘢痕（参照396页，图14-73），T_1WI为低信号，T_2WI为高信号。

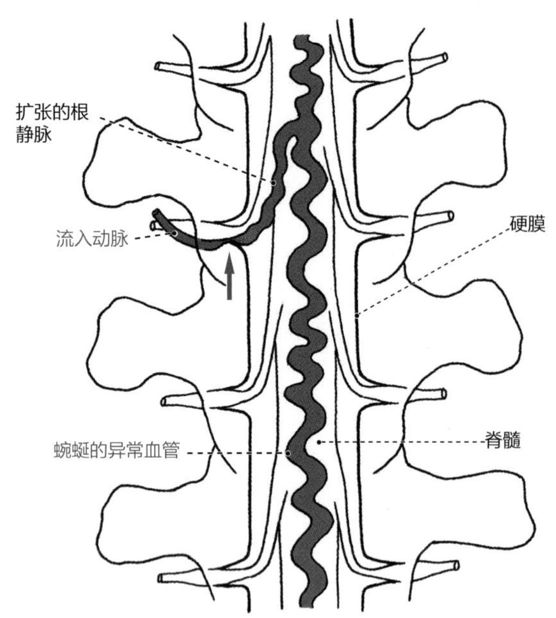

a. 模式图

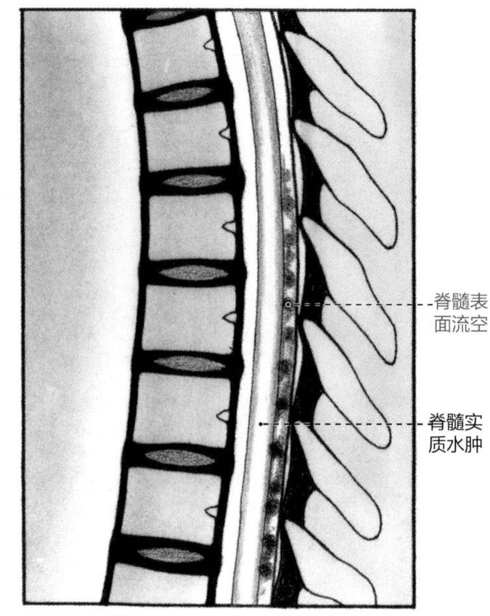

b. MRI矢状面T_2WI

图7-32 脊髓硬膜动静脉瘘（dural AVF ）

a：流入动脉（由肋间动脉分支扩张的硬膜支）穿越硬膜部位（箭头）处变细，与扩张的根静脉形成动静脉短路。血液自根静脉侧支流入冠状静脉丛，从上方或下方灌注脊髓表面。

b：显示脊髓广泛水肿和脊髓背侧扩张的静脉引起流空。

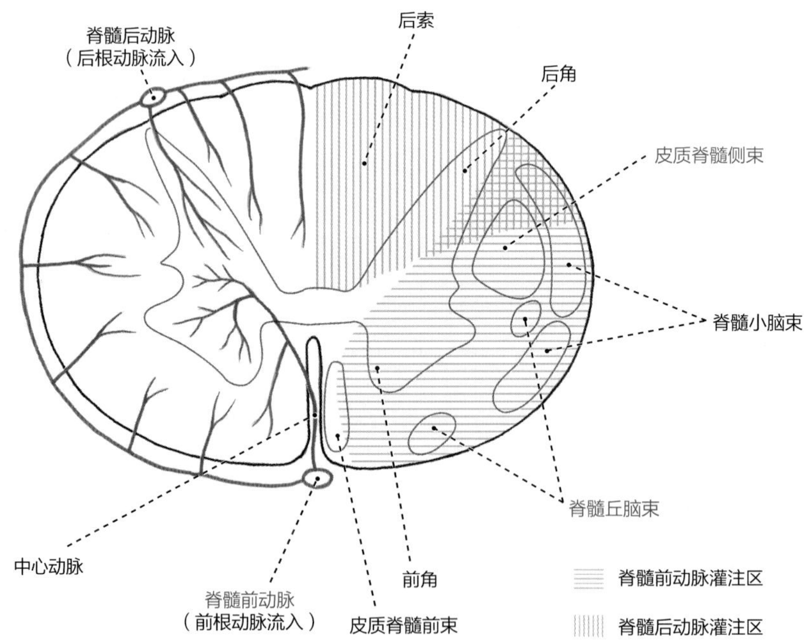

图7-33 脊髓血管分布

脊髓动脉由一支纵向走行的脊髓前动脉和两支脊髓后动脉组成。由各动脉分支形成血管网支配脊髓表面，供应脊髓外部血液。由脊髓前动脉分支而来的中心动脉供应脊髓内部血液。脊髓前动脉灌注脊髓腹侧的2/3区域，脊髓后动脉供应脊髓背侧1/3区域。脊髓前动脉综合征中，从以前角附近为中心的脊髓中央开始引起脊髓腹侧梗塞。

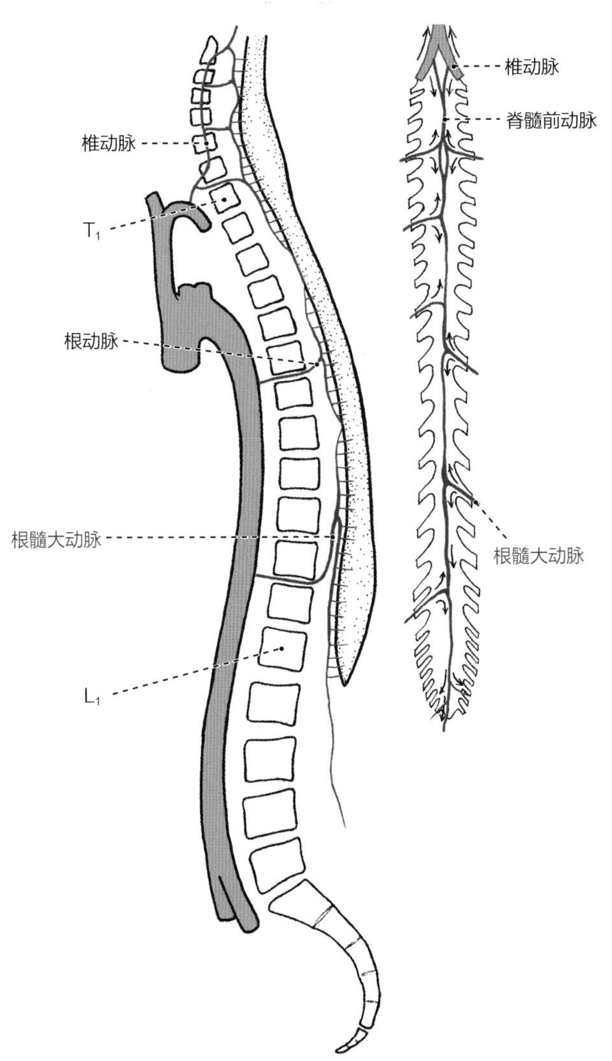

图7-34　脊髓血管的分支

从颈髓开始，由2～3支颈髓、2～3支胸髓和1支腰髓前根动脉汇流入脊髓前动脉。根动脉分别起始于颈椎的椎动脉，胸椎的主动脉分支来的肋间动脉、腰椎的腹主动脉和髂动脉。

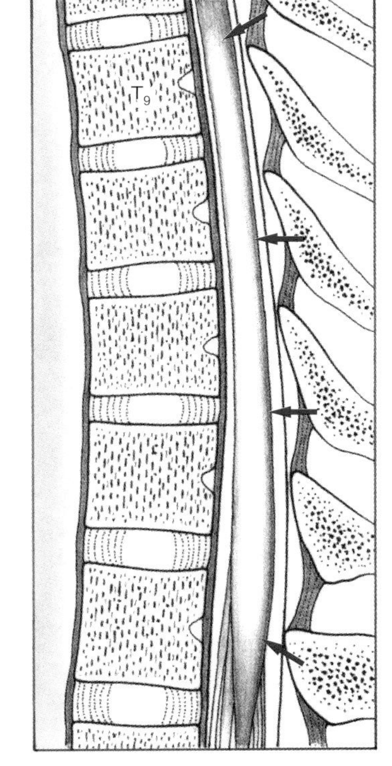

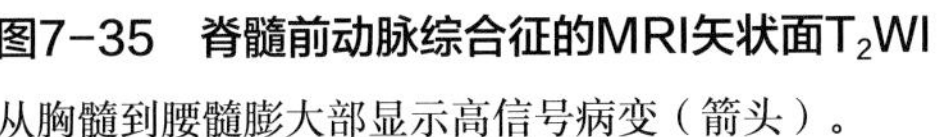

图7-35　脊髓前动脉综合征的MRI矢状面T_2WI

从胸髓到腰髓膨大部显示高信号病变（箭头）。

参考　基底压迹综合征（Arnold-Chiari综合征）

小脑扁桃体或同时伴小脑下部舌状下垂，通过枕骨大孔疝入椎管内。根据病理分为四种类型。Ⅰ型：小脑下部通过枕骨大孔疝入椎管内，无脑干病变或脑积水。Ⅱ型：小脑下部和延髓疝入椎管内，合并脑积水和脊髓髓膜瘤。Ⅲ型：小脑和延髓几乎全部脱出。Ⅳ型：脑积水伴小脑发育不良。Ⅰ型成人多见（见225页，图7-37），Ⅱ型小儿多见，Ⅲ型和Ⅳ型少见。

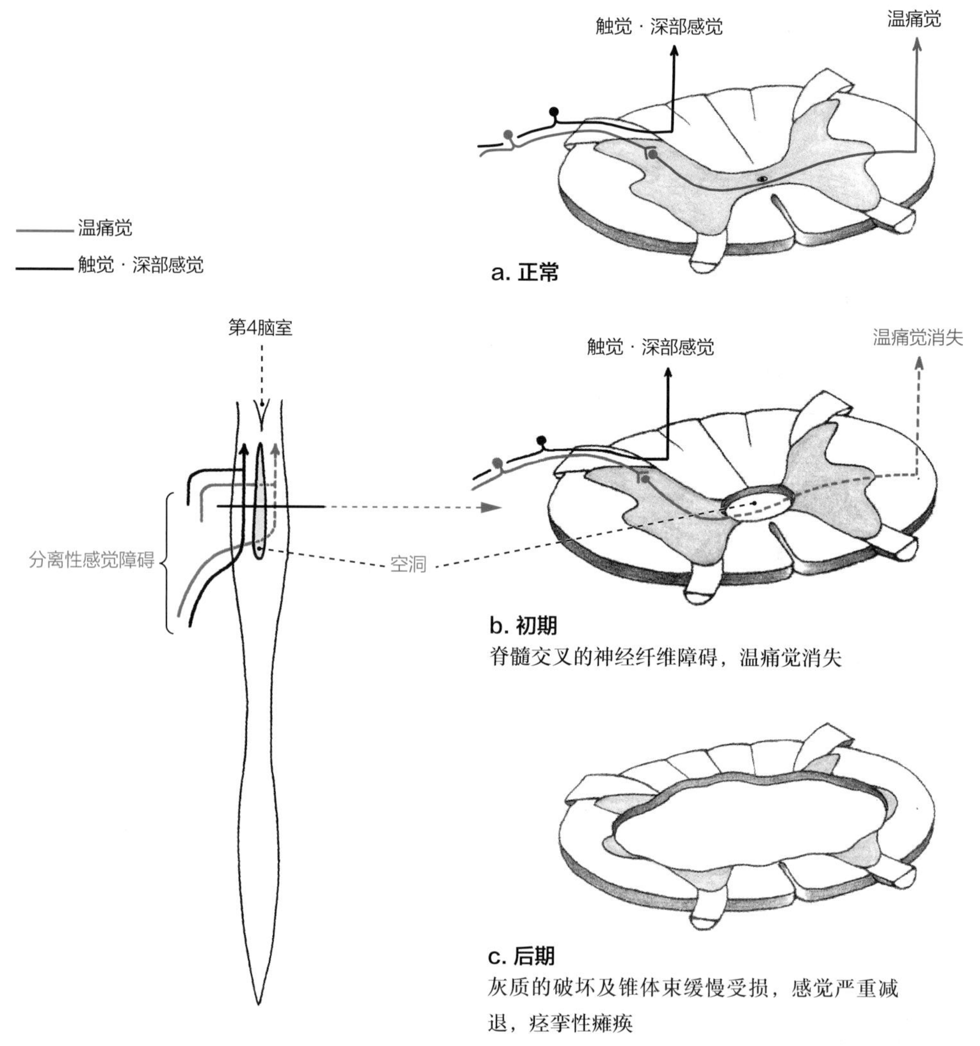

图7-36 脊髓空洞症

分离性感觉障碍:根据感觉神经纤维的种类（深感觉包括触觉、压觉、振动觉、关节运动觉和位置觉，浅感觉包括痛温觉）及其走行和障碍的部位不同，一部分感觉受损而另一部分相对保留时即出现分离性感觉障碍。脊髓空洞症累及脊髓中央部的脊髓丘脑束时，引起节段分离性痛温觉障碍。

12 脊髓空洞症

脊髓空洞症（syringomyelia）是指一种脊髓内形成空腔（其内充满脑脊液）的疾病。脊髓内如何出现脑脊液并有扩大，其原因迄今不明。空洞分为与第四脑室或中心管连通（交通性）和非连通（非交通性）两类。一般而言，交通性多为先天性，常合并有枕骨大孔的先天性异常如基底压迹综合征（Arnold-Chiari畸形，见上页“参考”）、颅底凹陷症（见130页，图4-28）、枕颈椎融合症等。非交通性多为继发性，如外伤、肿瘤、髓膜炎等。Chiari畸形合并脊髓空洞症多见，好发于颈髓。

■ **症状** 多出现颈、肩、上肢等处痛温觉消失的分离性感觉障碍，这是由于空洞病灶累及通过灰质交叉到对侧的脊髓丘脑束中痛温觉传入纤维（图7-36）。深感觉传入纤维从后角进入后索未受损伤。随着空腔的扩大，上肢出现肌萎缩性运动障碍（前角细胞损伤），累及白质时，出现下肢运动感觉障碍和膀胱直肠功能障碍（图7-36c）。一般

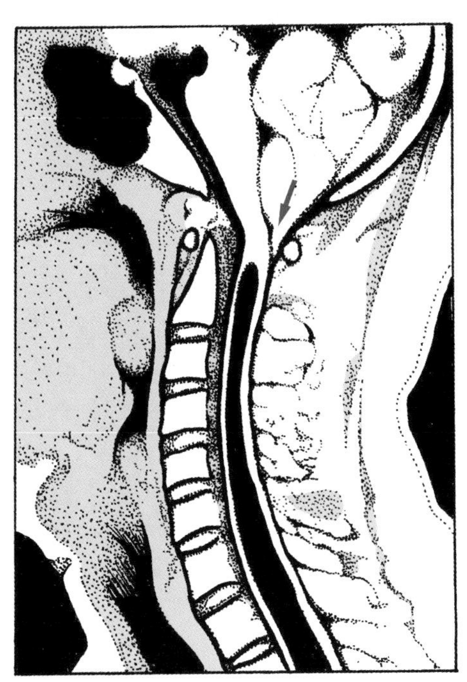

图7-37 脊髓空洞症（合并Chiari畸形）的MRI矢状面T_1WI

小脑扁桃体脱垂并到达第1颈椎后弓下缘（Chiari畸形）。脊髓肿大，可见到内部低信号的空洞病变。

病程进展缓慢，也有患者病情停止进展。

■ **MRI检查** MRI是诊断本病的重要方式，可以看到空洞及其范围（图7-37）。

■ **X线检查** 可见颅底凹陷、颈椎前后径扩大、环椎枕骨愈合、脊柱裂等异常表现。

脊髓空洞症的延迟CTM像见126页，图4-26。

13 多发性硬化症

多发性硬化症（multiple sclerousis，MS）是中枢性神经系统的选择性脱髓鞘化病变，亦称为脱髓鞘疾病。MS原因不明，可能是由于病毒感染导致机体对中枢神经系统的髓鞘产生自身免疫反应，髓鞘受损，多发于携带特定基因（HLA-DR2）者。虽然轴索残存，但是神经冲动（动作电位）的传导发生异常，功能明显发生障碍。

临床上表现为脑、脊髓、视神经等中枢系统内两处以上病灶造成的神经症状依次出现，同时有症状缓解和复发的空间和时间上的多重性发病特征。病理检查可见散在存在于白质的斑块样（plaque）脱髓鞘病灶（图7-38），引起多种临床表现，年轻成年女性多见。

■ **症状** 急性加重期，根据病灶部位可以出现视神经症状（视力障碍、视野缺陷）、脊髓症状（截瘫、感觉障碍等）、脑干症状（颅神经症状、偏瘫）、小脑症状和大脑症状（精神症状、偏瘫、感觉障碍等），较常见的是视神经和脊髓症状。缓解期一般有部分或完全神经脱落症状。主要由于病灶周围组织的炎症性水肿减轻和髓鞘再次形成。

■ **病程演变** 一般呈现为缓解和加重反复，阶段性恶化，也有缓解后长期未再复发的情况。

■ **MRI检查** MRI有助于MS的诊断。MRI可见到疾病不同时期的特征表现。急性加重期，局部脱髓鞘出现炎症性水肿，T_2WI显示病灶部位为高信号区（图7-39b），随病情缓解而减轻、消失。缓解期由于脊髓的萎缩T_2WI可见髓内高信号区，此时的高信号主要是由于伴随着脱髓鞘，神经胶质细胞（星形胶质细胞）出现增生现象（见396页，图14-73）。

此外，MS可存在无症状性脑病。脊髓症状反复发作和缓解的患者脑MRI检查可见到脱髓鞘病灶，提示存在无症状性脑病。这种空间多发病灶的存在，可强力支持多发性硬化的临床诊断（图7-39a）。

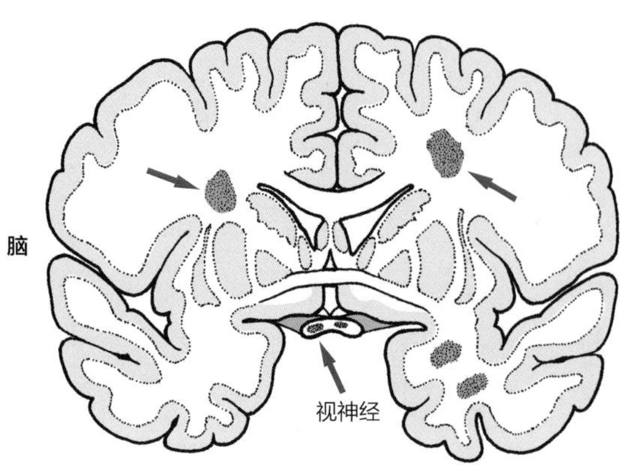

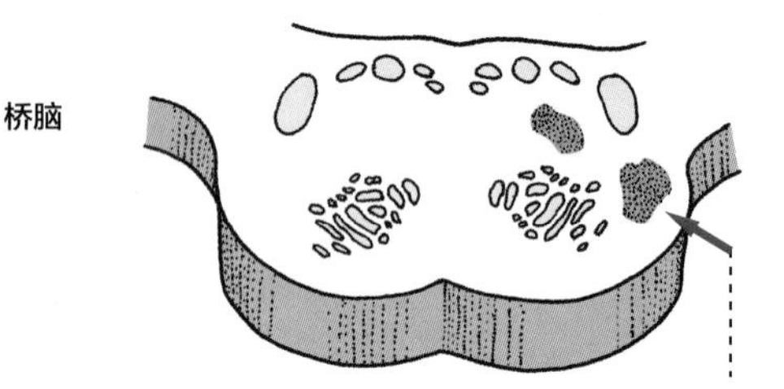

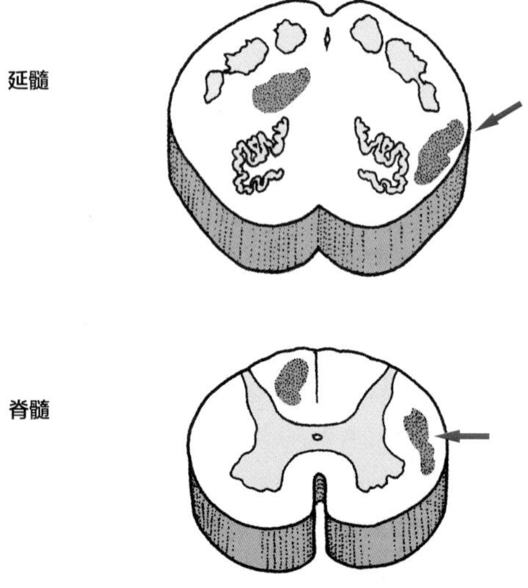

图7-38 多发性硬化症（MS）模式图

多发性硬化症中，髓鞘被破坏，轴索残存，有明显的功能障碍。多发于大脑和小脑的脑室周围白质、脑干、视神经，反复发作。炎症局部不存在特定病原微生物，对髓鞘抗原（髓鞘碱基性蛋白质）有自体免疫。发病与遗传和环境（病毒感染）有关，与携带HLA-DR2相关。

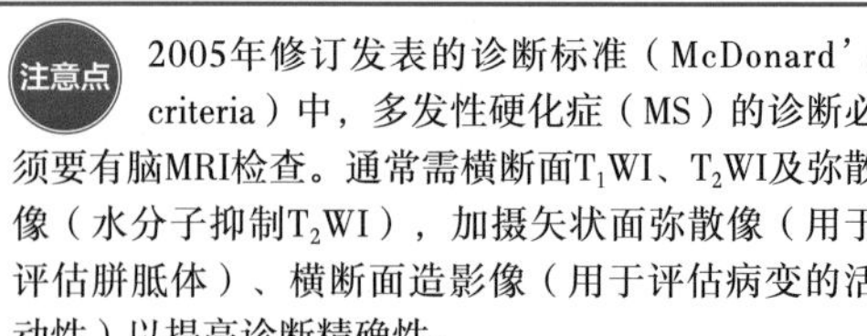
注意点 2005年修订发表的诊断标准（McDonard's criteria）中，多发性硬化症（MS）的诊断必须要有脑MRI检查。通常需横断面T_1WI、T_2WI及弥散像（水分子抑制T_2WI），加摄矢状面弥散像（用于评估胼胝体）、横断面造影像（用于评估病变的活动性）以提高诊断精确性。

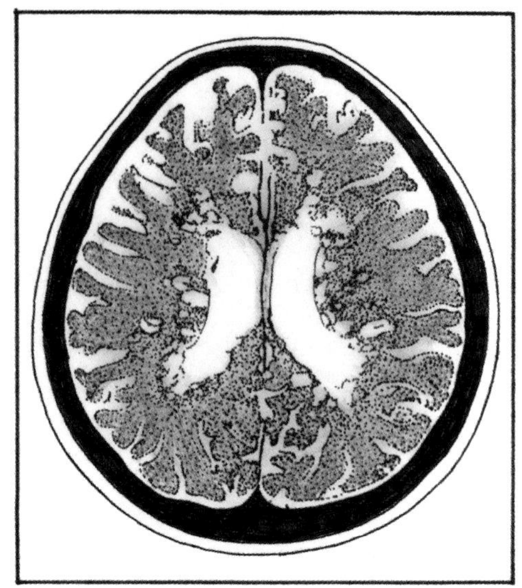
a. 脑MRI横截面T_2WI

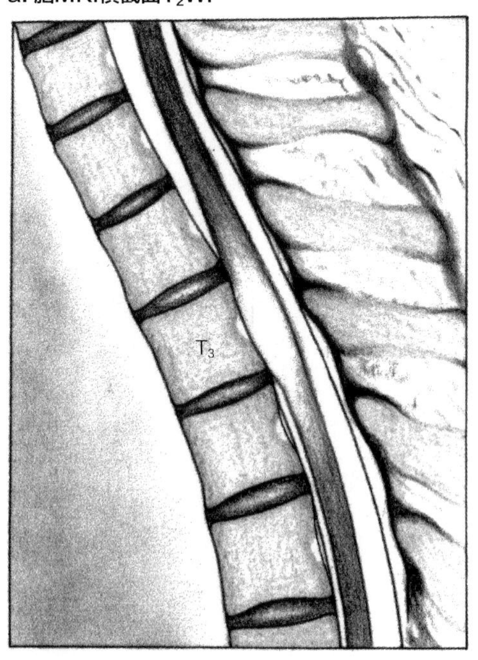

b. 脊髓的MRI矢状面T_2WI

图7-39 多发性硬化症（急性加重期）的MRI像

a：在侧脑室近旁为中心的两侧额顶叶白质可见到多量不规则的高信号病变。

b：显示脊髓内高信号，T_3水平伴有轻度脊髓肿大。提示病灶周围组织炎症性水肿。

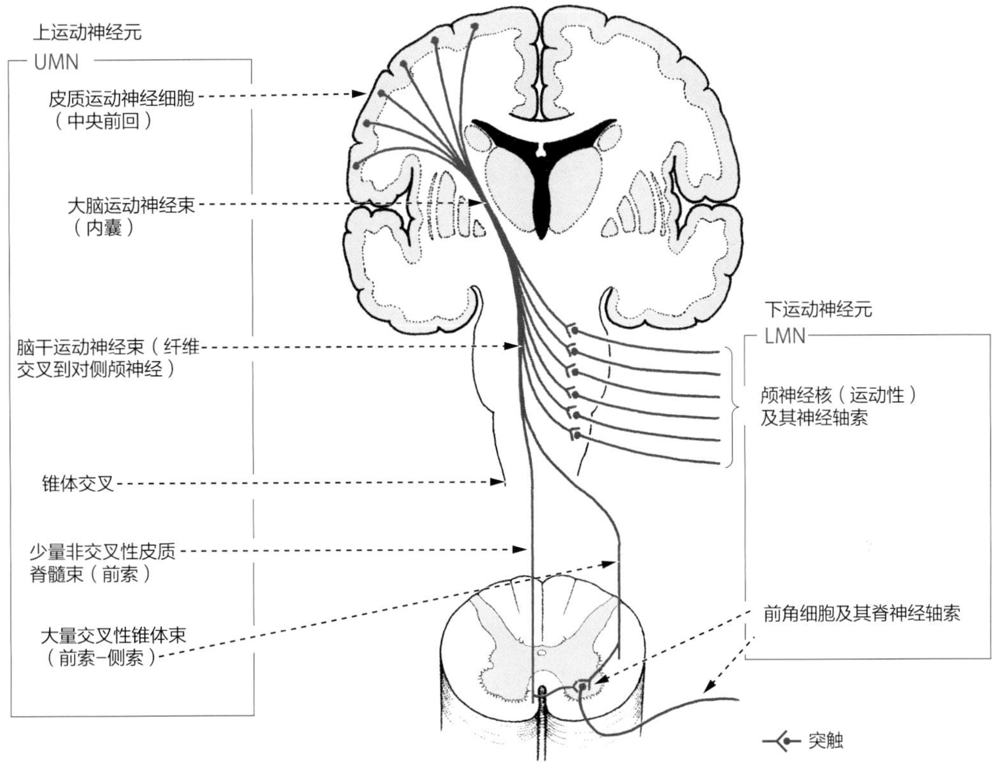

图7-40 运动神经元

上运动神经元（UMN）：从大脑将运动指令传送到脑桥、延髓、脊髓的神经。

下运动神经元（LMN）：将指令从脑桥、延髓、脊髓传达到肌肉的神经。

14 肌萎缩性侧索硬化症

肌萎缩性侧索硬化症（amyotrophic lateral sclerosis，ALS）是一类上运动神经元和下运动神经元同时受到侵犯、原因不明的神经变性疾病（图7-41）。

发病率为每10万人中4～6人，男性略多于女性。大部分为单发病例，也有家族内发病。发病年龄多见于50～60岁人群。

■ **症状** 多有肌萎缩和肌力下降，症状常起始于一侧肢体，逐渐向另一侧肢体、双下肢和躯干发展累及全身，可以引起构音障碍、吞咽困难（图7-42）。终末期因全身肌萎缩和肌力降低导致卧床不起。一般不会出现感觉障碍、眼球运动障碍、膀胱直肠障碍以及压疮等，意识清醒，发病后3～5年多因呼吸肌麻痹而死亡。

■ **MRI检查** 头颅MRI在T_2WI可见到内囊后角变性（皮质脊髓束变性）的异常信号（图7-43），推测与有髓纤维的脱落有关。

参考

上运动神经元（upper motor neuron，UMN）与下运动神经元（lower motor neuron，LMN）形成突触（图7-40）。上运动神经元从大脑皮质发出长纤维到达脊髓前角细胞，病变可侵犯此通路的任何部位。下运动神经元会出现脊髓或外周神经障碍。

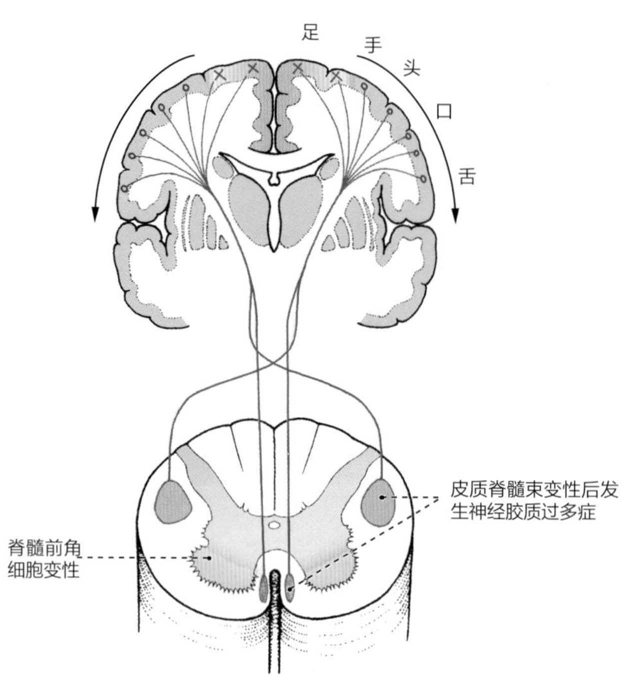

图7-41　ALS的病理

肌萎缩性侧束硬化症主要病理变化是脊髓前角细胞和锥体束变性。皮质运动神经细胞特别是支配上肢的皮质运动神经细胞也会被累及。数年后，病变逐渐扩展到颈部或头部中枢，导致颜面、下颌和舌的随意运动障碍。

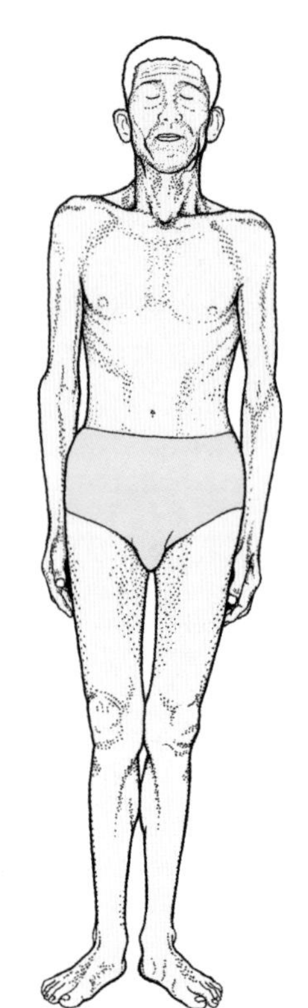

图7-42　ALS的全身像

显示四肢全身肌萎缩。

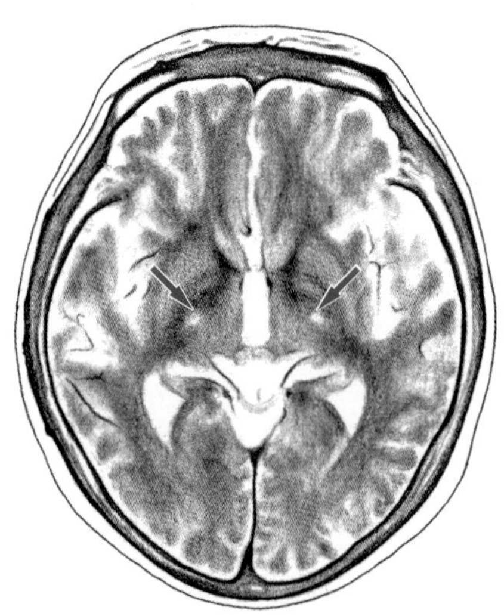

图7-43　ALS 头颅MRI的T_2WI

双侧内囊后脚内（锥体束）为高信号，显示因变性致有髓纤维脱落后产生的神经胶质过多症影像。

（顾晓燕　译）

8 骨盆

A 骨盆的解剖（图8-1~图8-3）

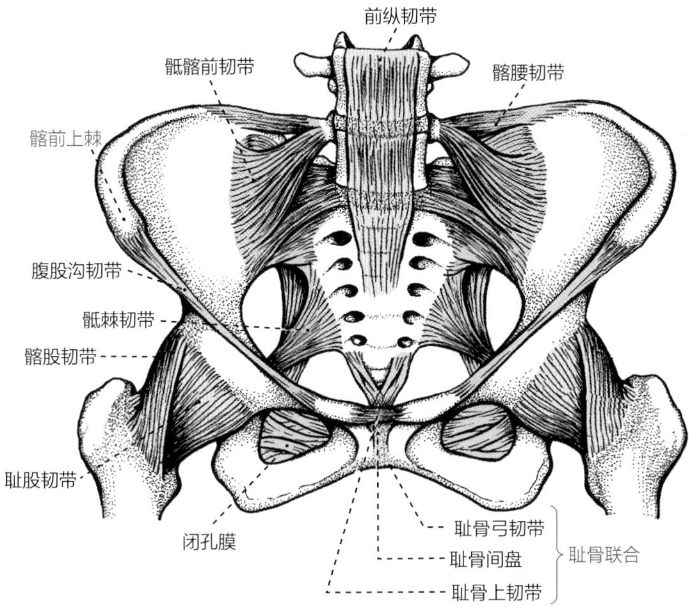

a. 前面的韧带

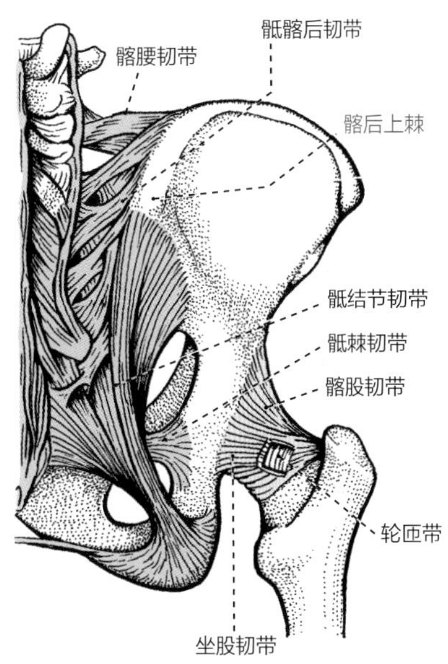

b. 后面的韧带

图8-1　骨盆韧带

骨盆是由两个髋骨和骶骨、尾骨构成，并由强有力的韧带固定和连结。因此，骶髂关节是滑膜性连结，正常情况下几乎无活动。耻骨联合中的耻骨间盘是纤维软骨，并连接有耻骨上韧带和耻骨弓韧带。

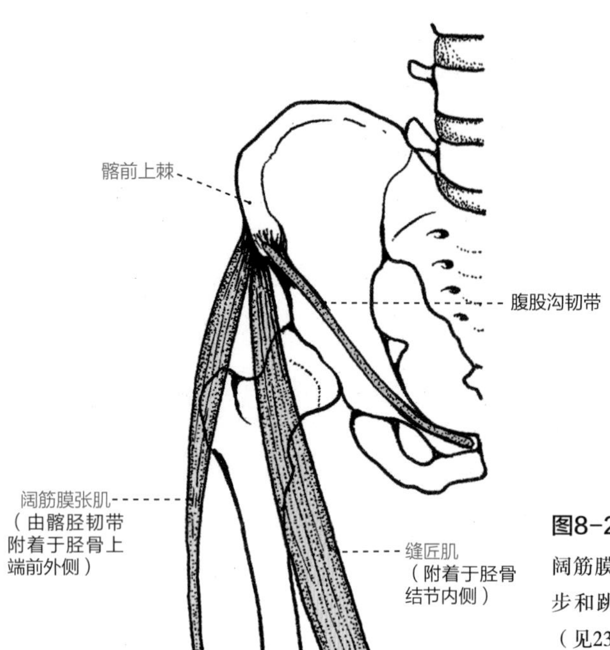

图8-2 附着于髂前上棘的肌肉

阔筋膜张肌和缝匠肌附着于髂前上棘，青春期运动员跑步和跳远时因急剧的肌肉牵拉力可以引起撕裂性骨折（见235页）。

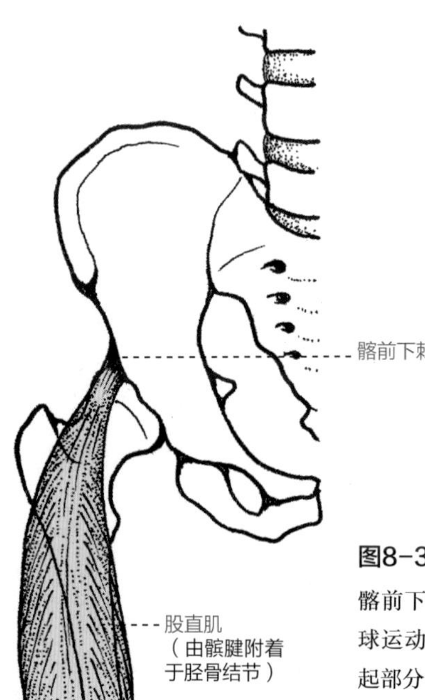

图8-3 附着于髂前下棘的肌肉

髂前下棘是股直肌的起始部，初、高中学生在跑步或足球运动时，因髋关节过度伸展，股直肌瞬间强烈收缩引起部分性撕脱（见235页）。

B 骨盆单纯X线摄片法

摄片法

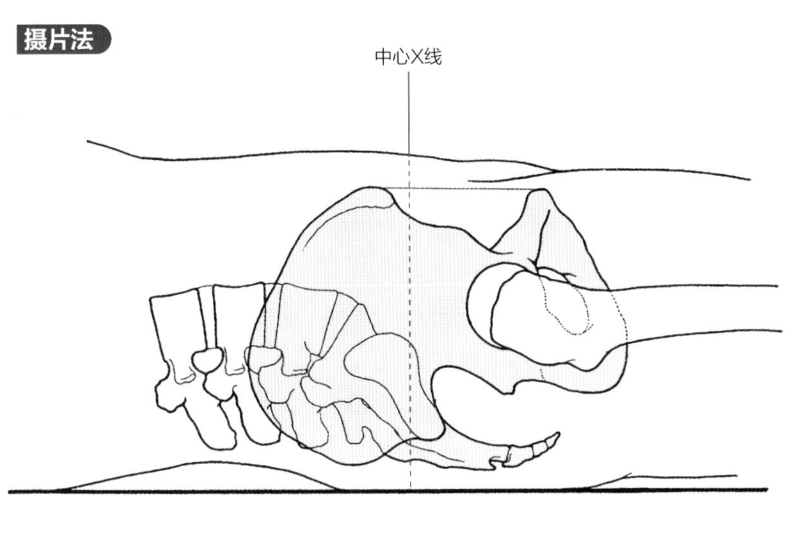

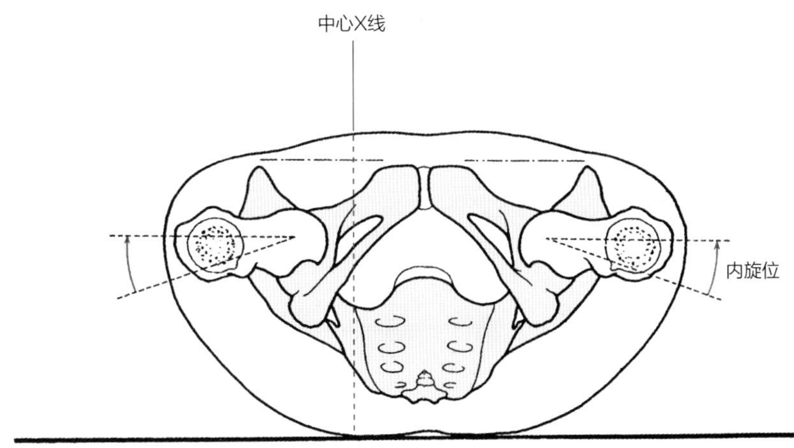

图8-4　骨盆前后方向摄片

骨盆前后位片是将耻骨联合前缘和左右髂前上棘3点构成的平面呈水平位拍摄。

骨盆单纯X线摄片基本以正位一个方向为主，必要时可以添加其他体位。

髂前上棘和髂前下棘撕脱性骨折、髂骨翼骨折时从患侧向下45°斜位摄片，坐骨骨折时从患侧向上45°斜位摄片，骶骨和尾骨骨折时加摄骨盆侧位片。

骨盆环骨折时根据移位的方向和程度采用骨盆入口摄片（inlet view）和骨盆出口摄片（outlet view）。

骨盆环不稳定症在单腿站立状态摄骨盆正位片，确认有无耻骨联合错位。骶髂关节同时双侧摄片进行左右比较。

1 骨盆前后位摄片（图8-4）

■ **体位**　俯卧位，骨盆保持于耻骨联合和左右髂前上棘3点为平面的水平位，双下肢内旋。

■ **中心X线**　双侧髂前上棘下方2 cm处两点连线与正中面的交点为目标垂直拍摄。

摄片法

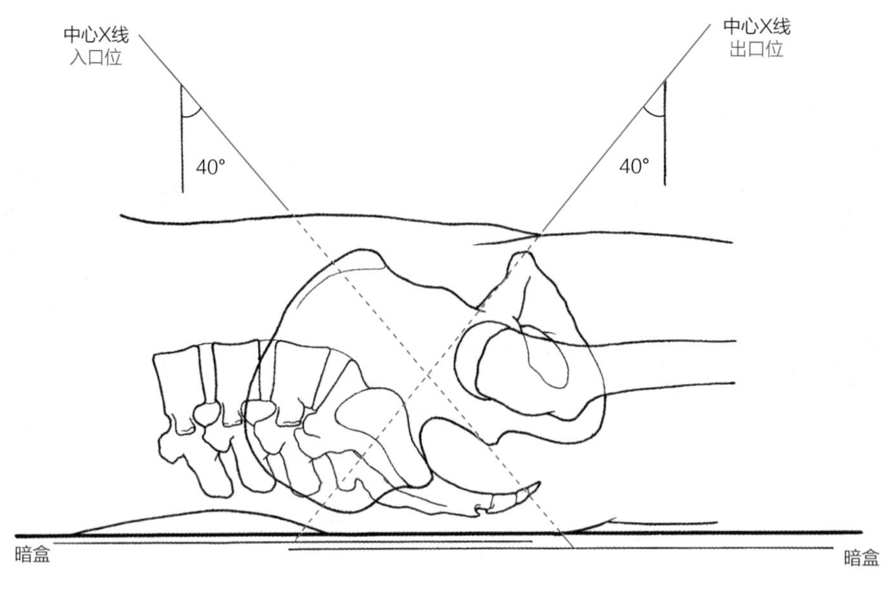

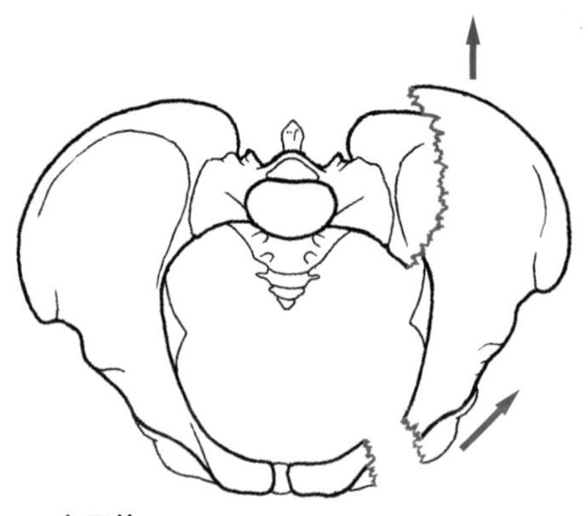

a. 入口位

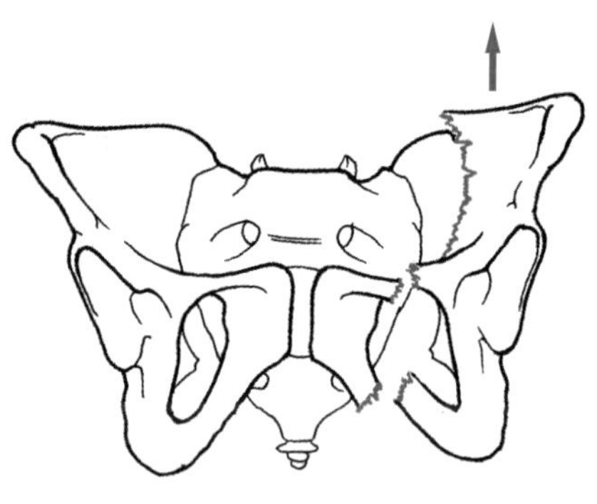

b. 出口位

图8-5 骨盆入口摄片和骨盆出口摄片

a：入口位显示骨盆一半向后方移位和骨盆前部内旋或外旋状态。

b：出口位显示骨盆的后半部分向上方移位或骨盆前部上下移位状态。

2 骨盆入口摄片和骨盆出口摄片

这类摄片根据骨盆环骨折的移位方向和程度而定（图8-5）。

■ **体位** 仰卧位。骨盆保持于由耻骨联合和左右髂前上棘3点构成的平面呈水平位。

1 骨盆入口位摄片（inlet view）

■ **中心X线** 向足部方向倾斜40°，在髂前上棘上方2 cm高处从正中面射入。

该方法可显示骨盆环四周，一侧骨盆环的后方移位或前方内外旋转移位均能被观察到。

2 骨盆出口位摄片（outlet view）

■ **中心X线** 向头部方向倾斜40°，在耻骨联合的上方从正中面拍摄。

该方法可以观察到后骨盆环的向上移位或前骨盆环的上下方向移位。骨盆环见图 8-10。

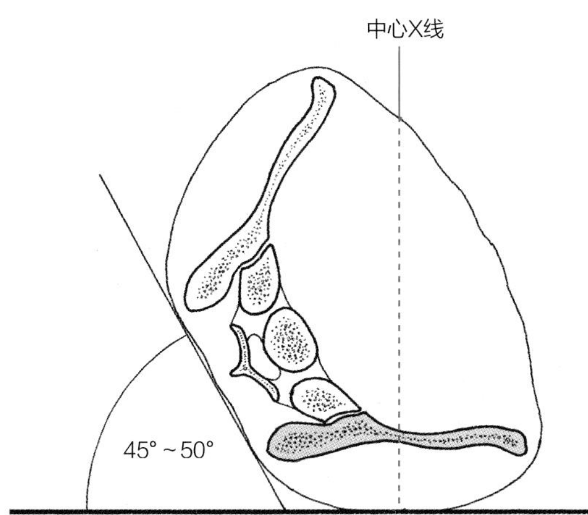

图8-6 髂骨斜位片

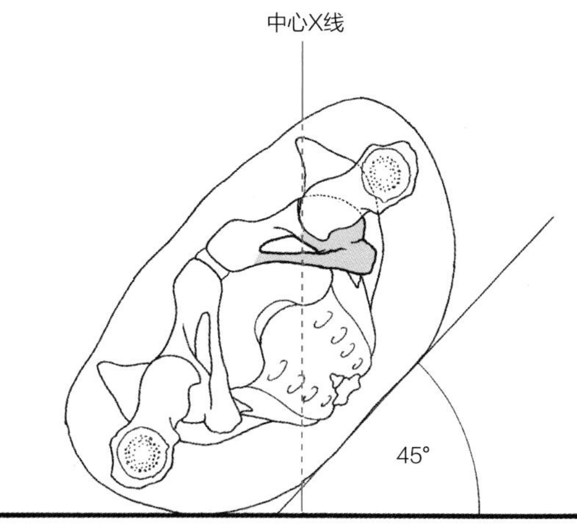

图8-7 耻骨坐骨斜位片

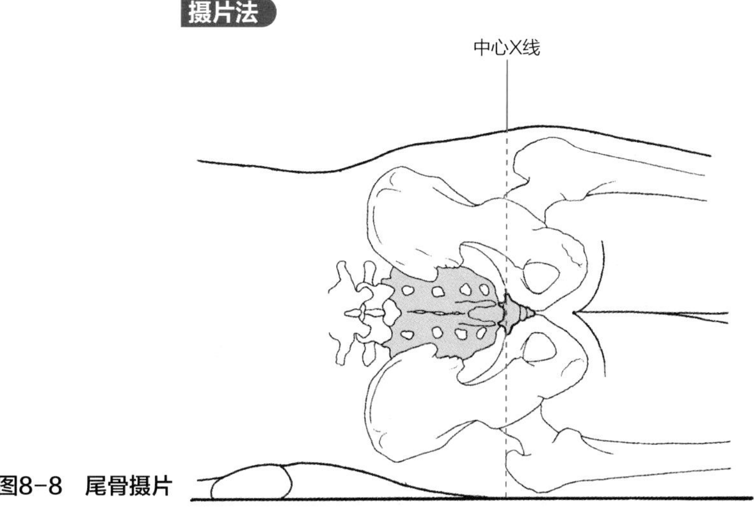

图8-8 尾骨摄片

3 髂骨斜位摄片（图8-6）

■ **体位** 患侧向下取45°～50°斜位，髂骨翼的横轴与台面平行摄片。

4 耻骨和坐骨斜位摄片（图8-7）

■ **体位** 患侧向上45°斜位，坐骨与台面平行摄片。

5 尾骨摄片（图8-8）

■ **体位** 侧卧位，对准骶尾连结处摄片。

6 骶髂关节前后位摄片（图8-9）

■ **体位** 俯卧位摄片。

■ **中心X线** 足部方向倾斜15°，在髂后上棘的高度向正中面入射。观察比较双侧骶髂关节是非常必要的。

摄片法

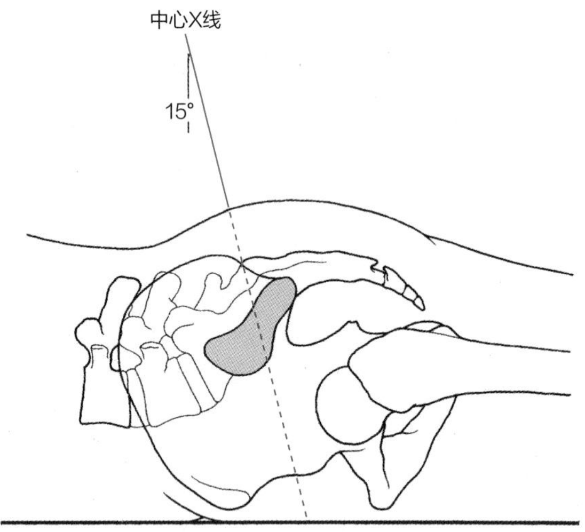

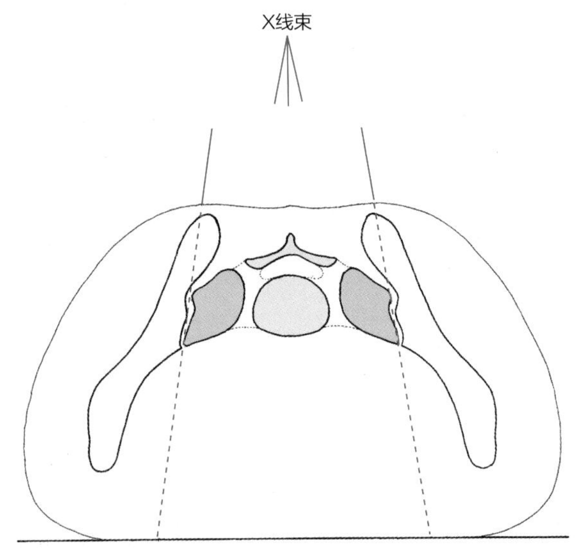

图8-9 骶髂关节前后位摄片

骶髂关节是位于骶骨和髂骨之间的滑膜关节，髂骨与S_1~S_3接触，关节面形成后上方凹形的半圆形或外耳状，开口于前上方，骶骨形成凹形，髂骨呈凸形。关节由多条韧带所固定，特别是后方有强大的韧带群支撑（见229页，图8-1b）。

C 骨盆疾病

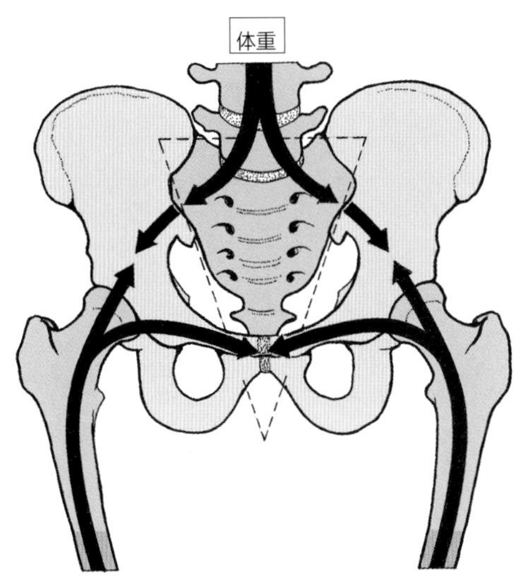

图8-10　骨盆环（pelvic ring）

体重与来自下肢的对抗力量沿骨盆边缘形成环形相互抵消。骶椎呈楔形位于两髂骨之间，通过强有力的韧带牢固相连而支撑体重。参与骨盆环形成的多种要素紧密连接。骨盆水平的任一要素发生障碍都会影响骨盆的构造，降低骨盆力学稳固性。

1 骨盆骨折（不包含髋臼骨折）

运动、跌倒、高处坠落、重物压伤以及交通事故等，骨盆极易受到外力的作用。骨盆有骶骨、髂骨、耻骨和坐骨构成一个环形，并由此支撑体重（图8-10）。根据环的完整性与否，骨盆骨折（fracture of the pelvis ）可分为裂隙性骨折、稳定性骨折和不稳定性骨折。受伤时的筛查首先考虑行骨盆前后位摄片，了解骨折部位和类型。

骨盆骨折，尤其是骨盆环骨折时，骨盆静脉丛、骶骨静脉丛等静脉系的损伤和髂内动脉系的损伤，常引起后腹膜出血。确诊依靠CT检查。如怀疑尿路损伤，还需要进行肾盂造影、膀胱造影、逆行性尿道造影等。

骨盆环是否断裂决定疾病的严重程度和采取的治疗措施。骨盆环未断裂的骨折主要采用保守疗法。骨盆环骨折常常伴有大出血和内脏损伤。初期以紧急应对出血、维持生命的治疗为主。经过紧急处理后，若骨盆环不稳，则需要进行内固定。

1 骨盆单处骨折（图8-11）

骨盆环的完整性没有受到破坏的骨折。

1）肌力所致的裂隙骨折

在运动中由于剧烈的肌肉收缩，肌肉附着点从骨骼上撕脱，好发于骨骺尚未融合的初、高中年龄的学生。缝匠肌收缩引起的髂前上棘骨折、股直肌收缩引起的髂前下棘骨折、股二头肌收缩引起的坐骨结节骨折。损伤肌肉的起始部有压痛。

■ X线检查　髂前上棘、下棘骨折采用骨盆前后位摄片并追加髂骨斜位摄片。坐骨结节骨折加摄耻骨和坐骨斜位片，确认撕脱骨片的移位情况。

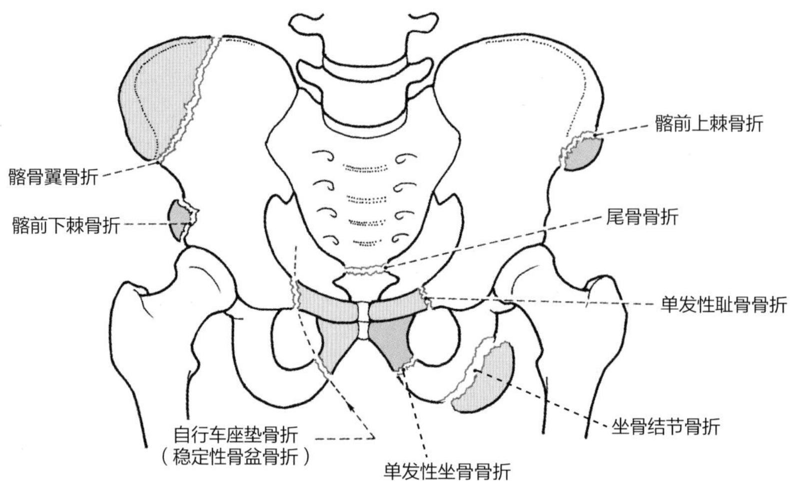

图8-11 单发性骨盆骨折和稳定性骨折

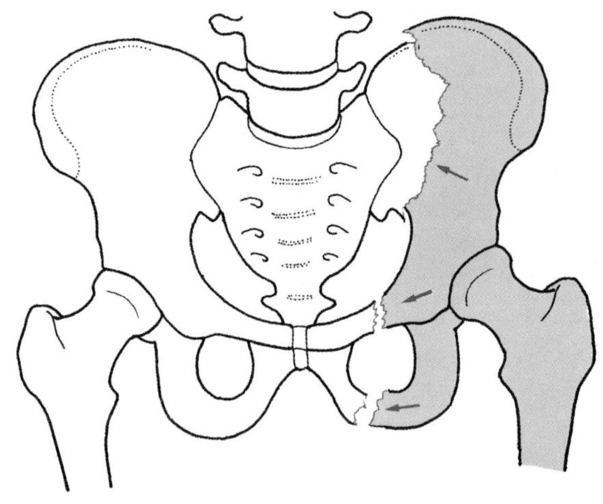

图8-12 马尔盖涅骨折（不稳定性骨盆骨折）

骨盆环因受到前后方压迫、侧方压迫、垂直剪切力中任何一个，或其合力而产生骨折，伴发大量出血和内脏损伤。马尔盖涅骨折是由于垂直的剪切力导致骨盆前方环（耻骨、坐骨：下边的箭头）和后方环（骶髂韧带区域：上边的箭头）断裂。

2）髂骨翼骨折

由来自侧方的直接外力所致，骨折线呈现从髂嵴向髂前下棘走向时称为迪韦尔内（Duverney）骨折。髂骨有髋关节外展肌群附着，站立位时会引起局部剧痛。

■ **X线检查** 骨盆前后位加摄髂骨斜位片。

3）耻骨或坐骨裂隙骨折

多由直接外力所致，没有移位，局部有压痛。

■ **X线检查** 骨盆前后位加耻骨、坐骨斜位摄片可明确诊断。

4）骶骨和尾骨骨折

多由臀部着地所致，局部压痛和叩击痛。

■ **X线检查** 骨盆前后位加摄尾骨侧位片有助于确诊。

2 稳定性骨盆骨折（图8-11）

X线可见骨盆环的连续性部分断裂，但没有骨盆环变形的骨折。耻骨-坐骨骨折：耻骨的上下支或耻骨上支和双侧坐骨骨折。来自前方压迫引起的骨盆骨折较为多见，由侧方压迫骨盆会引

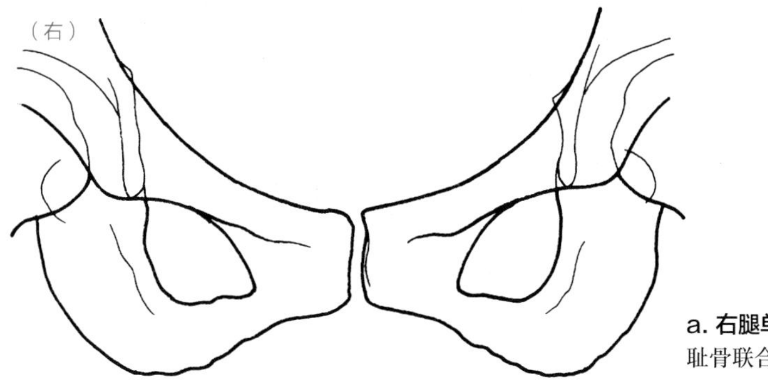

a. 右腿单脚站立
耻骨联合没有移位

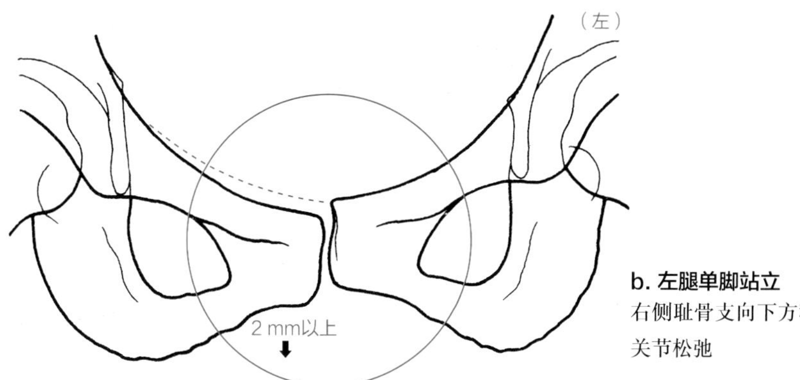

b. 左腿单脚站立
右侧耻骨支向下方移位，提示左侧骶髂关节松弛

图8-13 骨盆环不稳定症的X线测量方法

单脚站立时耻骨联合的移位程度可以反映骶髂关节的异常活动所致的骨盆环不稳定，耻骨联合异常活动超过2 mm以上可以诊断骨盆环不稳定症。

起剧烈疼痛。

3 不稳定性骨盆骨折（图8-12）

骨盆连续性有两处以上的断裂，并伴有骨盆变形的骨折。

多见于双侧的耻骨上支和下支的纵性骨折。从高处跌落，一侧下肢着地会向上冲击骨盆的一侧，引起骨盆前后两处骨折。骨盆环前方（耻骨、坐骨）和后方（骶髂关节）同时发生骨折称为玛尔盖浬（Malgaigne）骨折。

■ **X线检查** 骨盆前后位加摄骨盆入口位和出口位片可以帮助确诊骨盆环骨折的移位方向及其程度。

2 骨盆环不稳定症

骨盆是由骶骨和髋骨连接而成的一个环，可以支撑体重（见235页，图8-10）。骨盆环不稳定症（pelvic ring instability）是指由于连接处的松弛，当身体负重或活动时发生移位引起疼痛的疾病，分为原因不明的原发性和外伤后继发性。原发性多见于年轻女性，妊娠和分娩时出现症状。如果骶髂关节活动度异常时，负荷会作用于耻骨联合，使耻骨联合发生移位或分离。

■ **症状** 主诉腰骶区、耻骨部、大腿部的疼痛和麻木。步行和起立时出现疼痛加重。

■ **X线检查** 左右单脚站立以耻骨联合为中心摄骨盆正位片。耻骨联合活动度超过2 mm可以诊断本病。这时可见到向下偏移的耻骨支对侧的骶髂关节松弛（图8-13）。

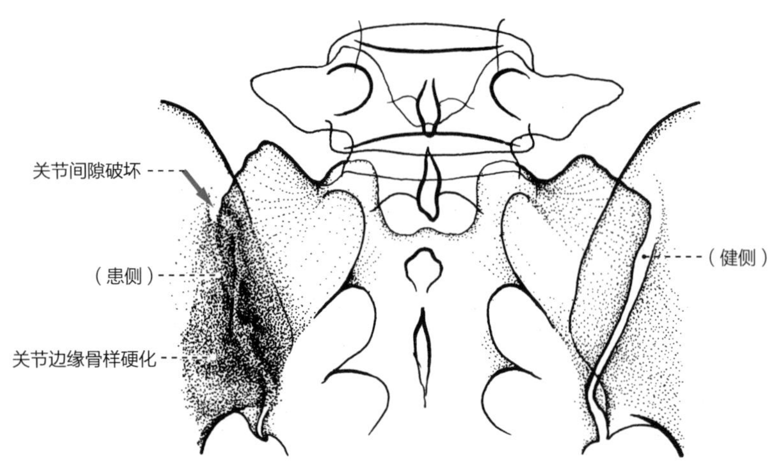

图8-14　骶髂关节结核的X线表现

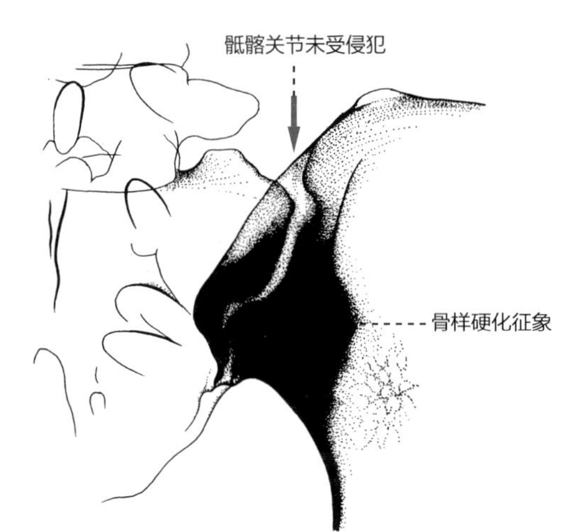

图8-15　致密性髂骨炎的X线表现

以骶髂关节为中心出现髂骨的骨样硬化，多发于妊娠和分娩时。

3 骶髂关节结核

骶髂关节结核（tuberculosis of the sacroiliac joint）是非常罕见的疾病。青春期后易患，与其他部位的结核性关节炎同步进展。也就是结核菌经血液循环播散感染骶髂关节的软骨下骨，形成结核性骨髓炎之后，波及关节腔内而发病。

■ **症状**　潜在性，早期可出现自发性痛和压痛。

■ **X线检查**　由于本病多累及单侧关节，左右关节同时摄片比较非常重要。X线可见不规则的关节腔扩大和骨皮质模糊，随着治愈出现骨样硬化征象（图8-14）。

4 致密性髂骨炎

致密性髂骨炎（osteitis condensans ilii）是一种X线显示骶髂关节髂骨侧局限性的高密度征象的疾病（图8-15）。多为双侧性，无关节裂隙狭小和骨破坏征。其发病机制有多种学说，由于多见于产后年轻女性，故认为分娩时加在骶髂关节上的异常压力可能是本病的原因，致密征象随着年龄的增加而消失。

■ **症状**　主诉腰痛和运动后疼痛，休息后缓解。

（顾晓燕　译）

9 髋关节

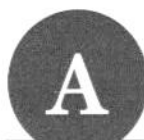

A 髋关节的解剖（图9-1~图9-5）

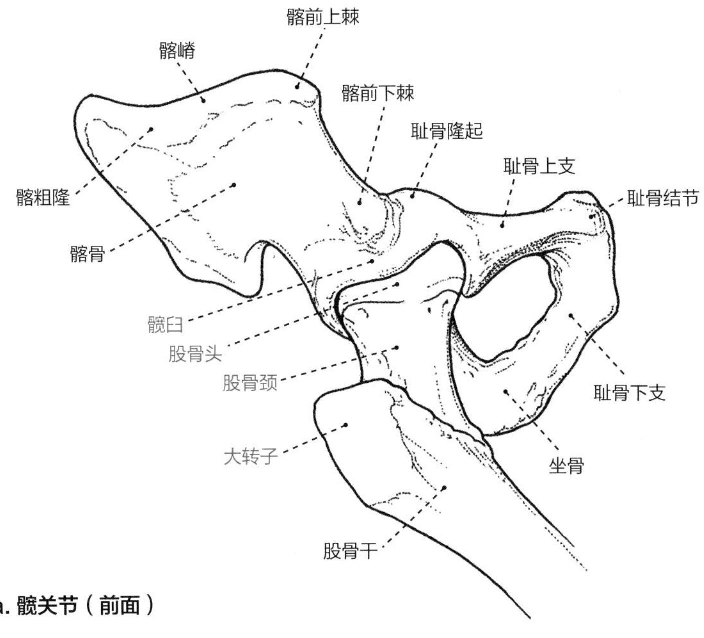

a. 髋关节（前面）

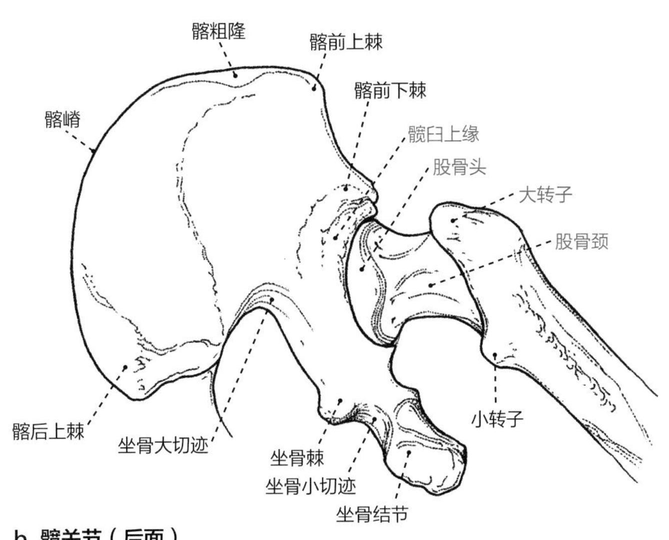

b. 髋关节（后面）

图9-1　髋关节的骨骼

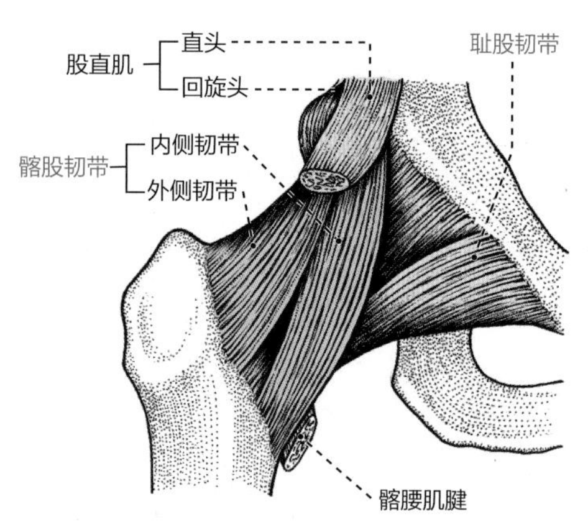

a. 髋关节前方韧带

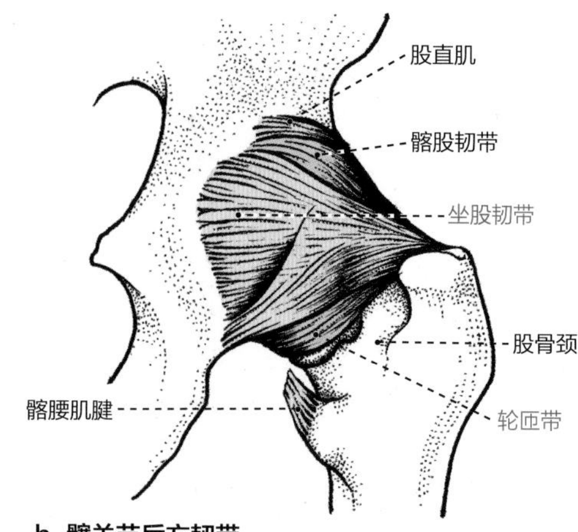

b. 髋关节后方韧带

图9-2 髋关节前方韧带及其神经支配

髂股韧带起始于髂前下棘和髋臼上缘，附着于大小转子间线上，形成强有力的三角形韧带，从前方和上面补强关节囊。韧带下部分叉为两个互为倒置的Y形，又称为Begelow Y韧带。这条韧带可以强有力的限制髋关节过伸展，站立位时可防止股骨头回旋到骨盆的后面。

耻股韧带起始于髋臼耻骨部和耻骨上方部位，向外下方行走，从前下方补强关节囊。

坐股韧带起始于髋臼缘后下方，分成三个部分：上部与髂股韧带一起，下方附着于股骨颈后上方与大转子交界处，从后面和后下方补强关节囊。该韧带在屈髋时松弛，伸髋时绷紧，将股骨头拉至髋臼内，使得两者配合默契发挥作用。

轮匝带位于关节囊的内层，深层的环行纤维成束状环绕股骨颈行走。

髋关节的神经支配：关节的前内侧由闭孔神经、外侧由股神经、后方由坐骨神经分支分别支配。

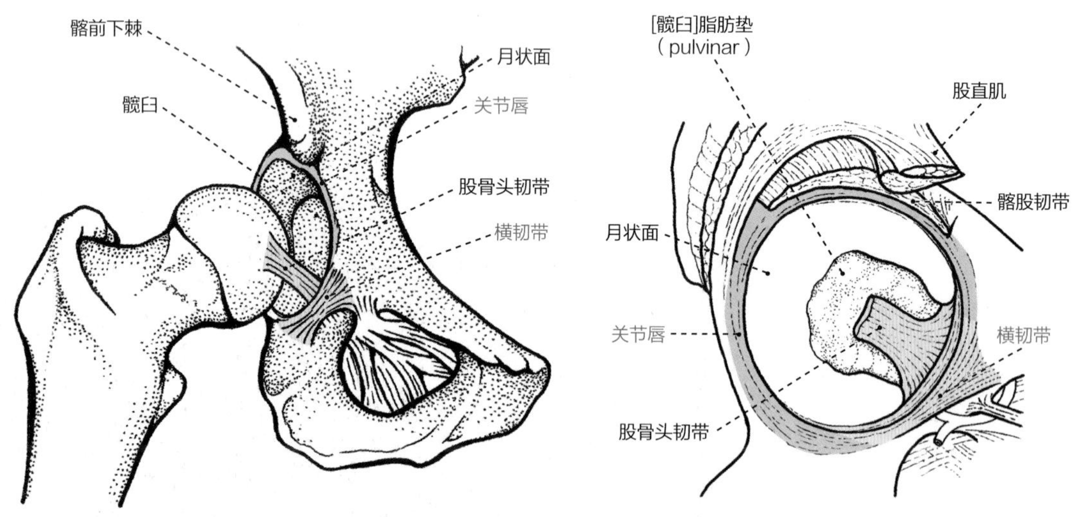

图9-3 髋臼的结构

髋臼前浅后深，开口向外前下方。关节软骨中心薄，边缘厚。关节面呈马蹄形，称为月状面。

中央无软骨的部分是髋臼窝，有被滑膜覆盖的脂肪垫，髋臼内还有股骨头韧带（圆韧带）附着。

髋臼边缘连结纤维性软骨构成的关节唇，髂臼窝部分由横韧带连结形成环状，以增大最大负重关节的稳定性。

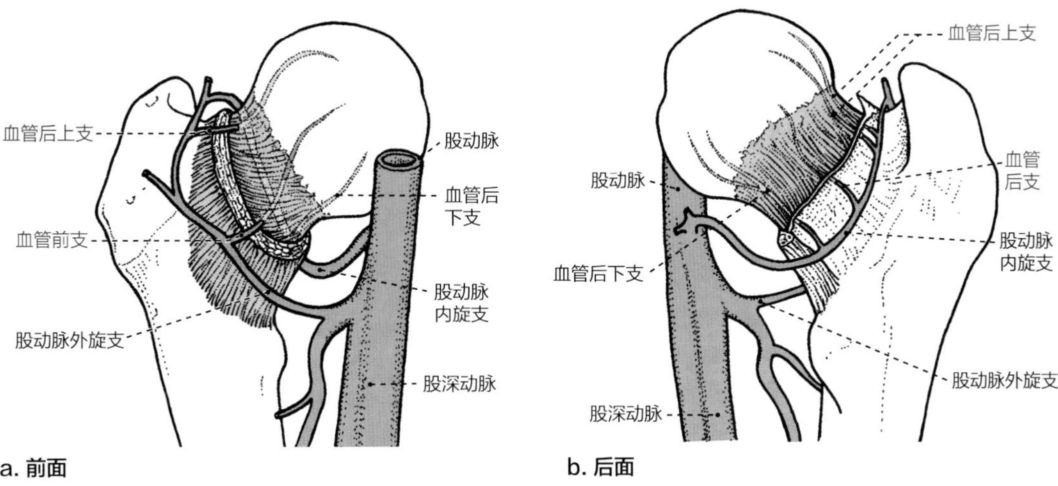

图9-4 股骨头和股骨颈的血管分布

由股深动脉分支而来的股动脉外旋支和股动脉内旋支在股骨头周围形成动脉环，前者再分出血管前支，后者再分出血管后下支、后支、后上支一起向股骨头输送血液。

血管前后支分布于股骨头骨骺端的前后，血管后下支分布于股骨头骨骺端的内侧，构成骨骺端下动脉。

血管后上支又分为两支，灌流干骺端外侧的骨骺上动脉供应干骺外侧血液，骨骺外动脉供应骨骺前外侧血液。

> **注意点** Pauwels理论：
>
> 单腿站立时髋关节约承受体重4倍的合力，这称为Pauwels理论。假设除去单腿站立侧下肢的体重为K，外展肌力为M，作用于髋关节的合力为R，那么，M × a=K × b，b=3a, M=3K，则R=M+K=4K。
>
> 合力R的方向偏移躯干轴线16° 通过髋关节中心。为了应对合力的偏移压力，股骨近端形成合理的骨小梁结构。从股骨颈内侧到股骨头承重面的骨小梁结构是抗压力型的，从大转子外侧到股骨头内侧的骨小梁是应对伸展应力型的。

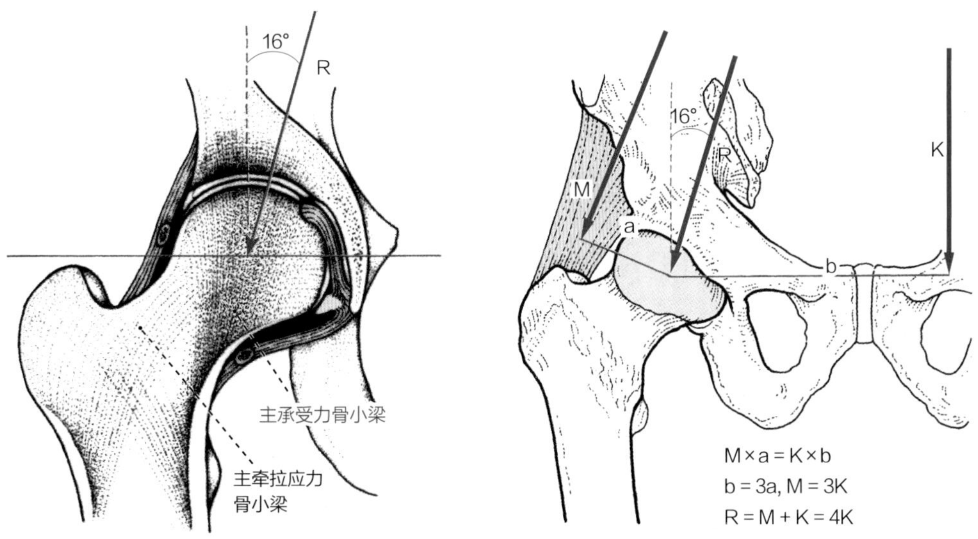

图9-5 单腿站立时髋关节的合力（R）和股骨近端骨小梁的结构

B 髋关节单纯X线摄片法

摄片法

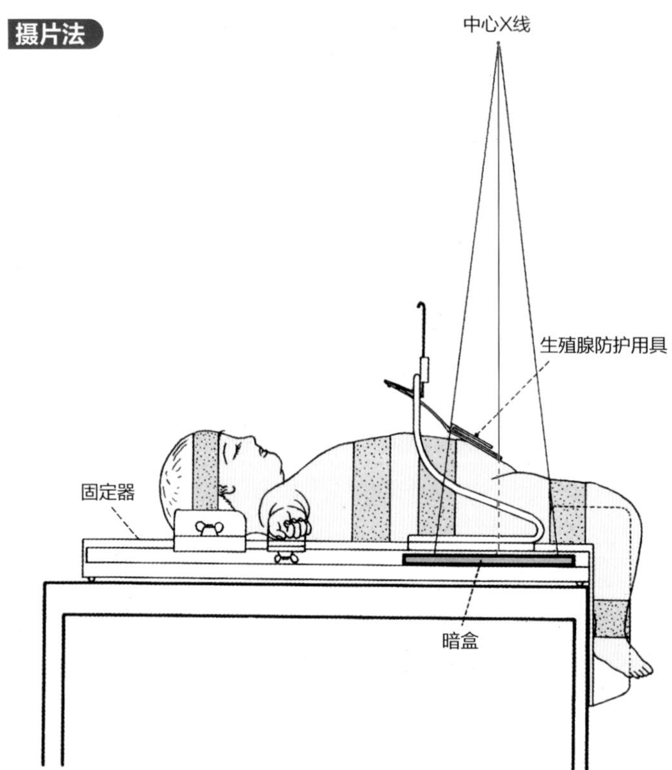

图9-6　婴幼儿髋关节前后位摄片

髋关节单纯X线摄片以双髋关节正位和受检侧大腿股骨颈侧位（劳恩斯泰因，Lauenstein，体位，见238页）为两个基本摄片体位。必要时追加其他体位摄片。正位片双髋关节同时摄片时常可见到无症状另一侧的病变和形态异常。另外，为了对比与骨盆关联的股骨头位置异常，拍摄对侧髋关节的侧位片很有必要。

劳恩斯泰因体位可以很清楚地看到股骨颈的状态，是反映股骨颈全貌的侧位像，对评价股骨头坏死症的坏死范围非常有用。

对不能变化体位的股骨颈骨折患者，可将球管置于水平位从屈曲的健腿下方摄片。

动态摄片时确认髋臼和股骨头是否合适的检查方法，可取外展和内收体位摄正位片。用于髋臼发育不全或退行性关节炎截骨术的适应证的评价。

髋臼骨折可以取髂骨翼斜位和闭孔斜位摄片，有助于损伤部位和移位程度的诊断（参见256页）。

1 婴幼儿髋关节前后位摄片

摄片法：膝盖向上中间体位摄片，设计成图9-6所示的髋关节摄片台，能够正确拍摄。

■ **体位**　将患儿仰卧于摄片台，双膝90° 屈曲固定，该体位能使髋关节回旋至中间位。

■ **中心X线**　双侧髂前上棘与耻骨联合形成的三角形的中心为拍摄目标，注意进行生殖腺的防护（图9-7）。

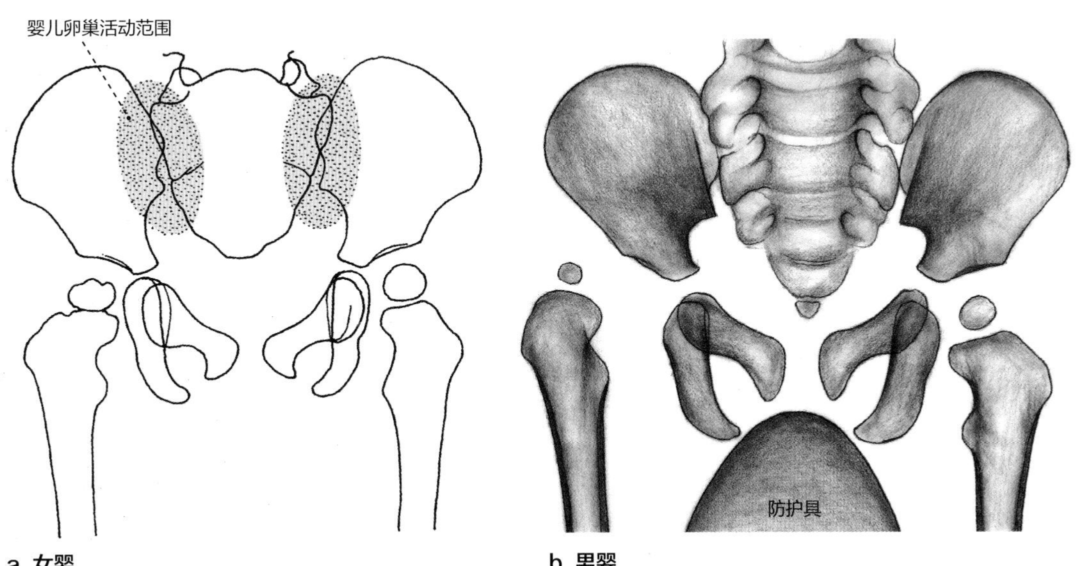

图9-7　婴儿生殖腺X线防护

婴儿卵巢的位置靠近头侧，有相当大的活动范围。通常于仰卧位时双侧骶髂关节的上端处放置生殖腺X线防护具。

摄片法

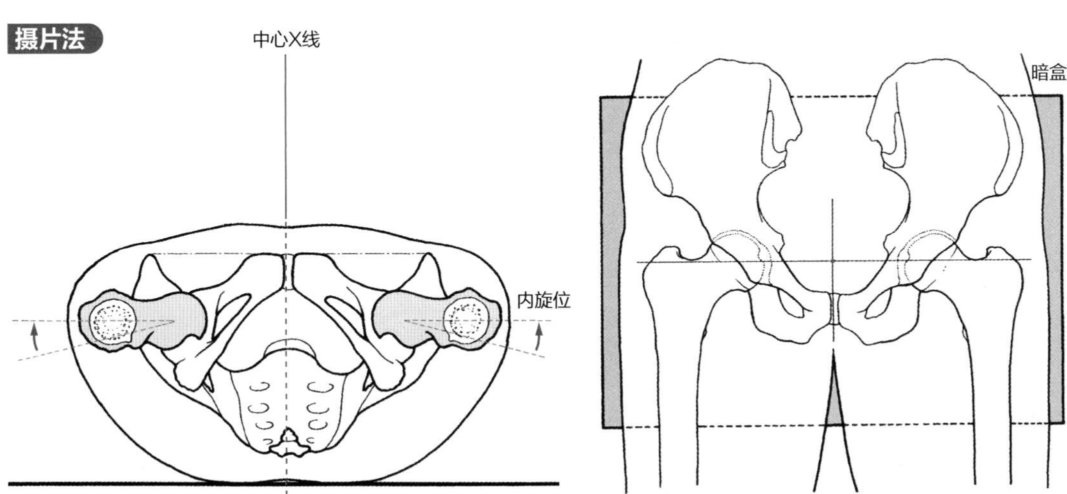

图9-8　双髋关节前后位摄片（成人）

2　双髋关节前后位摄片（成人）

■ **体位**　患者仰卧位，双下肢伸展内旋摄片。骨盆以双侧髂前上棘和耻骨联合为平面置于水平位。

■ **中心X线**　耻骨联合上方2~3 cm处作为目标行正位拍摄（图9-8）。

3 单侧髋关节前后位摄片

1 中间位前后方向摄片（图9-9）

■ **体位** 仰卧位，膝盖朝向上方摄片。

■ **中心X线** 髂前上棘和耻骨联合连线中点外下方旁开2~3横指处为目标摄片。

由于股骨颈的前倾，摄片后可见股骨颈稍稍变短，但小转子可以被显现出来。

股骨颈前倾角：股骨颈轴线与股骨髁额状面（人体冠状面）所成的夹角。

摄片法

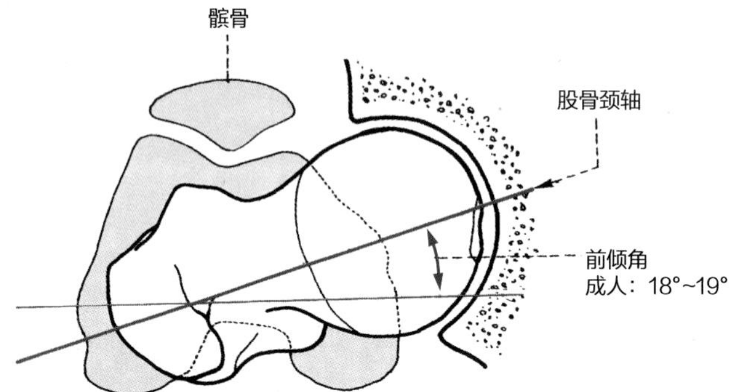

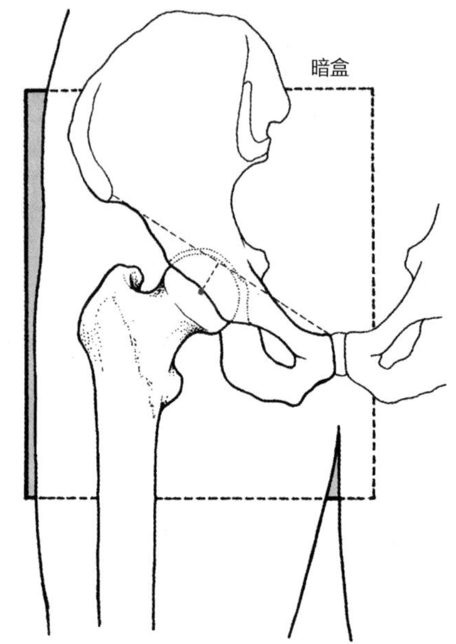

图9-9 中间位前后方向摄片

内旋：以股骨长轴为旋转轴，由外侧旋转至前方。

摄片法

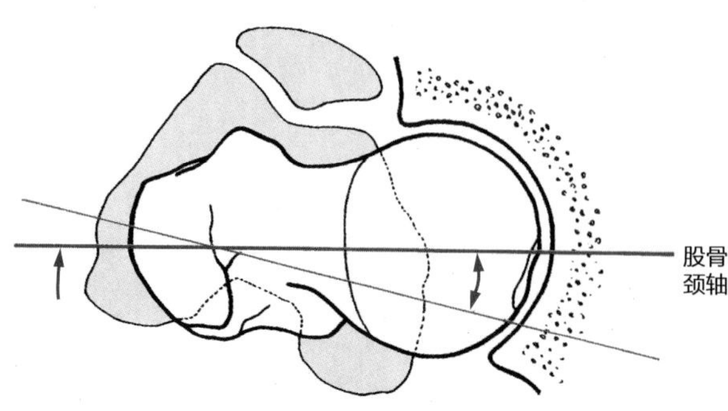

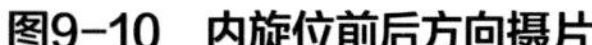

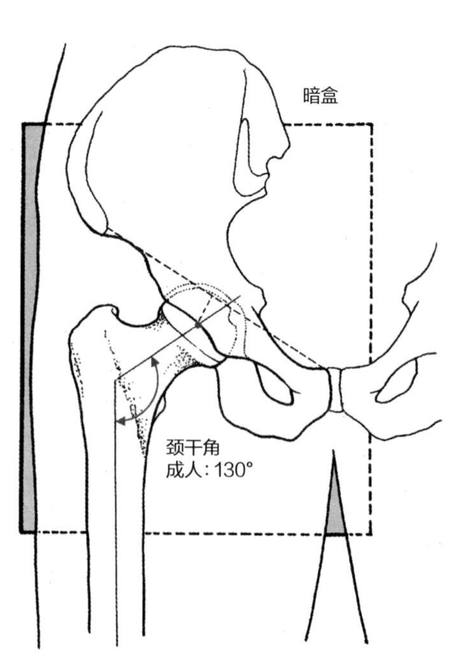

图9-10 内旋位前后方向摄片

2 内旋位前后方向摄片（图9-10）

内旋位摄片容易观察到股骨颈部位。

4 股骨颈侧方摄片

1 劳恩斯泰因体位（图9-11）

患者仰卧位，受检侧髋关节屈曲90°、外展45°，小腿支撑于台面保持水平位。该体位时股骨颈部轴线与曝光底板几乎平行。中心X线以股骨颈为目标垂直照射于曝光板盒。该体位为了解股骨头坏死范围、股骨头骨骺滑脱症的程度需要采取相应角度测量。

摄片法

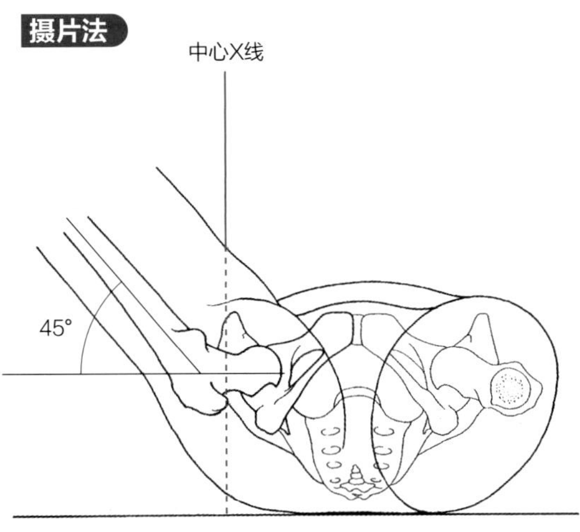

图9-11 劳恩斯泰因体位

摄片法

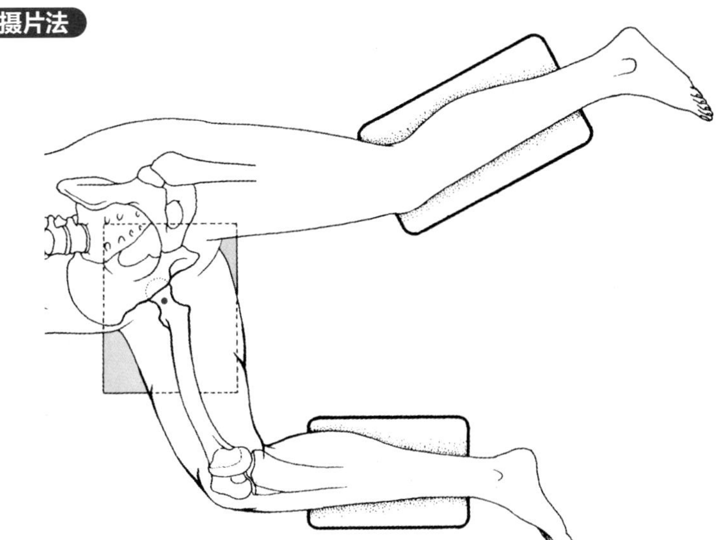

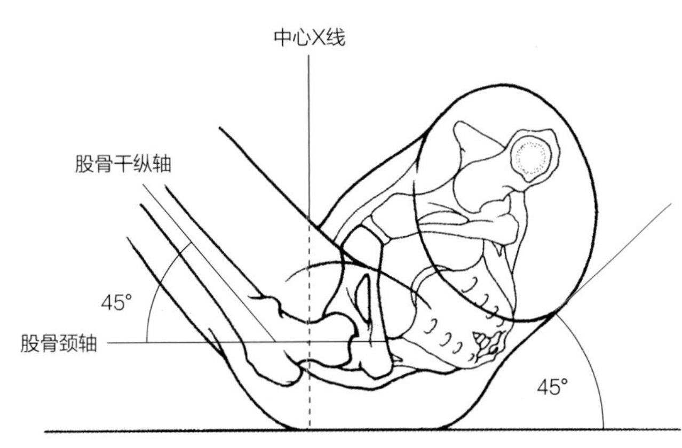

图9-12 劳恩斯泰因体位改良法

摄片法

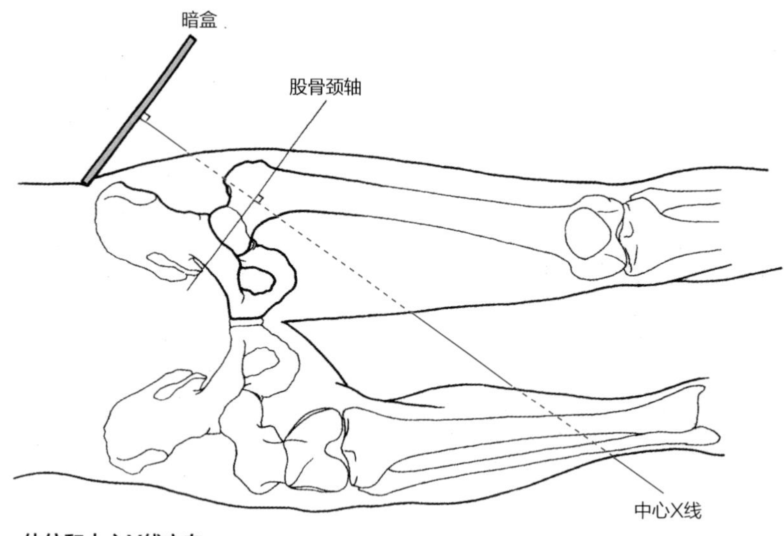

a. 体位和中心X线方向

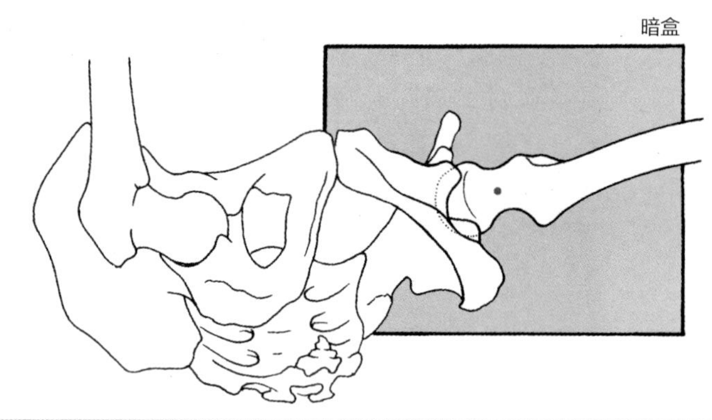

b. 从球管侧观察股骨颈和骨盆

图9-13 髋屈曲伸展中间体位

2 劳恩斯泰因体位改良法（图9-12）

本法适用于髋关节屈曲、外展受限的患者，患者受检侧向下斜卧位，受检侧髋关节尽可能地屈曲外展，大腿和曝光板盒呈45°角，小腿支撑保持水平位拍片。这一体位多用于拍摄成人髋关节侧位像。

3 髋屈曲伸展的中间体位（图9-13）

患者仰卧位非检侧肢体屈髋屈膝，用具支撑小腿。曝光板盒与大腿股骨颈平行并垂直固定。球管置于水平位，从非检侧肢体的下方对准受检侧肢体的股骨颈拍片。该方法用于体位不能变换的股骨颈骨折患者。

这些拍片方法可使大转子与股骨颈不发生重叠，能够充分观察到股骨头和颈部的侧面像，即侧位片能够充分反映股骨头和股骨颈前面和后面。

C 髋关节疾病

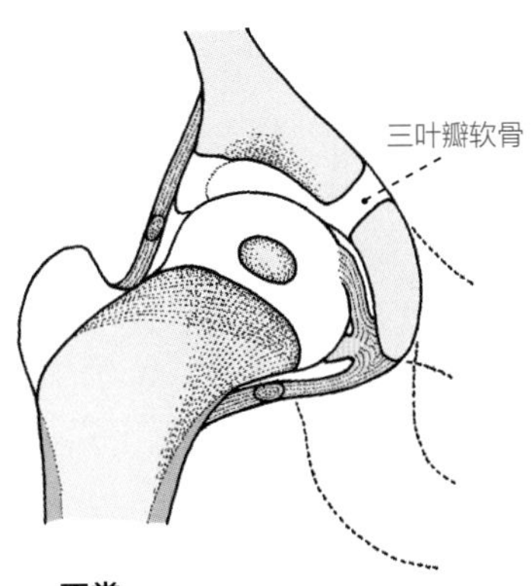

a. 正常

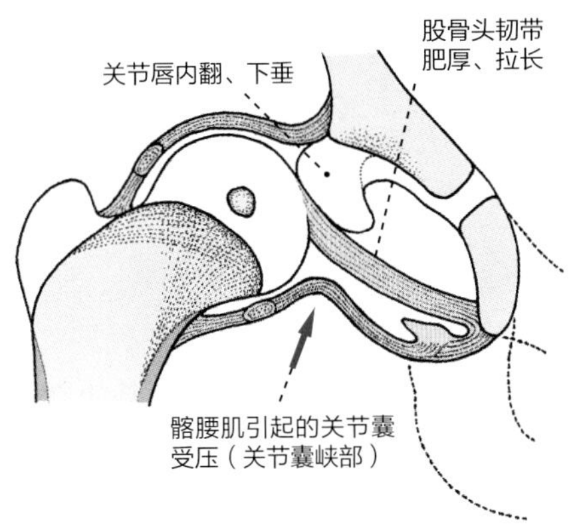

b. 髋关节脱位
被关节囊包裹着的股骨头滑脱到髋臼外

注意点 婴幼儿期的髋臼由髂骨、耻骨和坐骨的三个生长中的软骨构成。X线片上可见到这三块骨呈分离状，分离部分的软骨从其形态上称之为三叶瓣软骨。

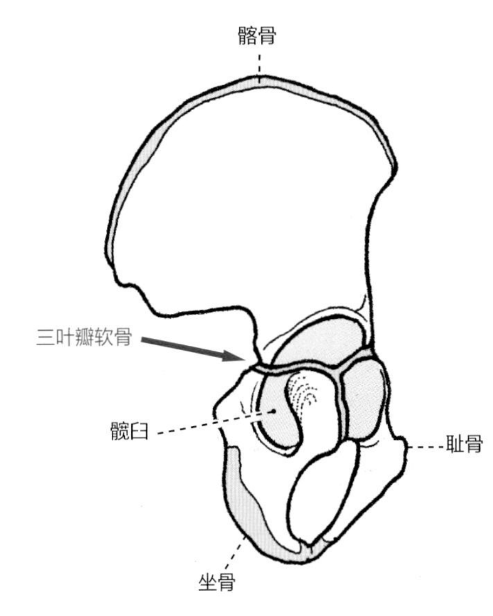

c. 三叶瓣软骨

图9-14 先天性髋关节发育不良

1 先天性髋关节发育不良

因为出生前后的髋关节脱位，除了畸形性脱位以外，发生在围产期和出生后发育过程中的，现在不称为先天性髋关节脱位（ODH），而称为先天性髋关节发育不良。发生率随体检体制的完善、尿布更换指导而下降。发生率为出生婴儿的1‰~3‰，男孩多于女孩，初产婴儿多，有家族倾向。

■ **症状** 髋关节外展受限，大腿内侧皮纹左右不对称，下肢不等长。

■ **X线检查** 本检查可用于确诊。

（1）股骨头出现前的X线表现（新生儿）（图9-15）：脱臼侧髋臼的倾斜角从股骨近端至三叶瓣软骨的距离急剧增大，髋臼的切向线和股骨生长板的延长线在脱臼侧的内侧相交。可以看到非连续性的珊顿（Shenton）线。

（2）股骨头出现后的X线表现（出生后3~4个月）（图9-16）：脱臼侧的股骨头位于双侧三叶瓣软骨部连线（Wollenberg线）的上方，并位于

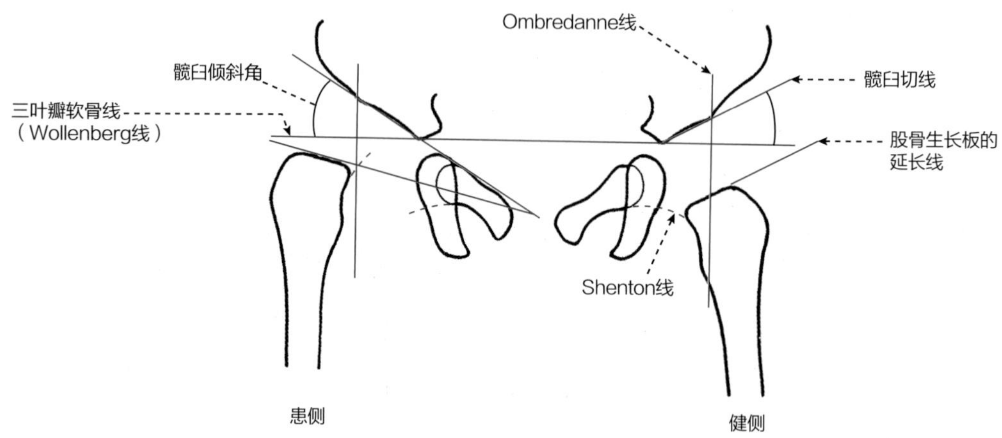

图9-15 先天性髋关节发育不良（骨骺核出现前）的X线征象（新生儿）

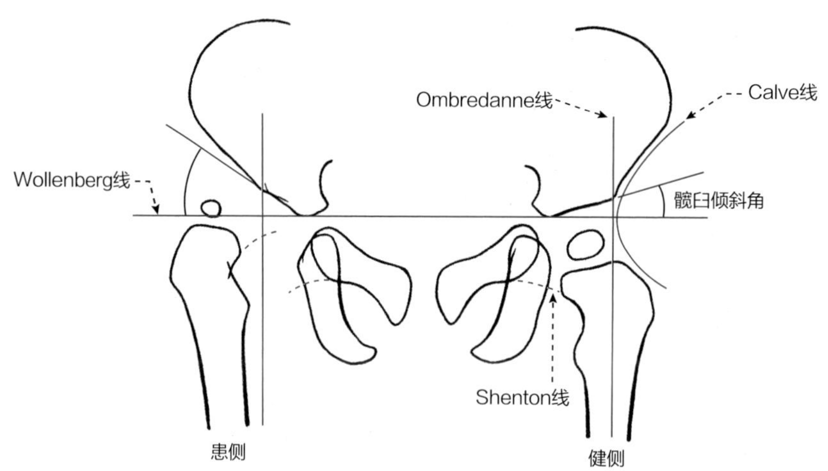

图9-16 先天性髋关节发育不良（骨骺核出现后）的X线征象（出生后3~4个月）

髋关节脱位必然伴有髋臼发育不良。

髋臼外侧缘过此线向下作垂直线（Ombredanne线）的外侧。由于髋臼倾斜角的急剧改变，珊顿线和卡尔韦（Calve）线的连续性断裂。股骨头骨骺出现时期延迟，其形态较健侧为小。

■ **治疗** 新生儿期诊断为髋关节脱位时，可通过指导正确换尿布方法观察病情变化，大部分患者髋关节发育正常。若婴幼儿时期被诊断为髋关节脱位，首先要进行里门伯格（Riemenbugel）支具（或Palvik约束带）治疗，无效时可行牵引疗法，若牵引仍难以纠正脱位时则需在关节造影下进行手法复位。

（3）关节腔造影：将造影剂注入关节腔，进行各种体位（中间位、外展内旋位、内收外旋上抬位、外展位）的造影检查，确认妨碍脱位整复的关节内容物（整复障碍因素）和股骨头形状。

中间位能够观察到关节唇的肥大、内翻，圆韧带的肥厚、伸展以及关节囊峡部的改变。峡部变宽，考虑有严重脱臼（图9-17a）。外展位整复时峡部变宽，关节唇外翻适合于股骨头入髋臼（图9-17b）。整复后3~6个月行X线复查，观察是否股骨头在位、有无骨坏死，并了解髋臼的发育状况。

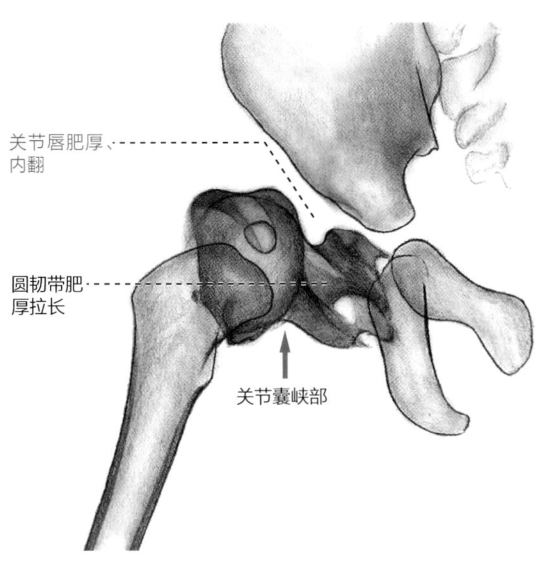

a. 外展内旋位

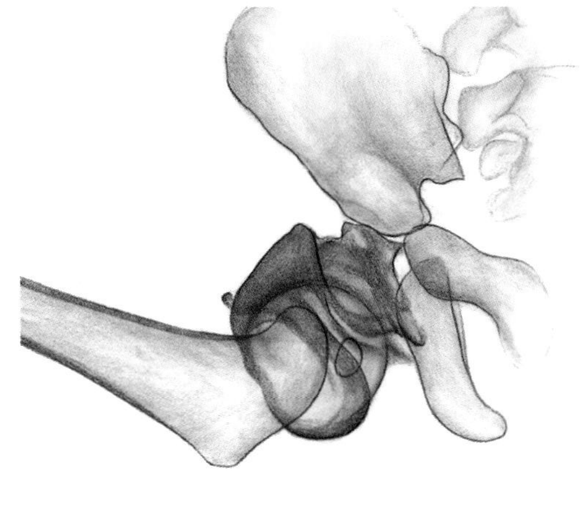

b. 外展位（整复）

图9-17 先天性髋关节脱位的关节造影

2 缺血性坏死病

缺血性坏死病（Perthes）是指生长期引起股骨头骨骺缺血性坏死的疾病。发病年龄多见于5~8岁的男孩，病因不明。坏死部位因加之关节上的力学应力引起变形，与髋臼不合，导致各种各样的股骨头半脱位。

■ **早期症状** 疼痛和跛行，多主诉有大腿到膝盖的疼痛。关节活动度屈曲、外展、内旋受限，多为单侧性，也有双侧性。

■ **X线检查** 必须行双侧髋关节正侧位摄片，病灶多位于骨骺前上方，正位片很难明确坏死的范围，侧位片能明确观察到坏死范围（图9-19）。

本病一般经过下列病程后得以修复，X线可以显示各个病期相对应的骨骺异常。

（1）初期（滑膜炎期）：本期虽然不能看到股骨头的变化，但滑膜组织炎症造成的内侧关节间隙增大是唯一的表现（图9-18a），这称之为Waldenstrom 征。MRI可用于坏死的早期发现，坏死病灶在T_1和T_2WI呈现低信号。

（2）坏死期（致密期）：骨骺受压呈扁平状，使得阴影增强（图19-8b）。这一时期可见到股骨头软骨下骨折线（侧位片更容易被观察到）。

（3）再生期（分节期）：是指坏死骨被从周围进入的毛细血管肉芽组织所吸收，并被新生的骨所置换的时期。致密化、扁平化的骨骺变成分节状（图19-18c）。透明区是富含血管的肉芽组织、软骨性骨化部和无钙化的类骨组织。这一时期股骨头半脱位，股骨颈变短或横径增大。

（4）再骨化期（修复期）：这一时期坏死骨的吸收和骨再生同时进行，骨的透明部位逐渐成为正常骨的阴影。

（5）残留期：是指坏死骨被新生骨所置换并可见到骨小梁形成的时期（图9-18d）。最终因病变程度的差异残留各种各样的变形（股骨头扁平化、巨大化、颈部缩短、大转子高位），坏死病灶

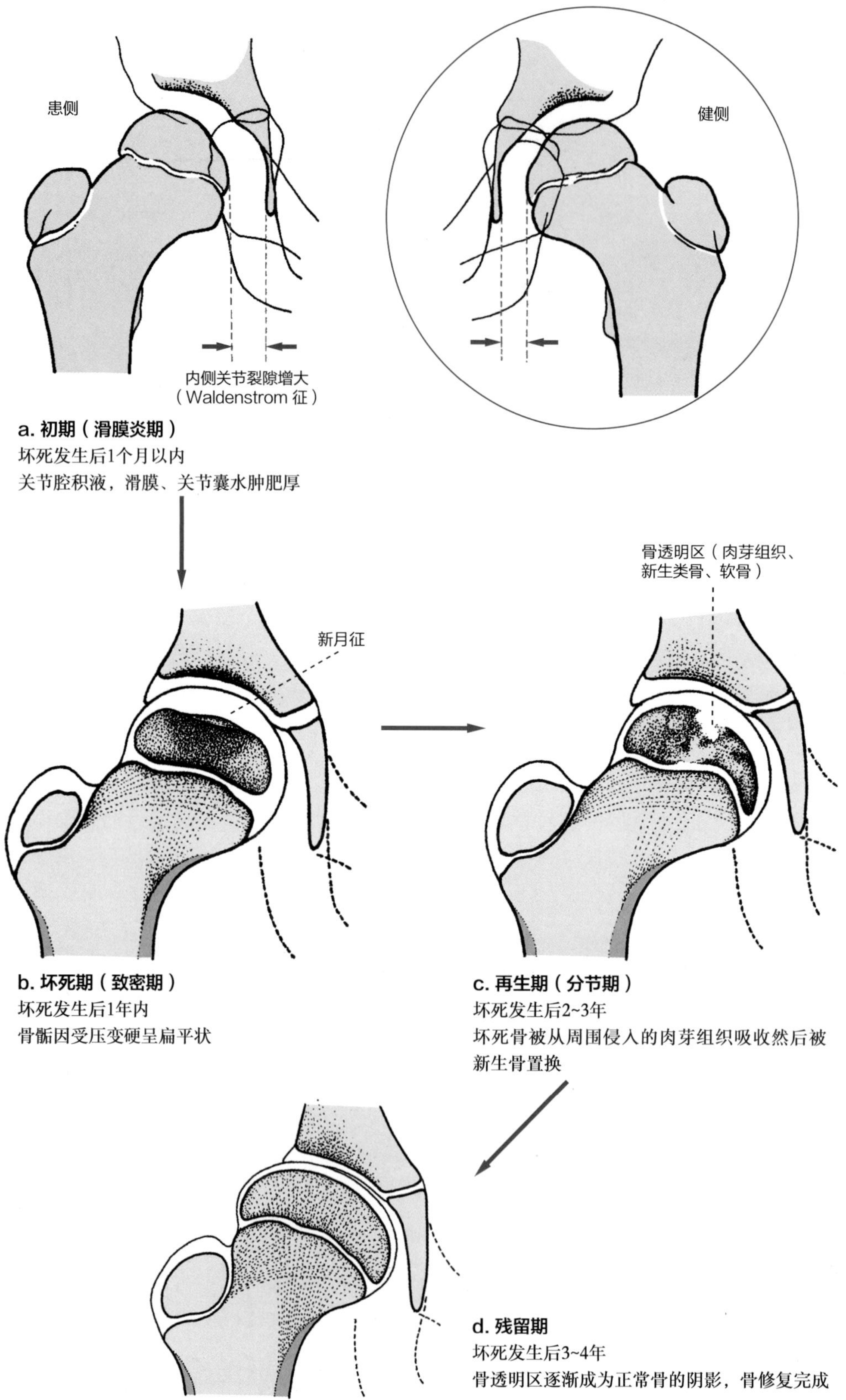

患侧
健侧
内侧关节裂隙增大
（Waldenstrom 征）
a. 初期（滑膜炎期）
坏死发生后1个月以内
关节腔积液，滑膜、关节囊水肿肥厚
新月征
骨透明区（肉芽组织、
新生类骨、软骨）
b. 坏死期（致密期）
坏死发生后1年内
骨骺因受压变硬呈扁平状
c. 再生期（分节期）
坏死发生后2~3年
坏死骨被从周围侵入的肉芽组织吸收然后被
新生骨置换
d. 残留期
坏死发生后3~4年
骨透明区逐渐成为正常骨的阴影，骨修复完成

图9-18　由X线征象确定缺血性坏死病的病期

得以修复。

本病病型与预后有关，从侧位片观察坏死范围分为四型（Catterall分类）（图9-19），一般而言，从1型至4型预后不良逐渐加重，应综合考虑患者病期、坏死范围以及性格等选择治疗方案。坏死骨虽经3~4年会被修复，但可能明显残留股骨头变形或脱位等，导致髋关节不稳，引起变形性髋关节病（图9-20）。

3 单纯性髋关节炎

单纯性髋关节炎（coxitis simplex）是发生急性髋关节疼痛的一过性非特异性滑膜炎，好发于3~10岁的男孩，常发生在上呼吸道感染后，多为单关节发病，原因不明，最近认为该疾病为病毒性疾病。

■ **症状** 髋关节或膝关节压痛伴步行障碍。因滑膜炎致关节积液增多，为了缓解髋关节伸展和内旋时关节内压增高引起的疼痛，患者常取髋关节轻度屈曲外旋位，关节活动范围呈中度受限。症状静养1~2周就能治愈。

■ **X线检查** 由于关节积液导致关节间隙增大，没有骨骼异常改变（图9-21）。

■ **MRI检查** T_2WI可见到关节积液的高信号区。

4 化脓性髋关节炎

小儿血源性骨髓炎好发于骨干端，由于骨干端的特殊血管结构导致血流停滞，细菌容易停留繁殖（黄色葡萄球菌多见）。骨干端被包裹在关节囊内，其炎症细菌常常较骨髓更容易波及关节囊，发展成化脓性髋关节炎（图9-22a）。化脓性炎症波及到关节内时脓性积液致关节内压显著增高，会引起软骨和股骨头的破坏。

■ **症状** 除全身性急性炎症症状外，还表现为患侧髋关节肿胀，换尿布时髋关节外展受限，大声啼哭。

■ **X线检查** 感染早期X线上没有明显改变，随着时间推移可见到与关节软骨连接的软骨下层骨萎缩。早期关节腔内积液或脓液增加，可见到关节间隙扩大（图9-22b）。随着软骨的溶解，关节间隙急剧变小；随着病情的进展，关节破坏显著。MRI冠状位T_2WI可见到关节内积液股骨头偏侧化征象。

参考 缺血性骨骺坏死（骨骺病）

发育期产生的局部缺血、无菌性骨骺坏死。其原因主要为发育期血流动力学异常、外伤、遗传、内分泌障碍等因素。依发生部位可表现为股骨头Perthes病、月状骨质软化病、足舟骨的科勒（Kohler）病、胫骨结节的胫骨粗隆骨软骨病、分离性骨软骨炎等多种疾病。由骨髓炎导致细菌性骨坏死，多发于成人股骨头，骨坏死经过一段时间后再生修复，这有别于因肾上腺皮质激素、酒精摄取、原因不明等因素导致的特发性骨坏死和骨折等继发性骨坏死。

骨坏死→新生血管和肉芽组织形成→坏死骨吸收或新生骨→新骨形成→重构（修复）

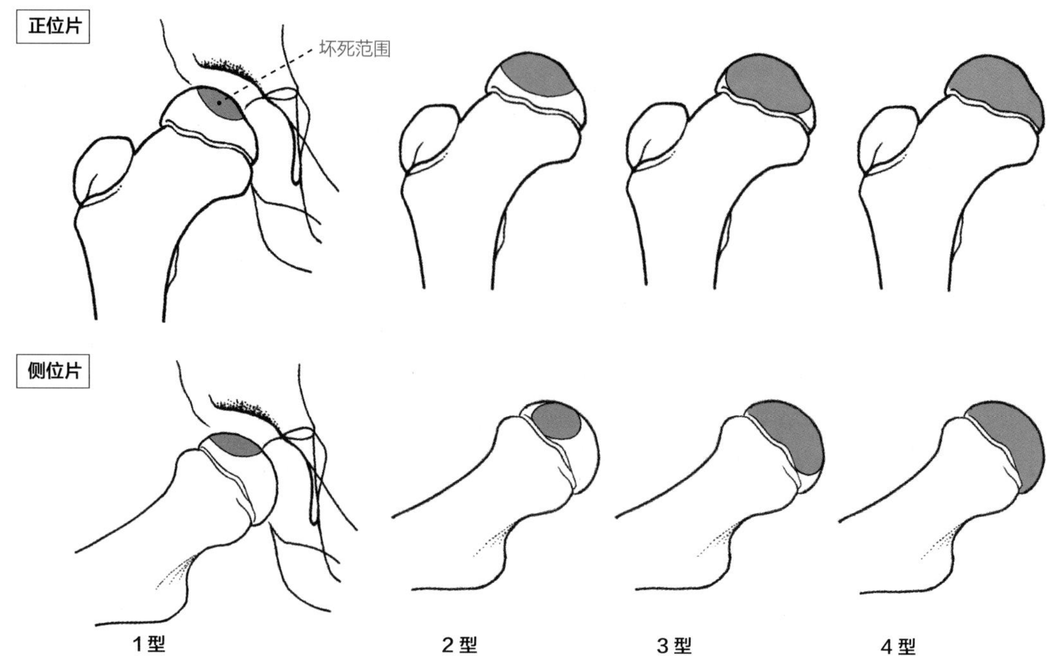

图9-19　由X线征象确定缺血性坏死的病型（Catterall 分类）

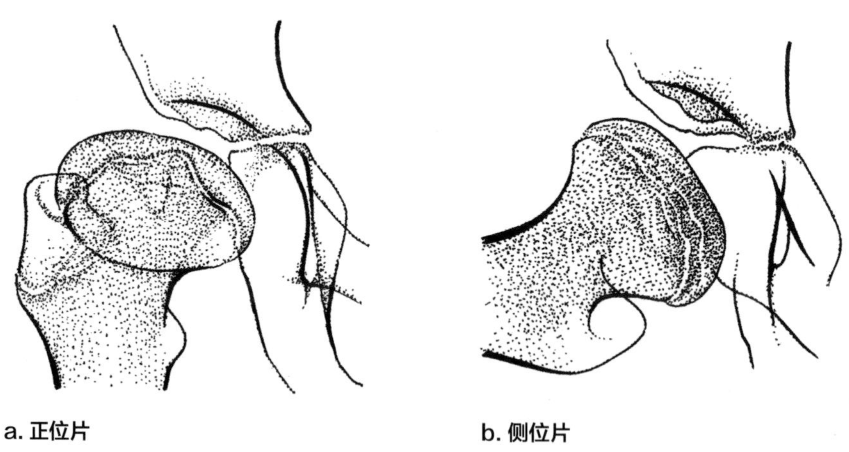

图9-20　4型残留期

股骨头呈扁平化、巨大化，股骨颈部变宽缩短，髋臼发育不良。这些残存变形可能成为将来并发退行性关节病的原因。

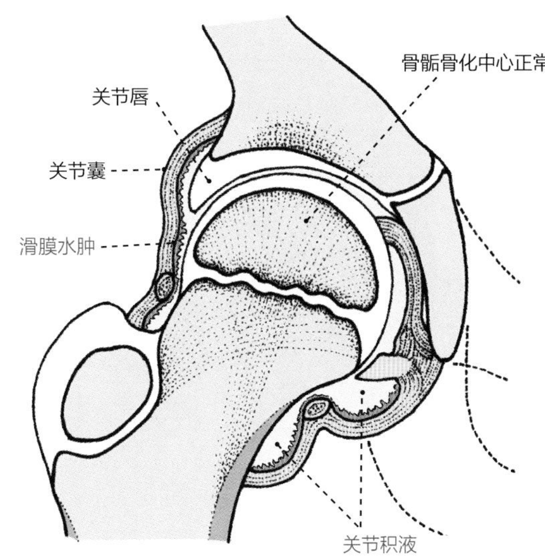

图9-21 单纯性髋关节炎

X线征象：可见到因关节积液导致的关节裂隙增大。

MRI：关节内积液在T_2WI呈高信号。

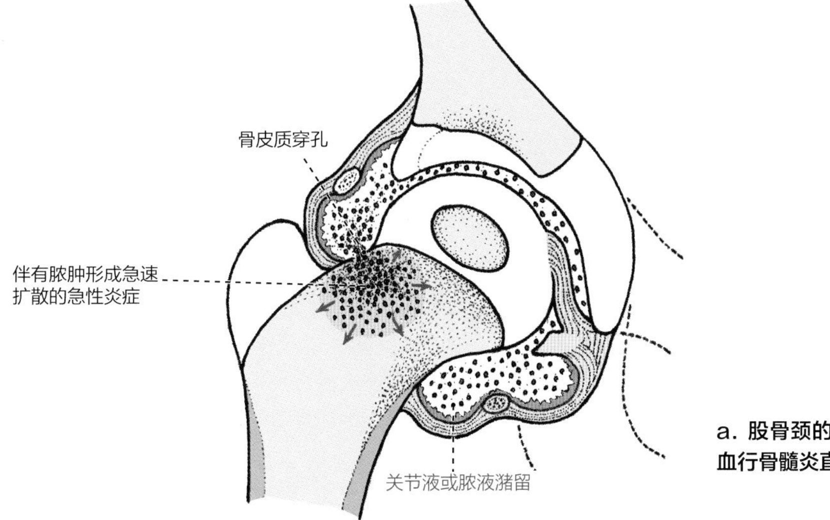

a. 股骨颈的骨骺部包裹在关节囊内，血行骨髓炎直接发展成化脓性骨髓炎

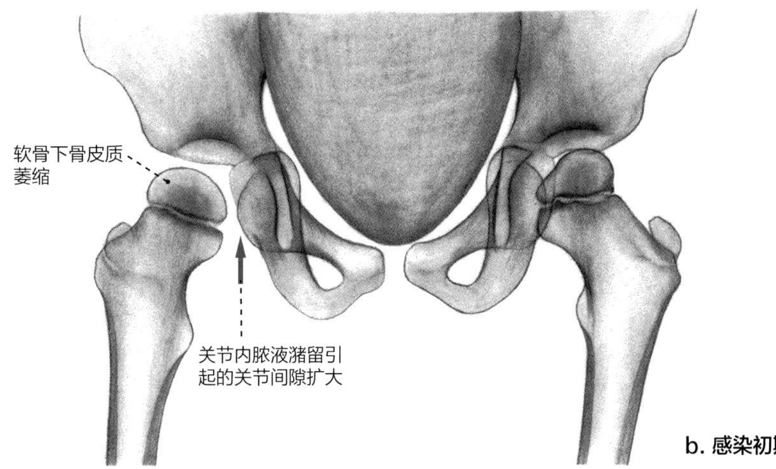

b. 感染初期的X线征象

图9-22 儿童急性化脓性髋关节炎

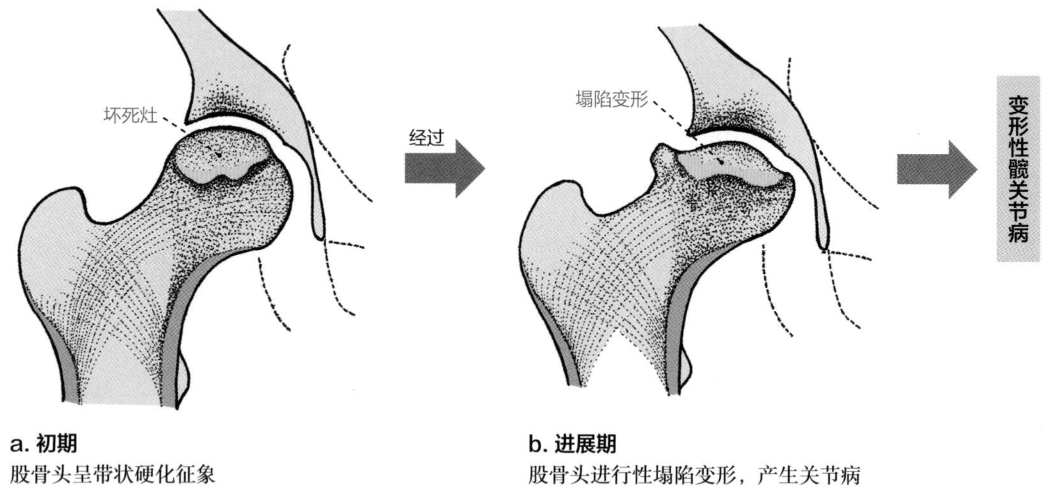

a. 初期
股骨头呈带状硬化征象

b. 进展期
股骨头进行性塌陷变形，产生关节病

图9-23 股骨头坏死的自然演变过程

股骨头坏死后可无症状，挤压时会有疼痛。随着股骨头挤压和破坏进行性加重，髋臼关节面被累及，引起继发性变形性髋关节病。

5 特发性股骨头坏死

特发性股骨头坏死（idiopathic avascular necrosis of the femoral head）是指营养股骨头血管（旋股内侧动脉：241页，图9-4）的血运受阻，缺血引起软骨下骨组织坏死的疾病。原因明确的称为症状性股骨头坏死（股骨颈骨折、外伤性髋关节脱位、股骨头滑脱等），原因不明的称为特发性股骨头坏死。本病与长期使用激素和过多饮酒有关，但是关于如何引起骨组织缺血的机制尚不清楚。本病大部分患者会出现关节面的塌陷破坏，引起继发性变形性髋关节病（图9-23）。好发于青壮年。

■ **症状**　骨坏死时可无症状，挤压时有疼痛。持续进行性股骨头的塌陷变形和关节吻合不良，则会产生继发性滑膜炎，安静时亦有疼痛不适。

股骨头坏死确诊有赖于临床症状及影像学检查（X线和MRI）。

■ **X线检查**　拍摄双髋关节正侧位片，由于坏死病灶常出现在股骨头前上部，故正确的侧位片能观察到坏死的范围。侧位片是以髋关节屈曲90°、外展45°，股骨颈轴与曝光暗盒平行时拍摄。除早期病例之外，大部分患者可通过X线确诊。在坏死骨周边，迅速出现新生骨等修复反应。新生骨在X线中呈带状硬化。带状硬化区周围中枢侧（关节面侧）为骨坏死（图9-24）。

■ **MRI检查**　适用于诊断X线无法检测出明显变化的早期股骨头坏死。一般用T_1WI判断。取额状面和股骨头颈部平行的矢状面摄片。如果T_1WI中呈带状低信号，则可确诊为早期股骨头坏死。带状低信号是坏死和正常区的交界处产生的修复反应，显示纤维性肉芽组织的增生和坏死骨小梁的轻微新生骨形成（图9-25）。带状低信号区邻近中枢侧为坏死区，末梢为正常区。

股骨头坏死的治疗方案需经过X线和MRI检查，对病变坏死范围及病期做出正确评估后决定（图9-26，图9-27）。

■ **治疗**　坏死范围小的患者可保守治疗。年轻患者可采取姑息性手术，坏死范围大、破溃明显的患者可进行人工股骨头置换术。变形性关节病患者可行人工股骨头置换术。

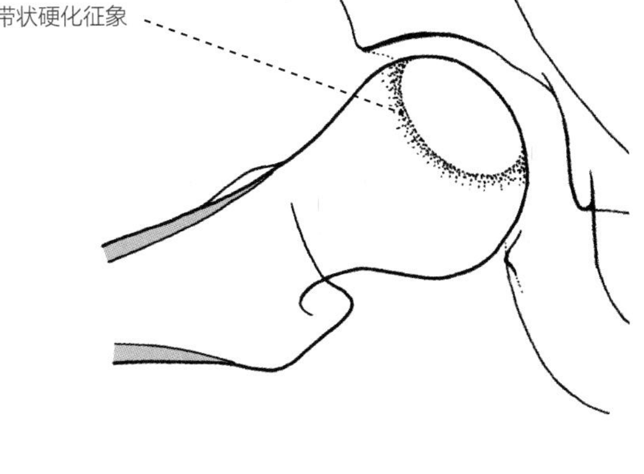

a. 正位片　　b. 侧位片

图9-24　股骨头坏死的X线征象（II期，C-1型）

股骨头坏死症的坏死灶多见于股骨头的前上方，侧位片可以准确地显示出坏死范围。侧位片通常是在屈髋90°、外展45°以股骨颈轴为水平摄片（245页，图9-11）。

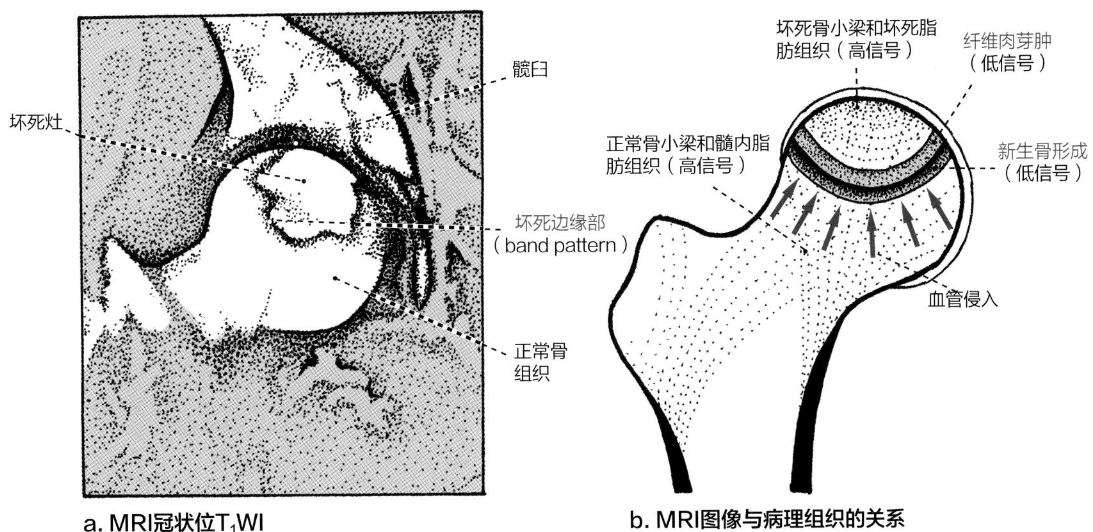

a. MRI冠状位T_1WI　　b. MRI图像与病理组织的关系

图9-25　股骨头坏死的MR征象

股骨头坏死后，坏死病灶周围新生血管和纤维性肉芽组织侵入，分界部位的坏死骨小梁表面形成新生骨。该修复反应（肉芽组织+新生骨）在MRI的T_1WI呈现为带状低信号。靠近带状低信号区的中心坏死灶由坏死的骨小梁和脂肪细胞组成，但还没出现细胞溶解，脂肪量没有减少，所有MRI像中显示与正常骨髓同样的高信号。经过一段时间的修复反应后，带状低信号区的范围扩大，逐渐向中心部蔓延。

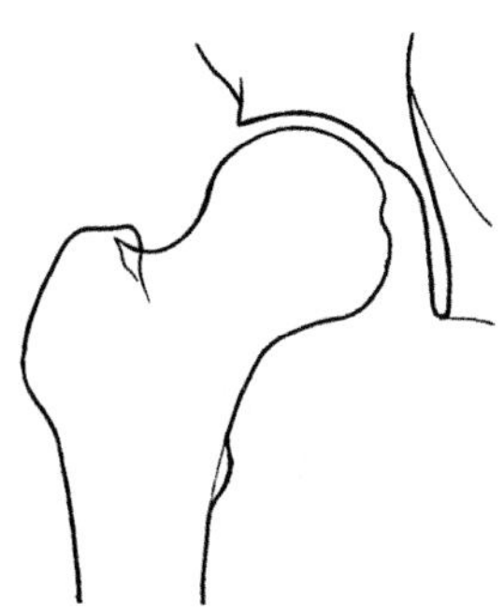

Ⅰ期（影像学前期）：
X线上未见异常，通过骨扫描、MRI或骨活检诊断

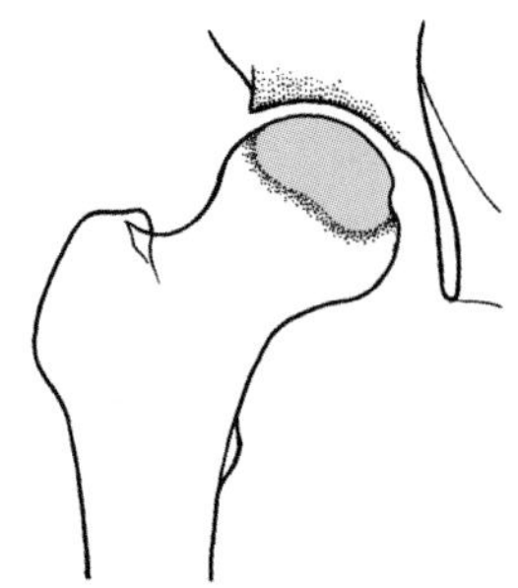

Ⅱ期（早期）：
X线上出现改变，股骨头基本上没有被压扁

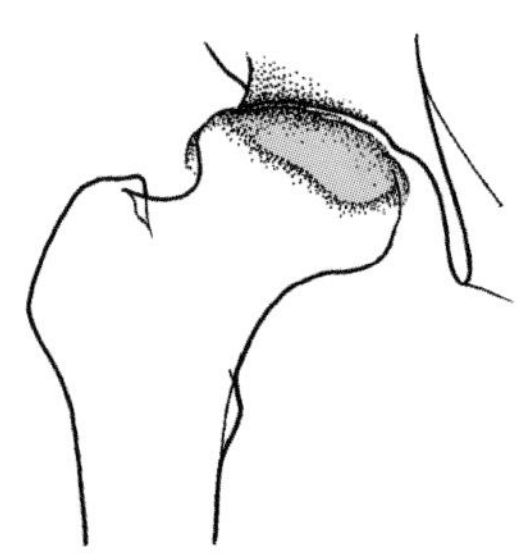

Ⅲ期（进展期）：
股骨头压扁进展期

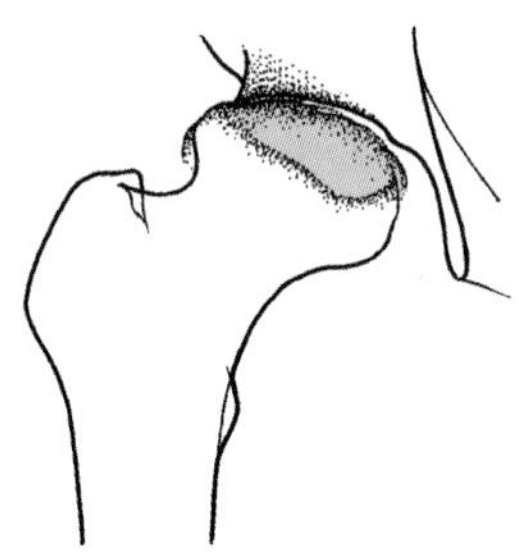

Ⅳ期（终末期）：
可见到关节间隙狭窄或髋臼改变，进展到退行性关节病时期

图9-26 股骨头坏死症的病期分类

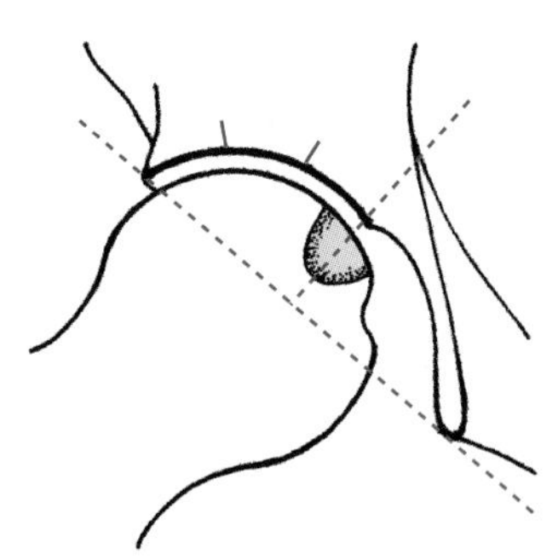

A型
坏死区小于髋臼承重面内侧的1/3，或坏死区域位于非承重位置

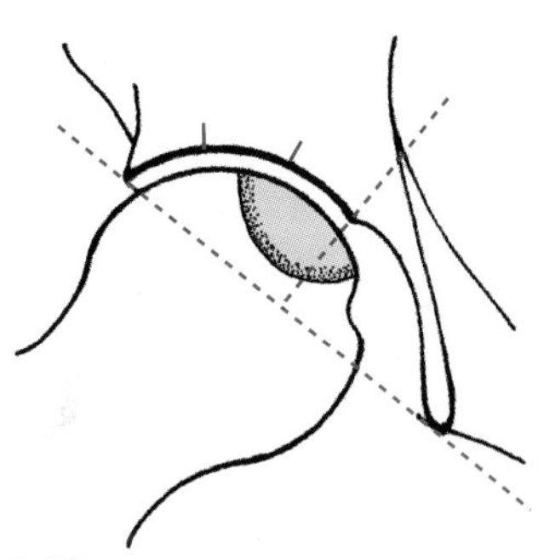

B型
坏死区超过髋臼承重面内侧1/3，但不到2/3

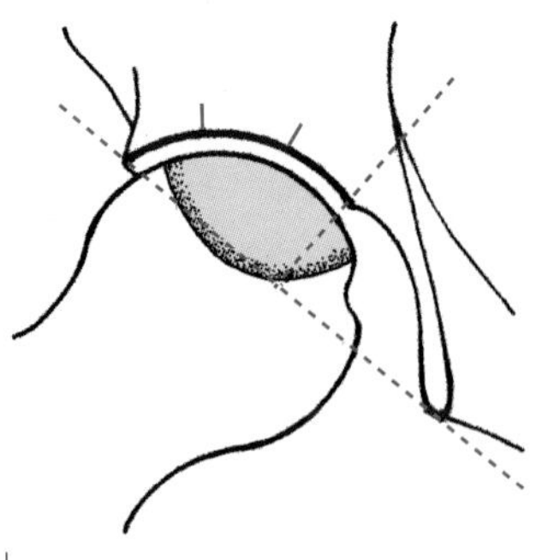

C-1型
坏死区的外侧端位于髋臼边缘内

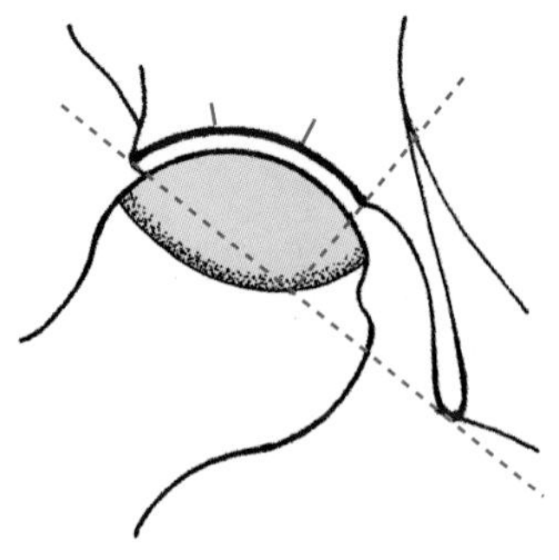

C-2型
坏死区的外侧端超过髋臼边缘

C型
坏死区超过髋臼承重面的2/3以上

图9-27 股骨头坏死的病型分类

（厚生劳动省特发性股骨头坏死症调查研究班，2001年）

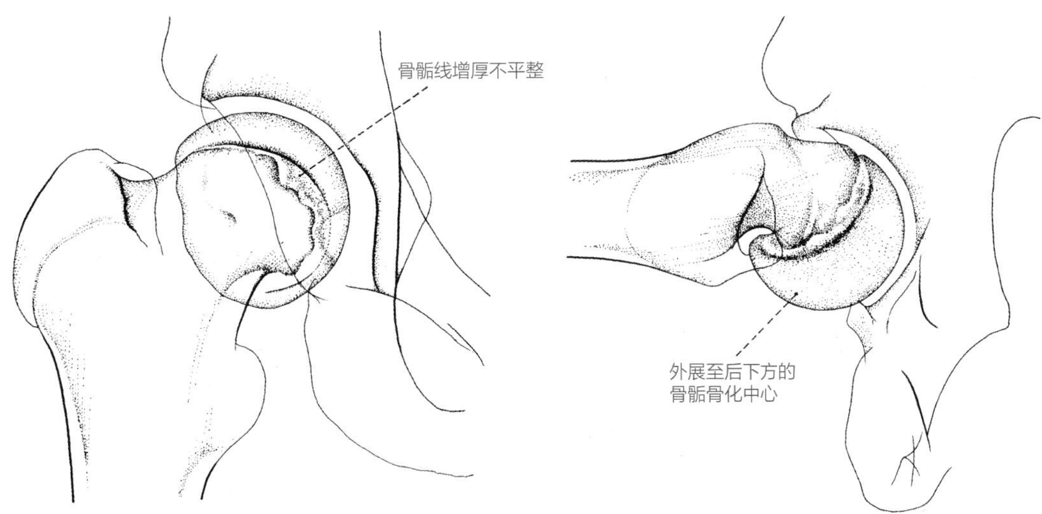

a. 正位片
骨骺骨化中心的高度降低

b. 侧位片

图9-28 股骨头骨骺滑脱症

6 股骨头骨骺滑脱症

股骨头骨骺滑脱症（slipped capital femoral epiphysis）是指因生长期骨骺软骨生长板承受剪切力而发生断裂，骨骺部于后内下方发生滑脱的疾病。

本病常见于10~17岁的肥胖儿，男女比2：1，双侧罹患者多见。

■ **病因** 可能与生长软骨的骨化相关的内分泌系统异常有关，特别是生长激素和性激素的异常有关。

■ **病型** 有以外伤为诱因发病的急性型和无外伤诱因的缓慢发病的慢性型，后者更常见。

■ **症状** 在急性型，因受伤后不能步行，患肢取外旋位。在慢性型，当髋关节负重时才出现疼痛和轻度跛行。

■ **X线检查** 单纯X线检查摄双髋关节正侧位片。早期正位片可见到骨骺线宽度增大并不规则，骨骺的高度下降（图9-28）。当滑脱部位升高且患肢外旋位时，采取骨盆上抬、膝盖位于正前方的正确体位下摄正位片，此时可见到明显的向内侧移位（图9-29）。侧位片采取髋屈曲90°，外展至颈体角补角相同角度的体位拍摄。从侧位片可测定骨骺后方的滑脱角（后倾角），确定治疗方案。后倾角是指沿骨骺的前后缘的连线作垂线与股骨干长轴所形成的角度（图9-30）。正常范围0°~10°，本病时后倾角增大。

■ **治疗** 急性病例采用手法或下肢牵引进行缓慢复位和钢针固定，慢性患者中，股骨头错位后倾角不到30°时可用钢针原位固定，超过30°时需行转子下截骨术。若滑脱后未及时复位，骨骺闭合可遗留步行异常和髋内翻，逐渐演变为变形性关节病。

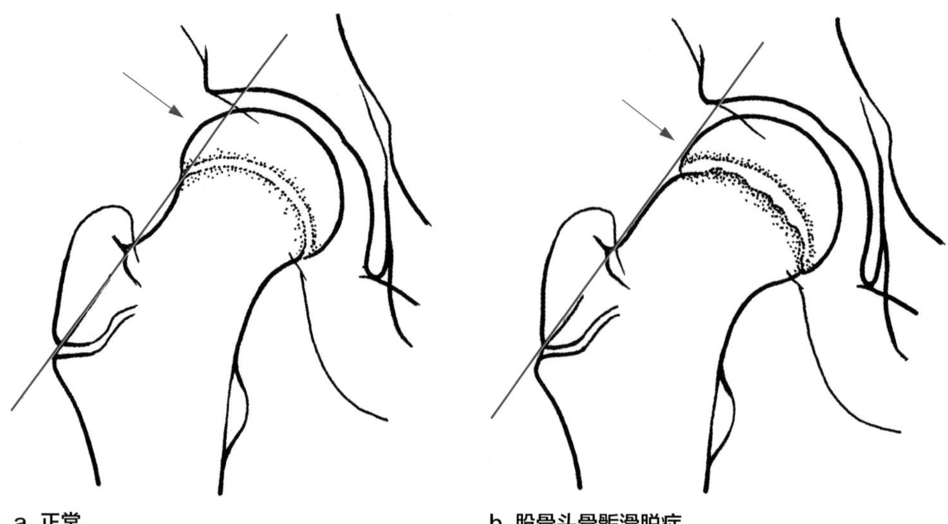

a. 正常

b. 股骨头骨骺滑脱症

图9-29 Trethowan症候

正常情况下，股骨头颈部外上缘的延长线穿过骨骺骨化中心，当骨骺骨化中心向后内下方移位时，延长线不通过骨骺骨化中心，或与正常侧相比，仅少许通过。

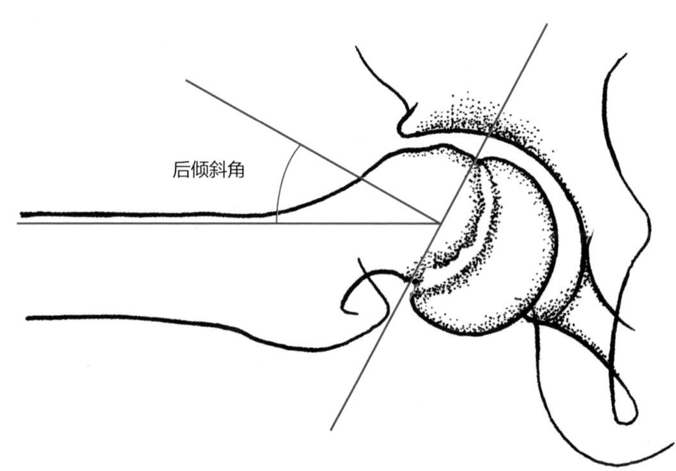

图9-30 股骨头骨骺滑脱症的X线测量（后倾斜角）

侧位片中，后倾角是骨骺板内外侧连线的垂线与股骨干长轴的夹角。正常值为0°~10°，但股骨头骨骺滑脱症时角度增大。

7 退行性髋关节病

退行性髋关节病（coxarthrosis）是指关节软骨的变性和磨损为主要病变的疾病。

■ 症状 表现为髋关节痛、活动痛、关节活动受限、步行障碍等日常活动障碍为主。

本病不是髋关节结构上的缺陷，是老龄化内在退行性变为主要原因的原发性关节病和髋臼形成不全、先天性髋关节脱臼整复后的股骨头变形、炎症性疾病、外伤、缺血性坏死病、股骨头骨骺滑脱症、特发性股骨头坏死等原因所致的继发性髋关节病。在日本原发性少见，多为继发性，髋臼形成不全和髋关节半脱位最常见（关于

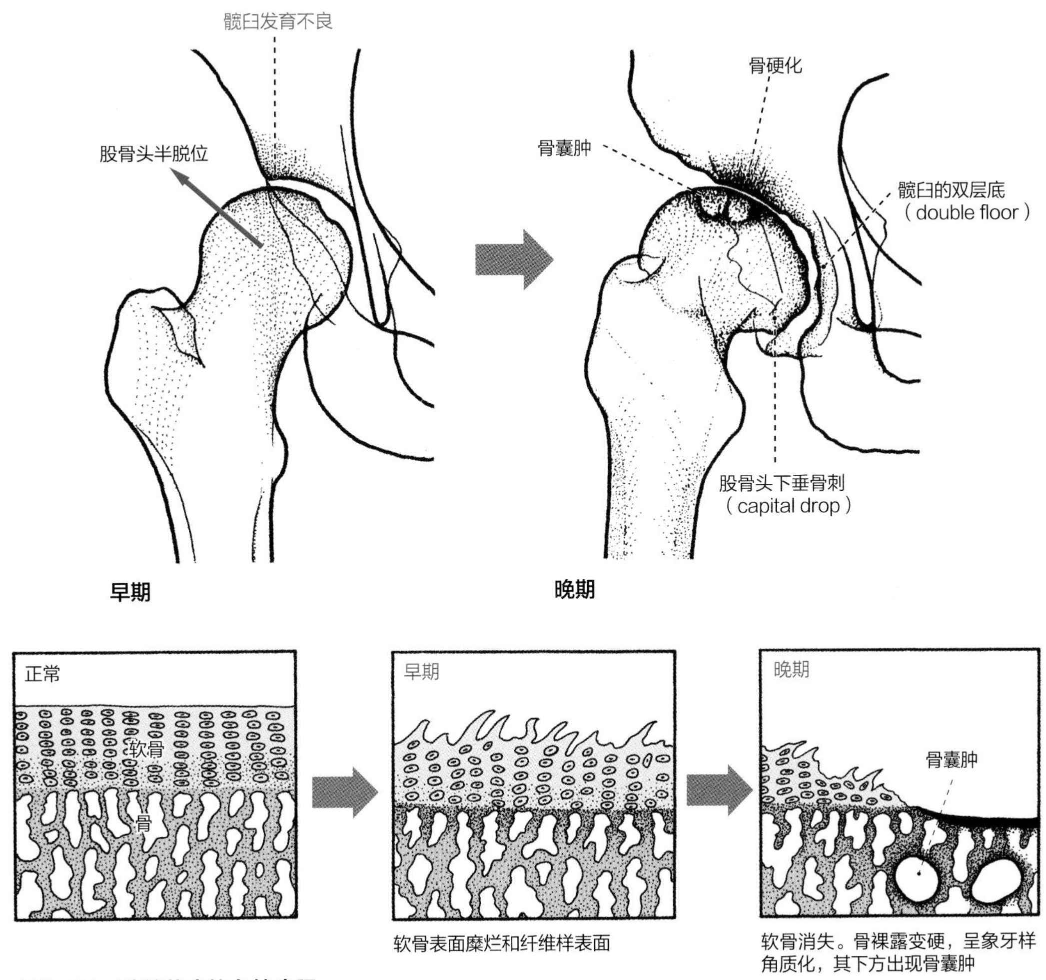

图9-31 髋关节病的自然病程

软骨变性见260页）。如存在髋臼发育不良，负重时股骨头向外上方移位，负重应力集中于窄小的髋关节面，久之引起该部位关节软骨磨损，股骨头逐渐半脱位偏移形成关节病（图9-31）。

病期诊断应进行X线检查。

■ **X线检查** 双髋关节正侧位是基本摄片体位，必要时追加动态摄片。

通过正位片和侧位片，掌握髋臼覆盖情况、髋臼和股骨头的匹配程度、关节间隙大小。了解有无骨刺、软骨下骨的骨硬化、囊肿及变形性髋关节病等可能的原因。动态正位摄片时注意将髋关节置于外展、内收、旋内及旋外位。在各体位观察髋臼和股骨头适配度和稳定性。

（1）髋臼发育不良的X线测量（髋臼、股骨头指数）：通过两侧髋关节正位片中CE角、AHI及Sharp角的测量评估髋臼发育不良的病因和病情（图9-32）。

CE角（center-edge angle）：通过股骨头中心的垂线和股骨头中心与髋臼盖外缘连接线所成的角度即为CE角。反映股骨头半脱位的程度，正常值为25°~35°。

股骨头髋臼指数（acetabular-head index，AHI）：从股骨头内侧缘到髋臼外缘的距离除以股骨头横径所得百分比。表示股骨头被髋臼包裹的程度。正常值为80%~85%。

Sharp角（Sharp angle）：连接泪痕下端和

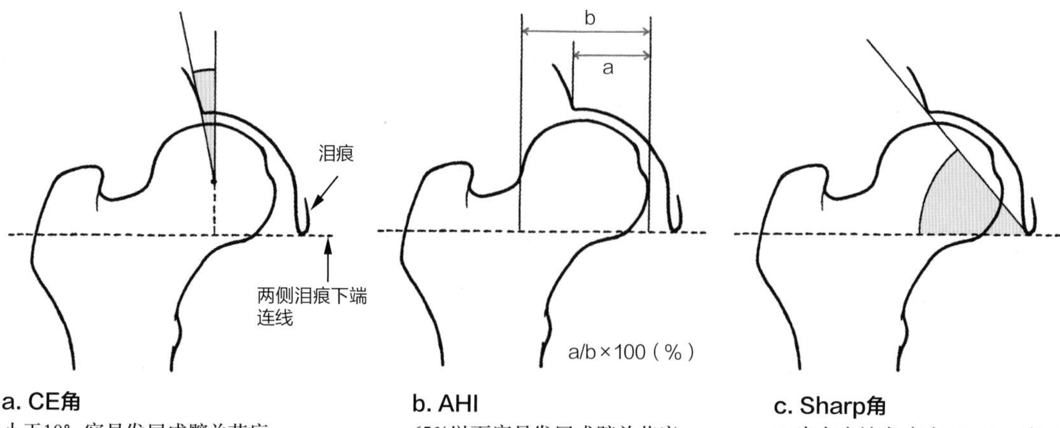

a. CE角
小于10° 容易发展成髋关节病。

b. AHI
65%以下容易发展成髋关节病。

c. Sharp角
20岁左右该角度大于50°，容易从前期发展成髋关节病。

图9-32 髋臼发育不全的X线测量

髋臼上缘的连线与两侧泪痕下端的连线所成的角度。是反映髋臼发育不良程度的指标。正常值为女性38°~45°、男性35°~42°。

（2）X线病期分类：根据退行性髋关节病X线表现（骨刺形成、软骨下骨的骨硬化、囊肿形成）分类为4期。

①前期髋关节病（图9-33a）：髋臼和股骨头关节面轻度异常，未见关节间隙变小及软骨下骨骨硬化，属于轻度。无骨刺和囊肿形成。

②早期髋关节病（图9-33b）：髋臼和股骨头匹配差，部分可见关节间隙变小及软骨下骨的骨硬化，伴有髋臼外缘骨刺形成。

③进展期髋关节病（图9-33c）：承重部关节软骨进行性损耗，部分软骨下骨外露。

关节间隙变窄或消失，部分髋臼关节面和股骨头关节面直接接触，进而导致该部位软骨下骨的进行性骨硬化，髋臼和股骨头出现囊肿。股骨头内侧和髋臼外侧的骨刺更加明显，髋臼变浅。股骨头向外上移位，负重部扁平化多见。

④晚期髋关节病（图9-33d）：髋关节间隙变窄或消失，髋臼和股骨头的大范围软骨下骨骨硬化，大小囊肿形成。股骨头负重部显著扁平，形成巨大骨刺，呈典型的蘑菇状改变。髋臼内侧呈重叠影像，而外缘骨刺更明显。

退行性髋关节病的治疗，需要综合考虑患者的病情和进展程度，以及年龄、社会背景等因素而决定。

■ **治疗** 发病初期，给予保守治疗，避免髋关节负重，增强髋关节周围肌肉的肌力，服用消炎止痛药。对进行性加重的患者，需要进行髋臼成形术和骨盆截骨术、股骨头截骨术、人工髋关节置换术等手术治疗。

8 外伤性髋关节脱位和髋臼骨折

外伤性髋关节脱位和髋臼骨折（traumatic disocation and dislocation fracure of the hip）是指由高处坠落或交通事故等髋关节受强大的外力作用导致

参考 关节软骨的变性

组织学中，关节软骨主要由透明软骨、软骨细胞和细胞外基质构成。关节软骨细胞外基质使得软骨具有弹性、缓冲负荷及高耐久性等功能特性。软骨基质由纤维成分（胶原蛋白）和纤维间无定形胶状的基质物质组成。基质物质的主要成分是水和蛋白多糖。蛋白多糖是蛋白质和黏多糖结合的大分子。成熟软骨细胞不断合成和分解蛋白多糖和胶原蛋白，进行新陈代谢。如果合成和分解的平衡被破坏，软骨就会发生变性。随着年龄增加，软骨细胞的代谢活性逐渐降低，并且软骨基质的更新逐渐减慢。年龄增加、负重和轻微外伤可引起软骨变性（原发性退行性关节病）。某些导致关节面不规整、关节吻合不良的关节疾病也会引发变性（继发性退行性关节病）。

> **注意点** 骨硬化：由骨髓腔内Havers管内骨组织增生，骨局部生成活跃引起。
> 骨刺：关节边缘发生伴有血管新生的软骨肥大、增生，继而骨化、骨刺形成。
> 骨囊肿：软骨下骨黏液样变（骨基质黏液化），以此为中心形成囊胞。

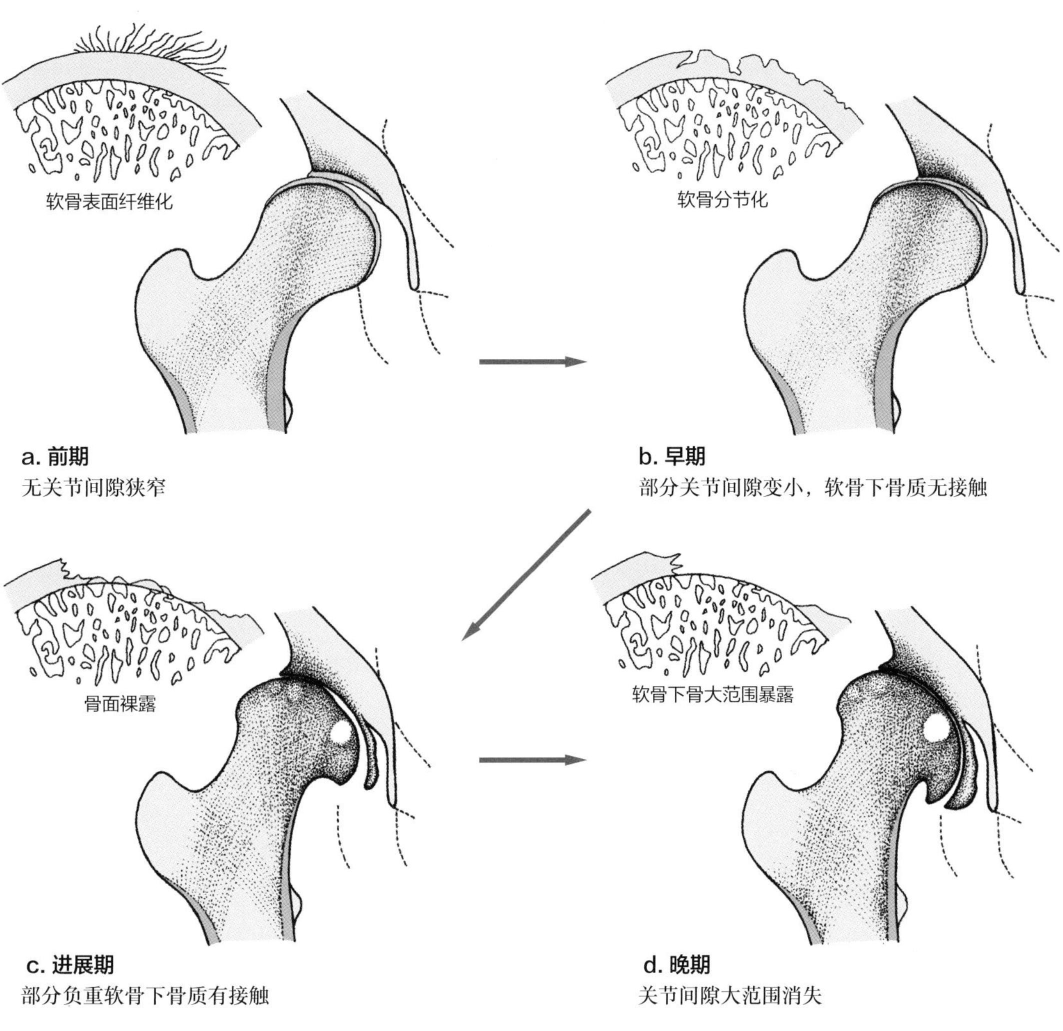

图9-33 退行性髋关节病的分期（X线评价）

软骨变性，构成关节的骨组织增殖。根据关节软骨磨损及关节间隙狭窄的程度进行前期、早期、进展期及晚期分类。

的损伤，同时伴有大量出血、头部外伤、尿道损伤等各种各样的损伤。

■ **X线检查** 骨盆正位片、患侧髋关节向下45°斜位片（髂骨翼斜位）和患侧髋关节向上45°的斜位片（闭孔斜位），探讨脱臼方向、骨折部位、骨片大小以及关节的适应程度等（图9-34）。

髋关节脱臼是指股骨头从髋臼内脱离，根据移位的方向可分为前方、后方和中心性脱位，最常见的是后方脱位。患肢缩短，髋关节内收内旋，呈轻度屈曲状。正位片可见到股骨头与髋臼上缘重叠（图9-35）。后方脱位时多合并有髋臼后壁、股骨头、股骨颈部的骨折。髋臼后壁骨折时取闭孔斜位摄片可以看到骨片的大小和移位的情况（图9-36）。CT片可明确骨片移位的情况（图9-37）。对于前方脱位时患肢缩短，股骨头

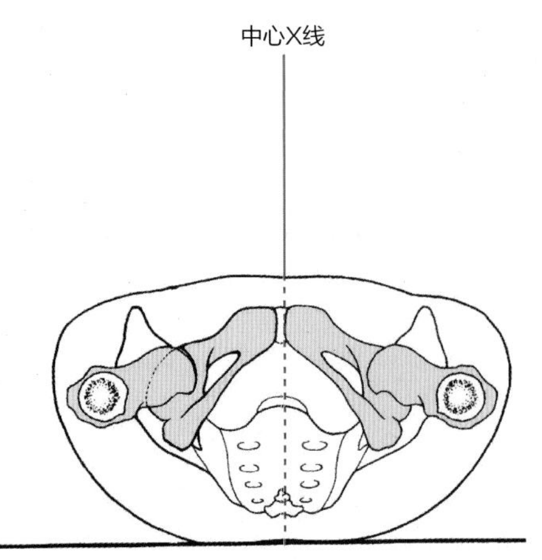

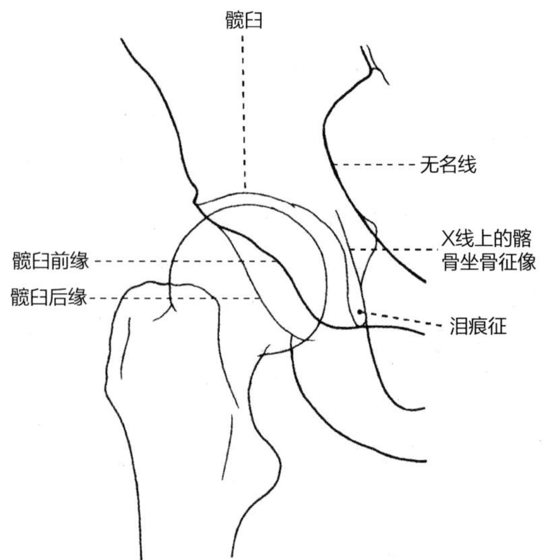

a. 含双髋的骨盆前后方向摄片
骨盆骨折的基本摄片法，是重症外伤患者必须进行的检查

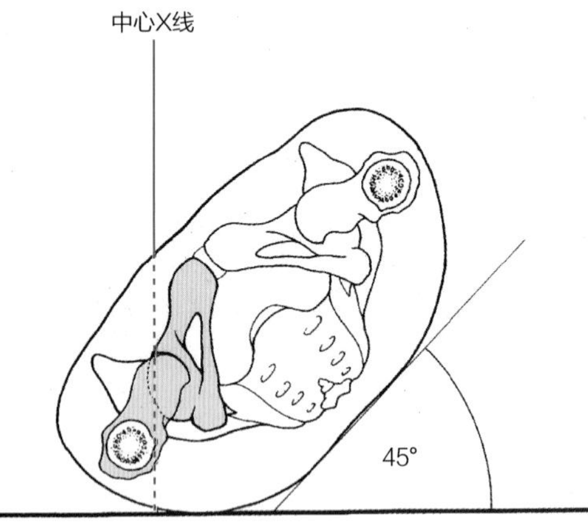

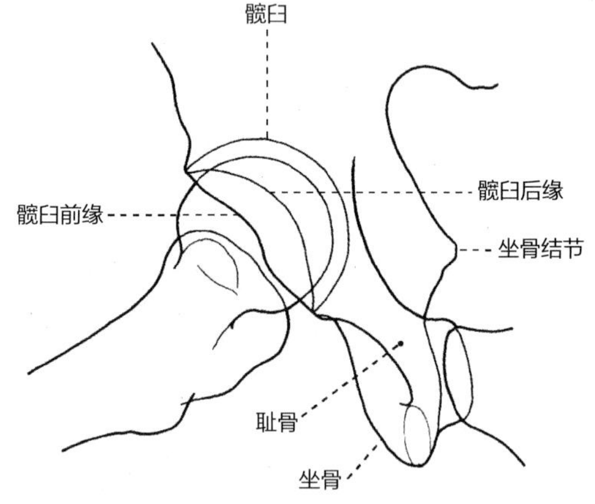

b. 患侧向下45° 斜位摄片（髋臼前缘清晰可见）
能最大限度地暴露髂骨翼的体位称为髂骨翼斜位片（oblique alaire）

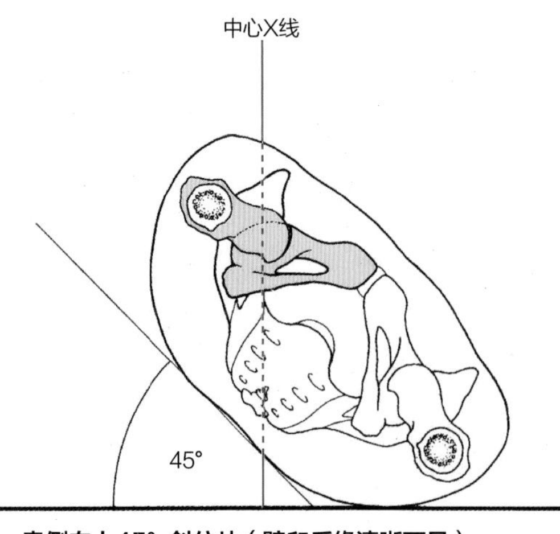

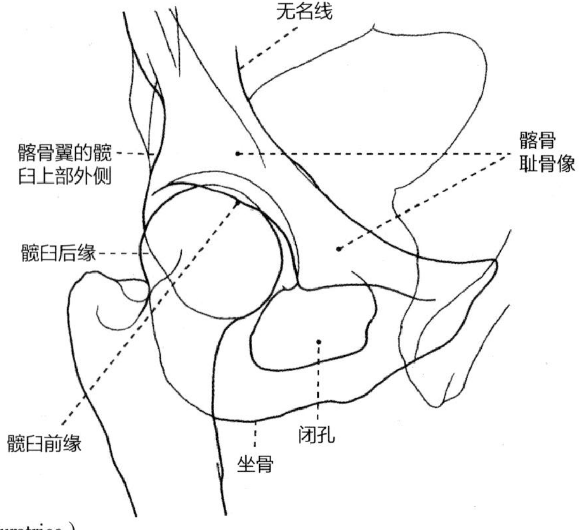

c. 患侧向上45° 斜位片（髋臼后缘清晰可见）
能最大限度地暴露闭孔的体位称为闭孔斜位片（oblique obturatrice）

图9-34 诊断髋臼骨折必要的三个方位摄片和正常X线征象

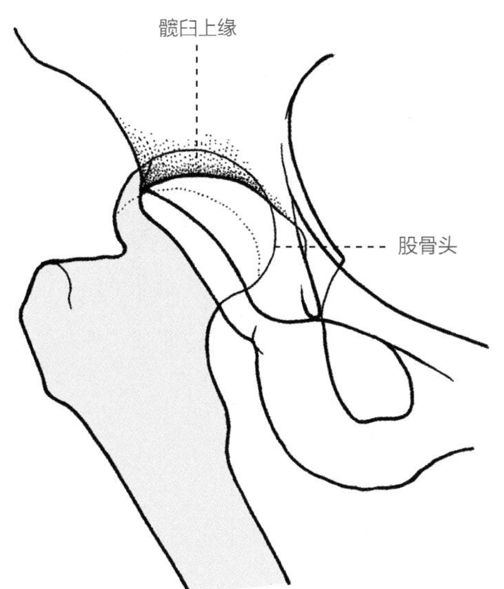

图9-35 髋关节后方脱臼的X线像

股骨头与髋臼上缘重叠。

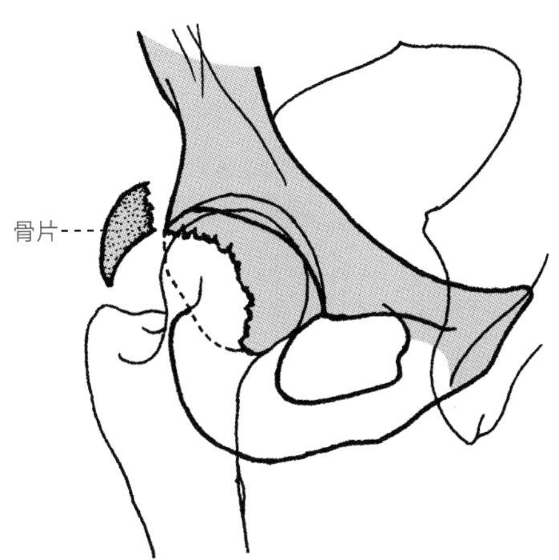

图9-36 髋臼后壁骨折的X线像

患侧向上45°斜位。可以清楚地看到骨片大小和移位状态。

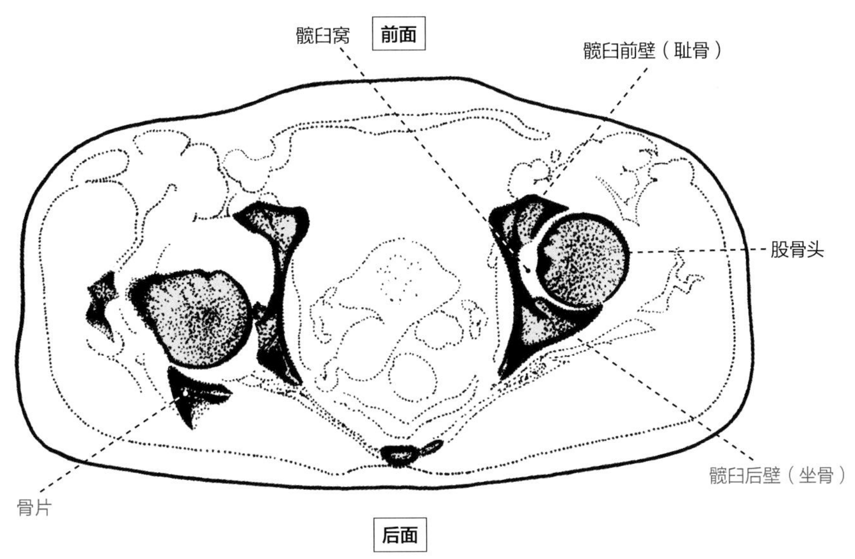

图9-37 髋关节后方脱臼的CT像

可见到右髋关节后方脱臼和髋臼后部骨折。

偏移至髂棘附近的上方型，采取髋关节伸展和外旋位摄片。对于下方型（闭孔斜位），取髋关节屈曲外展外旋位摄片。多数情况下方型合并骨折的少见（图9-38），后方脱位就更少见。

中心性脱位是指髋臼底部发生骨折，股骨头向骨盆内脱入。髋关节取轻度外展位或中间位摄片，髋关节运动明显受限。正位片可见到股骨头向髋臼内部突入，可见到髋臼底部的骨折（图9-39）。上下斜位片可以帮助确认骨折线的行走方向。这种髋臼骨折不仅累及髋臼底部，也波及髋臼的负重部位，多能观察到粉碎性骨折的形状。断层CT扫描可以了解骨折粉碎程度和有无髋臼负重部位的骨折。

■ **治疗** 全身麻醉或腰椎麻醉下早期行手法复位，髋臼骨折为负重关节内骨折时应行关节面复位。无移位时行保守治疗，下肢牵引无法使关

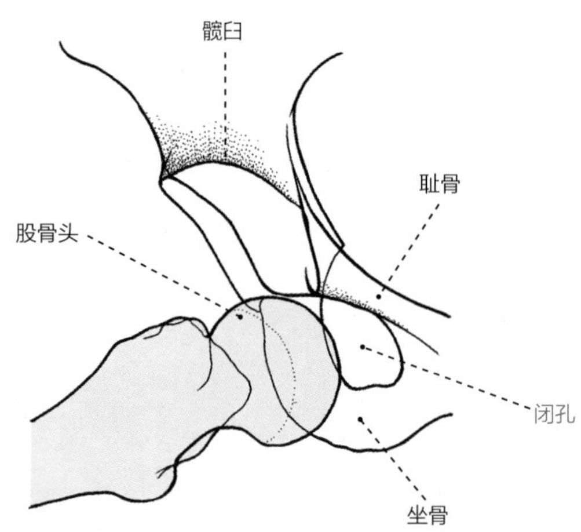

图9-38 髋关节前方脱臼（闭孔脱臼）的X线像

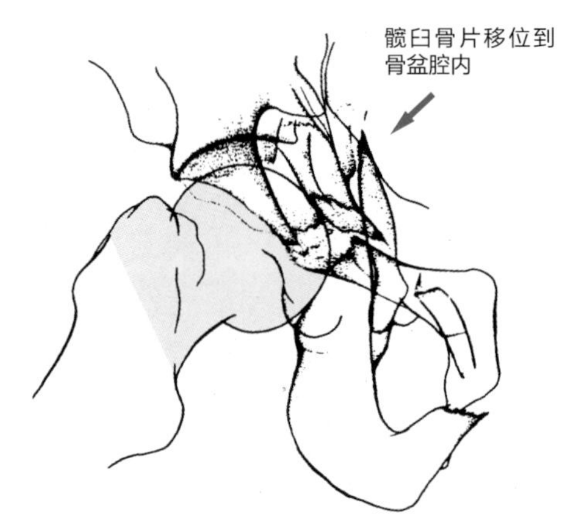

图9-39 髋关节中心脱臼的X线像

图9-34所示髋臼骨折的三个方位摄片可以了解有无髋臼承重部损伤及其程度。

节面复位时应行手术复位后内固定。

9 股骨近端骨折

股骨近端骨折（fracfure of the proximal femur），从靠近关节面根据骨折部位分为股骨头骨折、股骨颈骨折、股骨颈基底骨折、转子骨折、转子下骨折（图9-40）。股骨颈基底部骨折是指股骨颈和转子移行部的骨折，骨折线跨越关节囊内外。

股骨头骨折和转子下骨折发生于受到交通事故、坠落等产生的巨大外力作用时，常见于年轻人。股骨颈骨折和转子间骨折常发生于老年人因摔倒受到的轻微外力作用时。

1 股骨头骨折

股骨头骨折常伴有髋关节后方脱位，脱位时可伴有髋臼后壁或股骨颈骨折。伴有髋关节脱位的股骨头骨折根据Pipkin分为四型。

I型：圆韧带止点内侧的骨折。

II型：圆韧带止点有骨片的骨折。

III型：I型或II型合并股骨颈骨折。

IV型：I型或II型合并髋臼边缘的骨折。

治疗根据分型选择相应的治疗方法。

2 股骨颈骨折

股骨颈骨折（femoral neck fracture）为关节囊内的骨折，从股骨头到股骨颈基底部的骨折。这种骨折常发生于骨质疏松的高龄者，特别是女性受到轻微外力就会发生骨折。女性多见，也是最难愈合的骨折，因为有骨折部没有形成骨痂的骨膜，颈部到股骨头的血运中断，两骨片在剪切力的作用下骨折部分离，伴随高龄骨再生能力下降。

■ **症状** 摔倒后不能站立，诉髋关节疼痛。一般髋关节多取内收、伸展、外旋的定式体位，患肢缩短，主动运动不能。

■ **X线检查** 单纯X线检查可取双侧髋关节正位和患侧侧位摄片，了解骨折部位、有无移位及其程度。侧位片采用从健侧膝关节的水平方向摄片（图9-13）。高龄者几乎都是股骨头下骨折。Garden将股骨颈骨折根据其股骨头移位的程度分为四型，该分型法对治疗极为有用，现在已被广泛使用（图9-41）。

一般而言，无移位或轻度移位者（Garden Ⅰ期，Ⅱ期）很少发生股骨头坏死，多采用保守治疗（固定）；有严重移位者（Garden Ⅲ期，Ⅳ期）发生股骨头坏死几率显著增高，在高龄者多采用人工股骨头置换术。

3 股骨转子间骨折

股骨转子间骨折（trochanteric fracture）是关节囊外骨折，从股骨颈基底部到小转子基底部的骨折（图9-42）。

骨质疏松的老年人在轻度外伤时易发生粉碎性骨折，青壮年人在坠落或外伤时骨折多合并严

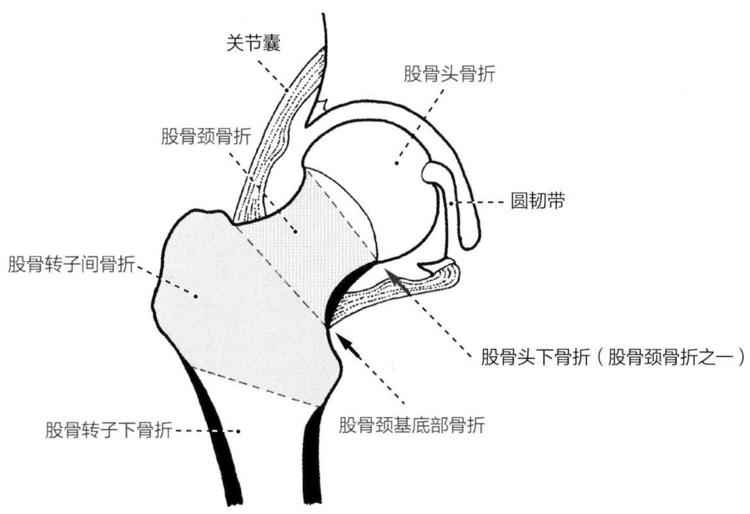

a. 股骨近端骨折部位

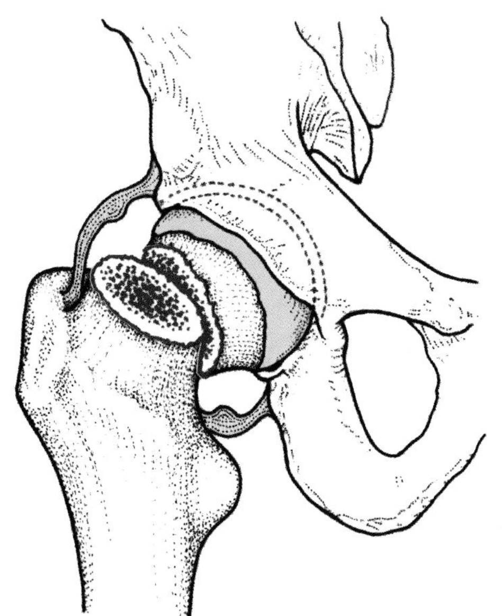

b. 股骨颈骨折（关节囊内骨折）

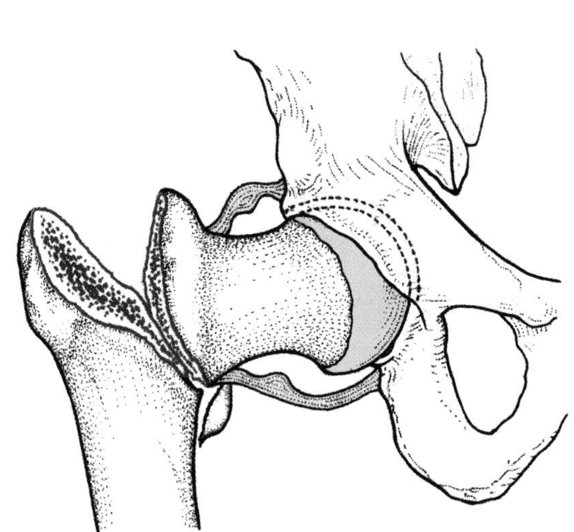

c. 股骨转子间骨折（关节囊外骨折）

图9-40 股骨近端骨折的分类

重移位。

患肢短缩，外旋移位较之股骨颈骨折严重，从大转子到臀部可见肿胀、瘀斑。该处骨髓由血流丰富的海绵骨组成，若固定时确保血运供应，则骨折愈合良好。

4 股骨转子下骨折

股骨转子下骨折（subtrochanteric fracture）指股骨小转子及其近端5 cm以内的骨折，该骨折发生于交通事故或坠落事故时受到巨大的外力作用所致，多见于青年人。症状类似于转子间骨折，因肌

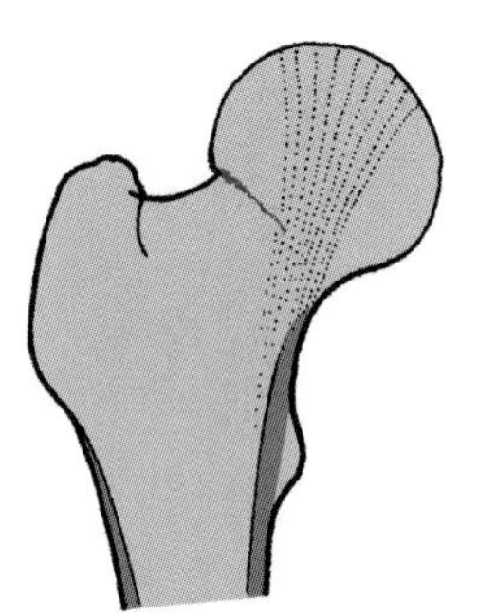

Ⅰ型：不完全骨折
内侧有骨性连续

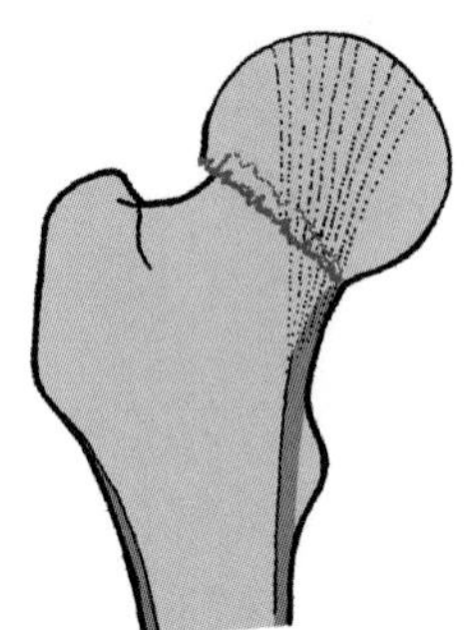

Ⅱ型：完全嵌顿性骨折
软组织的连续性保留

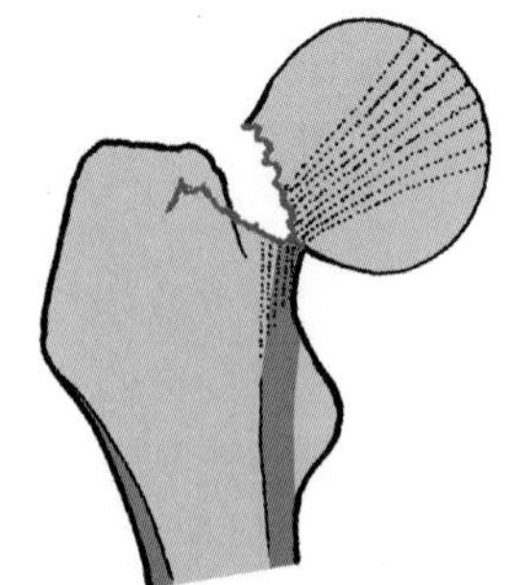

Ⅲ型：完全性骨折
股骨头旋转移位（软组织的连续性部分保留）

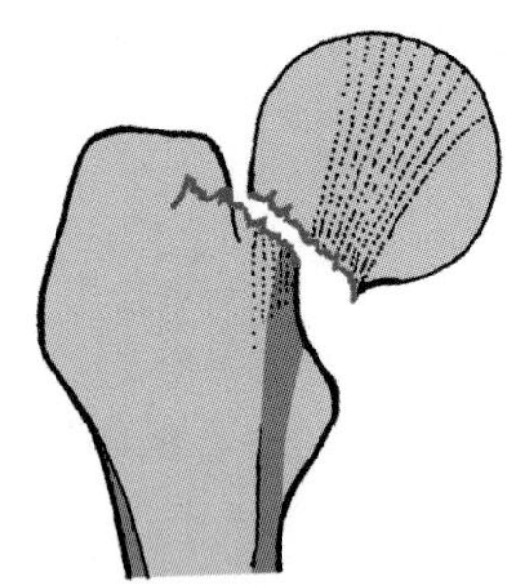

Ⅳ型：完全性骨折
股骨头无旋转移位（所有的软组织连续性断裂）

图9-41 股骨颈骨折分类（Garden）

X线检查可以确诊骨折。有时难以区别Ⅲ型和Ⅳ型。如股骨头内侧的骨小梁和髋臼骨小梁的位置一致为Ⅳ型，不一致则为Ⅲ型。

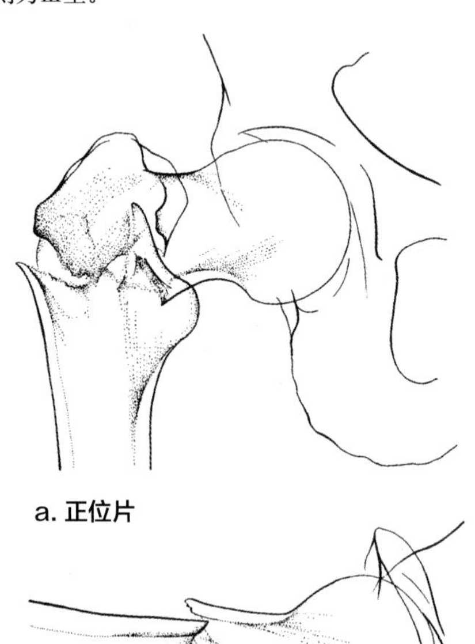

a. 正位片

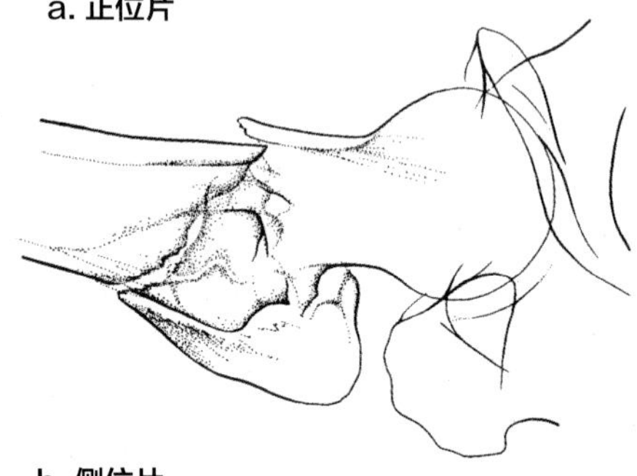

b. 侧位片

图9-42 股骨转子间骨折的X线像

末梢骨片向上方移位，加之由外旋肌群引起的外旋。

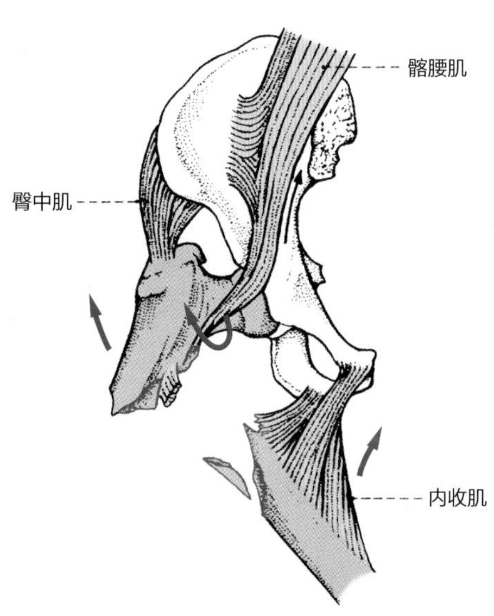

图9-43 股骨转子下骨折的典型移位

周围肌肉收缩，近端骨片外展（臀中肌）、屈曲、外旋（髂腰肌），远端骨片内收（内收肌）、短缩（腹直肌、腘绳肌）。
为了恢复正常步态和下肢长度，需要旋转复位。

肉止点收缩引起特有移位，骨折近端外展、屈曲、外旋，骨折远端内收，下肢短缩（图9-43）。

■ **X线检查** 股骨正侧位摄片明确骨折部位、骨折线的方向及骨片数目。

■ **治疗** 恢复正常下肢长度及旋转移位，防止内翻变形，恢复正常步态，移位选择手术治疗。

■ **骨折的修复过程** 骨折后，血肿（hematoma）形成，白细胞、巨噬细胞浸润，然后纤维母细胞增生，毛细血管新生，肉芽组织形成，血肿被吸收，骨折处成骨细胞增殖，1周内肉芽内骨组织形成，钙盐沉着形成骨痂，其后多余的骨痂被破骨细胞吸收，新生骨形成，骨重塑数月后骨折完全愈合。详见第52页。

（戎荣 译）

10 膝关节

A 膝关节的解剖（图10-1~图10-10）

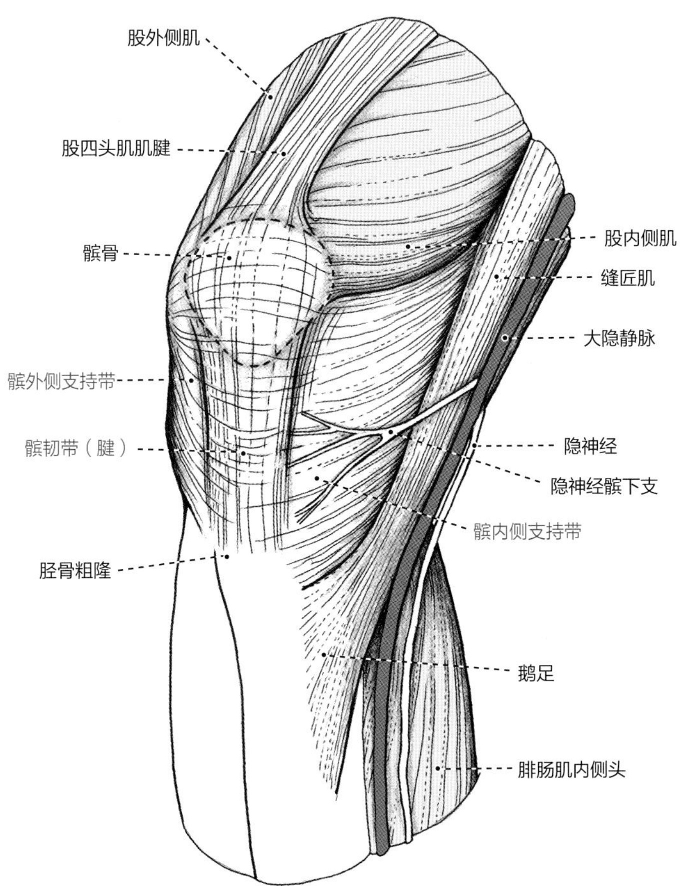

图 10-1　膝关节前内侧的浅层解剖

髌支持带：为股四头肌肌腱的延续，呈膜状，沿髌骨两侧下行的坚韧韧带，髌内侧、外侧支持带分别止于胫骨内侧髁和外侧髁，部分止于半月板。

髌韧带：股四头肌肌腱在髌骨下的部分称为髌韧带，连接髌骨和胫骨粗隆的坚韧纤维束。

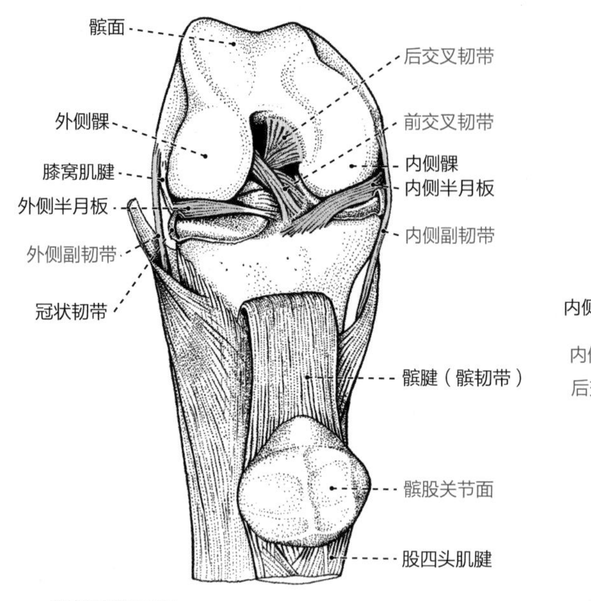

a. 膝关节前面观

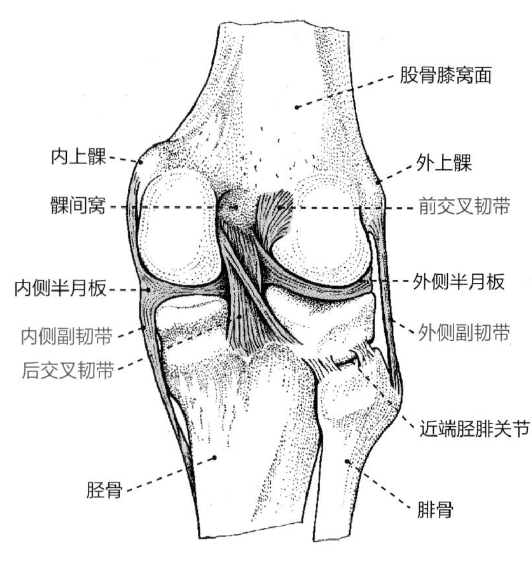

b. 膝关节后面观

图10-2 膝关节的结构

膝关节由股胫关节和髌股关节构成。膝关节是负重关节，通过交叉韧带、侧副韧带、关节囊、肌腱等综合作用保持关节的稳定。

髌骨包裹在股四头肌和髌韧带的弹性结构中，骨性结构即能从前面保护膝关节，又能通过伸肌群活动发挥滑车样作用。

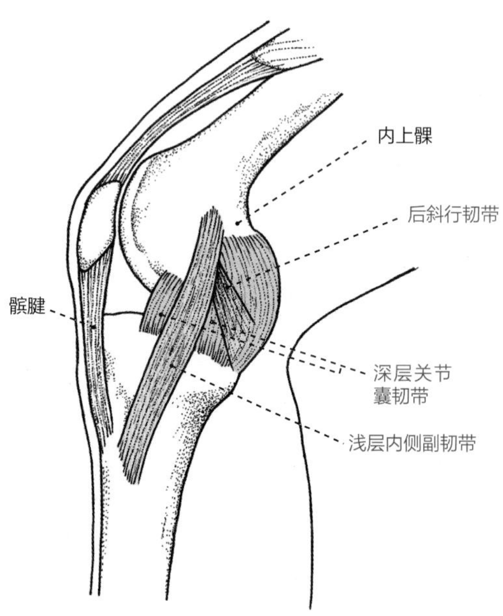

图10-3 膝内侧副韧带

内侧副韧带是从内侧增强膝关节的宽厚韧带，大致分为三层（浅层内侧副韧带、深层内侧副韧带、后斜行韧带）。深层侧副韧带附着于内侧半月板。

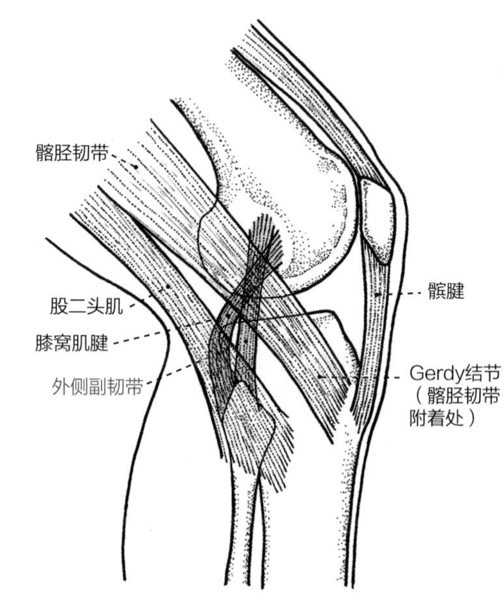

图10-4 膝外侧副韧带

外侧副韧带是从外侧增强膝关节的条索状韧带，从股外侧髁到腓骨头外侧，并通过膝窝肌腱与外侧半月板隔开。

在膝外侧，除外侧副韧带和膝窝肌腱以外，还有膝窝腓骨韧带、股二头肌腱、髂胫韧带等。

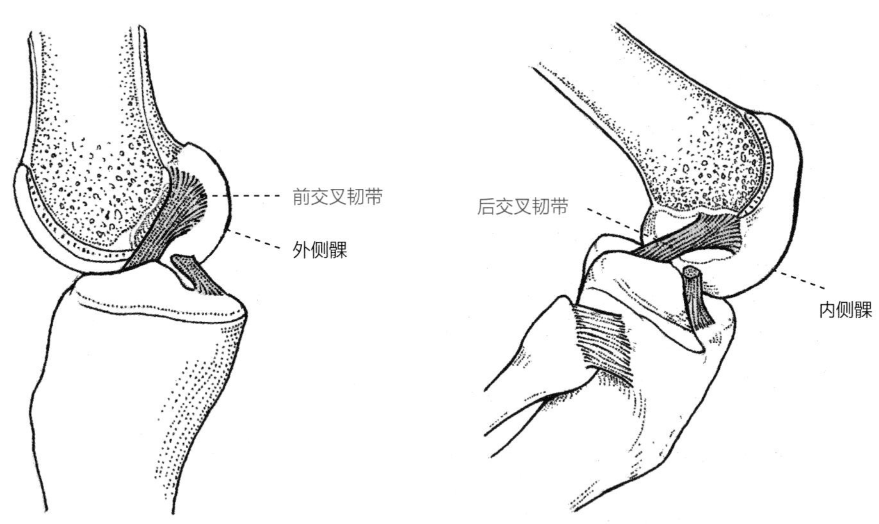

a. 从内侧观前交叉韧带　　b. 从外侧观后交叉韧带

图10-5　膝关节交叉韧带

前交叉韧带始于股外侧髁的髁间窝后部，止于胫骨髁间隆起的前面，防止胫骨向前移位。在伸膝位时韧带绷紧防止膝过伸。

后交叉韧带始于股内侧髁的髁间窝前部，止于胫骨后缘中央部，防止胫骨向后方移位。粗而强韧的前向纤维在伸膝位时稍稍松弛，在屈膝位时（90° 左右）绷紧。

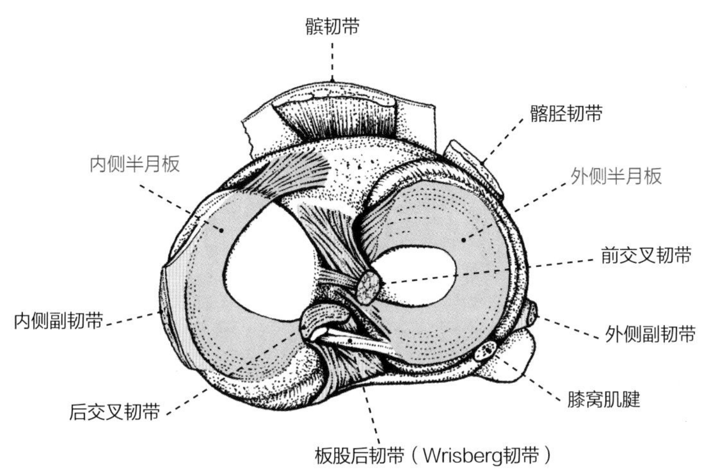

图10-6　半月板

半月板是覆盖在胫骨关节面边缘内外侧的纤维软骨，边缘呈楔形增厚，增加关节面的稳定性，分散和吸收加载在关节面上的冲击力。

内侧半月板前后径较外侧半月板大。

内侧半月板其外缘附着于关节囊，活动度小；外侧半月板不与关节囊粘连，活动度较大。

参考　软骨的分类

软骨组织由软骨细胞和细胞外基质组成。细胞外基质包括胶原纤维、弹性纤维和黏多糖，根据其占的比例分为透明软骨、纤维软骨和弹性软骨。透明软骨可见于关节软骨、肋软骨、气管、支气管软骨等。纤维软骨可见于椎间盘、关节盘、半月板、肌腱止点等。弹性软骨可见于耳廓软骨、会厌软骨。

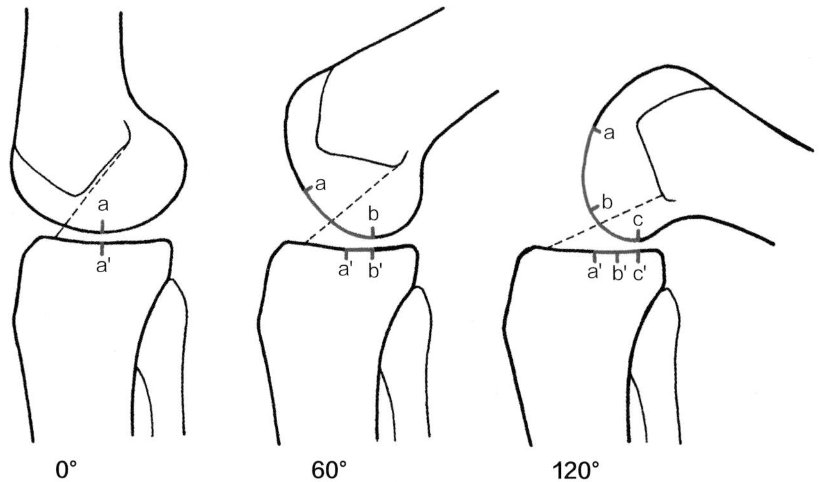

图10-7 膝关节的运动（旋转和滑动）

股胫关节（FT关节）在屈伸运动时股骨髁在胫骨关节面上进行转动和滑动的复合性运动。图中显示了（a-b-c）和（a' -b' -c'）滑动的距离差。

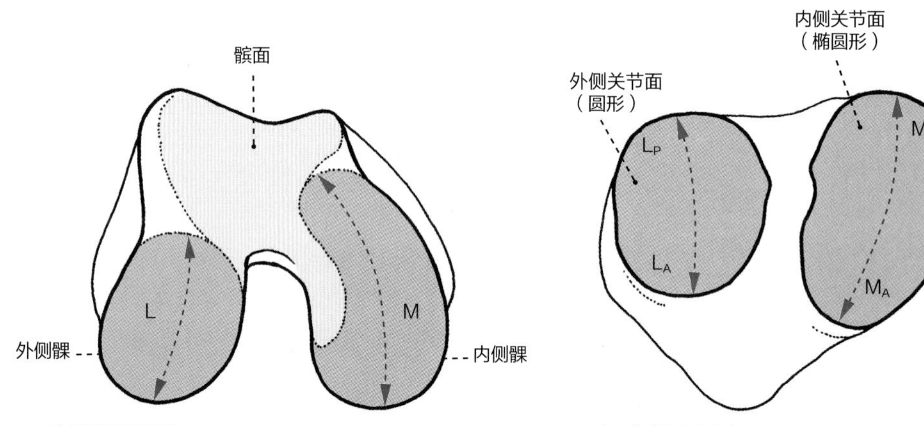

a. 右膝股骨髁面

由于是弯曲面，内侧髁的长度M较外侧髁的长度L为长。

b. 右胫骨上面

内侧关节面的长度（M_A—M_P）较外侧关节面的长度（L_A—L_P）为长。

图10-8 膝关节回旋运动

股内侧髁较外侧髁大，胫骨内侧髁的关节面也较外侧髁长。因此，无论屈曲、伸展，股内侧髁转动和滑动的距离都较大，因而容易形成以胫骨髁间隆起为中心的旋转运动。屈曲位时胫骨向内旋转，随着膝伸展胫骨围绕股骨做轻度的外旋运动，最后膝关节至稳定的肢体位（螺旋形转动）。

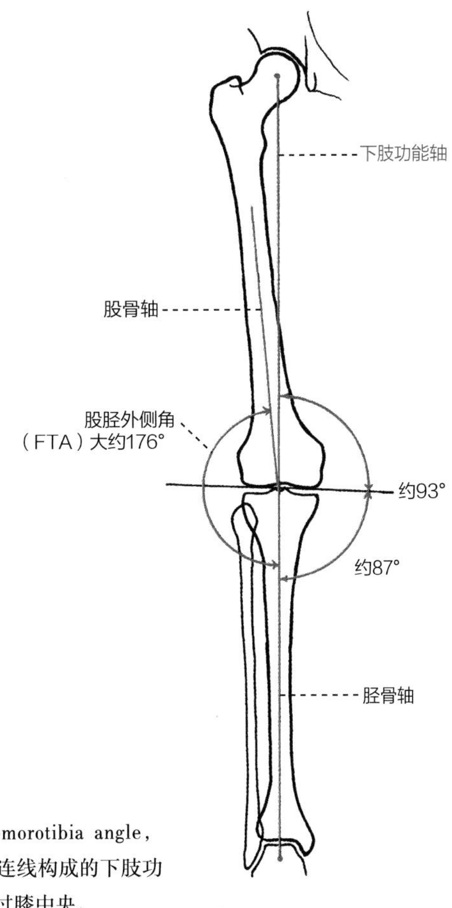

图10-9 下肢轴线

伸膝位时，从正面观察由股骨与胫骨长轴构成股胫外侧角（femorotibia angle，FTA），正常大约为176°。另外，从股骨头中心到踝关节中心连线构成的下肢功能轴（Mikulicz线）是站立时下肢的负重线，正常情况下该线通过膝中央。

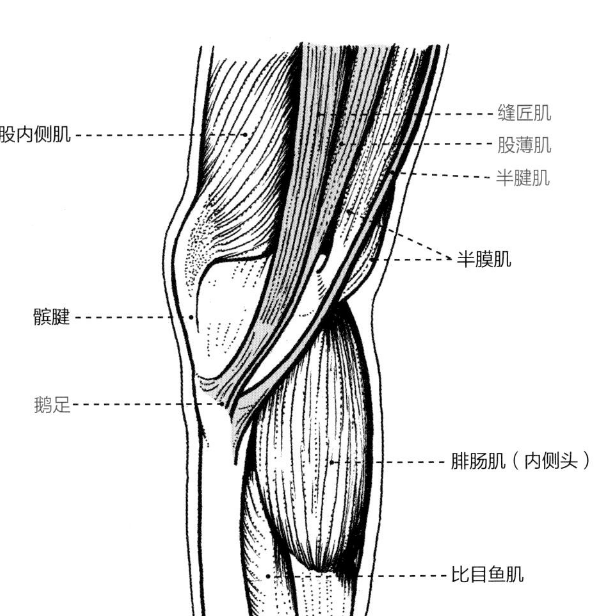

图10-10 鹅足

胫骨结节内侧附着有缝匠肌、股薄肌、半腱肌等肌腱。这部分恰似鹅足样形态，称为鹅足。膝关节的运动会引起这部分肌腱附着点的发炎，并引起深层的滑囊炎，是疼痛的主要原因（鹅足炎）。

B 膝关节单纯X线摄片法

摄片法

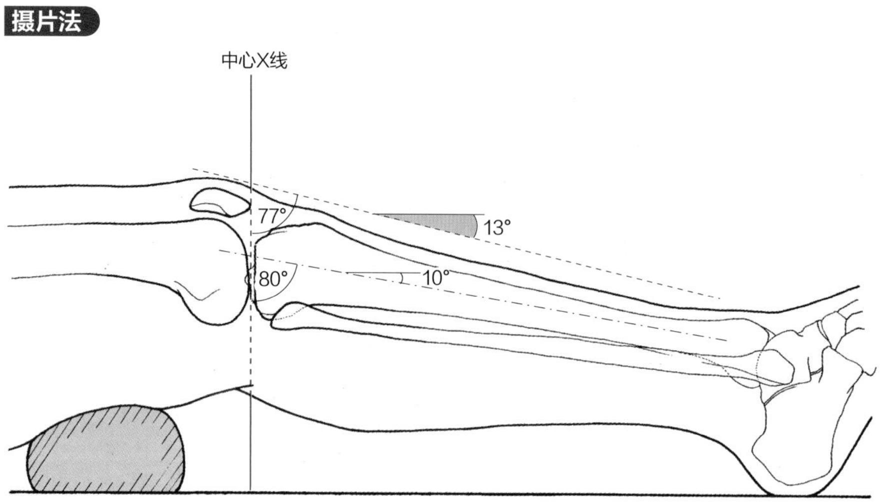

图10-11 膝关节前后方摄片

胫骨前缘与暗盒成13° 倾斜，此时垂直于胫骨关节面摄片。

膝关节单纯X线摄片以正侧位为两个基本体位，必要时追加其他体位摄片。退行性膝关节炎、膝关节的特发性骨坏死、风湿性膝关节炎采用单腿站立摄片，观察软骨的变形磨损。

髌骨脱位和半脱位、髌骨软化症、髌股关节症采用髌骨轴位摄片，探讨关节面的适应性。

髁间窝摄片用于诊断分离性骨软骨炎、关节游离体、交叉韧带起始部的撕脱性骨折。

应力摄片可用于量化膝关节的不稳定性。交叉韧带损伤在20° 屈曲位进行前拉后退摄片，计算与健侧比较的差值作为关节不稳定的指标。侧副韧带损伤在30° 屈曲位进行内外翻应力摄片比较健患侧的差值用以判断关节不稳定。

1 膝关节前后位摄片（图10-11）

■ **体位** 仰卧位，受检侧下肢膝盖朝上保持中间位，膝窝部置一小枕（X线能穿透的材料）轻度屈曲，胫骨上缘与曝光板盒成13° 倾斜角，该角度时内侧关节面呈垂直状。

■ **中心X线** 对准关节间隙（髌骨下缘）垂直入射曝光板盒，该体位可以清晰地拍摄到内外侧关节间隙。

图10-12是膝关节正位片时X线所见描述。

2 膝关节侧位摄片（图10-13）

■ **体位** 受检侧下肢向下侧卧位，骨盆取正侧位，受检下肢的大腿与躯干平行，膝屈曲30°，足部置一小枕固定，另一侧肢体屈髋屈膝位。

■ **中心X线** 在内侧关节间隙下方6 cm处对准胫骨垂直入射曝光板盒，该体位使股骨内外髁关节面一致，能够清晰地观察到关节间隙。

注意点 Brodie脓肿：慢性化脓性骨髓炎的特殊类型，发生于四肢长干骨的骨骺部，缓慢发展的局限性病灶，疼痛部位的X线片显示可见周围有代表硬化像的骨透明灶。

假性痛风：有嘌呤酸钙结晶沉积引起的结晶性关节炎，多发于65岁以上的高龄老人，因为无尿酸盐沉积被称为假痛风或假性痛风，X线检查可见钙化者关节炎发作概率也小于50%。

分裂髌骨：多无症状，有疼痛者称为疼痛性分裂髌骨。

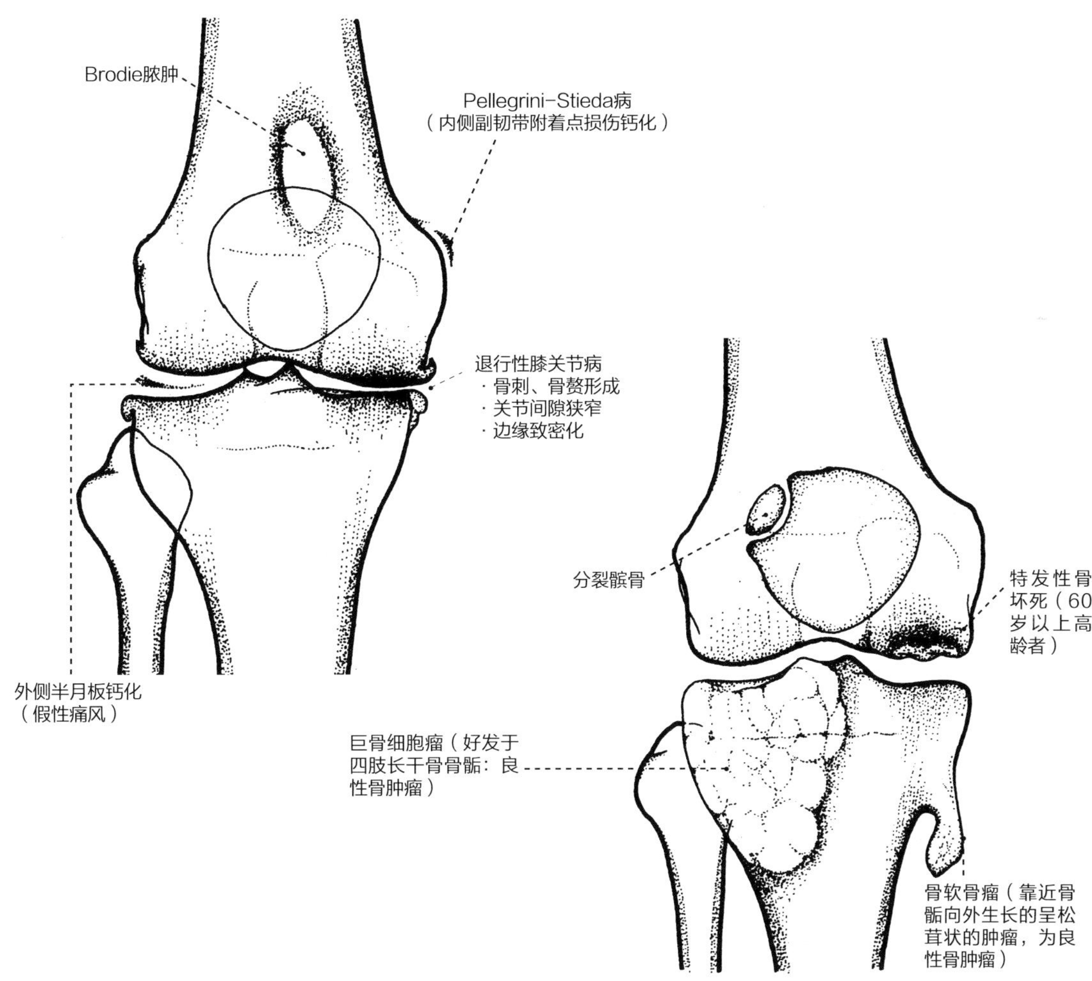

图10-12 膝关节单纯X线所见概述

摄片法

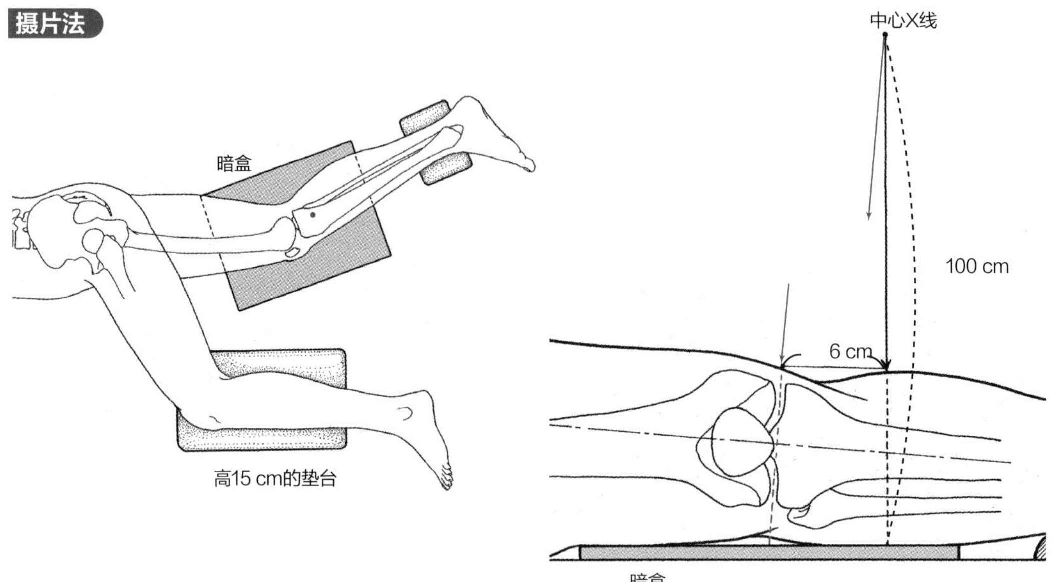

图10-13　膝关节侧位摄片

中心X线向头侧倾斜5°入射关节间隙。

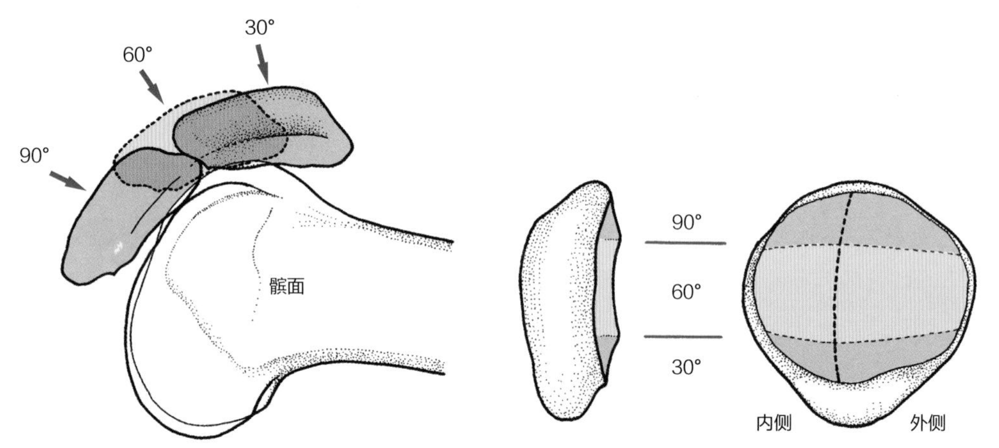

a. 髌骨的后面对应股骨髌面

b. 股骨的髌面对应髌骨的关节面

图10-14　屈膝位（30°、60°、90°）时髌骨与股骨的位置关系

髌股关节属于复合关节，在膝关节中由股骨和髌骨构成的平面关节。髌骨沿股骨髌面滑行。

3　髌骨轴位摄片

该体位是取屈膝30°、60°、90°不同位置下髌股关节摄片，观察关节面的适应性、有无髌骨软骨变性及其磨损程度（图10-14）。

图10-15显示摄片台的体位控制装置。

■ 体位　仰卧位，屈髋屈膝双下肢置于摄片台上，受检侧下肢轻度内收，髌骨下缘和胫骨结节的连线与摄片台的长轴相平行并固定，曝光板盒置于大腿下部。

■ 中心X线　与髌骨上缘的倾斜面相平行，对准髌骨关节的中央入射（图10-16）。

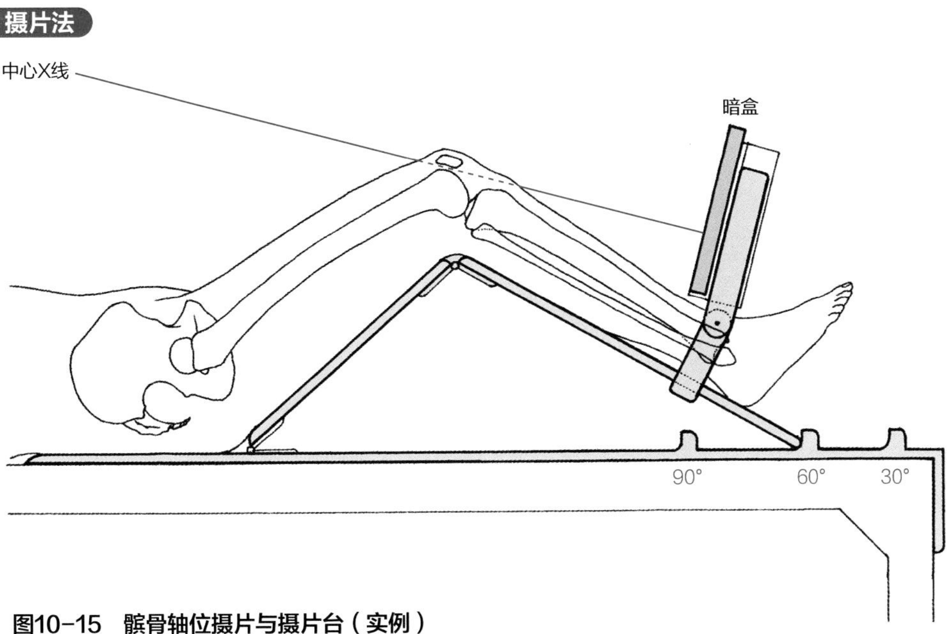

图10-15 髌骨轴位摄片与摄片台（实例）

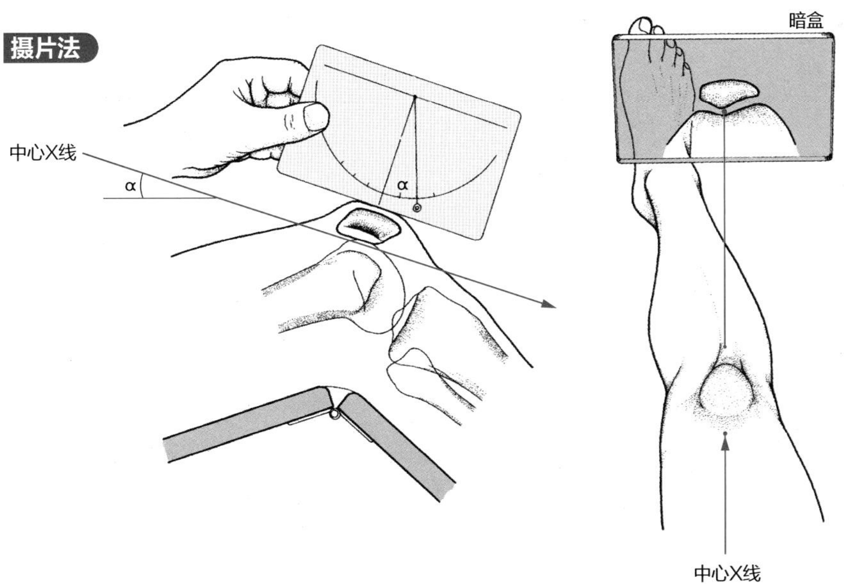

图10-16 髌骨轴位摄片的中心X线方向

C 膝关节疾病

摄片法

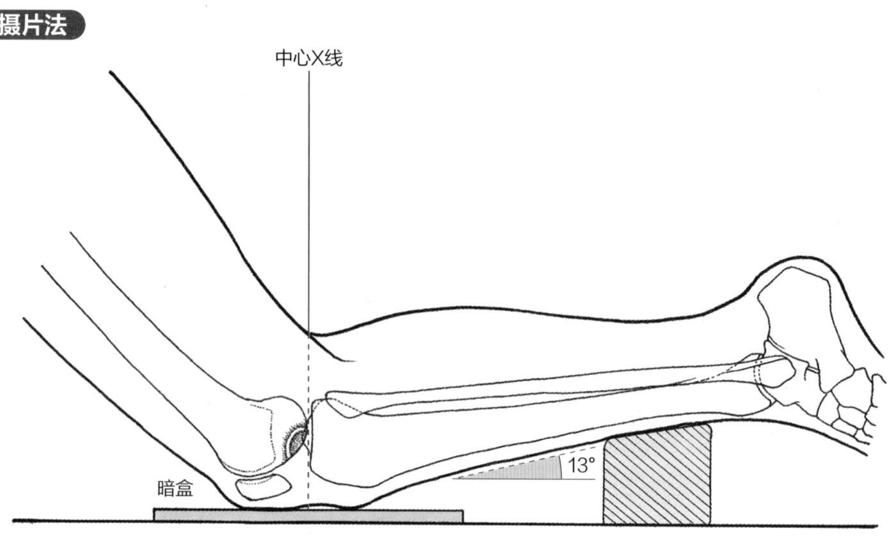

图10-17 髁间窝摄片

俯卧位姿势拍摄。暗盒对应于股骨轴45°，胫骨前缘倾斜13°。当疑有分离性骨软骨炎、关节游离体、交叉韧带起始部撕脱性骨折等可采用此方法。

1 膝分离性骨软骨炎

膝分离性骨软骨炎（osteochondritis dissecans of the knee）是由股内侧髁软骨下骨组织离断所致，随着病情进展，关节软骨出现龟裂，最终脱落形成关节腔内游离体。较少出现在股外侧髁和髌骨。

■ 病因 有多种假说，本病多见于喜爱体育运动的青少年，由于反复的剪切力产生软骨下骨折，使之成为分离性骨软骨炎的诱因。

■ 症状 早期仅感钝痛，运动时疼痛。当软骨片脱落形成游离体时就会出现关节的嵌顿症状和水肿，常常表现为膝关节的活动度受限和剧烈疼痛。

■ X线检查 单纯X线检查取膝关节正侧位摄片，并追加髁间窝摄片（图10-17）。由于病灶通常稍向后方偏移，髁间窝摄片能够清晰显示病灶的范围。采用X线断层扫描或三元CT成像可以使得病灶范围更为明确。

早期X线可以见到股内侧髁靠近髁间窝侧呈局限性透明灶，病灶底部可见骨致密样改变，骨片可与周围组织区别（图10-18）。

■ MRI检查 股内侧髁软骨下可见局限性病灶，T_1WI呈现低信号（图10-19），T_2WI多显示高信号。软骨骨片与母体完全分离时，T_2WI可见到骨片与股内侧髁之间充满的关节液呈现为高信号带。

模式图

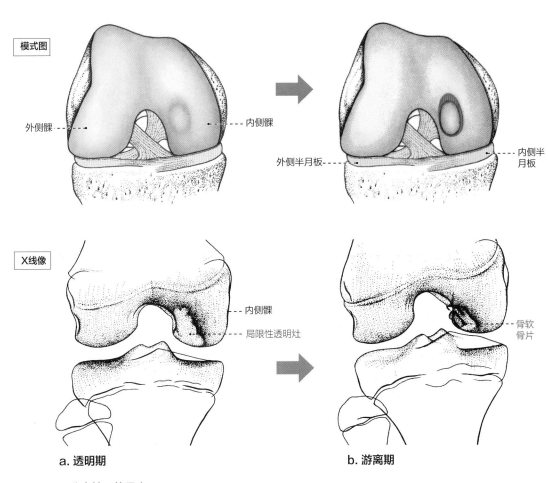

外侧髁 内侧髁 外侧半月板 内侧半月板

X线像

内侧髁 局限性透明灶 骨软骨片

a. 透明期　　b. 游离期

图10-18　分离性骨软骨炎

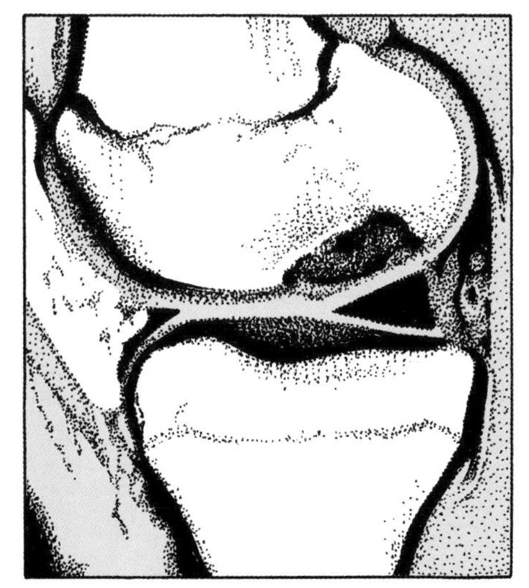

图10-19　分离性骨软骨炎的MR矢状位T_1WI

股内侧髁软骨下可见到低信号区。

2 胫骨结节骨软骨病

胫骨结节骨软骨病（Osgood-Schlatter）是在骨生长旺盛的学龄儿童出现胫骨粗隆部隆起，运动时伴有疼痛的疾病。多发生在跳、踢、负重下蹲等动作较多的运动项目。

本病发生在髌腱附着点的胫骨粗隆骨化中心分化时期，这时胫骨结节承受力较弱，股四头肌的反复牵拉使得髌腱附着点的骨和软骨发生骨折、剥离、肉芽组织形成和肌腱炎症。

■ **症状**　慢性经过、反复发作，直至18岁骨骺生长软骨完全骨化后症状消失。生长发育停止后胫骨结节部有骨片残留时，仍会发生疼痛。

■ **X线检查**　单纯X线检查采用软X线切线拍摄胫骨粗隆部（图10-20）。X线片可见到髌腱附着部周围有较多的致密状阴影（裂片状

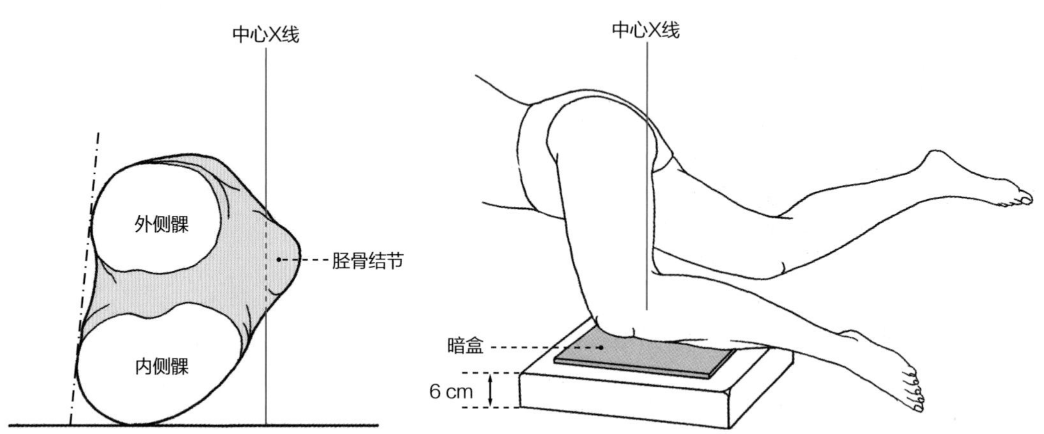

图10-20 胫骨结节部切线摄片法（软X线摄片）

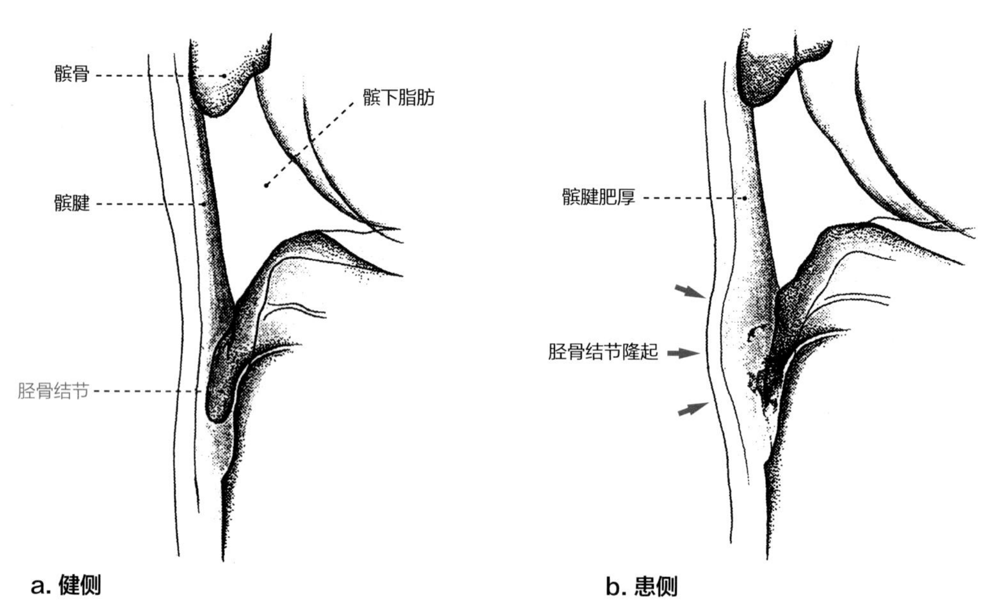

a. 健侧 **b. 患侧**

图10-21 胫骨结节骨软骨病的X线像（软X线摄片）

可见到胫骨结节前面的软组织阴影扩大以及髌腱肥厚。

fragmentation）的特征性改变。胫骨粗隆周围软骨及其软组织向前方肿胀突出。此外，还可见到髌骨下脂肪体下角变钝和髌腱肥厚（图10-21）。

■ MRI检查 可以观察到胫骨近端舌状部和骨骺核、软骨内信号强度的变化和髌腱肥厚、髌下滑囊（髌腱和胫骨之间的滑囊）的肿胀、髌下脂肪体的信号变化等病变及其范围。

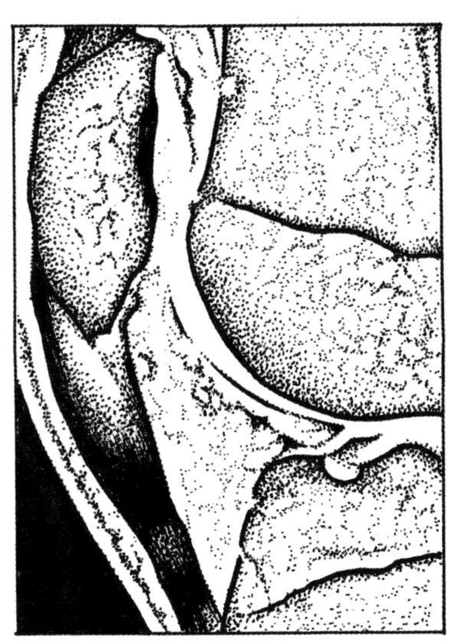

a. 跳膝的MR像

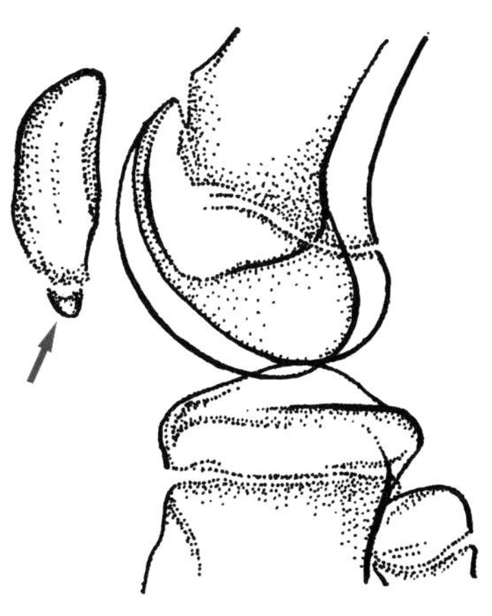

b. 辛丁拉森–约翰松病的X线像

图10–22 跳膝和辛丁拉森–约翰松病

a：髌腱中央肌腱肥厚，其内可见异常高信号区。

b：可见髌骨下端有不规则的骨化灶。

3 跳膝

跳膝（jumper's knee）是由于连接髌骨和胫骨结节的髌腱反复过度牵拉造成的髌腱炎。多认为髌腱的细微断裂是其病因，本病多见于运动选手，故称为“跳膝”。

■ **症状** 典型的髌腱炎表现为髌骨下端局限性压痛、自发痛、运动痛，股四头肌肌腱炎时，髌骨上部表现为相同的症状。

■ **MRI检查** 一般的X线检查无异常，MRI检查有助于发现髌腱自身的改变。T_2WI矢状位可以见到髌腱中央肥厚，内部呈高信号区域（图10–22a）。

发育期（10~14岁）男子常见的髌骨底部生长板损伤（辛丁拉森–约翰松病）也可以认为相当于跳膝，是髌骨下端在X线上可见不规则的骨化征象的疾病（图10–22b）。

4 疼痛性分裂髌骨

由于髌骨先天性存在两个以上的骨化中心，影响了骨的形成，髌骨分裂成两个以上，称为分裂髌骨。二分髌骨多见，髌骨外上侧的股外侧肌附着部多见有附属小骨片。

■ **症状** 多无症状，运动时会导致分裂髌骨疼痛，表现为分裂髌骨的异常活动。

■ **X线检查** 分裂骨片可以在膝关节正位片的髌骨外上侧部，在髌骨轴位片的髌骨外侧部见到（图10–23）。CT检查或髌骨正面断层扫描有助于分裂部的详细诊断。

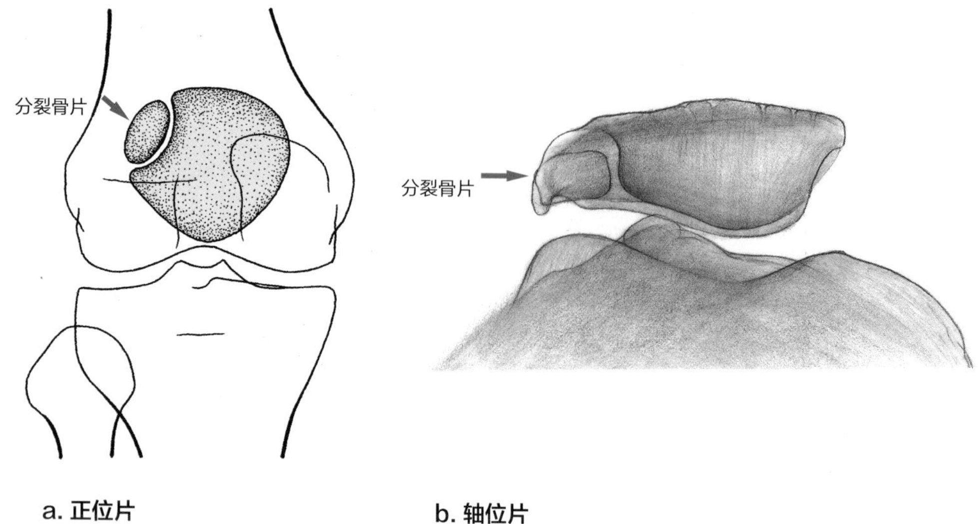

a. 正位片　　b. 轴位片

图10-23　分裂髌骨的X线像

5　半月板损伤

半月板是覆盖于胫骨关节面内外侧边缘的纤维软骨，边缘呈楔形增厚，增大了关节接触面的稳定性，可以分散和吸收负荷（图10-24）。

半月板损伤（meniscus injury）通常是膝关节在负重状态进行屈曲和旋转运动时发生的。发生在年轻人的半月板损伤多合并有运动创伤导致的前交叉韧带损伤。中老年人多因变性断裂或先天性盘状半月板（图10-24b，10-24c）而发病。儿童期没有明确的外伤史，几乎都是盘状半月板损伤。

■ **分类**　内侧和外侧半月板都是发生在中央1/3开始向后部1/3的断裂。根据断裂的形状可以分为纵向型、横断型、水平型及其混合的L型断裂（图10-25）。

■ **症状**　急性期表现为膝伸屈运动时疼痛，关节间隙有压痛。合并前交叉韧带损伤时可见到关节腔内出血。前交叉韧带正常的膝关节腔内出血应高度怀疑半月板边缘部断裂。断裂部位如是没有血供的实质部就不会发生出血（图10-26）。慢性期膝关节运动时有牵拉感、移位感和绞锁感等主诉。此外，纵断裂扩大为铲柄样断裂时断裂处会夹住关节髁部出现嵌顿症状。特别是高龄老人的半月板变性断裂会经历长时间的慢性水肿过程。

■ **X线检查**　通常单纯X线片不能发现异常，完全性盘状半月板患者可见到外侧关节间隙扩大的趋势。

关节腔内造影检查可以判断半月板有无损伤以及断裂的形状。该检查法会给患者带来疼痛和过度暴露X线等问题，目前已不再使用。

■ **MRI检查**　不仅能明确半月板损伤的部位和断裂形态，由于能发现实质部的变性，对确定治疗方案非常有帮助（图10-27）。

半月板内异常信号根据其程度可以分为三类（图10-28）。局限于半月板内的球形高信号区为Ⅰ级，局限于半月板内的线状高信号区为Ⅱ级，线状高信号区波及关节面为Ⅲ级。这些变化属于黏液变性（mucinous or mucoid degeneration），只有Ⅲ级变化可以认为是变性断裂。

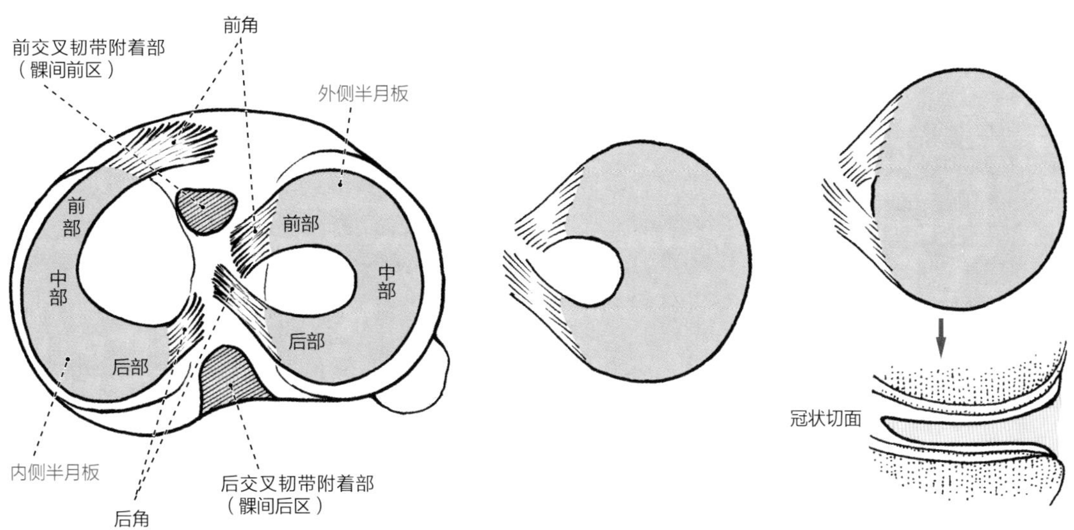

图10-24 半月板的结构

半月板是覆盖于内外侧胫骨关节面的纤维软骨，边缘呈楔形增厚，具有增加关节的稳定性、分散和吸收负荷的作用。有时半月板不仅覆盖胫骨关节面的边缘部分，还覆盖到其中央部，称为盘状半月板（discoid meniscus）。盘状半月板易受损伤，小儿屈伸时易出现弹响、绞锁现象。

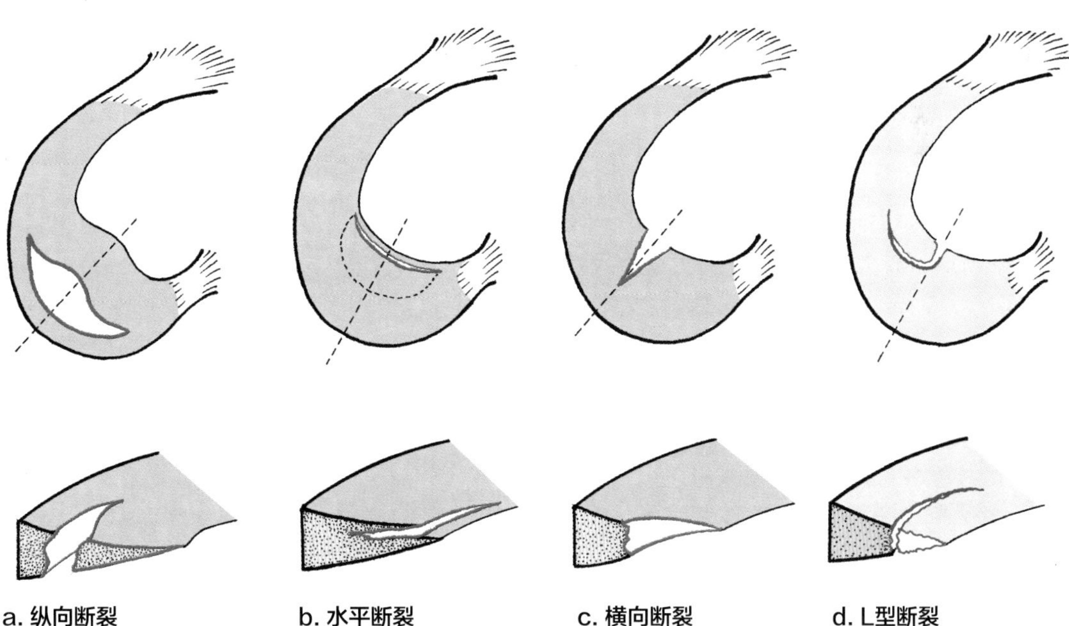

图10-25 半月板的断裂形态

内侧半月板周围关节囊有内侧副韧带深面附着，膝关节屈伸时，半月板前后移动少，因此膝关节轻度屈曲时小腿呈外旋位，内侧半月板后部变形，恢复内旋位时受到股骨内侧髁的撞击而断裂，外侧半月板不直接和外侧副韧带连接，后方有腘绳肌肌腱走行。膝关节屈伸时前后移动范围大，由屈曲迅速变为伸展位易发生水平断裂，内侧半月板和外侧半月板多发生于后部损伤。

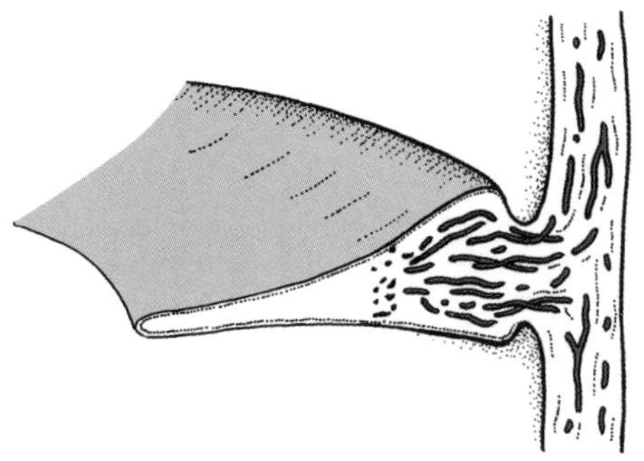

图10-26 半月板的血液循环

成人正常半月板边缘的10%~30%由血液循环提供营养，其他部分和软骨由关节液提供营养。

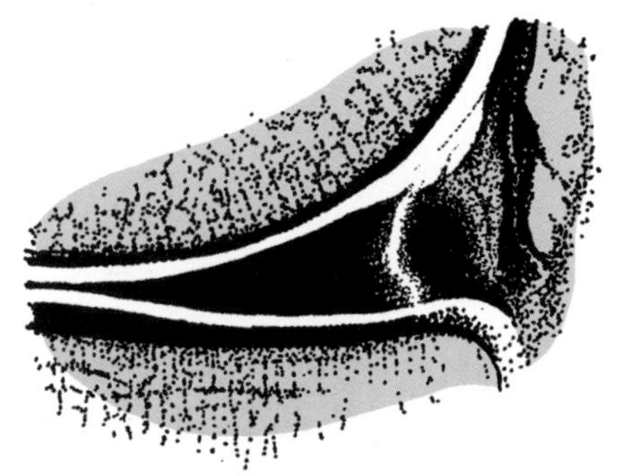

图10-27 内侧半月板纵向断裂的MRI矢状位质子密度增强像

可见到半月板后部内侧从股骨至胫骨呈连续的垂直线状的高信号影。

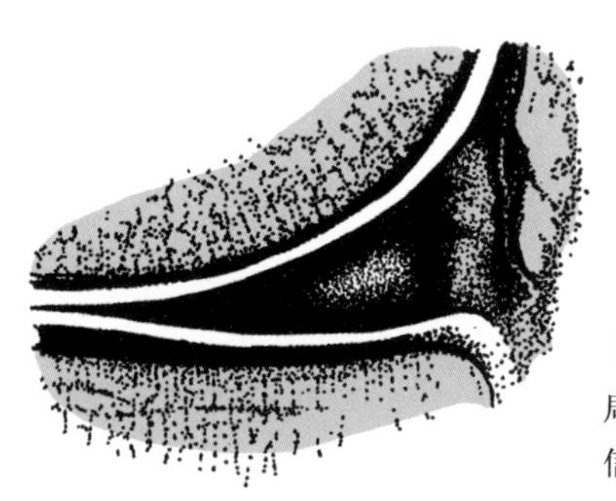

Ⅰ级

局限于半月板内的球状高信号影

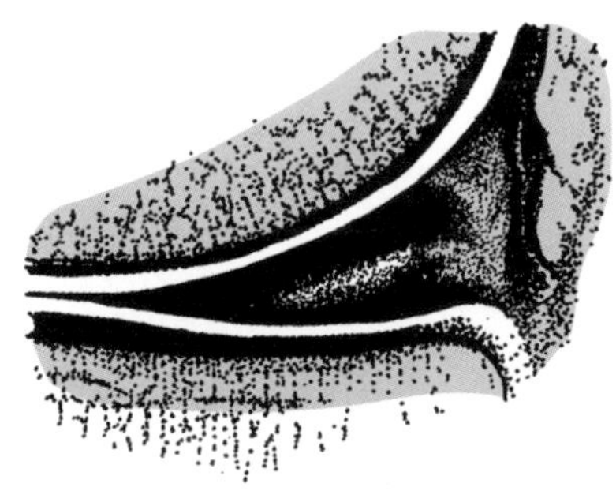

Ⅱ级

局限于半月板内的线状高信号影

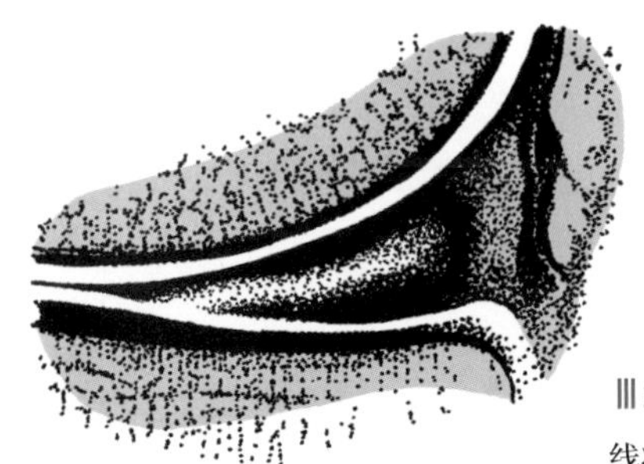

Ⅲ级（变性断裂）

线状高信号影波及关节面

图10-28 半月板变性的MR像（矢状位质子密度增强像）

Ⅰ级和Ⅱ级表示半月板变性，Ⅲ级表示纤维软骨断裂。临床上多以Ⅲ级作为治疗对象。

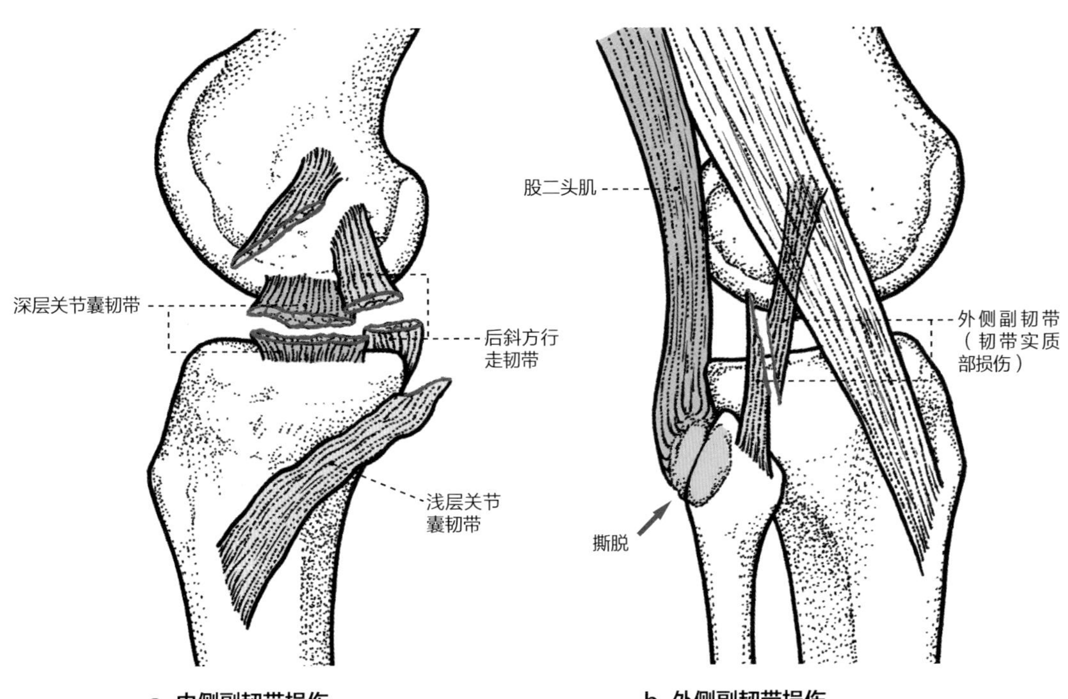

图10-29 膝关节侧副韧带损伤

a：通常累及三层韧带的损伤才需要修复。

b：通常股二头肌腱会从腓骨侧撕脱。

10 膝关节

6 侧副韧带损伤

侧副韧带损伤：维持膝关节内外侧稳定性的侧副韧带损伤引起疼痛、肿胀等功能障碍。

内侧副韧带（medial collateral ligament, MCL）是补强膝关节内侧的韧带，大致分为三层，即浅层内侧侧副韧带、深层关节囊韧带和后斜方行走韧带（第268页，图10-3）。深层关节囊韧带附着于内侧半月板。内侧副韧带损伤是膝关节韧带损伤中发生率最高的，导致小腿的外翻和外旋（图10-29a）。损伤后引起膝外翻的不稳定。

外侧副韧带（lateral collateral ligament, LCL）是补强膝关节外侧的圆索状韧带，起自股外侧髁终止于腓骨头，防止膝关节的内翻。由膝窝肌腱将其与外侧半月板隔开（图10-4）。外侧副韧带损伤导致小腿的内翻和内旋，常合并其他外侧联合体（膝窝韧带、膝窝腓骨韧带、外侧关节囊、股二头肌腱和胫腓韧带等）的损伤（图10-29b），侧副韧带的损伤程度在膝关节屈曲30°时，施加外力检查膝关节内外翻的不稳定性，并通过应力X线摄片与健侧对比，判断其严重程度。可行MRI检查。

■ 侧副韧带重症度 根据临床症状分为Ⅲ度

Ⅰ度：伸展或屈曲30°时无内、外翻的不稳定，有压痛。

Ⅱ度：伸展位时无内、外翻的不稳定，屈曲30°时可见内外翻的不稳定。

Ⅲ度：伸展、屈曲30°时均可见内、外翻的不稳定。

加压X线摄片可客观、定量地评价不稳定的方向及其程度。

■ X线检查 行膝关节正侧位和膝屈曲30°内外翻（双侧）摄片（图10-30，图10-31），侧副韧带损伤可见关节间隙增大。

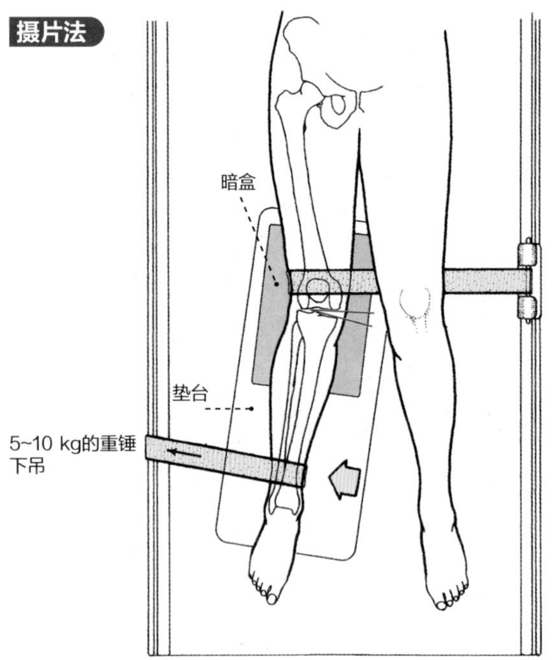

a. 强制外翻加压方法

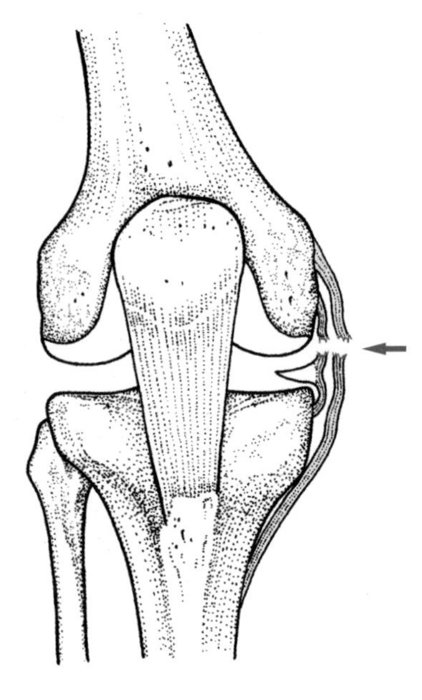

b. 内侧副韧带断裂

图10-30 强制外翻位摄片

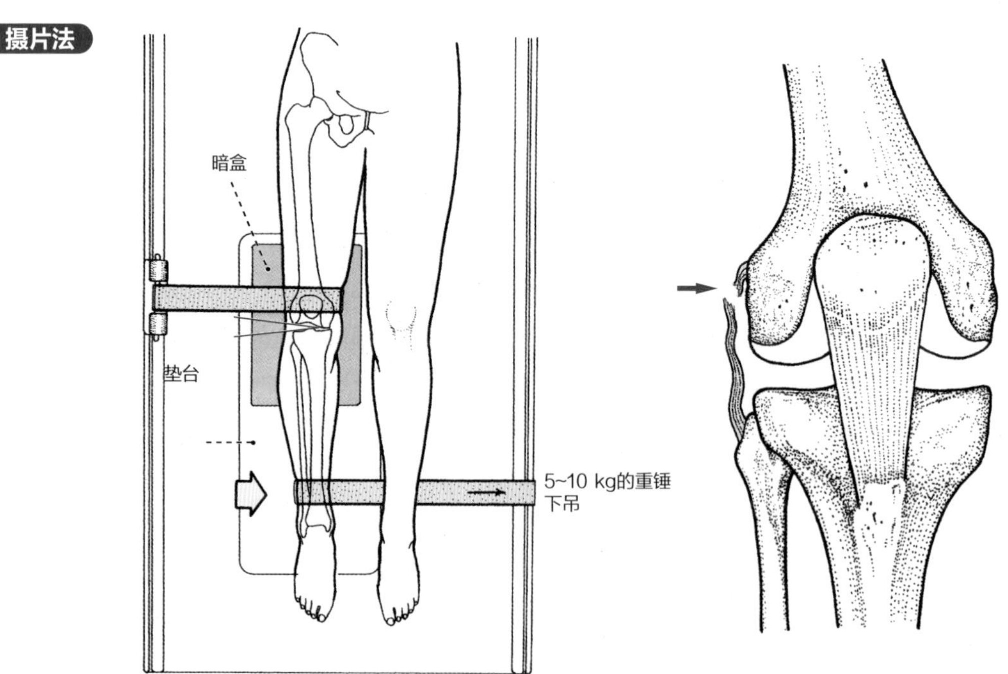

a. 强制内翻加压方法

b. 外侧副韧带断裂

图10-31 强制内翻位摄片

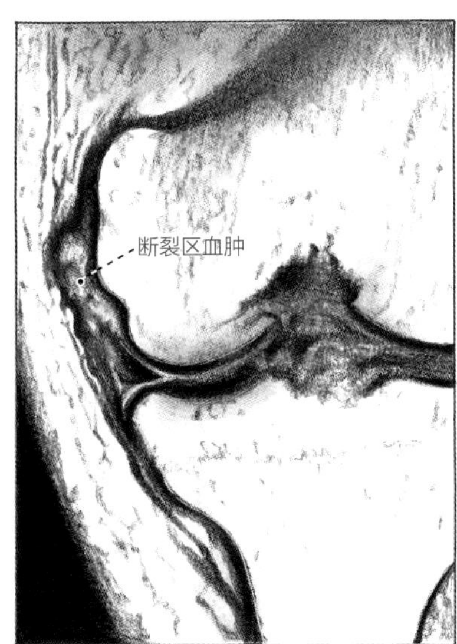

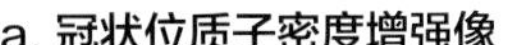

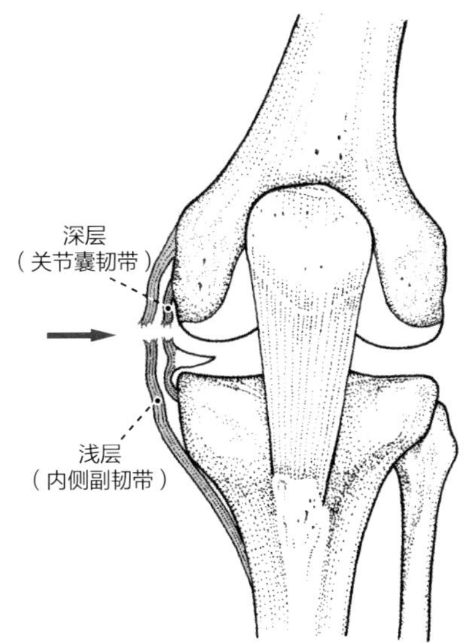

a. 冠状位质子密度增强像

b. 韧带完全断裂模式图

图10-32 内侧副韧带损伤的MR像

正常的内侧副韧带表现为从股骨内侧髁到胫骨内侧髁的连续低信号条带。在新发断裂患者，断裂部的血肿表现为高信号。

a：胫骨侧的连续性低信号细条带被股骨内侧髁的块状高信号中断。

b：在外力的作用下首先深层关节囊韧带断裂，其次浅层的内侧副韧带断裂，最后强大外力作用时交叉韧带断裂。

■ **MRI检查** 必检。内侧观察是否含深层的大范围的断裂，外侧观察是否存在关节囊、膝窝肌腱、股二头肌腱等大范围的断裂。重要的是注意观察有无合并交叉韧带和半月板的损伤。完全断裂的MRI在冠状位断层像表现为韧带的连续性消失、信号强度升高、相邻组织的水肿或血肿（图10-32）。

■ **治疗** 活动度轻时，常取保守治疗，活动度大时则手术治疗。

■ **韧带损伤的修复过程** 关于韧带损伤的修复过程，根据年龄、损伤部位及程度不同，不能一概而论，一般修复过程为炎症期（损伤的胶原纤维被巨噬细胞吞噬；周围毛细血管和成纤维细胞新生，肉芽组织生成），修复期（成纤维细胞增生产生大量胶原纤维、毛细血管减少），重建期（成纤维细胞、胶原纤维规则排列）

7 交叉韧带损伤

1 前交叉韧带损伤

前交叉韧带（anterior cruciate ligament, ACL）损伤多见于排球、篮球等高水平运动中，当膝轻度外翻状态下股骨外旋而胫骨内旋时发生。

■ **症状** 受伤后即刻出现剧烈疼痛，关节腔内出血肿胀，限制膝关节的活动。损伤后如果继续运动，由于不稳定原因有可能造成半月板和关节软骨的继发性损伤或关节病变。为预防继发性损伤，急性期过后建议进行韧带修复术。

■ **X线检查** 膝关节正侧位片，并加摄胫骨前拉位片。确认有无骨折以及膝向前方的活动度。

摄片法

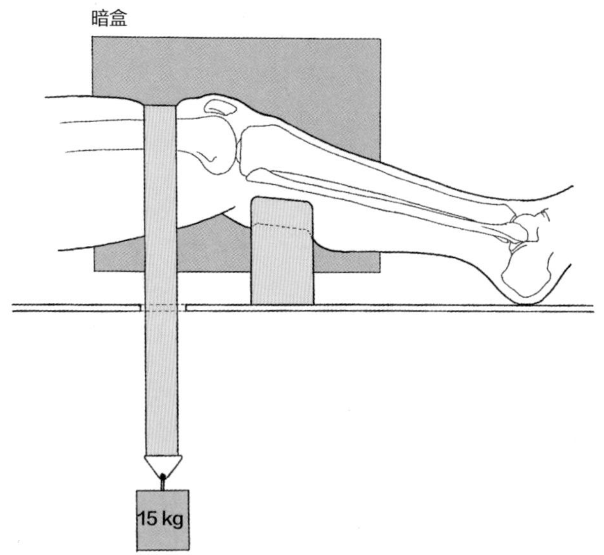

a. 强制摄片体位

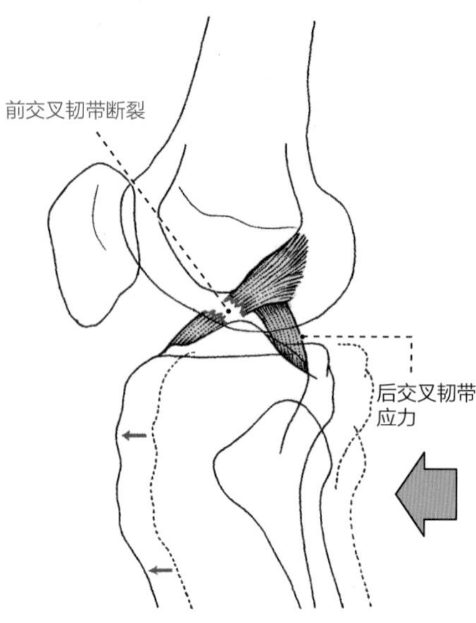

b. 前交叉韧带断裂的模式图

图10-33 强制性向前牵拉位摄片

a：采用水平X线摄片。

b：与健侧比较，胫骨相对于股骨的位置向前移位，提示前交叉韧带损伤。

膝关节正位片可以见到胫骨外侧髁中央有碎骨片，这称为塞贡（Segond）骨折，从单纯X线可以预测前交叉韧带损伤引起的骨折。塞贡骨折是前交叉韧带损伤合并外侧关节囊中1/3胫骨附着部发生撕脱的骨折，读片时不要遗漏骨折。

前拉位摄片是在屈膝20°体位胫骨近端用力向前牵拉时拍摄膝关节侧位片（图10-33）。必要时双侧摄片，与健侧比较判断关节稳定性。图10-34显示前交叉韧带损伤的X线计量方法。

■ **MRI检查** 用于判断正常前交叉韧带（图10-35）行走是否发生紊乱。T_2WI显示韧带断裂部呈稍高信号征象（图10-36）。MRI不仅可以判断损伤的部位和形态，也可确认是否合并半月板、关节软骨损伤以及有无骨挫伤。骨挫伤表现为急性外伤导致的骨髓浮肿性变化，在T_1WI为境界不清的低信号区，T_2WI为不规则的高信号区。伴有前交叉韧带损伤的骨挫伤多发生在股外侧髁中央附近及胫骨外侧髁后方（图10-37）。

2 后交叉韧带损伤

后交叉韧带（posterior cruciate ligament,PCL）损伤最多发生于交通事故，其次是运动创伤。前者多因汽车追尾事故突然撞击胫骨髁前面而造成损伤，后者多出现在跳跃后膝盖撞击地面或强制性的膝过伸而造成损伤。

■ **症状** 可见有膝部皮肤受损或膝窝中央部压痛，伤后可以伴有或不伴有血肿。关节血肿时发生肿胀，活动度受限，运动时疼痛。让患者仰卧位，屈膝90°从侧方观察膝关节，可以见到胫骨结节塌陷（sagging sign of tibia）。

■ **X线检查** 通常正侧位加屈膝90°后应力摄片（图10-38）。读片时确认有无骨折（后交叉韧带胫骨附着部撕脱性骨折等）。应力位摄片用于定量评价膝关节后方不稳定性，因为后交叉韧带断裂后，与健侧对比胫骨髁向后方移位。

■ **MRI检查** 用于判断后交叉韧带损伤的部位、形态及其关联关节软骨、半月板有无损伤，有无合并韧带损伤。矢状位片如发现后交

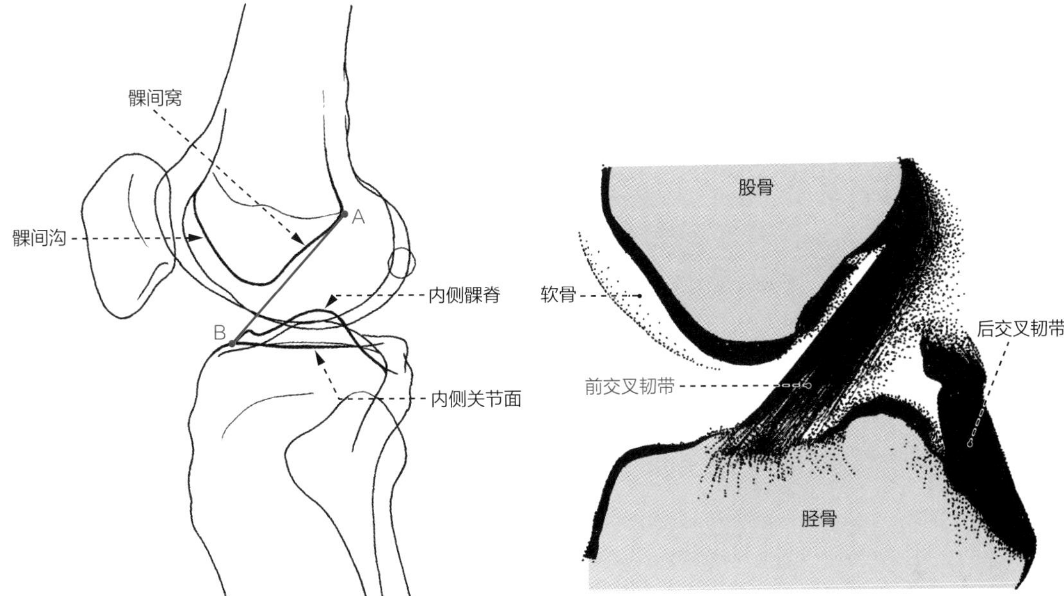

图10-34　膝前方不稳定测量

测量方法：首先在健侧X线片上髁间窝上缘（A）处画一小点作为基准点；然后将患侧X线片以髌面中央的纵沟（髁间沟）和髁间窝为标记与其重叠，画一小点；将内侧髁间脊与内侧关节面交汇点作为胫骨的基准点（B：髁间前区隆起的起始部）。计算两点间的距离并进行左右侧（健患侧）比较差值。这一距离相当于前交叉韧带起点和止点的距离，如果健患侧相差2 mm以上，是前交叉韧带损伤的有力证据。

图10-35　前交叉韧带正常MR矢状位T_2WI

正常前交叉韧带位于股骨外侧髁内侧面到胫骨髁间隆起之间，呈直线状低信号条带。这一条带是由多条纤维样阴影构成的，根据纤维样阴影的有无及其走向是否发生紊乱等诊断前交叉韧带断裂。

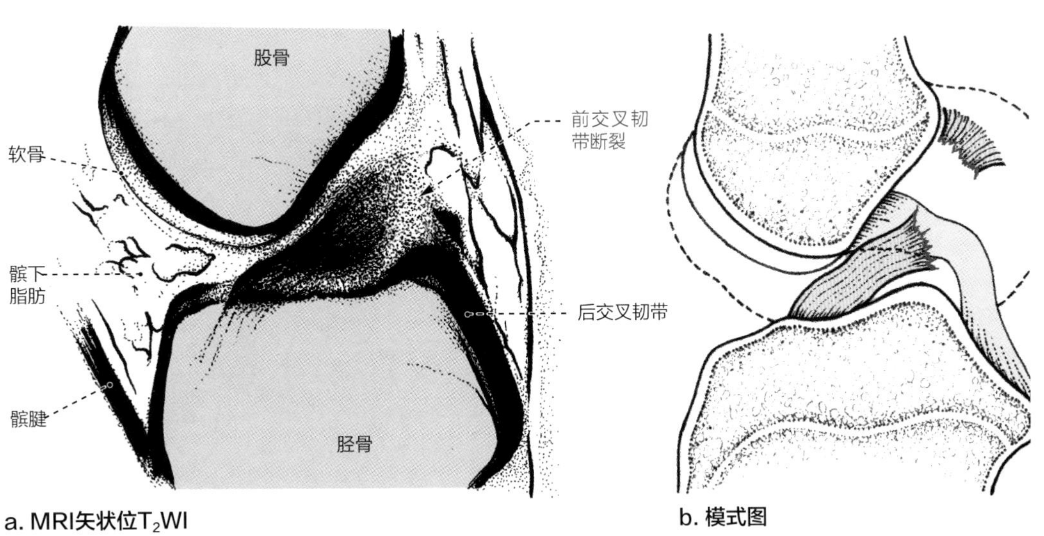

a. MRI矢状位T_2WI　　b. 模式图

图10-36　前交叉韧带断裂的MR像

前交叉韧带在胫骨起始部正常，韧带实质部逐渐扩大，到股骨端时连续性中断。韧带断裂部信号增强（异常信号），原因为出血、水肿（出血时氧合血红蛋白引起水分增多，T_2WI呈轻度高信号）。

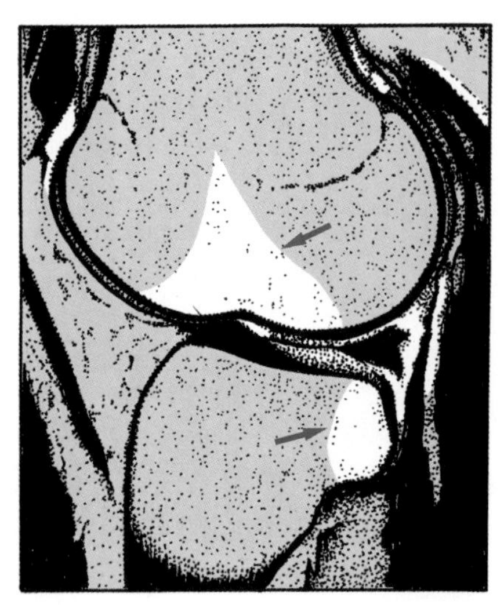

图10-37 前交叉韧带损伤伴骨挫伤的MR矢状位T_2WI

骨挫伤（bone bruise）表现为前交叉韧带损伤合并骨内出血、水肿、骨小梁骨折，T_1WI呈低信号，T_2WI呈高信号，多发生于股外侧髁中央和胫骨外侧髁后方（箭头）。

叉韧带行走的连续性消失，即可判断有断裂（图10-39，图10-40）。

■ **治疗** 前交叉韧带损伤保守治疗治愈率低，年轻患者或高龄但日常生活受限时可采用韧带重建术。单纯后交叉韧带损伤很少引起日常生活和运动的不稳定问题，一般采用股四头肌肌力训练作为保守治疗方法，外侧副韧带或前交叉韧带等复合性韧带损伤时需外科治疗。

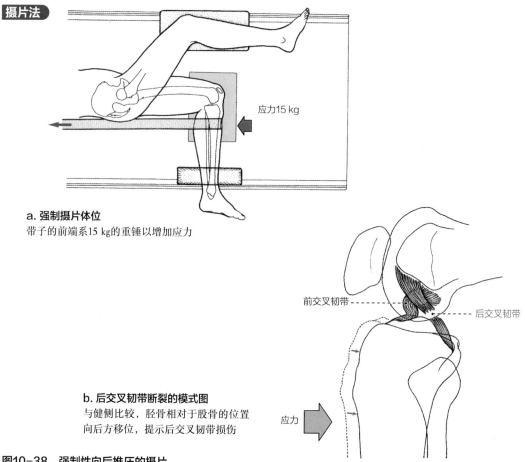

摄片法

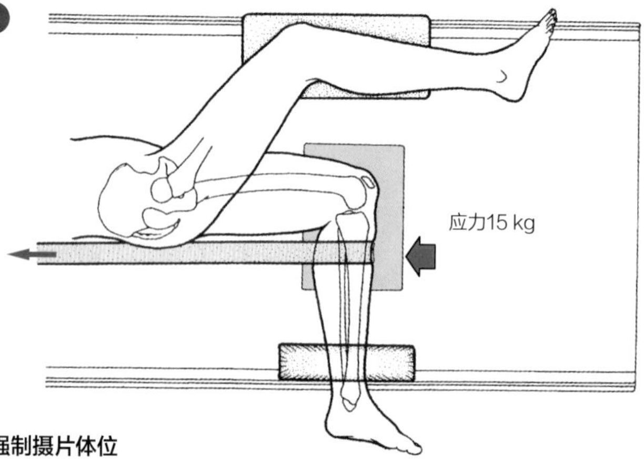

a. 强制摄片体位

带子的前端系15 kg的重锤以增加应力

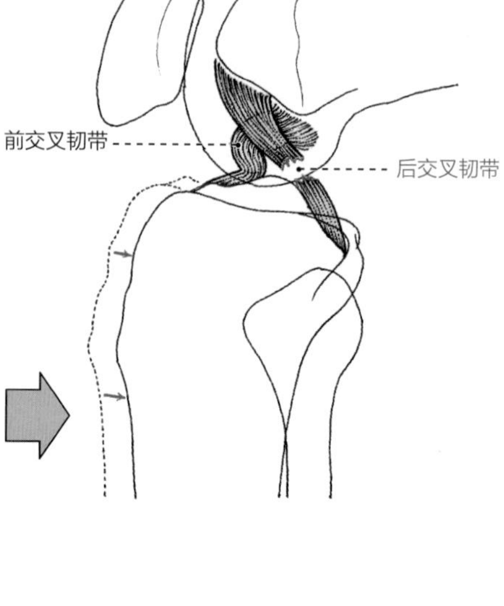

b. 后交叉韧带断裂的模式图

与健侧比较，胫骨相对于股骨的位置向后方移位，提示后交叉韧带损伤

图10-38 强制性向后推压的摄片

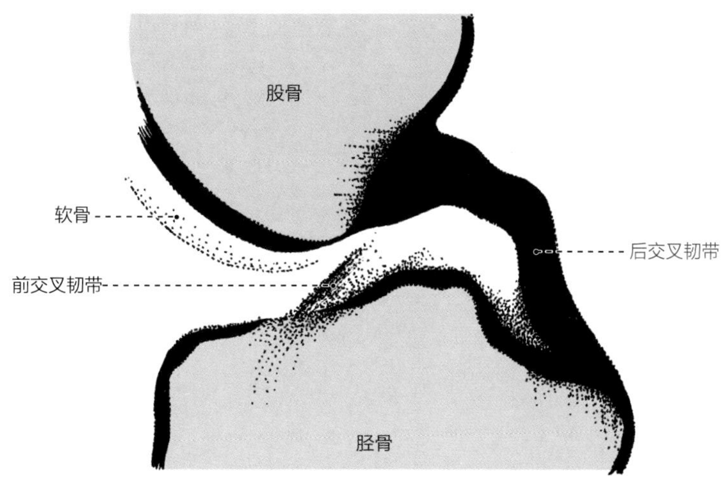

图10-39 后交叉韧带的正常MR矢状位T_2WI（膝伸展位）

正常后交叉韧带位于股骨内侧髁的外侧面到胫骨后面，伸膝时松弛呈弧形，见不到韧带内的纤维样阴影呈均匀一致的低信号区，当其行走方向无明确的连续性时，可以诊断后交叉韧带断裂。

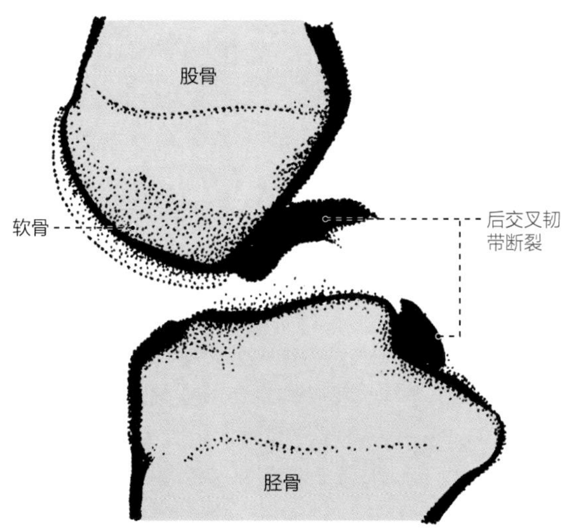

a. MR矢状位T_2WI
后交叉韧带的连续性中断

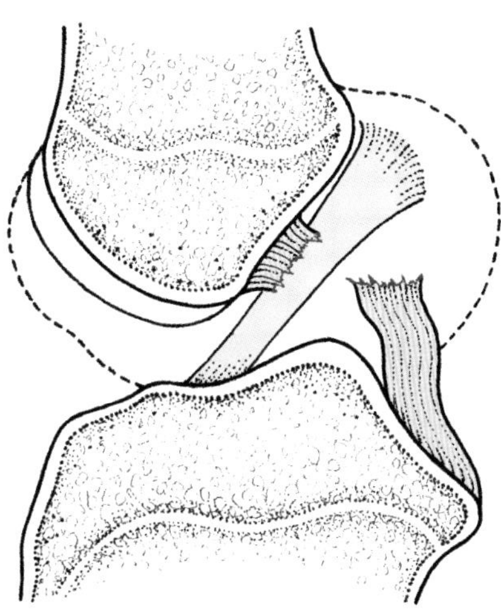

b. 模式图

图10-40 后交叉韧带损伤的MR像

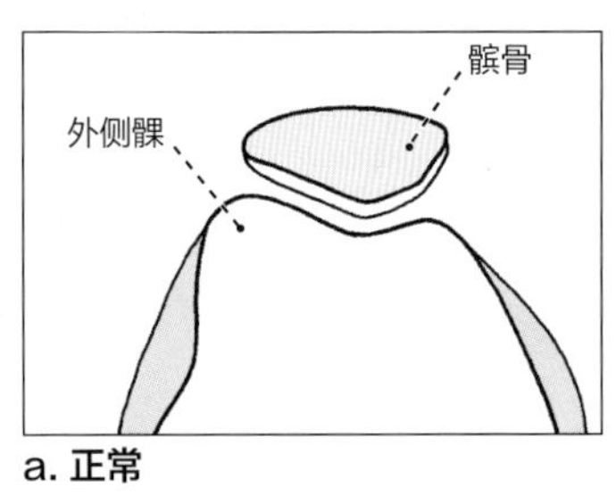

a. 正常

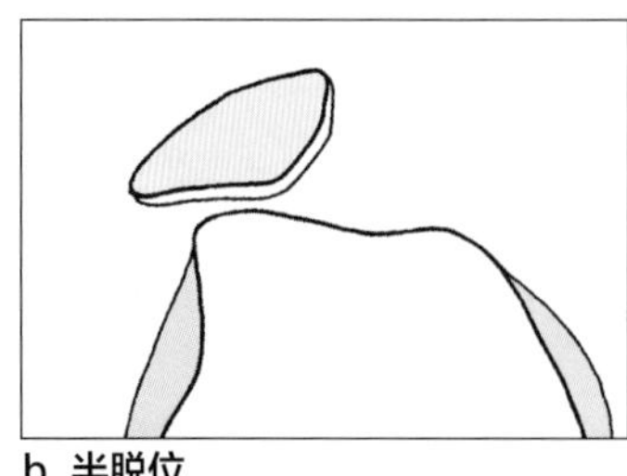
b. 半脱位

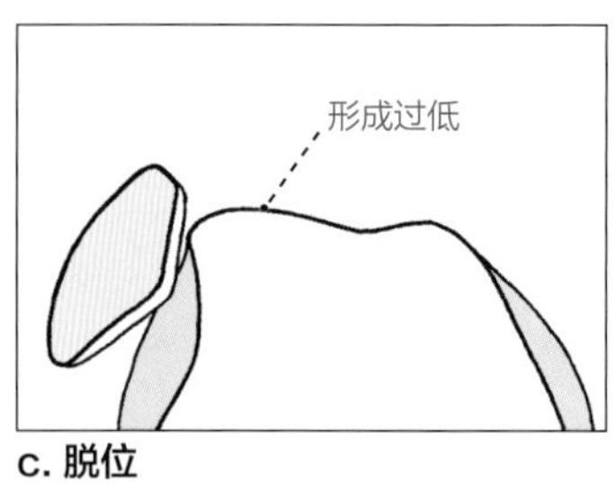

c. 脱位

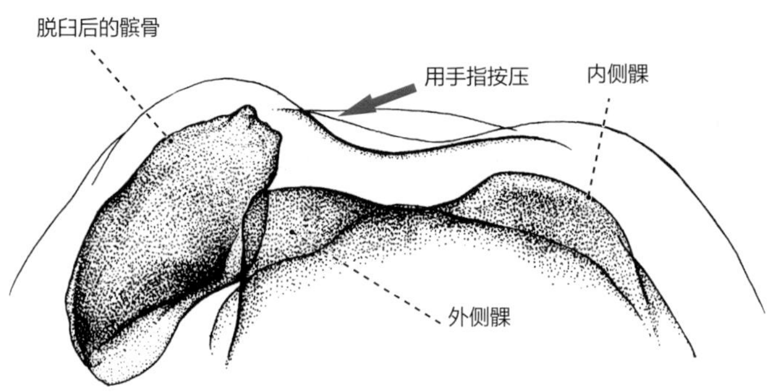

d. 髌骨脱位的X线表现（30° 屈膝位）
怀疑有髌骨脱位时，用手指将髌骨向外侧按压摄片，可以诊断脱位

图10-41　髌骨脱位、半脱位

屈膝时髌骨向股外侧髁方向偏移，称为外侧半脱位。如果完全偏移越过外侧髁时，称为外侧脱位。在髌骨半脱位或脱位中，通常可见到股外侧髁形成过低。

8　髌骨脱位、半脱位，髌骨软化症

1　髌骨脱位

屈膝时髌骨向外侧移位，当髌骨软骨面中央隆起越过股外侧髁，移位至股骨的外侧时，称为髌骨脱位；若没有越过外侧髁，称为半脱位（图10-41）。

髌骨脱位有以下几种类型：

（1）永久性髌骨脱位（permanent dislocation）：与膝关节肢体位无关，髌骨经常处于外侧脱位。多为先天性，罕见。

（2）习惯性髌骨脱位（habitual dislocation）：当膝关节屈曲时髌骨向外侧脱位，膝伸展时没有脱位。多为先天性，罕见。

（3）反复性髌骨脱位（recurrent dislocation）：通常不脱位，数次击打后容易发生脱位，也很容易复位，脱位反复发生，频次非常高。

■ **关于反复性脱位**　频繁发生反复脱位是必须处理的问题。髌骨向外侧移位的原因主要有股四头肌异常、股骨髁发育不良、膝外翻和胫骨结节外侧偏位造成的Q角增大（图10-42）、髌骨高位症以及全身关节松弛等多种因素。

首次脱位多由外力所致，即使无外力作用，在膝轻度屈曲、小腿外旋位等特殊体位时也会发生脱位。脱位后可引发关节腔内出血或合并软骨骨折（图10-45）。复位虽然容易，但是受伤时有内侧关节囊损伤，不及时处理，久而久之内侧松弛引起反复脱位。反复性脱位患者表现为髌骨常偏离于外侧并有浮髌症状。

■ **症状**　髌骨内侧疼痛，髌骨向外侧偏离的活动度增加。

■ **X线检查**　髌骨轴位摄片有助于习惯性脱

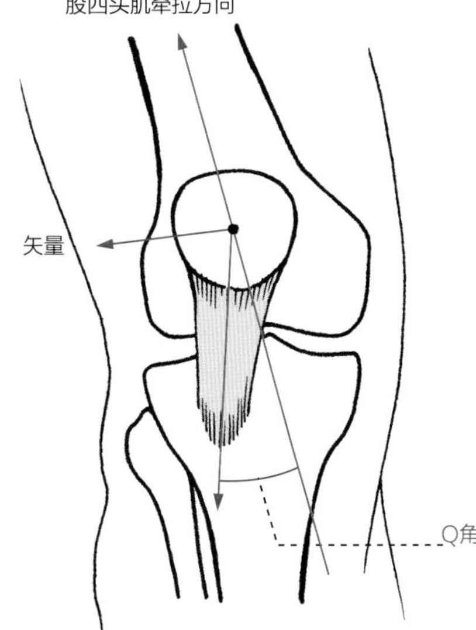

图10-42　Q角（quadriceps angle）

Q角反映了髌股关节的轴线。股四头肌牵拉方向和髌腱构成的角度，临床上髂前上棘和髌骨中心的连线与胫骨结节的中心和髌骨中心的连线所构成的角度。正常约15°，大于15° 为异常。在习惯性脱位、半脱位、髌骨软化症患者，由于膝外翻和胫骨结节外偏位，致使Q角增大。

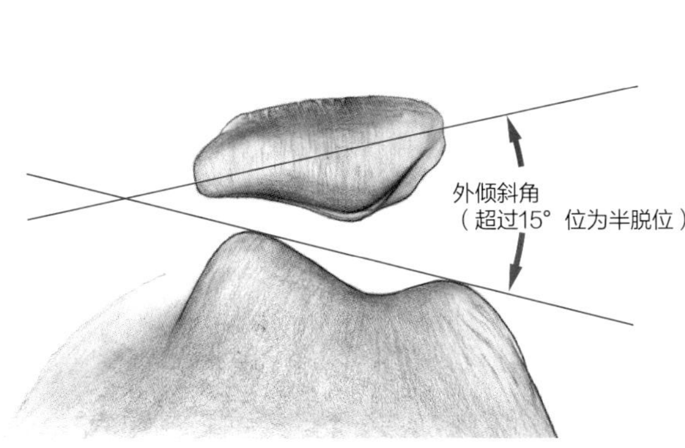

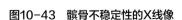

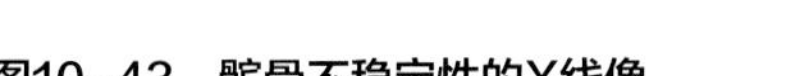
a. 髌骨倾斜角增大（30° 屈膝位）

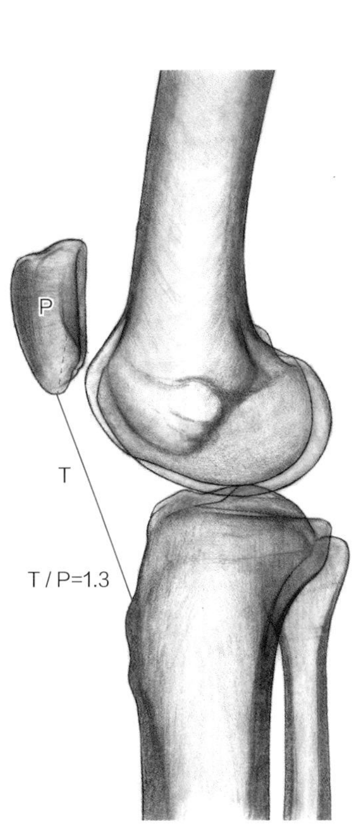

b. 髌骨高位症

图10-43　髌骨不稳定性的X线像

容易发生髌骨半脱位患者采用髌骨轴位片可见到髌骨倾斜角增大，侧位片可以确认髌骨高位症，髌骨高位（patella alta）是指髌骨位置异常，髌骨位置更靠近近端。

a：髌骨高位症患者髌股关节的适应性差，外倾斜角增大，超过15° 时考虑半脱位。

b：正常腱髌比（tendon patelle, T/P）为1，超过1.2为髌骨高位症。

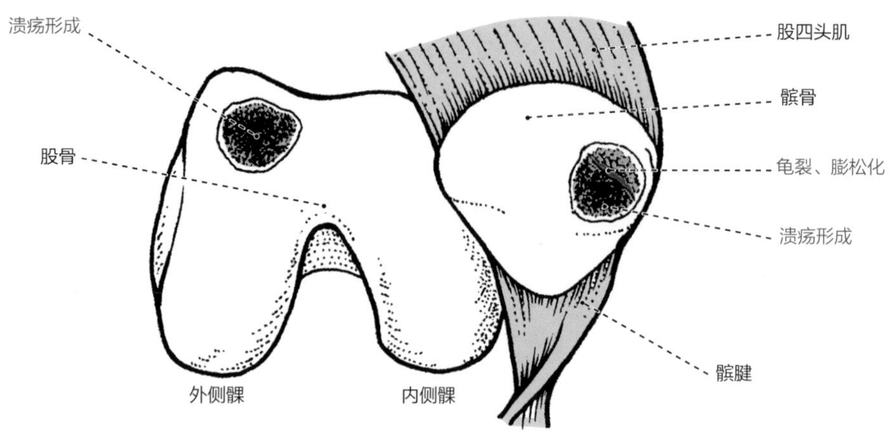

图10-44 髌骨软化症

髌骨的关节软骨其膨松化的表面发生龟裂，引起疼痛或膝打软，因髌骨不稳定引起焦虑、异样感觉、脱臼感等症状。多见于20岁左右的年轻人。

位、半脱位和髌骨软化症的诊断。屈膝30° 时可以见到髌骨向外侧方倾斜角（tilting angle）和偏位（lateral shift）（图10-43a）。膝关节正侧位片可见到髌骨高位。髌骨高位症的X线计量方法是髌骨的长径和髌腱的长度比（tendon patella比，T/P比）（图10-43b），但最能体现髌骨不稳定性的为膝伸展位，因股四头肌收缩，不稳定性增强。

2 髌骨半脱位

髌骨半脱位（subluxation）是髌骨外置稍稍偏于外侧，并有上浮症状。虽然没有脱位，由于髌骨外侧偏位不稳定容易遭受损伤，今后一旦有外力撞击就会发生脱位，并逐渐发展成反复性脱位。

■ **X线检查** 同（1）。

3 髌骨软化症

髌骨软化症（chondramalacia patellae）是髌骨软骨发生软化、膨化、龟裂、剥离的一种疾病（图10-44）。运动或上下楼时髌骨承受压力引起疼痛。其原因包括髌骨形态异常、髌骨外侧偏移（半脱位）导致髌股关节不适应、运动导致的过用、力学负荷异常等。

■ **X线检查** 同（1）。

■ **其他检查法** 髌骨软化症的软骨病变采用造影剂和空气关节双重造影法或双重造影CT可以帮助诊断，确诊需要进行关节镜检查。

■ **治疗** 习惯性髌骨半脱位行胫骨粗隆内移术（Q角减少术），髌骨软化症行髌骨软骨病变部分的软骨切除术、前移术等。

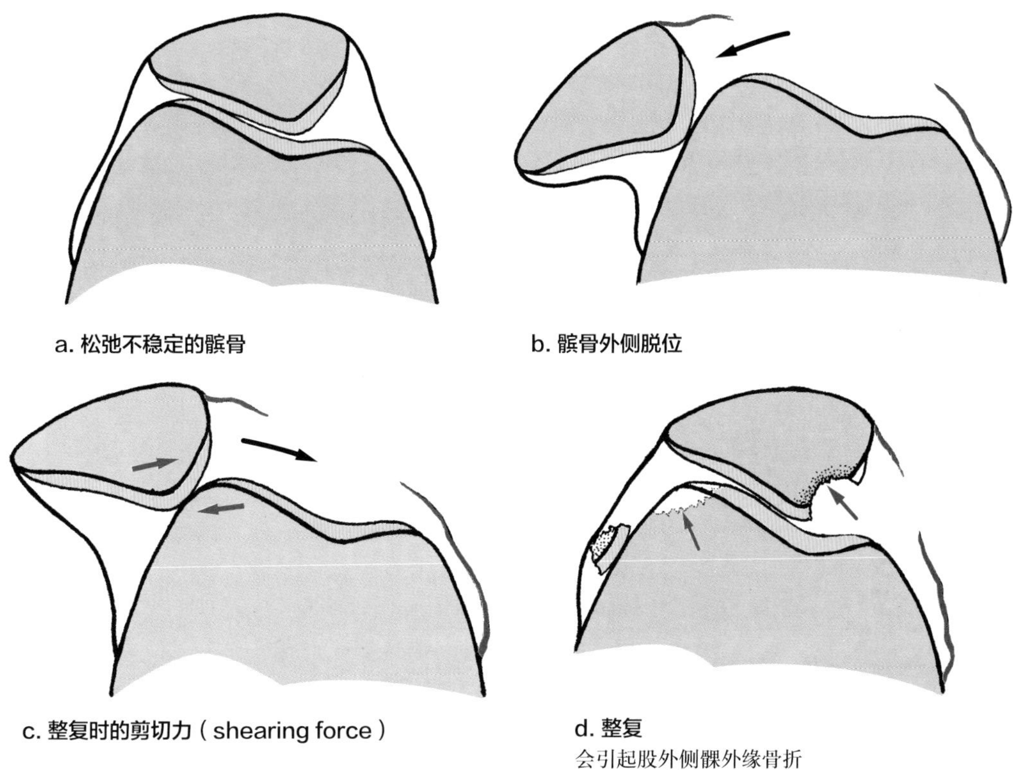

图10-45　撕脱性骨软骨骨折的发生机制

有外侧脱位的髌骨会因股四头肌的收缩而自然整复，髌骨关节面碰撞到股骨外侧髁，其剪切力造成骨软骨骨折。外侧髁也会发生骨软骨骨折。

9 撕脱性骨软骨骨折

运动中剧烈的膝外翻和小腿外旋容易发生髌骨向外侧脱位，对应性股四头肌急剧收缩使髌骨快速复位。此时髌骨的内侧缘与股骨外侧髁发生碰撞，由于剪切力的作用使得髌骨内侧缘到中央髁间隆起的关节软骨面发生软骨下骨折和股骨外侧髁外缘骨折（图10-45），称为撕脱性骨软骨骨折（tangential osteochondral fracture）。髌骨脱臼自然复位时感觉膝关节内有碎裂感和疼痛，如果关节内出血表现为膝关节的明显肿胀。

发生骨折时可见到膝外翻、Q角增大等下肢畸形，髌骨松弛的女性（10~20岁）极易发生骨折。

■ **X线检查**　膝关节正侧位片，追加双斜位、屈膝（30°、60°、90°）轴位和髁间窝摄片，可以从不同的角度检查髌骨关节面或股骨外侧髁外缘有无骨缺损和游离骨片。30°屈膝位的X线片显示，髌骨稍偏外移位，从中央嵴到内侧关节面不平整，有薄薄的游离骨片等。

■ **MRI检查**　横断面图像可明确股骨和髌骨的关系。软骨骨折时可见髌骨内侧关节面和股骨外侧关节面骨挫伤（bone bruise），髌骨内侧有撕脱、游离骨片。骨挫伤表现为骨内出血、水肿、骨小梁骨折。T_1WI呈低信号，T_2WI呈高信号，确诊需行关节镜检查。

根据关节镜检查明确诊断。

■ **治疗**　软骨骨片的软骨下骨组织小时可取出骨片，大时行修复后固定。髌骨脱臼时引起的撕脱性软骨骨折，患者往往本来就存在关节松弛、下肢不对称，对此应追加手术治疗（减少Q角的胫骨粗隆内移术）。

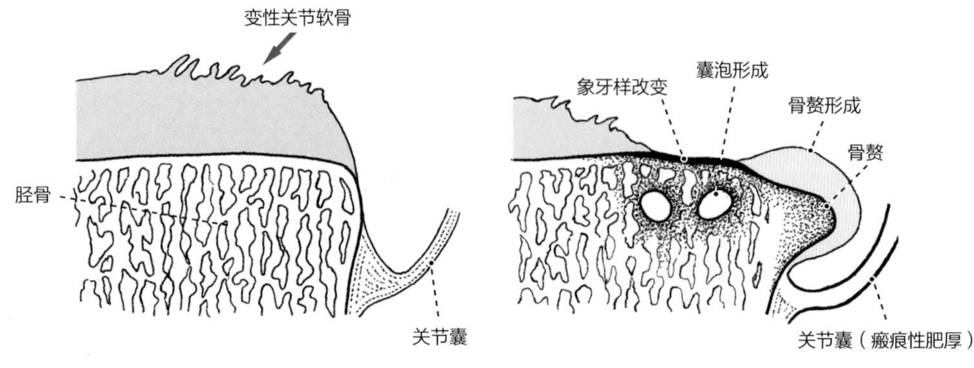

a. 早期

b. 晚期

图10-46　退行性膝关节病的组织学变化

退行性膝关节病是关节软骨的退行性病变，因过度磨损引起。最早的为关节软骨欠光滑，其表面可见纤维化和龟裂。然后软骨剥离，软骨下骨组织暴露。咬合面露出的骨面呈现关节化，骨面变肥厚、致密有光泽，该过程称为象牙化。同时，关节边缘软骨细胞增生，软骨赘形成，软骨赘骨化形成骨赘。此外，象牙化骨面下囊肿形成，这些变化引起关节痛，关节运动受限。

10　退行性膝关节病

退行性膝关节病（osteoarthritis of the knee）是关节软骨或骨骼等关节结构发生退行性变化或增生性改变的疾病，好发于中老年女性。易患本病的患者多因膝内翻伴肥胖，关节承担过重的负荷或膝关节周围肌力不平衡等生物力学因素导致软骨病变的进展，软骨的退行性变为进展性，随着年龄增加膝关节呈现重度的内翻畸形和屈曲挛缩（图10-47）。

■ 症状　关节痛为主，多在活动开始时出现疼痛。随着病变的进展，膝内翻变形增加，限制了膝关节的完全性伸展和屈曲。在关节软骨磨损导致内侧副韧带相对松弛的患者，负重时内翻变形增加，向外侧的不稳定性显现。

■ X线检查　膝关节正侧位片及髌骨轴位片。为了解关节软骨的磨损状态，采取单腿站立位拍摄正位片（图10-48）。有内翻变形的关节，胫骨关节面存在内侧和后方软骨磨损，15°~20°屈曲负重时股骨内侧髁后方正好压在这一磨损部位（图10-49），此时拍正位片可以通过关节间隙的狭窄程度间接地评估关节软骨的磨损程度。完全屈曲挛缩的患者，负重时股骨内侧髁的后方正好落在对应的胫骨关节面上，可以保持这种状态摄片。

X线片可观察到关节软骨磨损伴有关节间隙狭窄、半脱位、软骨下高密度影、骨刺以及关节内游离体等（图10-51），病变严重者可见到髌股关节间隙狭窄。根据单腿站立位拍摄的整个下肢的X线片，计算其股骨轴和胫骨轴构成的角度（FTA）或下肢功能轴（mechanical axis，也称Mikulicz线），来评价负重的偏移及退行性变部位。退行性变偏于股胫关节内侧属于内侧型关节病，偏于外侧属于外侧型关节病（图10-52）。

■ MRI检查　MRI可用于关节软骨、软骨下骨、骨髓内改变的诊断。随着退行性病变的进展，T_2WI示软骨缺损，半月板消失，软骨下骨髓部分广泛低信号，囊肿形成。

■ 治疗　退行性膝关节病发病早期采用保守治疗，包括增强股四头肌和预防关节挛缩的运动治疗，局部温热治疗，楔形足底支具、膝外翻支具等支具治疗，药物治疗等。进展期患者根据年龄和X线改变实施关节镜下创面清除术、胫骨高位截肢术、人工膝关节置换术或单髁置换术等手术治疗。

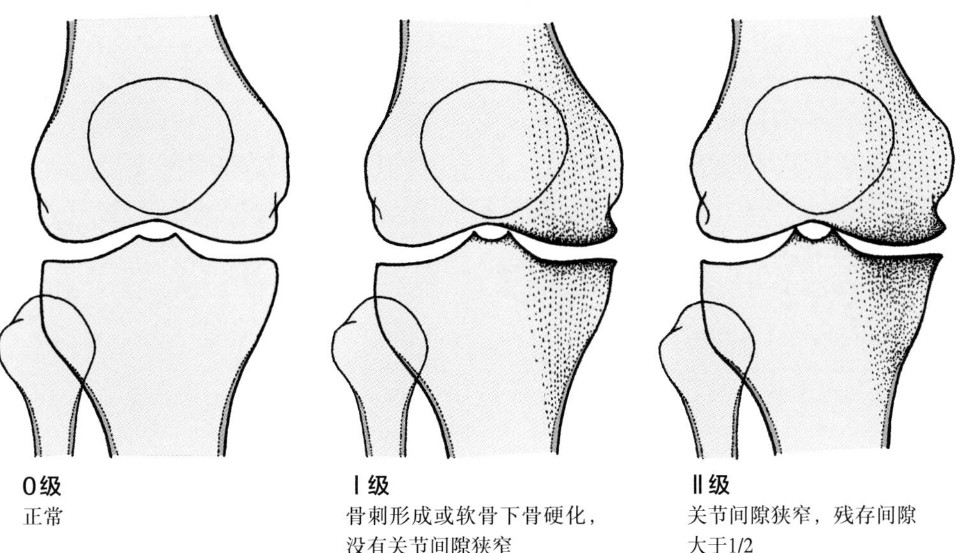

0级
正常

Ⅰ级
骨刺形成或软骨下骨硬化，没有关节间隙狭窄

Ⅱ级
关节间隙狭窄，残存间隙大于1/2

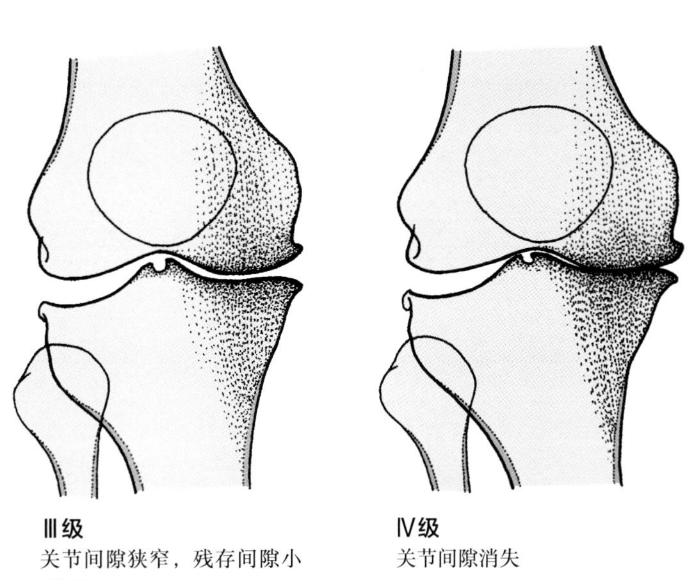

Ⅲ级
关节间隙狭窄，残存间隙小于1/2

Ⅳ级
关节间隙消失

图10-47 退行性膝关节病的病期分级

关节软骨、骨等退行性病变*和增生性病变同时进展，引起关节变形。根据关节软骨的磨损程度判断关节间隙的狭窄程度，病期分为I~IV级。随病程的发展出现步行疼痛和爬楼梯疼痛的频率增加，进而引起盘腿端坐、下蹲、上下楼梯、由椅子站起等ADL障碍。

*退行性病变：细胞内物质代谢障碍、细胞死亡等，细胞及组织结构的改变过程的总称。

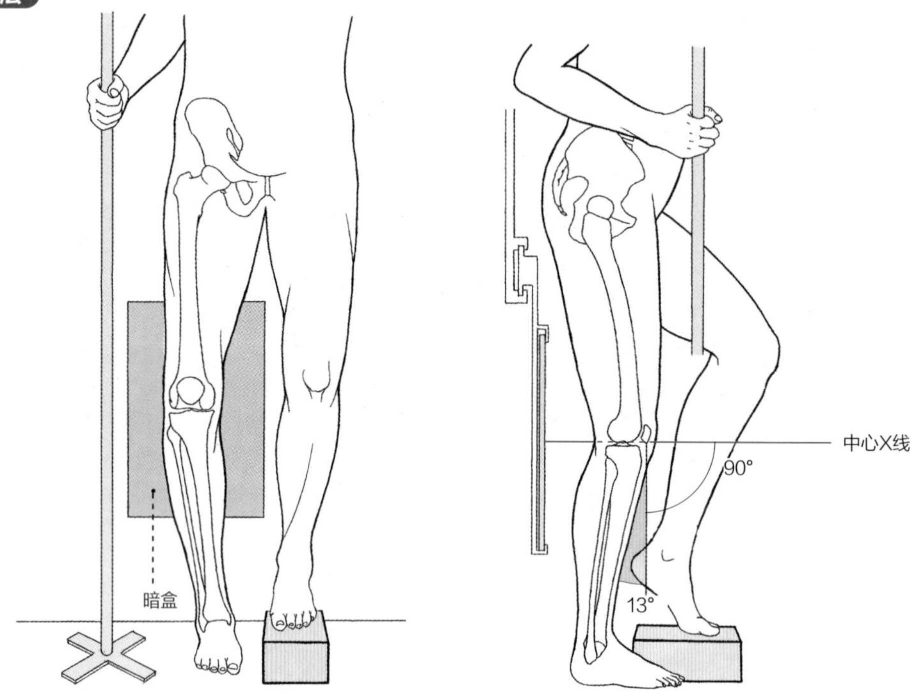

图10-48 单腿站立正位片

单腿站立正位片在屈膝15°~20° 时拍摄，能够清楚地观察到关节软骨变性磨损的程度。请参考Rosenberg摄片（图10-50）。

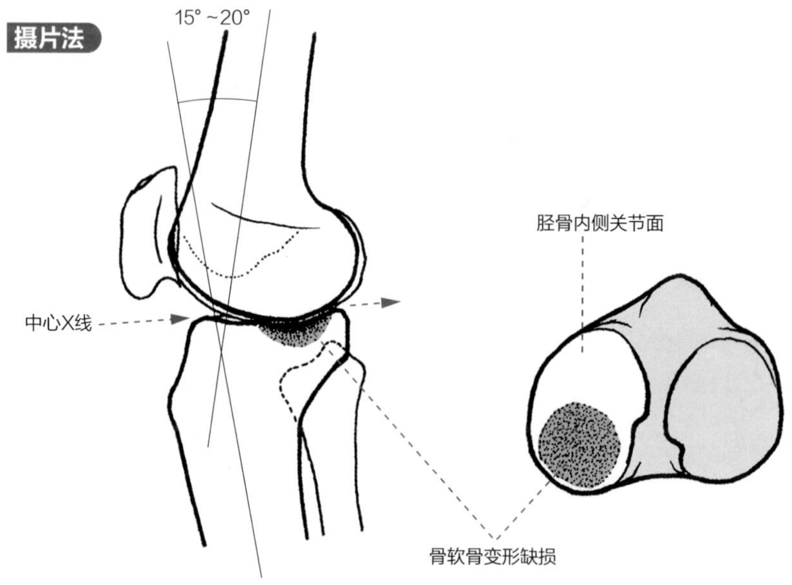

图10-49 单腿站立正位摄片的原理

关节软骨变性磨损通常以胫骨负重关节面的内侧后方较为显著。屈膝15° ~20° 位时体重负荷位于股内侧髁后方，正对于胫骨内侧后方，引起该部软骨缺损。在这一体位摄片时，容易观察关节间隙狭窄来判断关节软骨变性磨损的程度。

摄片法

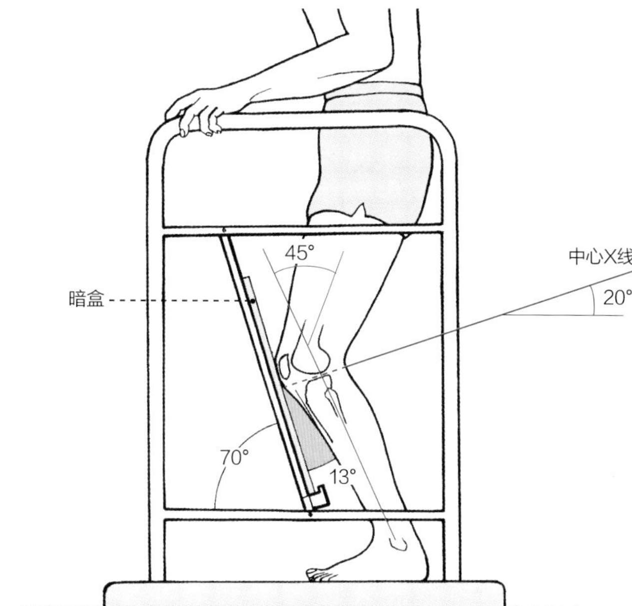

图10-50 Rosenberg摄片法

Rosenberg于1988年提出的在立位屈膝45°时从后面拍摄的方法。与以往立位伸膝正位片比较，能够敏锐地评价软骨变性导致的关节间隙变化。由于能明显显示步行立位相股胫关节的接触区域，特别当骨骼还没有明显变化时，这种摄片法能观察到膝关节病早期软骨变性磨损，被认为是早期病变的评价方法。

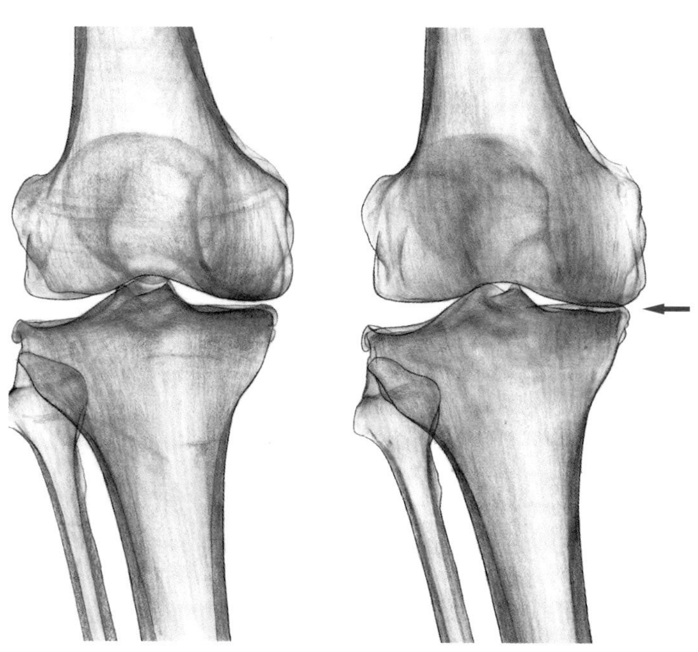

a. 卧位　b. 立位

图10-51 退行性膝关节病的X线像

与卧位比较，立位时关节间隙明显狭窄（箭头），可以了解软骨磨损状态。

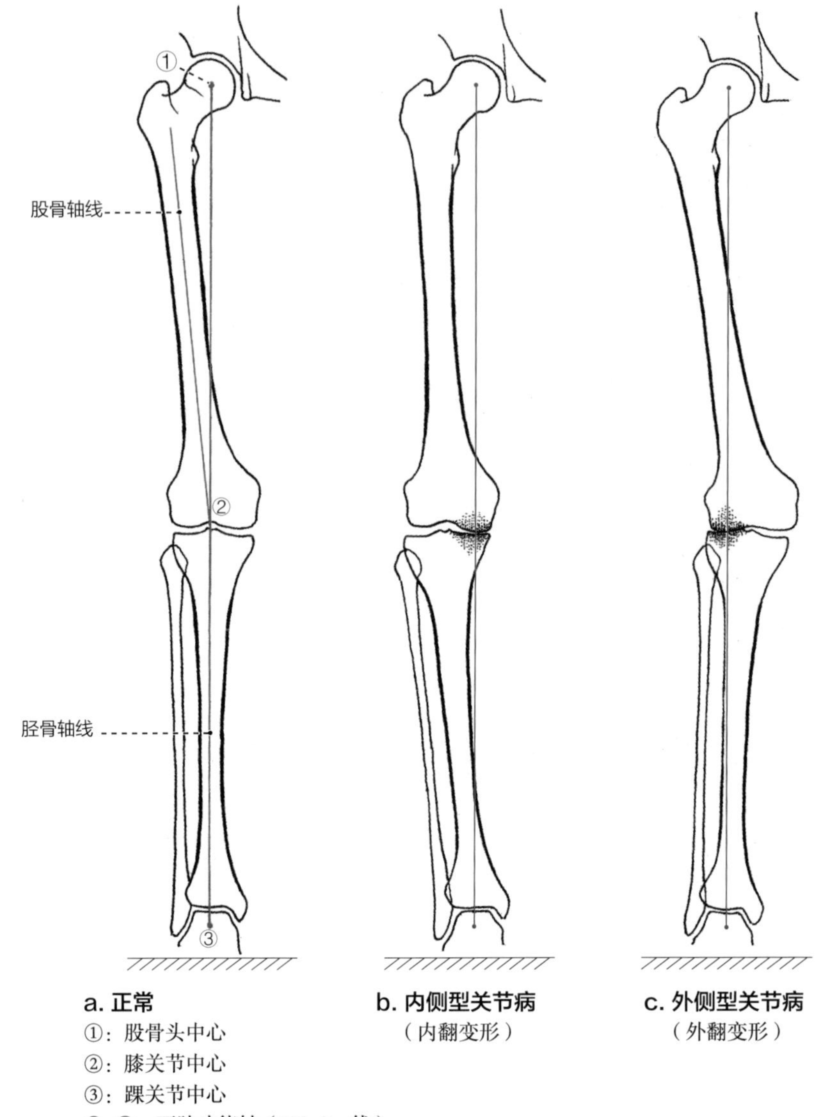

a. 正常
①：股骨头中心
②：膝关节中心
③：踝关节中心
①~③：下肢功能轴（Mikulicz线）

b. 内侧型关节病
（内翻变形）

c. 外侧型关节病
（外翻变形）

图10-52 退行性膝关节病的下肢轴线（单腿站立位）

冠状面上相对于股骨轴而言，胫骨轴变形分为内翻变形（varus deformity）和外翻变形（vaglus deformity）。

11 髌股关节病

退行性膝关节病中髌股关节病变为多见，是无明显股胫关节间隙狭窄的特殊类型的髌股关节病（patellofemoral osteoarthritis）。分为原因不明的原发性病变和髌骨骨折或脱臼等外伤所致的继发性病变。本病在上下坡道或台阶、做下蹲等髌股负荷加重动作时出现疼痛。

■ **X线检查** 在髌骨轴位片可见到髌骨移位（几乎都是外侧移位）、关节间隙变窄、软骨下骨密度增高、骨刺形成等（图10-53）。

12 膝关节特发性骨坏死

膝关节特发性骨坏死（idiopathic osteonecrosis of the knee joint）主要发生在股内侧髁负重部的骨坏死，无任何诱因的突然出现的剧烈疼痛，病因不明，50岁以上女性多见。

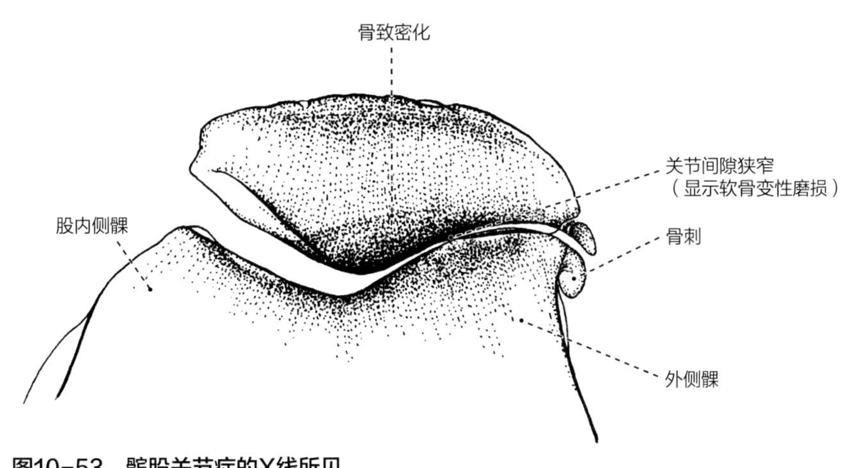

图10-53 髌股关节症的X线所见

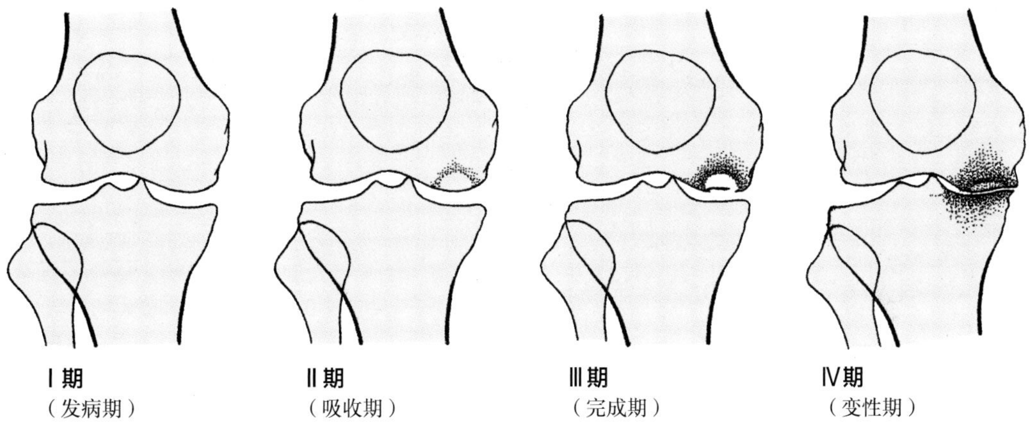

图10-54 膝关节特发性骨坏死的病期

X线表现分为从无明显变化的Ⅰ期到有典型的退行性关节病表现的Ⅳ期。进展后表现为内外翻变形。

本病分为无明确原因的原发性病变和继发于其他疾病的继发性病变，如胶原性疾病和长期大量使用激素等。

■ **症状** 逐渐发生的膝关节痛，特别是诉休息痛、夜间痛。严重时可突发剧烈疼痛。

■ **X线检查** 单腿站立位正侧位摄片。

根据X线片表现坏死病变可以分为Ⅰ~Ⅳ期（图10-54）。

发病早期患者主诉剧烈疼痛，X线未见异常（Ⅰ期：发病期）；此后股内侧髁负重面出现骨吸收征象，进而其周围出现骨密度增加（Ⅱ期：吸收期）；负重面凹陷形成、板状钙化（Ⅲ期：完成期，图10-55）；随着病程进展，关节间隙变窄、骨刺形成，逐渐发展成退行性膝关节病（Ⅳ期：变性期）。

■ **MRI检查** X线无异常的早期诊断依靠MRI检查。MRI骨坏死在T_1WI和T_2WI均显示低信号影。

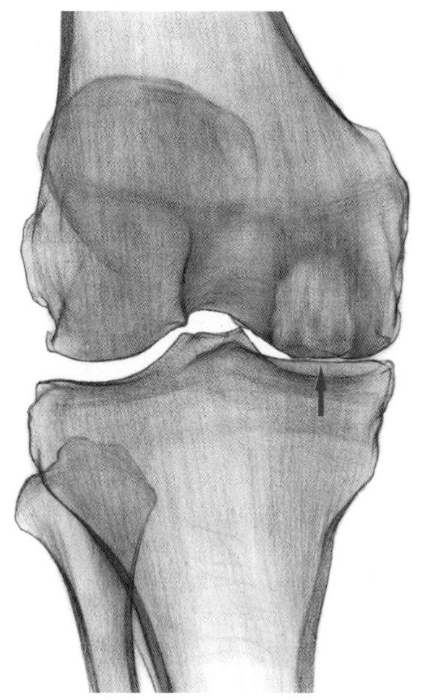

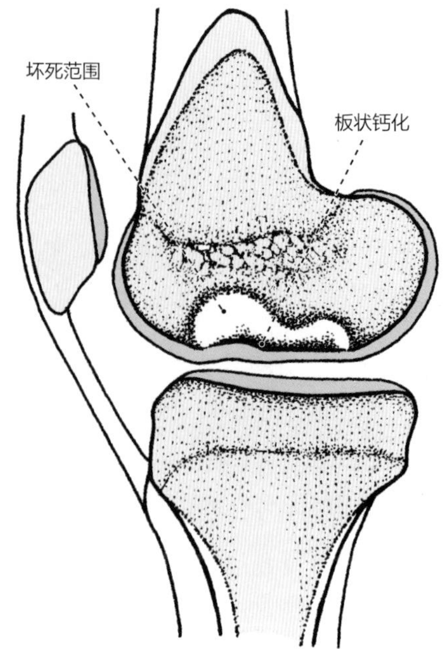

a. X线片　　b. 侧位模式图

图10-55 膝关节特发性骨坏死（Ⅲ期）的X线像

内侧髁承重部的骨吸收像被骨致密阴影所包围，关节面凹陷，表面呈板状钙化（calcified plate, a箭头）。

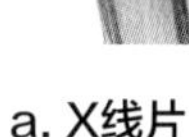

13 神经病性关节病、类固醇关节病

1 神经病性关节病

神经病性关节病（neuropathic arthropathy）在脊髓结核、脊髓空洞症、糖尿病周围神经炎、先天性无痛症等感觉障碍基础上，加之过度或剧烈的关节运动造成关节破坏和变形的疾病。也称为夏科（Charcot）关节。

本病的特征是关节肿胀或变形明显而疼痛相对较轻，X线上可见到明显的关节破坏征象。好发于髋关节、膝关节、踝关节等，膝关节最容易受累。

■ **X线检查**　典型的X线表现为伴骨密度增高的关节面破坏和增生样改变（图10-56a）。但是关节面塌陷和碎骨片不只是本病的特征，类固醇关节病也常见到。

2 类固醇关节病

类固醇关节病是关节腔内注射类固醇激素后导致关节软骨消失和软骨下骨严重破坏的一种疾病。膝关节的发病率最高，好发于胫骨侧。

■ **X线检查**　可见到胫骨内侧显著变形和断裂的碎片（图10-56b）。

14 滑膜性骨软骨瘤

滑膜性骨软骨瘤（synovial osteochondromatosis）是滑膜组织内未分化细胞化生为软骨细胞并形成软骨瘤的一种疾病。多发病灶形成钙化或骨化。肿瘤由滑膜突入关节腔内，有细蒂与滑膜相连，蒂内有血管供应血液，成熟后脱落成为游离体。

发病多见于10岁以后的男女，无特别诱因的膝关节慢性肿胀和疼痛，有游离体时会出现嵌顿症状。

■ **X线检查**　如果有钙化，单纯X线检查可见到浅斑状阴影（图10-57）。无钙化或骨化的软骨瘤（chondromatosis）需要依靠MRI检查确诊，可见到滑膜或滑液中斑点状低信号区。

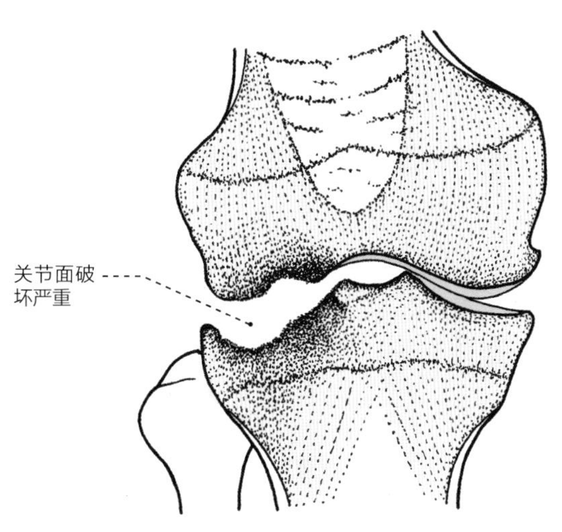

a. 神经病性关节病

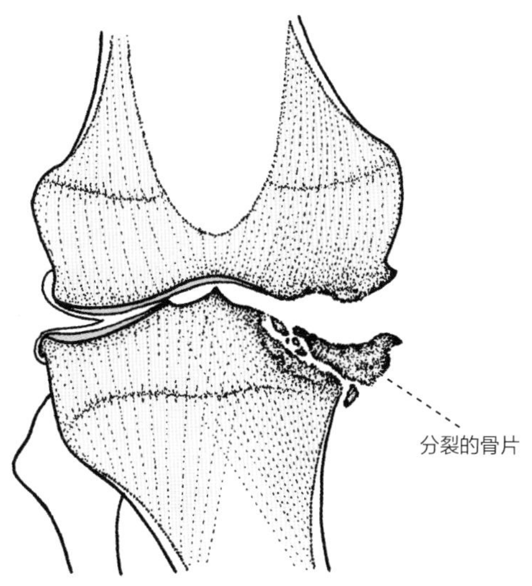

b. 类固醇关节病

图10-56 神经病性关节病、类固醇关节病

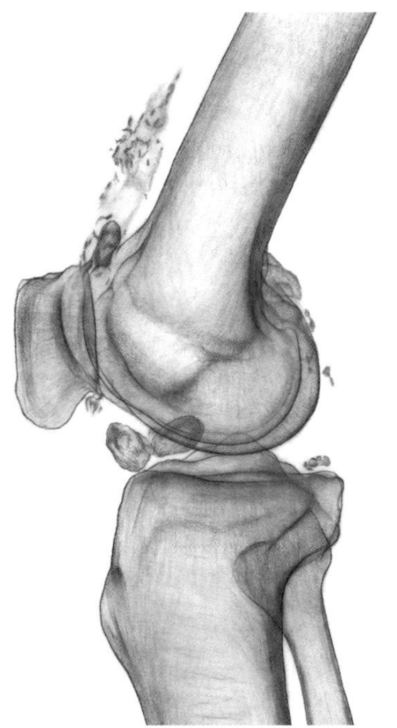

a. X线片

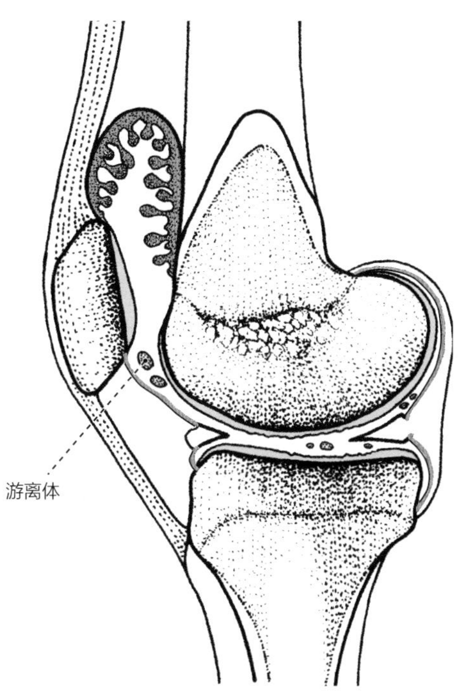

b. 模式图

图10-57 滑膜性骨软骨瘤

滑膜内化生形成软骨的多个息肉样突起。

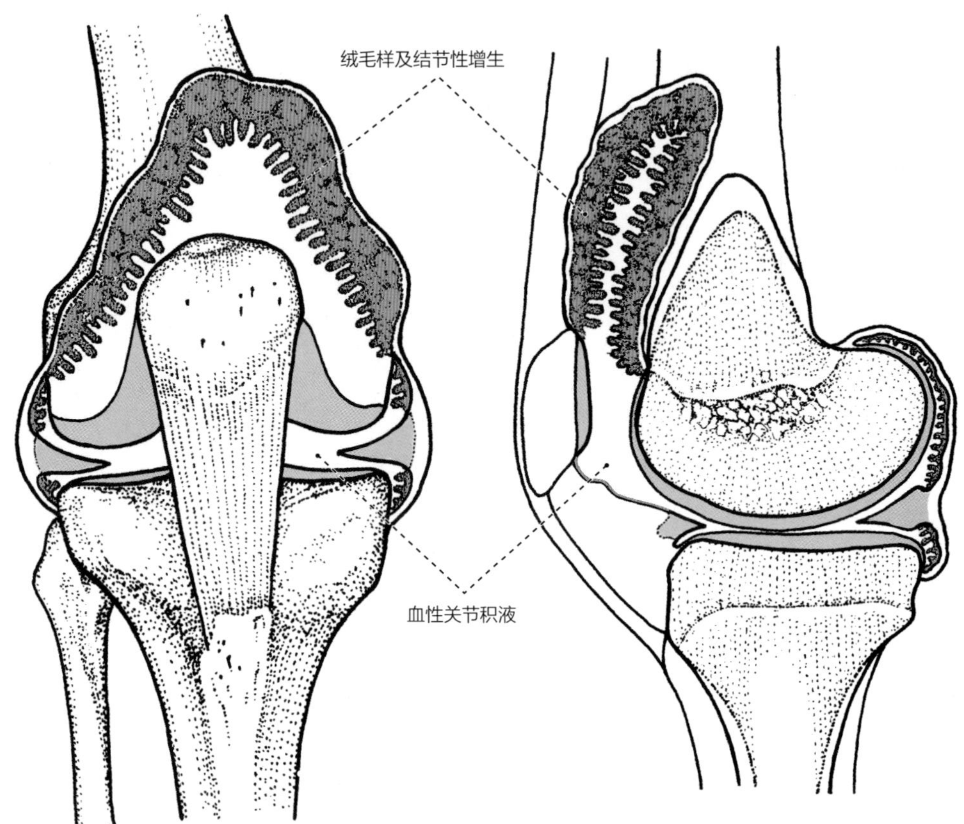

图10-58 色素绒毛结节性滑膜炎

弥漫性关节内色素绒毛结节性滑膜炎可见到血性关节积液，滑膜显著增生以及黄褐色色素沉积的大绒毛或圆形结节。组织病理学检查在滑膜细胞和纤维组织中可见巨核细胞和淋巴细胞浸润，血色素沉积。

15 色素绒毛结节性滑膜炎

色素绒毛结节性滑膜炎（pigmented villonodular synivitis, PVS）是由滑膜发生的肿瘤性病变，伴有大绒毛的黄褐色结节性病变在关节腔内增生。病因不明。病灶反复出血的同时关节腔内弥漫性扩张，随着病情进展浸润至关节周围的骨组织。任何部位的滑膜均可受累，膝关节最常见（图10-58）。

■ **症状** 关节痛和关节肿胀，有血性关节积液。

■ **X线检查** 浸润到骨组织时，X线可见到关节破坏征象或骨囊肿征象。

■ **MRI检查** 用于判断病灶的大小和骨组织浸润的程度。

16 腘窝囊肿

腘窝囊肿（popliteal cyst）是由于半膜肌肌腱和腓肠肌内侧头之间的滑囊发生炎症和肿大，好发于50岁以后的女性，多合并有退行性膝关节病和风湿性关节炎，分为与关节腔发生连通的交通性或不连通的非交通性两种。

■ **症状** 膝窝部内侧见有肿块，几乎无疼痛，屈膝时有异物感。

■ **X线检查** 通过关节腔造影可以明确囊肿是否与关节腔发生连通。屈膝位摄片增加交通性检出率（图10-59），非交通性通过囊内注射造影剂来判断囊肿的大小。

■ **MRI检查** T_2WI可见到增大的液性囊肿（图10-60）。

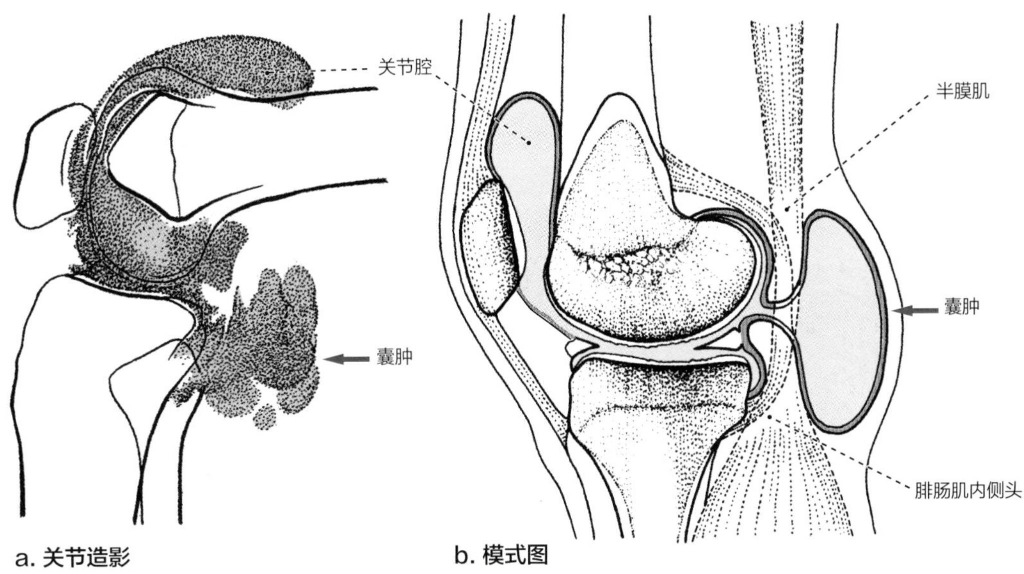

图10-59 膝窝囊肿

关节腔内注入的造影剂漏出进入囊肿（a）。

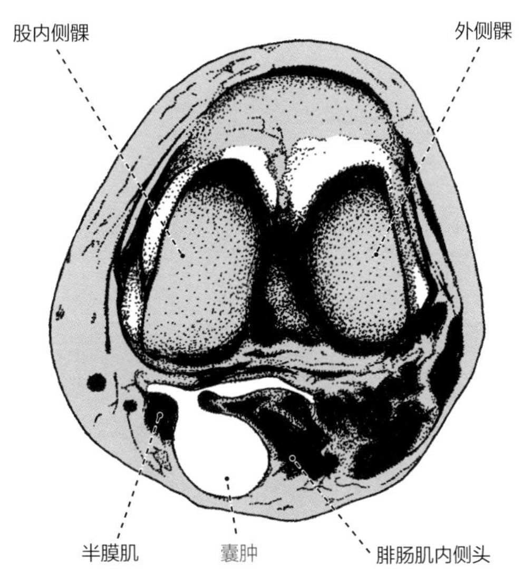

图10-60 膝窝囊肿的MR 水平位T_2WI

膝窝内侧可见到囊肿，囊肿从半膜肌和腓肠肌内侧头之间到达皮下。

17 膝关节滑膜皱襞综合征

所谓滑膜皱襞是指从髌上囊内侧至髌下脂肪垫的架状滑膜皱襞（plica synovialis, 图10-61b）。皱襞的形态从很细微的痕迹程度到能全面覆盖股内侧髁等不同形态，通常情况下不会发生障碍，如有异常增厚，膝关节屈伸运动时皱襞被夹在股骨和髌骨之间并受牵拉，不断的机械性刺激发生断裂，形成瘢痕至硬化而引起疼痛，称为滑膜皱襞综合征（shelf syndrome of the knee）。

■ **症状**　运动时髌骨内疼痛伴压痛，有时有弹响。

■ **X线检查**　髌股关节双重造影可以帮助诊断，在轴位片可明确皱襞的大小及其与股内侧髁

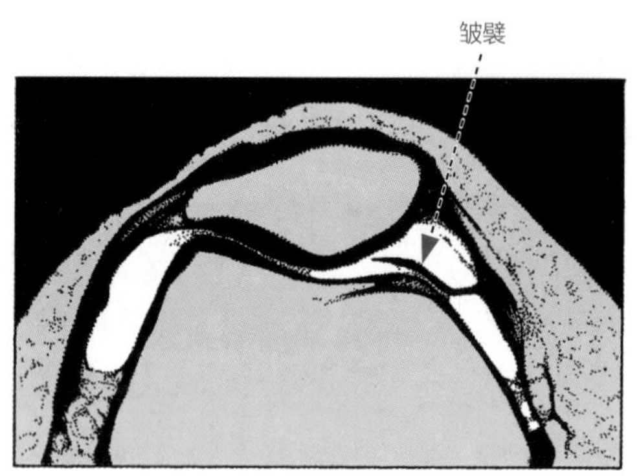

a. MR水平位T_2WI

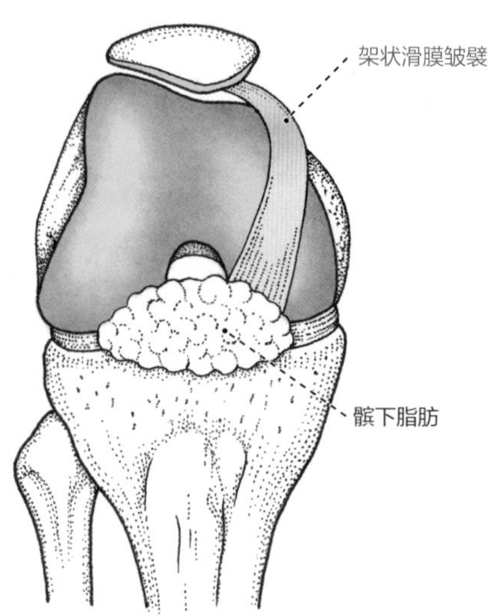

b. 模式图

图10-61 膝关节滑膜皱襞障碍的MR像

在高信号的关节液中可以见到低信号的皱襞。

的关系。

■ **MRI检查** T_2WI可见到滑膜皱襞低信号和关节液高信号征象（图10-61a）。由于滑膜皱襞的存在并不能说明是病理性的，因此关节腔造影和MRI检查并不能确诊本病。

■ **其他检查** 怀疑滑膜皱襞综合征时可行关节镜检查并切除。

18 髌骨骨折

髌骨骨折（fracture of the patella）发生在膝前方受到外力的直接撞击，或膝关节快速屈曲时，股四头肌强力收缩状态下。前者多引起粉碎性骨折，后者多为横向型骨折。通常髌骨横向型骨折形态因内外侧韧带的断裂程度不同发生上下分离而移位（图10-62b），髌支持带请参见第267页，图10-1。

■ **症状** 膝窝部内侧见有肿块，几乎无疼痛，屈膝时有异物感。

■ **X线检查** 拍摄膝关节正侧位片。侧位片于伸展位拍摄非常重要，可以判断上下骨片的分离程度并确定治疗方案（图10-62a）。有分裂髌骨的患者膝外伤时不要误诊为髌骨骨折。与分裂髌骨的鉴别诊断是拍摄髌骨轴位片，分裂髌骨发生在髌骨的外上方，见有纵向分裂线（参见第280页，图10-23b）。

■ **治疗** X线片示无骨折移位、无内外侧韧带断裂、骨片稳定的情况下保守治疗。除此之外，行手术复位固定术。

19 胫骨近端骨折

胫骨近端骨折多发生在膝内翻或外翻强制状态下受较大外力作用所致。由于胫骨上端松质骨

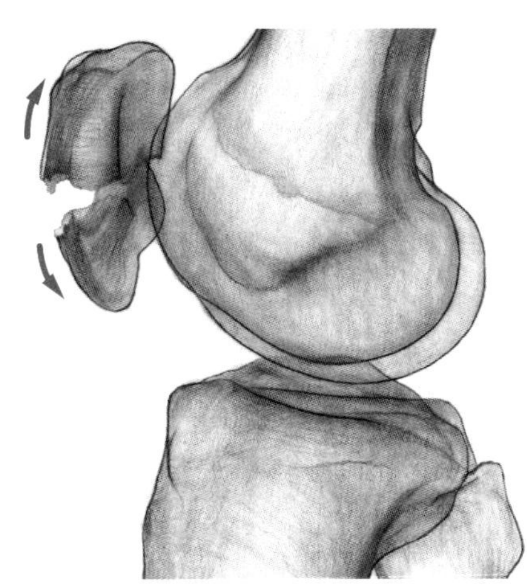

a. X线片

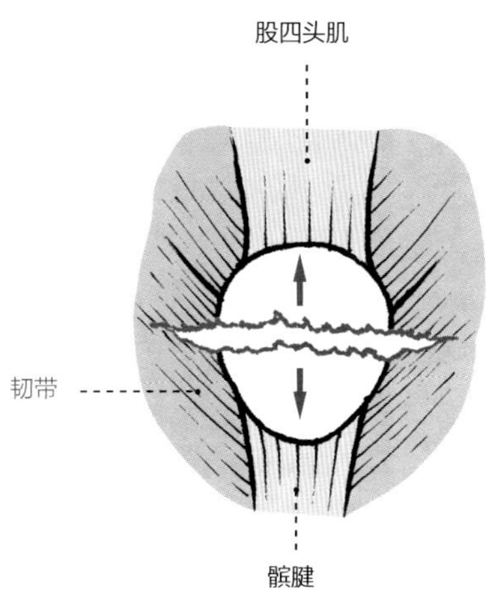

b. 模式图

图10-62 髌骨骨折X线像

X线检查时，可根据伸膝位时上下骨片分离的程度决定治疗方针。如果周围韧带没有损伤，则骨折部位很少出现移位。周围韧带损伤严重者骨折移位显著，移位显著者行手术治疗（牵拉对扰法）。

较骨干部抗外力作用较弱，因此股骨下端发生撞击时常会引起胫骨侧骨折。根据外力的强度及其作用方向可将骨折分为如图10-63所示几种类型。不管哪一型骨折，都容易合并韧带和半月板损伤。

■ X线检查　为了正确评价骨折类型，拍摄膝关节正侧位片和双侧斜位片。断层X线摄片和三维CT重建用来评价胫骨塌陷的程度。

■ MRI检查　不仅可以评价关节内软组织损伤，还可以评价骨折线方向、关节面移位及碎裂程度（图10-64）。

20 胫骨髁间隆起骨折

胫骨髁间隆起骨折（fracture of tibial eminence）是由于前交叉韧带的牵拉力引起的髁间隆起的撕脱性骨折。由于骨强度比韧带弱，因此本病多发生在儿童期（图10-65b）。

■ 受伤原因　有运动、交通事故、高空坠落等，儿童多见于从自行车上跌落受伤。如果不处理会引起前交叉韧带功能不全，骨片移位会导致关节活动度受限，成为伸膝受限的原因。

■ X线检查　单纯X线检查很容易发现髁间隆起部的骨折（图10-65a），断层X线检查或三维CT重建可以正确了解骨片大小和移位状况。骨折无移位时采用前向牵拉位摄片，确认有无骨片的异常移位。

■ MRI检查　可用于半月板、软骨和韧带等复合损伤的诊断。骨折时由于应力作用，前交叉韧带实质部容易发生损伤，通过MRI检查可以了解前交叉韧带损伤的状态。

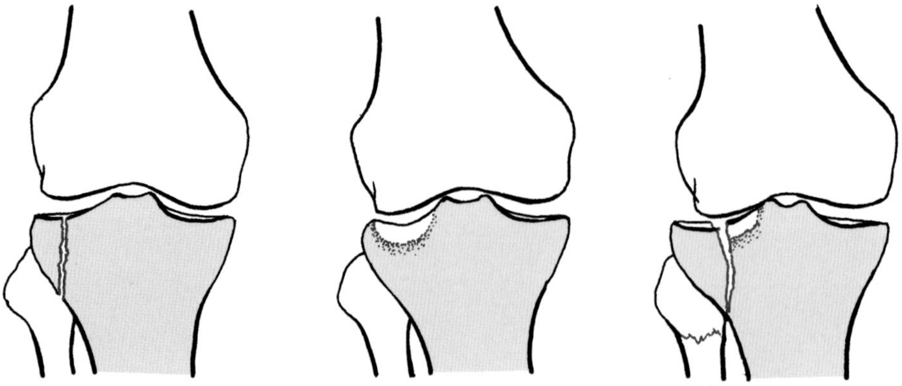

a. 无移位型

b. 局部塌陷型

c. 分裂塌陷型

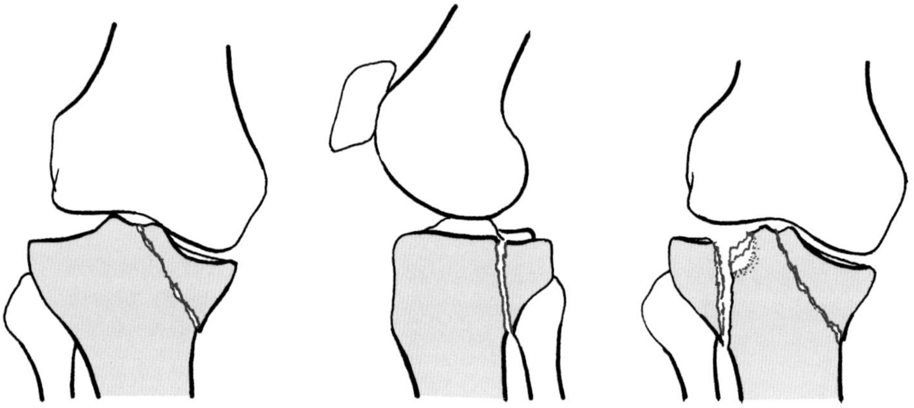

d. 完全塌陷型

e. 分裂型

f. 粉碎型

图10-63 胫骨近端骨折的分类

胫骨平台骨折是关节内骨折，由于是负重关节，需要进行关节面的解剖学复位固定。

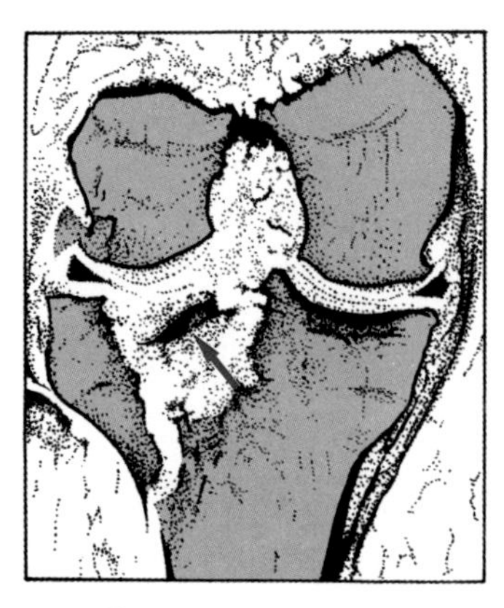

a. 冠状面T_2WI

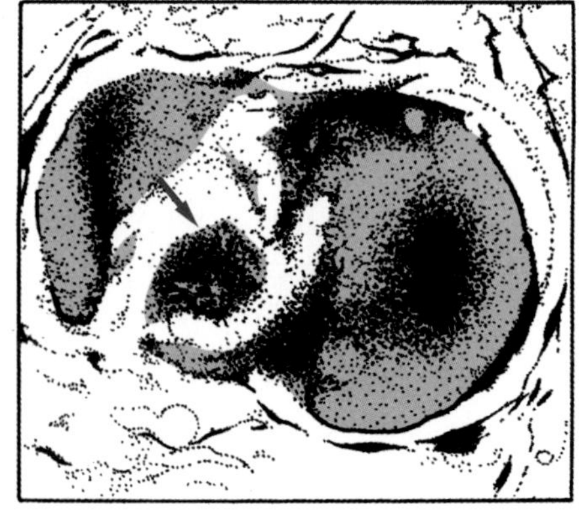

b. 水平面T_2WI

图10-64 分裂塌陷型骨折的MR像

a: 可见到塌陷的骨片（箭头），内侧副韧带正常。

b: 关节外侧后方可见到塌陷骨片（箭头）。

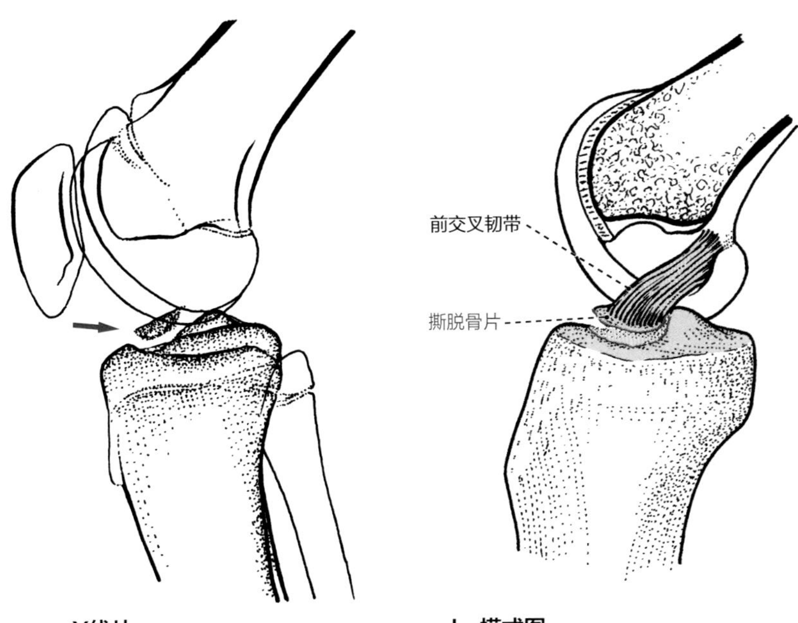

a. X线片

b. 模式图

图10-65　胫骨髁间隆起骨折的X线像

胫骨髁间隆起骨折具有关节内骨折的同时，合并有前交叉韧带附着点的撕脱性骨折。移位骨片需要早期进行复位固定。

（戎荣　译）

11 小腿、踝关节和足

A 小腿、踝关节和足的解剖（图11-1～图11-8）

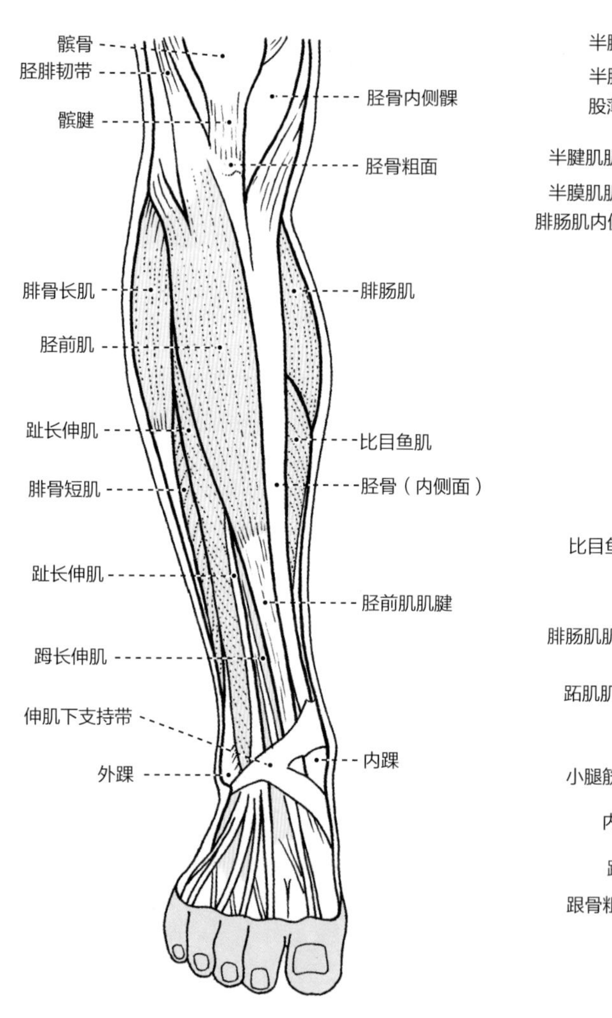

a.前面观

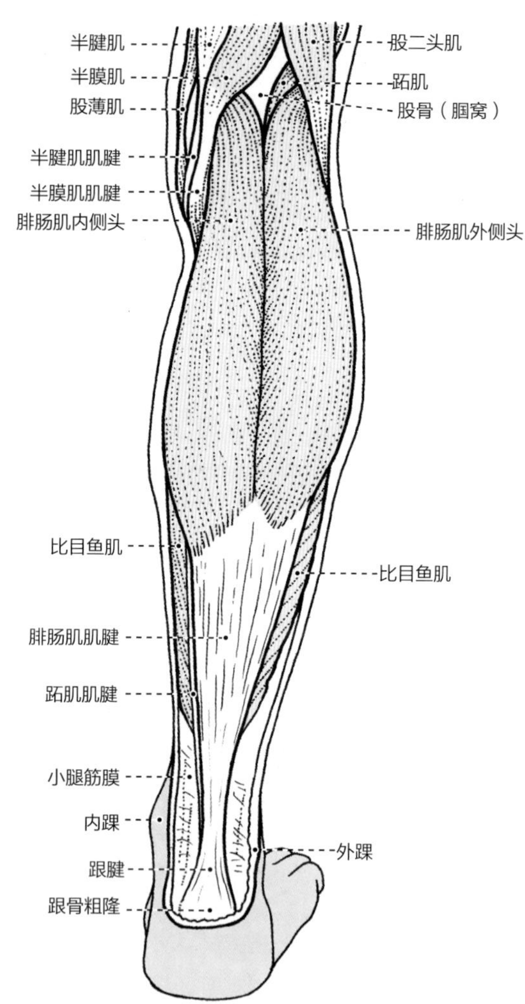

b. 后面观

图11-1　小腿肌肉

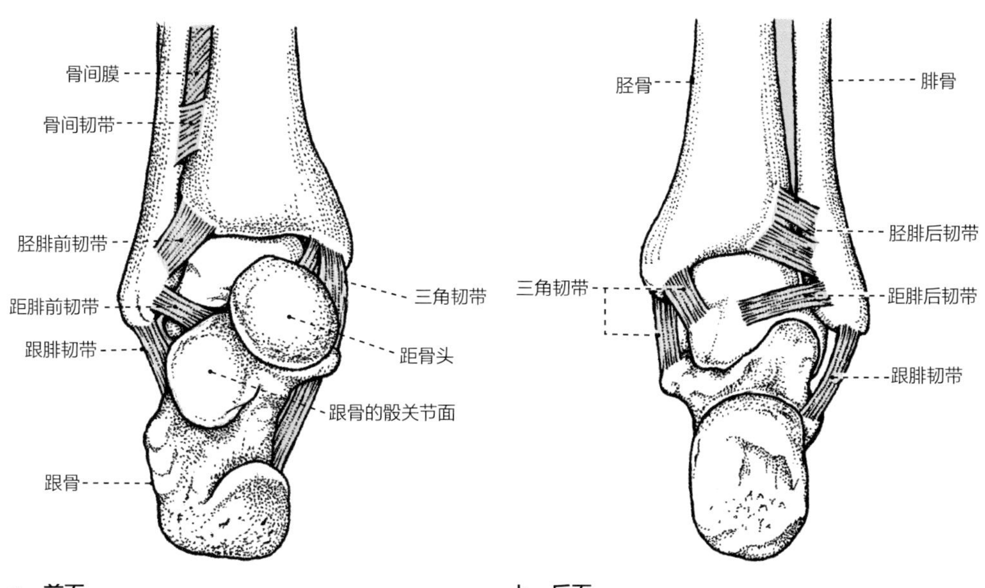

图11-2　踝关节的结构

踝关节被称为距小腿关节，由胫骨、腓骨和距骨构成的铰链关节。在外踝、内踝和被盖部构成的踝窝（榫眼）内嵌入距骨滑车（榫）保证稳定性。

距骨滑车上面和被盖部的关节面支撑着整个体重，外踝和内踝的关节面与滑车的外侧面和内侧面接触，参与踝关节的背屈和跖屈。

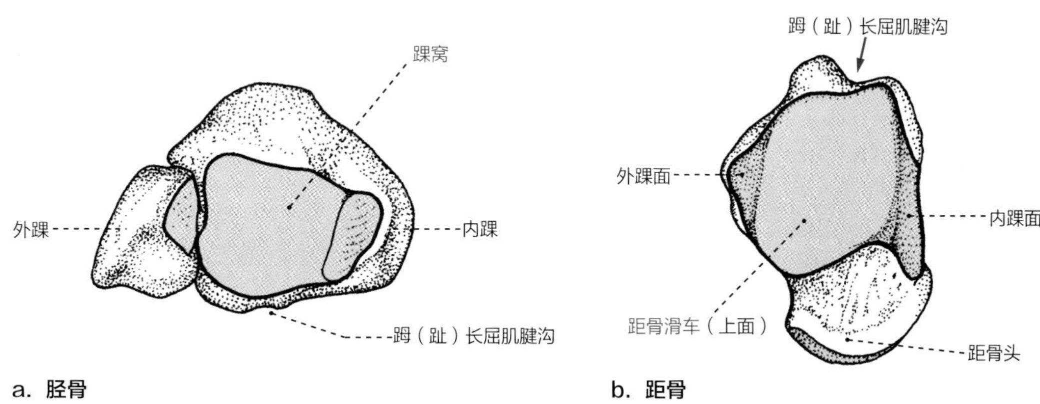

图11-3　踝关节的形状

距骨滑车为前宽后窄的四方体。当踝关节背屈时前宽部分嵌入踝窝形成骨性固定；跖屈时后窄部分进入踝窝变得不稳定，可以向内外侧移动。跖屈位即内外侧不稳定的位置时，如果踝关节强制性内翻，容易造成踝关节扭伤。最易受损的韧带是距腓前韧带和跟腓韧带。

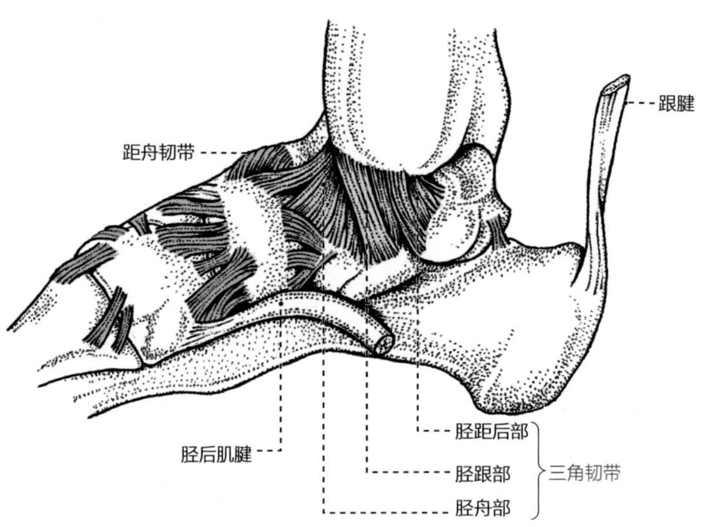

图11-4 踝关节的内侧韧带

内侧有三角韧带，与内踝、跟骨、距骨和足舟骨联合控制外翻。

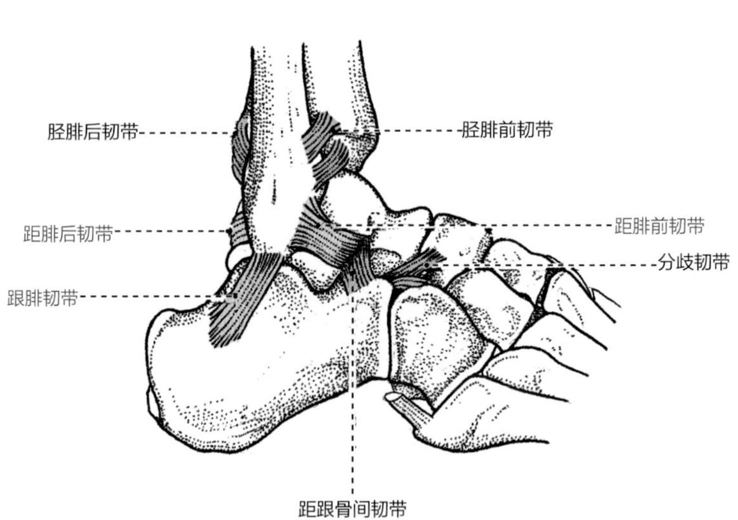

图11-5 踝关节的外侧韧带

踝关节外侧有连接腓骨、距骨的距腓前后韧带和连接腓骨、跟骨的跟腓韧带，控制跖屈内翻。

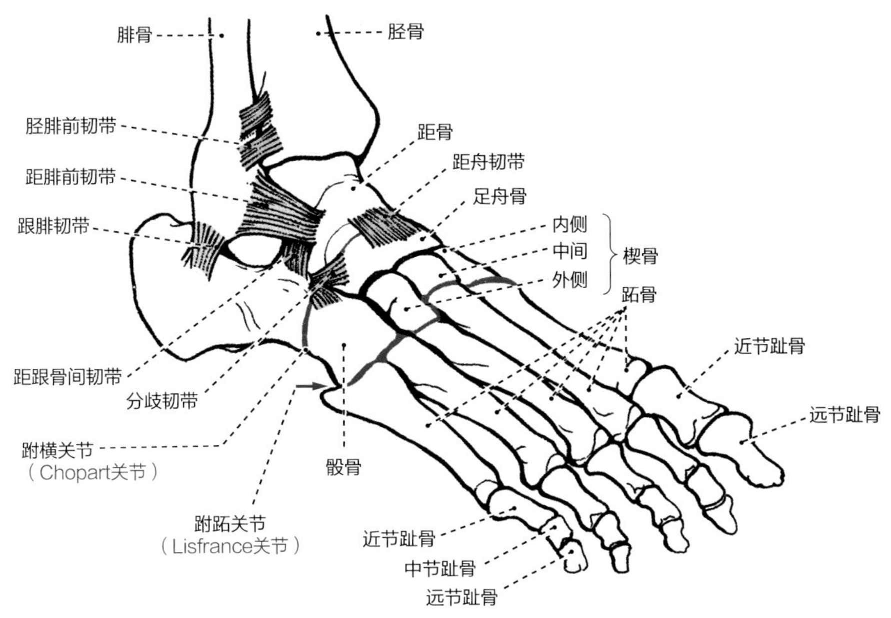

图11-6 足部结构

足由28块骨头构成，57个关节。这些骨头呈弓形排列承重，是适合步行的结构。负载体重时足弓下降，解除负荷后足弓抬高。肌肉、韧带等对维持足弓起到了重要的作用。足弓有内侧弓、外侧弓和横弓。

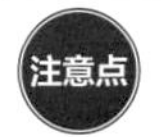

筋膜：是肌肉中呈板状的部分，肌肉中肌腱变成薄板状附着在骨骼上，称为筋膜。

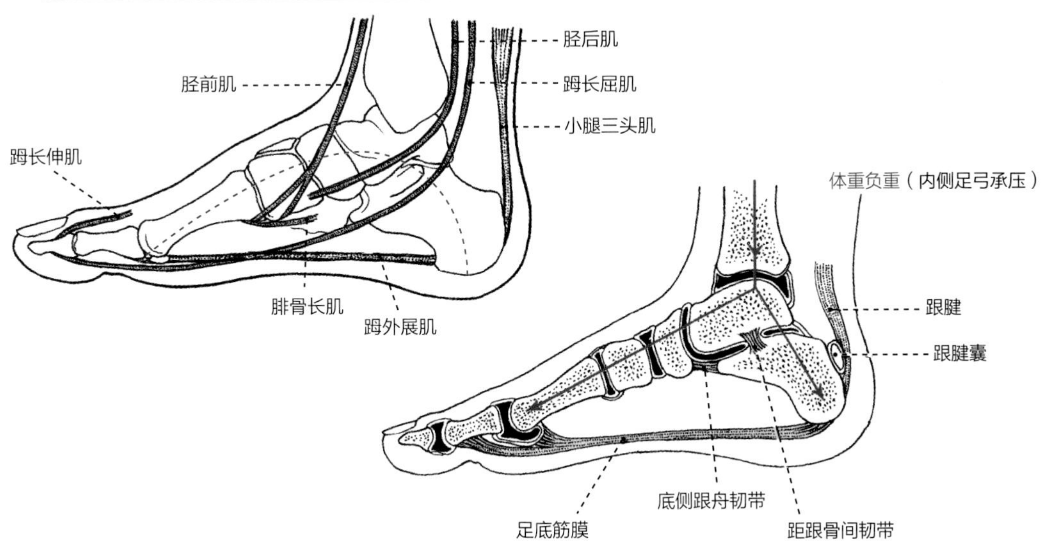

图11-7 支撑组内侧弓的肌肉、筋膜和韧带

足内侧弓是由跟骨、距骨、足舟骨、第一楔骨、第一跖骨构成。附着的重要韧带有距跟骨间韧带、底侧跟舟韧带和足底筋膜，增强足弓的肌肉有胫后肌、腓骨长肌和踇长屈肌。当这些肌肉和韧带变弱，长时间站立或步行会使足弓降低成为扁平足（见第330页）。

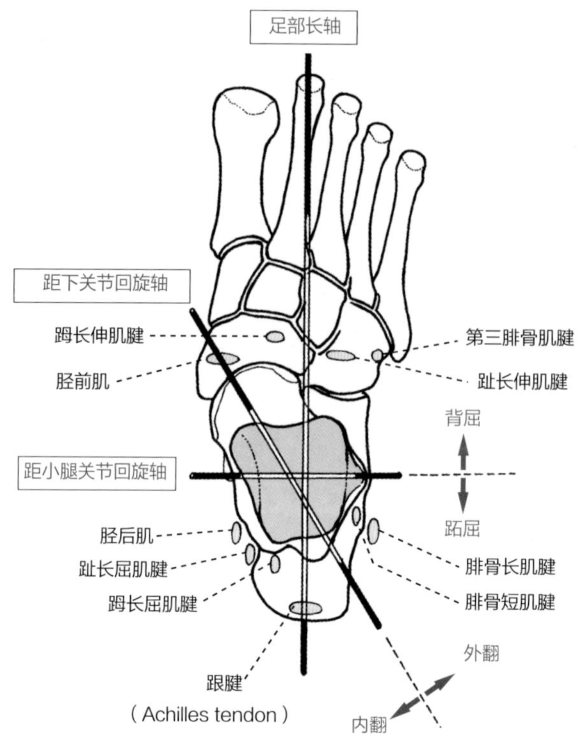

图11-8 足部运动

通过距小腿关节回旋轴前方的肌腱使足背屈，通过其后方的肌腱使足跖屈；通过距下关节回旋轴前外侧的肌腱使足外翻，通过其后内侧的肌腱使足内翻。

B 小腿、踝关节和足部单纯X线摄片法

摄片法

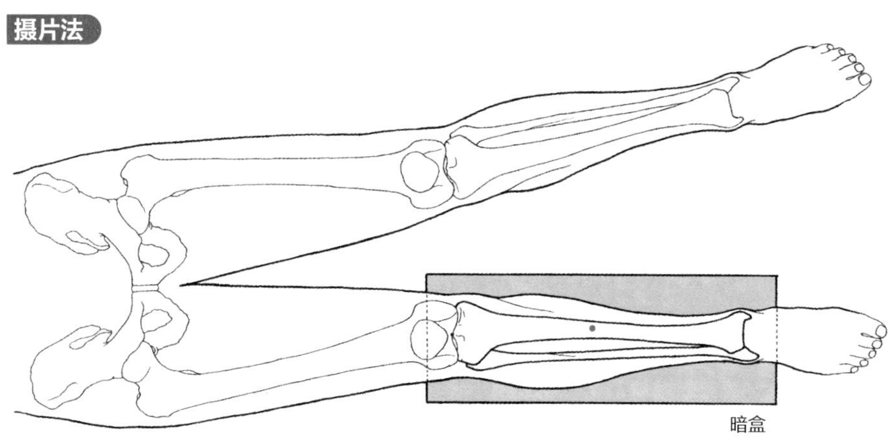

图11-9　小腿正位摄片

小腿单纯X线摄片有正位和侧位。为了能看清病变部位，摄片时向上要到膝关节，向下要到踝关节。

踝关节单纯X线摄片有正位和侧位，足趾关节有正位和30° 斜位，必要时追加其他体位摄片。

踝关节骨折时加摄45° 内外翻位片，45° 内偏位可用于诊断胫前结节，45° 外偏位可诊断胫后结节。

踝关节扭伤采用强制性内翻位和前向牵拉位摄片，用于判断有无外侧韧带损伤。

怀疑发生与外侧韧带损伤相同机制的距骨滑车软骨骨折时，采用跖屈位踝关节前后位摄片以及断层X线或三维CT摄片，确定损伤部位及其程度。

距骨颈部及体部骨折时追加Anthonsen法评价距下关节的适应性，用断层X线或三维CT确定骨折的移位。

跟骨骨折时追加跟骨轴位和Anthonsen法摄片了解骨折的形态。

其他趾骨骨折通常拍摄足部前后位片、斜位片，并追加侧位片。

扁平足采用站立位摄片，检查足弓降低程度。

1 小腿正位摄片（图11-9）

患者仰卧位，小腿后面置于摄片暗盒上，髌骨向上保持正中位，中心X线对准病变部位垂直入射片盒。

2 小腿侧位摄片（图11-10）

取患肢向下侧卧位，小腿外侧面置于摄片暗盒上，保持小腿长轴与暗盒面平行。向上侧肢体用软垫支撑，保持躯干侧位，中心X线对准病变部位垂直入射片盒。

摄片法

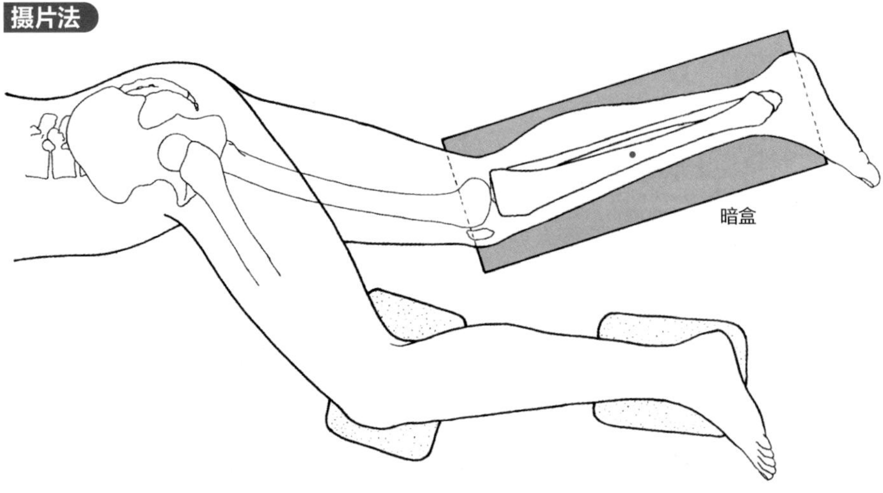

图11-10 小腿侧位摄片

摄片法

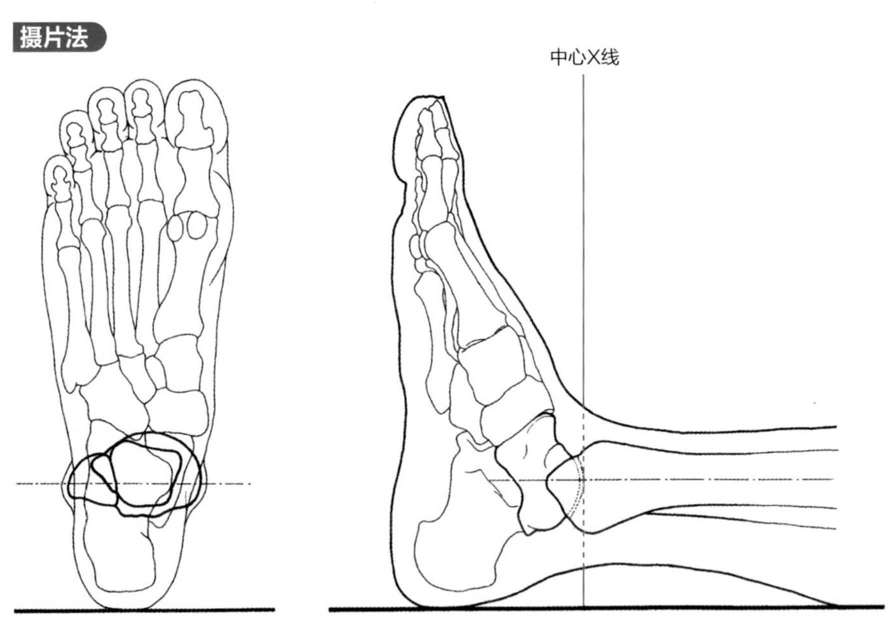

图11-11 踝关节正位摄片

3 踝关节正位摄片（图11-11）

内踝和外踝置于摄片暗盒等距离，置胫骨轴于水平位摄片。中心X线对准距胫关节垂直入射片盒。

4 踝关节侧位摄片（图11-12，图11-13）

患者侧卧位，踝内侧缘与片盒紧密接触，置踝足于水平位摄片。中心X线对准内踝垂直入射片盒。

摄片法

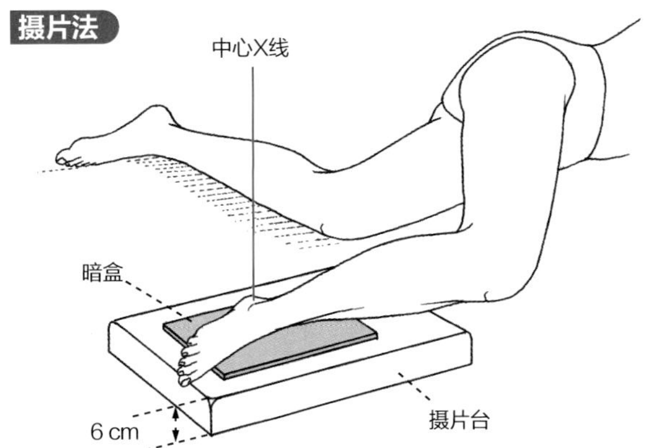

图11-12　踝关节侧位摄片时体位

摄片法

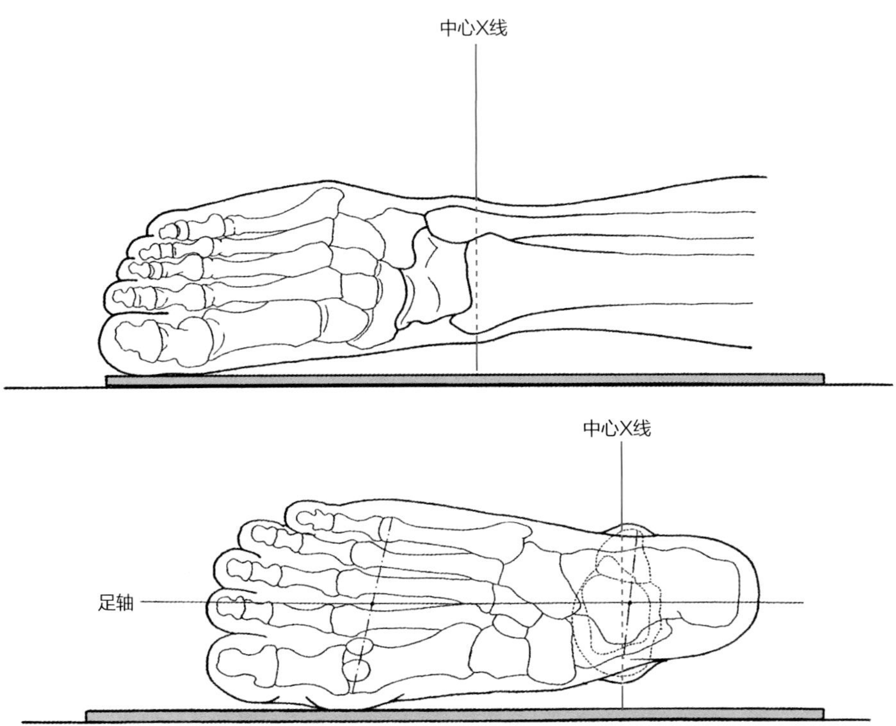

图11-13　踝关节侧位摄片

摄片法

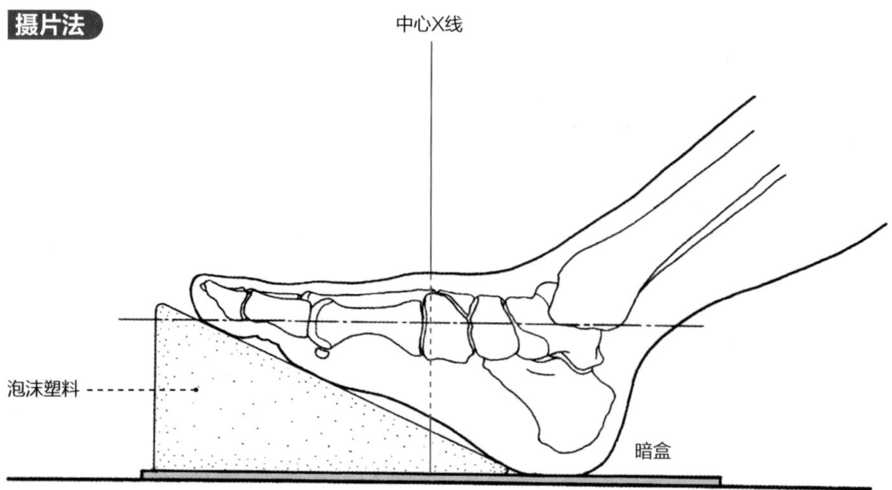

图11-14 足背屈位摄片

摄片法

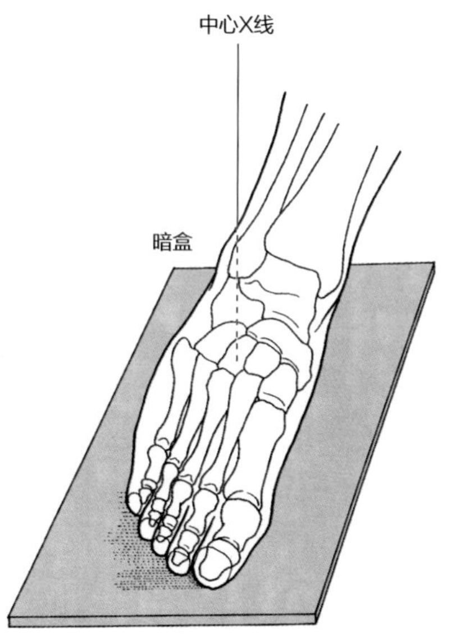

图11-15 足斜位摄片

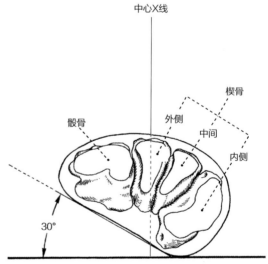

5 足背屈位摄片（图11-14）

足背侧面置于片盒平行位摄片，中心X线对准足跖骨关节中央入射。

6 足斜位摄片（图11-15）

足内侧缘与片盒紧密接触，足底面与片盒呈30°倾斜位摄片，中心X线对准足跖骨关节中央垂直入射暗盒。

C 踝关节和足部疾病

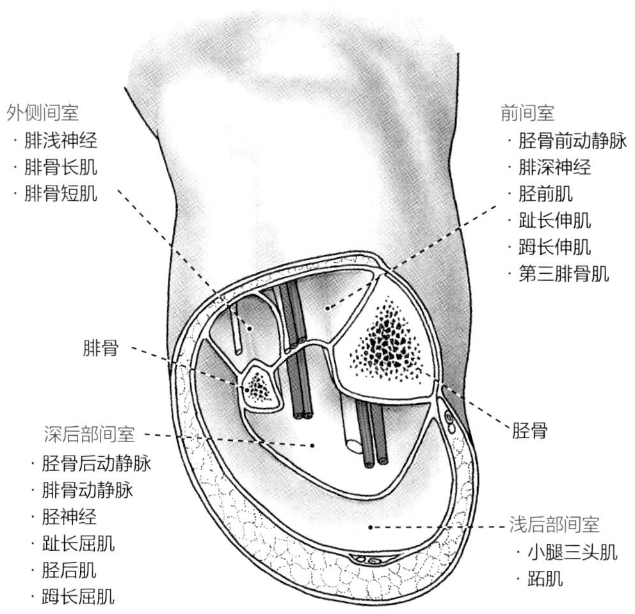

图11-16 小腿间室（从小腿中部向上的横断面）

根据非常强韧的筋膜（纤维性组织）和骨骼将小腿分为四个间室。任何原因造成的间室内压力升高时，压迫间室内的神经和血管，发生肌筋膜间室综合征。前间室最易发生。血流阻断超过6~8小时肌肉就会发生不可逆变化。

1 筋膜间室综合征

因各种原因（出血、毛细血管渗透性增高等）导致四肢骨和筋膜构成的间室（图11-16）内压力升高引起循环障碍，导致间室内肌肉、神经坏死，称为筋膜间室综合征（compartment syndrome）。表现为骨折、肌肉挫伤、烫伤等迅速发生的（急性）症状和运动导致的间室内压力缓慢升高（慢性）症状。发生在上肢和大腿，更易发生在小腿前间室，称为胫前筋膜间室综合征（anterior tibial compartment syndrome）。本病发生原因有小腿骨折、肌肉损伤导致的出血，缺血后肿胀（长时间缺血后再灌注引起的毛细血管通透性增高），小腿受压，烫伤等。

■ **症状**　小腿前外侧肿胀、压痛，腓神经支配区感觉麻木，胫前肌和趾伸肌肌力下降，踝关节被动背屈时疼痛加重。

■ **治疗**　肌肉缺血时间超过6~8小时就会发生不可逆改变。临床症状和室间隔压力测定可以帮助确诊，紧急情况时行肌筋膜切开术。

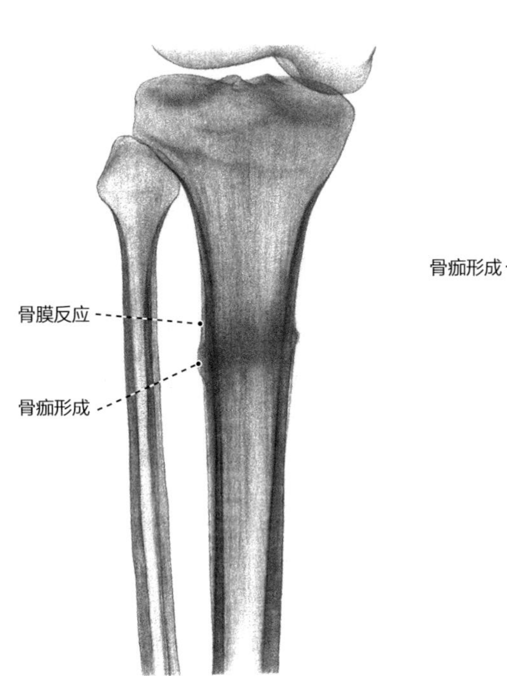

a. 胫骨疲劳性骨折的X线表现

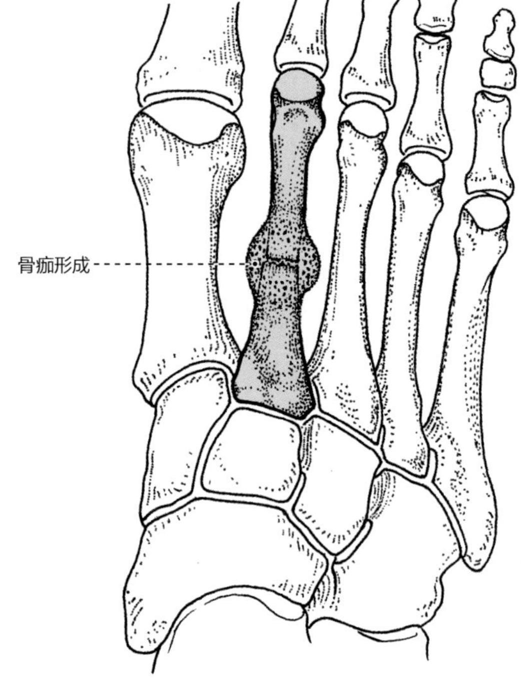

b. 跖骨疲劳性骨折的模式图

图11-17　疲劳性骨折

疲劳性骨折是由于反复应力后导致骨小梁骨折。好发于下肢骨（胫骨、腓骨、跖骨），也会发生在其他部位。

2　疲劳性骨折

疲劳性骨折是指一次不会引起骨折断裂程度的外力，在同一部位反复多次或持续施压而导致的骨折。运动引起的疲劳性骨折多发生在胫骨和跖骨。胫骨疲劳性骨折分为长跑型（近端1/3）和跳跃型（中央1/3前方）。跖骨疲劳性骨折常见于军队长距离行军后，又称为行军骨折。

■ **X线检查**　疲劳性骨折可见骨皮质骨、海绵骨、骨小梁细微骨折，通常以疼痛开始，早期X线很少见到骨折线。随着时间推移，可见到伴有骨膜反应、骨痂形成等修复反应的骨折部位出现（图11-17）。骨折的治愈过程见第52页，图2-8。

3　跟腱断裂

跟腱是由腓肠肌和比目鱼肌构成的强壮的肌腱附着于跟骨后部隆起处，使得足踝跖屈（参见第308页，图11-1）。平时缺乏运动的中年人准备运动不充分，进行剧烈的跳跃、奔跑时容易受伤。断裂部位通常位于跟腱止于跟骨隆起的上方3~4 cm处。跟腱变性是发病的基础，MRI可以帮助确诊断裂部位。

■ **MRI检查**　可见到位于踝关节后部跟腱低密度影，通过矢状断层连续扫描，可见到T_2像断裂部位呈现出血性水肿的高信号。

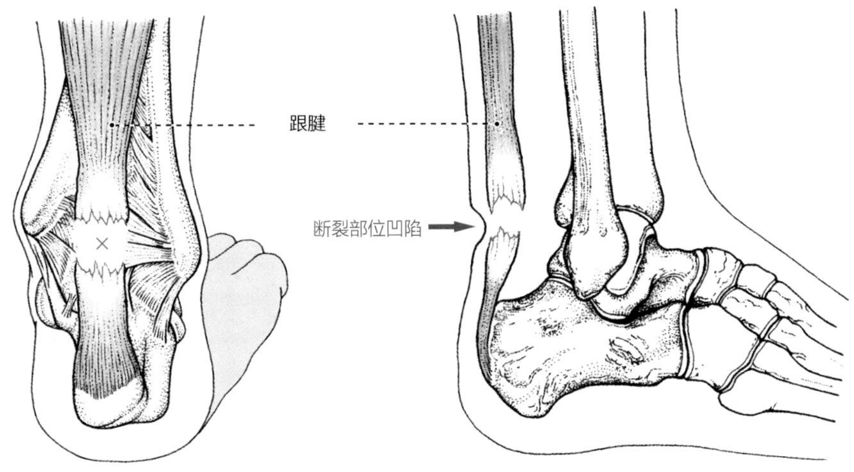

图11-18 跟腱断裂

小腿三头肌急剧强力收缩导致断裂。多数发生在距离跟骨附着点3~4 cm处，完全断裂时可见到皮肤凹陷。

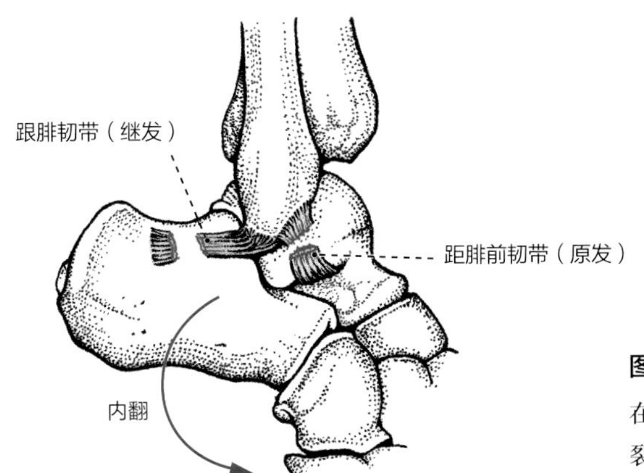

图11-19 距腓前韧带和跟腓韧带损伤的机制

在强迫性内翻时距腓前韧带会发生断裂。当距腓前韧带断裂后跟腓韧带代偿性绷紧而发生断裂。

4 踝关节扭伤、韧带损伤

扭伤是指关节在外力的作用下被强制性地过度运动发生韧带、关节囊、皮下组织等损伤，组成关节的骨骼位置关系保持正常的一种状态。根据韧带损伤的程度，扭伤分为三度。

Ⅰ度：因极少量韧带纤维断裂导致的轻度的疼痛、肿胀、皮下出血、功能障碍等症状。

Ⅱ度：韧带部分断裂导致的中度的疼痛、肿胀、皮下出血、功能障碍等症状。

Ⅲ度：韧带完全断裂所导致的严重的疼痛、肿胀、皮下出血、功能障碍以及有明显的移位症状。

踝关节扭伤（ankle sprain）多为足内翻强制状态引起的外侧韧带损伤。

外侧韧带中距腓前韧带最易受伤，严重者合并跟腓韧带损伤（图11-19）。

■ **症状** 踝关节外侧疼痛、压痛、肿胀和出血。

■ **X线检查** 摄踝关节正侧位片确认有无骨折。无明显骨折时加摄强制性内翻位（图11-20）和前向牵拉位片（图11-21）。测量值因个体差异变动较大，因此需要与健侧比较。在强制性内翻正位片，如果距骨倾斜角与健侧比较相差5° 以上，考虑距腓前韧带损伤和跟腓韧带损伤（图11-

摄片法

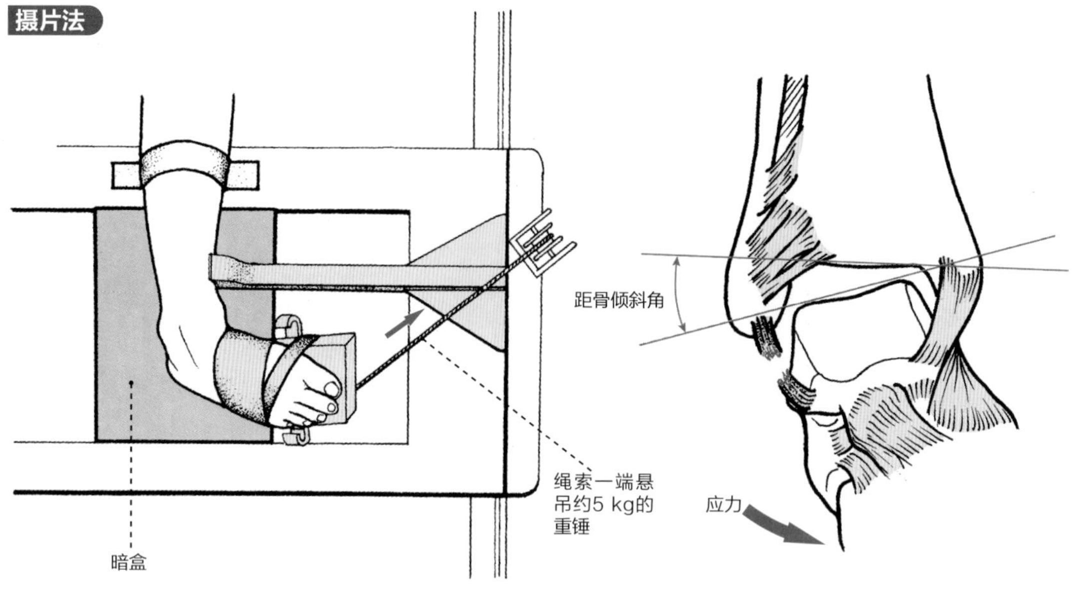

图11-20 强制性内翻摄片

摄片法

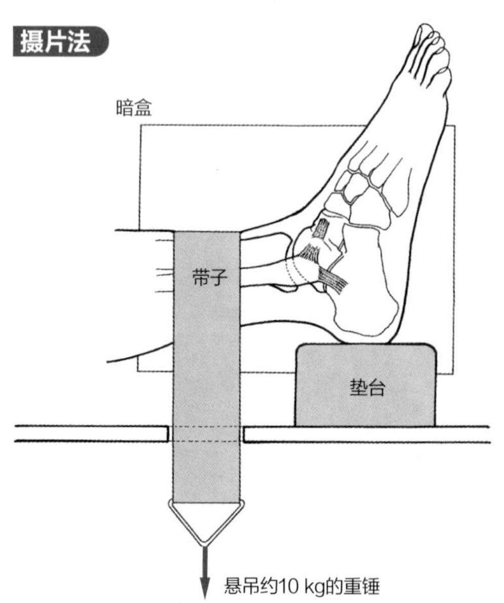

图11-21 强制性向前牵拉位摄片

将足跟垂直放在垫台上，小腿处悬挂约10 kg的重锤，行侧位摄片。

22a）。另外，单纯X线正位片可见到外踝前方小骨片，在强制性内翻位片见到骨片不稳且移动时考虑外踝撕脱性骨折合并韧带损伤。在向前牵拉位片，与健侧比较胫骨关节面后缘与距骨滑车关节面间距离大于3 mm以上时，高度怀疑有距腓前韧带损伤（图11-22b）。类似的强制性体位摄片在麻醉下较易实施。

■ **治疗** 对急性外侧韧带损伤是采取保守治疗还是手术治疗目前尚有争议。对撕脱性骨折合并韧带损伤时保守治疗常致骨折端的不稳定，建议手术复位固定。因此，确诊有无撕脱性骨折是非常必要的。

■ **韧带损伤的修复过程** 通常经历炎症期（受损伤的胶原纤维被巨噬细胞吞噬，周围出现毛细血管和纤维肉芽细胞，形成肉芽组织），修复期（纤维肉芽细胞增生产生胶原纤维，毛细血管减少），塑形期（纤维肉芽细胞和胶原纤维规则排列）而治愈。详见第50页。

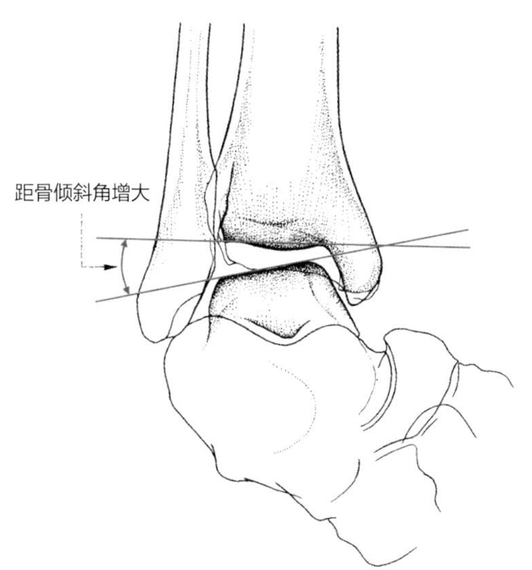

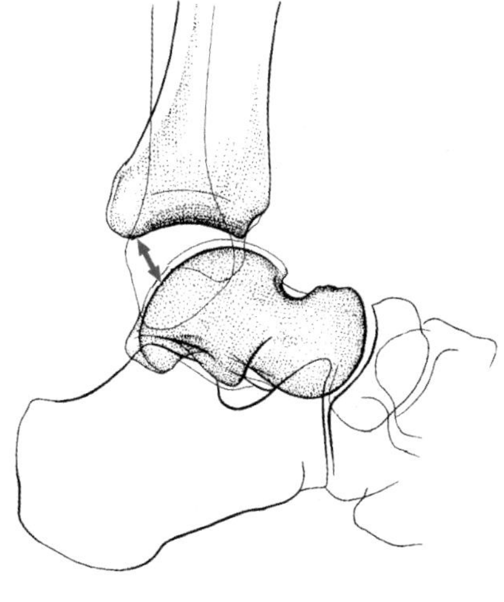

a. 强制性内翻正位片

b. 强制性向前牵拉侧位片

图11-22 外侧韧带损伤的X线像

a：距骨倾斜角较健侧相差5° 以上，怀疑有距腓前韧带和跟腓韧带损伤。

b：胫骨关节面后缘与距骨滑车关节面的距离较健侧相差3 mm以上，怀疑有距腓前韧带损伤。

5 踝部骨折

踝关节骨折发生在小腿侧，可见踝部骨折和胫骨下端关节面骨折；发生在距骨侧，可见体部骨折和距骨滑车软骨损伤。通常所说的踝关节骨折是指小腿侧的骨折。

踝部骨折（malleolar fracture）多由跌倒、坠落等外力作用于踝关节所致。骨折是踝关节结构体损伤的一部分，多合并有软骨损伤和韧带损伤（图11-23）。骨折形态因踝关节、下肢体位以及外力强度而不同。

1 内翻骨折

由强力的内翻力作用于踝关节所致，引起外踝横断性骨折，严重者致距骨内收向上撞击造成内踝纵向骨折，伴有距骨半脱位（图11-24）。

■ **症状** 踝关节肿胀、畸形，异常活动，内外踝压痛明显，皮下出血以及踝关节活动明显受限。

■ **X线检查** 取踝关节正位、侧位及45° 内旋、外旋斜位四种体位摄片，观察内踝、外踝、后踝、胫骨关节前缘，确认损伤部位和骨片移位的方向。特别是确认距小腿关节面的位线尤为重要。如果胫腓关节远端有分离，正位片可见到距骨至内踝和外踝面的距离不等（图11-25）。多排CT三维成像有助于距骨滑车部软骨骨折的诊断。

踝部骨折属于关节囊内骨折，即使很小的移位，将来都有可能进展成踝关节骨性关节炎。除了裂纹骨折（骨裂）以外，单纯性骨折以及有两处断裂的不稳定骨折（图11-26），需要进行手术复位固定，并考虑踝内关节窝的解剖学重建和关节软骨面的修复。

■ **骨折修复过程** 骨折发生后，骨折部位形成血肿（hematoma），白细胞或巨噬细胞游走聚集。其后引起纤维母细胞增生和毛细血管新生，形成肉芽组织，血肿被吸收。从骨折边缘开始骨母细胞增生，一周左右肉芽组织内形成类骨组织（含软骨），钙盐沉着形成骨痂（callus）。然后，多余的骨痂被破骨细胞吸收，出现新生骨，经过数月的骨重塑完成，骨折愈合。参见第52页，图2-8。

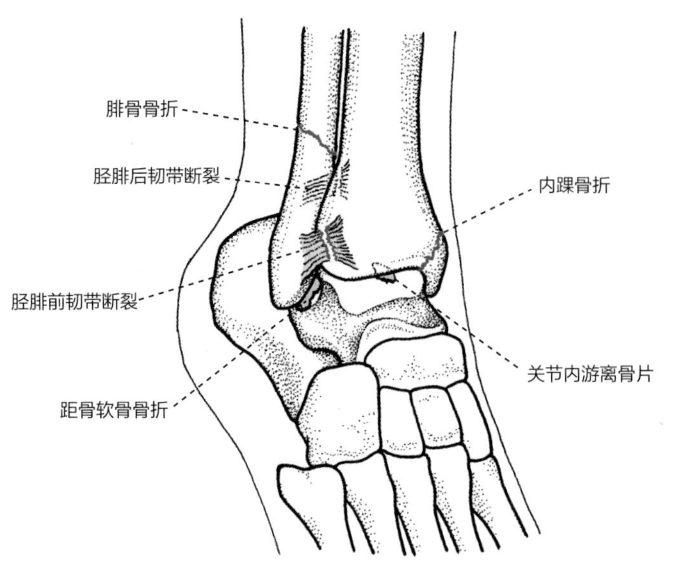

图11-23 合并踝部骨折的踝关节内损伤

注意点 胫骨轴向性骨折：由于长轴方向的外力使得距骨向上撞击胫骨下端引起的骨折，也称为Pilon骨折。骨折程度多种多样，采用断层X线摄片或三维CT重建能够显示骨折的形态，进行解剖学的整复。

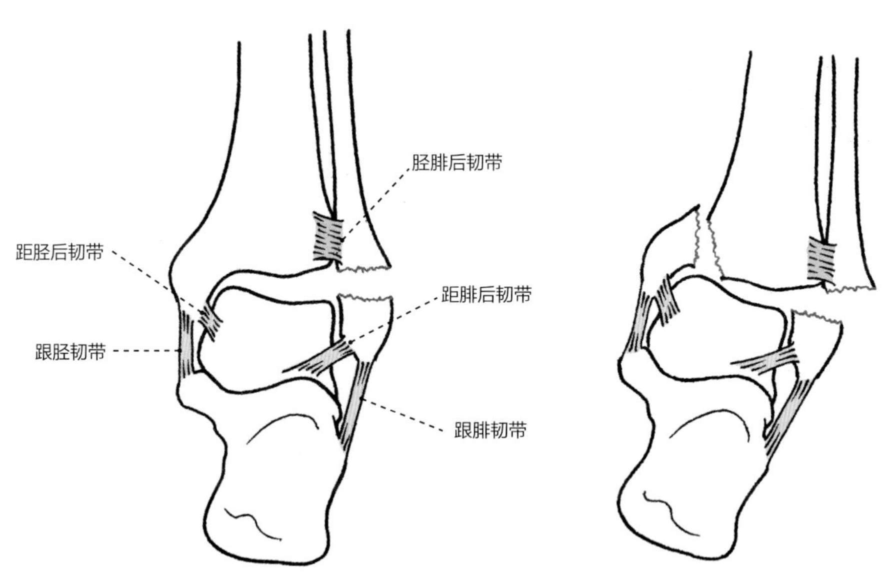

图11-24 内翻骨折

2 外翻骨折

因外力导致三角韧带断裂、内踝骨折、外踝骨折、胫腓韧带损伤等多种类型的骨折，进而伴有距骨半脱位（图11-27）。内外踝双骨折称为Pott骨折，双踝骨折合并胫腓韧带断裂和距骨外侧半脱位称为Dupuytren骨折。跖屈外翻所致的内外踝和胫骨后缘的三踝骨折称为Cotton骨折。

症状、X线检查、骨折修复过程参见1。

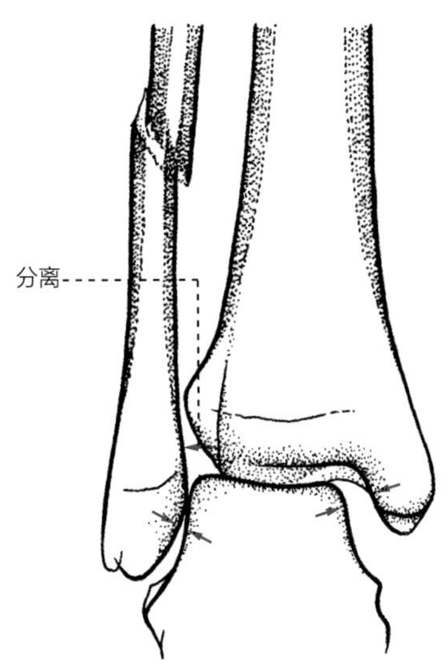

图11-25 伴腓骨骨折的远端胫腓关节分离

正位片显示距骨到内踝和外踝内侧面的距离不等。

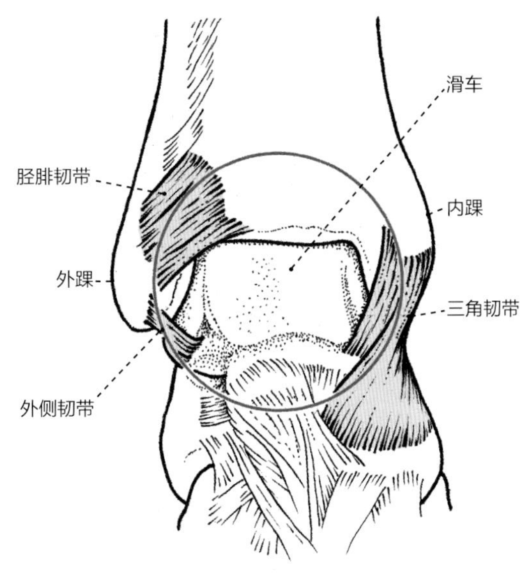

图11-26 踝关节环

踝关节的距骨稳定性受距骨滑车、三角韧带、内踝、踝窝、远端胫腓关节诸韧带、外踝和外侧韧带形成的踝关节环所维系。环的任一处断裂尚不会影响其稳定性，如果有两处断裂则会引起明显的不稳定。

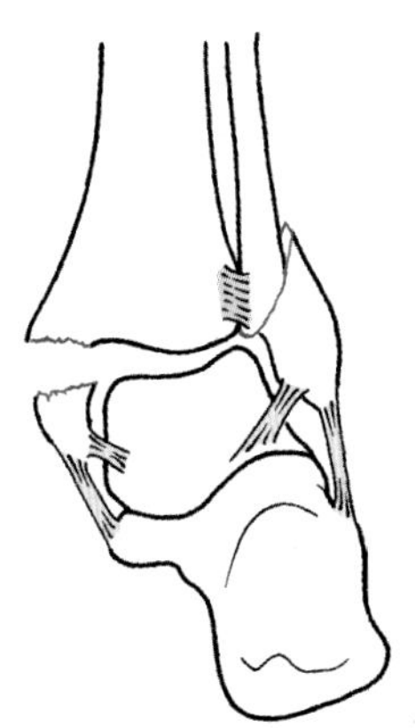

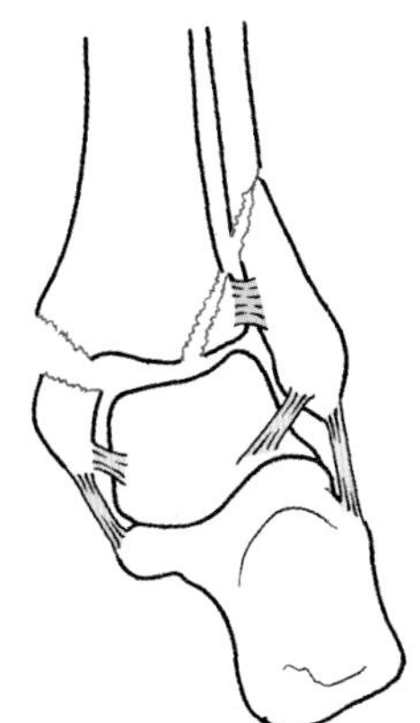

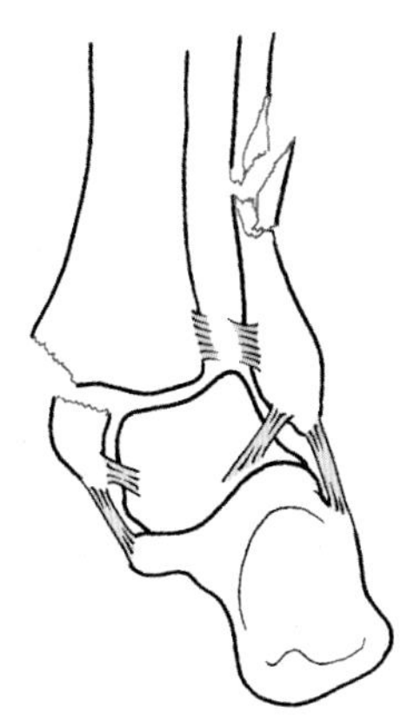

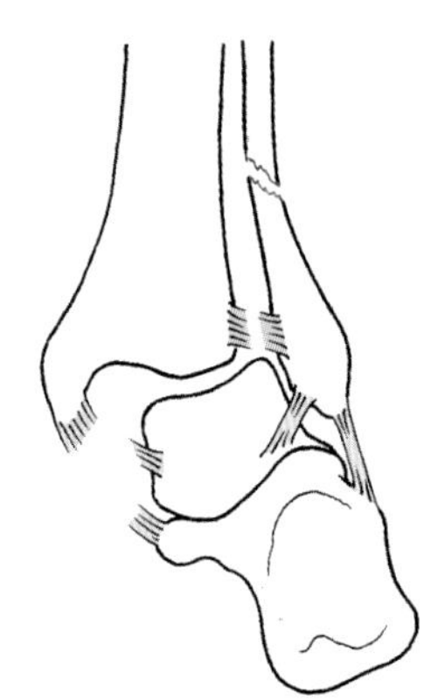

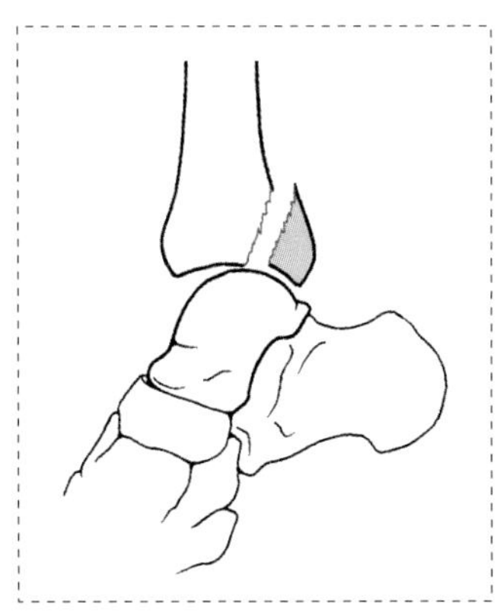

图11-27 外翻骨折

外翻跖屈引起的内外踝和胫骨后缘的骨折，称为三踝骨折（Cotton骨折）。后踝骨折线超过胫骨下端关节面前后径1/4以上，就会造成踝关节后方的不稳定，需要进行内固定。

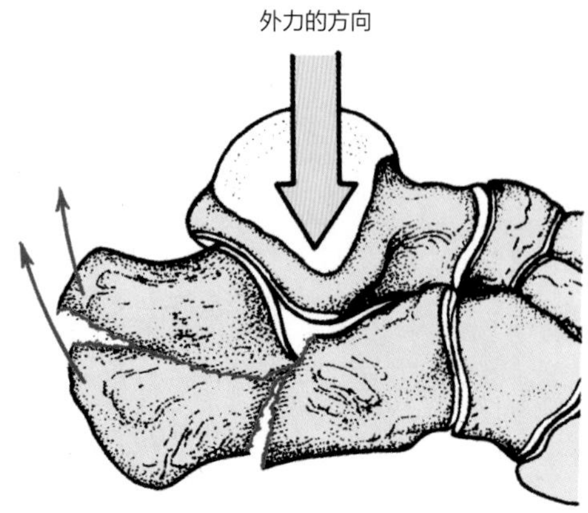

a. 下肢长轴方向的外力

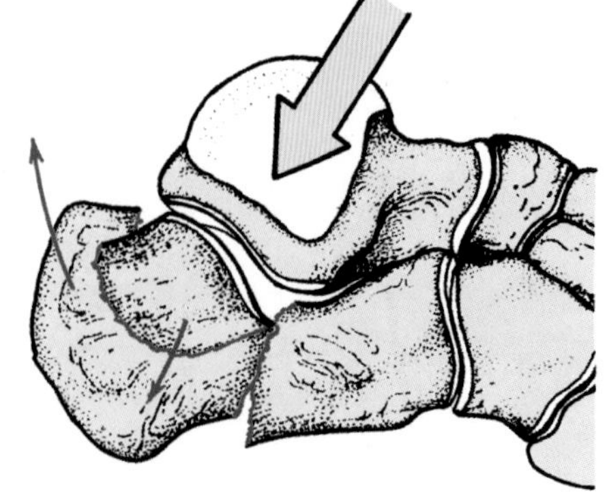

b. 垂直于后方关节面的外力

图11-28 跟骨骨折的发生机制

跟骨骨折由高处坠落直接撞击跟部引起的压迫性骨折。多数情况下，骨折线通过跟距后关节，外侧骨片向前下方回旋同时伴有内旋引起足扁平外翻变形。

6 跟骨骨折

跟骨骨折（fracture of the calcaneus）几乎都是由高空坠落，跟骨着地受冲击而发生（图11-28），常常还合并胸腰椎的压缩性骨折。偶尔也会因跟腱急剧的紧张、牵拉造成跟骨隆起部撕裂性骨折，多见于有骨折疏松症的高龄女性。跟骨骨折的骨愈合良好，因骨折类型不同会残留变形，长期出现步行疼痛症状。治疗方法因距下关节，特别是骨折是否累及跟距后关节面而有所不同。根据图像正确把握骨折形态非常重要。

■ **症状** 受伤后患者无法负重，足部肿胀、变形、疼痛和皮下出血等。

■ **X线检查** 取跟骨侧位、轴位（图11-29，图11-30）、Anthosen法（图11-31，图11-32）三种体位摄片，了解骨折的形态。侧位片观察Bohler角的变化，Bohler角是指跟骨隆起至跟距后关节裂隙后缘的连线与跟距前关节前缘至后关节裂隙后缘的连线构成的角度。正常为20°~30°，跟骨骨折时角度就会减小（图11-33b）。

轴位片可见到骨片移位所致的跟骨外翻的程度（图11-33c）。

Anthosen法摄片可以看到跟距关节面的骨折以及有无移位。正常以跟骨沟为中心，跟距后关节面是平行的，骨折线涉及关节面时，平行线就会有破绽，能够清楚地观察到骨折的移位（图11-33d）。

断层（包括CT）摄片或多排CT三维重建可以明确骨折的形态。

■ **治疗** 确认有跟距关节面移位的囊内骨折可以进行手术的或非手术的复位固定术。

摄片法

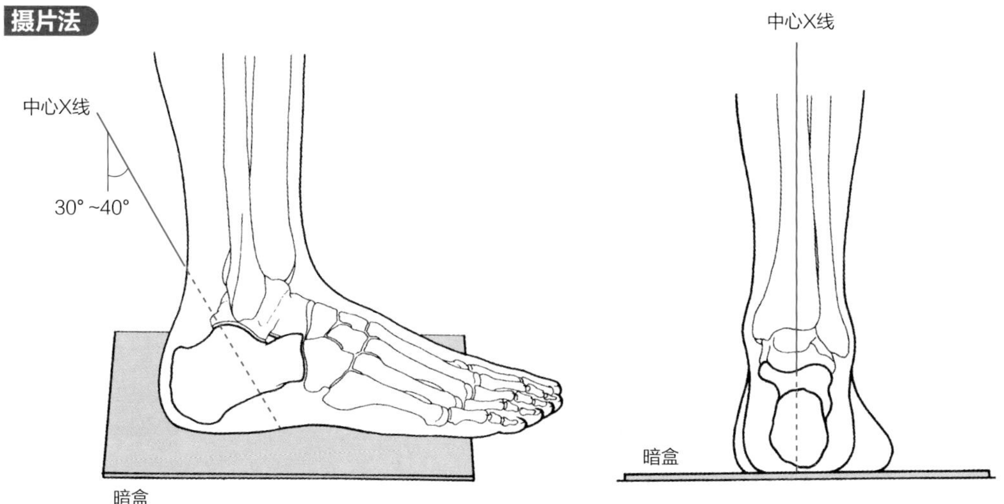

图11-29 立位时跟骨轴位摄片

中心X线向足方向倾斜30°~40°，从后方外踝高度对准跟腱沿足轴位入射。

摄片法

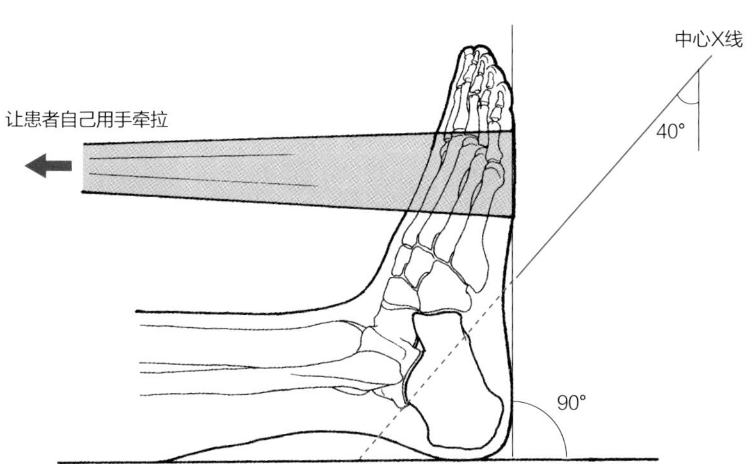

图11-30 卧位时跟轴位摄片

垂直于足底面和足轴位。中心X线向头侧倾斜40°，从足底方向于第五跖骨基底节的高度沿足轴位入射。

摄片法

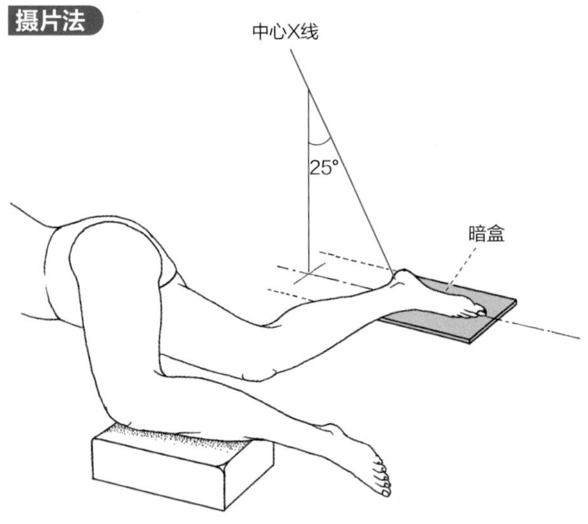

图11-31 Anthosen法摄片时的体位

患者受检下肢置于下方侧卧位。足的外侧缘与暗盒紧密接触，且背侧缘与暗盒的长轴平行。中心X线向足侧倾斜25°，对准内踝下缘与暗盒长轴平行入射。

摄片法

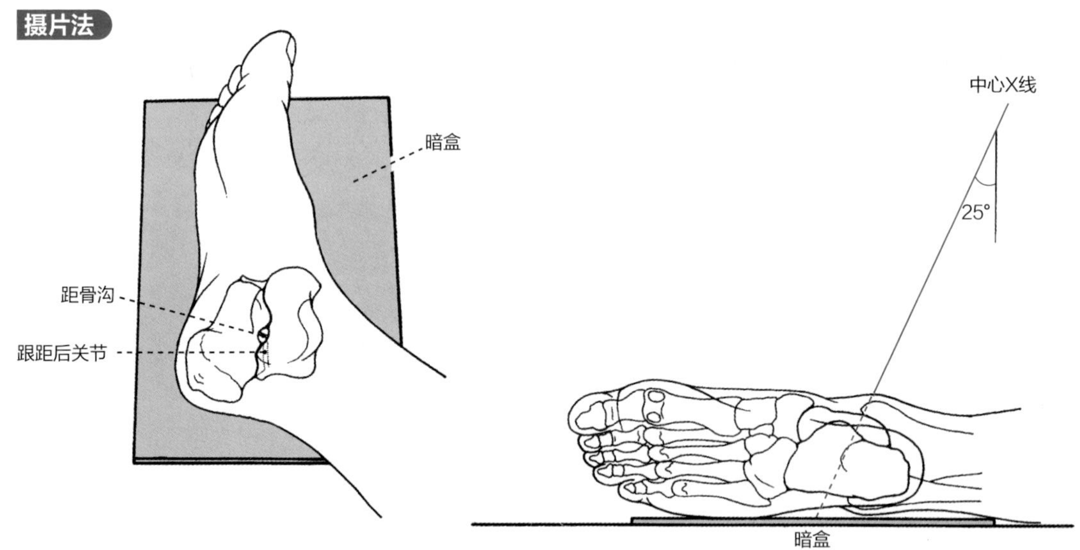

a. 从中心X线观察Anthosen肢体位与暗盒的位置关系

b. 从足底侧观察Anthosen肢体位与中心X线方向

图11-32 Anthosen法

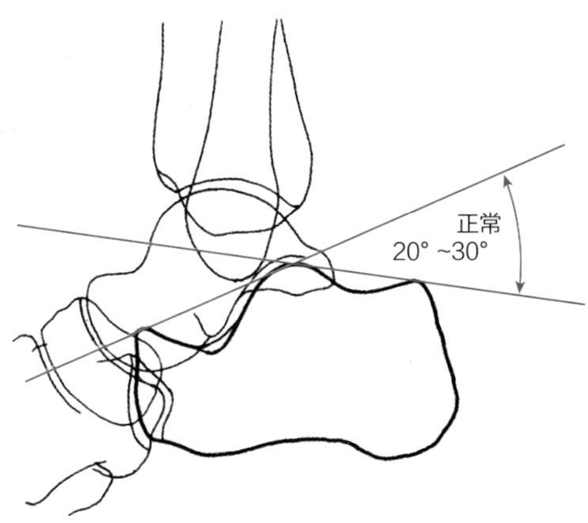

a. Bohler角

Bohler角是指跟骨隆起和跟距后关节裂隙后缘的连线与跟距前关节前缘和后关节裂隙后缘的连线所构成的角度

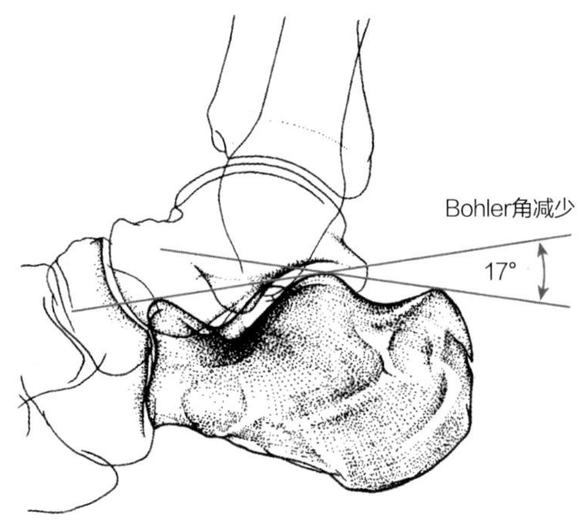

b. 侧位片

骨折时Bohler角减少

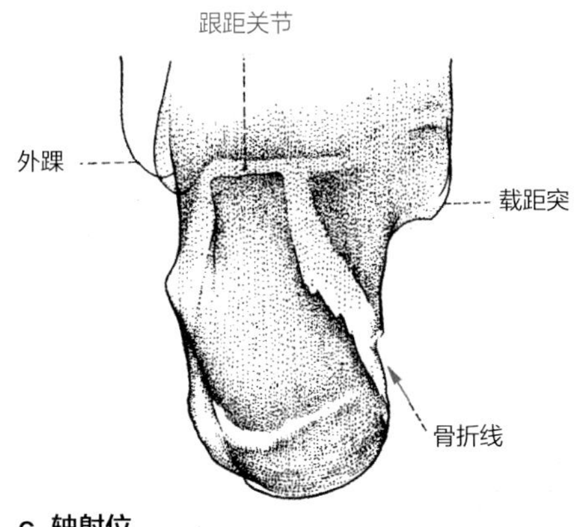

c. 轴射位

骨片向外侧移位引起跟骨外翻，可以观察到跟距后关节面的骨折线

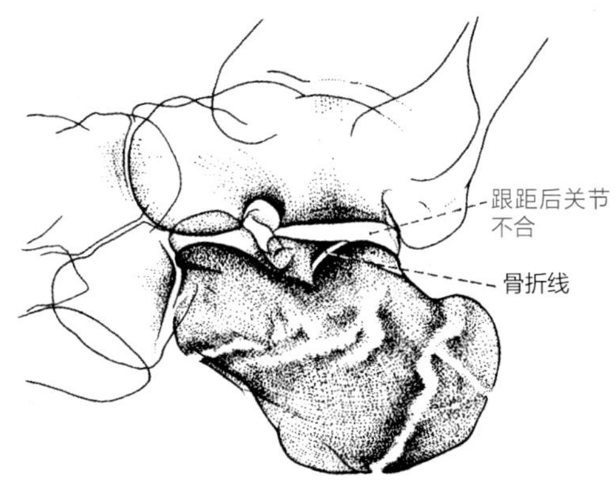

d. Anthosen法

可见到跟距后关节面骨折和移位

图11-33 跟骨骨折侧位X线像

治疗方法因距下关节，特别是骨折是否累及跟距后关节面而有所不同。正确把握骨折形态非常重要。

7 先天性足内翻

先天性足内翻（congenital clubfoot）是由足的内偏、内翻、下垂和钩状趾四个变形要素所构成的，发生率为1/1 500，男儿多见，单侧和双侧受累几乎各占50%。

病理解剖学上可见到距骨显著变形，距骨的头颈部相对于体部向内底侧弯曲和旋外。因此，距舟关节面偏向内底侧，足舟骨位于足部的内底侧（图11-34）。跟骨前部从外侧旋入距骨下（roll in），跟骰关节与距舟关节不呈平行排列而呈上下排列，骰骨位于足舟骨的底部（图11-35）。进而可见到胫后肌、小腿三头肌挛缩，踝关节后内侧关节囊和韧带挛缩。

■ **原因** 有胎儿在宫内异常肢体位引起的继发性发育异常和胚胎缺陷、内源性发育停止、遗传等先天性发育异常两种学说。

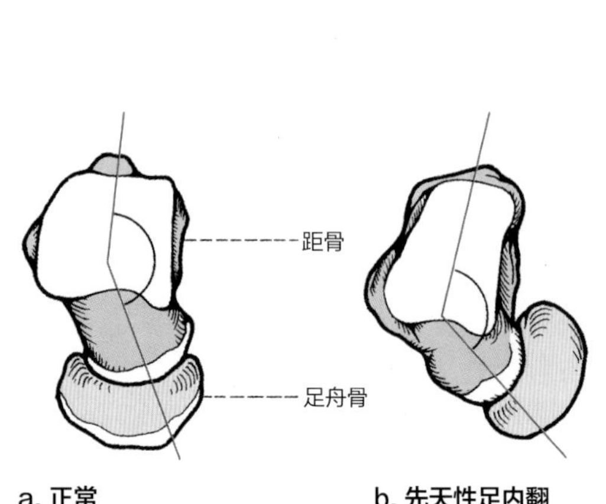

图11-34 距骨变形和足舟骨的位置关系

足内翻时距骨的头颈部相对于体部朝向足底内侧弯曲外旋。因此，距舟关节面朝向足底，足舟骨位于足底部。

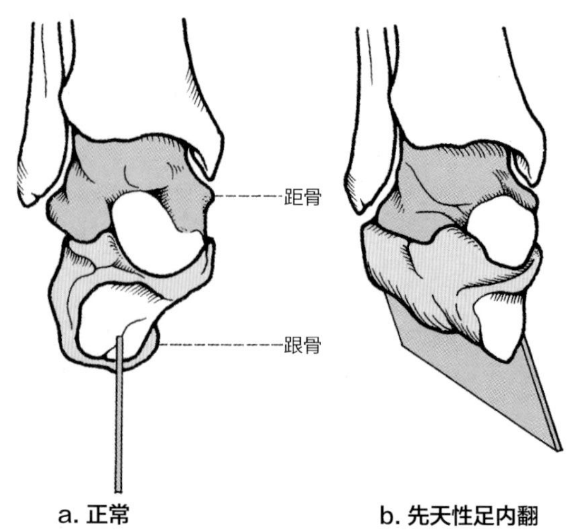

图11-35 距骨和跟骨的关系

足内翻时跟骨前部位置从外侧向距骨下方旋入。此时，跟骰关节不再与距舟关节横行排列，而是呈上下排列，骰骨位于足舟骨底部。

摄片法

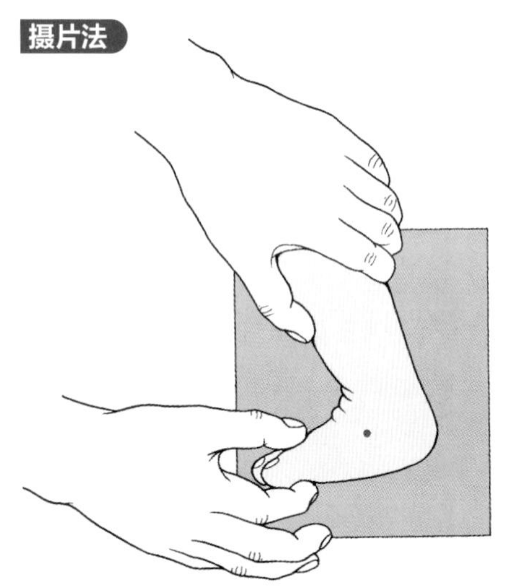

图11-36 最大矫正位侧位摄片

侧卧位保持大腿和小腿的外侧面与暗盒平行体位，足部在最大外偏和外翻位时做最大背屈。中心X线置于跗横关节中央垂直暗盒入射。

■ **X线检查** 徒手矫正至无抗阻状态（最大矫正位）于背屈位和侧位摄片（图11-36，图11-37），测量正位跟距角（正常值：36.8° ±7.3°）、侧位跟距角（正常值：48.8° ±9.5°）、侧位胫距角（正常值：82.9° ±8.6°）、侧位胫跟角（正常值：34.1° ±9.5°）。由于跟骨旋入距骨的下面，跟骨轴靠近距骨轴，正位跟距角较正常减小（图11-38）。因足下垂跟骨位置升高，侧位跟距角变小，接近平行。距骨对应于小腿呈跖屈位时侧位胫距角变大，跟骨对应于胫骨呈非背屈位时侧位胫跟角也变大（图11-39）。

■ **治疗** 徒手矫正和石膏固定等保守治疗在出生后应尽快开始，即使石膏矫正完成，如果肉眼观察和X线摄片都无法判定矫正位时，需要进行手术矫正。

摄片法

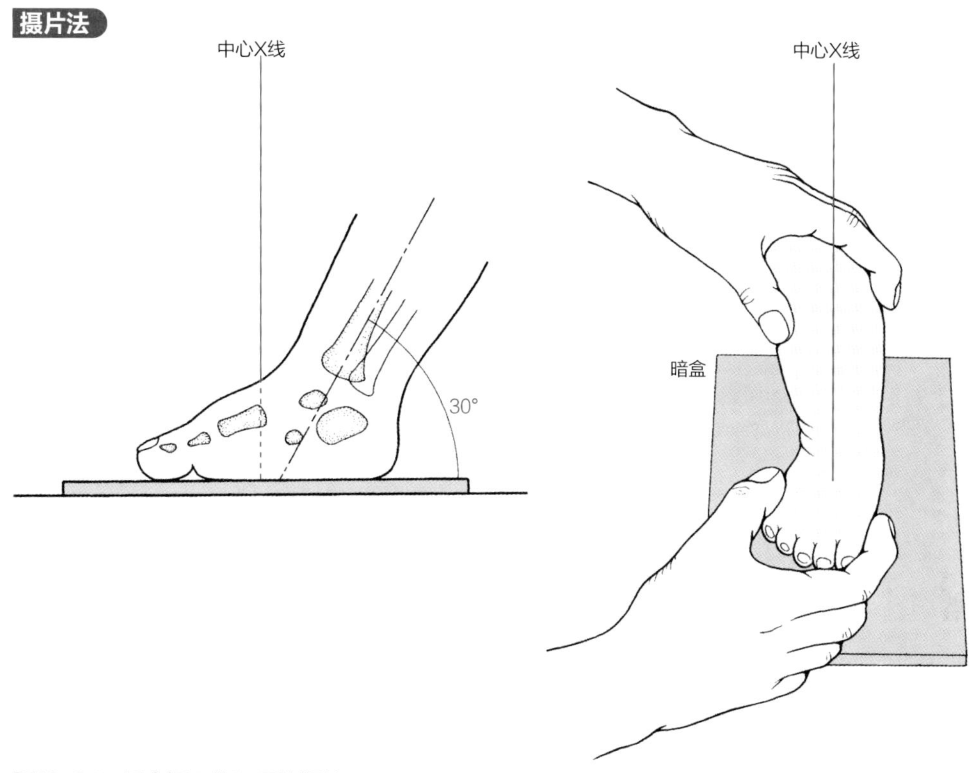

图11-37 最大矫正位跖屈位摄片

小腿置于冠状面垂直入射暗盒，置于矢状面保持在向头侧后倾30° 位，足部做最大外偏和外翻位，足底置于暗盒上。中心X线置于跗横关节中央垂直暗盒入射。操作者应戴防护手套，身着防护褂摄片。

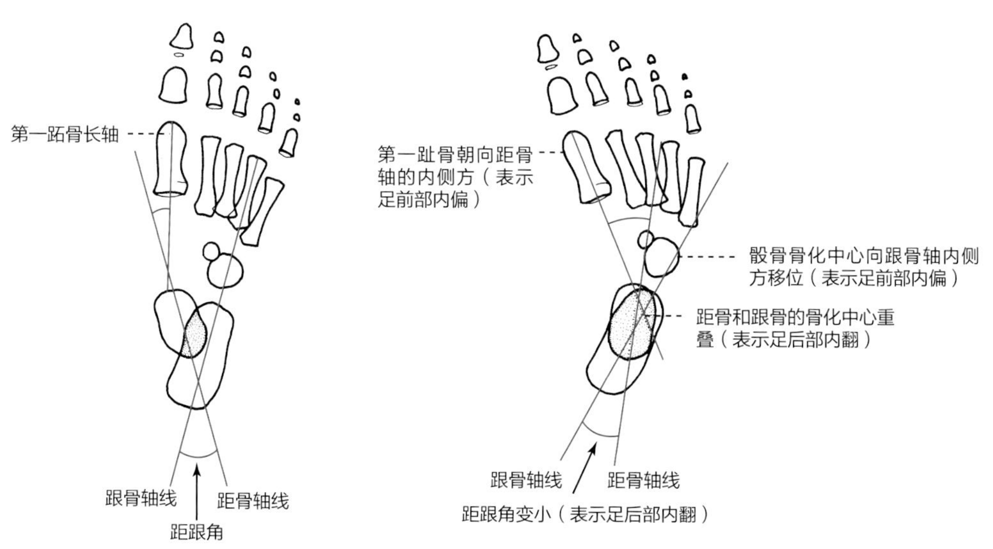

图11-38 先天性足内翻的X线表现（背屈位）

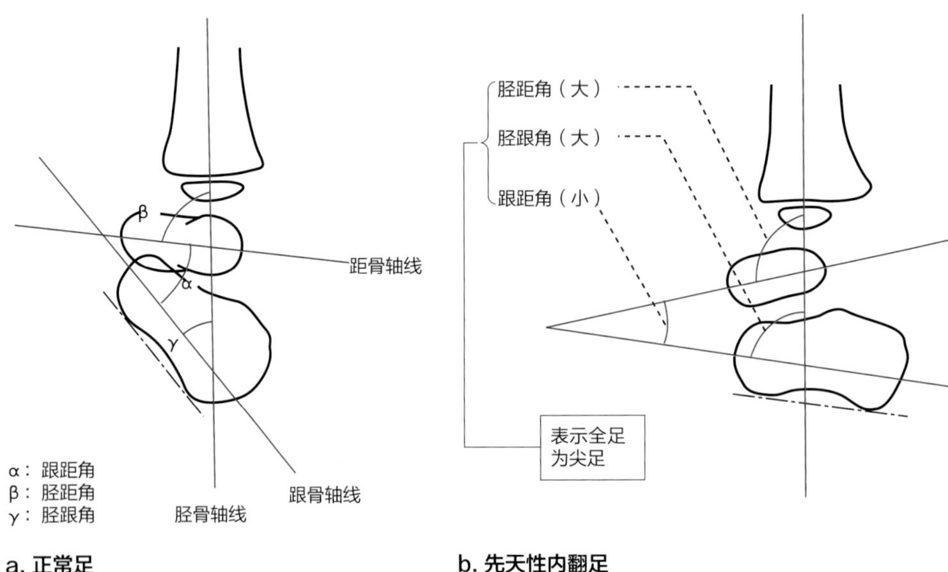

图11-39 先天性足内翻的X线表现（最大背屈侧位片）

距骨和跟骨骨化中心在前方不重叠，距骨和跟骨接近平行，跟距角变小（表示足后部内翻）。

8 扁平足

足由内外侧纵足弓和横足弓组成，呈半球形，具有吸收冲击力、稳定重心和踩踢作用。

扁平足（flatfoot, pes planus）是指足弓位置偏低造成的足变形（图11-40）。扁平足的发生有先天性、外伤性、炎症性、麻痹性、静力学性等多种原因，大多是静力学扁平足。维持纵足弓的肌肉、筋膜、韧带不能耐受体重的负荷而引起的扁平足，多见于长时间站立和步行强度大的职业女性。

■ **症状** 诉长时间步行或维持站立时足底部有疲劳感、踝关节疼痛。

■ **X线检查** 纵足弓的测量采用站立侧位像的横仓法已被广泛应用（图11-41）。测量跟骨倾斜度（calcaneal pitch：跟骨下缘切线与跟骨-第一跖骨底面的连线所构成的角度）和第一跗跖关节角（tarso-first metatarsal angle：距骨长轴与第一跖骨长轴所构成的角度）可用于评价扁平足（图11-42）。扁平足在站立足侧位像可见纵足弓低下，第一跗跖关节角增大，跟骨倾斜度降低。

■ **治疗** 纵足弓放置矫形鞋垫。

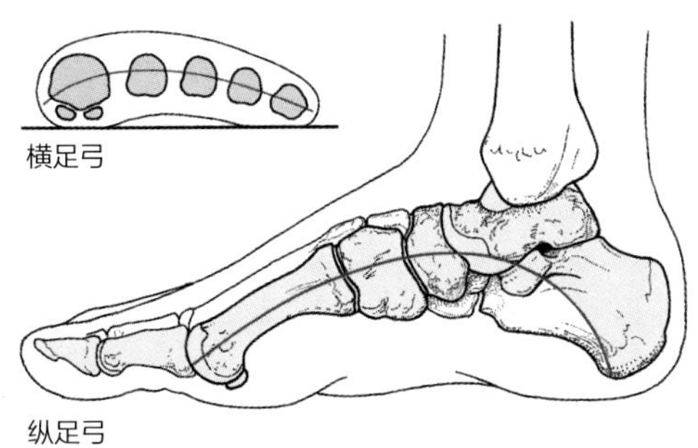

a. 正常足

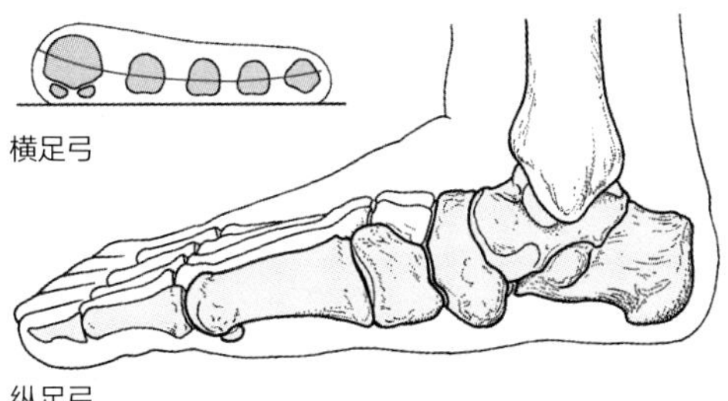

b. 扁平足

纵足弓和横足弓均降低

图11-40 足弓

摄片法

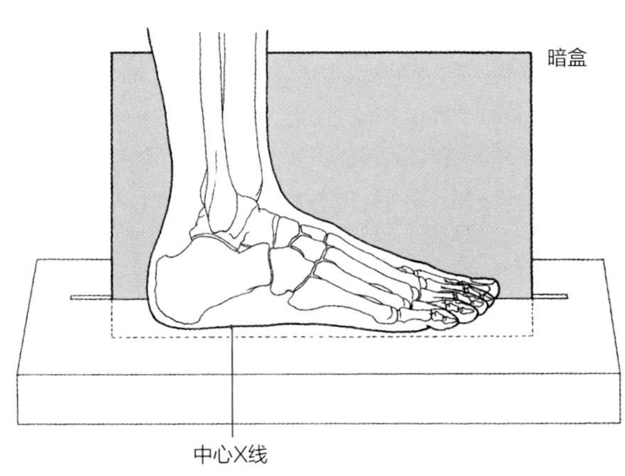

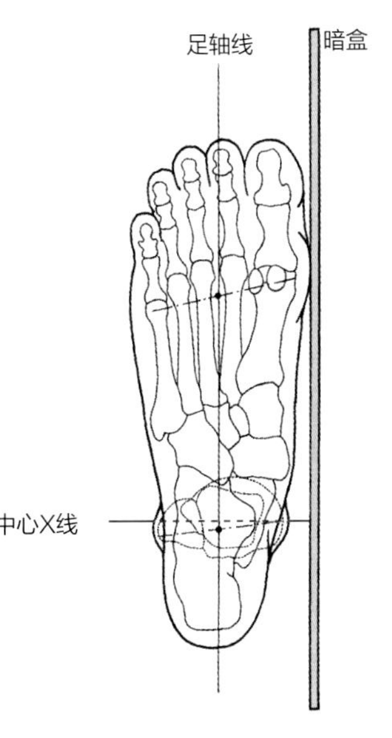

图11-41 站立足侧位摄片（横仓法）

患者立位足轴线*与暗盒平行，中心X线沿内踝垂直下方从床面入射。

*足轴线：第一跖骨和第五跖骨的幅宽与内外踝幅宽之中点的连线。

9 踇外翻

踇外翻（hallux valgus）是指第一跖骨内翻，第一跖趾关节（MTP关节）的近节趾骨外翻，跖骨头向内侧隆起变形，并伴有扁平足和阔足。女性多见，10岁和40岁是发病高峰。

前者多见家族内高频度发生，后者尖头高跟鞋是常见的发病原因。

■ 症状 第一跖骨头部突出处形成皮下滑液囊伴有疼痛（图11-43b）。变形严重时，踇趾插入第二跖骨下面，第二、第三跖趾关节（MTP）底部形成疼痛性胼胝。发病早期穿着紧脚鞋活动时踇趾基底部发生疼痛，症状加重时赤脚站立也出现疼痛。

■ X线检查 负重时摄足的背底片、侧位片、籽骨轴位片。背底片可以测量踇趾外翻角以及第一、第二跖骨角。踇趾外翻角超过15°

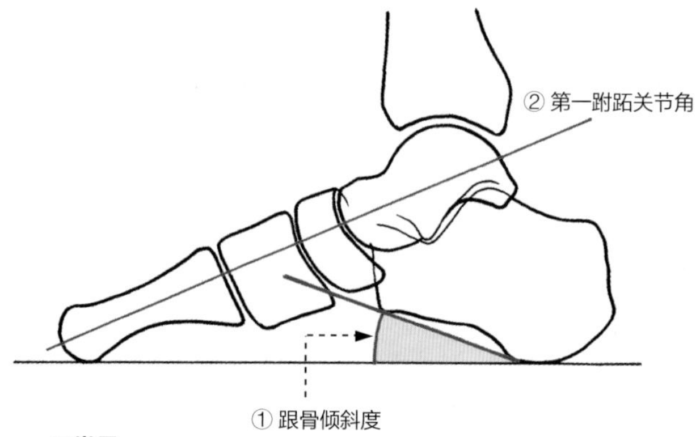

a. 正常足

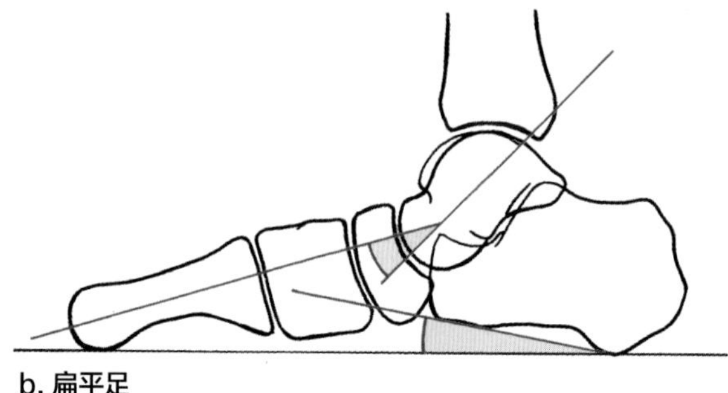

b. 扁平足

图11-42 根据跟骨倾斜度和第一跗跖关节角评价扁平足

①跟骨倾斜度：在负重侧位像，跟骨下缘的切线与跟骨-第一跖骨底面切线所构成的角度（正常值：10°~30°）。扁平足时该角度减小。

②第一跗跖关节角：在负重侧位像，距骨长轴和第一跖骨长轴所构成的角度（正常值：0°）。平足时该角度增大。

或第一、第二跖骨角大于10°为异常。侧位片可以计算纵足弓，轴位片可以观察籽骨向外侧偏移的程度。

一般随着踇趾外翻变形的进展，踇趾跖骨关节出现半脱位，X线可见第一、第二跖骨角度增大（图11-43a），籽骨向外侧半脱位或脱位。

轴位片可以将籽骨的偏移及其程度分成Ⅰ~Ⅲ级（图11-44）。这个分类可用于踇趾外翻的评估、确定手术适应证、术式的选择以及术后的评估。

10 Freiberg病

Freiberg病是指跖骨无菌性坏死，多见于第二跖骨，其次是第三跖骨，青春期女性多见。

■ **病因** 反复发生的轻微外伤导致循环障碍是主要原因。

■ **症状** 发病早期的症状为跖趾关节轻度肿胀，跖骨头部有压痛。进展期在跖骨头背侧部可触及骨隆起，并伴有跖趾关节伸展受限和运动痛。后期跖趾关节严重变形，压痛和关节活动度受限明显。

■ **X线检查** X线片可见到跖骨扁平化和不规则的节段性硬化灶（图11-45），进展期可见到关节间隙变窄导致的关节病。

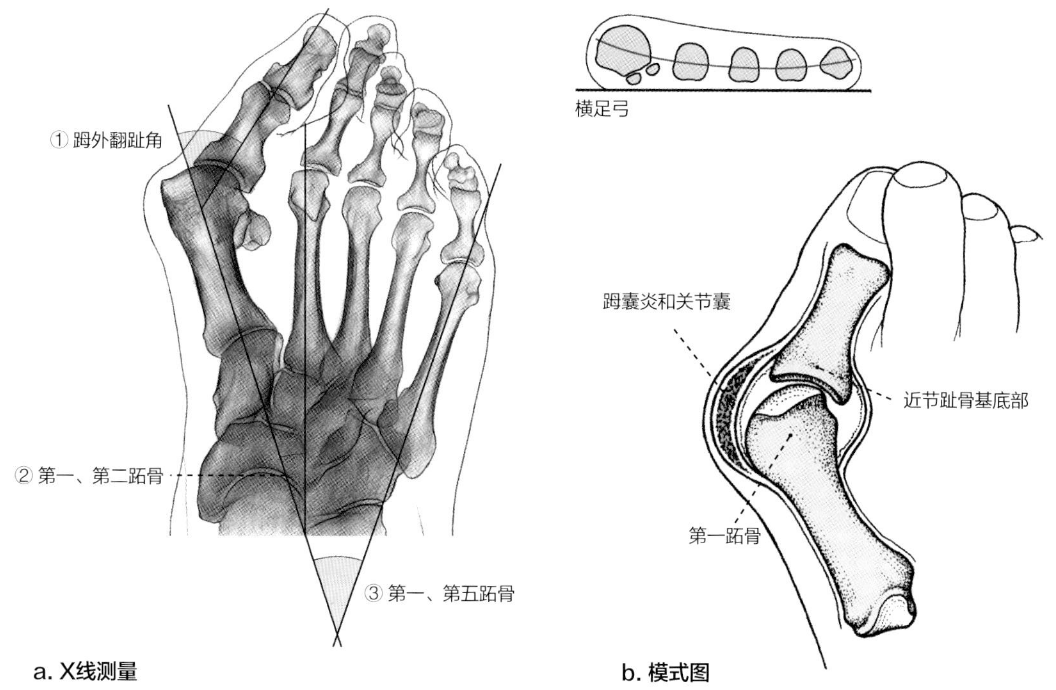

a. X线测量　　b. 模式图

图11-43　跗趾外翻的X线测量

①跗外翻趾角（hallux valgus angle，HVA）:负重位足背底位片由第一跖骨长轴与第一近节趾骨所构成的角。正常值：15°

②第一、第二跖骨角（intermetatarsal angle）：第一跖骨的长轴与第二跖骨的长轴所构成的角，用于评价跖骨的内收。正常值：8°~9°

③第一、第五趾骨角（1st–5th metatarsal angle）：第一跖骨长轴与第五跖骨长轴构成的角，对足趾张开的评价有效。正常值：24°~30°

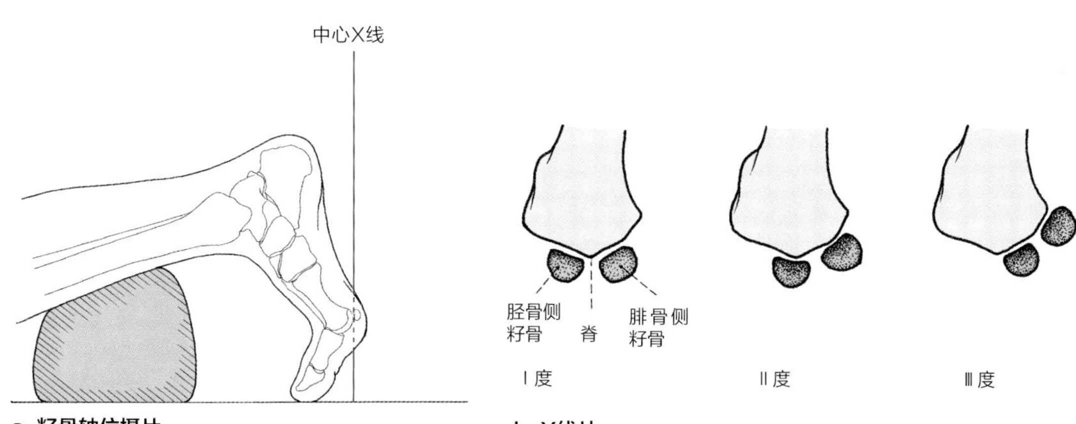

a. 籽骨轴位摄片　　b. X线片

图11-44　籽骨偏位所致的跗趾外翻的评价

在跗趾外翻时，有与内外侧籽骨一起向外侧半脱位的倾向。跗趾外翻变形显著的患者可以呈完全性脱位状态，进而第一跖骨头下面的嵴变平。在轴位片，加藤将籽骨的偏移分为Ⅰ~Ⅲ度，用于判断手术指征、术式选择和术后评价。

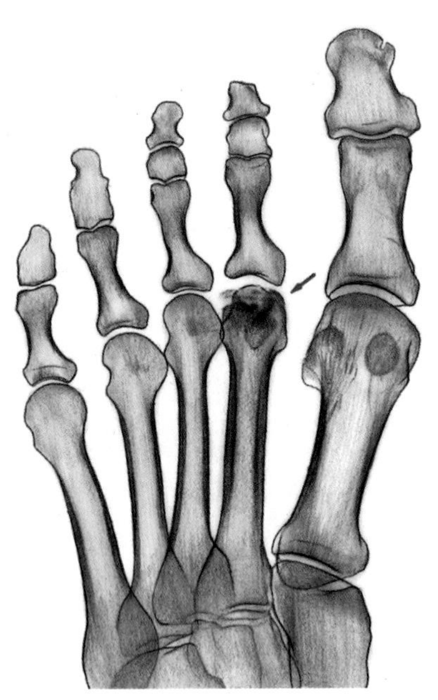

图11-45 Freiberg病的X线像

20岁，女性

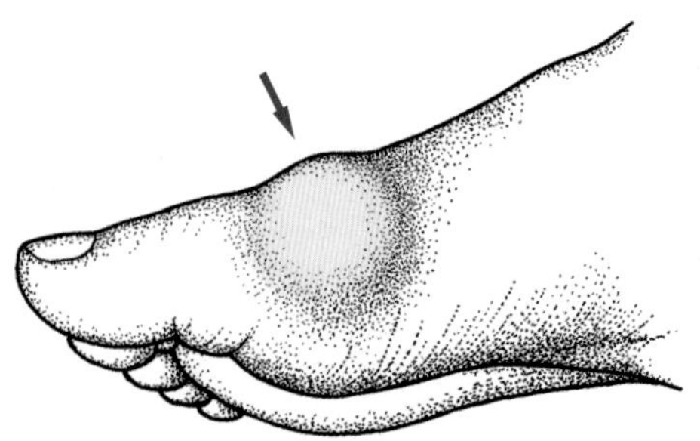

a. 踇趾跖趾关节肿胀

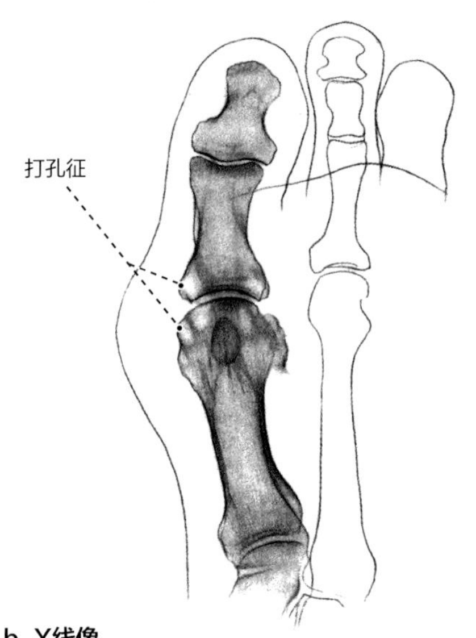

b. X线像

图11-46 痛风

X线片可见骨端部小圆形透亮区的打孔征，关节间隙完好，周边无骨萎缩。

11 痛风

痛风（gout）为持续性高尿酸血症，血浆中过饱和的尿酸盐结晶沉积到组织（特别是关节及其附近）引起的炎症性疾病。当关节内尿酸盐结晶溶解时，激活免疫系统，引起急性关节炎（痛风发作）。多见于30~50岁的男性，罹患部位绝大多数发生在踇趾跖趾关节（MP）。此外，还见于膝关节、踝关节、腕关节以及跟腱附着部。

■ **症状** 突然发生的关节部位疼痛和肿胀，10天后症状缓解。如果高尿酸血症不治疗，会反复出现痛风发作，逐渐演变成慢性关节炎。尿酸沉积在关节滑膜、关节囊、软骨、肌腱等部位，导致关节破坏变形。尿酸不仅侵犯关节，还会蓄积在肾脏或尿道。此外，痛风患者多合并有高血压和高脂血症。

■ **X线检查** 痛风早期X线可见关节周围软组织肿胀，没有骨异常。随着症状的发展，尿酸盐沉积到骨骼，骨端部呈现骨侵蚀或小圆形透亮区（打孔征，punched out shadow）（图11-46），关节间隙完好，周边无骨萎缩。

■ **治疗** 痛风是以高尿酸血症为基础的全身性疾病，高尿酸血症不治疗会反复发作并逐渐慢性化，造成肾损害。如果坚持服药，控制血尿酸水平就没必要担心了。痛风患者多合并有生活习惯病，因此，日常生活的管理非常重要。

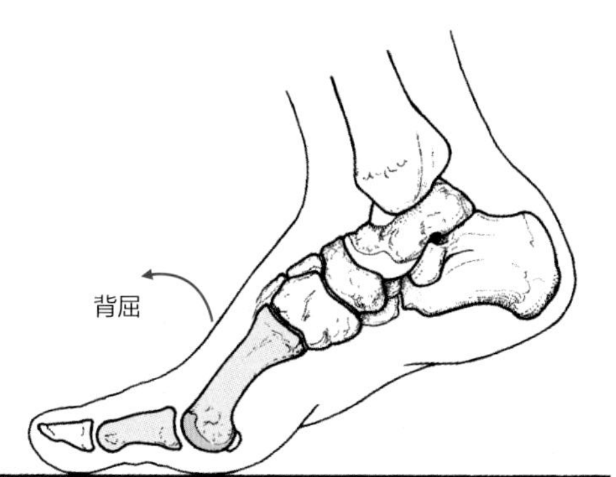

a. 正常

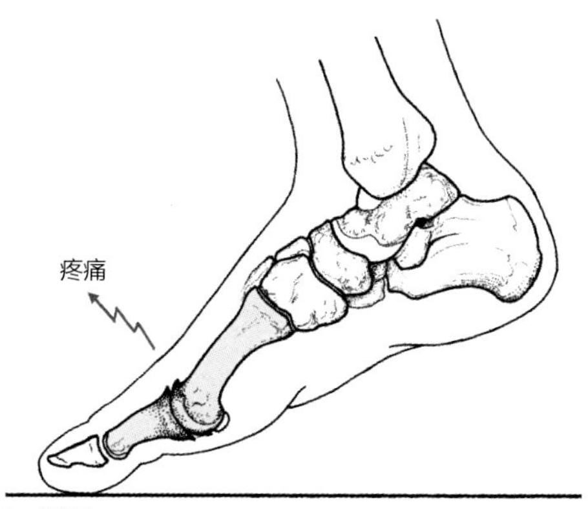

b. 僵踇

图11-47 僵踇的病理

步行时足尖离地或下蹲*引发疼痛。

*下蹲是指足尖下蹲位姿势。

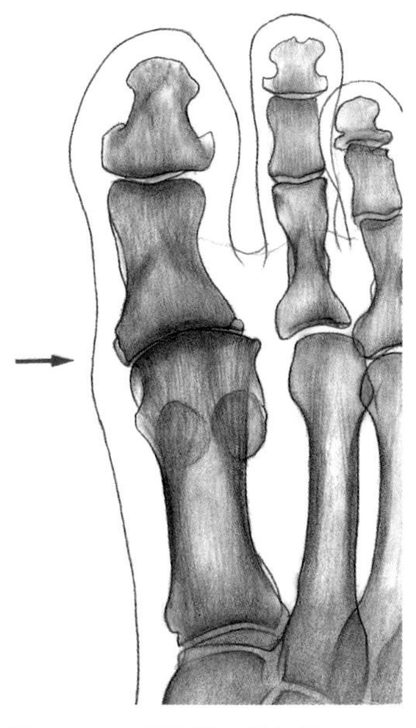

图11-48 僵踇的X线征像

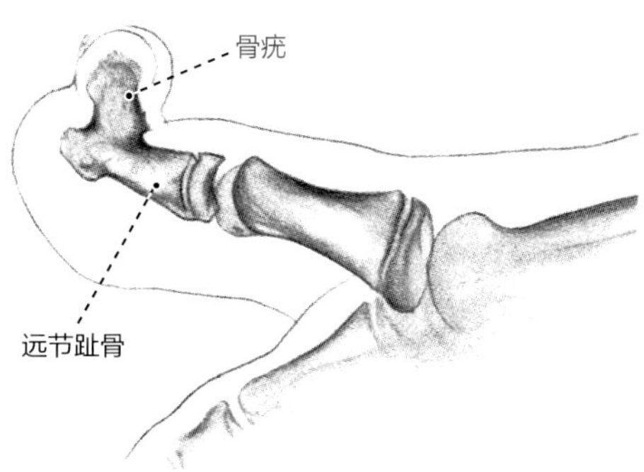

图11-49 甲下外生骨疣X线征像

12 僵踇

僵踇（hallux rigidus）是踇趾跖趾关节退行性关节病。步行时疼痛是其主要症状，成年男性多见（图11-47）。

■ **X线检查** X线可见到近节趾骨基底部跖骨肥大，关节间隙变窄，软骨下骨小梁硬化，边缘有骨刺形成等（图11-48）。

13 甲下外生骨疣

甲下外生骨疣（subungual exostosis）是因足趾远节趾骨骨质增生导致趾甲变形而引发疼痛的疾病（图11-49）。穿鞋所致的慢性压迫刺激是骨赘增生的原因。

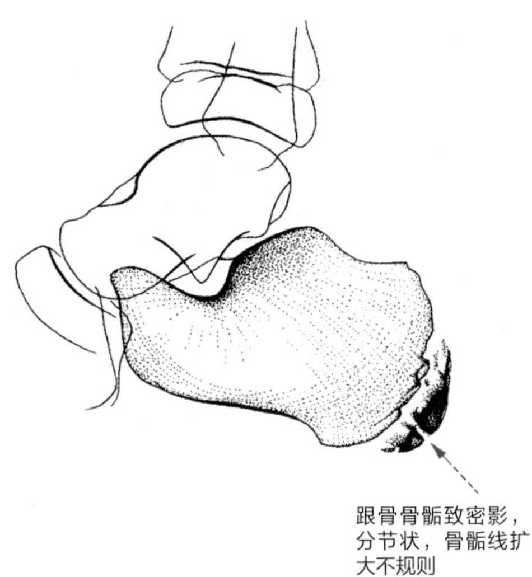
跟骨骨骺致密影，
分节状，骨骺线扩
大不规则

图11-50 跟骨骨骺骨软骨病的X线像

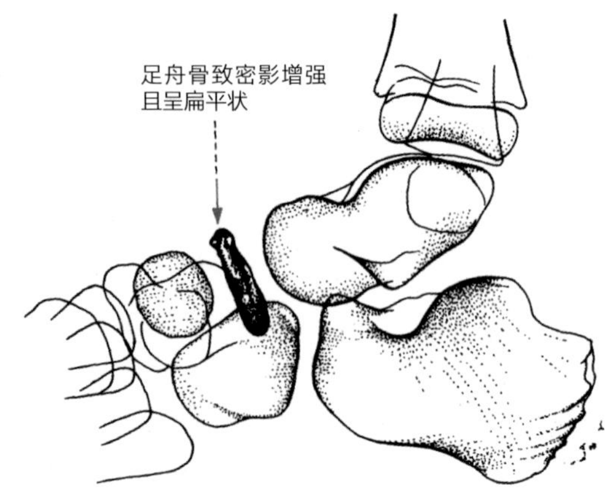
足舟骨致密影增强
且呈扁平状

图11-51 儿童足舟骨病的X线像

14 跟骨骨骺骨软骨病

跟骨骨骺骨软骨病（Sever disease）是以跟腱韧带附着部疼痛为主诉的自愈性疾病，是日常诊疗中的常见病。发病年龄6~10岁，男孩多见。在跟骨端有跟腱和足底筋膜附着，交互牵拉骨骺引起骨化障碍。

■ **X线检查** 早期X线可见到骨骺部呈分节状致密影，骨骺线扩大、不规则（图11-50），后期（症状消失后），节段性硬化灶周围可见到新生骨征象，骨骺线不规则。

15 儿童足舟骨病

儿童足舟骨病是指儿童足舟骨发生无菌性坏死的疾病。由于血运障碍引起骨的无菌性坏死，随着负重进一步受压加重乃至破碎变形。本病是较为罕见的疾病，男儿多见。

■ **症状** 步行或运动负重时隐痛集中于足内侧部。

■ **X线检查** 可见足舟骨致密影增强并呈扁平状（图11-51）。随着病情发展，骨硬化灶逐渐缩小，变得不规则，其周边出现新生骨征象。随着坏死骨的吸收并被新生骨所替代，骨硬化征象逐渐消失。2~3年后，X线片上足舟骨完全恢复到正常。

16 疼痛性外胫骨

外胫骨（ostibiale externum）是指位于胫后肌腱内并附着于足舟骨内侧的多余骨。这块多余骨与足舟骨之间有纤维软骨愈合（图11-52）。因胫后肌腱的张力可以导致这种愈合的破裂，引起疼痛，称为疼痛性外胫骨。年轻女性多见，多在运动后主诉内踝前下方疼痛。

■ **X线检查** 可见到靠近足舟骨的内侧有多余骨。

17 足跟管综合征

足跟管综合征（tarsal tunnel syndrome）是指在踝关节内踝下方的屈肌支持带和跟骨形成的足跟管内，胫神经及其分支受压迫所引起的卡压性神经损害（图11-53）。

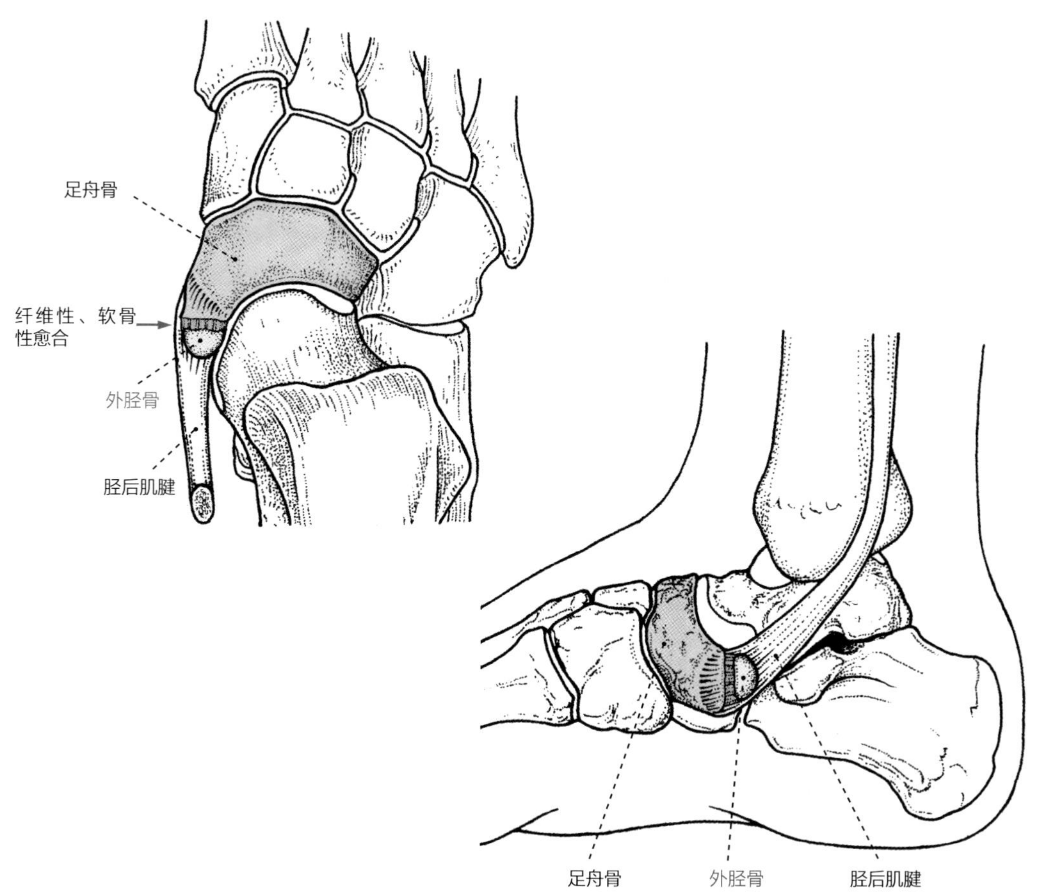

图11-52 外胫骨

■ **症状** 主诉从足底部向足趾放射痛及足跟管部疼痛。既往有踝关节周围外伤史，由胫神经或腱鞘发生的神经节，软组织肿胀或跟距关节愈合引起的愈合部分的骨性隆起等是发生本病的原因。

■ **诊断** 单纯X线、MR、CT等图像仅供参考。

18 骨性踝关节炎

骨性踝关节炎（osteoarthritis of the ankle）是以关节软骨变性为特征的疾病，分为无任何原因的特发性和继发于原发疾病的继发性两种。继发性病变可见到关节面的不平整，发生关节适合性不良。踝关节脱位骨折后多残留距小腿关节不合。

■ **症状** 负重痛或运动痛等踝关节疼痛症状、关节活动受限以及关节肿胀。

■ **X线检查** 单纯X线片可见到关节间隙狭窄、骨刺形成、软骨下骨硬化征象以及囊肿样阴影（图11-54）。

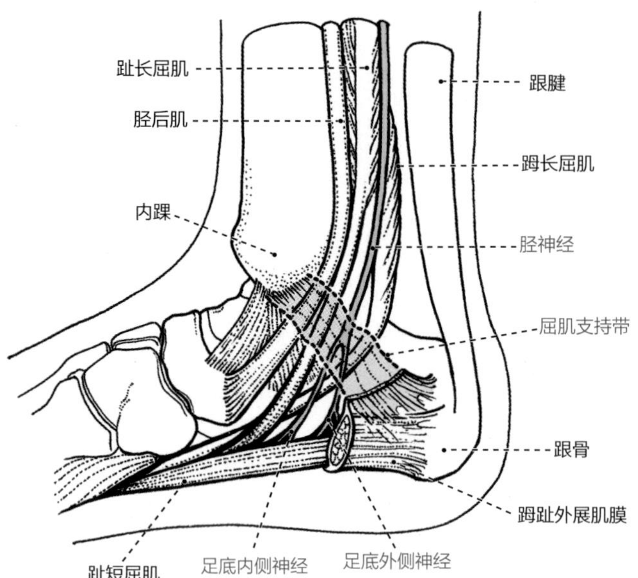

图11-53 足跟管综合征

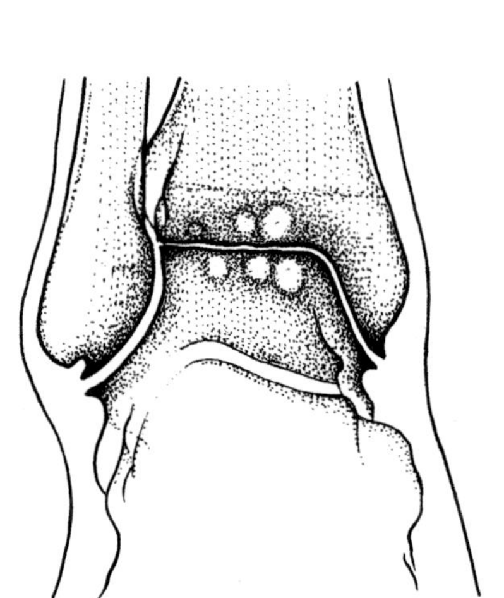

a. 正位片

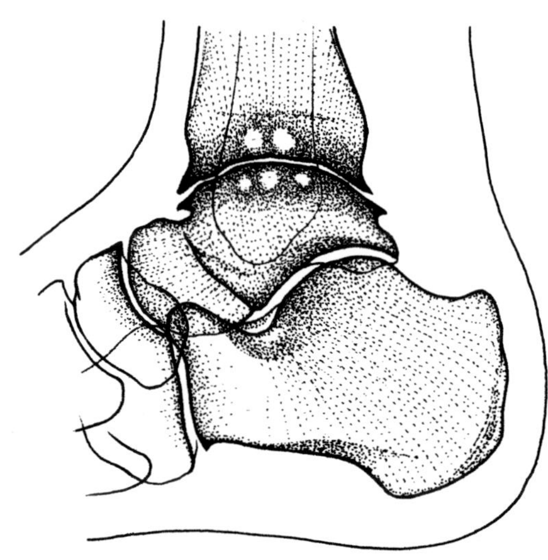

b. 侧位片

图11-54 骨性踝关节炎的X线像

（江钟立 译）

12 类风湿关节炎

表12-1　类风湿关节炎病期分类（Steinblocker）

Ⅰ期（早期）
*1. X线片上无骨破坏。
2. X线片上有时有骨萎缩。
Ⅱ期（中期）
*1. X线片上有骨萎缩，稍有轻度骨破坏，轻微的软骨下骨破坏。
*2. 没有关节变形，稍有关节活动度受限。
3. 有关节旁肌萎缩。
4. 有结节或腱鞘炎等骨关节外软组织病变存在。
Ⅲ期（后期）
*1. X线片上有软骨和骨破坏。
*2. 有半脱位、尺侧偏位、过伸等关节变形，没有纤维化或骨性强直。
3. 有明显肌萎缩。
4. 有结节或腱鞘炎等骨关节外软组织病变存在。
Ⅳ期（晚期）
*1. 有纤维化或骨性强直。
2. 满足Ⅲ期的标准。

*必要条件

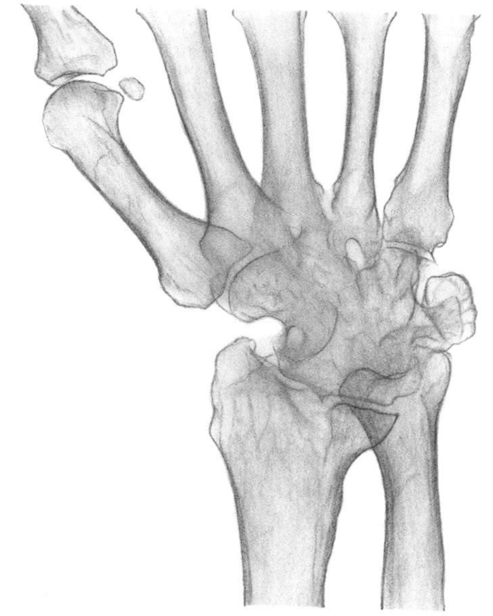

图12-1　类风湿关节炎腕关节的X线像（Ⅳ期）

可见到腕关节骨性强直。

类风湿关节炎（rheumatoid arthritis，RA）是慢性炎症反复发作和缓解、病程缓慢进展的多发性关节炎。早期发生在指关节，进而侵犯全身关节，引起关节变形、疼痛和不稳导致功能障碍。有时伴有关节外症状（类风湿结节、肺纤维化、淀粉样变性、多发性神经炎等）。好发年龄20~50岁，女性多见。病因尚不明确，病毒或细菌感染可能成为诱因，由共同抗原导致的自身免疫是其成因。另外，有多发家系存在，也考虑与遗传因素有关。

■ **病理**　类风湿关节炎以滑膜异常增生并伴有软骨和骨组织的破坏为特征。早期变化为滑膜炎性增厚、关节囊增厚和关节积液引起的肿胀。随着病程进展，滑膜由增生转变为肉芽肿样病变，异常增生的肉芽组织覆盖在软骨表面，这种滑膜的慢性活动炎症成为类风湿关节炎的加重因素，软骨和骨组织进行性破坏，关节囊和软组织松弛以及关节破坏加速，导致关节不稳。结果是关节由于半脱位发生不可逆变形，运动受限。最终关节纤维化固定，或进展为骨性强直，关节周围肌肉显著萎缩。

■ **X线检查**　X线片可见到关节周围骨萎缩、关节边缘糜烂、骨窦、关节间隙狭窄、关节面破坏、关节半脱位、脱位、强直等多种征象。根据X线片上进展的征象，可以区分类风湿关节炎的病期。依据患者业已进展的关节病变程度作为患者的病期分类（表12-1，图12-1~图12-3）。

■ **MRI检查**　可以观察到滑膜、骨髓、关节软骨、韧带、肌腱等组织。炎症性滑膜炎可采用Gd-DTPA造影MRI帮助诊断，造影T_1WI显示炎症性滑膜呈高信号征象，比较容易与周围组织鉴别，对滑膜炎早期鉴别诊断和疗效判断有用。

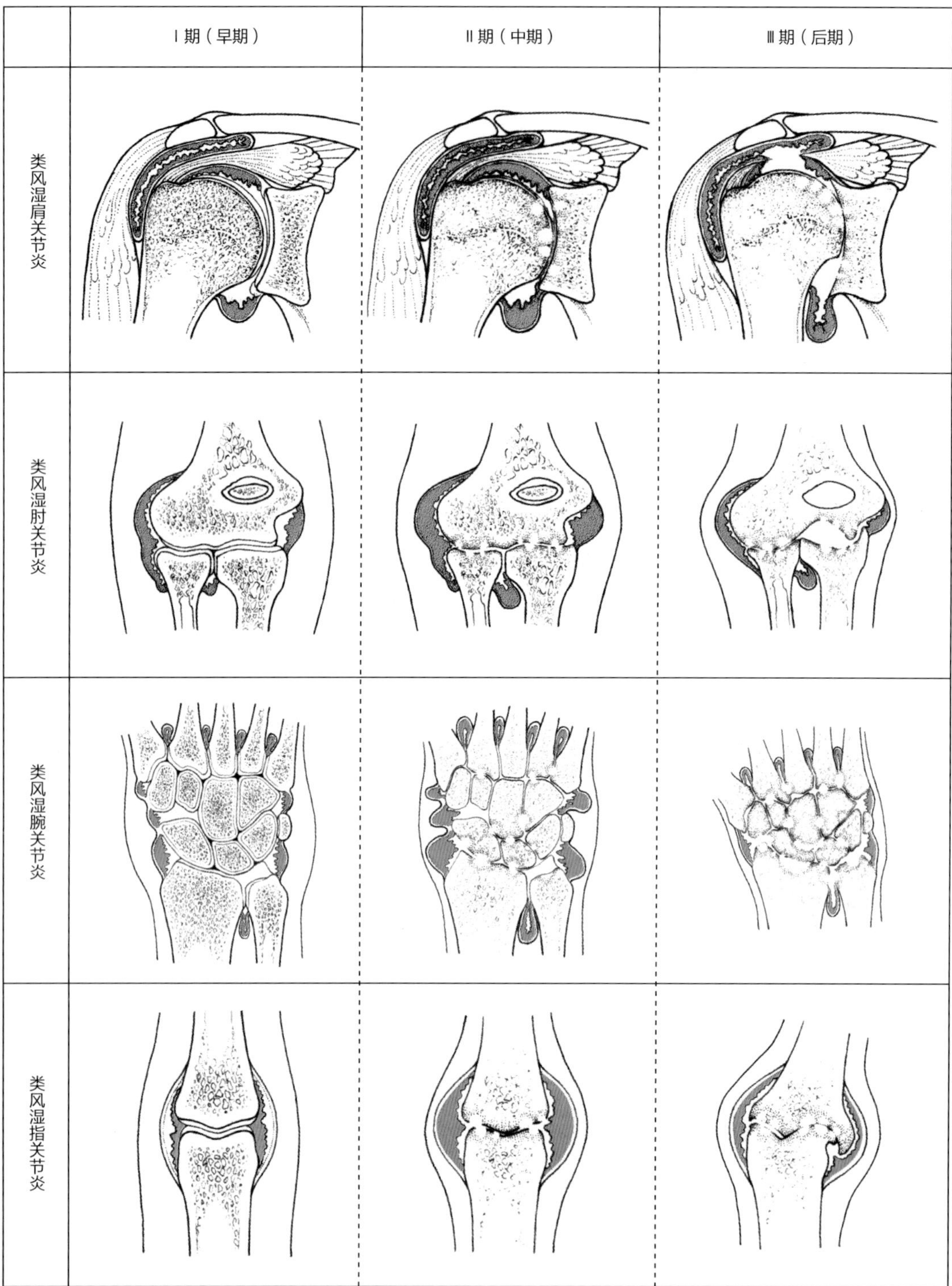

图12-2　不同部位类风湿关节炎的病期分类（上肢）

颈椎类风湿病变参见第154页。

类风湿肩关节的X线像参见第13页图1-19。

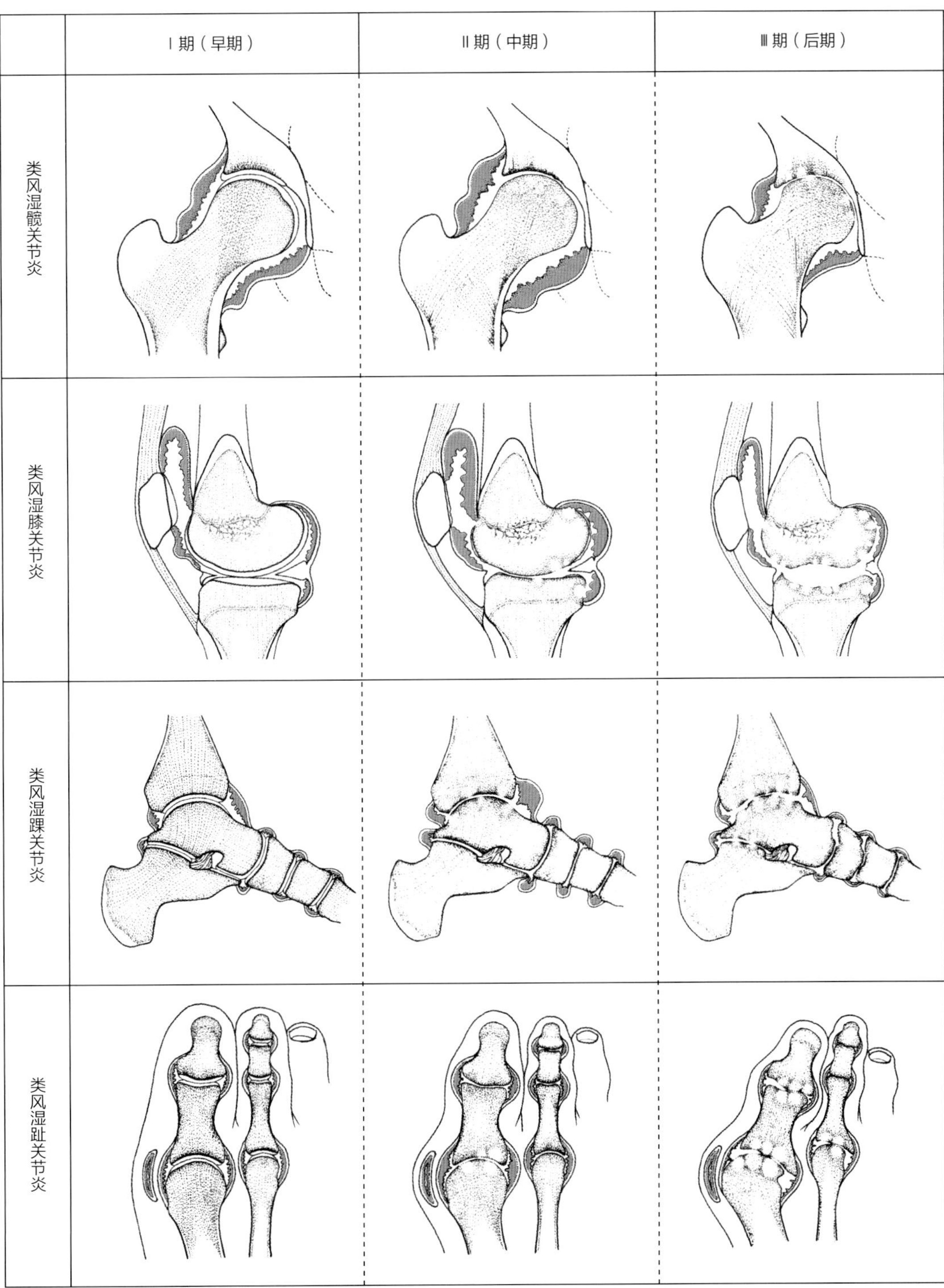

图12-3 不同部位类风湿关节炎的病期分类（下肢）

（江钟立 译）

13 骨肿瘤

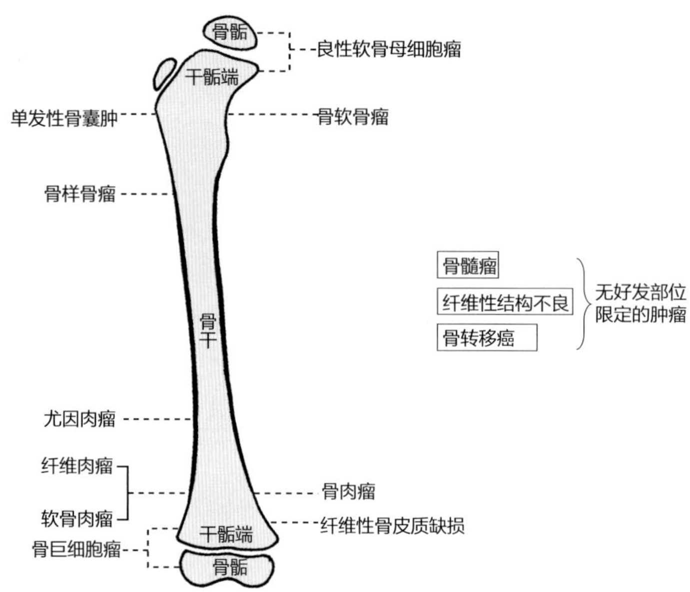

图13-1 长干骨骨肿瘤好发部位

脊柱肿瘤参见208页，脊髓肿瘤参见210页。

骨肿瘤的诊断重要的是鉴别良性和恶性。当骨肿瘤能被X线片发现时，根据好发年龄、好发部位、肿瘤的范围和境界、阴影的密度以及骨膜反应等能够区别良性和恶性，确定诊断名称。

1 好发年龄

根据肿瘤的种类好发年龄有一定的倾向性。无论良性和恶性骨肿瘤都好发于10~20岁，其代表性的肿瘤有骨肉瘤、内皮性骨髓瘤（尤因肉瘤）、孤立性骨囊肿、骨软骨瘤、内生软骨瘤等。骨巨细胞瘤好发25~30岁年龄者。50岁以上的患者X线片上疑诊骨肿瘤时，转移癌或骨髓瘤的可能性明显增高。

2 好发部位

原发性骨髓瘤多发生于膝关节周边部，其他好发部位还有肱骨上端、股骨上端、胫骨骨干部、腓骨上端等。

恶性肿瘤有骨肉瘤、尤因肉瘤、纤维肉瘤等，良性肿瘤有骨软骨瘤、骨巨细胞瘤、骨样骨瘤等。但是软骨肉瘤、多发性骨髓瘤、肿瘤骨转移除发生在四肢长干骨外，也常常发生在脊柱和骨盆（第208页，图7-11）。

发生于长干骨的骨肿瘤多位于骨干端，巨细胞瘤和良性软骨母细胞瘤发生于骨骺部，尤因肉瘤、网状细胞瘤好发于骨干部（图13-1）。

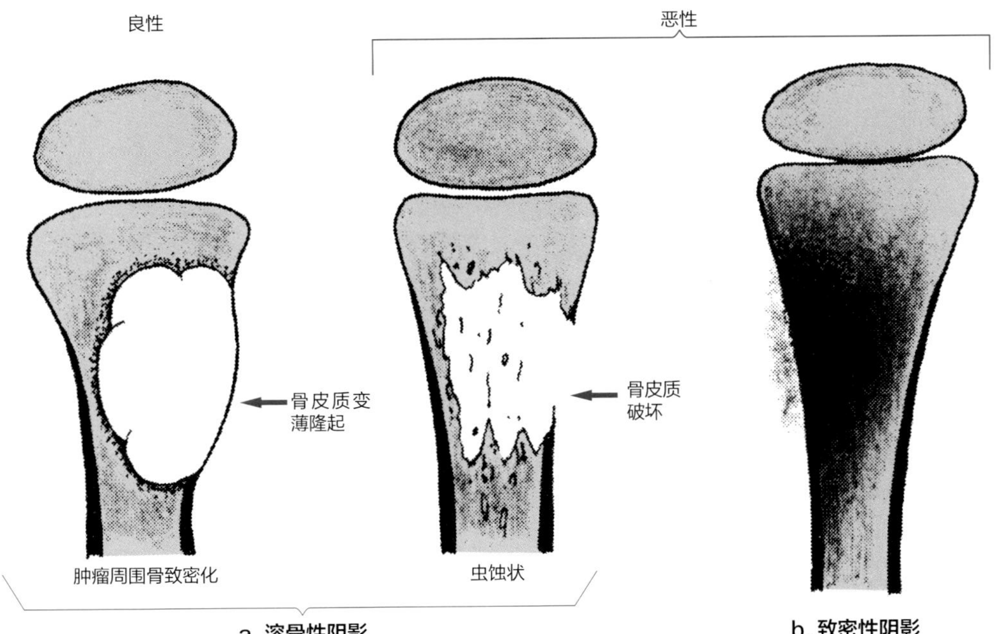

图13-2　良性和恶性肿瘤的X线鉴别特点

a：恶性肿瘤无明确边界，良性肿瘤边界清楚且骨组织边缘致密化改变（marginal sclerosis）。

b：恶性程度越高，边界越不清楚。

3 肿瘤的范围和境界

一般而言，在良性肿瘤，肿瘤引起的骨破坏部分与正常骨边界清晰，骨皮质在良性肿瘤轻度变薄隆起但没有消失。

在恶性肿瘤，肿瘤所引起的破坏骨与正常骨边界不清，骨皮质破坏消失（图13-2）。

骨皮质影像可以通过CT帮助提供信息。

4 肿瘤阴影密度

肿瘤阴影的密度可以分为溶骨性、硬化性以及混合性。溶骨性多为恶性肿瘤，有纤维肉瘤、骨髓瘤、骨网状细胞瘤等。肿瘤骨转移也多为溶骨性。

骨肉瘤根据肿瘤性骨组织形成的程度，X线片可见到溶骨性、硬化性或混合性多种形式。软骨肉瘤可见到透明病灶内混合有各种不同程度的斑片状钙化影。

良性骨肿瘤中骨囊肿、骨巨细胞瘤都是溶骨性的，但在内生软骨瘤、良性软骨母细胞瘤、纤维性结构不良症可见到透明的病灶内散在的斑片状钙化影。骨样肉瘤可见肿瘤周边部反应性骨硬化，中央为泡样的小圆形透明病灶。

CT可用于病灶内部性质的分析，采用造影剂可以对细微部分做进一步的分析。

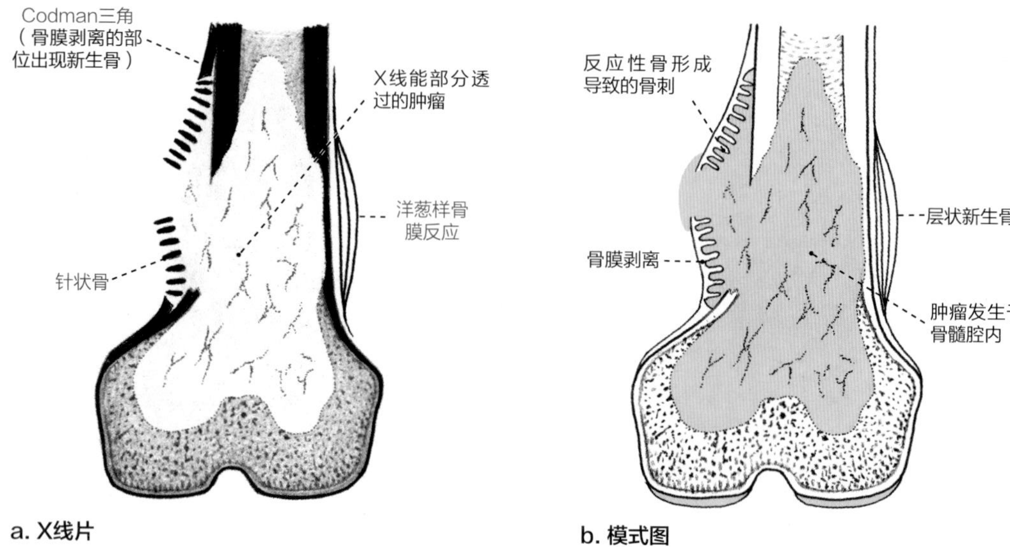

a. X线片

b. 模式图

图13-3　恶性骨肿瘤的骨膜反应和X线征象关联

肿瘤的生长从髓腔开始，骨皮质遭破坏、穿透时出现肿胀，几乎所有的患者都主诉骨痛。

5　骨膜反应

骨内发生的骨肿瘤破坏皮质，刺激骨膜，引起骨膜反应。

一般而言，良性肿瘤不引起病理性骨折，也不引起骨膜反应。恶性肿瘤可出现不规则的骨膜反应。骨皮质外增生的肿瘤可挤压上下缘的骨膜，在骨膜下可见到三角性的骨膜新生骨征象，称为Codman三角。另外，当肿瘤在骨皮质外浸润性生长时，骨皮质几乎无破坏，骨膜受阶梯状挤压，可见到层状样骨膜性新生骨。菲薄的层状样新生骨叠加后类似洋葱样骨膜反应，称为洋葱皮征。骨皮质破坏肿瘤向外增生时，可见到来自肿瘤中心放射状线样纤细状新生骨，称为针状骨（spicula）。这些骨膜反应被称为恶性骨肿瘤三联症（图13-3）。CT能够详细描绘这样的骨膜反应。

骨膜反应也可发生于骨髓炎的化脓性疾病或骨折，需要鉴别诊断。这时可见到单层增厚的骨膜反应。

6　骨肿瘤MRI

由于MRI组织间的对比良好，可以任意选择摄片方向，对骨肿瘤的定位和进展范围的评估非常有用。肿瘤内部的结构判断可以采用T_1WI、T_2WI、Gd-DTPA造影MRI等组合。例如骨囊肿、结节状囊肿样病灶在T_1WI为低信号，T_2WI为均一的高信号，造影MRI可显示出边缘薄薄一层膜样组织。实质性肿瘤一般在T_1WI为低信号，T_2WI为高信号，造影MRI可见到当内部出血、坏死存在时呈不均匀信号。黏液瘤、神经鞘瘤等富含黏液基质的病灶，含有丰富的自由水，T_1WI为低信号，T_2WI较脂肪组织更高的高信号。内生软骨瘤等玻璃样软骨含有丰富的自由水，T_1WI为低信号，T_2WI较脂肪组织更高的高信号。骨化、钙化病灶在T_1WI和T_2WI均无信号呈黑色。细胞成分缺乏的胶原纤维病灶T_1WI和T_2WI均为低信号。

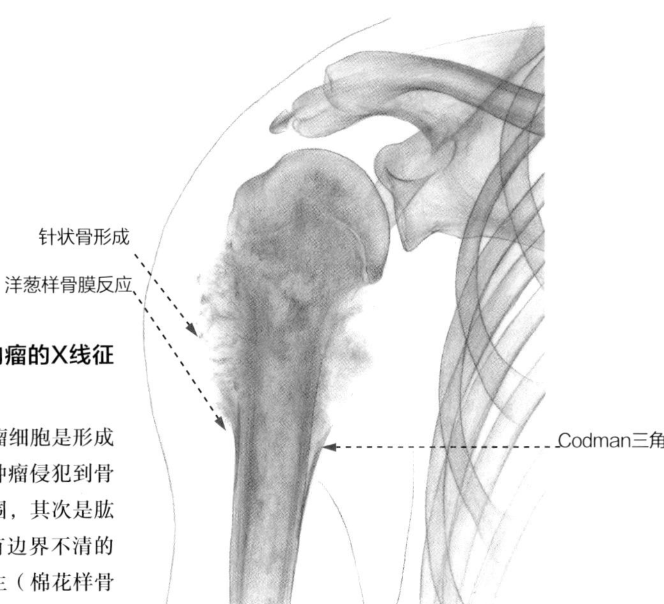

图13-4　左肱骨近端干骺端发生的骨肉瘤的X线征象（13岁，男性）

骨肉瘤（osteosarcoma）发生于骨髓腔，肿瘤细胞是形成骨组织或类骨质的恶性骨肿瘤。未分化的肿瘤侵犯到骨髓内或骨皮质周围软组织。多发生在膝周围，其次是肱骨近端骨骺。X线片可见到长干骨干骺端有边界不清的骨破坏，以及各种不同程度的肿瘤性骨新生（棉花样骨硬化症）。可见到Codman三角、针状骨形成、洋葱样骨膜反应等。

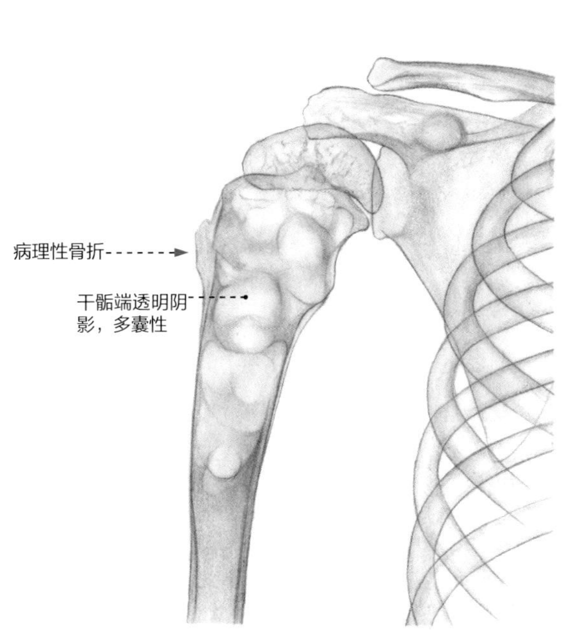

图13-5　右肱骨近端从干骺端到骨干部发生的骨囊肿X线征象（5岁，女童）

骨囊肿是发生在长干骨干骺端的囊状结构物、腔内充满黄褐色液体的瘤样病变。囊内壁由薄层疏松纤维性结缔组织膜所覆盖，分为单囊或多囊。就诊时多有病理性骨折。多发生在肱骨近端和股骨近端。X线片可见长干骨干骺端边界清楚的透明阴影，骨皮质变薄，轻度隆起。

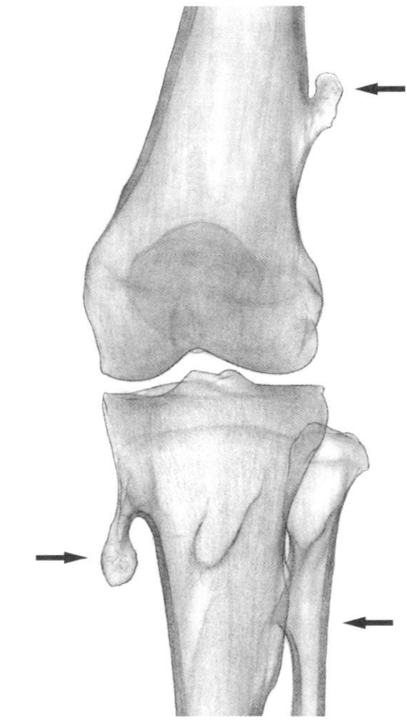

图13-6　多发性骨软骨瘤X线征象（37岁，女性）

骨软骨瘤（osteochondroma）也称为外生骨疣（exostosis），发生于长干骨干骺端，特别好发于膝关节周围的良性骨肿瘤。由透明软骨构成的软骨帽内发生软骨化骨，形成骨性肿瘤，分为单发性和多发性。骨骺线闭锁后肿瘤不再增大。X线片可见从干骺端骨皮质表面向外呈松茸状生长，MRI可以清楚地看到软骨帽。

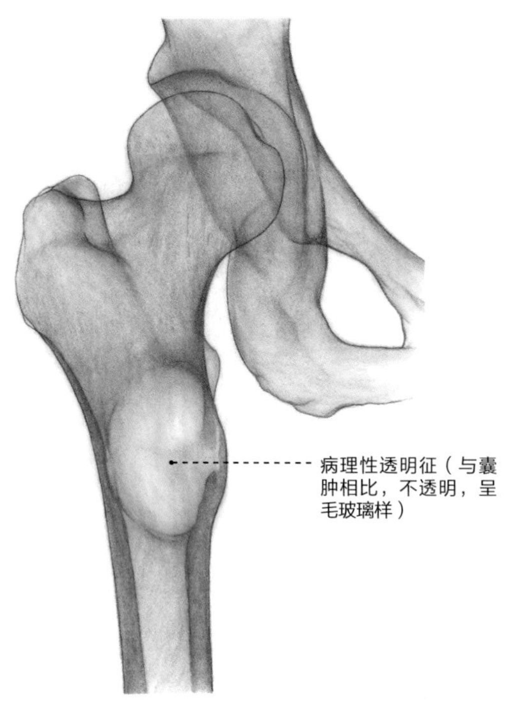

图13-7　纤维性结构不良X线征象（31岁，女性）

纤维性结构不良症（fibrous dysplasis）是由未成熟的骨组织和纤维组织组成的原因不明的瘤样病变。通常认为在骨形成过程中，从纤维骨（woven bone）到板层骨（lamellar bone）的成熟过程障碍。好发于股骨和胫骨，从干骺端到骨干均可累及，分为单发性和多发性。X线片可见到毛玻璃样阴影，呈单囊或多囊的半透明征（与囊肿相比不透明）。

图13-8　内生软骨瘤X线征象（18岁，男性）

内生软骨瘤（enchondroma）是由成熟的软骨细胞构成的、多发生于骨内的良性骨肿瘤。发生于骨表面的称为骨膜软骨瘤，以示区别。可见到透明软骨呈岛状增生及其周围软骨化骨。虽然软骨化骨可见于任何骨骼，但是特别好发于手指和足趾。X线片可见到从干骺端到骨骺，骨皮质变薄伴隆起，有边界清晰的骨透明灶。

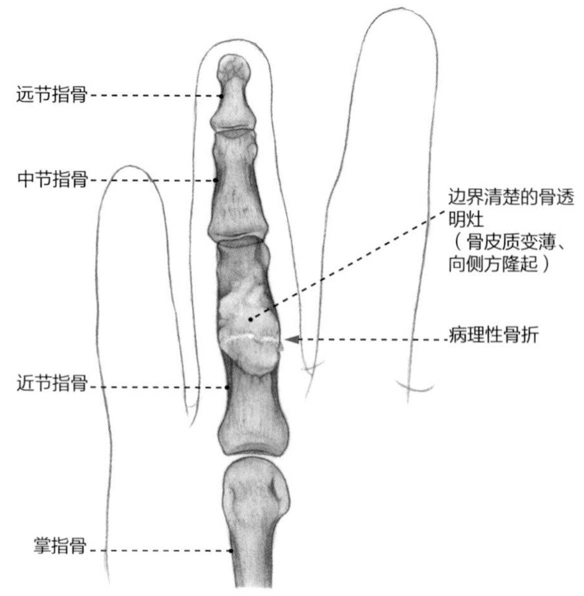

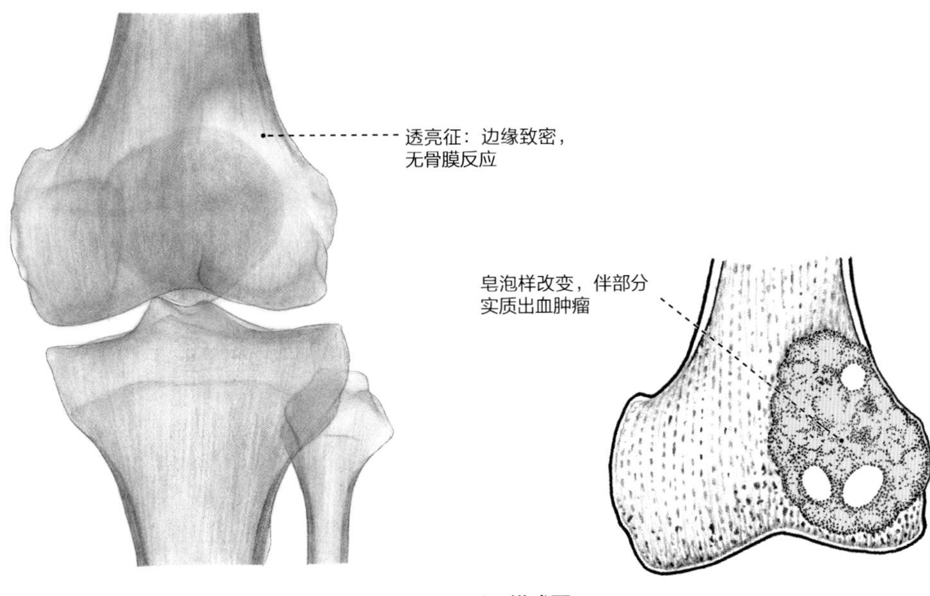

a. X线片

b. 模式图

图13-9　发生于股骨远端的巨细胞瘤X线征象（32岁，男性）

巨骨细胞瘤（giant cell tumor of bone）是由间质肿瘤细胞和多核巨细胞两种成分构成的良性骨肿瘤，发生于长干骨的骨骺部，特别好发于股骨远端和胫骨近端。X线片可见到长干骨骨骺部有偏侧性分布的囊泡状透明病灶，骨皮质变薄、隆起。骨透明灶内可见皂泡样阴影（soap bubble appearance）存在。

a: 从骨骺部到干骺端可见到偏侧性分布的骨透明征。

b: 病理学上有骨破坏，有时因肿瘤导致皮质隆起而变薄破裂（良性肿瘤）。

（江钟立　译）

第 Ⅱ 篇

头部·耳鼻·下颌关节篇

14 头部

A 头部解剖（图14-1~图14-17）

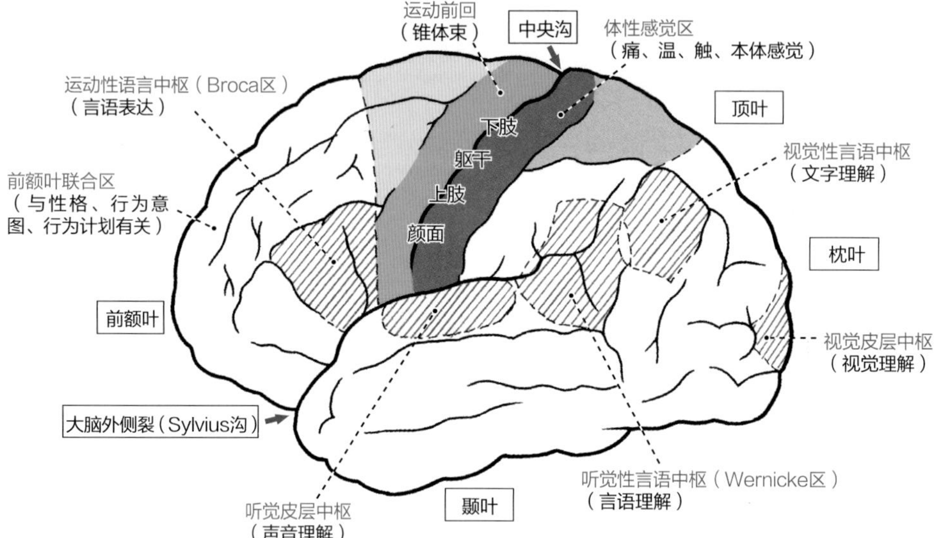

图14-1　大脑各皮层中枢

大脑表面有与言语、记忆、思维等高级功能以及意识、感觉识别、随意运动等功能相一致的脑区。

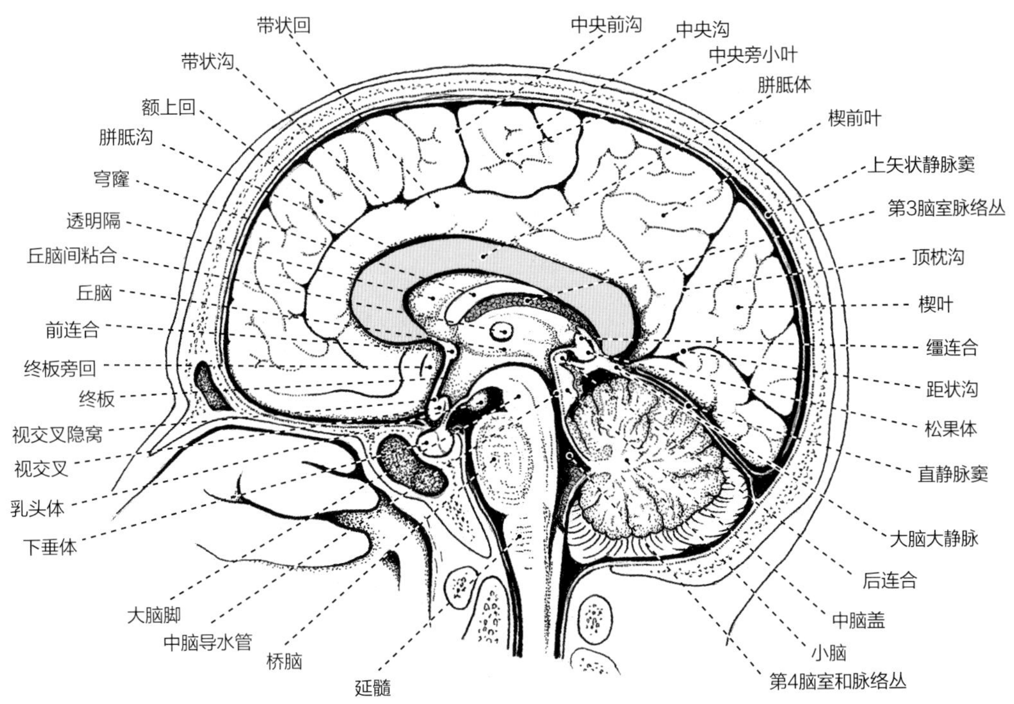

图14-2 大脑矢状面

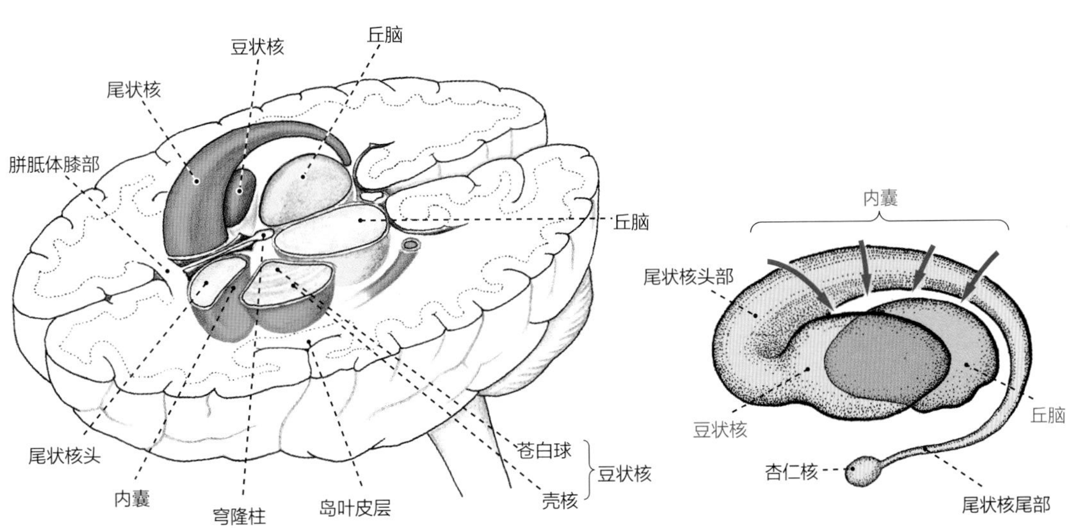

a. 从大脑水平面看基底核立体图

b. 纹状体侧面模式图

图14-3 大脑基底核结构

在大脑半球白质中心部的灰质神经核群中，尾状核、壳核、苍白球（外侧和内侧）称为基底核。尾状核和壳核的结构相似，两者合称为纹状体。纹状体是因为来自于大脑运动、感觉皮层和间脑联络的大量轴索所构成呈纹状形态而命名。壳核和苍白球合称为豆状核，此外杏仁核和屏状核一并加入基底核。

大脑基底核是使得运动自然顺畅的中枢，其损害会出现异常运动，即引起面部、躯干、四肢等各种不随意运动，运动低下，出现震颤和挛缩等。

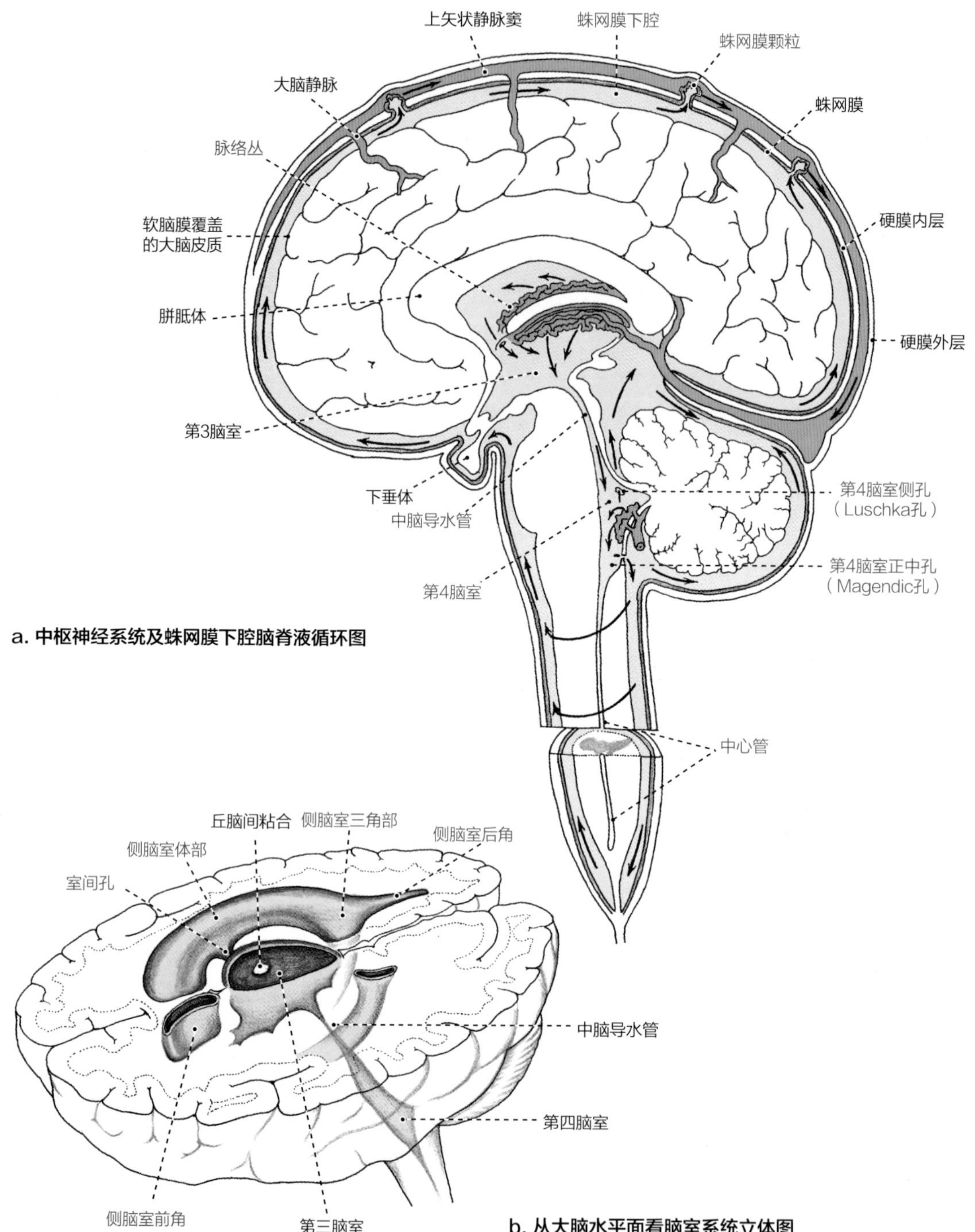

a. 中枢神经系统及蛛网膜下腔脑脊液循环图

b. 从大脑水平面看脑室系统立体图

图14-4 脑室系统

脑脊液循环：脑室含有血管丰富的脉络丛，从这里向脑室分泌脑脊液，流动于各脑室和导水管。从第四脑室的小孔（正中孔和侧孔）流出脑进入蛛网膜下腔，覆盖脑脊髓表面。

在大脑正中顶上的上矢状静脉窦中，有来自蛛网膜下腔的许多小突起（蛛网膜颗粒），脑脊液从这里被静脉吸收。

脑室系统和蛛网膜下腔之间任何一个部位的堵塞都可以造成脑脊液潴留，引起非交通性脑积水，靠近堵塞部位的脑室扩大。室间孔、第三脑室、中脑导水管、第四脑室、脑底池的肿瘤或出血会引起闭塞，早期出现颅内压增高症状。

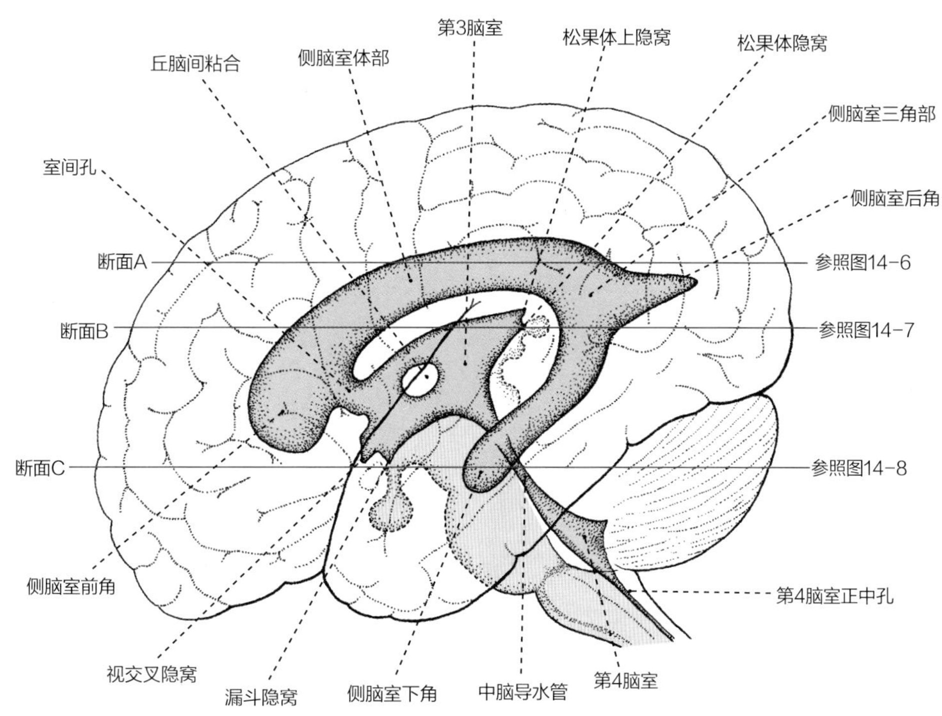

图14-5 脑室在大脑半球侧面的投影图

与眶耳基线（OM线）倾斜20°的断面（A、B、C）如图14-6～图14-8所示。

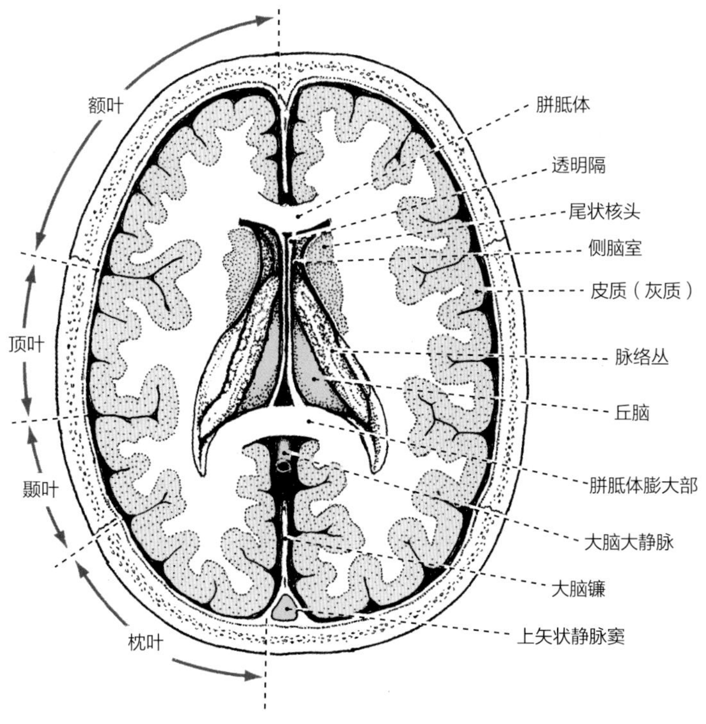

图14-6 图14-5的断面A

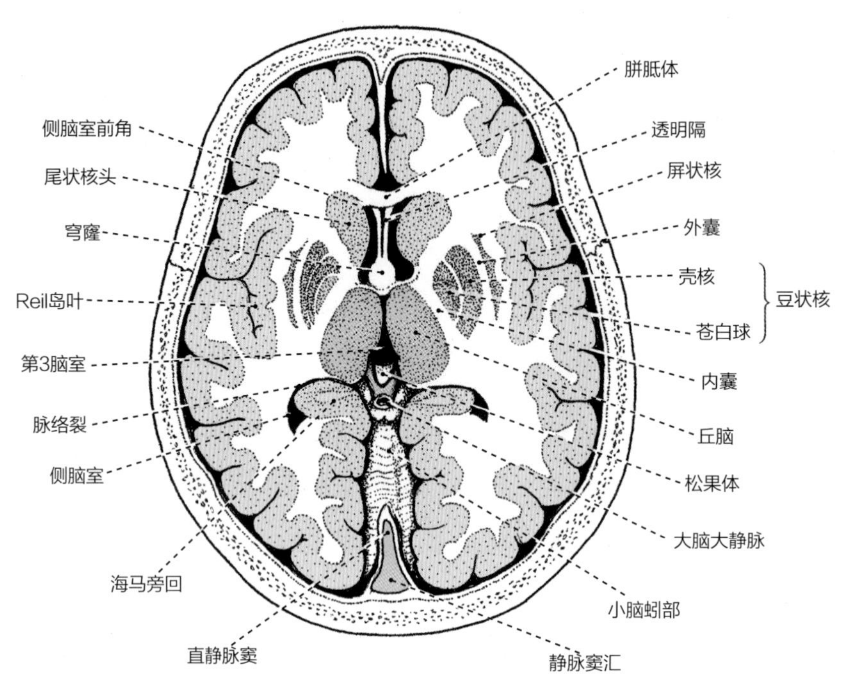

图14-7 图14-5的断面B

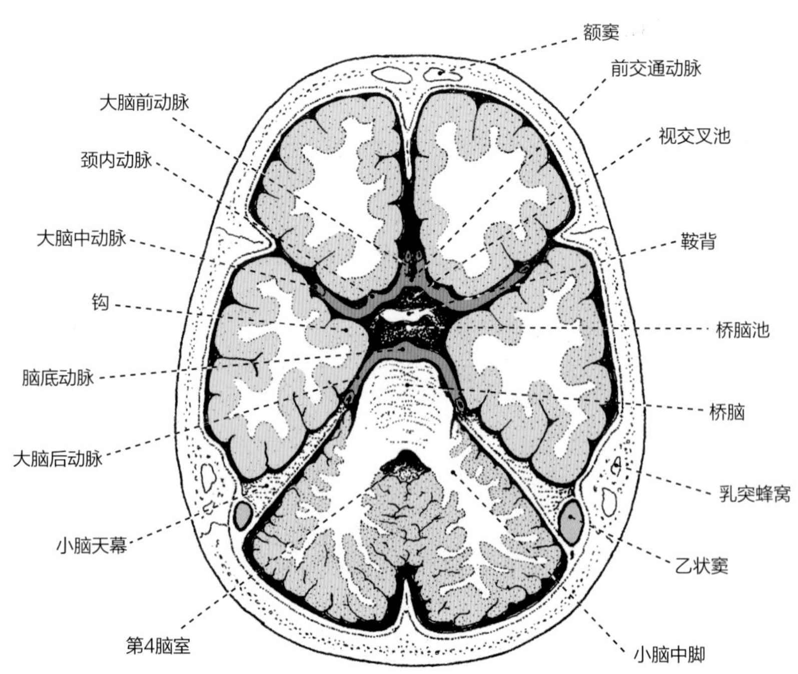

图14-8 图14-5的断面C

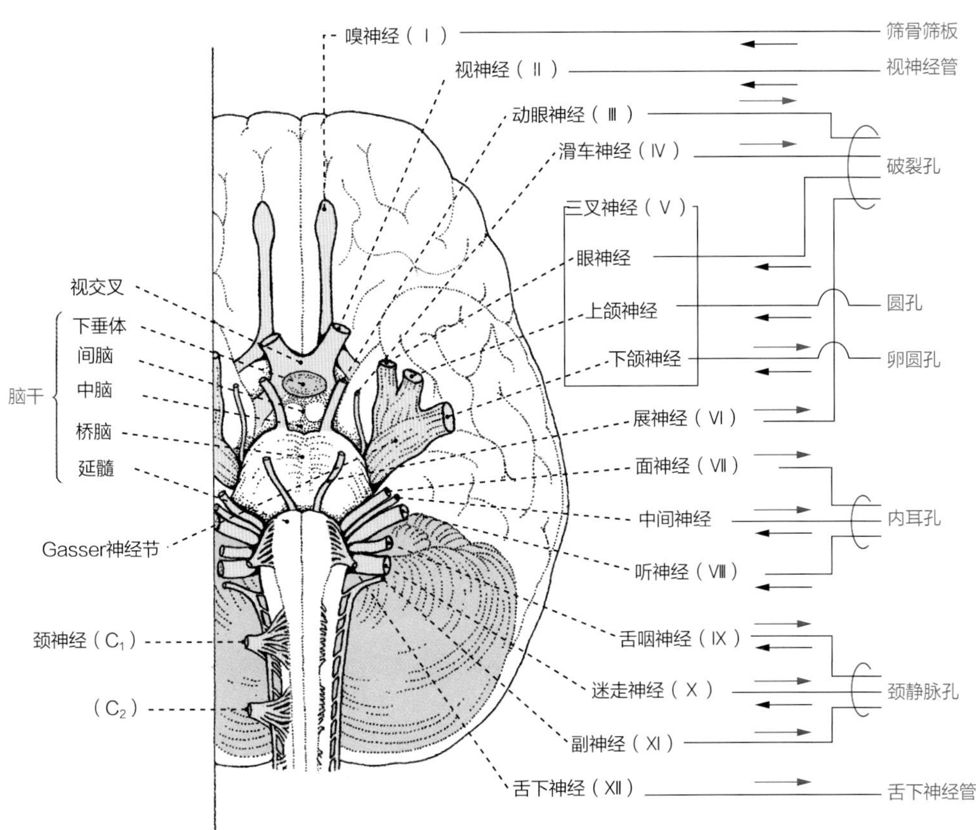

图14-9 颅神经

颅神经是通过颅底孔出入大脑的外周神经，共计12对。主要分布头颈部，有运动性（→）、感觉性（←）及其混合性神经，还有支配特殊感觉（嗅觉、视觉、听觉、平衡觉以及味觉）的神经。

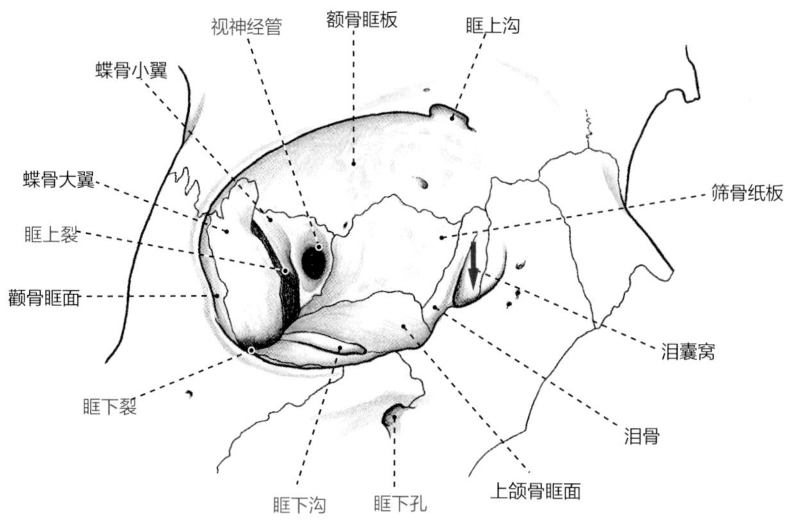

a. 眼眶视神经管正面观

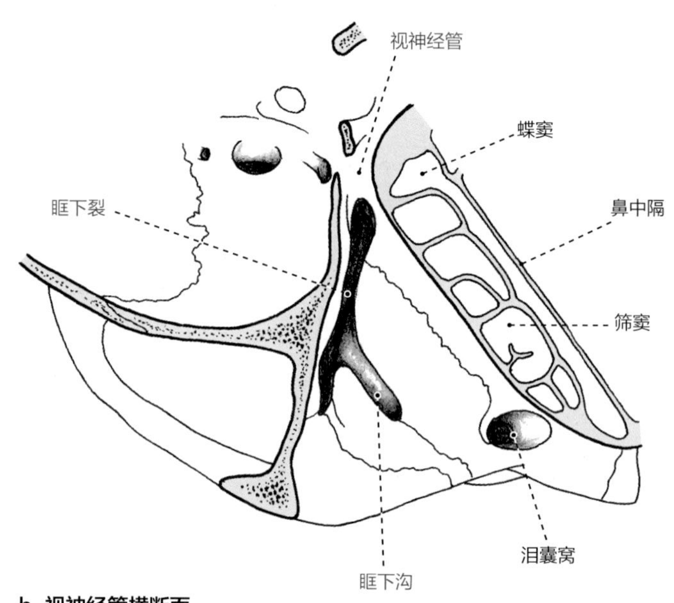

b. 视神经管横断面

图14-10 眼眶、视神经管

眼眶由额骨、上颌骨额突（frontal process）、泪骨、筛骨纸板、蝶骨（上壁：蝶骨小翼；外壁：蝶骨大翼）、颧骨以及腭骨眶突7块骨头围绕成四边锥体形空间，眼球、眼外肌（上直肌、下直肌、内直肌、外直肌、上斜肌、下斜肌、上睑提肌）、泪腺、血管（眼动脉、眼上静脉）、神经（Ⅱ、Ⅲ、Ⅳ、Ⅴ、Ⅵ）容纳其中，并被脂肪所充填。

成人视神经管长约9 mm，与正中面成37.5° 角，内侧位蝶骨体部，上方、下方以及外侧被蝶骨小翼包绕。

眶上裂位于视神经管的外侧，与颅中窝相沟通。由动眼神经（Ⅲ）、滑车神经（Ⅳ）、展神经（Ⅵ）、眼上静脉等通过。眶下裂位于眼眶的外下方，上方是蝶骨大翼，下方是上颌骨和腭骨，外侧是颧骨。由上颌神经、颧神经和眼下静脉等通过。眶下裂与翼腭窝相交通。

眼眶的下方是上颌窦，眶下神经行走于上颌窦的上缘。眼眶的上方是额骨眶板，内侧为筛窦和蝶窦。

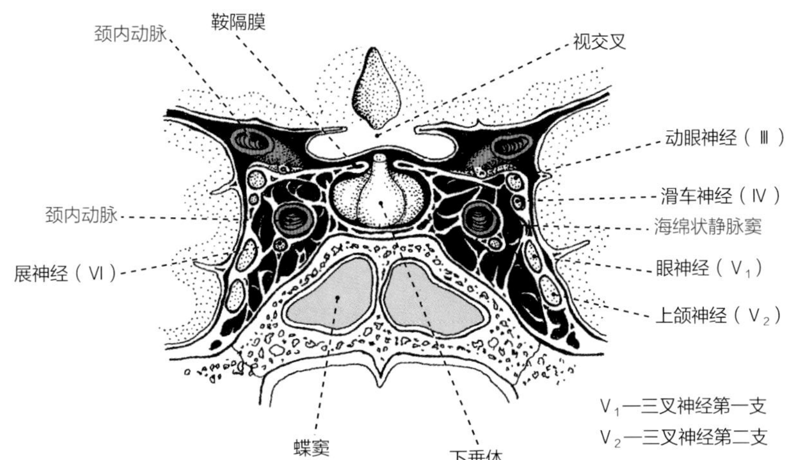

图14-11 蝶窦、海绵状静脉窦的额状面

海绵状静脉窦位于蝶骨的两侧，被结缔组织束贯通，构成海绵状，其间有颈内动脉及其周围的交感神经丛、三叉神经第1支（眼神经）和第2支（上颌神经）、动眼、滑车、展神经通过。

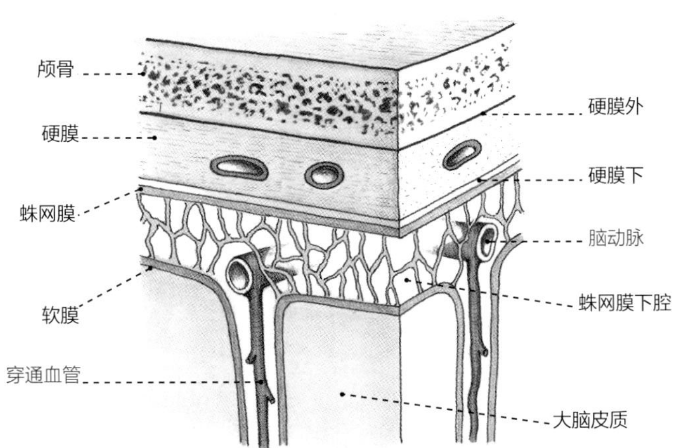

图14-12 脑膜的构造

硬膜是结实的结缔组织性膜，构成大脑的被膜，并紧密附着于颅骨内面发挥骨膜的作用。

硬膜外病变呈局限化倾向，这就是为什么病变扩大时硬膜必须与颅骨分离的原因。参见硬膜外血肿（402页）。

虽然硬膜下病变也有局限化，但是蛛网膜与硬膜结合疏松，有范围扩大的可能。

蛛网膜是纤维膜，与硬膜疏松结合，显示为穿越蛛网膜下腔的梁状结构。蛛网膜下腔内含有脑动脉和脑脊液。

蛛网膜下腔的病变可以扩散到整个脑和脊髓，由于软膜的存在，可以阻止向脑内的侵入。参见蛛网膜下腔出血（391页）。

软膜伴随小的穿通血管陷入脑实质内（图14-13）。

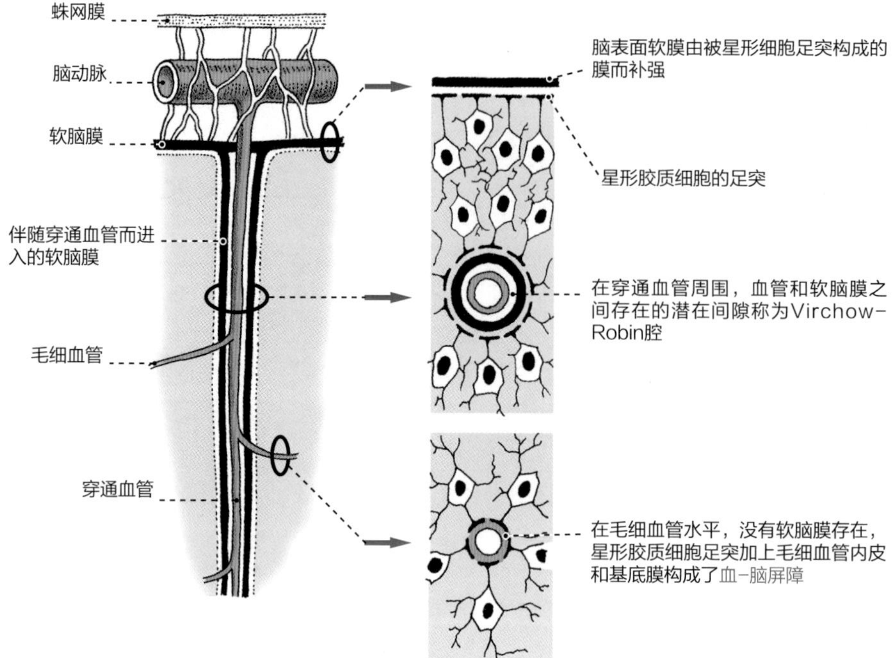
蛛网膜
脑动脉
软脑膜
伴随穿通血管而进入的软脑膜
毛细血管
穿通血管
脑表面软膜由被星形细胞足突构成的膜而补强
星形胶质细胞的足突
在穿通血管周围，血管和软脑膜之间存在的潜在间隙称为Virchow-Robin腔
在毛细血管水平，没有软脑膜存在，星形胶质细胞足突加上毛细血管内皮和基底膜构成了血-脑屏障

图14-13 脑实质内的穿通血管和毛细血管

中枢神经细胞因有血-脑屏障结构的保护，防止血液中有害物质的入侵。脑的毛细血管壁在人体毛细血管中通透性最低（血管内皮细胞间隙最狭小），只能通过水、葡萄糖、特定的氨基酸、氧气和二氧化碳。星形胶质细胞足突接合在毛细血管上，在血-脑屏障中发挥重要的作用。血-脑屏障使得大脑毛细血管壁限制物质的通透发挥着重要作用。

许多脑部疾病会破坏血-脑屏障，导致通透性增加，血管内的血浆成分漏出到细胞外，引起水肿（血管性水肿）。多见于出血、梗塞、外伤、肿瘤、脓肿等病灶附近，以及白质部位。

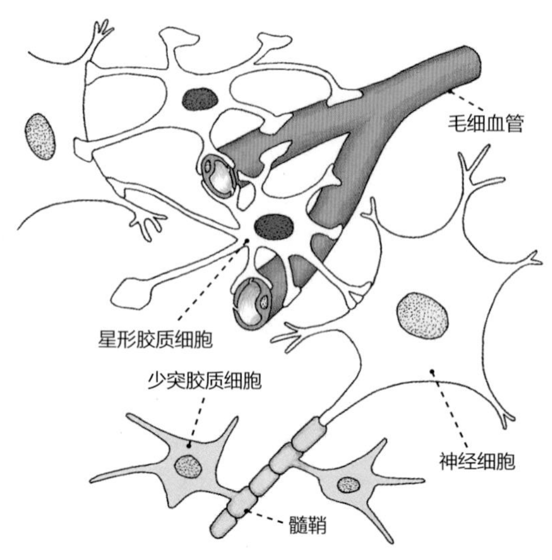
毛细血管
星形胶质细胞
少突胶质细胞
神经细胞
髓鞘

图14-14 中枢神经系统的神经胶质细胞

神经组织由神经胶质和神经细胞组成。神经胶质细胞有星形胶质细胞、少突胶质细胞、室管膜细胞、小胶质细胞四种。星形胶质细胞负责神经细胞和毛细血管间物质的交换，发挥血-脑屏障作用。少突胶质细胞构成中枢神经系统纤维的髓鞘。室管膜细胞覆盖于中心管或脑室的内壁。小胶质细胞作为吞噬细胞发挥作用。室管膜细胞和小胶质细胞没有图示。

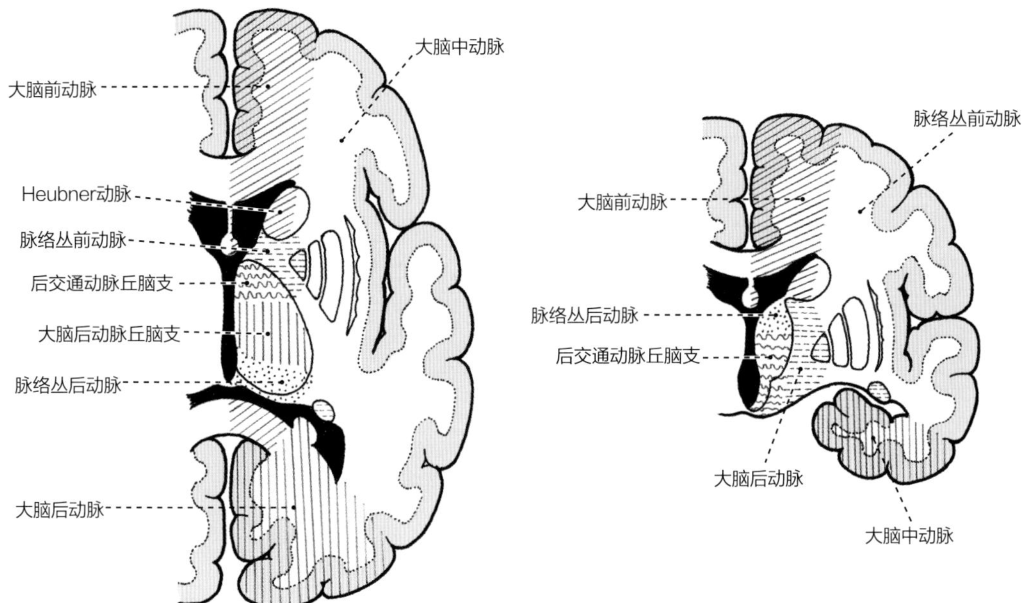

图14-15 脑血流灌注区域

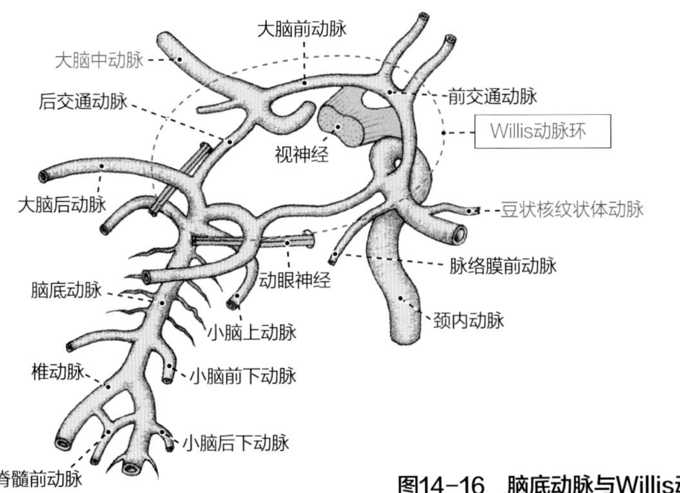

图14-16 脑底动脉与Willis动脉环

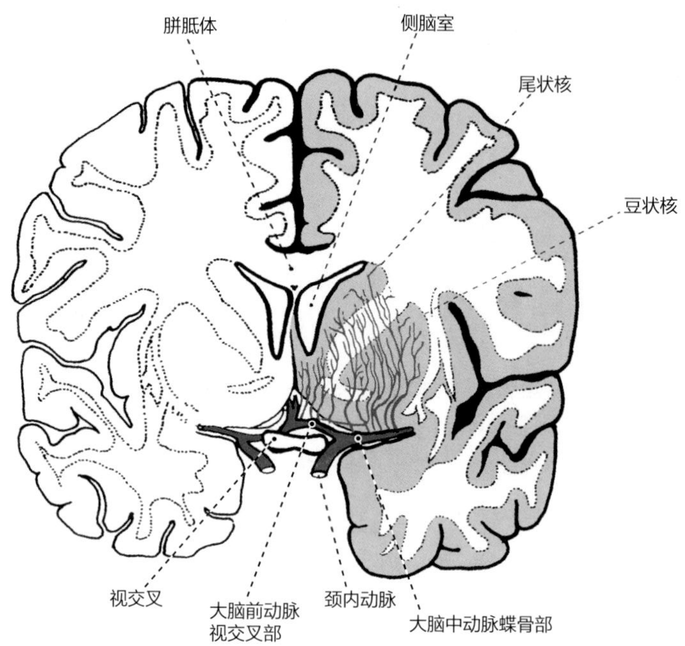

图14-17 豆纹动脉和大脑半球深部结构的关系

豆纹动脉分为内穿支和外穿支。内穿支（以Heubner动脉为代表）从大脑前动脉视交叉开始分成数支，穿过前穿质布于尾状核头部、内囊前肢下部以及苍白球供血。外穿支从大脑中动脉蝶骨部开始分为十数支，穿过前穿质布于尾状核体部、豆状核壳、苍白球、内囊前后肢、外囊以及丘脑核一部分。豆纹动脉最外穿支特别容易引起出血，称为夏科脑出血动脉（Charcot cerebral artery hemorrhage）。

B 头部单纯X线摄片

摄片法

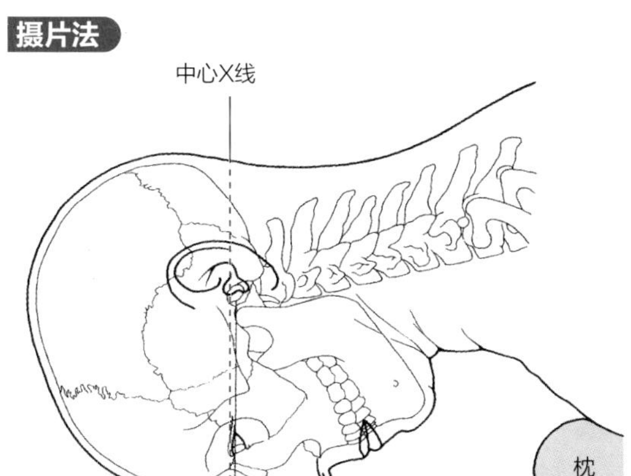

a. 后前位摄片

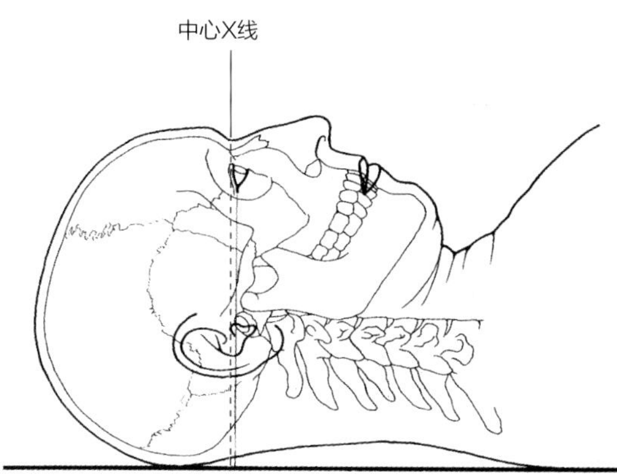

b. 前后位摄片

图14-18　头颅矢状位摄片

1 头颅矢状位摄片（图14-18）

■ **体位**　通常患者取俯卧位，头部与OM线和正中面垂直。俯卧位有困难的患者可采用仰卧位摄片。

■ **中心X线**　对准鼻梁根部垂直于摄片暗盒入射。

2 Towne法（图14-19）

■ **体位**　患者取仰卧位，头部垂直于OM线和正中面。

■ **中心X线**　向足部方向倾斜30°，对准两外耳孔的中心入射至正中面内。本法适合于观察锥体及枕骨大孔周边部位。

摄片法

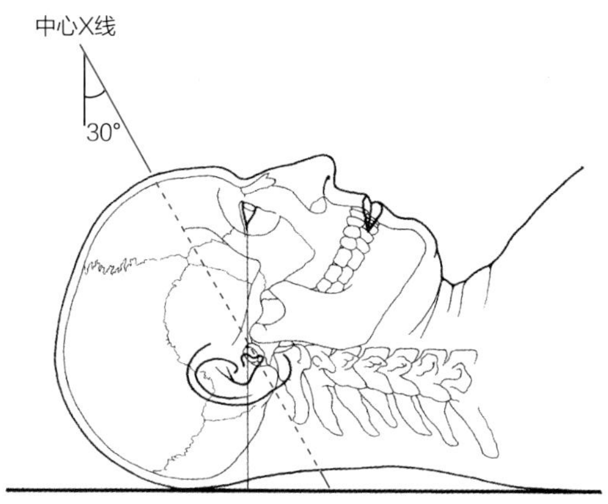

图14-19　Towne法

3 头颅侧位摄片（图14-20）

■ **体位**　患者取仰卧位。头部垂直位于正中面，与暗盒的正中面平行放置。

■ **中心X线**　对准蝶鞍（眼外角至外耳孔的连线的后方2/5之处的上方约1 cm的点）垂直于暗盒入射。

另外，前面所述的头部三个方向（正位、Towne法、侧位）如图14-21、图14-22所示，需要采用如头位固定器方能正确摄片。

摄片法

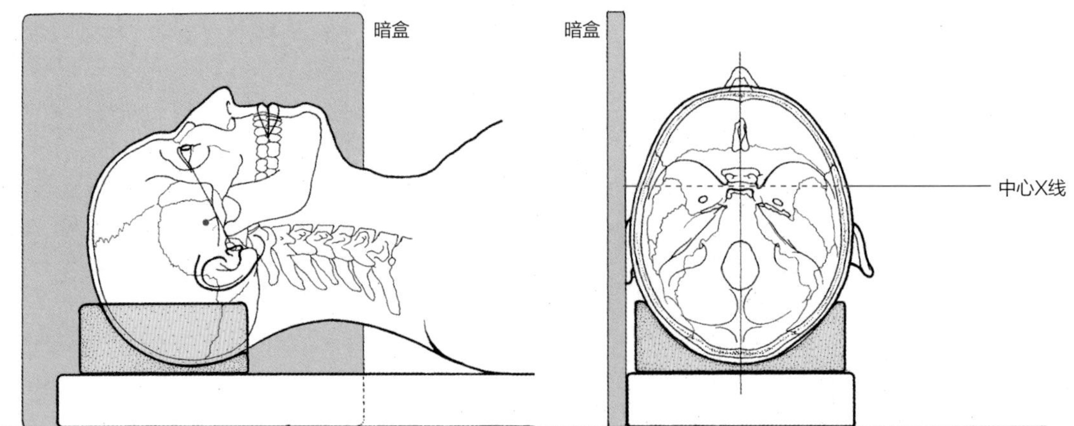

图14-20 头颅侧位摄片

摄片法

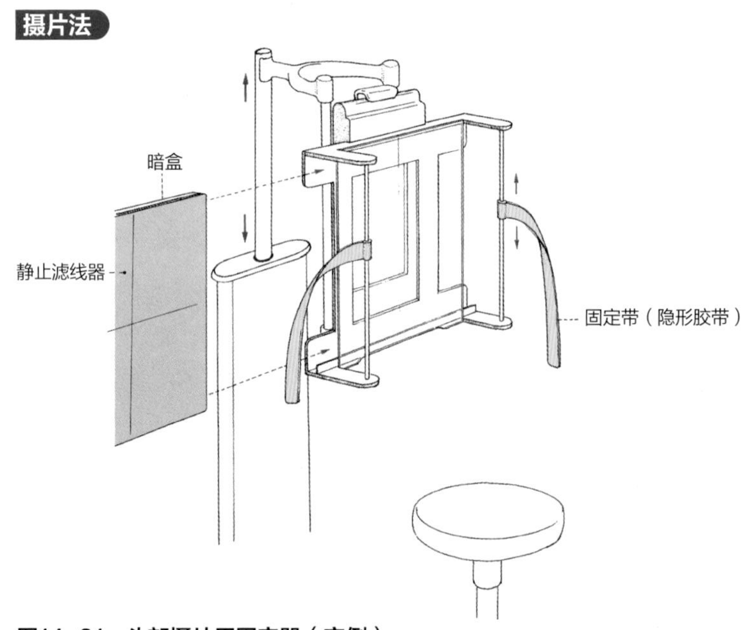

图14-21 头部摄片用固定器（实例）

固定器设计时从里面设置的窗口来检查头部位置。采用固定器两侧的固定带固定头部，暗盒和格子在头部位置调整后装入固定器。

摄片法

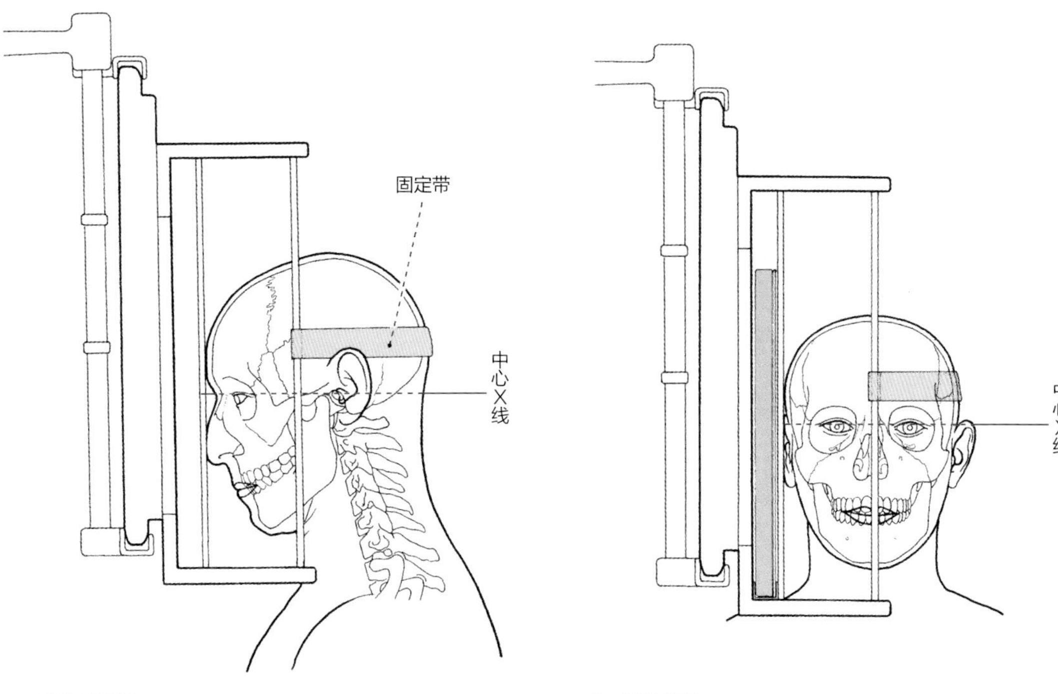

a. 后前位摄片

b. 侧位摄片

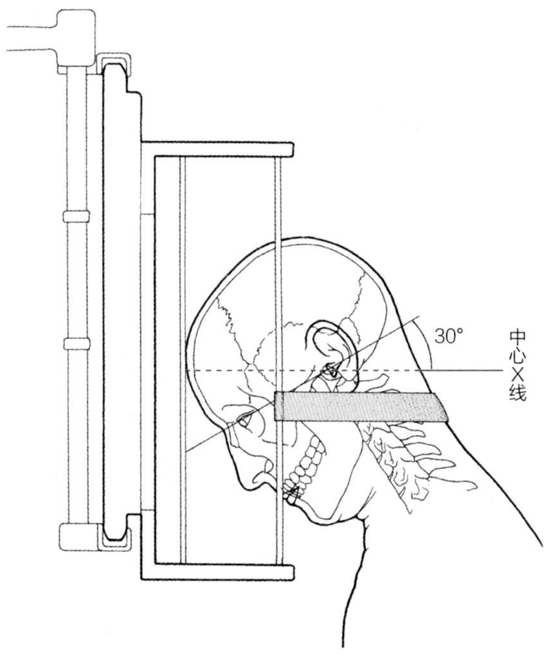

c. Towne法

图14-22 采用头部固定器的头颅三维方向摄片

摄片法

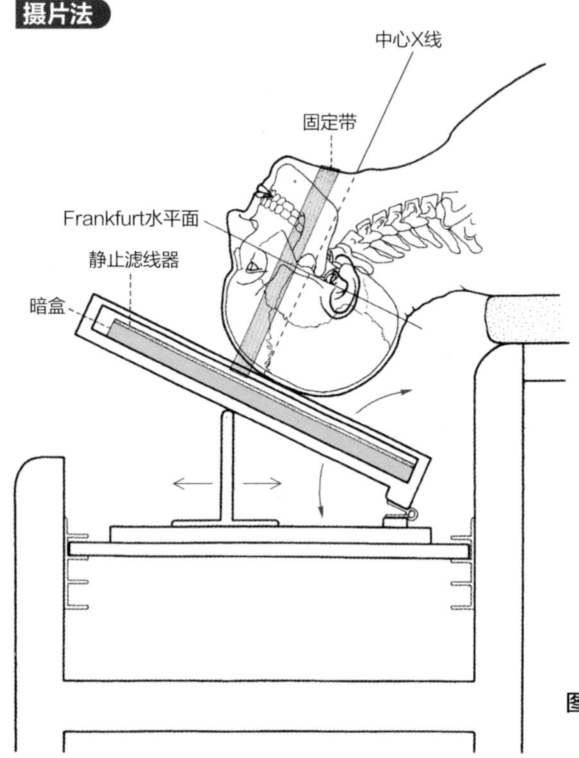

图14-23 使用头部固定器的轴位（颅底）摄片（实例）

4 轴位（颅底）摄片（图14-23）

■ **体位** 患者取仰卧位，颈部向后伸至Frankfurt水平（由左右眼窝下缘与左右外耳孔的上缘构成的面）与摄片暗盒平行。

■ **中心X线** 对准双颌角中心，垂直于Frankfurt水平入射。

本法适用于观察前中后颅窝、颞骨锥体、枕骨大孔以及颊骨弓等部位。

5 Stenvers法（内耳道摄片）（图14-24）

■ **体位** 患者取俯卧位，头部正中面向检查方向倾斜45°，Frankfurt水平面向头侧倾斜12°，下颌关节上方的颊弓上窝对准摄片暗盒中心。

■ **中心X线** 对准摄片暗盒中心垂直入射。

使用如图14-25、图14-26所示的头部固定器，可以正确摄片。

本法适合于观察内耳道、前庭、前半规管、外侧半规管、蜗牛、岩嵴、颞岩尖小室、迷路周围小室等（图14-27）。耳的解剖参见第414页。

参考 头部摄片的基准线和基准面

A. 基准线

（1）人类学基准线（anthropological base line）：眼窝下缘与外耳孔上缘连线，称为Reid基准线。

（2）眼窝外耳孔基准线（orbitomeatal base line）：眼窝中心点（外缘）与外耳孔中心的连线。

（3）正中矢状线（median sagittal line）：从正面可以将头颅一分为二、左右对称的中线。

B. 基准面

（1）Frankfurt水平面（horizontal plane of Frankfurt）：也称为人类学的水平面（anthropological plane）、德国水平面，包含双侧人类学的基准线。

（2）眼窝外耳孔面（orbitomeatal plane）：包含双侧眼窝外耳孔基准线。

（3）正中矢状面（median sagittal plane）：将头颅骨分为左右对称的平面。

摄片法

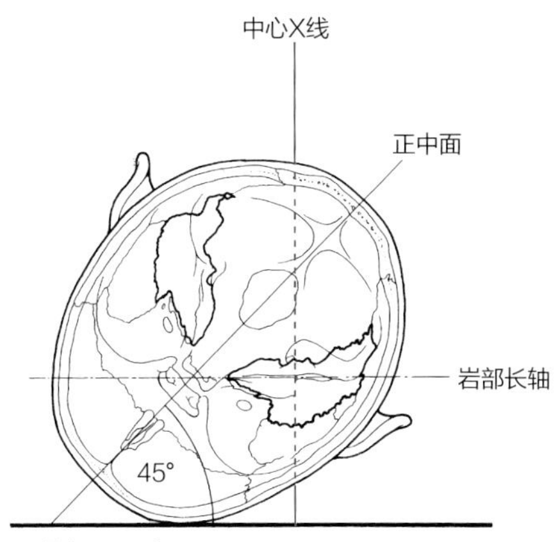

a. 从颅顶观察　　b. 从侧面观察

图14-24　内耳道摄片法（Stenvers法）

摄片法

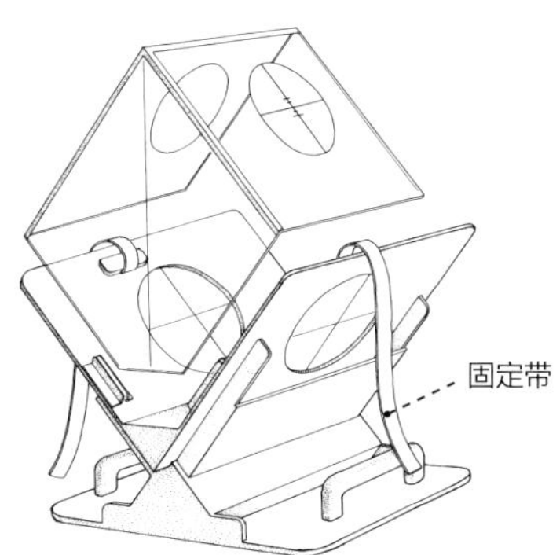

图14-25　内耳道摄片法的头部固定器（实例）

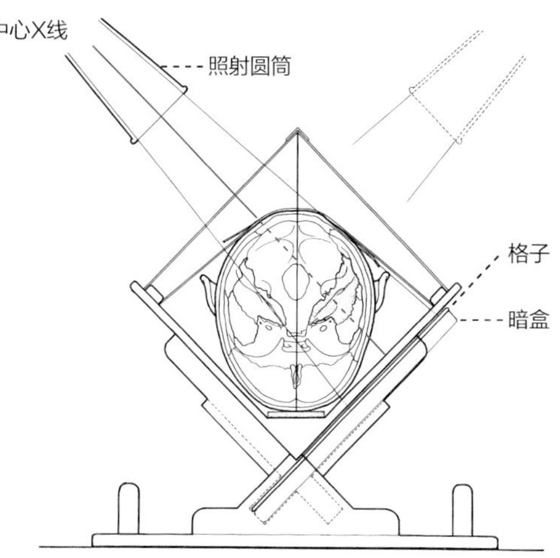

图14-26　用头部固定器的内耳道摄片法

应用头部固定器时的头位，从顶部看中心X线的关系。

6　Rhese法（视神经管摄片）（图14-28）

■ **体位**　患者取俯卧位，头部由正中面向检查侧方向倾斜37.5°，垂直于外耳道与鼻桥根部连线，检查侧眼窝外下1/4中心（眼窝下缘上方约10 cm，眼窝外缘内侧约10 cm之点）对准摄片暗盒中心。

■ **中心X线**　对准摄片暗盒中心垂直入射。

采用如图14-29~图14-30所示的头部固定器方能正确拍摄。该方法适合观察视神经管和筛窦后部（图14-31）。

眼窝、视神经管的解剖参见第356页的图14-10。

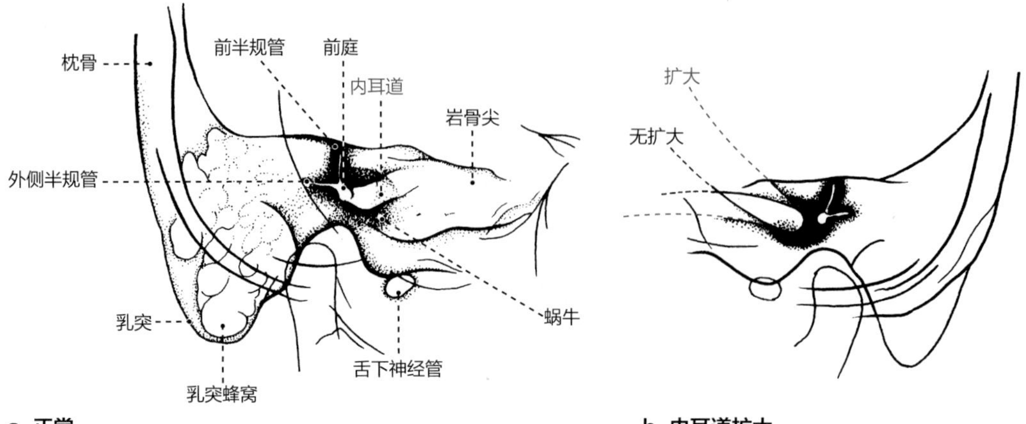

a. 正常

b. 内耳道扩大

图14-27 内耳道摄片法的X线像

上下缘延长线不交叉扩大。有交叉则无扩大。

摄片法

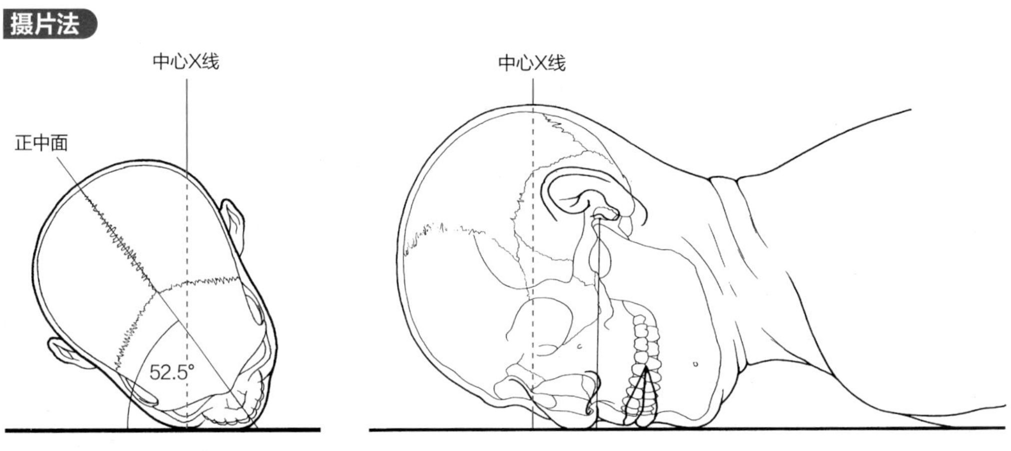

图14-28 Rhese法

摄片法

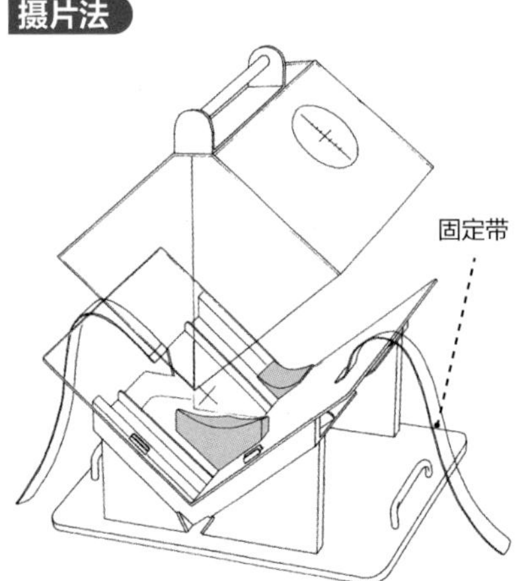

图14-29 Rhese法的头部固定器（实例）

摄片法

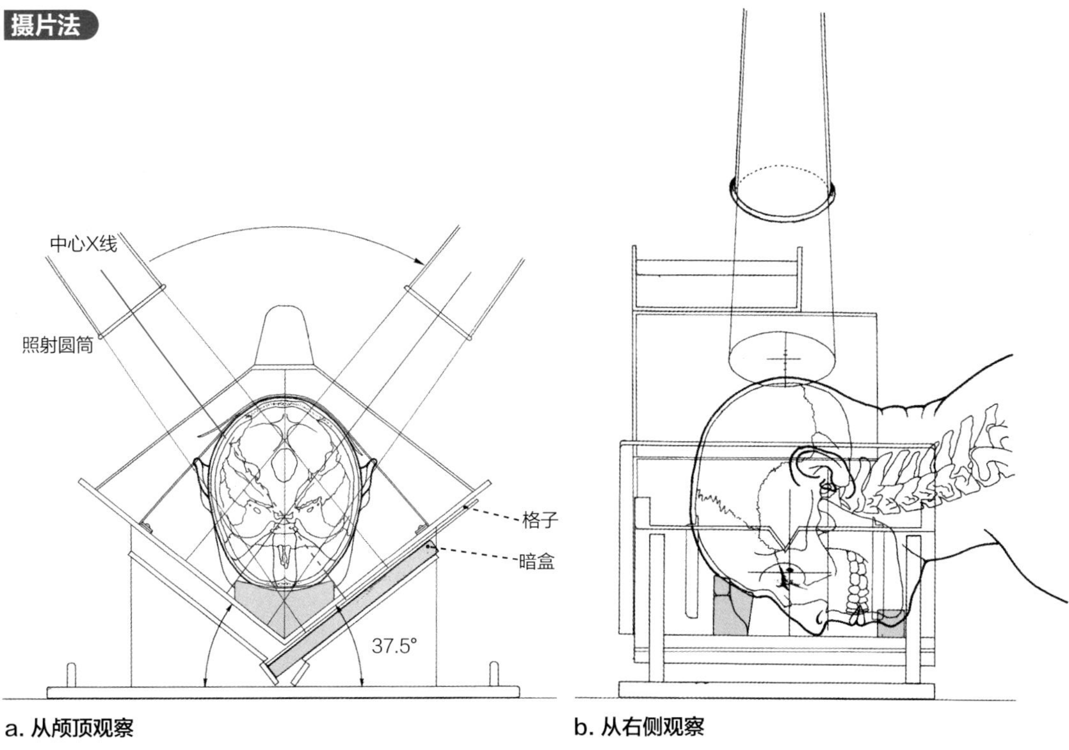

a. 从颅顶观察　　b. 从右侧观察

图14-30　用头部固定器的Rhese法

外耳孔与鼻根部连线并与正中面垂直。

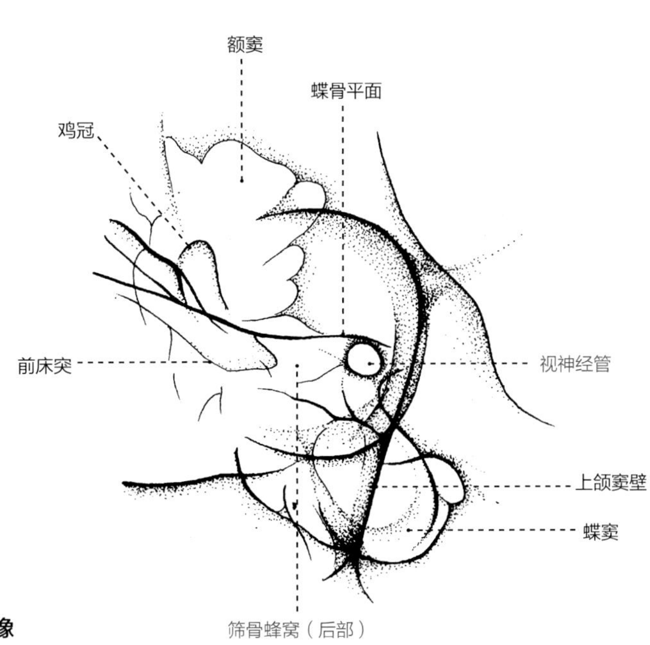

图14-31　视神经管的正常X线像

参考 读片要点

1）颅内生理性钙化征象

钙化征象需要区分生理性和病理性，生理性钙化如图14-28所示。脑肿瘤一般呈良性慢性经过，颅咽管瘤、先天性肿瘤、少突细胞胶质瘤、脑室膜瘤、星形细胞瘤、松果体瘤、髓膜瘤等常出现钙化征象。虽然根据钙化征象无法确定特定的肿瘤，但是钙化征象出现的部位为肿瘤的部位。

2）由颅内占位病变引起的松果体移位

正常松果体的位置在正位片的正中位置，侧位片上则靠近外耳道的Reid基准线（眼窝下缘与外耳道上缘的连线）垂直向上5 cm靠后1 cm处（图14-29）。

钙化征象的位置移位在诊断时需要重视，正位片向侧方偏移3 cm以上，侧位片移向对侧大脑半球，要高度怀疑占位性病变。侧位片病灶向各个方向偏移可以帮助确诊。

3）颅内压增高

A. 颅内压增高的病理

由颅骨包裹的颅内腔是一个闭锁腔，容积约1 800 ml，其内容物由三种成分组成：脑实质（80%）、脑脊液（10%）和血液（10%）。生理状态下，这些成分保持相互均衡状态，使颅内压保持稳定。

这三种成分中任何一个容积发生变化都可以使得其他两种成分增加或减少，发挥保持稳定的颅内压的代偿作用。颅内有占位病变时，早期由于其代偿作用颅内压增高不明显，随着占位病变的增大，其代偿作用消失，此时只要容积稍有增大就可引起明显的颅内压增高。

颅内压增高的原因有颅内占位病变（脑肿瘤、血肿、脓肿）、脑实质容积增加（脑水肿、脑肿胀）、脑脊液量增加（脑积水）、颅内血液量增加（静脉窦闭塞等）。

但是这些原因不是独立进展的，一个因素可以诱发其他因素，引起颅内压增高急速进展。例如脑肿瘤发生时颅内压增高的病理过程见表14-1。

外伤性颅内血肿或高血压性脑出血、脑动脉瘤或脑动静脉破裂导致的脑出血或脑室内出血等数小时内就会引起急剧的颅内压增高，造成脑疝。

脑肿瘤（特别是良性肿瘤）、慢性硬膜下出血等能缓慢引起颅内压升高，随着病情进展逐渐发生脑疝。

B. 慢性颅内压增高的X线征象

在成人，蝶鞍后部隆起，从鞍背到鞍底像脱钙样不清晰改变（图14-30）。在儿童，根据年龄与颅内压增高的速度不一而发生不同的变化。少年因颅骨缝愈合缓慢时，缝隙增大，头颅变大（图14-31a）。虽然缝隙愈合牢固，仍处于骨骼柔软的年龄（4~15岁）时，可见到缝隙增大的同时有指压痕迹（图14-31b）。

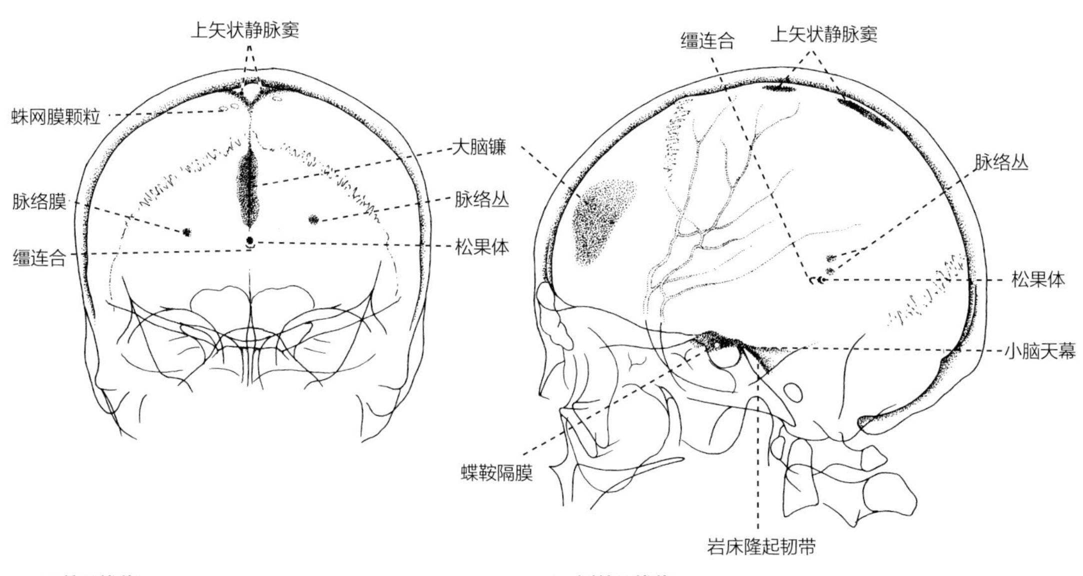

a. 正位X线像　　b. 侧位X线像

图14-32　生理性钙化出现的部位

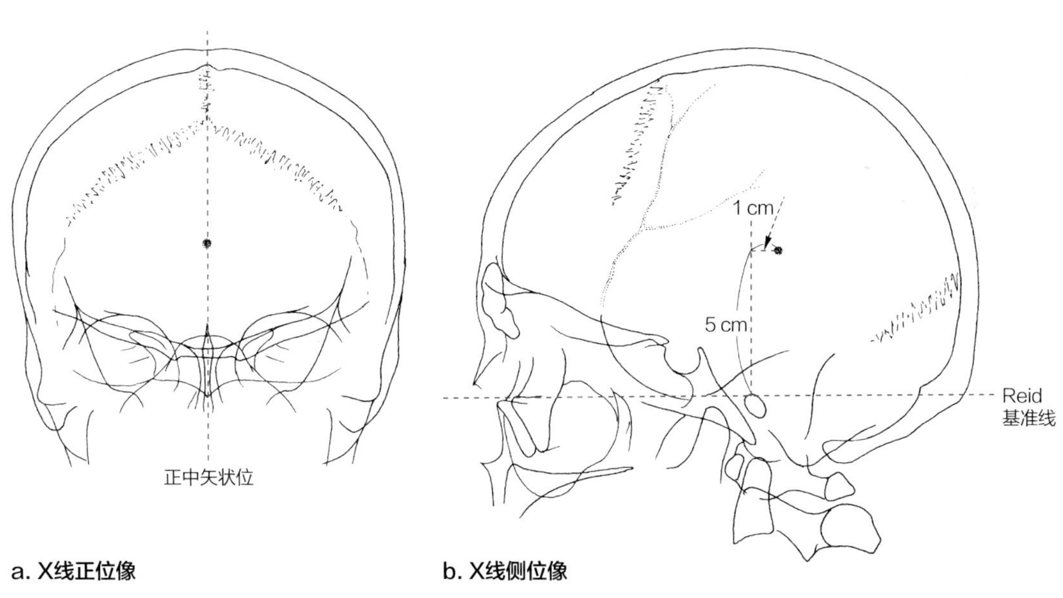

a. X线正位像　　b. X线侧位像

图14-33　松果体的正常位置

表14-1　脑肿瘤发生及颅内压增高的进展过程

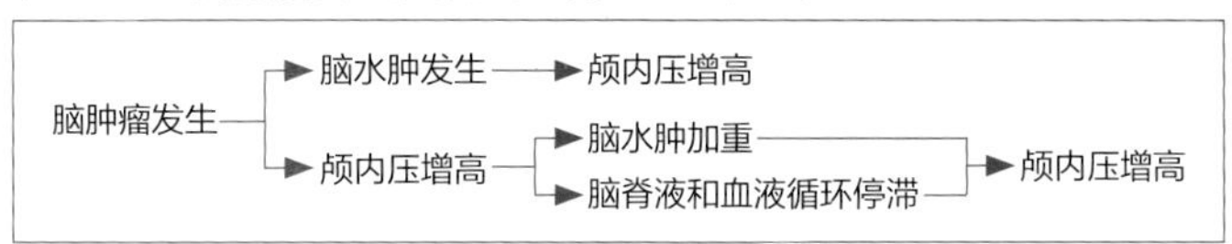

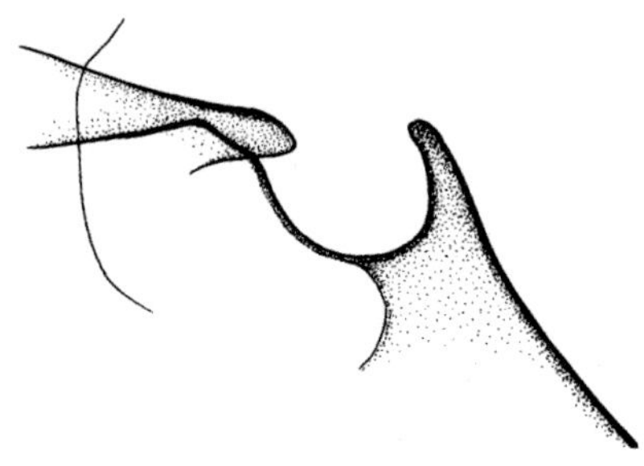

a. 正常像

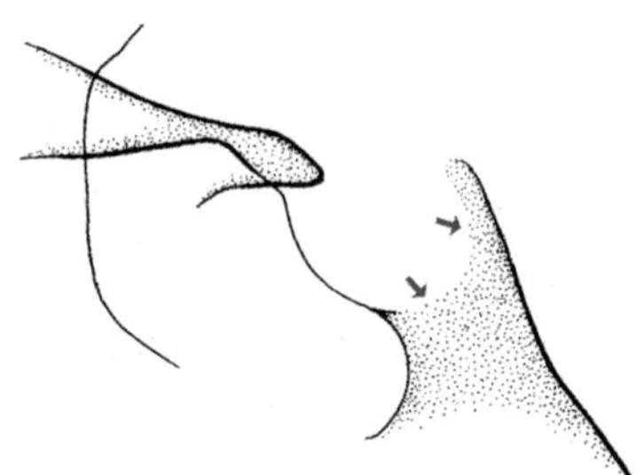

b. 鞍背前部和鞍底后部变得不明显

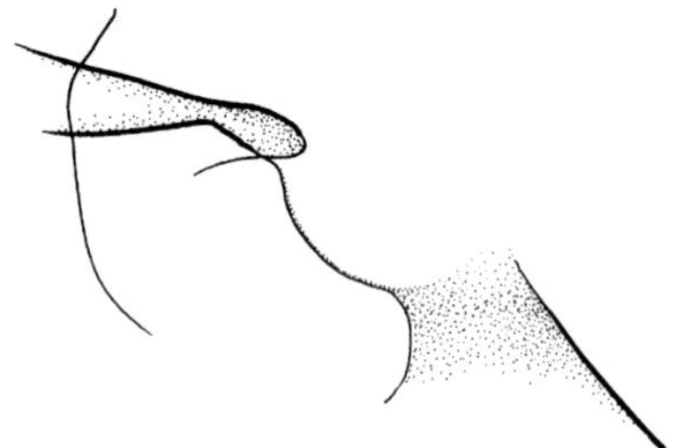

c. 鞍背和后部隆起脱钙样变

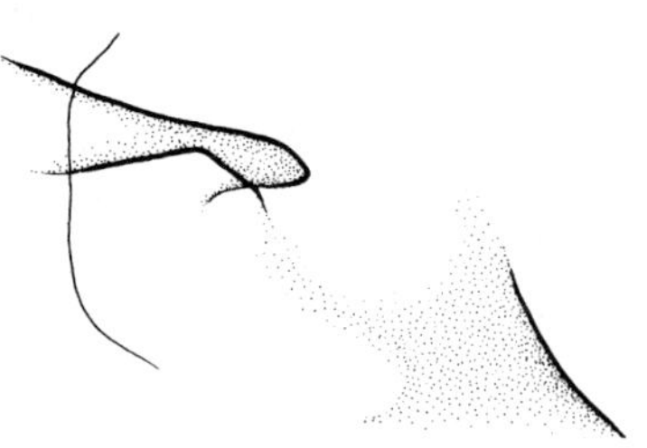

d. 鞍底、鞍背和后部隆起显著脱钙样变

图14-34 慢性颅内压增高引起的蝶鞍的变化（成人）

显示了成人慢性颅内压增高所致的蝶鞍部X线变化。

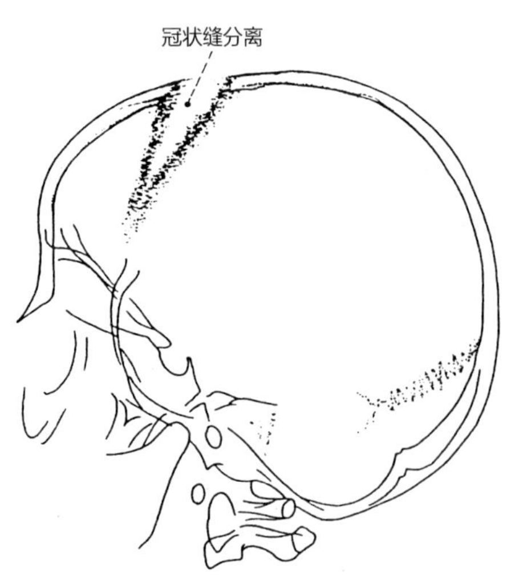

a. 缝隙分离

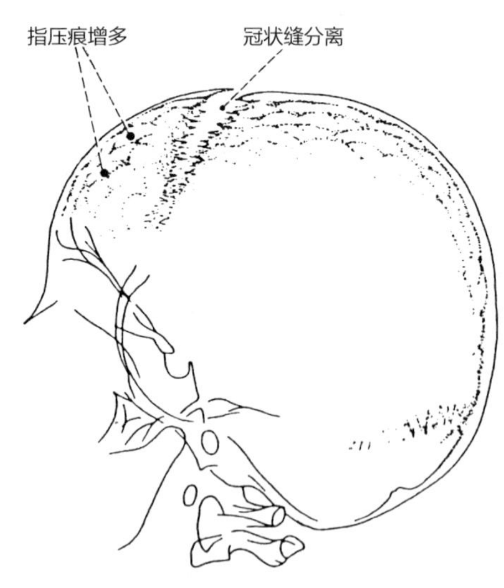

b. 指压痕增多

图14-35 慢性颅内压增高的X线变化（儿童）

a：儿童缝隙闭合延缓，缝隙分离，头颅增大。

b：虽然缝隙愈合牢固，骨骼仍处于柔软的年龄（4~15岁），可见到缝隙开裂的同时有指压痕迹。

C 头部CT

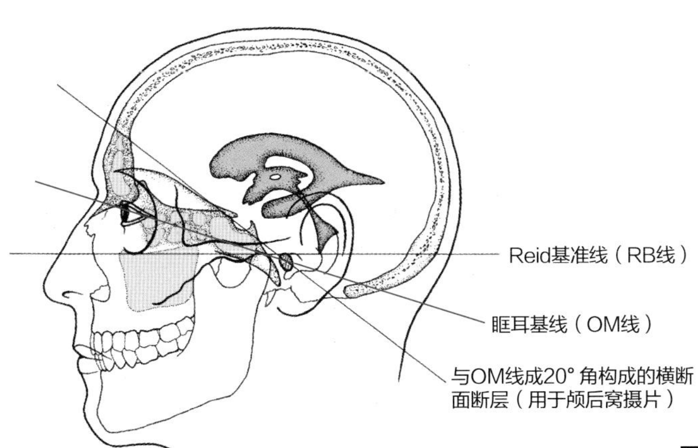

图14-36 头颅CT基准线

1 多排螺旋CT

近年来，许多地方引进了多排螺旋CT，由于高速的X线球管回旋速度和多排检查器的使用，能够在短时间大范围摄片。此外，由于空间分辨率增高，能够检查出以往单排扫描CT很难分辨的器官。

通常头部CT检查拍摄轴位横断像，基准线采用眼外角与外耳孔中央连线（OM线）（图14-36）。眼窝、副鼻窦CT检查采用与Reid基准线（Reid base line: RB线）平行的断面摄片。冠状断层和矢状断层可以从多排CT获得的三维数据制作成任意断面重构画像。

颅内病变的CT诊断可以根据病灶自身X线密度异常即与周围正常组织的X线密度差值、正常颅内结构（脑室、脑池、大脑镰、天幕、松果体、脉络丛钙化）的移位和变形、头颅骨的肥厚与破坏、造影剂注入后有无X线密度升高（造影增强效果）来进行。眼窝部CT像由于可以明确描绘出包括眼窝内脂肪组织的眼球、视神经、眼肌等，故可以用于眼窝内肿瘤、异物、眼球突出、视力低下、眼球运动麻痹、复视等病因的诊断。即使是副鼻窦，也可以获得以往X线无法得到的信息。

2 造影增强法

水溶性碘造影剂静脉注射可以使得病变组织X线密度增加，与正常组织间的差异增大，提高病变部位显出率，称为造影增强法或增强效果。

水溶性碘造影剂静脉注射后迅速从血管内分布到血管外的细胞外液中，集中于血管异常增多的病变部位。

与静脉注射前的CT比较，虽然造影CT获得的信息量多，但是作为提高诊断能力的手段多需要进行单纯和造影同时摄片。例如，根据造影效果可以明确脑肿瘤或脑脓肿等病变性质。

脑积水、脑畸形、脑萎缩等脑室腔的形态判断或疑似出血以及急性期头部外伤等单纯CT就可以诊断，不需要行造影检查。

D 头部CT与MRI比较

MRI是非侵入性无伤害检查，来自骨和空气的伪影较少，摄片方向可以自由选择，分辨率高， 并比较容易了解血流状态等，不仅能看清病变的结构，还能看到CT无法获得的有细微变化的图像。因此，几乎所有的头部疾病都适合于MRI检查，但对于新鲜出血和钙化的诊断CT有其显著的优点。

1 急性脑血管意外（脑卒中）

初诊时可用于鉴别脑内出血或蛛网膜下腔出血和脑梗死并决定治疗方案。

2 脑内出血、蛛网膜下腔出血等颅内出血

由于在发病即刻CT就能明确地看到高吸收区域，因此早期可实施CT检查。出血以外的疾病适合用MRI检查。

颅内出血发生率较高的急性脑外伤，早期可行CT检查，CT难以诊断的弥漫性轴索损伤和脑干挫伤等需采用MRI检查。

3 脑肿瘤

较大的肿瘤CT和MRI均能诊断，局限于内耳的听神经瘤、下垂体微小肿瘤等小肿瘤MRI检出率高。

脑肿瘤有多种组织类型，有无钙化及其性状是鉴别诊断的重要线索。CT对钙化诊断率高，钙化的存在对肿瘤的定性有用，须行MRI和CT检查。

4 脱髓鞘疾病

由白质构成的髓鞘被破坏是中枢神经特有的疾病，其代表性的是多发性硬化。对显示为低密度区的白质内多发性小病变（脱髓鞘灶）CT检出率不高，且脑干部小的脱髓鞘灶也不容易被检出，此时MRI对脱髓鞘病灶有极高的检出率，T_2WI捕捉这类病灶特别敏感。因此，对于脱髓鞘疾病一定要进行MRI检查。

5 失智症（痴呆症）

代表性疾病是阿尔茨海默病（Alzheimer），CT或MRI仅能确认大脑皮质萎缩，无其他特异性所见。本病主要根据痴呆症状为主做出临床诊断，CT或MRI 检查主要用于排除有类似症状的其他疾病（慢性硬膜下出血、多发性梗死、颅压性脑积水、脑肿瘤等）。

小的多发性脑梗可以引起血管性痴呆，MRI能敏锐地检测到白质或基底核区有散在的梗死灶。

对于脑脓肿、脑炎、脊髓膜炎等炎症性疾病，MRI可以获得大量的信息，而CT则需要使用造影剂来把握这些信息。

E 脑肿瘤、脑脓肿

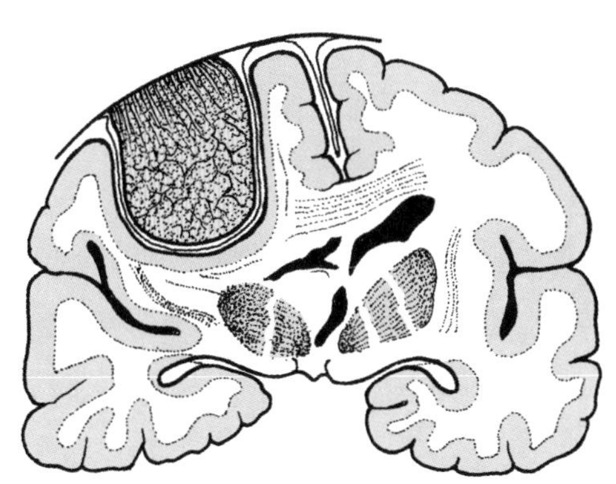

图14-37 良性、单发性肿瘤（髓膜瘤）

良性肿瘤不向周边浸润，肿瘤边缘清晰，呈膨胀性生长。

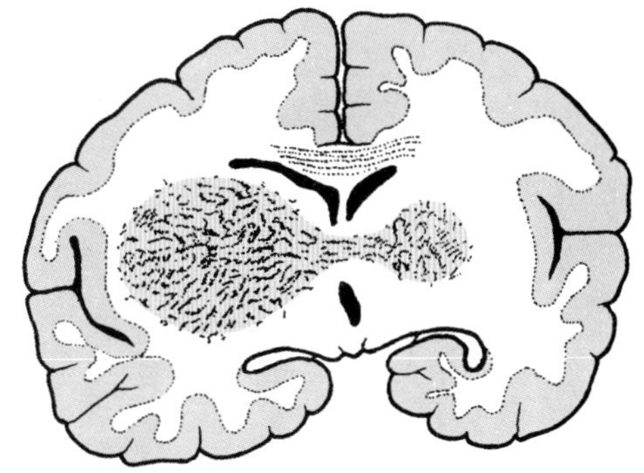

图14-38 恶性、浸润性肿瘤（神经胶质瘤）

恶性肿瘤边界不清楚，向周围组织浸润性生长。

脑肿瘤（brain tumor）是指发生于颅内肿瘤的总称，不仅包括发生在脑实质，还包括颅内的髓膜、血管、下垂体、松果体、脑神经、基质、先天性残留组织等各种新生物，向颅腔内发育的颅骨骨肿瘤以及发生在颅内的转移性肿瘤。

这些肿瘤中，与脑实质完全分离的具有完整包膜的局部生长的肿块称为良性肿瘤（图14-37）；浸润到脑实质内呈多发性生长、进展迅速、早期伴有明显的脑水肿的肿块称为恶性肿瘤（图14-38）。脑肿瘤根据种类有不同的好发部位（图14-39）。

1 神经胶质瘤

神经胶质瘤（gloma）是由星形胶质细胞（astrocyte）、少突胶质细胞（oligo dendrocyte）和室管膜细胞（ependymal cell）等神经胶质细胞发生而来的肿瘤总称。其中星形细胞瘤、神经胶质母细胞瘤多见，胶质瘤根据其构成的不同细胞分化形态而呈现各种各样的病理组织像。通常恶性肿瘤在脑实质内浸润性生长，常常出现肿瘤内坏死、出血及其周围水肿，生长越快，这些特点越明显。

1 星形细胞瘤

星形细胞瘤（astrocytoma）是来自星形胶质细胞的肿瘤，从高分化到低分化。WHO分类中，恶性程度高的胶质母细胞瘤是星形细胞瘤的一个亚型。按其组织学分化程度分为1~4级，分化程度高的星形细胞瘤为1或2级，间变性星形细胞瘤为3级，胶质母细胞瘤为4级。发病时分化程度低的星形细胞瘤进展为恶性的间变性星形细胞瘤或胶质母细胞瘤。星形细胞瘤大多发生于成人的大脑半球，尤其靠近脑表面，表现为痉挛或局部病灶症状。

■ **CT和MRI检查** 星形细胞瘤边界不清晰，CT呈低密度区。MRI T_1WI为轻度低信号至等信号（图14-40a），T_2WI显示高信号（图14-40b）。分化程度高的星形细胞瘤几乎没有血管增生，对周围组织影响小，故而周边很少见到水肿。相反，分化程度低的间变性星形细胞瘤出现血管增生，显示部分的增强效应。星形细胞瘤相对预后比较良好，但分化程度低的间变性星形细胞瘤预后不良。

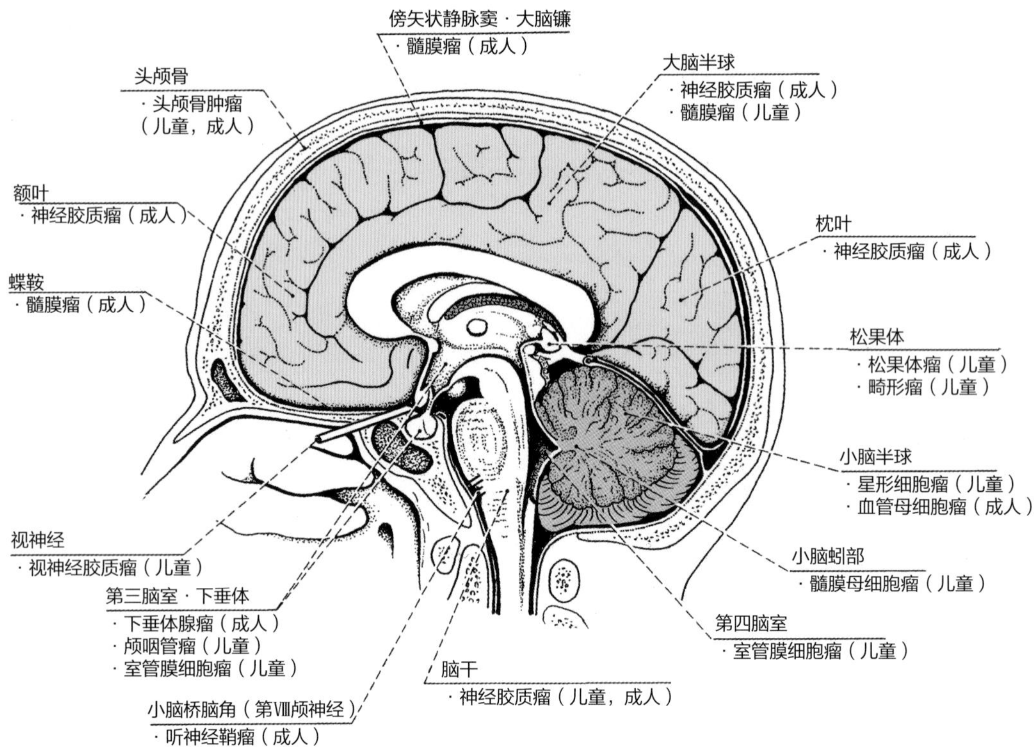

图14-39 脑肿瘤的好发部位

在脑瘤患者，因占位性病灶造成脑细胞受损而导致脑功能下降。

参考 间变（anaplasia）

细胞进展成肿瘤，至此反方向分化，在发生学上回归到胎儿期早期状态称为间变。即间变程度轻时为良性肿瘤（高分化型），如果间变显著，称为恶性（低分化型）未成熟细胞。

2 神经胶质母细胞瘤

神经胶质母细胞瘤（glioblastoma）是间变程度高的神经胶质细胞瘤，细胞密度高，构成细胞有多样性，至少有一部分具有星形细胞瘤特征（WHO分类为星形细胞瘤4级）。高发生率的恶性神经胶质细胞瘤，组织学上显示多形性特点（细胞及其核的大小和形状各种各样），称为多形性胶质母细胞瘤，好发于成人大脑半球，特别是前额叶和颞叶。浸润性生长快，典型患者可见到肿瘤内部坏死，边缘不规则，伴有大面积脑水肿。

■ 症状 根据肿瘤部位表现为局灶症状。早期见有头痛、呕吐等颅内高压和精神症状，也有以意识障碍导致的痉挛发作和脑卒中为始发症状。

■ CT检查 单纯CT片可见到边缘不规则的高密度团块，内部伴有低密度坏死灶，其周围被水肿所致的低密度区所覆盖。CT造影显示不均一的高密度区域。

■ MRI检查 造影前T_1WI显示低信号至等信号区（图14-41a），T_2WI显示等信号至轻度高信号，其周围因水肿所致的T_1WI为低信号，T_2WI为高信号。造影T_1WI显示边缘不齐、内部不均一的环状增强造影效应（图14-41b）。这显示了肿瘤内增生的血管有异常高的通透性，注入造影剂后漏出血管外所致。内部非显影部分为坏死灶。

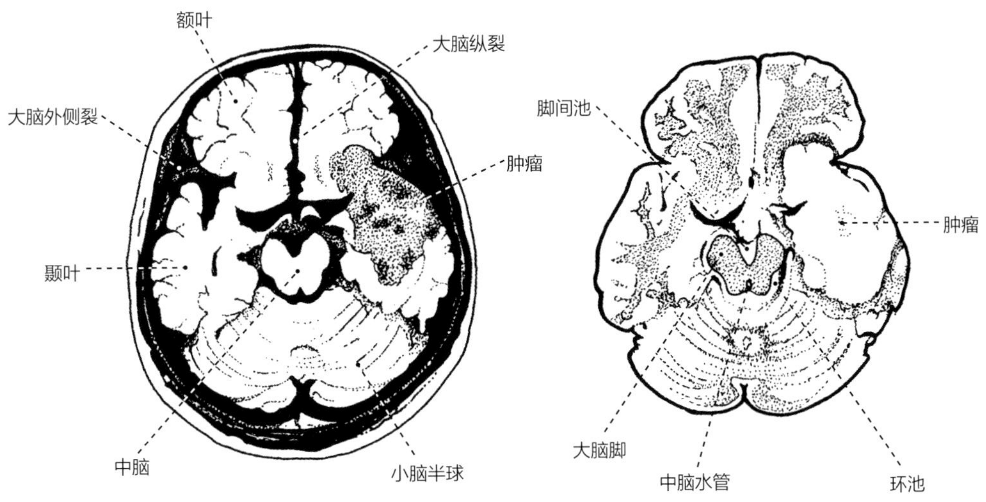

a. T_1WI横断面

b. T_2WI横断面

图14-40 高分化星形细胞瘤MR征象

低度恶性的星形细胞瘤生长缓慢，细胞分化较好形成多个纤维（细胞突触）。在境界不清楚的肿瘤，呈不规则状向周围组织生长，晚期出现颅内压增高。

a：从左侧颞叶至部分前额叶可见到不均一的低信号区域。

b：病变呈均一的高信号区域。

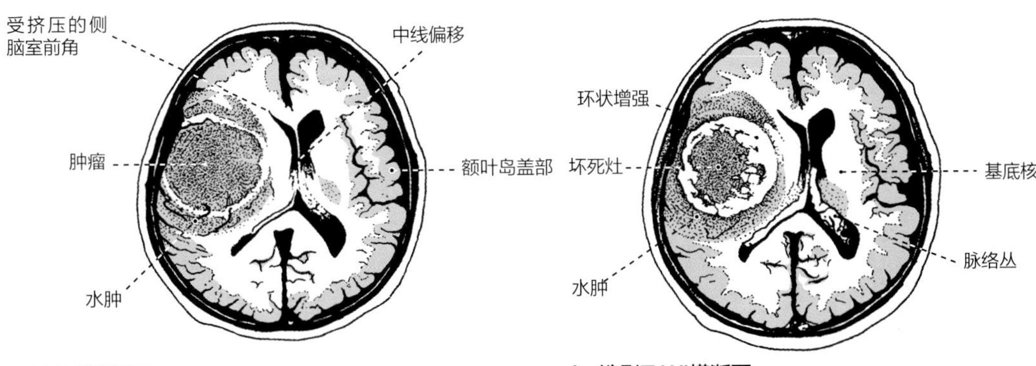

a. T_1WI横断面

b. 造影T_1WI横断面

图14-41 神经母细胞瘤MR影像

恶性程度高的神经母细胞瘤，伴随肿瘤的扩长和增生，血管内皮细胞增生，血管内壁肥厚，管腔变窄，常常伴有附壁血栓或闭塞造成梗死。肿瘤新生血管壁脆弱。基底膜薄，血管通透性高。

a：右额叶岛盖部为中心低密度病灶，周围伴有水肿的低信号区。右脑室受压变形，中线偏移。

b：可见到边缘不齐、内部不规则的环状增强效果，内部为坏死所致的低信号非造影区域。

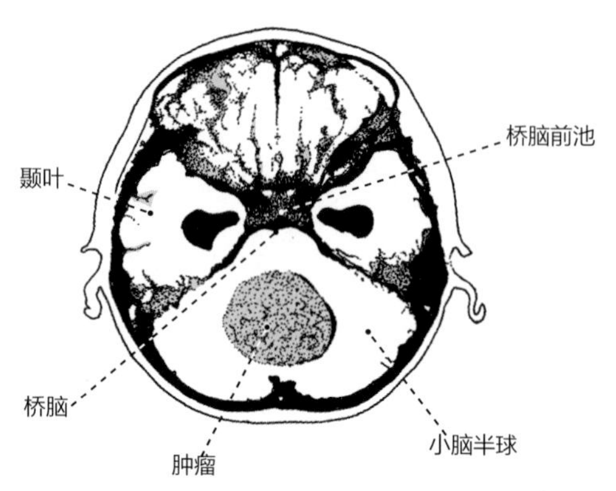

图14-42 髓母细胞瘤的T_1WI横断面影像

可见到从小脑蚓部占据第四脑室境界清晰的轻度低信号病灶。

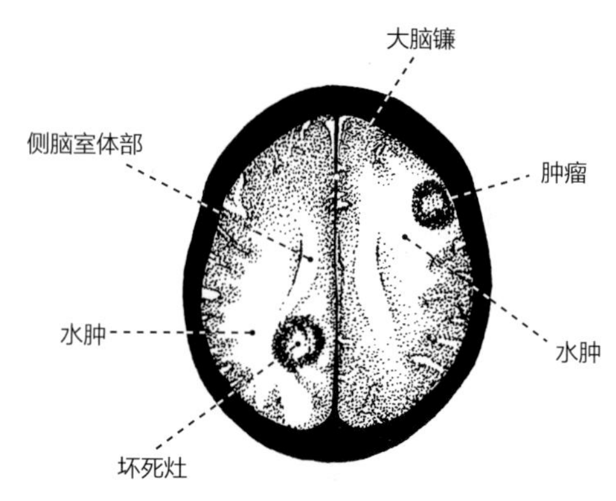

图14-43 多发性脑转移造影CT影像

CT造影显示右顶叶和左额叶环状增强的肿瘤，周围广泛水肿，周围脑组织受压明显。

3 髓膜母细胞瘤

髓膜母细胞瘤（medulloblastoma）来自未分化的神经前体细胞（髓母细胞瘤），常见于分化完成之前儿童的恶性肿瘤。好发于小脑蚓部，肿瘤生长快，早期浸润，进展至第四脑室可引起堵塞，向两侧小脑半球浸润。

■ **症状** 小脑蚓部症状，即躯体平衡障碍，不能站立、步行。可见有眼震、异常头位（向患侧旋转）等，早期表现出颅内高压症状，引起喷射性呕吐。

■ **CT检查** 小脑蚓部可见到稍高密度不规则的圆形肿块，造影效应明显。

■ **MRI检查** T_1WI呈轻度低信号区（图14-42），T_2WI呈等信号至轻度高信号。造影后T_1WI显示比较均一的强造影效果。

2 转移性脑肿瘤

转移性脑肿瘤（metastatic brain tumor）大多来自肺癌的转移，也有部分来自乳癌、胃癌等消化道肿瘤。脑转移呈多发性，多位于天幕上，白质和灰质境界明确，单发转移灶可见于任何部位。除脑实质外，还可引起癌性脑脊髓膜炎、头颅骨转移和垂体转移灶等。

■ **症状** 与原发性脑肿瘤症状不同，早期表现为头痛、恶心、呕吐等颅内高压症状，并迅速进展加重。

■ **CT检查** CT造影可见到边界比较清楚的圆形肿瘤影，其周围有大范围的水肿低密度区，肿瘤内部坏死，明显的环状增强效应（图14-43）。如伴有出血或钙化（多见于直肠癌转移），单纯CT显示高密度区。

■ **MRI检查** 造影前肿瘤T_1WI呈轻度低信号，T_2WI呈轻度高信号的圆形肿块，周围呈高信号水肿带。伴有出血的转移灶在T_1WI显示高信号。T_1WI造影可使多发性肿瘤100%的显影，如伴有坏死灶可见到环状增强效应。颅骨转移可见到造影前T_1WI脂肪髓消失（T_1WI呈低信号）。

3 髓膜瘤

髓膜瘤（meningioma）是来自于蛛网膜细胞的脑实质以外的肿瘤，发生在硬脑膜上，压迫周围脑组织，并缓慢生长发育，通过硬脑膜动脉供给营养。蛛网膜细胞具有上皮组织和间叶组织的性质，表现出多种组织学特点，基本上有髓膜上皮性、纤维性、两者中间性、血管瘤性、砂粒瘤性。中年以后的女性多见。

■ **症状** 肿瘤的影响是对局部神经组织造成的压迫，痉挛、逐渐出现偏瘫或颅神经瘫痪、痴呆等。

■ **X线检查** 单纯X线片可见到因颅内压增高所致的蝶鞍的改变、松果体偏移、髓膜瘤附近的新生骨所致骨增生、骨刺形成、肿瘤营养血管

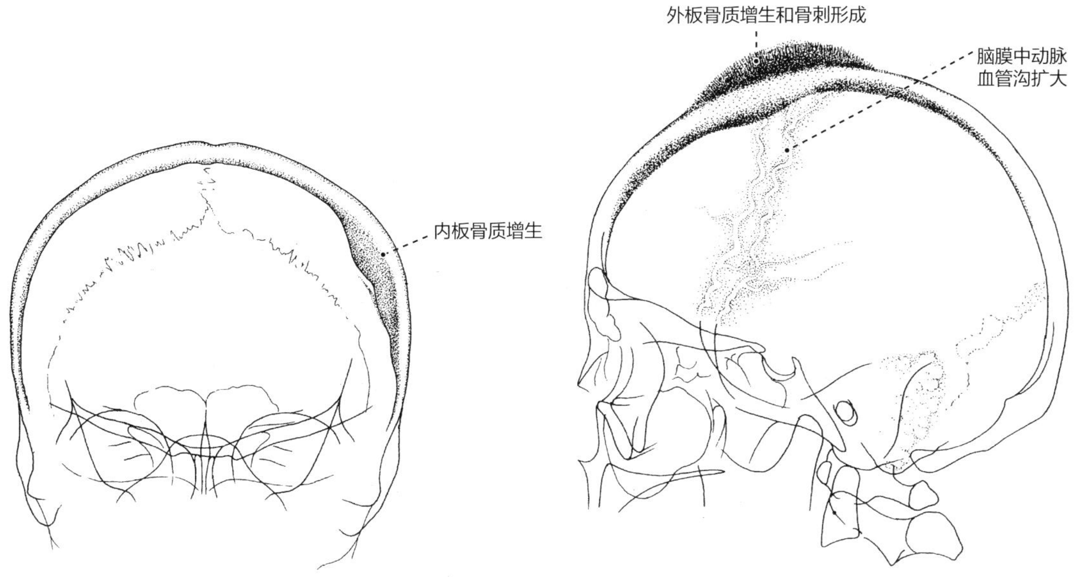

a. 左顶骨髓膜瘤所致内板骨质增生

b. 傍正中髓膜瘤所致的外板骨质增生，可见到骨刺形成

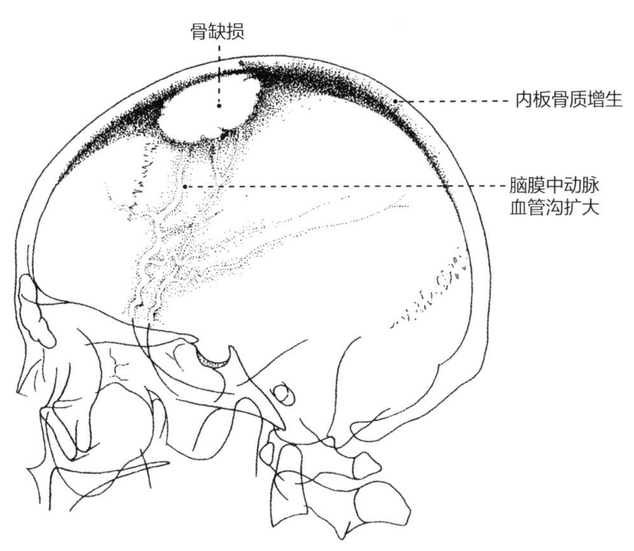

c. 傍正中髓膜瘤引起的骨缺损

在骨缺损部位前后可见到骨质增生和脑膜中动脉血管沟扩大

图14-44 髓膜瘤的X线征象

和血流丰富所致的血管沟的扩大、瘤体的钙化等（图14-44）。另外，虽然发生频率低，但仍可见到骨破坏征象。

■ CT检查　单纯CT片显示轻度高密度肿瘤，内部均匀，边缘规则平滑。CT造影后显示均匀的强增强效应，肿瘤周围伴有比较狭窄的水肿低密度带。另外，肿瘤和脑血管的三维CT扫描可以清楚地观察到肿瘤整体及其与周围血管或骨骼之间的空间位置关系。

■ MRI检查　肿瘤在T_1WI显示与脑组织等信号，T_2WI各种各样明显的高信号少见（图14-45a）。T_1WI造影显示均匀的强增强效应（图14-45b）。

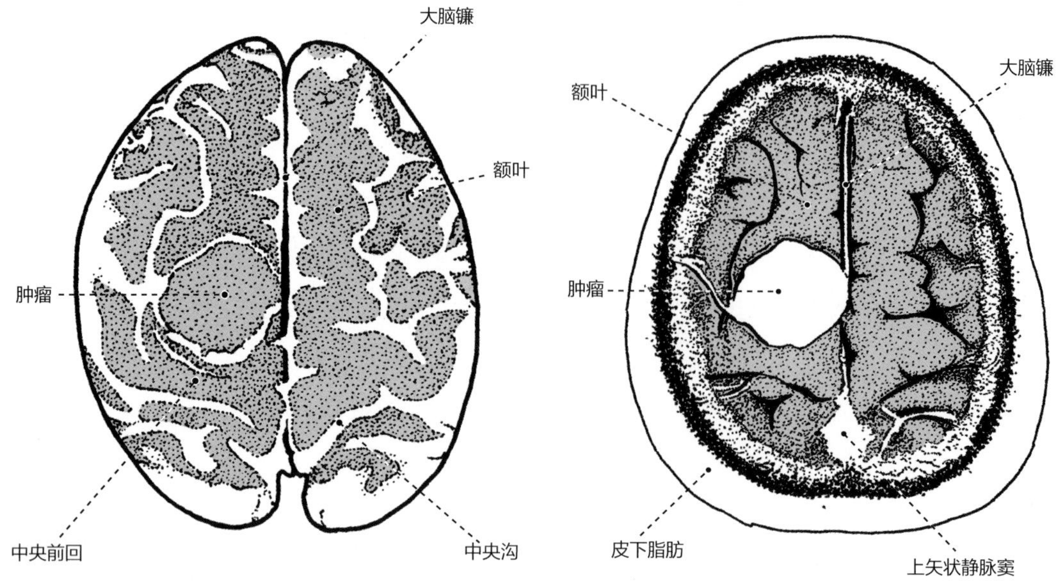

a. T_2WI横断位　　b. T_1WI横断位

图14-45　髓膜瘤的MR影像

在颅内病变的诊断中，最重要的是区别病灶是位于脑实质内还是脑实质外。在所显示的T_2WI横断位中，可见到肿瘤与脑实质之间有一层白线，这是脑脊液。在肿瘤和脑实质之间有脑脊液存在，提示是脑实质外的病灶。

a：额叶顶部轻度高信号肿瘤，边缘平滑，境界清晰。

b：均一的增强造影效果。

4　垂体腺瘤

垂体分为腺体组织的前叶和脑延续的神经组织后叶。腺垂体分泌6种激素（图14-46）。除生长激素和催乳素以外，其他都是内分泌靶腺体的促激素。这些内分泌靶腺体分泌各种激素，对全身脏器、器官、组织发挥作用。

垂体腺瘤（pituitary adenoma）是发生于腺垂体的良性肿瘤，临床上分为激素产生过多的肿瘤和非分泌激素的肿瘤。

激素产生过多引起的肿瘤有生长激素（GH）生成、催乳素（PRL）、促肾上腺皮质激素（ACTH）等分泌性肿瘤为代表。较少见的还有促甲状腺激素（TSH）、促性激素（FSH、LH）的肿瘤。关于垂体和内分泌，当激素分泌过多时，其原因最多见的是产生激素的肿瘤。肿瘤一般体积很小，位于蝶鞍内（微小垂体腺瘤）。非分泌激素肿瘤早期因视神经压迫症状（视力和视野受损）被发现，通常瘤体较大。

■ **X线检查**　根据腺体的生长、增大，单纯X线片显示蝶鞍前壁、后壁和底部受挤压呈气球样扩大（ballooning），皮质变薄（图14-47）。特别是蝶鞍前壁（蝶鞍结节下部）向前扩大被称为蝶鞍结节洞穴样改变，也可谓蝶鞍内肿瘤的特征。另外，随着蝶鞍的扩大中心部凹陷，一侧凹陷时侧位片可见到蝶鞍呈双重轮廓，也称为双重鞍底。

■ **CT检查**　单纯CT显示大部分是不均一的淡淡的高密度区，CT造影显示多为不均一的造影效应，其中边缘呈环状，呈均匀密度（图14-48a）。一般鞍上池前部因肿瘤引起的圆形缺损，鞍上池的确认非常重要。微小垂体腺瘤生长于蝶鞍内，CT造影可见较之正常腺垂体密度低的病灶。

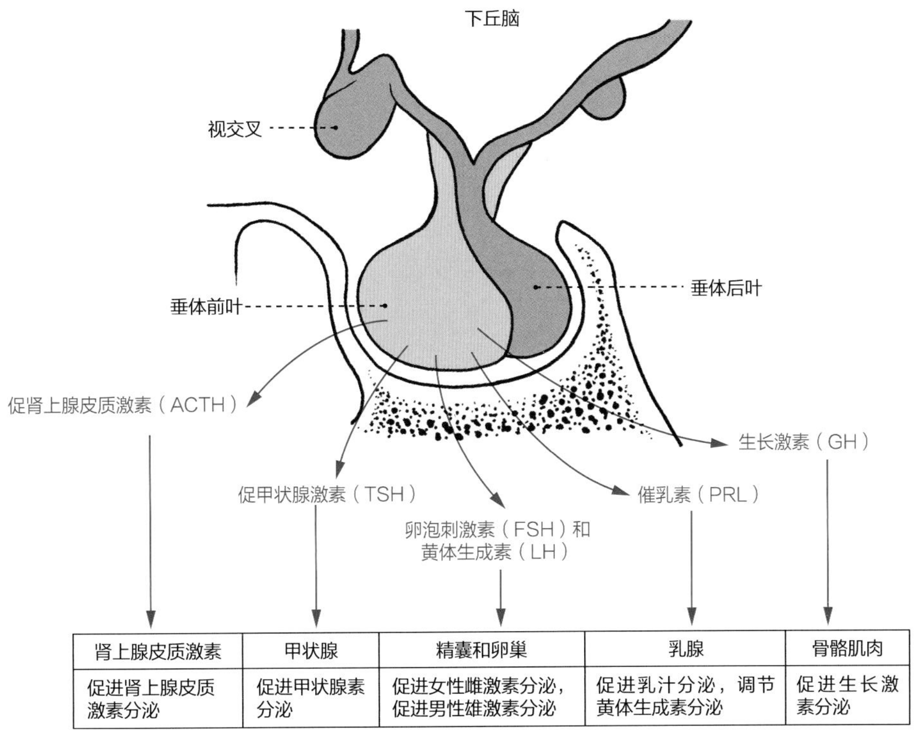

肾上腺皮质激素	甲状腺	精囊和卵巢	乳腺	骨骼肌肉
促进肾上腺皮质激素分泌	促进甲状腺素分泌	促进女性雌激素分泌，促进男性雄激素分泌	促进乳汁分泌，调节黄体生成素分泌	促进生长激素分泌

图14-46　腺垂体分泌的激素与其靶器官和作用

下丘脑神经细胞分泌的促激素因子通过垂体门脉系统运送到腺垂体，刺激腺垂体多种内分泌激素的细胞产生相应的激素。在激素生成的肿瘤中，正常时分泌的激素，在肿瘤细胞被大量生产。

■ **MRI检查**　增大的肿瘤从蝶鞍向鞍上部突出，肿瘤在T_1WI呈低信号至等信号，T_2WI以等信号至高信号为主，造影后T_1WI可见明显的增强效应（14-48b）。肿瘤内部多伴有出血、囊肿、坏死。出血因血肿中有含铁血黄素，T_1WI呈显著高信号。囊肿和坏死在CT造影片中呈非显影区。存在于蝶鞍内的微小垂体腺瘤，T_1WI呈低信号，造影后显示也较正常垂体信号低。

当出现视野障碍时，提示有视神经受压。有时也可累及海绵状静脉窦、斜坡和蝶窦。

5 视神经胶质瘤

视神经胶质瘤（optic glioma）是覆盖于视神经束的星形胶质细胞和少突胶质细胞呈肿瘤样增生，并从向视神经、视交叉向周围组织浸润生长。表现为视力低下、视野缺损、视神经萎缩三大症状，多发于儿童。

■ **X线检查**　可见到患侧视神经管扩大（图14-49），但骨皮质保留完好，这是由于肿瘤生长缓慢所致。视神经肿瘤向颅内生长时，会压迫鞍前突或视神经交叉，导致鞍前突下面被侵蚀（erosion）变薄向上抬高，蝶鞍侧位片呈J形。

参考　侵蚀（erosion）

因肿瘤压迫引起局部骨萎缩，皮质消失。

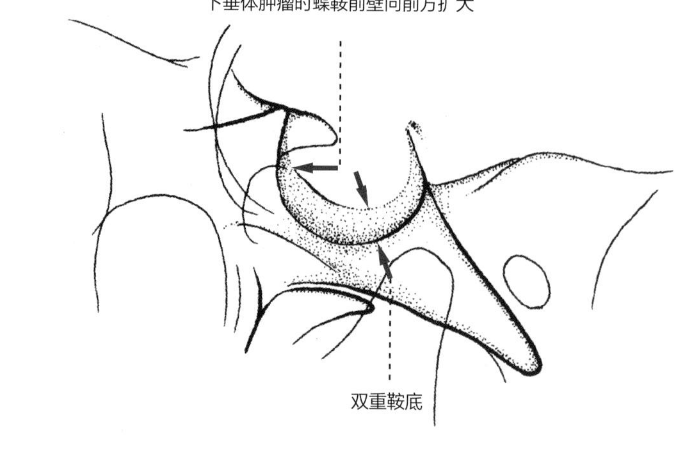

a. 垂体腺瘤引起的垂体窝扩大（balloning）和蝶鞍不均匀扩大所致的双重鞍底（double floor）

蝶鞍背部变薄

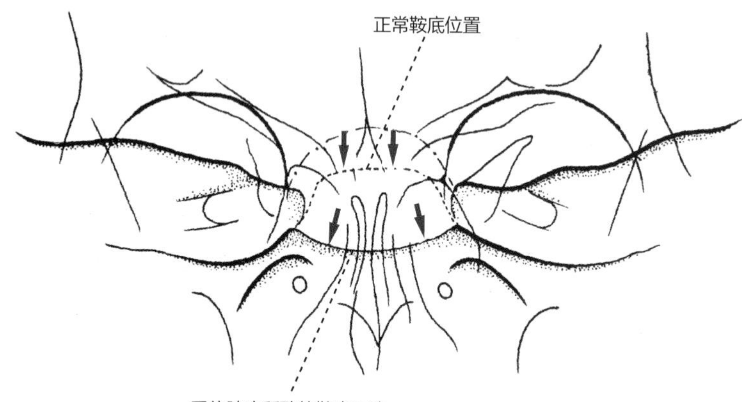

b. 垂体腺瘤所致的蝶鞍中心部下陷

鞍底呈整体下陷状态

图14-47　非分泌性垂体瘤的X线影像

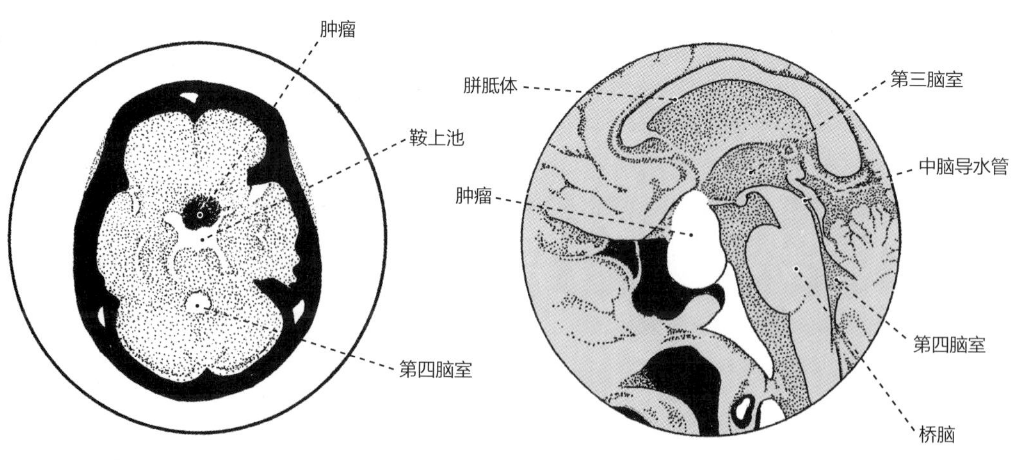

a. CT造影像　　**b. T_1WI矢状位造影**

图14-48　非分泌性垂体瘤的CT和MR影像

a. 鞍上池前部境界清楚的圆形肿瘤。

b. 从扩大的蝶鞍向鞍上池进展的较大的肿瘤。

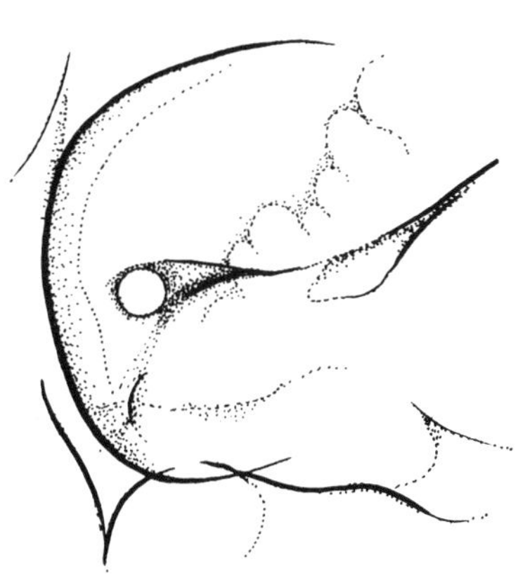

a. 正常视神经管

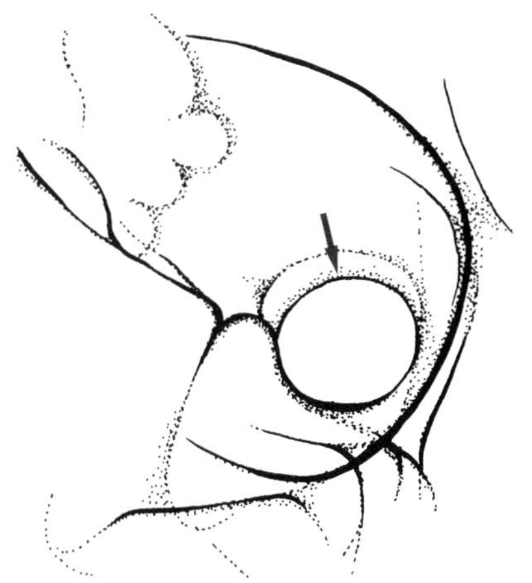

b. 视神经管扩大

图14-49 视神经胶质瘤的X线征象

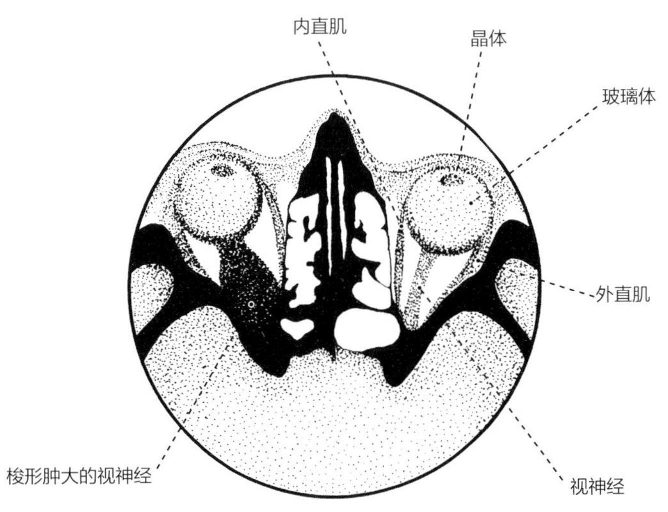

图14-50 视神经胶质瘤的CT造影图像

■ **CT检查** 呈梭形肿大的视神经显示为高密度，眼球向前方、眼外肌向眼窝壁偏移（图14-50）。CT造影检查有从显著造影增强的部分到几乎无法辨认的部分。

6 颅咽管瘤

人胚胎发育过程中，外胚层的原始口腔颌面部（相当于成人咽喉上壁）的黏膜凹陷生长，形成囊状的腊特克囊(Rathke's pouch)。随着颅底骨的发育，与口腔相连的联络管即颅咽管变细，胎儿三个月时封闭，形成腺垂体。在这过程中，颅咽管（口腔黏膜扁平上皮）残留在垂体蒂部，由此生长的肿瘤称为颅咽管瘤（craniopharngioma），为良性先天性肿瘤，生长在垂体柄到下丘脑（第三脑室）范围内。好发年

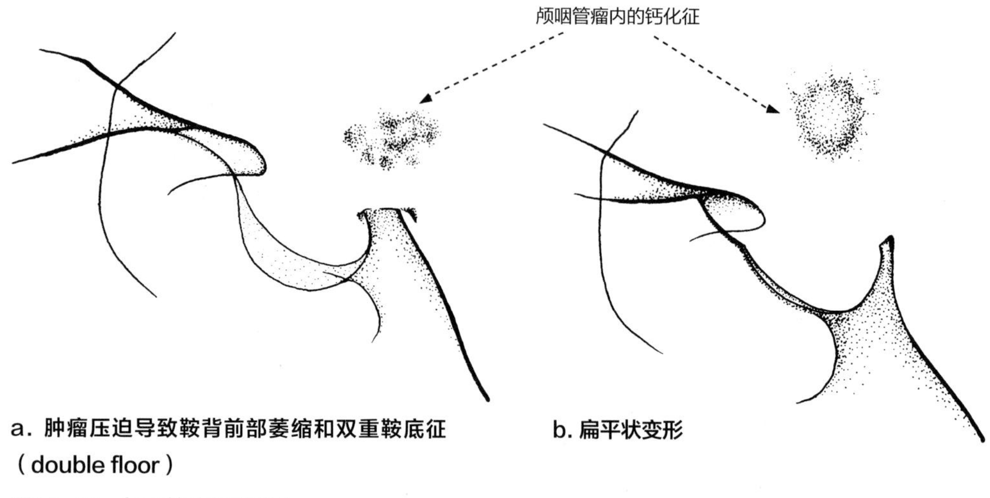

a. 肿瘤压迫导致鞍背前部萎缩和双重鞍底征（double floor） b. 扁平状变形

图14-51 颅咽管瘤的X线像

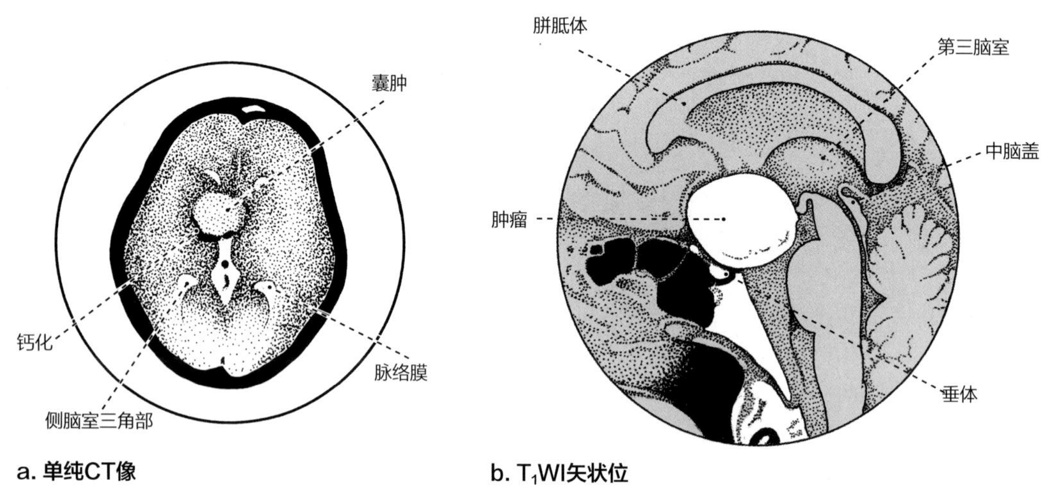

a. 单纯CT像 b. T_1WI矢状位

图14-52 颅咽管瘤的CT和MR像

CT和MR上表现为散在的钙化影和囊泡像特征，实质部分显示造影效果。

a：显示鞍上部低吸收区的肿瘤，其周围有钙化。

b：显示鞍上池处呈边缘清晰的高信号区肿瘤，第三脑室前半部因肿瘤受到挤压，在蝶鞍部可以确认垂体。

龄5~15岁，也可见于成人。

颅咽管瘤有囊泡型、实体型、囊泡和实体混合型或伴有钙化等各种类型结构。

■ **症状** 视神经受压出现视力障碍和视野缺损（双颞侧偏盲），垂体受压及下丘脑受压出现内分泌障碍，肿瘤体积增大效应（mass effect）或第三脑室闭塞引起颅内压增高等。内分泌障碍在儿童因腺垂体障碍导致矮小症，在成人表现为垂体功能减退症和下丘脑功能障碍（体温调节障碍、尿崩症、电解质异常）。腺垂体分泌的激素靶器官及其作用参见379页，图14-46。

■ **X线检查** 单纯X线片见到蝶鞍附近有结节或壳状钙化影时应高度怀疑本肿瘤。蝶鞍呈现出鞍上部肿瘤特有的扁盘状变形，鞍后突和鞍背受到来自上面的挤压、侵蚀和缩短的影像（图14-51）。

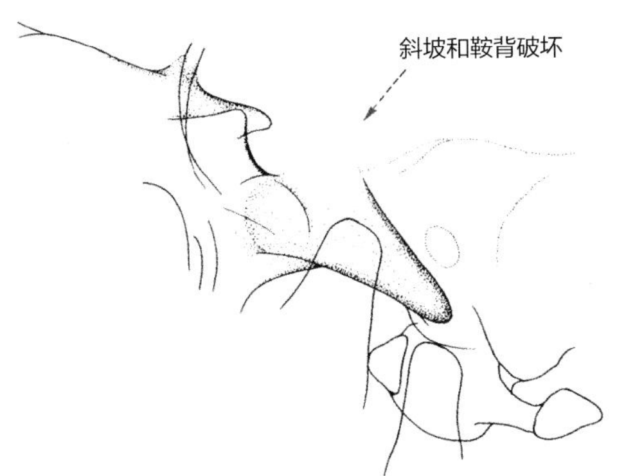

a. 单纯X线像

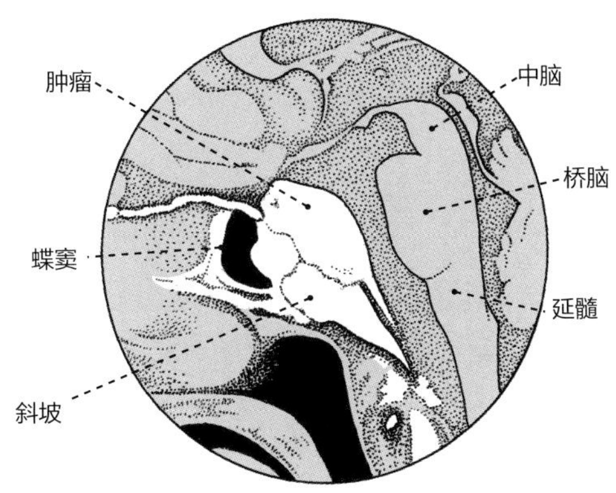

b. MR矢状位T_1WI造影

图14-53 脊索瘤

几乎位于正中位的肿瘤，从蝶鞍到斜坡均遭受破坏，并向后浸润，部分可以发展至蝶窦内。

■ **CT检查** 单纯CT片可以见到鞍上池或第三脑室前部钙化的肿瘤，有囊泡构成的呈低密度区（图14-52a），囊泡和实体混合性肿瘤显示在低密度区的肿瘤中见有等密度的实体。CT造影可以显示囊泡壁与实体部的造影效应。

■ **MRI检查** 囊泡性肿瘤受囊泡液体（胆固醇、氧化血红素）的影响，T_1WI显示从低信号至高信号的多种信号强度，但显示高信号的部分时（图14-52b），多显示脑和脑脊液的中间信号强度，少见显示等信号或低信号。T_2WI多显示高信号。

7 脊索瘤

脊索是人类等高等脊柱动物胎生初期出现的棒状支持器官，是脊柱的根本。伴随着成长，在其周围形成脊椎骨，脊索退化。脊索瘤（chordoma）是胎生初期的脊索残留，误入到椎体而发生的原发性恶性骨肿瘤。多见于颅骨斜坡和骶骨，浸润性生长，破坏周围骨骼和硬膜。初始无症状，多在成年以后发现。

■ **症状** 发生在斜坡的肿瘤始发症状表现为垂体功能减退和颅神经症状，多见有通过斜坡Dorellocanal管的展神经受损害。

■ **X线检查** 可以见到斜坡、鞍背、岩部尖端破坏，肿瘤内钙化，进展到咽喉部（图14-53a）。

■ **CT检查** 可见到伴有结节状钙化的低-等吸收区，显示造影效果。

■ **MRI检查** T_1WI多显示轻度低信号至等信号，T_2WI显示高信号。T_1WI造影显示均匀的造影效应。采用T_1WI造影矢状位能清楚地显示出该肿瘤，也能较清晰地观察到其与周围头颅骨、脑干、软组织之间的关系（图14-53b）。

参考 发生在骶骨脊索瘤的始发症状

见有局部疼痛、排尿障碍、坐骨神经痛等症状。X线检查可见到骶骨前方向骨盆腔内扩张性膨隆，呈多囊性骨吸收征象。

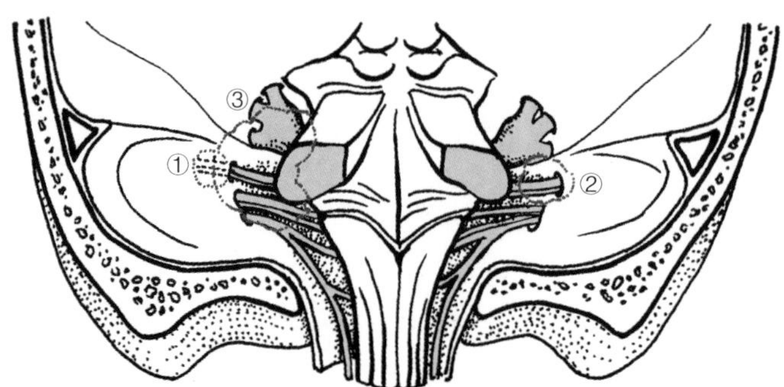

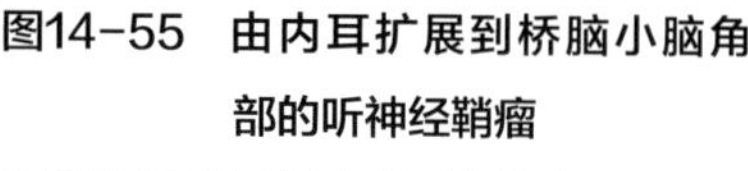

图14-54　听神经肿瘤的发生过程

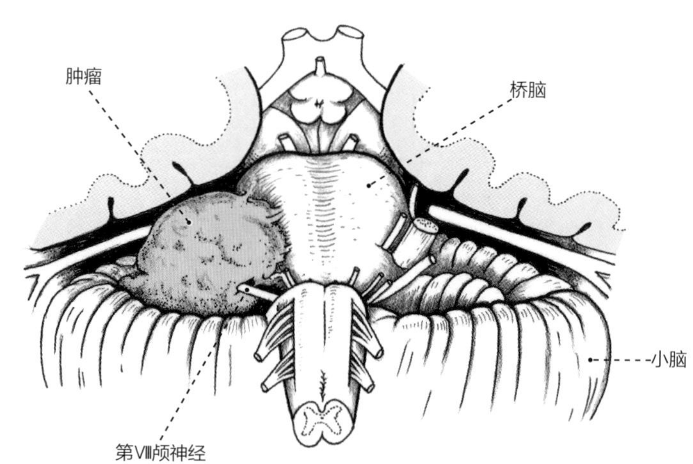

图14-55　由内耳扩展到桥脑小脑角部的听神经鞘瘤

肿瘤增大压迫周边部位引起的障碍。

—第Ⅷ颅神经受压（耳鸣→重听）和邻近神经移位

—第四脑室受压→脑积水→颅内压增高

8　听神经鞘瘤

听神经鞘瘤（acoustic neurinoma）是最多见的内耳良性肿瘤，由第Ⅷ颅神经前庭神经的施万细胞增生所致，好发于其末梢性髓鞘起始部的内耳道口（图14-54）。肿瘤使得内耳道扩大，向颅内生长，挤占桥脑小脑角部，有时增大会挤压小脑半球和桥脑（图14-55）。

■ **症状**　重听、耳鸣、眩晕为代表性症状，随着肿瘤的增大，出现听力障碍、面神经瘫痪、三叉神经症状、脑肿瘤（桥脑小脑角肿瘤）等诸多症状，并逐渐加重。

■ **X线检查**　单纯X线检查显示一侧内耳道扩大，内耳道呈漏斗状扩大（图14-56）。

■ **CT检查**　单纯CT检查显示肿瘤与脑等密度或低密度，第四脑室受挤压、移位，桥脑小脑角池消失。CT造影显示小的肿瘤均匀显影，大的肿瘤呈均匀或环状显影（图14-57）。

■ **MRI检查**　肿瘤在T_1WI显示轻度低信号至等信号，在T_2WI显示等信号至轻度高信号，也有在T_2WI显示显著高信号。CT造影增强相显示显著的造影效应。

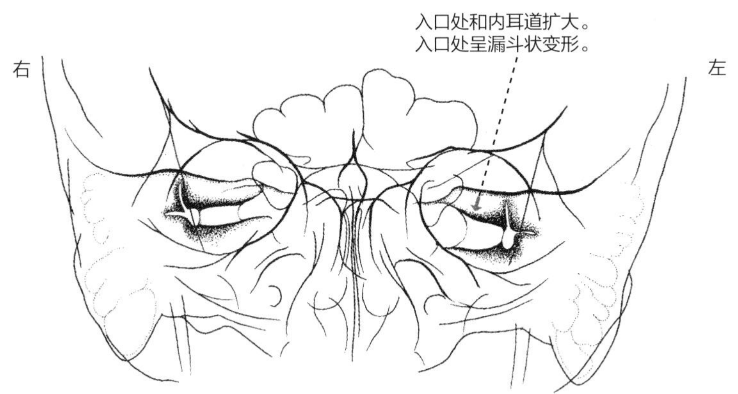

a. 正位片

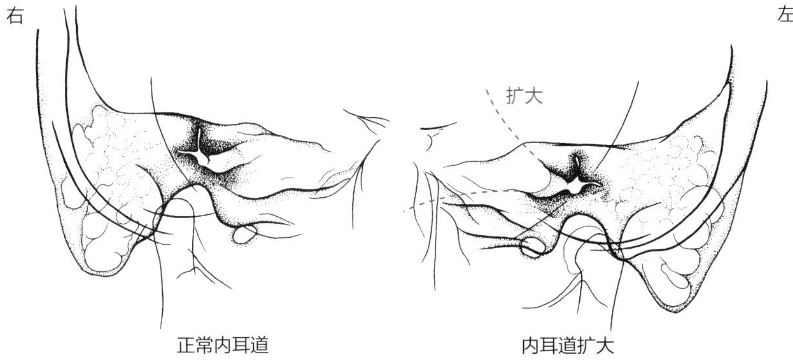

b. 内耳道摄片法（Stenvers法）

图14-56 听神经鞘瘤的X线影像

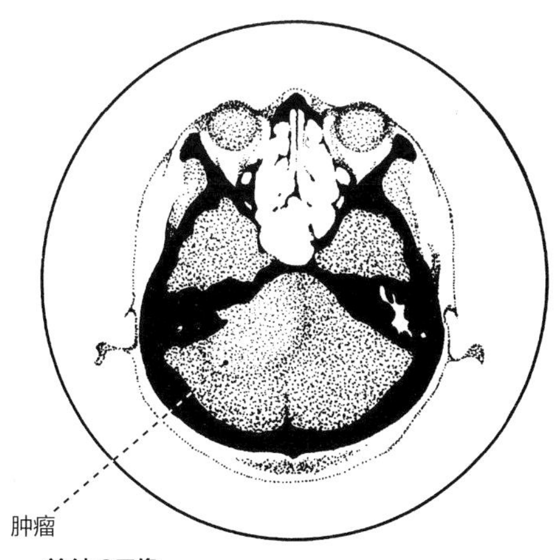

a. 单纯CT像

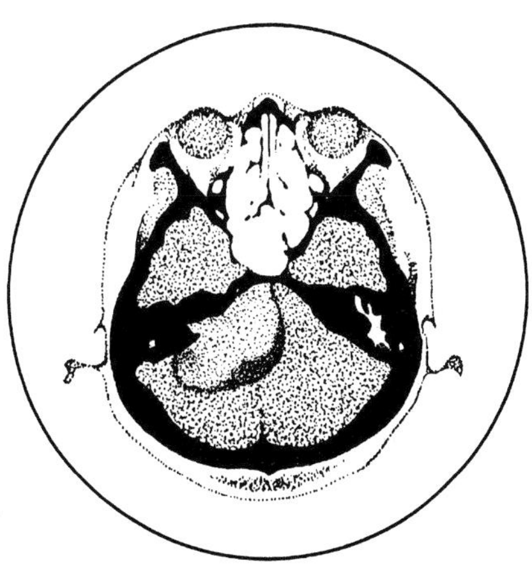

b. CT造影像

图14-57 听神经鞘瘤的CT图像

a: 右侧桥脑小脑角部显示低吸收区的肿瘤。

b: 低吸收区域的周边有环状增强。

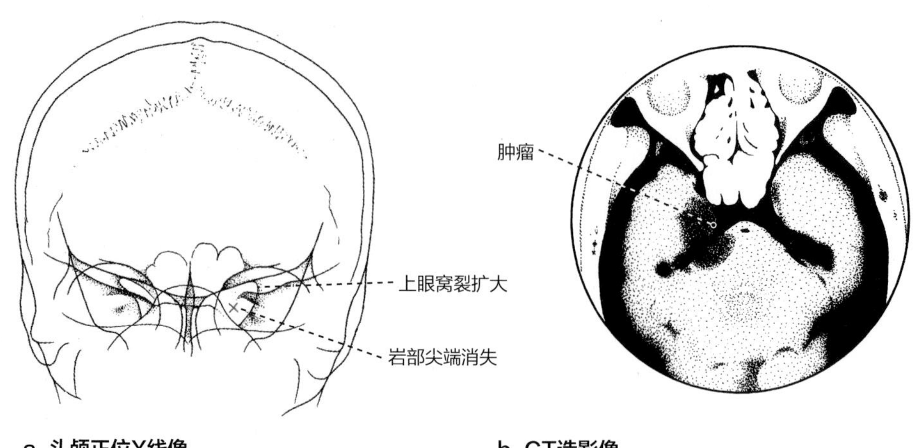

a. 头颅正位X线像

b. CT造影像

图14-58 三叉神经鞘瘤

这种肿瘤常常发生在颅中窝与桥脑小脑角部。

9 三叉神经鞘瘤

三叉神经鞘瘤（trigeminal neurinoma）是三叉神经根、半月神经节或半月神经节的三个分支所发生的肿瘤。在神经鞘瘤中，本病发生频率高，仅次于听神经鞘瘤。肿瘤初始首先破坏岩部尖端，随着长大不仅侵犯到颅中窝，还会生长到颅后窝，尤其是桥脑小脑角（关于三叉神经请参见第355页，图14-9）。

■ **症状** 表现为三叉神经感觉异常和小脑功能障碍症状。

■ **X线检查** 单纯X线片显示卵圆孔扩大，岩部尖端消失，上眼窝裂扩大，视神经管外缘受侵蚀等（图14-58a，图14-59）。

■ **CT检查** 单纯CT片显示肿瘤呈等密度~低密度，造影后可见均匀或不均匀显影（图14-58b）。

■ **MRI检查** 肿瘤在T_1WI显示等信号~低信号，在T_2WI显示高信号，造影后T_1WI显示明显的增强效应。

10 脑脓肿

脑不与外界直接接触，细菌能够通过某些途径进入脑内引起急性化脓性炎症，脓液潴留，称为脑脓肿（brain abscess）。起因于副鼻窦炎、中耳炎的脑脓肿多位于前额叶、颞叶或小脑。其他部位的血源性感染常常呈多发性，好发于大脑灰质和白质交界处，常由葡萄球菌、链球菌、厌氧菌等引起。

■ **症状** 急性期出现发热、头痛、脑膜刺激症状、抽搐、意识障碍等。当脓肿的包膜形成后，全身炎症症状消退，出现以头痛、呕吐、视乳头水肿等颅内压增高症状为主。慢性期仅残留局部神经压迫症状。

■ **CT检查** 急性期少见，仅能看到很少的造影效应和低密度区。在包膜形成期，可见到脓肿内部低密度，包膜呈高密度。造影后显示包膜边缘平滑、囊壁呈均匀的环形造影效应。

■ **MRI检查** 在包膜形成期，T_1WI显示脓肿内较脑脊液呈轻度增高的信号，T_2WI几乎是等信号。与脑实质比较，包膜在T_1WI呈等信号至轻度高信号，在T_2WI呈轻度低信号至等信号。造影T_1WI可见到增强的比较均匀、增厚的环形病灶（图14-60）。类似于低分化的神经胶质细胞瘤（胶质母细胞瘤）所显示的环形增强效应，增强的实质部分多为不规则增厚（图14-41）。

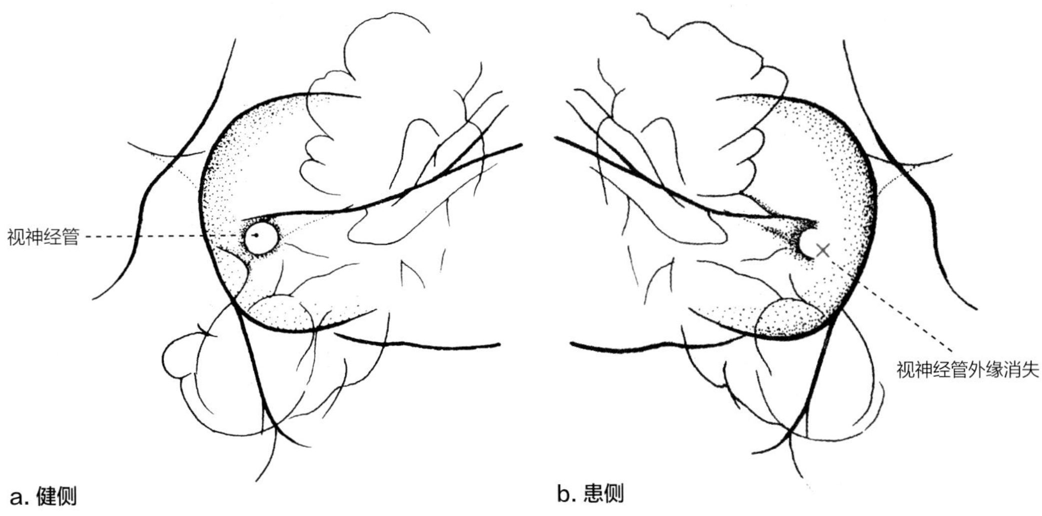

图14-59 三叉神经鞘瘤的视神经管X线影像

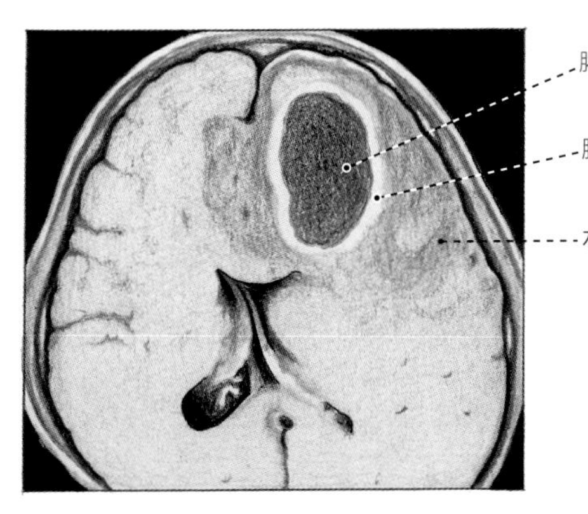

图14-60 脑脓肿MR造影T_1WI

病灶内容物均匀，呈增强影。

在包膜完整的脓肿中，被三层包膜所围绕，即内层为细胞浸润和血管增生形成的肉芽组织，中层是胶原纤维，外层为反应性神经胶质组织，其内空腔储存脓液。

F 脑血管障碍

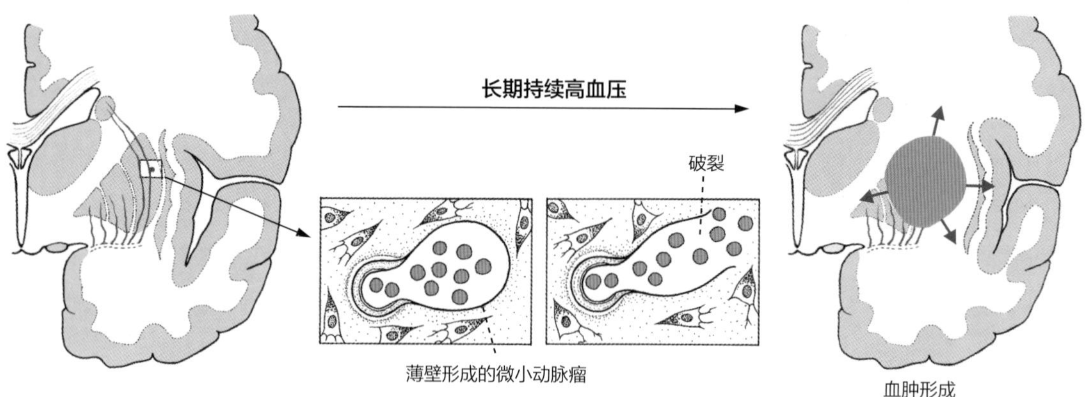

图14-61 高血压性壳核出血的发生机制

向壳核的大部分和尾状核输送血液的豆纹动脉的最外侧支，由于容易发生出血，被称为Charcot脑出血动脉。由这种细小动脉产生的微小动脉瘤发生破裂，导致壳核出血。

1 高血压性脑出血

脑实质出血由多种原因引起，其中发生率最高的是高血压性脑出血。高血压引起细小动脉壁纤维素样坏死（纤维蛋白原前体、纤维蛋白及其分解产物等凝血物质沉积于细胞外基质引起坏死性变化）。出现纤维素样坏死的细小动脉，其血管壁脆弱，较高的血压形成微小动脉瘤，后者破裂后发生出血。容易出现这种情况的细小动脉有壳核纹状体动脉、丘脑穿通支动脉等（参见第359页，图14-15，图14-16）。具有同样结构的小动脉也存在于小脑和脑干，可引起这些部位出血。从发生部位而言，基底核最多见，依次为丘脑、小脑、脑干（特别是桥脑）。临床症状取决于血肿的部位和大小。

■ 症状 以发生频率最高的壳核出血为例讨论其病理，穿通大脑基底核壳核部分的穿支动脉发生纤维素样坏死和微小动脉瘤，破裂后形成血肿（图14-61）。局限于壳核内的小血肿可以不出现症状，但血肿超过壳核蔓延至内囊后支时，锥体束受到破坏，引起对侧偏瘫（图14-62）。血肿增大时不仅累及内囊还会累及丘脑或下丘脑，这时引起颅内压增高，出现头痛、呕吐等症状，伴有意识障碍和眼球向一侧凝视等。颅内压增高显著时会引起脑疝，压迫脑干陷入极危险状态。如果出血破入脑室引起脑室内出血，堵塞脑脊液的循环通路，引起急性脑水肿，可导致生命危险。

■ 脑实质内血肿变化的时间过程 血肿数日内开始溶解，坏死的红细胞和脑组织被巨噬细胞所处理，在病灶周围星形胶质细胞增生活跃，即神经胶质增多症（参见第396页，图14-73）。血肿最终被完全吸收，液体充满空腔。

■ CT和MRI检查 表14-2显示了脑实质内血肿经时间变化过程的CT和MRI所见。急性、亚急性期血肿呈固化状态，慢性期呈液化状态。

（1）超急性期（发病6小时内）：CT上新鲜

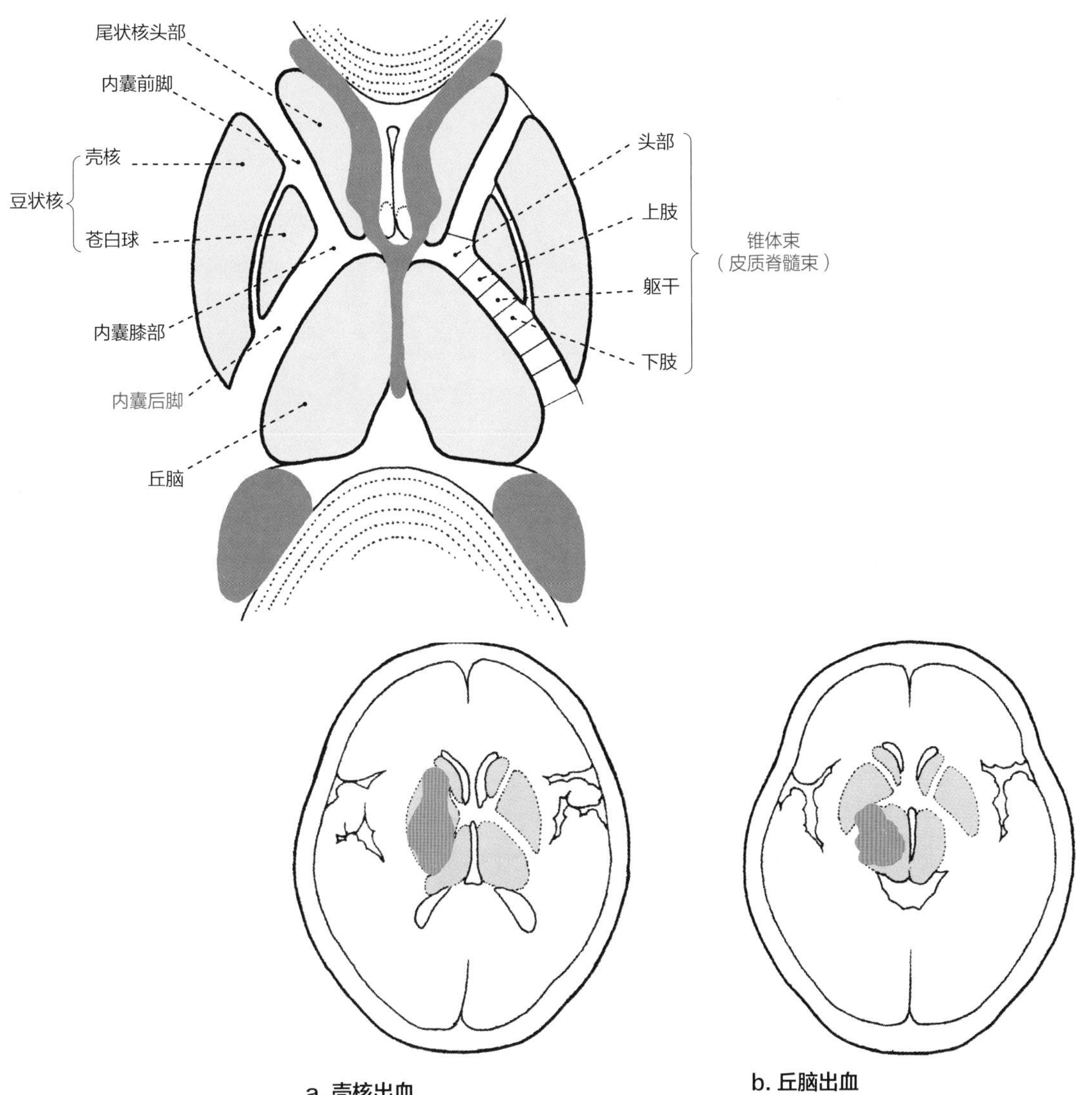

图14-62　内囊后脚锥体束的躯体定位

壳核出血因血肿扩展至后脚导致锥体束被破坏，出现对侧上下肢体瘫痪。丘脑出血因内囊受累也引起对侧肢体瘫痪。丘脑出血时对侧上下肢感觉障碍较为多见。通常认为出血引起脑组织破坏、血肿的压迫和脑水肿等是引起神经症状发生的原因。

血肿呈境界明显的高密度区，很容易明确病灶的部位和大小。

（2）急性期（发病3日内）：CT 显示血肿呈高密度区，其周边可以见到低密度的水肿带（图14-63a）。通常对于出血的诊断，CT较MRI更为敏感，不一定非要MRI检查。

（3）亚急性期（21日以内）：是坏死的红细胞和脑组织被巨噬细胞吞噬，病灶周围的星形细胞增生活跃（神经胶质增多症）的时期。亚急性早期血肿CT显示为高密度区，随着时间进程，血肿从边缘开始缓慢吸收，密度下降。到一定时期转变成与脑实质同等的密度。MRI检查这一时期的血肿有优势，T_1WI和T_2WI可见到有低信号边缘围绕的高信号血肿（图14-64）。环形低信号区是由于被巨噬细胞吞噬的含铁血黄素沉积在血肿邻近的脑实质部位所致。环形低信号区在发病后2周

表14-2 血肿变化过程：CT-MRI所见

病期	含铁血红素变化	部位	X线CT	T_1WI	T_2WI
超急性期	氧化血红蛋白	红细胞内	高吸收	轻度低信号	轻度高信号
急性期	还原血红蛋白	红细胞内	高吸收	等~低信号	明显低信号
亚急性早期	氧化血红素	红细胞内	高吸收	高信号	低信号
亚急性晚期	氧化血红素	红细胞外	从边缘起呈低吸收	高信号	高信号
慢性期	血铁质	红细胞外	低吸收	低信号	低信号

注：血红蛋白是含铁卟啉和蛋白质的混合体。血肿MRI图像可以反映血红蛋白铁的氧化状态以及在红细胞内外的位置，其分布的不同反映出血肿的变化过程。

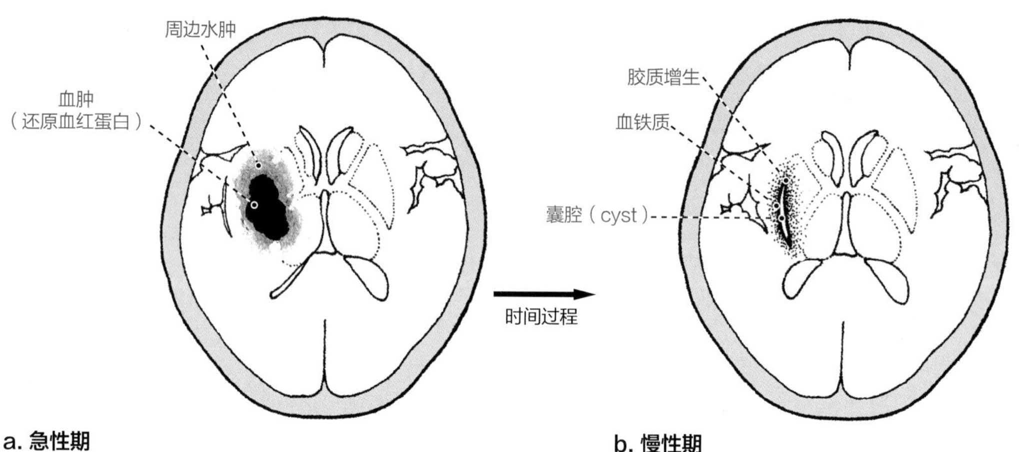

图14-63 高血压性壳核出血的单纯CT像

血肿根据时间分为急性期（3日内）、亚急性期（21日内）和慢性期（3周以上）。急性期和亚急性期以固态形状存在，慢性期以溶解状态存在。亚急性晚期到慢性期，血肿表面被纤维蛋白包裹。其中被巨噬细胞吞噬的氧化血红素转变为含铁血黄素。含有含铁血黄素沉积的巨噬细胞此后就不再移动，长时间停留在那里。数月后血肿被吸收，形成含有透明液体的囊腔，小的血肿则形成瘢痕。

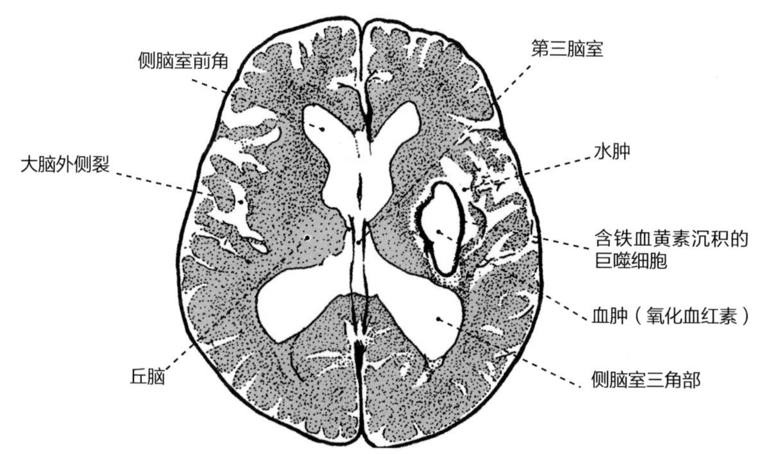

图14-64 高血压性壳核出血（亚急性期）MRI T_2WI横断面

亚急性期血肿即使在CT呈等信号，但在MR呈高信号特征。

本例显示沿着高信号区的血肿周围由含铁血黄素引起的环形低信号区，可判断为亚急性期血肿。低信号环是含铁血黄素沉积的巨噬细胞层。

出现，然后逐渐增强。

（4）慢性期（3周以后）：液化血肿被完全吸收，残留充满含脑脊液样液的囊腔。囊液在CT显示为低密度区（图14-63b）。MRI显示T_1WI呈低信号，T_2WI显示高信号，T_1WI、T_2WI都可见含铁血黄素所致的低信号的环形带。

2 脑动脉瘤

脑动脉瘤（saccular aneurysm）是指脑主干动脉和皮质动脉分叉处等囊状扩张的状态。

■ **发生原因** 血管壁存在先天性中膜缺损，抵抗脆弱的部分在血管分叉处，加上血流通过时的压力变化，形成囊性扩张。多发生在基底动脉环（Willis环）邻近的动脉分叉处，前交通动脉、颈内动脉的后交通动脉分支处、大脑中动脉分支处等好发部位（图14-65）。这种囊状动脉瘤破裂时血液会扩展到脑和脊髓的蛛网膜下腔（图14-66a）。

■ **症状** 突然出现的剧烈头痛，伴有恶心、呕吐、意识丧失、颈项强直等脑膜刺激征。大出血会引起突然死亡。另外，流出血管外的血液破坏产物可以刺激蛛网膜下腔的血管，诱发血管痉挛，引起脑梗死。好发年龄40~70岁，女性多见。

CT有助于蛛网膜下腔出血急性期的诊断，可见到脑底池或大脑外侧裂、脑室等出血所致的高吸收区（图14-66b）。如果立即行血管造影检查，就无必要做MRI检查。

破裂致蛛网膜下腔出血的大都是直径5~10 mm的比较小的脑动脉瘤，直径25 mm以上的动脉瘤称为巨大脑动脉瘤，即使不破裂也会出现占位病灶，压迫颅神经诱发症状（动眼神经瘫痪引起的眼睑下垂和复视等）。这种血管瘤腔内壁伴有血栓（图14-67）。

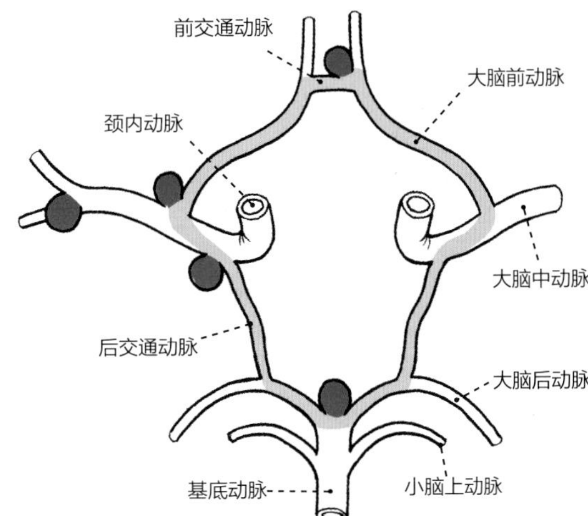

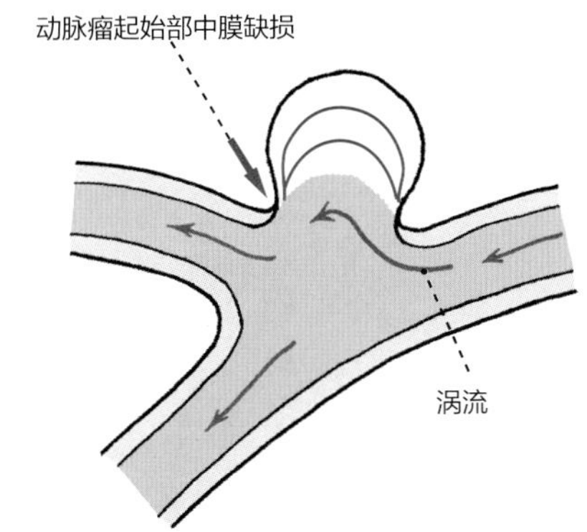

图14-65 脑动脉瘤好发部位

薄壁动脉瘤发生在动脉中膜先天缺损的部位，形成Y形分支。一旦破裂会引起蛛网膜下腔出血。

囊状动脉瘤好发于脑底部Willis动脉环吻合部或主要动脉（大脑中动脉）分支处（涂淡红色的部分是Willis动脉环）

■ **CT检查** 巨大动脉瘤的单纯CT片可见到动脉附近境界清楚、边缘平滑的淡淡的高密度肿瘤，管壁伴有钙化。动态CT显示与动脉同期有显著均一的造影效应（图14-68），附壁血栓通常不被显影。

■ **MRI检查** 快速的血流部分可见流空效应呈低信号，血栓部分是T_2WI多显示为低信号，T_1WI显示为从高到等信号的多种信号强度。

关于流空（flow void）参见第128页。

14 头部

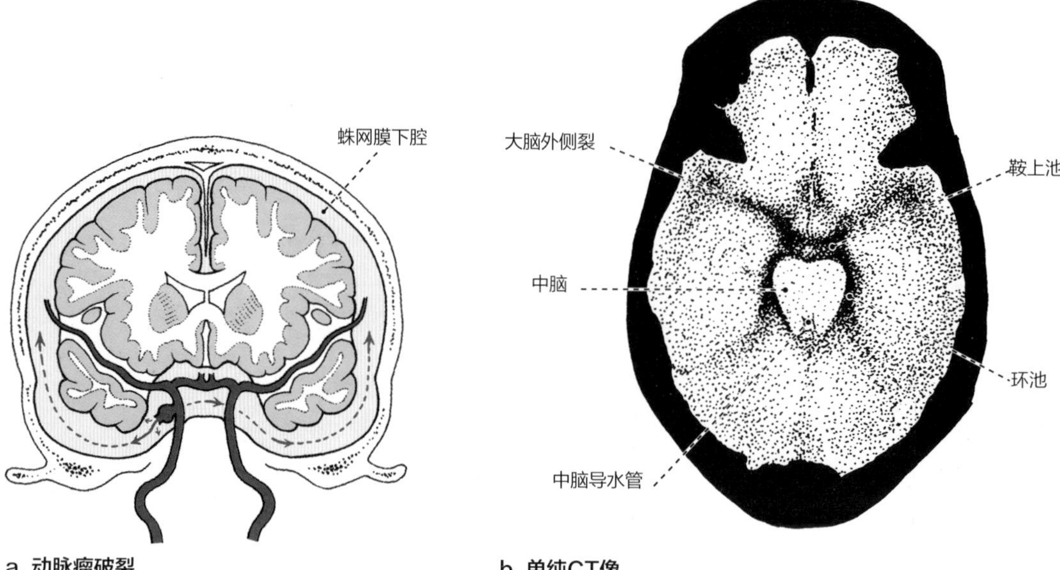

图14-66 蛛网膜下腔出血

临床表现为动脉瘤破裂出血形成的占位性病变症状。破裂病灶大部分为蛛网膜下腔出血，也有脑内出血。突然出现的剧烈头痛、呕吐、颈项强直三大症状。

a: 出血时的蛛网膜下腔扩大（血性脑脊液）。

b: 可见到脑干周围，从鞍上池到大脑外侧裂出血所示的高信号区域。

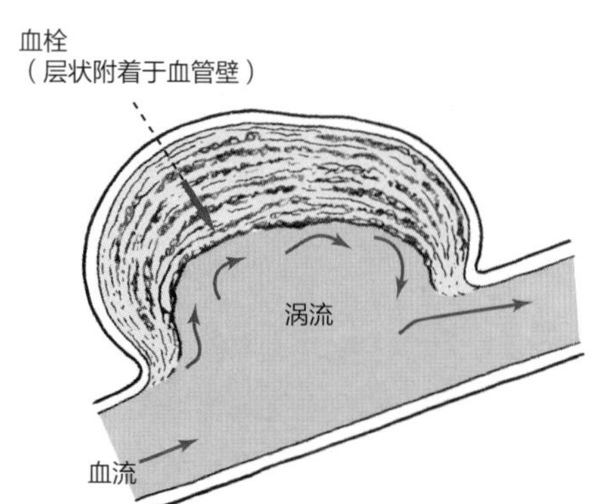

图14-67 动脉瘤附壁血栓

动脉瘤壁内容易形成血栓，由层状红色血栓和白色血栓构成。

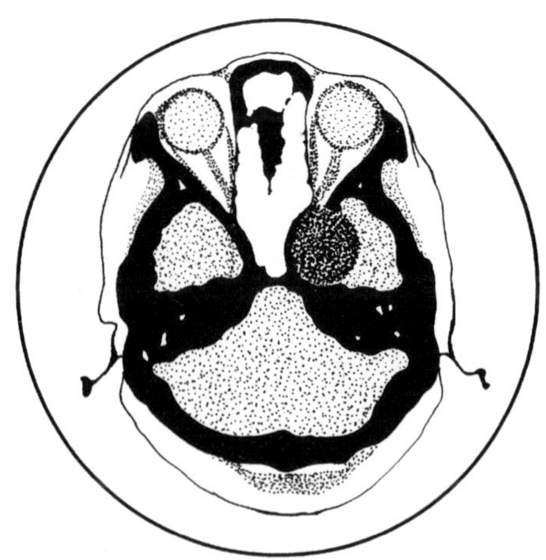

图14-68 蝶鞍傍巨大颈内动脉瘤CT造影图像

动态CT扫描可显示与动脉的同步变化。

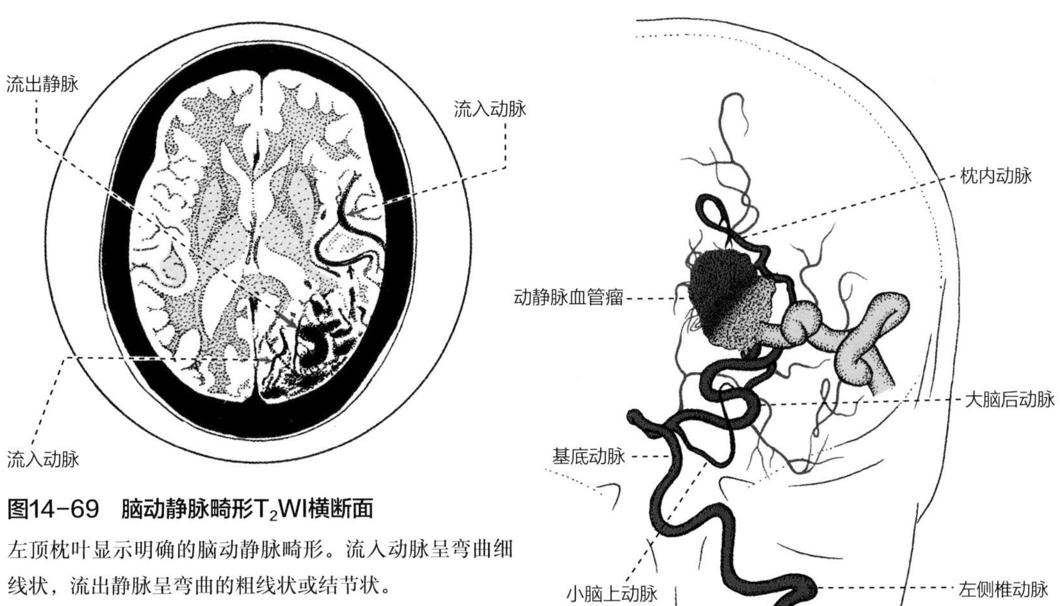

图14-69 脑动静脉畸形T_2WI横断面

左顶枕叶显示明确的脑动静脉畸形。流入动脉呈弯曲细线状，流出静脉呈弯曲的粗线状或结节状。

图14-70 脑动静脉畸形的血管造影

脑血管造影显示血管畸形的动脉端和静脉。

3 脑动静脉畸形

脑动静脉畸形（cerebral arteriovenous malformation，AVM）是指先天性脑内动脉和静脉不经过毛细血管直接形成短路，称为病灶样异常血管团块状态。其原因是胎儿早期（约3周）原始动脉、毛细血管及静脉分化发育异常。有动静脉血管畸形存在时，20~40岁会发生脑内出血导致偏瘫等局部症状，以及蛛网膜下腔出血或脑室内出血导致的头痛、呕吐等症状。也常见有痉挛发作、脑血管盗血所致的脑缺血症状。

■ **CT检查** 如果血管壁有钙化，单纯CT片可见到点状白斑。蛛网膜下腔出血、脑出血时，脑表面或脑实质内可见高密度区域。CT造影可见到血管团块样增强效应。

■ **MRI检查** 病灶在T_1WI因流空效应（flow void）导致不规则的结节状低信号区域，病灶周围因流入动脉或流出静脉的扩张呈蛇行样低信号区域。T_2WI部分血流因流空导致低信号，血流迟缓部分或血栓等呈现高信号（图14-69）。

脑动静脉畸形破裂引起脑出血时，因 CT造影致使血肿的高密度区掩盖了动静脉畸形的存在，而在MRI特别是T_2WI动静脉畸形显示为蛇行状的流空，用于与血肿进行鉴别，提示有出血灶存在。脑血管造影检查可以清楚描绘出流入动脉和流出静脉的数量和形态等（图14-70）。

4 短暂性脑缺血发作

短暂性脑缺血发作（transient ischemic attack，TIA）是由于脑局部循环障碍所致的一过性脑局部神经症状，并在24小时内缓解的状态。

■ **症状** 脑局部症状多见于一侧手、脚、颜面等出现运动瘫痪、感觉障碍以及失语等。眼动脉一过性缺血会引起一侧眼睛短暂性视力下降。

颅外比较粗的动脉如颈内动脉的起始部因动

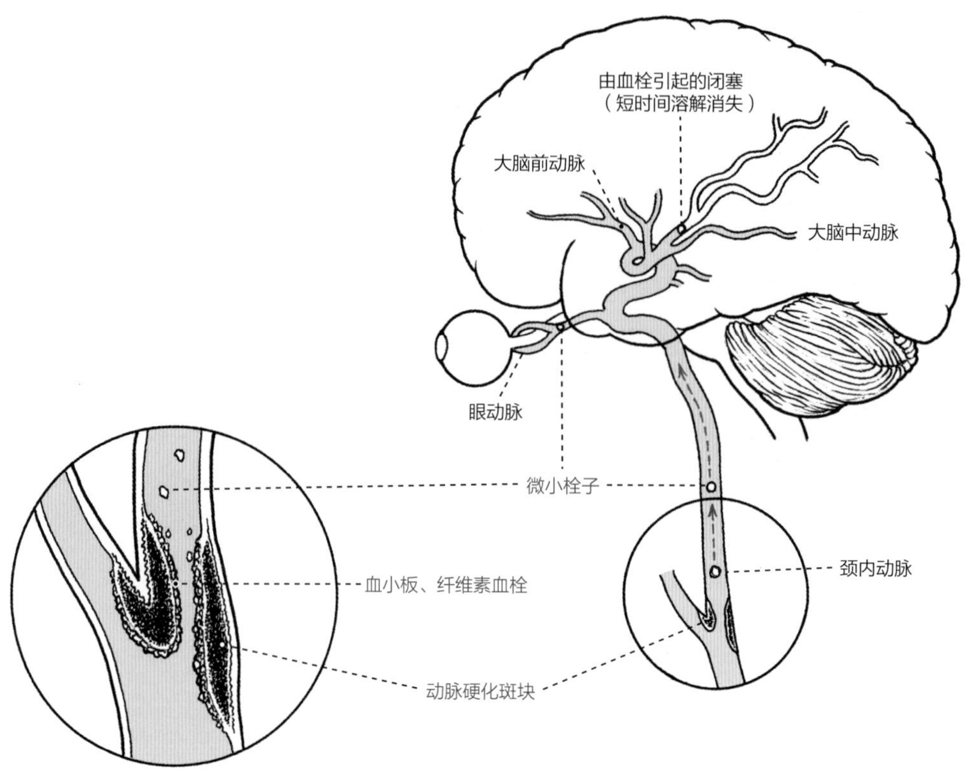

图14-71 短暂性脑缺血发作的病理生理

微小栓子随着血液中的纤维溶解系统（具有溶解血管内凝血块的能力）激活而被溶解。
在血流引起紊乱的部位，即血管呈锐角转弯或分叉部位，容易发生动脉硬化斑块。

脉硬化发生附壁血栓，脱落的小栓子会一过性堵塞脑灌流动脉，引起短暂性脑缺血发作（图14-71）。这种微小栓子多是血小板、纤维素血栓，既使堵塞短时间内就被溶解消失，血流重新开通，因此神经症状也就很快消失。

■ **检查** 图像上看不到有明确责任病灶的脑梗死。

5 脑梗死

脑梗死（cerebral infarction）是指因脑动脉闭塞引起相应灌流区域坏死的状态。脑梗死有脑动脉血栓形成闭塞所致的脑血栓（cerebral thrombosis）和因心脏壁或颈动脉壁血栓脱落堵塞脑血管造成的脑栓塞（cerebral embolism）。

■ **原因** 脑血栓的最大原因是动脉硬化，动脉粥样斑块表面的血栓所致。高血压、糖尿病、高胆固醇血症、吸烟等促进脑动脉硬化，被称为脑梗死危险因子。

脑栓塞是由于心房颤动、心脏瓣膜病患者左房内血栓或心肌梗死导致的左室壁附壁血栓或颈动脉粥样斑块附着的血栓等脱落所致（图14-72, 图14-77a）。

大脑血管之间有吻合支（侧支循环），虽然某一动脉闭塞，但仍可以接受来自其他动脉的血液。但是，分布于脑实质深部的终末动脉与其他动脉没有吻合，这些动脉闭塞时就会引起所支配区域的坏死。因此，脑梗死多发生在脑深部的终动脉分布区域即大脑中动脉灌流区，表现为对侧感觉缺失、痉挛性瘫痪等。左侧优势半球梗死也会引起失语。

脑梗死变化的时间过程：脑动脉闭塞导致的

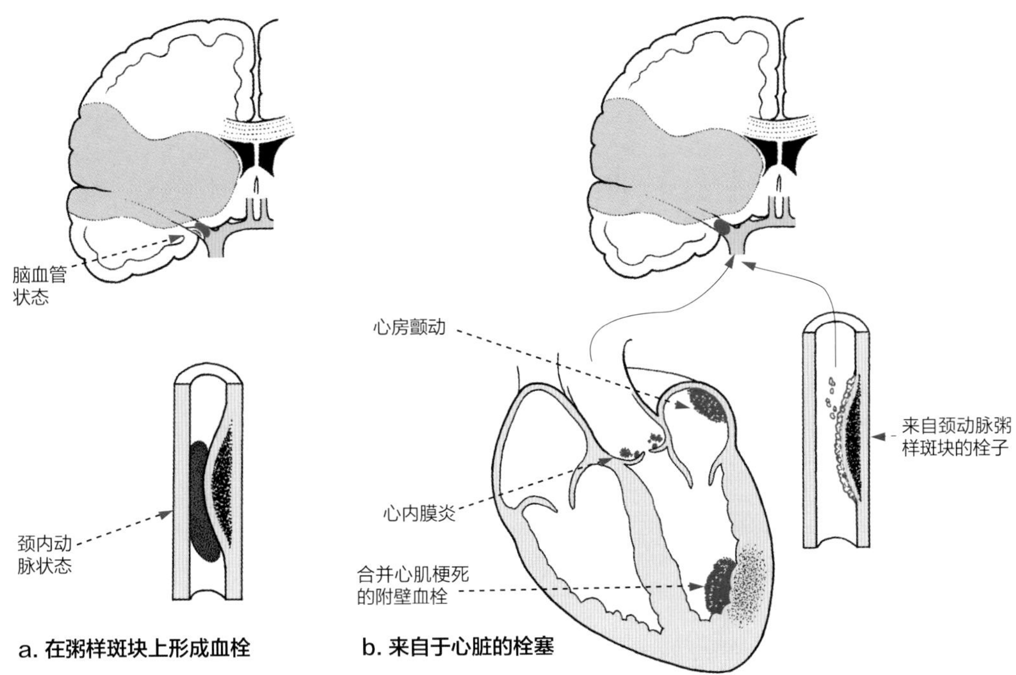

图14-72　脑梗死的发生机制

脑梗死分为来自脑动脉粥样斑块部位的血栓形成导致梗死的脑血栓形成（a）和来自于心脏壁或颈动脉壁等其他部位的血栓脱落，随着血流进入大脑堵塞细小动脉的脑栓塞症（b）。

表14-3　脑梗死变化的时间过程：CT和MRI所见

病期	病理	CT	弥散增强	MR T_2WI
发病当时	（闭塞当时：血流灌注异常）	无变化	无变化	无变化
超急性期	细胞内水肿	无变化	高信号	无变化
急性期	细胞内水肿+血管源性水肿	低密度	高信号	高信号
亚急性期	巨噬细胞、新生血管	低密度	从高信号到PN	高信号
		FE	PN	高信号
	水肿减轻	低密度	从PN到低信号	高信号
慢性期	坏死、吸收→瘢痕化	脑脊液浓度	低信号	高信号

FE：fogging effect（模糊效应），PN：pseudonormalization（伪正常化）

细胞死亡发生在血流阻断后几分钟以内。坏死组织从发病6小时后就开始水肿、肿胀，数日后进行器官组织修复。来自血管的巨噬细胞吞噬坏死组织，缺损部位则通过星形胶质细胞增生（星形胶质细胞增生症：图14-73）或由新生的毛细血管进行填补。大的梗死病灶时，完全依靠星形胶质细胞增生来填补其组织缺损是不可能的，只能残留空腔。进入慢性期后，瘢痕组织萎缩，可见到代偿性脑室扩大。

■ CT和MRI检查　表14-3显示了反映脑梗死变化的时间过程的CT和MRI所见。

（1）超急性期（发病后3~6小时以内）：是指在缺血导致功能障碍的脑组织中，引起细胞水肿（细胞内液增加，细胞肿胀）的时期。CT和MRI检查很难看到病灶（图14-74a），这时MRI弥散增强相能清楚地看到缺血所致的细胞水肿区呈

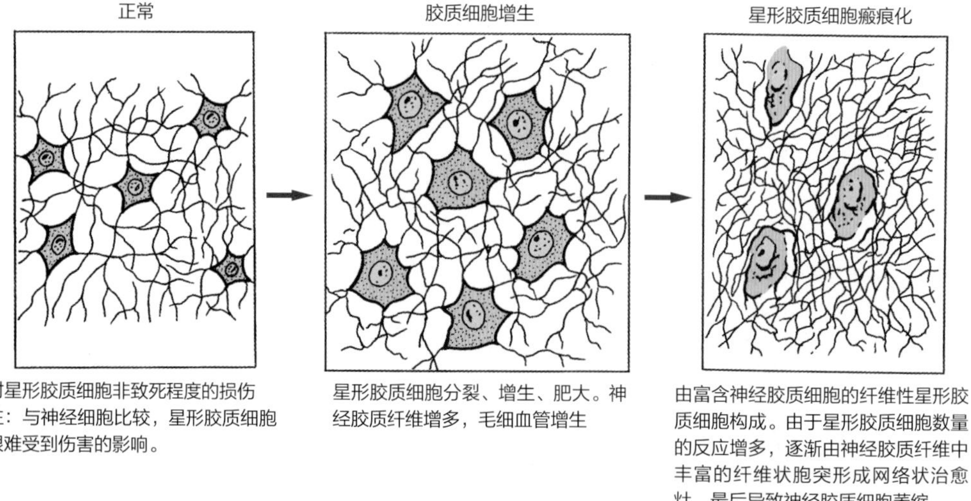
正常
胶质细胞增生
星形胶质细胞瘢痕化
对星形胶质细胞非致死程度的损伤
注：与神经细胞比较，星形胶质细胞很难受到伤害的影响。
星形胶质细胞分裂、增生、肥大。神经胶质纤维增多，毛细血管增生
由富含神经胶质细胞的纤维性星形胶质细胞构成。由于星形胶质细胞数量的反应增多，逐渐由神经胶质纤维中丰富的纤维状胞突形成网络状治愈灶，最后导致神经胶质细胞萎缩

图14-73 脑胶质细胞增生症

由于中枢神经系统缺乏纤维母细胞，损伤或坏死后无法通过肉芽组织或纤维瘢痕达到治愈。最早出现巨噬细胞吞噬坏死组织，其后引起星形胶质细胞增生，形成星形胶质细胞瘢痕。这个过程通常称为胶质细胞增生症，成为中枢神经系统特殊结构损伤的一般终末现象。

现高信号（图14-74b）。

（2）急性期（4、5日以内）：是指梗死部位引起的细胞性水肿和血管性水肿（缺血导致的血-脑屏障破坏，高蛋白液从毛细血管漏出，在细胞间隙蓄积）时期。梗死灶水肿、肿胀。在CT显示低密度区，MRI T_1WI显示稍稍低信号区，T_2WI显示高信号区。

（3）亚急性期（2个月以内）：是指巨噬细胞吞噬坏死组织，继而由星形胶质细胞增生或新生的毛细血管填满梗死灶的时期。在亚急性期以后，随着细胞坏死加重，细胞性水肿消退，血管性水肿占优势。CT显示低密度区，MRI T_1WI呈稍稍低信号，T_2WI呈高信号。到一定时期，随着水肿的减轻，CT虽然呈低密度，但梗死灶会变得一过性不明显，称为模糊效应（fogging effect）。

（4）慢性期（2个月以后）：星形胶质细胞瘢痕形成期。大的梗死病灶时，星形胶质细胞增生不能完全填满梗死灶，残留由星形胶质细胞致密分布的组织所包绕的囊腔。在陈旧性梗死灶，瘢痕部分开始萎缩，出现代偿性脑室扩大（图14-76）。慢性期以后，瘢痕引起细胞间隙增大，水分含量增多，导致弥散增高状态。MRI弥散增强相有助于脑梗死的病期判断（表14-3）。星形胶质细胞增多在T_2WI和FLAIR（弥散增强相，抑制水分的T_2WI）呈现高信号，而在液化和囊腔部分与脑脊液相同，在T_2WI显示高信号，弥散增强相为低信号。CT显示瘢痕化的梗死灶（含囊腔）呈低密度区。

出血性梗死灶缺血显著，容易再灌注，栓塞性梗死发生频率高。特别是随心源性栓塞症栓子的溶解或向远端移动，造成梗死部位的再通，血流再灌注时发生出血，进一步损害脑组织。CT片可见到病灶内出血呈高信号区，多在发病后2~5日发生。

■ **腔隙性梗死** 灌流大脑基底核的穿通支动脉闭塞所发生的小梗死灶（图14-7b，图14-7c）。一般而言，腔隙性梗死患者多有高血压，通常无症状。但是内囊受累时会出现偏瘫、偏侧

注意点 MRI弥散增强：发生脑缺血的最初几分钟内就会引起脑实质细胞代谢障碍，神经细胞、神经胶质细胞、血管内皮细胞等细胞内水钠潴留（细胞性水肿），细胞内液和细胞外液扩散下降。能反映这种扩散异常的MRI弥散增强可以检查出缺血性脑组织损害所致的细胞性水肿。细胞内水肿区域表现为高信号。

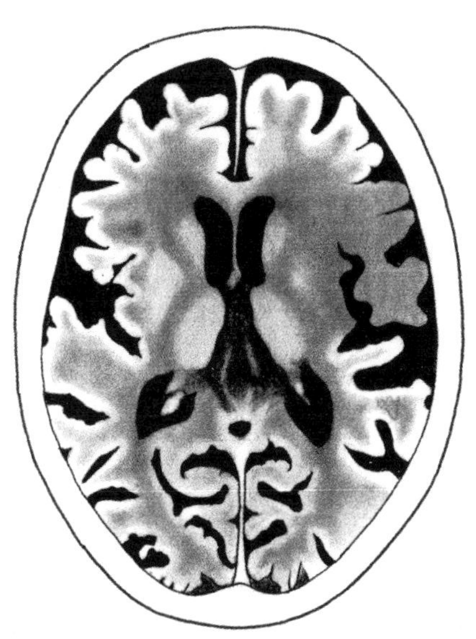

a. 单纯CT像　　b. MRI弥散增强像

图14-74　脑梗死超急性期

a: 梗死灶在CT上呈低密度区，发病后即刻并不显现。

b: 左大脑中动脉皮质支（upper trunk）区域显示高信号区。

感觉障碍。多发性陈旧性腔隙性梗死与复发的急性期病变鉴别可以借助于弥散增强相摄片。在多发性陈旧性腔隙性梗死合并新的急性期梗塞的患者，T_2WI显示大脑基底核多个局限性高信号区，但无法确认急性期症状复发的责任病灶（图14-78a）。MRI弥散增强相可以捕捉到T_2WI无法确定的新出现的腔隙性梗死灶，后者表现为明显的高信号（图14-78b），并由此可以帮助诊断腔隙性梗死的复发急性期。

参考　液化坏死

坏死组织软化、溶解呈半液化状态。这类坏死容易发生在脑，血运障碍所致的脑梗死是典型范例。在中枢神经系统白质，髓鞘破坏导致脂肪游离，由于结构蛋白（凝集素和胶原蛋白）少，很难凝固而发生溶解。梗死后7~10日就会发生液化。

在脑梗死急性期，梗死灶周边血-脑屏障受损引起通透性增高，血管内的水分和血浆成分漏出到细胞外间隙（血管性水肿）。水肿液扩散到白质。

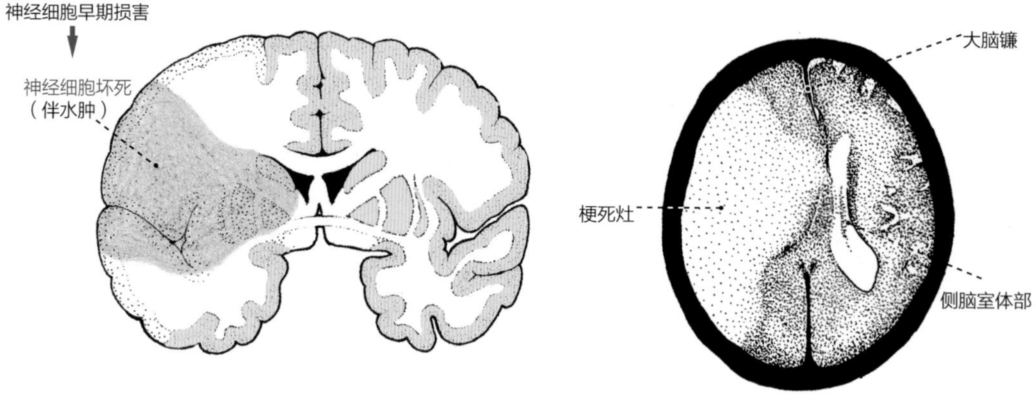

a. 模式图　　b. 单纯CT像

图14-75　脑梗死急性期

a: 大脑中动脉区域的急性期脑梗死，水肿液贮存在细胞外。

b: 血管性水肿，与右大脑中动脉区域分布一致的伴有水肿的低密度区。

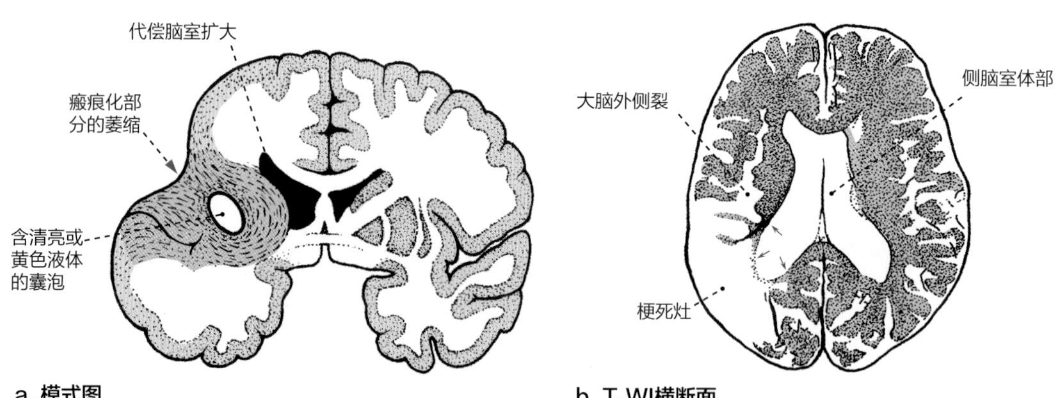

a. 模式图　　b. T_2WI横断面

图14-76　陈旧性脑梗死

a: 脑梗死的中央液化溶解，周边部形成反应性星形胶质细胞增生。陈旧性脑梗死一般由星形胶质细胞瘢痕包围周边形成囊状区域为其特征。

b: 从右顶叶到颞叶后部、枕叶外侧部显示与脑脊液相近的高信号区。由于伴有萎缩性改变，同侧大脑外侧裂或侧脑室扩大。

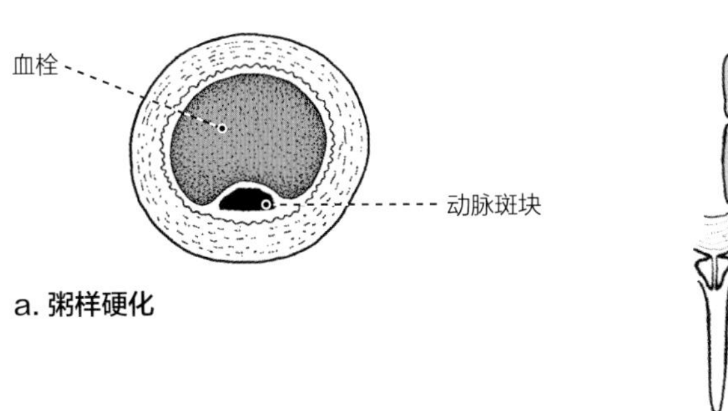

a. 粥样硬化

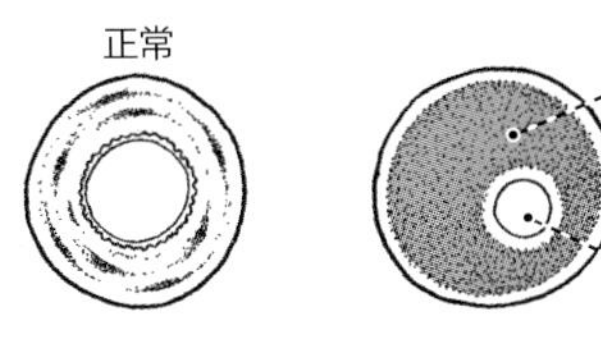

b. 细小动脉硬化

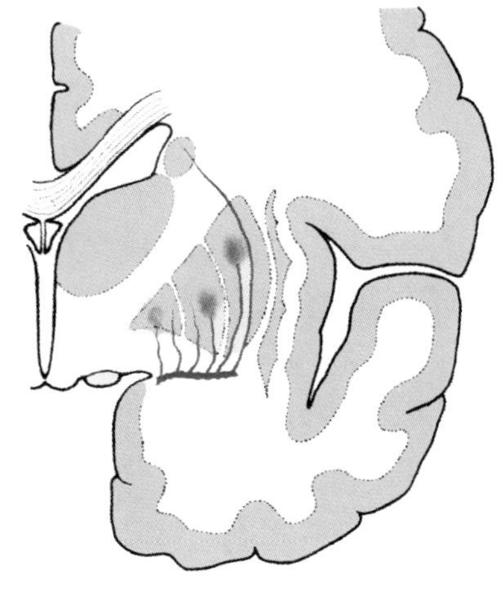

c. 腔隙性梗死

图14-77 脑动脉硬化

脑动脉硬化是由大脑中动脉、基底动脉等主要的动脉引起粥样斑块和发生在穿通支血管的微小动脉硬化。前者大血管引起脑梗死，后者微小血管引起腔隙性梗死。

a：发生在中型动脉（脑动脉），血栓在粥样斑块处形成。闭塞血管腔，引起脑梗死。

b：与粥样动脉硬化斑块不同，主要是动脉壁内血浆或脂质成分沉积，血管壁退行性变，被透明的无结构物质所置换（玻璃样变性），使得小动脉内腔狭窄，引起脑缺血并发症。

c：所谓腔隙是拉丁语细小空洞的意思，由穿通支动脉闭塞引起的微小梗死，多见于高血压患者的脑深部组织。

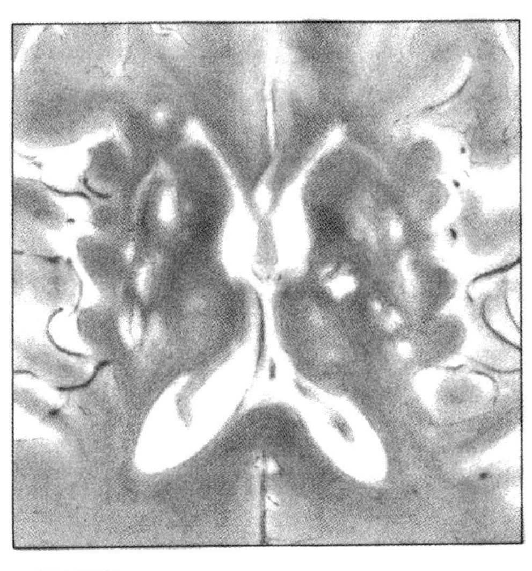

a. T_2WI像

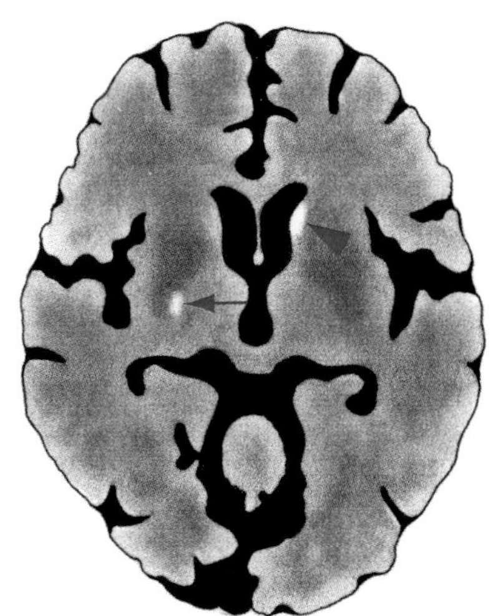

b. 弥散增强像

图14-78 复发的急性期腔隙性梗死的MR像

a：弥散增强可用来鉴别陈旧性多发性脑梗死中的急性期病灶。大脑基底核多见有陈旧性腔隙性梗死，但不能确定复发急性期的腔隙性梗死灶。

b：可见到在T_2WI无法确定的新发的腔隙性梗死灶呈高信号区域（箭头所示）。

G 脑外伤

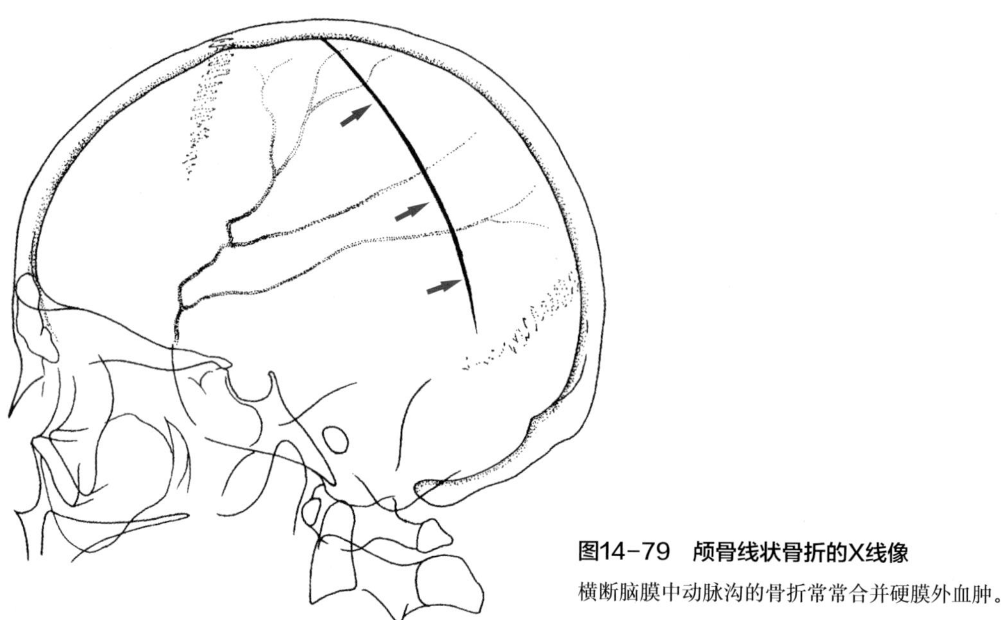

图14-79 颅骨线状骨折的X线像

横断脑膜中动脉沟的骨折常常合并硬膜外血肿。

1 颅骨骨折

1 颅骨线形骨折

线形骨折（linear fracture）可以发生在颅顶部和颅底部，颅底部骨折的描述详见③。颅顶部骨折分为额骨骨折、颞骨骨折、顶骨骨折和枕骨骨折。线形骨折在头颅X线片可见到受打击部位呈线性细小透亮征象（图14-79）。通常仅有骨折而无其他组织损伤多为闭合性骨折（单纯性骨折）。横断脑膜中动脉沟的骨折常常会引起脑膜中动脉损伤，这时多合并硬膜外血肿，血肿形成会引起颅内压增高等严重症状。

2 颅骨凹陷性骨折、粉碎性骨折

凹陷性骨折（depreesed fracture）可见于骨折部凹陷的头颅骨折，儿童头颅骨因有弹性，凹陷性骨折较线形骨折更易发生（图14-80）。成人颅骨弹性小常常易发生粉碎性骨折（comminuted fracture），伴有脑挫伤、裂伤或血肿（图14-81）

3 颅底骨折

颅底骨折（skull base fracture）是指发生于构成颅底的额骨底部、颅中窝骨（筛骨、蝶骨、岩骨）、枕骨底部任何一处发生的骨折。颅底骨折几乎多发生在岩部的线形骨折（图14-82），有骨折线沿岩部长轴平行行走的纵形骨折和与长轴交叉的横断骨折，纵形骨折多见。

纵形骨折因到达中耳和骨膜或外耳道，引起听小骨移位或鼓膜穿孔。面神经也常常受到损伤。纵形骨折采用Schuller法容易判定（图14-83）。听小骨移位或脱位的判定采用CT片帮助诊断。

横断骨折多是穿通内耳的骨折，多伴有听力障碍（第Ⅷ颅神经）或面神经瘫痪（第Ⅶ颅神经）。横断骨折采用Stenvers法容易判定（图14-84）。CT片可以清楚地显示横断岩骨的骨折线（图14-85）。

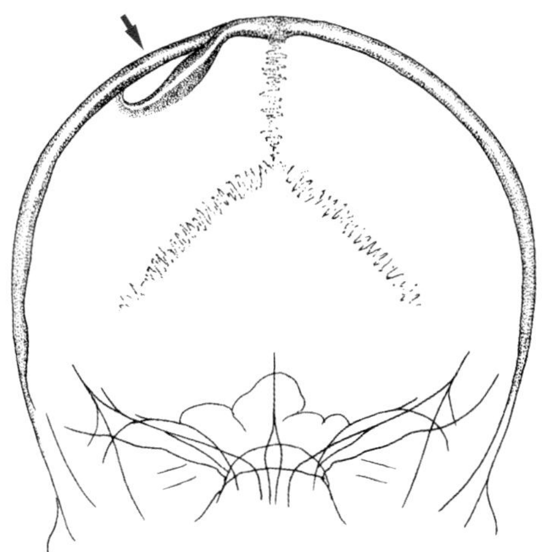
a. 正位X线片

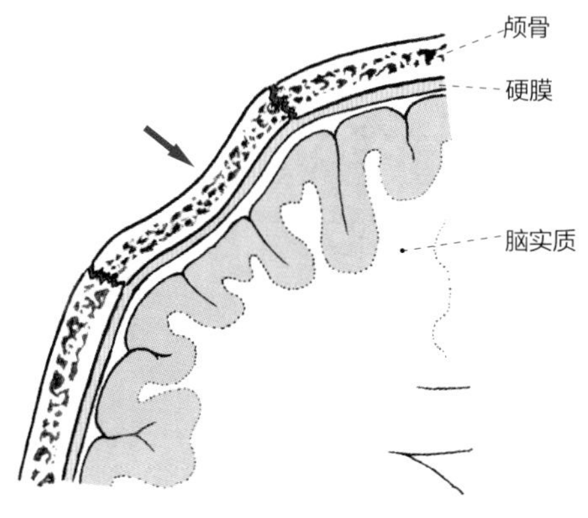

b. 凹陷骨折的断面

图14-80 颅骨凹陷骨折

a: 切线摄片可观察到凹陷的程度。

b: 如果凹陷骨折压迫到局部脑组织，会引起脑萎缩等脑损伤，出现局灶性神经症状。

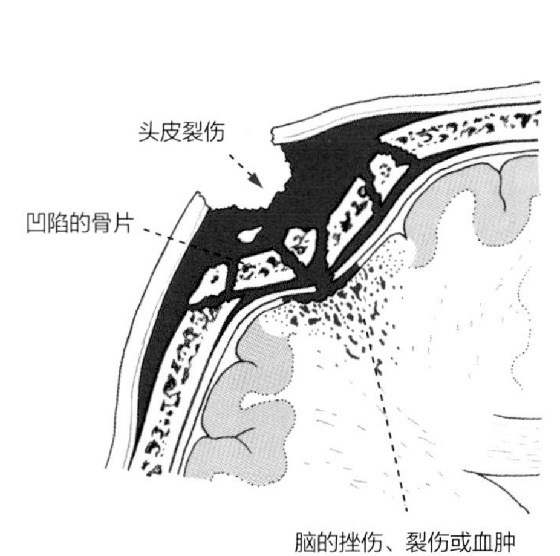

图14-81 颅骨粉碎性骨折

开放性粉碎性骨折导致硬膜和脑损伤，或伴有颅内血肿，是紧急手术的指征。

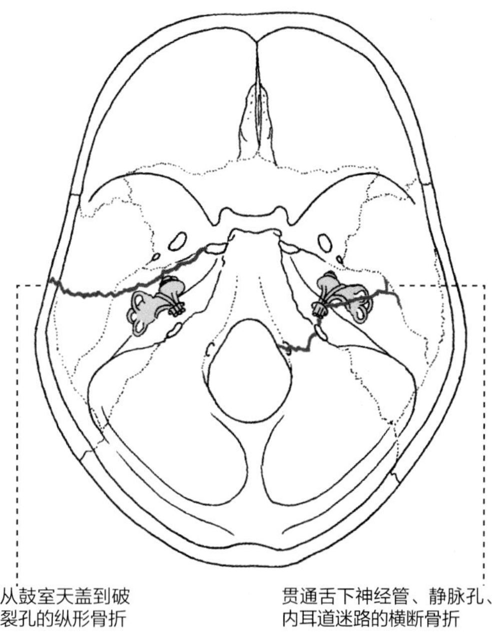

图14-82 颅底骨折的模式图

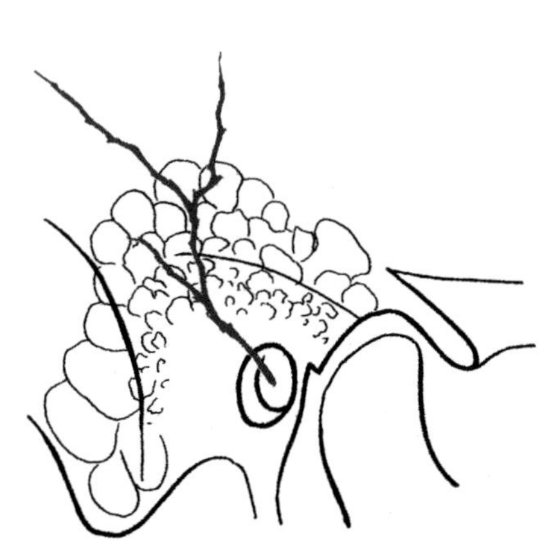

图14-83 颞骨纵形骨折的X线像

Schuller法：采用该法容易判断出纵形骨折。

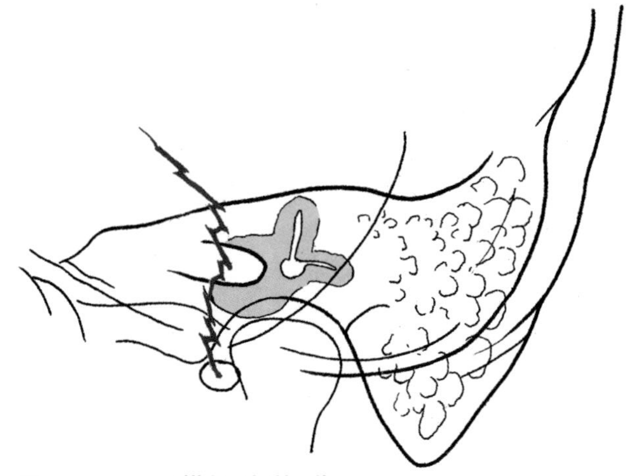

图14-84 颞骨横断骨折的X像

Stenvers法：采用该法容易判断出横断骨折。

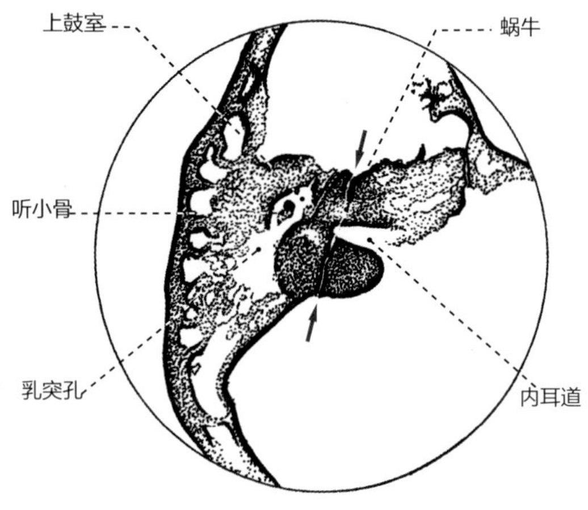

图14-85 颞骨横断骨折的CT像

横断岩骨的骨折线（箭头）贯通内耳道或蜗牛。

2 急性硬膜外血肿

颅骨骨折会引起脑膜中动脉（图14-86）、上矢状静脉窦、横静脉窦、板障静脉等与硬膜有关的血管损伤断裂，使得颅骨内面与硬膜之间出血形成血肿，称为急性硬膜外血肿（acute epidural hematoma）。大都在当脑膜中动脉被割断时发生（图14-87）。

■ **症状** 典型症状是头部遭受的外伤虽然很快就得以恢复，但其后缓慢出血使得硬膜与骨骼剥离形成厚厚的血肿，引起颅内压增高等危重症状。一旦出现颅内压增高，大脑皮层神经元和脑组织受颅骨压迫引起缺血性变化，表现为特有的神经症状。特别是因小脑扁桃体疝压迫延髓呼吸中枢而危及生命（图14-88）。

■ **X线检查** 头颅单纯X线片显示颅顶部线性骨折与脑膜中动脉沟或板障静脉交叉时，需要留意硬膜外血肿的发生。

■ **CT检查** CT片显示血肿存在于外伤侧，连结颅骨内板呈凸面镜状高密度区（图14-89）。由厚厚的硬膜相隔于血肿和脑组织间，边界清楚。虽然血肿不会越过骨缝（矢状缝例外），但扩散超过大脑镰或小脑天幕，位于静脉窦外侧，当以骨组织为中心进行CT摄片时，能够看到骨折线。

3 急性硬膜下血肿

脑外伤后发生在硬膜和蛛网膜之间的出血是由于连接脑表面和脑静脉的桥梁静脉（bridging vein）断裂所致（图14-90a）。由于硬膜和蛛网膜的结合疏松，血肿会沿脑表面大范围扩散，这种状态称为急性硬膜下血肿（acute subdural hematoma），此时多合并脑挫伤。

■ **CT检查** 单纯CT片显示硬膜下血肿连接颅骨内板新月形高密度区域，大范围地覆盖脑表面（图14-90b）。血肿与脑的边界相对不明显，扩散越过骨缝，但不超过大脑镰或小脑天幕，位于静脉窦内侧。

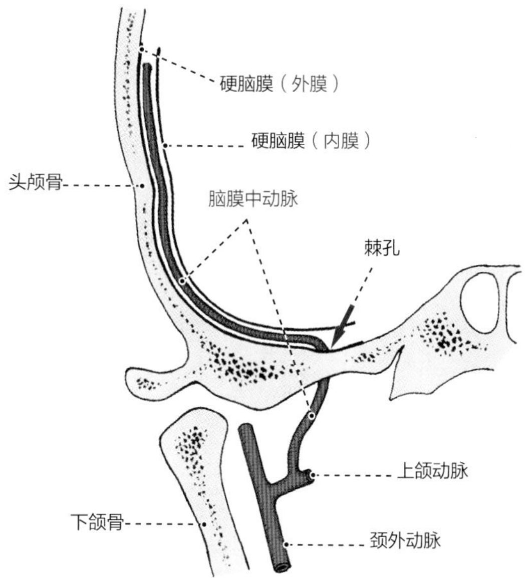

图14-86 头颅骨与硬脑膜、脑膜中动脉的关系

硬脑膜与头颅骨紧密连接，通常颅骨内不存在硬膜外腔。硬脑膜动脉存在于硬脑膜的内膜和外膜之间，外膜侧隐藏在膨隆起的颅骨内板的血管沟里行走，骨折伴有硬脑膜动脉破裂时，发生硬膜外血肿。

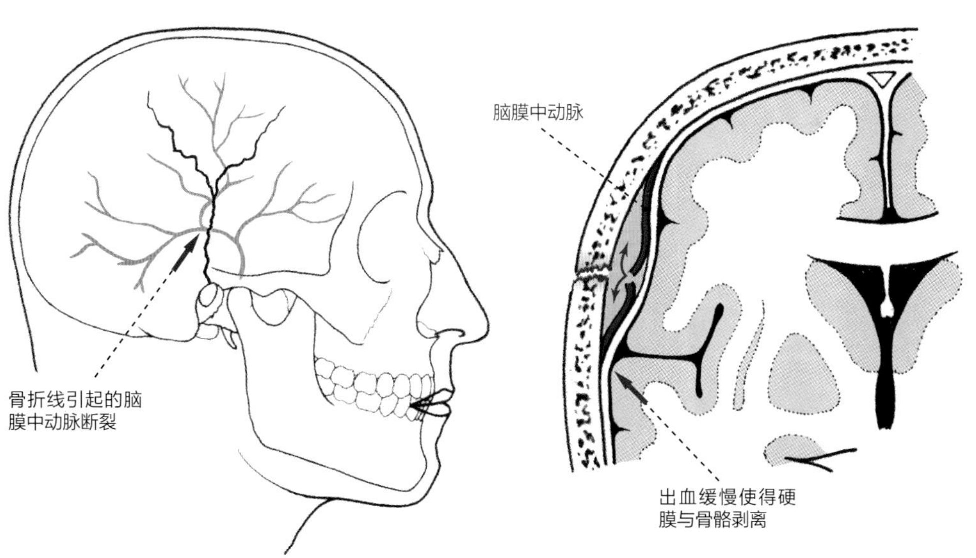

图14-87 急性硬膜外血肿的发生机制

头颅骨折，特别是横断脑膜中动脉沟的头颅骨折，常常合并脑膜中动脉损伤。这时多合并有硬膜外血肿，血肿形成时造成颅内压增高，出现相应的临床症状。

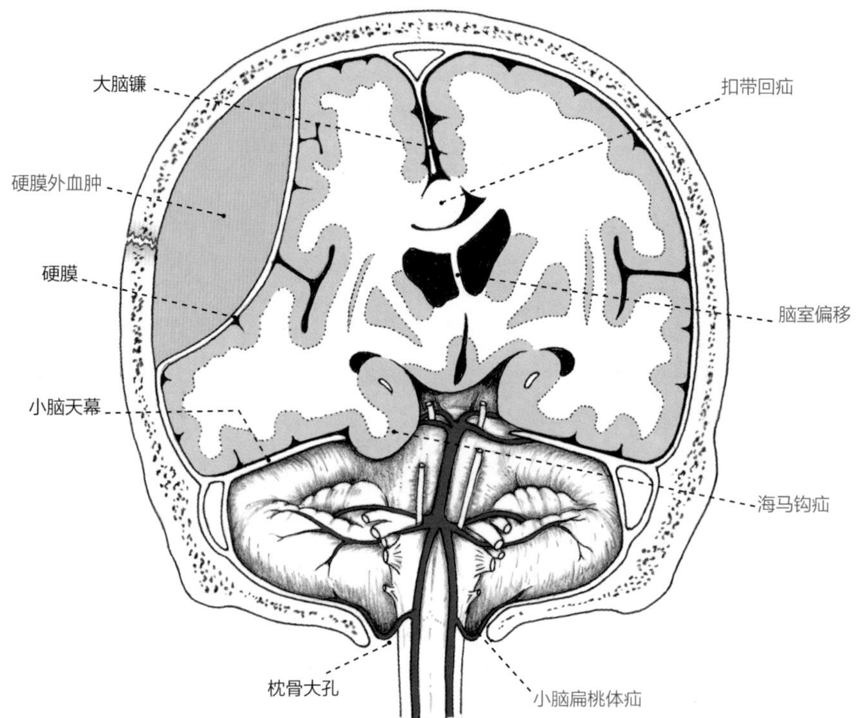

图14-88 脑疝

脑外伤引起的死亡中70%是因脑疝所致的继发性脑干受压，其中大部分原因是颅内血肿。

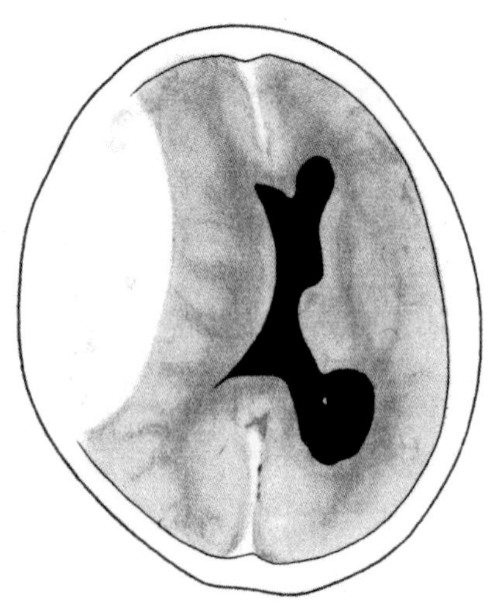

图14-89 急性硬膜外血肿的单纯CT像

可见到与右侧颅骨连结的呈凸透镜样高密度区域。大脑中线偏移，脑室受压，血肿周边未见到脑水肿。如果有脑水肿，推测合并有脑挫伤。

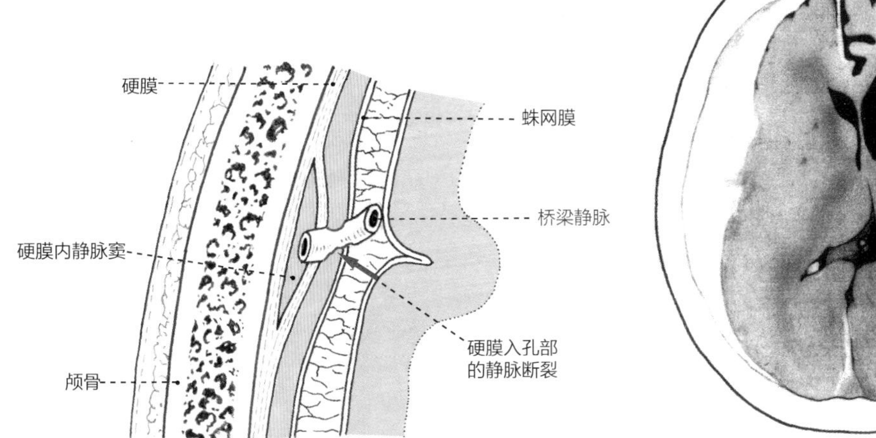

a. 模式图

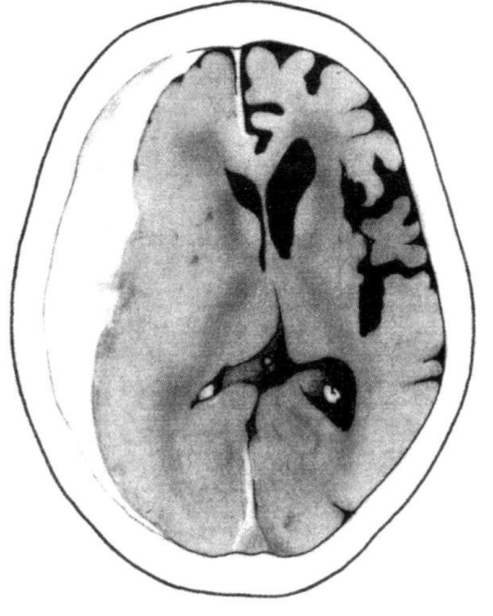

b. 单纯CT像

图14-90 急性硬膜下血肿

a: 硬膜下血肿通常由跨越颅骨、硬膜、蛛网膜和软脑膜之间的小的桥梁静脉断裂所致，由于硬膜与蛛网膜的结合疏松，血肿会沿脑表面扩散。

b: 右脑表面可见到大范围的新月状血肿，右侧脑室前角向左侧挤压。因为脑实质内没有挫伤，故未见到血肿周边有脑组织水肿。

4 慢性硬膜下血肿

慢性硬膜下血肿（chronic subdural hematoma）大都是头部外伤时颅内硬膜下混合脑脊液的凝血或血肿少量逐渐增加，压迫大脑半球引起症状（图14-91a）。多发生于伴有脑萎缩的高龄老人（图14-92）。通常，已经忘记有轻微的脑部受伤后3~4周或者更长些，出现头痛、痴呆、性格改变、瘫痪等症状并呈缓慢进行发展。慢性硬膜下血肿和急性硬膜下血肿是完全不同的病理过程。

慢性硬膜下血肿通常认为是发生在硬膜和蛛网膜之间的血肿，外有包膜形成。包膜富含血管，由此而来的出血和血肿内外的渗透压差使得液体成分渗入血肿内，引起血肿增大。

■ CT检查 血肿内部的密度值随时间进程而逐渐降低，再出血时密度值升高。由于摄片时受出血的时间因素影响，CT片就会显示出从高密度到低密度等各种各样的图像（图14-91b）。如果与脑组织一样呈等密度，且有双侧慢性硬膜下血肿存在，这时依靠CT诊断就有困难。MRI检查可以明确显示，从T_1WI和T_2WI的信号强度可以鉴别是血肿还是水肿。通常血肿在T_1WI显示为高信号。

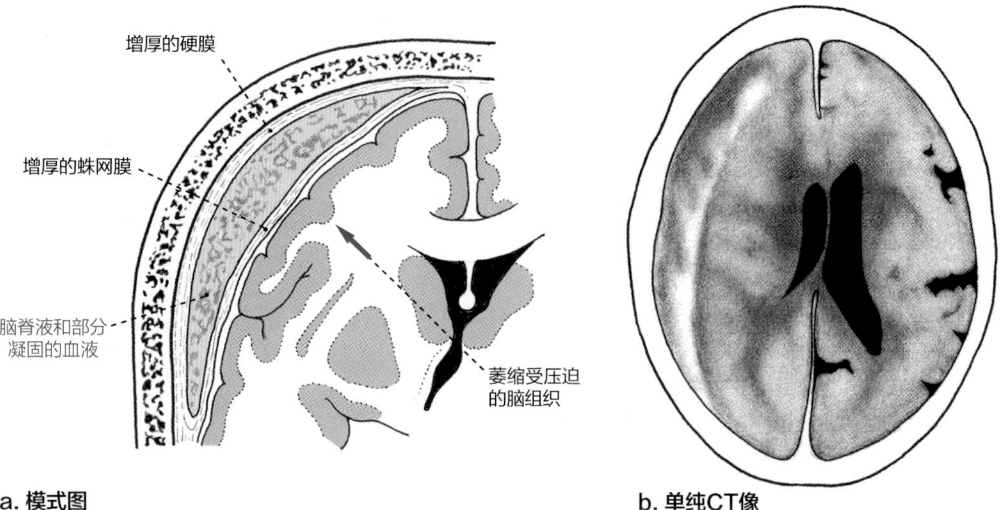

a. 模式图　　b. 单纯CT像

图14-91　慢性硬膜下血肿

a: 比较轻的外伤导致桥梁静脉破裂，在硬膜下腔出血。亚急性期血肿形成包膜，来自包膜上新生的毛细血管出血或液体成分渗入血肿内，导致血肿增大。

b: 右大脑半球的脑表面和颅骨间呈低密度和高密度混合存在的新月状病灶。

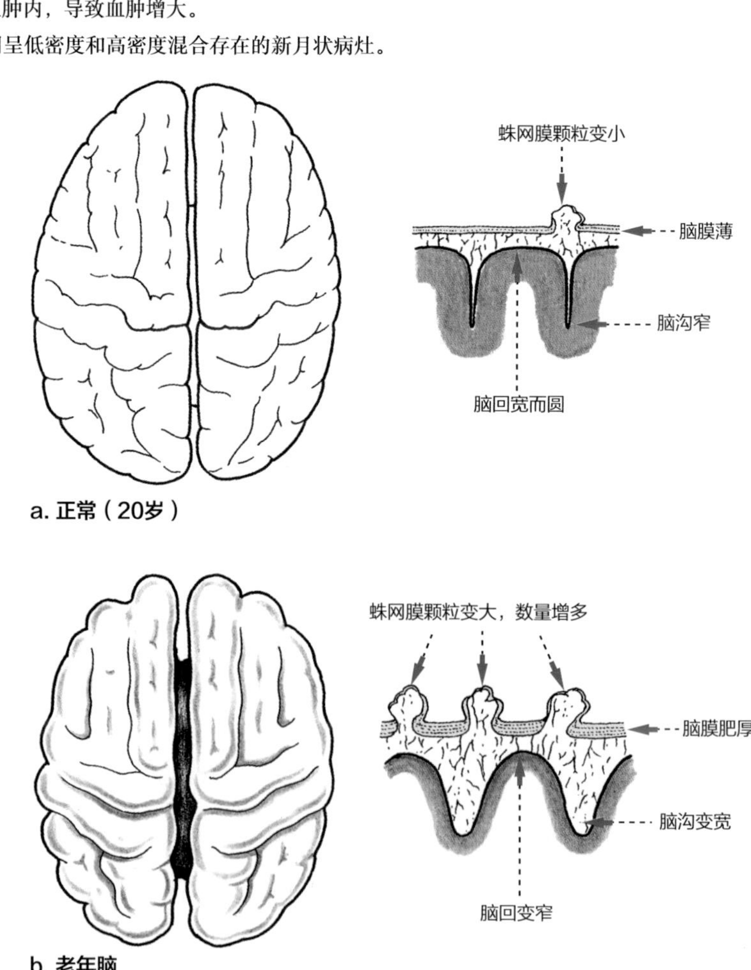

a. 正常（20岁）

b. 老年脑

图14-92　正常大脑的高龄变化（老年人的脑变化）

老年人大脑因皮层萎缩，导致脑沟变宽，出现代偿性的脑室扩大。

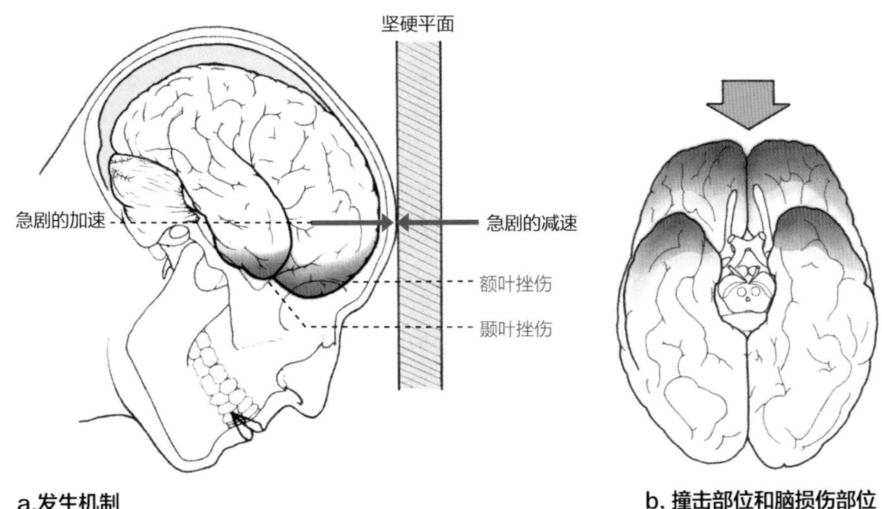

a.发生机制

b. 撞击部位和脑损伤部位

图14-93 冲击伤

脑向前方移动，撞到颅骨。具有粗糙面的颅中窝或额骨眼眶部发生脑损伤。

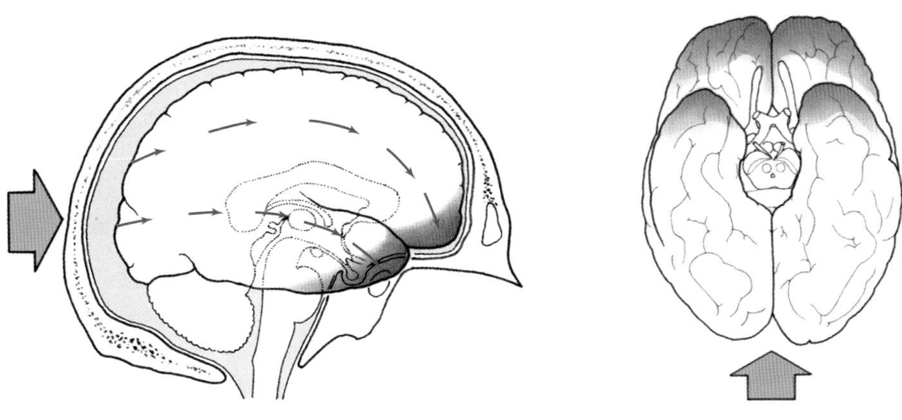

a. 发生机制

b. 对冲部位和脑损伤部位

图14-94 对冲伤

撞击的部位的对侧发生损伤，脑实质撞击到对侧颅骨。

5 脑挫伤

脑挫伤（brain contusion）是指头部受撞击后脑实质发生挫伤，不伴有头皮损伤和骨折的脑损伤。从临床分类上定义为“伤后立即出现意识障碍并持续6小时，或者虽没有意识障碍，但伤后立即出现脑局部神经症状或器质性脑损伤症状”。

■ **病理** 脑挫伤可见到脑组织内的点状出血，即血管周围有小出血灶和坏死及脑水肿，但脑组织没有断裂仍然连续。重症者伴有脑内出血。由于头位于颈的上面能自由运动，急剧加速和减速运动使得脑向前方移动，撞到头颅骨（图14-93）。有粗糙面的颅中窝或额骨眼窝部容易发生脑损伤，称为冲击伤（coup injury）。另外，脑部障碍受到冲击部位时，其对面部位会引起挫伤。脑实质受对面头颅骨的强力冲击而导致损伤称为对冲伤（conter-coup injury）（图14-94）。

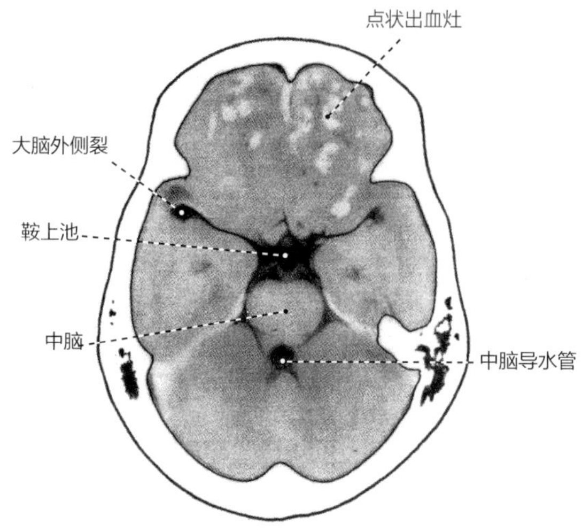

图14-95 脑挫伤的单纯CT图像

额叶下部水平的横断像。存在低密度和高密度混合的不均一图像。低密度区反映了坏死和水肿，高密度区反映了点状出血。

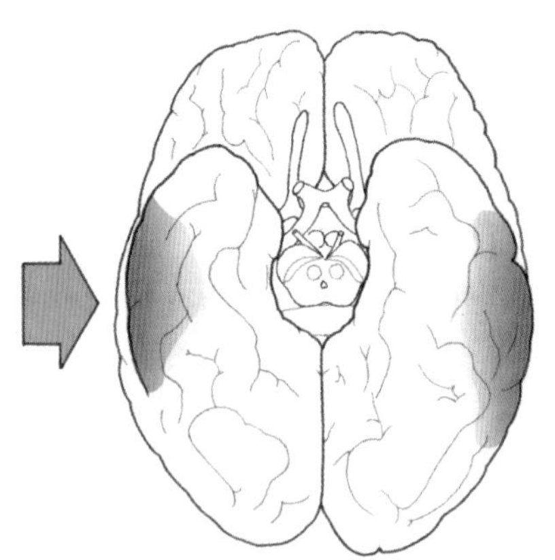

a. 撞击部位和脑损伤部位

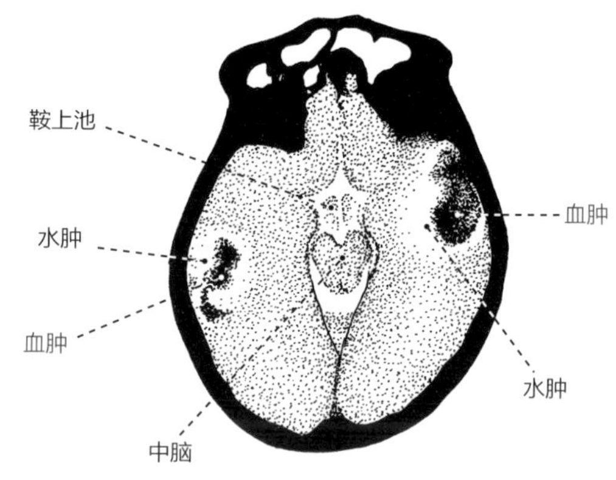

b. 迟发性颅内血肿的CT图像

图14-96 迟发性颅内血肿CT图像

脑挫伤数小时后出现颅内血肿，小出血灶聚合形成血肿（b）。

■ **CT检查** 脑挫伤是皮质-皮质下浅层部的损伤，CT显示低密度区和高密度区混合存在的不均一的图像（图14-95）。低密度区反映了坏死和水肿，高密度区反映了点状出血，脑内血肿呈高密度区（图14-96）。

6 弥漫性轴索损伤

交通事故或坠落事故等引起的重症脑损伤是在复杂的物理力学与解剖形态的相互作用下发生的。作为外伤性脑实质损伤的结果，病理学显示为脑轴索断裂的疾病，称为弥漫性轴索损伤（diffuse axonal injury，DIA）。多数是大脑半球在冠状面上加速或减速回旋所引起的。病理学

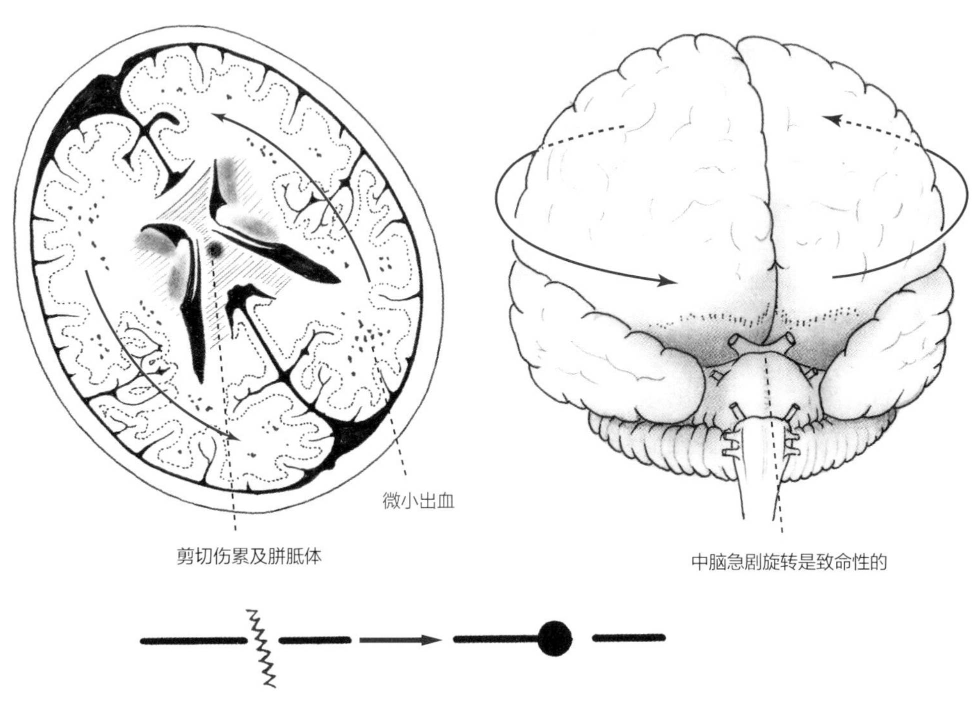
微小出血
剪切伤累及胼胝体
中脑急剧旋转是致命性的
轴索断裂部位形成轴索球（退缩球）

图14-97 由撞击导致的大脑半球的回旋运动

大脑半球的剧烈的加速或减速回旋，会引起脑组织的多种弥漫性损伤，出现微小出血。

特征见有胼胝体、脑干背侧局部损伤引起的小出血、轴索弥漫性损伤及其轴索球形成（图14-97）。“弥漫性”是指没有脑挫伤或脑内血肿的局灶性病变。

■ **症状** 虽然没有颅内占位性病变，但受伤后有持续意识障碍。清醒后再次出现意识障碍并不是DIA。

参考 硬膜外血肿的症状

在急性硬膜外血肿，头部受直接打击后很快恢复，意识清醒后出现颅内高压症状（参见第402页）。

■ **CT检查** 白质部位见弥漫性低密度区，脑室及脑沟裂池受压或消失。

■ **MRI检查** 病灶在T_2WI、FLAIR相或弥散增强相呈现高信号（图14-98）。

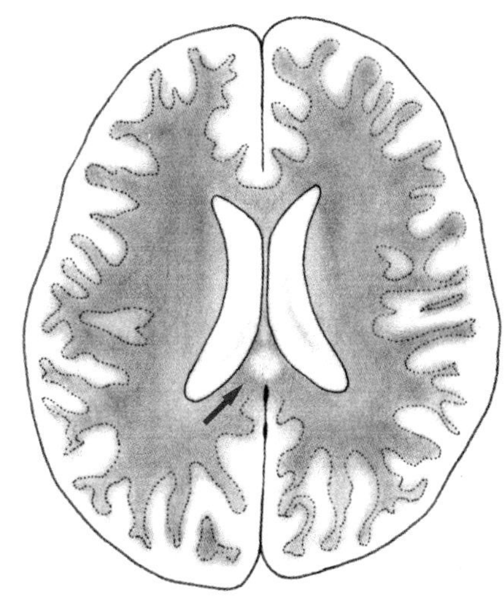

图14-98 弥漫性轴索损伤的MR图像

侧脑室体部水平T_2WI横断面。胼胝体膨大部可见到高信号（箭头）。

H 痴呆（失智症）

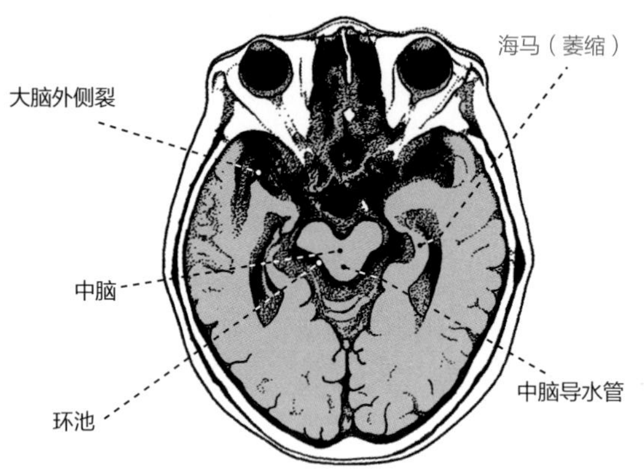

a. 中脑水平
可见到海马附近萎缩

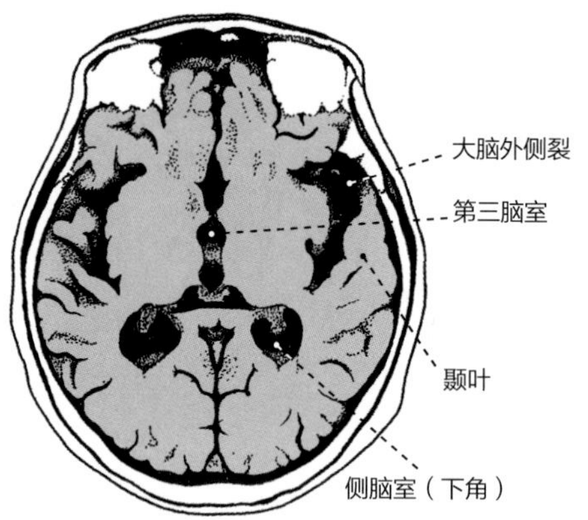

b. 第三脑室水平
可见到大脑外侧裂、第三脑室和侧脑室扩大

图14-99 阿尔茨海默病的MRI横断面 T_1WI

阿尔茨海默病是以记忆障碍为主的认知功能障碍。病理学可见到神经细胞脱落、老年斑、神经原纤维变化等特征，并累及广泛的大脑皮层。MR显示大脑皮层萎缩、脑室扩大、海马萎缩。

1 阿尔茨海默病

阿尔茨海默病（DAT：dementia of Alzheimer type）1907年由Alzheimer报道的脑进行性变性疾病。与血管性痴呆一起，引起中年以后痴呆的代表性疾病。

老年早期（65岁之前）发病的阿尔茨海默病和老年期（65岁以后）发病的阿尔茨海默型老年期痴呆都称之为DAT。DAT开始以记忆障碍为初发症状并逐渐加重，晚期智力完全处于颓废状态。

病理学上可见到神经细胞原纤维变性，老年斑出现，并伴有大脑皮质的整体萎缩。随着痴呆的进展，进行性恶化是其重要的临床特征之一。这些变化首先发生在海马区域，其次是颞叶、顶叶，进而扩大到额叶。由于很少出现在运动区、感觉区或小脑，也就很难会引起运动障碍、感觉障碍等局灶性神经损害，遗忘等记忆障碍为其主要特征。

■ **CT和MRI检查** CT和MRI可见到病理学变化显著的颞叶内侧面特别是海马及其周围萎缩，以及由此引起的侧脑室侧角、第三脑室和大脑外侧裂的扩大，与高龄的脑变化鉴别困难（图14-99）。

本病的诊断主要依赖于以痴呆为主体的临床症状和体征，CT和MRI检查的意义在于排除有类似症状的其他器质性疾病（慢性硬膜下血肿、等压性脑积水、脑肿瘤等）。

参考 皮克病（Pick病）

皮克病是由Arnold Pick于1982年报道的一种疾病。与阿尔茨海默病相类似，罹患率较阿尔茨海默病少。大脑的额叶萎缩明显，神经细胞内含有嗜银小体（皮克小体）为其特征。临床上早期出现性格改变、脱抑制行为，进而出现反复重复同样的行为，对周围的人和事不关心。记忆障碍的程度较轻，此点与阿尔茨海默病不同。虽然MRI检查海马周围萎缩较轻，但可见到额叶和颞叶的萎缩。

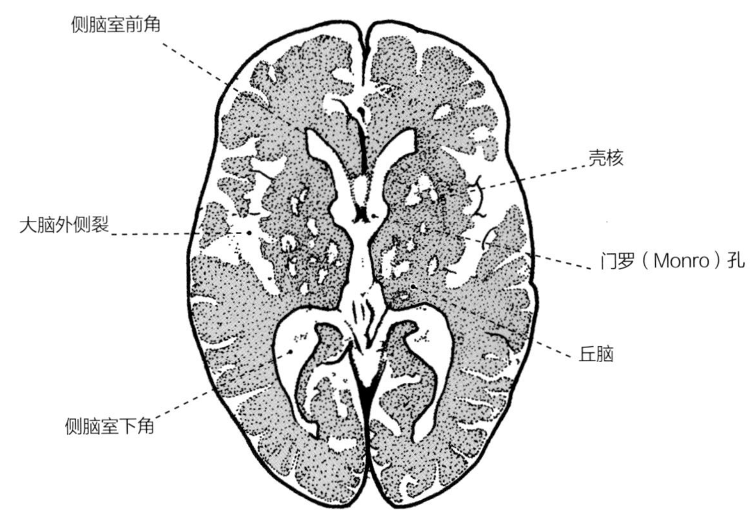

图14-100　多发脑梗死性痴呆的MRI横断面 T_2WI

多发脑梗死性痴呆由多发的小的脑梗死灶引起的慢性脑缺血。高血压病是重要的基础疾病，可见到脑室扩大，散在的小梗死灶。

2 血管性痴呆

脑血管性痴呆（vascular demantia）起因于缺血性脑血管障碍，是脑卒中后痴呆、多发脑梗死性痴呆以及Binswange病的总称。

1 多发脑梗死性痴呆

有高血压病史的老年人，腔隙性梗死灶大都好发于大脑基底核或大脑深部白质，多伴有痴呆，称为多发脑梗死性痴呆（multi-infarct dementia，MID）。

■ **症状**　有脑内进行性动脉硬化的病程，呈阶段性进行性发展，多有偏瘫、假性球麻痹、步行障碍等局部神经症状。人格相对保留，有明显的情感失禁和情绪障碍。

■ **MRI检查**　T_2WI显示双侧额叶、顶叶白质和基底核有散在的多发性小梗死灶（图14-100）。

2 皮质下动脉硬化性脑病

本病是由Binswanger于1984年报道的失智症，有高血压病史，中老年多发。病理学上可见到以大脑白质为中心广泛的髓鞘破坏，认为是由于小动脉硬化造成的缺血性变化所致。

■ **症状**　进行性痴呆，假性球麻痹，腱反射亢进，肌肉挛缩，有时伴有偏瘫。

■ **MRI检查**　T_1WI可见到大脑皮质的萎缩和脑室与大脑外侧裂的扩大（图14-101a），T_2WI和FLAIR像见到侧脑室周围双侧对称性广泛的高信号区域（脱髓鞘灶）（图14-101b）。

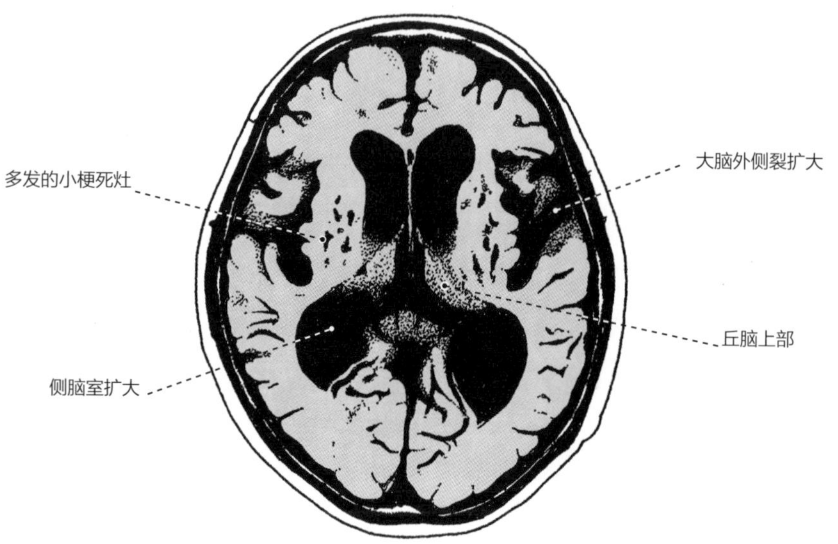

a. 大脑基底核水平MRI T_1WI

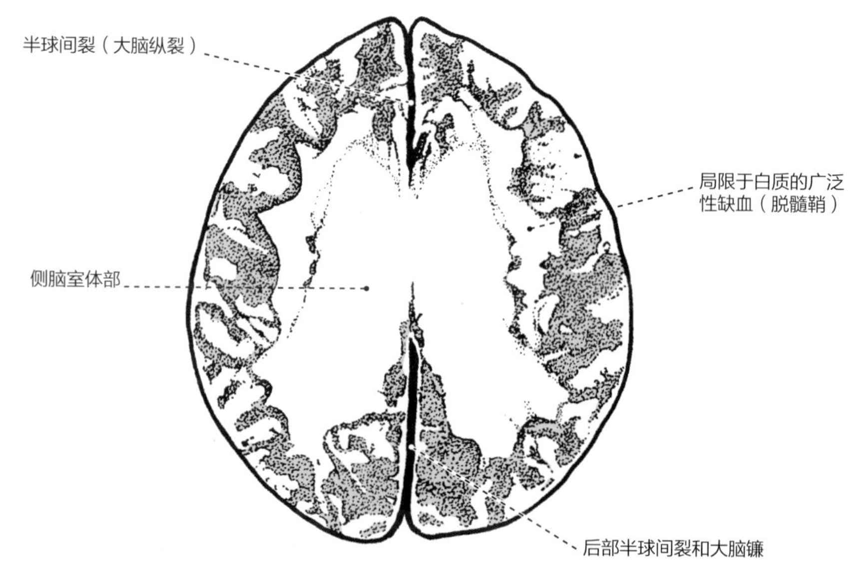

b. 侧脑室体部水平MRI T_2WI

图14-101 Binswanger病的MR影像

a：显示大脑皮层萎缩，脑室和大脑外侧裂扩大,基底核有散在的小梗死灶

b：可见到侧脑室周边两侧对称广泛性高信号区域

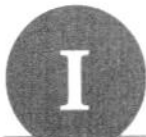

引起痴呆样症状的疾病

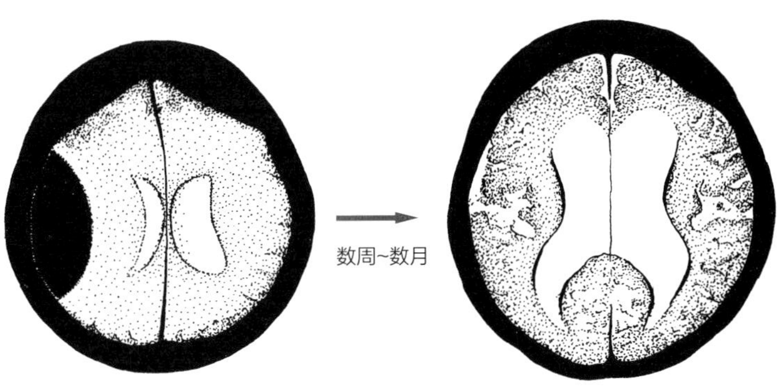

a. 硬膜外血肿　　b. 正常颅压性脑积水

图14-102 脑外伤后正常颅压性脑积水CT影像

明显的侧脑室扩大，缓慢进展的认知障碍、步行障碍和尿失禁

痴呆性疾病大部分是阿尔茨海默病和脑血管障碍，但是其他一些疾病也会引起痴呆或痴呆样症状。

1 正常颅压性脑积水

正常颅压性脑积水（normal pressure hydrocephalus）是指慢性脑积液吸收不全造成的脑室扩大，继而出现精神症状，脑脊液压力正常。多出现在脑积液吸收回路障碍的疾病（脑膜炎、蛛网膜下腔出血、脑外伤等）后数周至数月。

■ **症状** 慢性进行性痴呆、步行障碍、尿失禁为其特征。

■ **检查法** CT和MRI片显示脑室对称性扩大（图14-102），放射性核素（RI）脑池造影显示放射性核素向脑室内逆流，向脑表面移动和吸收延迟。

参考 RI脑池造影

放射性核素（radioisotopes，RI）由腰部注入蛛网膜下腔，采用伽马摄影观察其动态变化的方法。正常时RI在脑脊液内扩散，48小时几乎被完全吸收，不流入脑室内。

2 颅内慢性占位性病变

颅内占位病变长时间压迫脑组织，造成脑组织循环不良引起痴呆症状。

1）脑肿瘤：神经母细胞瘤或其他恶性肿瘤始发于额叶，然后逐渐向脑实质内广泛浸润，此时会出现痴呆症状。另外，发育非常缓慢、很大时才能被发现的良性肿瘤（脑膜瘤等），脑组织长期受慢性压迫导致脑循环不良也可出现痴呆症状。

2）慢性硬膜下血肿：脑外伤时硬膜下出血量少的小血肿被包膜包裹，随着血肿量的增大出现神经症状称为慢性硬膜下血肿（参见第405页）。

通常认为因渗透压差使得脑脊液中的水分向血肿内转移，或者来自包膜血管向血肿内反复小出血导致血肿量的增大。陈旧性的包膜积液为黄色液体。

通常，脑外伤后3~4周，或者更长一段时间后出现头痛、肢体运动障碍和痴呆症状。特别是高龄老人因颅内压增高症状或偏瘫等神经症状不明显，痴呆症状会更早出现。

3 脑缺血

脑缺血是指输送到脑的血流因颈部或颅内主干动脉的狭窄、闭塞引起的脑循环障碍。由于脑主干动脉狭窄或闭塞，脑血流量减少而侧枝循环形成，尚未造成脑组织梗死的状态。此时虽然脑组织存活，但其功能不能充分发挥，出现痴呆样症状。

（江钟立　译）

15 耳

A 耳的解剖（图15-1～图15-5）

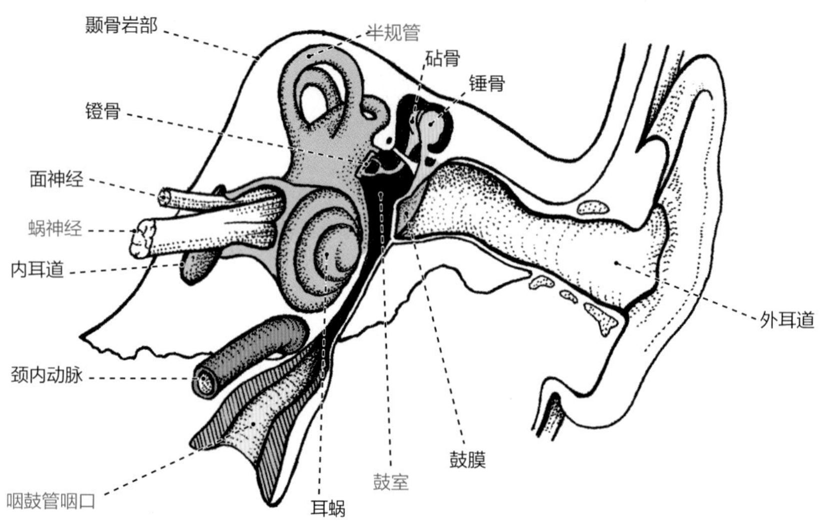

图15-1　耳的构造

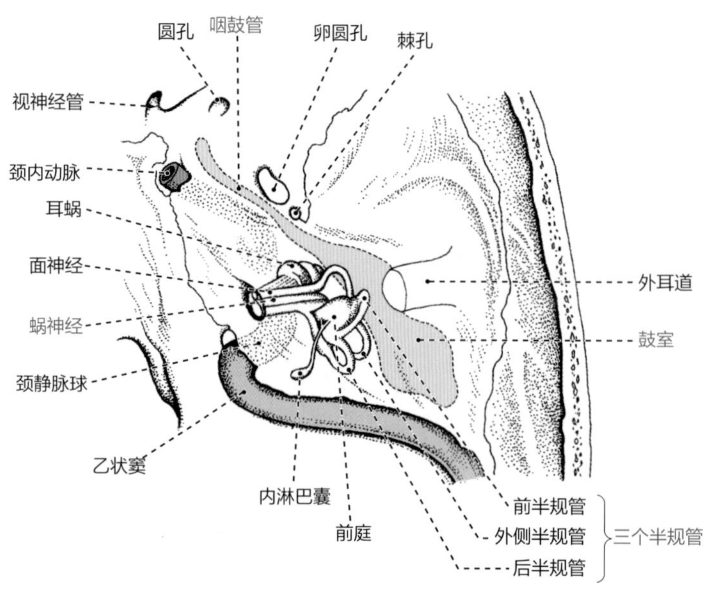

图15-2　内耳及其比邻关系

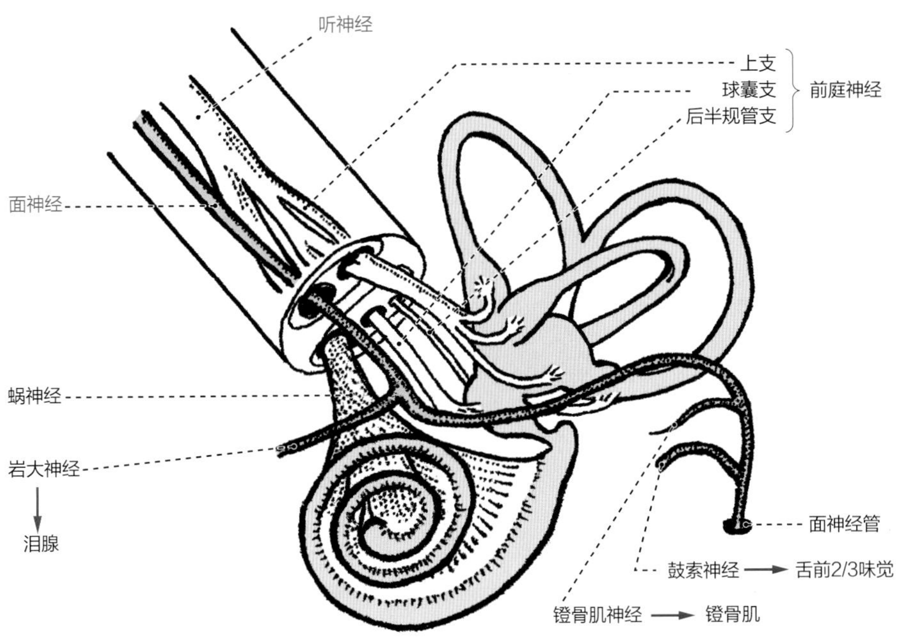

图15-3 内耳神经，面神经的分支

听神经是由蜗神经和前庭神经构成的。

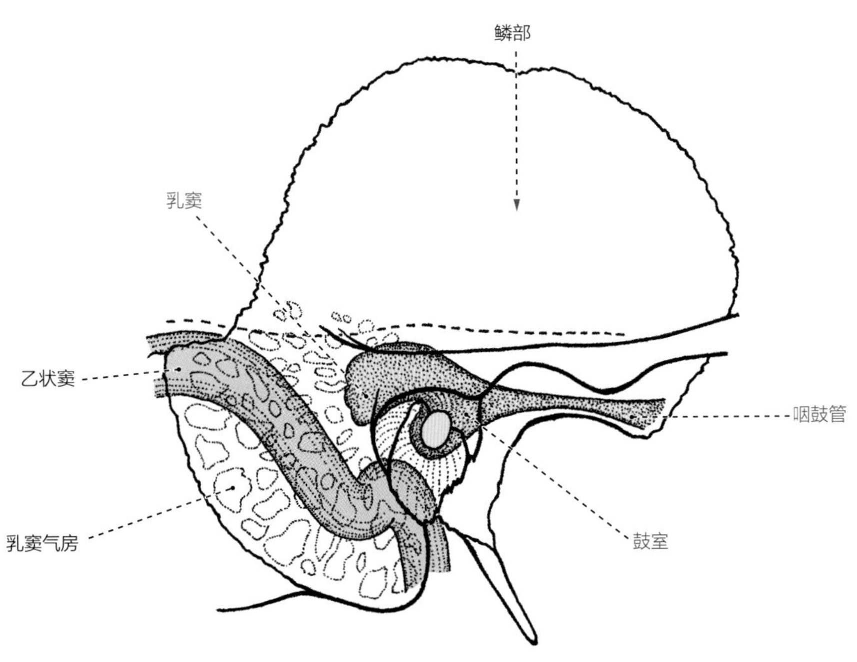

图15-4 颞骨的模式图

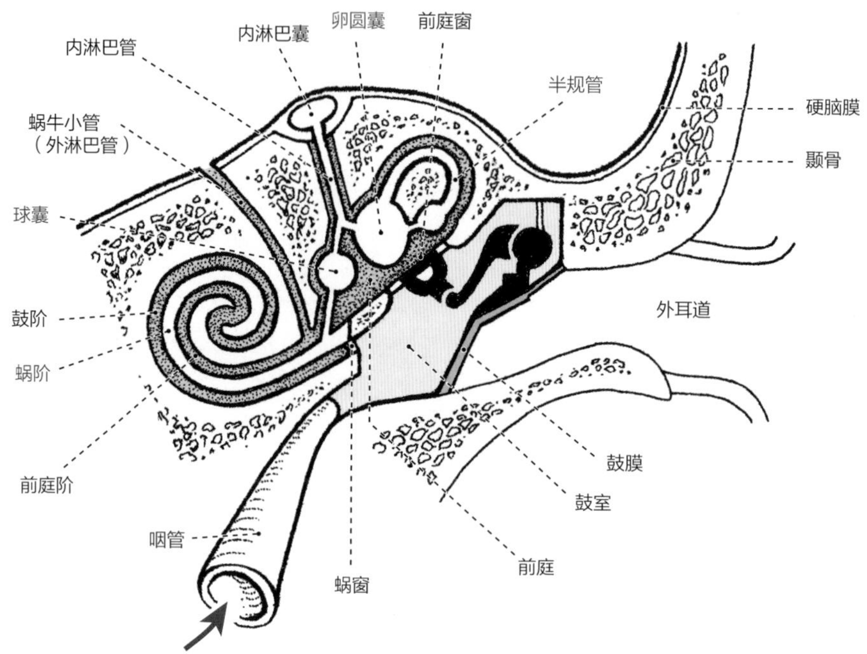

图15-5 中耳和内耳的关系

中耳是传音器官，由鼓膜、鼓室和咽鼓管构成。

鼓室是中耳内与鼓膜相邻的腔隙，可分为上鼓室、中鼓室和下鼓室。位于上方的上鼓室通过鼓窦入口与乳突气房相交通，内侧壁中央有膜性的前庭窗（卵圆窗）和蜗窗（圆窗），并由此与内耳相隔。面神经管从上方转向后方，骨壁薄，内有面神经。前壁下半是颈动脉管，下壁邻近颈静脉窝，骨壁都比较薄。

中耳前方通过咽管与咽喉上部联系，调节鼓室内压与外耳压一致。咽管通常是闭合的，当吞咽、咀嚼、牵伸（打哈欠）时开放，这时骨膜两侧的内外压力相等。

听小骨位于鼓膜和前庭窗之间，包括锤骨、砧骨和镫骨，彼此通过关节相连，并将鼓膜振动通过前庭窗传向耳内。

内耳位于颞骨岩部，形状复杂，称为骨迷路，包括中央的前庭，前内侧的耳蜗和后外侧的骨性半规管。其内为几乎同样形状的膜性管道，称为膜迷路，包括前庭内的卵圆囊和球囊，蜗管和半规管。骨迷路和膜迷路之间是外淋巴，膜迷路内为内淋巴，相互不交通。内淋巴通过内淋巴管流向硬脑膜内的内淋巴囊，外淋巴通过外淋巴管与蛛网膜下腔相交通。

B 颞骨单纯X线摄片、CT检查法

摄片法

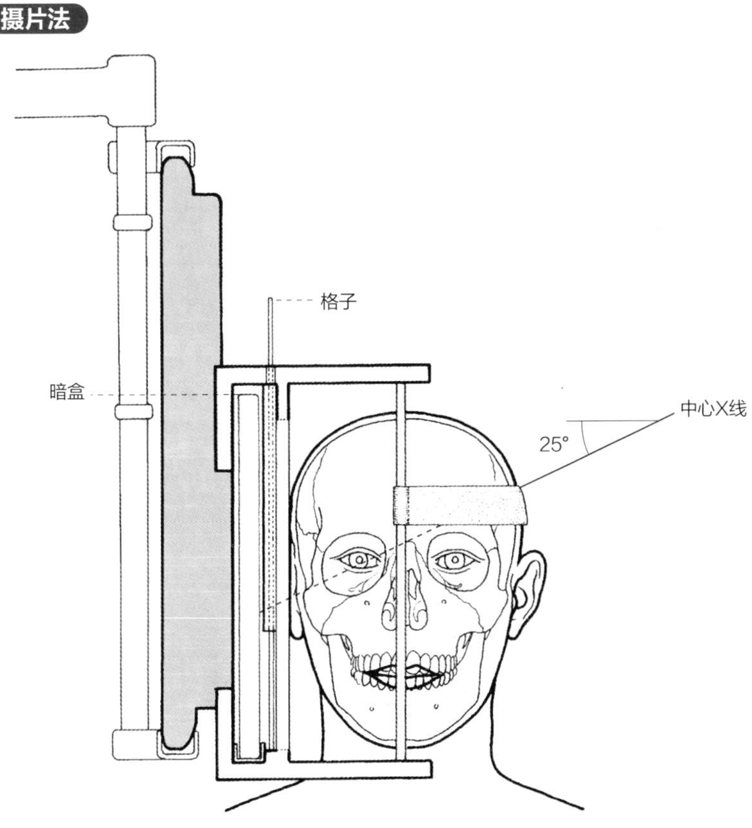

图15-6　使用头部固定器的许氏位

1 许氏位法

■ **体位**　患者取坐位。片夹垂直固定，将其中心和外耳道孔相对，正面和片夹平行固定。使受检耳的耳廓阴影置于乳突气房前方并不相重合。

■ **中心X线**　前倾25°，将X线射入受检耳的外耳道，必须两侧都摄片。如图15-7所示，使用头部固定器可以使摄片更准确。

本法使两侧颞骨不重影，乳突气房、上鼓室，尤其是乳窦和乙状窦可以很好地显影。

■ **疾病所见**　气房呈高度抑制，胆脂瘤、肿瘤等可以观察到骨质吸收和破坏，炎症性疾病可以观察到增强的弥漫性阴影。

X线成像参见第420页的图15-10以及第421页的图15-12。

摄片法

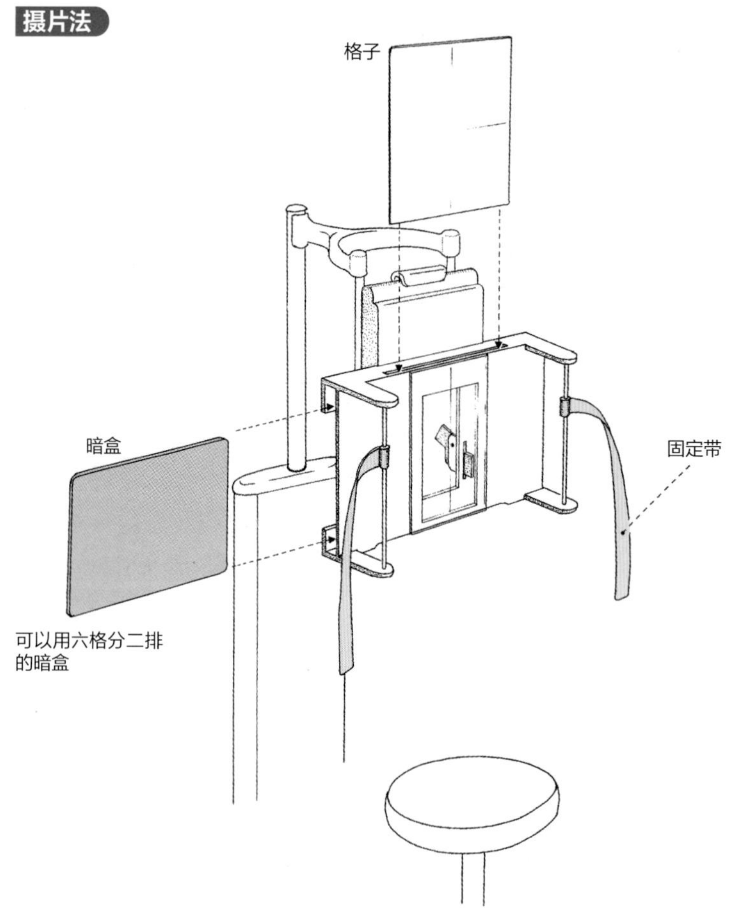

图15-7 许氏位摄片的头部固定器

该固定器内侧设计了一个窗口，由此检查中心X线的路线。

2 斯氏位法

头部单纯摄影参照第364页。

本方法可以使岩尖部和迷路部（内耳道、前庭腔、上半规管和外半规管）很好地显影。

■ **疾病所见** 可以观察到内耳道扩大或狭窄、前庭腔扩大、半规管形成不全等内耳畸形。

3 颞骨的CT检查法

颞骨的CT检查法使用轴位、冠状面和矢状面成像。轴位，通常是扫描基准线平行的断面。冠状位成像和矢状位成像是在水平位成像的基础上，利用MPR法再构成的。颞骨的CT检查法不仅可以检查乳突的发育状况，还可以检查软组织的状况（有无渗出液，黏膜肥厚，肉芽组织增生）和钙化（鼓室硬化）。此外， 还可以观察鼓室壁和气房的骨破坏，耳小骨融解或变形，内耳的骨构造等。

C 耳科疾病

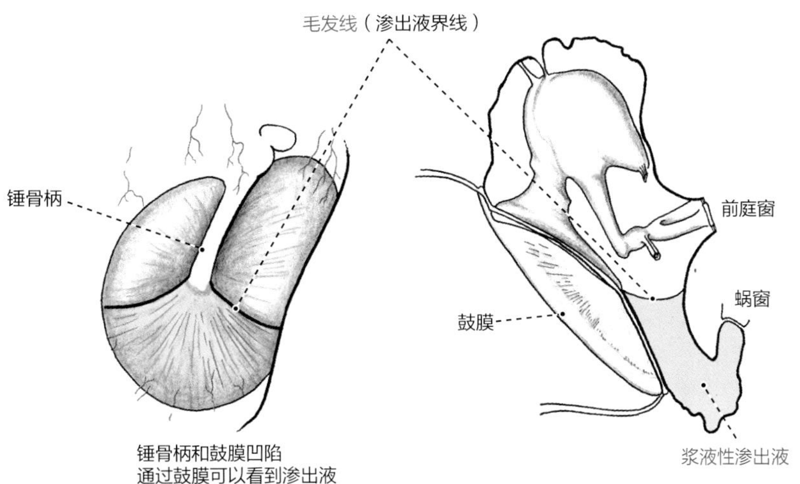

图15-8 渗出性中耳炎的鼓膜特征

渗出性中耳炎是咽鼓管狭窄的主要原因。鼓膜由于强烈的内陷致使鼓膜内壁积液滞留。3~6岁儿童多见，高龄者也居多。儿童常常是继发于急性上呼吸道炎症，而成年人和老年人则多继发于上咽喉的恶性肿瘤。

1 渗出性中耳炎

渗出性中耳炎（otitis media with effusion）是中耳腔和乳窦内液体持续潴留，伴有听力障碍，但没有急性炎症的发热、耳痛等症状。因咽鼓管狭窄或闭塞致使发病。鼓膜明显凹陷致使浆液性渗出液潴留，其界线被认为是毛发线（图15-8），多为无菌状态。

■ **症状** 主诉轻度至中度重听、耳鸣、自声强听。

■ **病因** 正常情况下吞咽，打哈欠时咽鼓管会开放，起到调节鼓室内气压和外耳气压相平衡的作用。如果咽鼓管狭窄，此作用就会消失。中耳黏膜为了吸收氧气，吸收鼓室内空气，使之逐渐稀薄，即产生负压，受外压的作用使鼓膜内侧凹陷。咽鼓管的炎症，咽喉扁桃体肥大或鼻咽部肿瘤引起的咽鼓管咽口受压，鼻窦、鼻咽部炎性病变的波及等均为咽鼓管狭窄的原因。

■ **X线检查** 许氏位法摄片可见气房呈弥漫性增强影。

■ **CT线检查** 可见到从鼓室至乳突腔和乳突气房渗出液体所致的软性浓度区。

2 急性化脓性中耳炎

急性化脓性中耳炎（acute suppurative otitis media）的感染路径经由咽鼓管，继发于感冒、上呼吸道炎症。常见细菌有肺炎球菌（儿童）、链球菌（成人）、流感杆菌、葡萄球菌等。感冒引起中耳炎时，会引起咽鼓管狭窄，鼓室内变成负压。吞咽、打喷嚏、咳嗽等引起咽鼓管的开放，鼻咽部的病源菌会吸引进入鼓室内。由于纤毛运动功能下降，细菌无法从鼓室内排出，因而引起中耳炎。炎症不仅波及鼓室，而且还累及乳突气房。

鼓室黏膜如果出现水肿、充血、肥厚，会产生黏液，其中引起脓液渗出。中耳腔内会有分泌物滞留，致使鼓膜膨胀（图15-9），严重的会产生鼓膜穿孔，排脓。

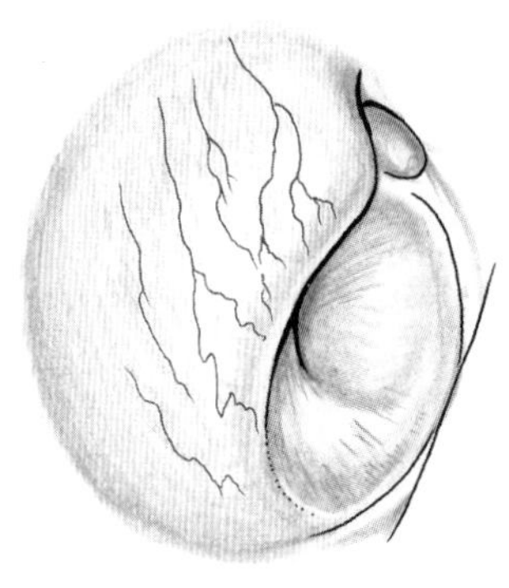

图15-9　急性化脓性中耳炎的鼓膜特征

可见鼓膜的发红，血管扩张，乳房状膨隆。急性中耳炎会发生在感冒等过程中。

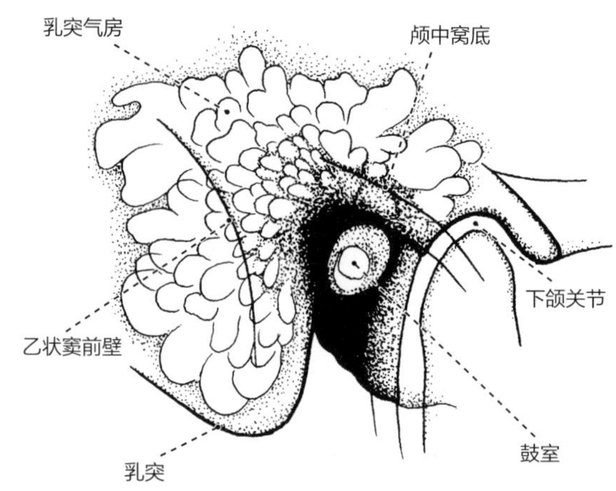

a. 健侧

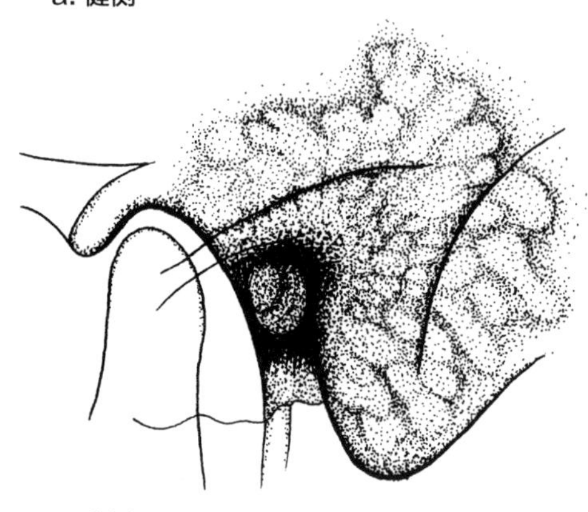

b. 患侧

图15-10　急性化脓性中耳炎的X线特征（许氏位）

幼儿的咽鼓管短而粗，水平位置，容易发生感染。患侧显示气房阴影增强，气房间隔界限不明显。

■ **症状**　发热、耳内闭塞感、耳痛、耳鸣、重听、穿孔、脓性耳漏。

■ **X线检查**　许氏位摄片气房内X线的穿透性下降，气房间隔变得不明显（图15-10）。

■ **CT检查**　从鼓室至乳突腔和乳突气房渗出液体所致的软性浓度区。

3 慢性化脓性中耳炎

慢性化脓性中耳炎（chronic suppurative oitis media）继发于急性中耳炎。鼓膜紧张部有穿孔（图15-11），耳漏可以持续多年并伴有重听。引起持续性穿孔的原因是坏死性炎症，使得组织损伤形成大穿孔。急性中耳炎治疗不彻底、病源菌毒性较强、全身抵抗力减弱、中耳炎反复发作是急性中耳炎慢性化的主要原因。耳漏通常呈少量黏液脓性，急性严重时大量脓性耳漏呈搏动性流出。

■ **病因**　顽固性流脓的原因有很多。如果感染不予处理，会引起来自外部的再次感染，如洗发、洗澡等水进入耳道。也有来自鼻咽部位的感染。擤鼻时，空气可以经咽鼓管通过穿孔鼓膜到达外耳道。此时，随着大量空气流动，鼻咽部分泌物通过穿孔鼓膜进入中耳。当发生扁桃体肥大、鼻窦炎时，促进鼻咽的感染。

■ **X线检查**　慢性中耳炎在X线片上显示乳突气化不良，或呈硬化型（图15-12）。无法判定这类乳突气房的改变是炎症的结果抑或是原因。

■ **CT检查**　CT发现肥厚鼓膜有缺损时，可以诊断鼓膜穿孔。也有在鼓室内见不到渗出液的情况，但可观察到肉芽组织和纤维化的软性密度区，如果见到其内部存在钙化，可以诊断鼓室硬化症。听小骨如果受到不同程度的破坏，容易发生关节离断。诊断听小骨时，常使用局部重建横断图像和三维图像。

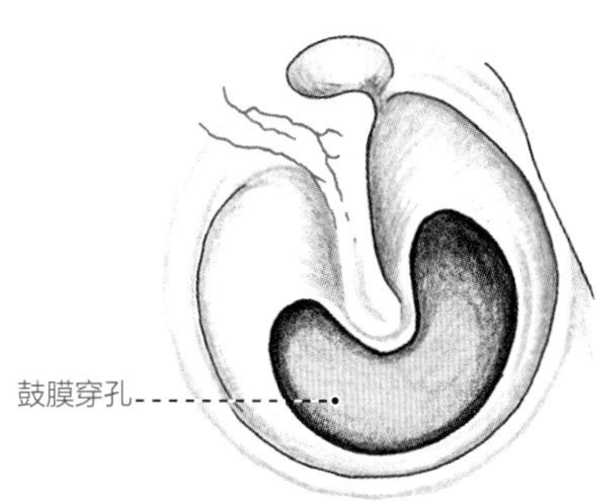

图15-11 慢性中耳炎的鼓膜特征

穿孔边缘上皮化增生，鼓室内黏膜水肿。慢性中耳炎有持续性的鼓膜穿孔、耳鸣、重听三大主要症状，多由急性中耳炎继发而来。

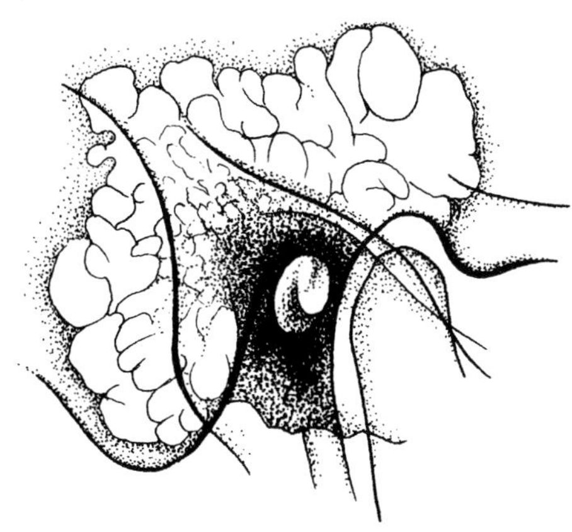

a. 健侧

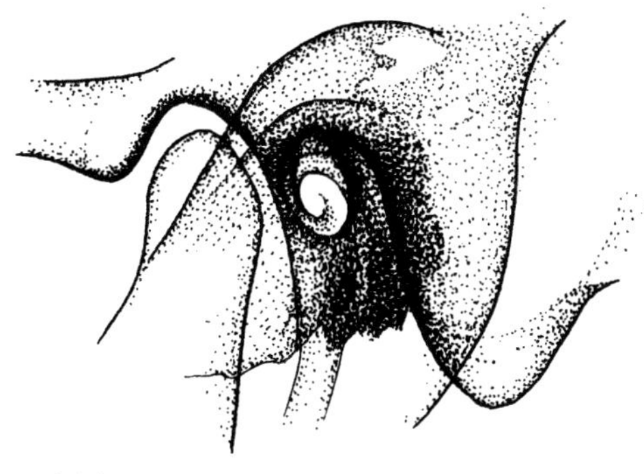

b. 患侧

图15-12 慢性化脓性中耳炎的X线片特征（许氏位片）

患侧是气房的发育不良引起的骨硬化成像。

婴幼儿期鼓膜穿孔现象普遍。反复感染导致中耳黏膜肥厚和肉芽性变化等器质性改变，上鼓室阻断，乳突气房的含气量消失。

4 胆脂瘤性中耳炎

胆脂瘤性中耳炎（otitis media cholesteatoma）是进入中耳腔内的角化复层扁平上皮的落屑在中耳腔内积蓄，形成胆脂瘤。周围骨质破坏且加剧，可以引起其他并发症。

根据胆脂瘤上皮的径路，可以把胆脂瘤型中耳炎分为上鼓室型、鼓膜内陷型和先天性胆脂瘤（图15-3）。上鼓室型胆脂瘤是由于鼓室内负压，使鼓膜松弛部向上鼓室内呈囊袋状陷入，囊袋内脱落上皮聚集引起胆脂瘤。

鼓膜内陷型胆脂瘤是中耳炎导致鼓膜与鼓岬粘连引起鼓膜小凹陷，从而诱发胆脂瘤。

先天性中耳炎是胎儿期中耳发育时引起的先天性上皮残留，伴有内部脱落的角质化蓄积。通常是慢慢成长的，也会随着感染的发生急速增大。根据产生的部位不同，分为锥体型，鼓室型，乳突型（图15-13c）。鼓膜正常。

■ **症状** 患侧头部有压迫感或偏头痛，耳漏有恶臭，伴有听力减退。胆脂瘤可以侵蚀骨质，破坏面神经管或骨迷路，可以引起面神经瘫痪和眩晕。

■ **X线检查** 单纯X线检查显示乳突窦周围有明显的骨侵蚀影，具有线状硬化缘（图15-14）。

■ **CT检查** CT轴位发现胆脂瘤及骨质侵蚀，并且可以观察胆脂瘤向颅后窝的进展（图15-15）。

胆脂瘤型中耳炎的诊断可以使用多层CT重建，初期胆脂瘤局限于上鼓室，冠状位上可以观察到鼓室侧壁和听小骨的骨侵蚀。病变从乳窦向乳突气房进展时，可以观察到Korner中隔（岩鳞裂）的侵蚀和乳窦边缘扩大。

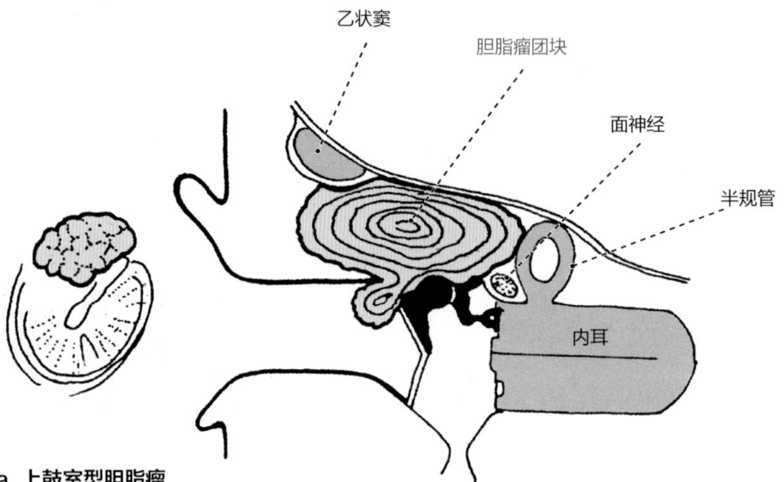

a. 上鼓室型胆脂瘤

晚期引起听骨链破坏

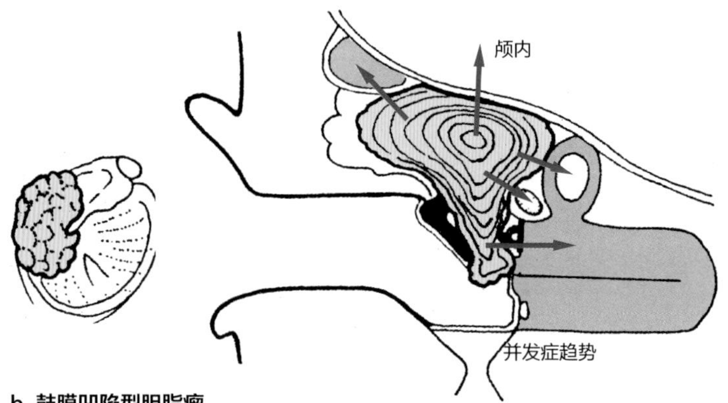

b. 鼓膜凹陷型胆脂瘤

多从鼓膜紧张部的后象限向面神经窝、鼓室、上鼓室进展，早期可以引起听骨链破坏

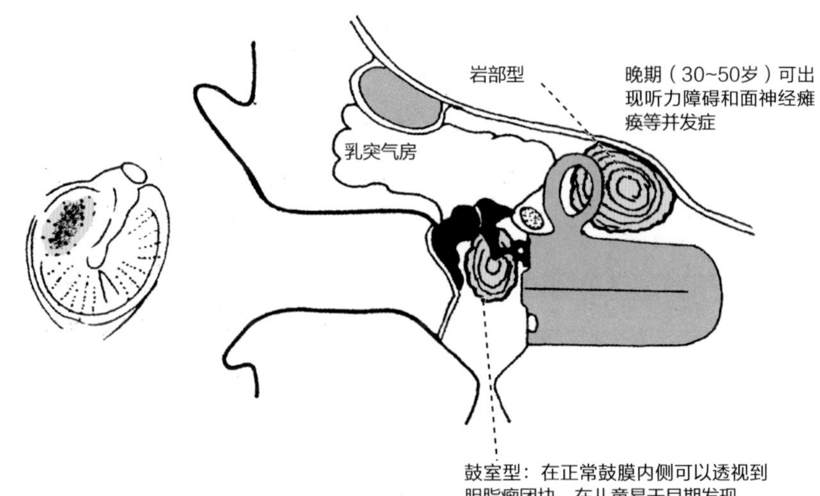

c. 先天性中耳胆脂瘤

图15-13 胆脂瘤性中耳炎模式图

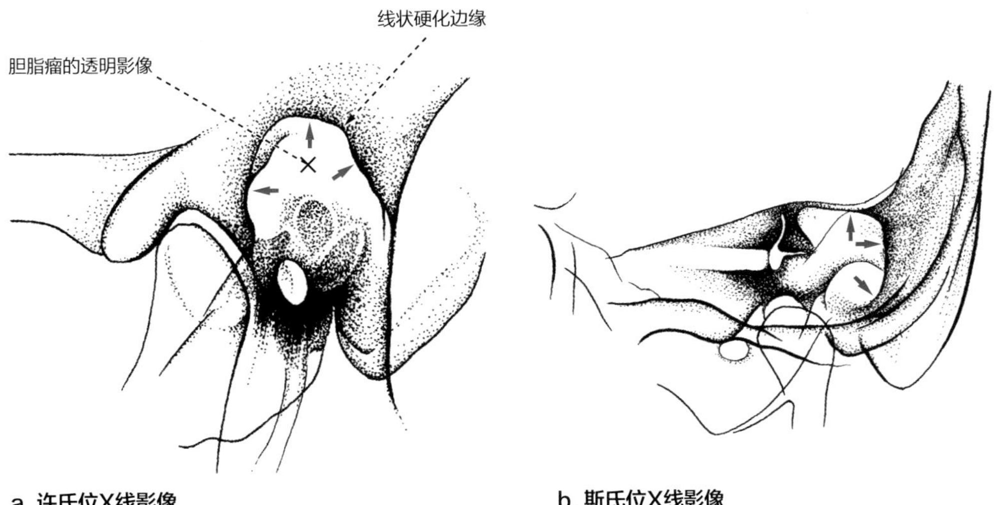

a. 许氏位X线影像

b. 斯氏位X线影像

图15-14 胆脂瘤的骨侵蚀影（X线）

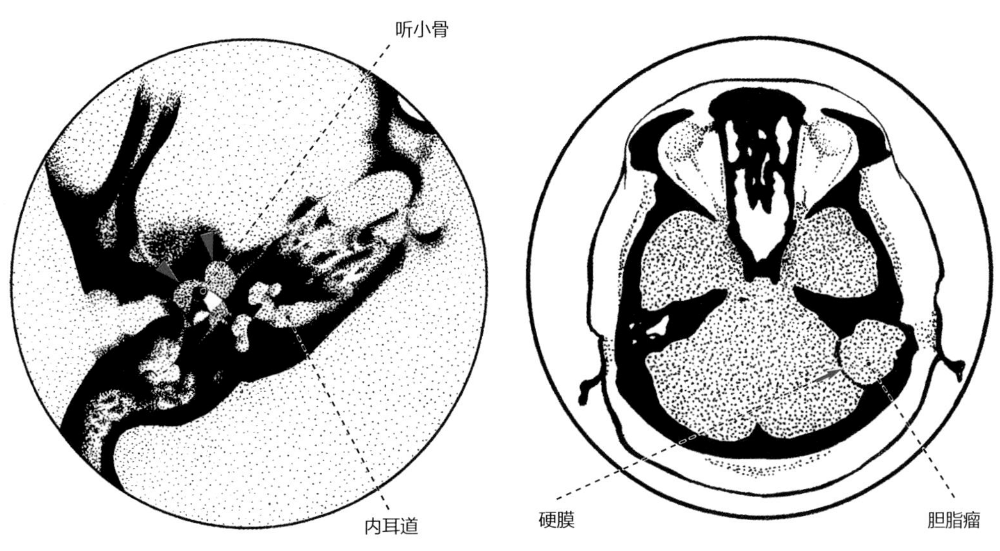

a. Prussak腔的胆脂瘤（矢状位）

b. 突出于颅后窝的胆脂瘤（造影后）

图15-15 胆脂瘤的CT影

a: Prussak腔（连接鼓膜松弛部的小腔）扩大，听小骨内侧有空气影。

b：破坏岩骨后面。

（周蕴弢 译）

16 鼻

A 鼻的解剖（图16-1～图16-5）

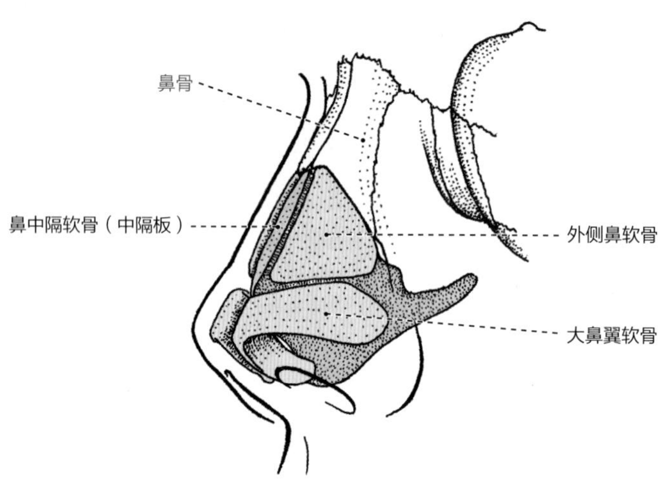

图16-1　外鼻的骨架

外鼻由额骨、鼻骨、上颌骨额突、鼻外侧软骨、鼻中隔软骨、鼻大翼软骨和鼻嵴等构成。

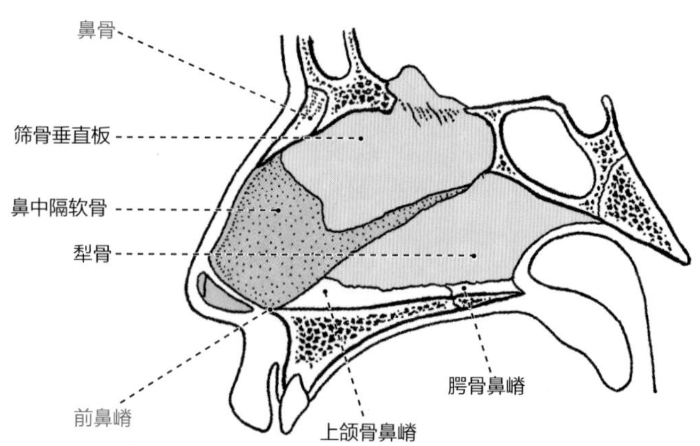

图16-2　鼻中隔的骨架

鼻中隔由鼻中隔软骨、筛骨垂直板、犁骨、腭骨鼻嵴和上颌骨鼻嵴所构成。鼻中隔前下部血管丰富，容易出血，被称为李氏区。

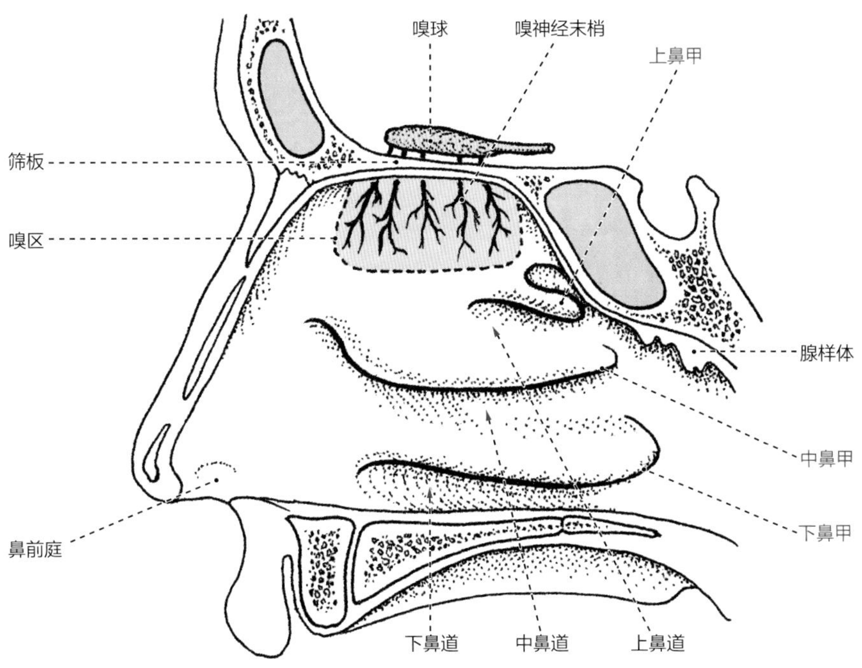

图16-3 鼻腔外侧壁

鼻腔外侧壁有上鼻甲、中鼻甲和下鼻甲三个突起。各鼻甲下方对应上鼻道、中鼻道和下鼻道，均与总鼻道相连。总鼻道的最上方狭小的裂隙称为嗅裂。从嗅球发出的嗅神经通过筛板分布于鼻黏膜的嗅部。上鼻道后上方为蝶筛隐窝。

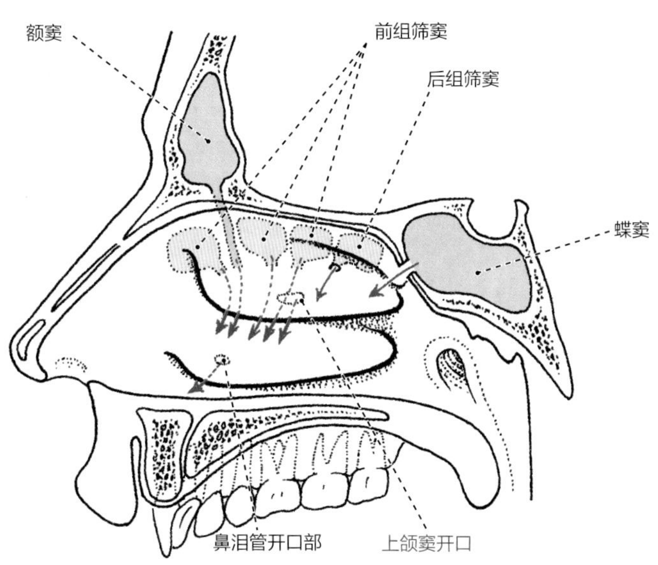

图16-4 鼻窦的开口部

下鼻道内有鼻泪管开口。

中鼻道内有半月裂孔。裂孔前部深处为筛漏斗，筛漏斗内有鼻额管（额窦开口）、前组筛窦和上颌窦的开口。

上鼻道内有后组筛窦开口，后上方的蝶筛隐窝内有蝶窦开口。

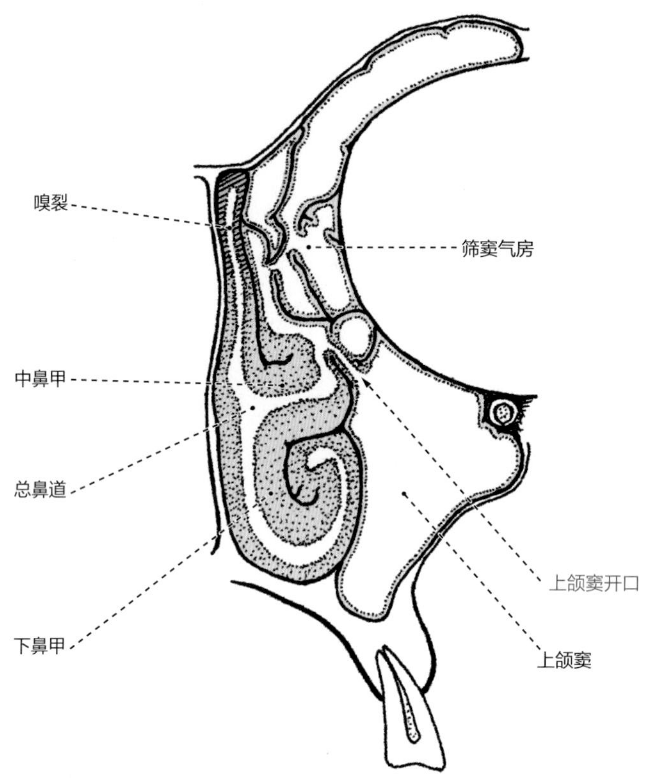

图16-5 鼻和鼻窦的冠状断层

上颌窦是底面在鼻腔侧壁的锥体，成人的容积平均14 ml，开口在中鼻道。

额窦的大小和形状因人而异。额窦内有一隔将其分为左右两侧。左右大多不对称，也有人未发育。额窦通过鼻额管开口于半月裂孔的前上方（筛漏斗部）。

筛窦气房由6~10个气房组成，分为前后两组。前者开口于中鼻道，后者开口于上鼻道。上壁前部有嗅神经穿过，和蝶窦的边界处有视神经通过。

蝶窦位于蝶骨内，被中央的隔分为左右两侧，开口在上鼻道后方的蝶筛隐窝内。

所有窦内面均由多层纤毛上皮覆盖，纤毛运动朝向鼻窦开口。

由于副鼻窦与鼻腔交通，易遭受与鼻腔相同的病因侵扰。在副鼻窦中，额窦和筛窦最易受累。慢性副鼻窦炎常继发于或并发于急性鼻窦炎。

B 鼻窦单纯X线摄片、CT检查法

摄片法

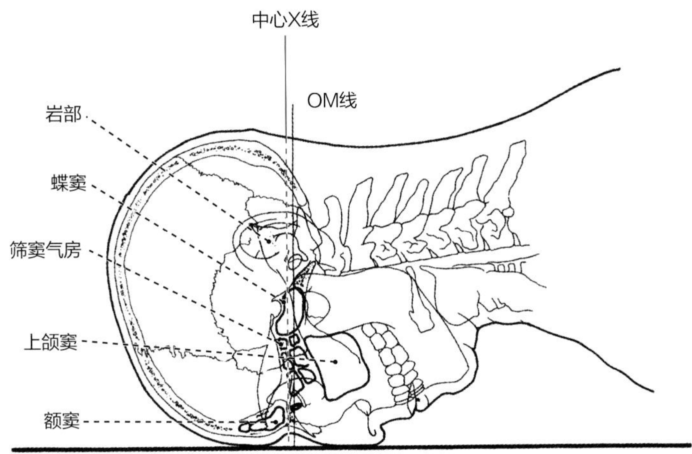

图16-6 鼻窦俯卧后前位片

摄片法

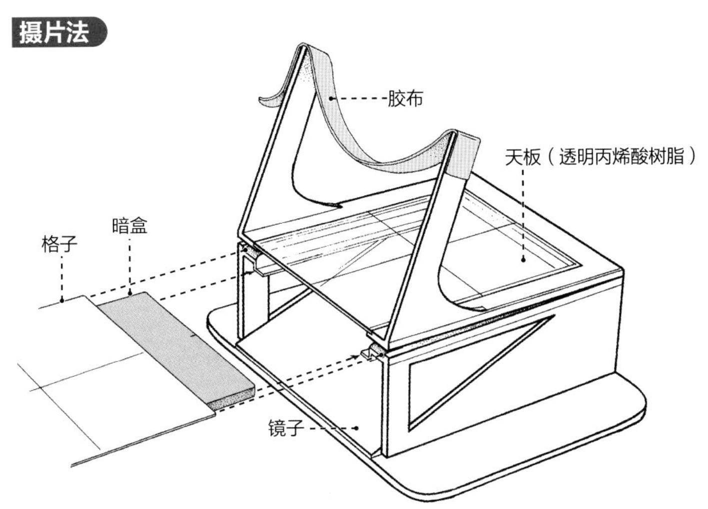

图16-7 鼻窦摄片的头部固定器（实例）

1 鼻窦俯卧后前位摄片

■ **体位** 患者俯卧位。正面及OM线（orbito-meatalline，即外眦与外耳道的连线）与片夹垂直正对。

■ **中心X线** X线对着鼻根部垂直射入。如图16-7，图16-8所示，将头部很好地固定，可以进行正确的摄片。

本方法使颞骨岩部和颅中窝底投影在眼窝内，可以观察到筛窦气房、上颌窦和额窦。蝶窦和后组筛窦主要在侧位片和轴向片上观察。

摄片法

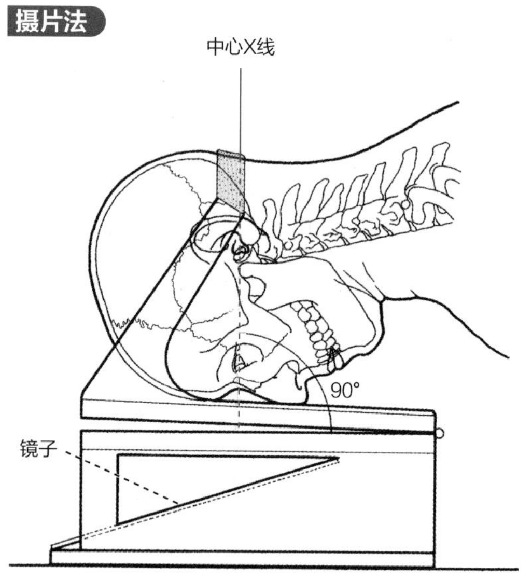

a. 从侧面看头部及固定方法

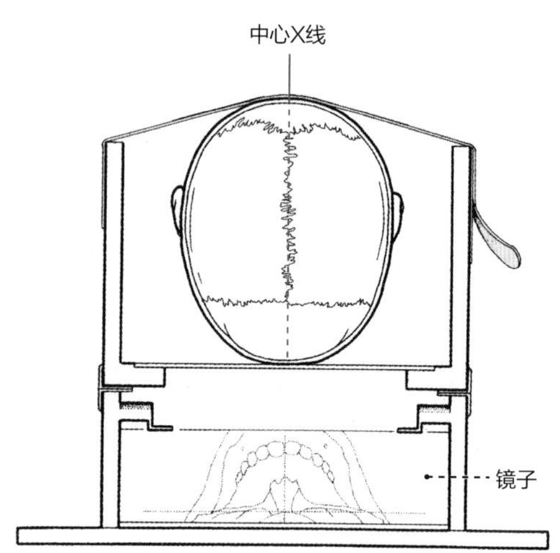

b. 从头顶部看头部及固定方法

图16-8 使用头部固定器进行鼻窦后前方向摄片

摄片法

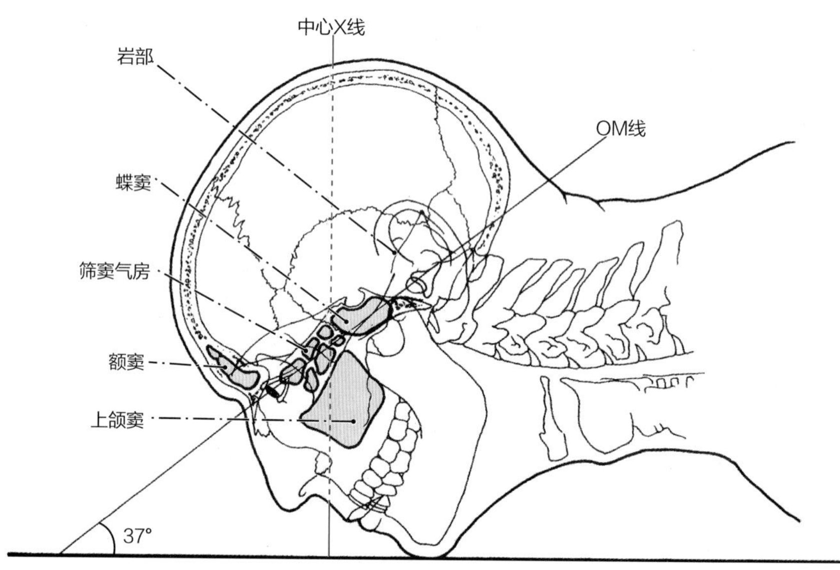

图16-9 华氏位（Waters）片

2 华氏位片（图16-9）

■ **体位** 患者取俯卧位。下颌部紧靠片夹，鼻尖轻轻离开片夹，OM线与片夹成37°，正面垂直。

■ **中心X线** X线对准鼻根部，与片夹垂直。

如图16-10所示，将头部很好地固定，可以进行正确的摄片。

本法使颞骨岩部投影在上颌窦下方，可以很好地观察到上颌窦，也可以观察额窦和前组筛窦。

摄片法

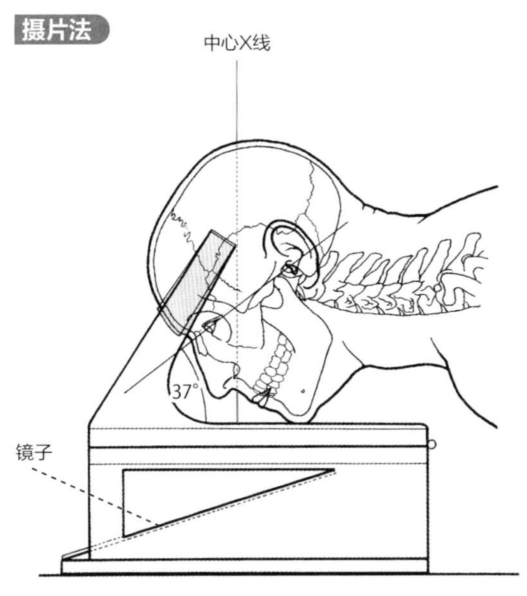

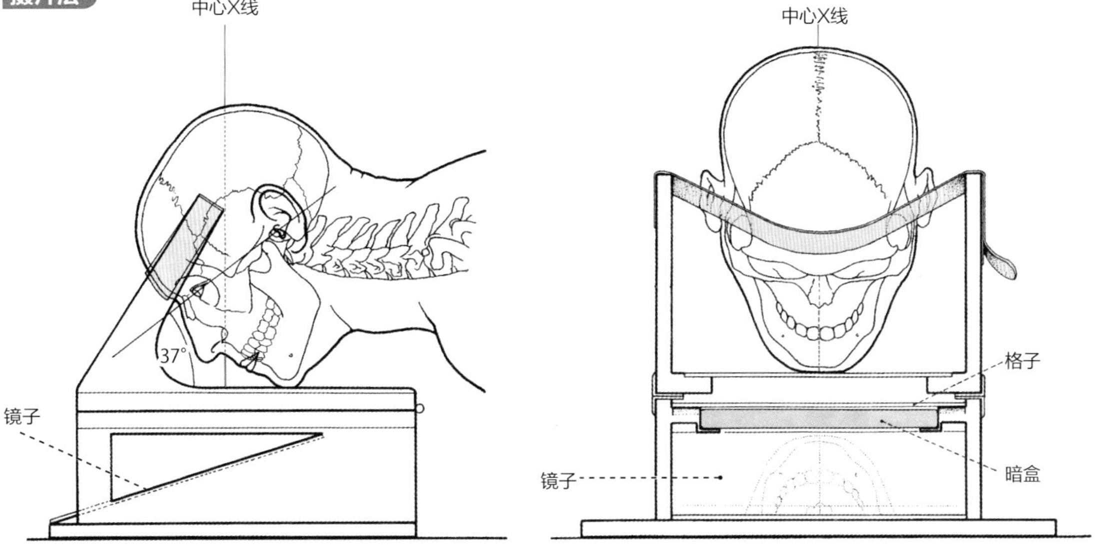

a. 从侧面看头位及固定方法

b. 从前面看头位及固定方法用镜子确认正中矢状线

图16-10 使用鼻窦摄片台进行华氏位摄片

3 鼻窦的CT检查法

鼻窦的CT检查法通常使用横断面和冠状面成像。根据患者情况，也会增加矢状面或斜矢状面成像。横断面成像的角度是以水平线为基准，从额窦上缘至上颌齿槽突起缘扫描。冠状面或矢状成像是利用横断面的MPR法重建的。针对鼻窦的炎症、肿瘤性病变，CT需要从多方位进行观察。

C 鼻科疾病

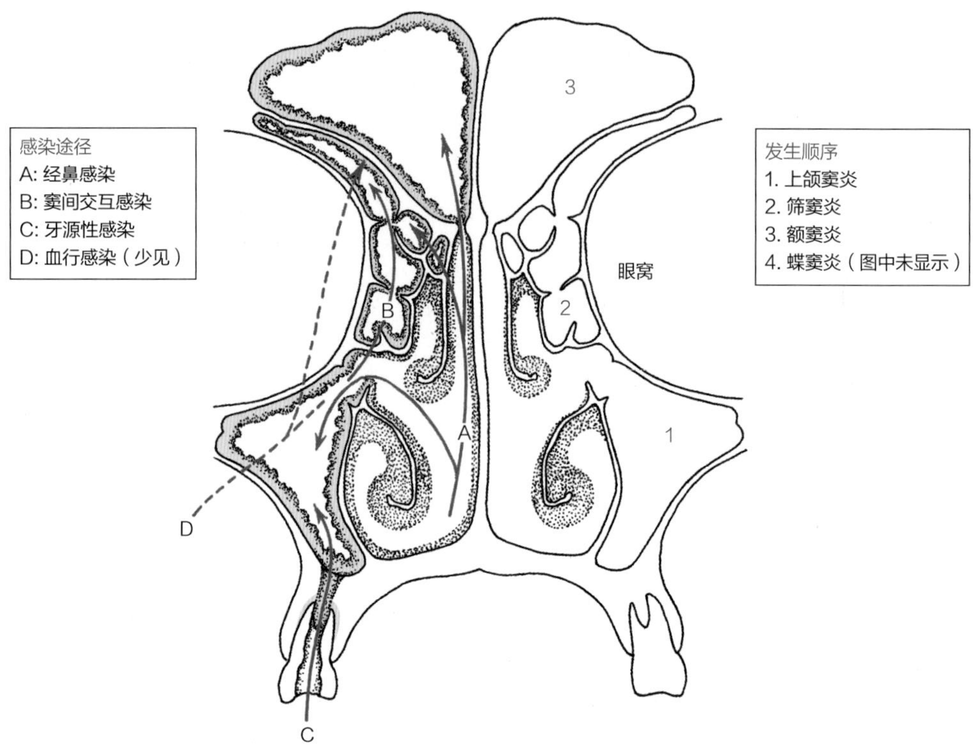

图16-11　鼻窦炎的感染途径及频率

1 鼻窦炎

1 急性鼻窦炎

急性鼻窦炎（acute sinusitis）由感冒（上呼吸道炎）和急性鼻炎引起，也可由外伤、牙齿疾病等诱发。主要侵犯上颌窦，其次波及前组筛窦、额窦（图16-11）。鼻腔黏膜发红。炎症加重时，因上颌窦开口部位的阻塞可以阻碍分泌物的排出，使得鼻窦蓄脓。

■ **症状**　可见全身不适、鼻塞、头痛、发热、鼻漏（黏液性或脓性）。上颌窦、额窦、鼻根部有钝痛。

■ **X线检查**　采取鼻窦后前位和华氏位摄片。X线可以发现鼻窦弥漫性的阴影。坐位摄片时上额窦和上颌窦内见有液平（图16-12）。

2 慢性鼻窦炎

慢性鼻窦炎（chronic sinusitis）是以上颌窦为中心的筛骨气房、额窦、蝶窦等鼻窦内黏膜的慢性炎症。急性炎症反复发作，加之遗传和营养、大气污染等生活环境恶化等因素，使其发展成慢性化。根据炎症波及鼻窦的数量，有单个鼻窦炎（monosinusitis）或多鼻窦炎（polisinusitis），所有鼻窦受累时称为全鼻窦炎（pansinusitis）。上颌窦炎合并筛窦炎最常见，其次是合并额窦炎，合并蝶窦炎最少见。长期鼻窦内脓性分泌物的潴留，使鼻窦粘膜发生不可逆的变化（纤维化、息肉样肥厚），引起鼻窦自然开口狭窄（图16-13）。

■ **症状**　有鼻塞、黏液性或脓性鼻漏、后鼻

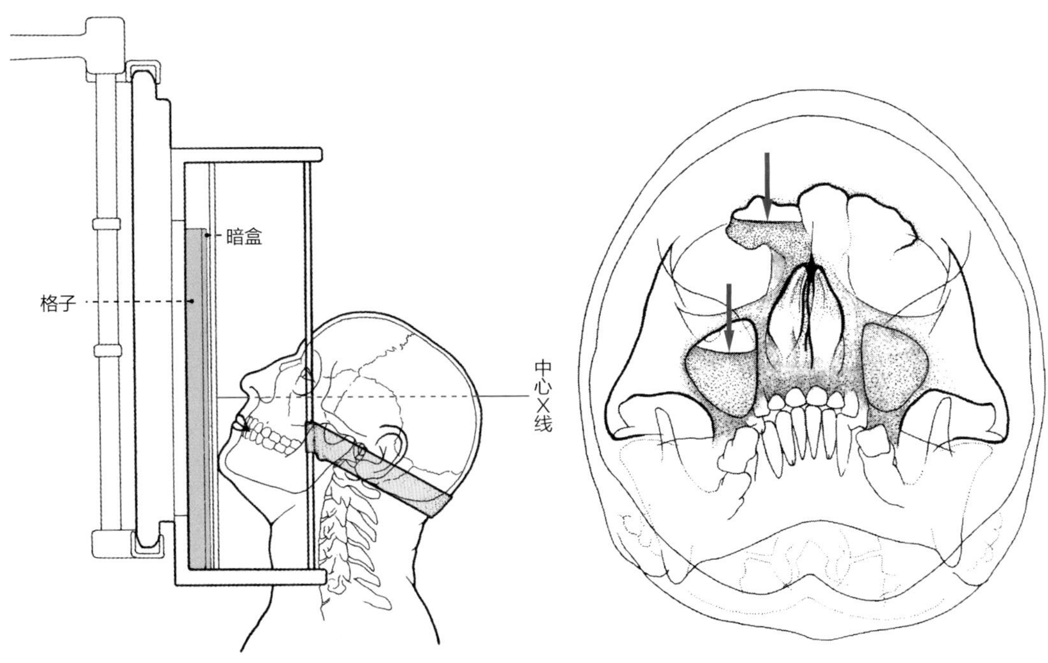

图16-12 急性鼻窦炎的X线摄片（坐位华氏位法）

右上颌窦和额窦有液平面（箭头），左上颌窦呈弥漫性阴影。窦内有液体潴留时，坐位摄片可以使上部空气和液平面较好地显影。

漏、头部沉重感、嗅觉障碍等慢性持续症状，炎症可以引起球后视神经炎，后鼻漏可以引起慢性咽炎、慢性喉炎，咽鼓管狭窄可以引起渗出性中耳炎，并成为急性化脓性中耳炎的病因。

■ **X线检查** 鼻窦后前位和华氏位摄片可以发现窦腔内弥漫性阴影（图16-14a）。

■ **CT检查** 针对鼻窦的炎症性疾病使用CT进行多方位观察是非常必要的。利用大数据进行多维度重建。

CT可见到窦腔内黏膜肥厚，使用冠状断层成像重构（图16-14b）是内视镜下鼻内手术时不可或缺的。

■ **MRI检查** 根据鼻窦内潴留液的蛋白浓度和干燥程度，T_1WI和T_2WI上呈现各种信号强度。造影T_1WI上，沿肥厚的上颌窦黏膜表面呈增强效应，鼻窦内潴留液体不显影。

3 牙源性上颌窦炎

第二切牙、第一和第二磨牙的牙根部与上颌窦底仅有薄层骨质相隔，这些部位的牙可以因龋齿根部突出到上颌窦内引起感染，或者牙周炎波及上颌窦内，称为牙源性上颌窦炎（odontogenic sinusitis）。成人的急性或慢性的单侧上颌窦炎首先要考虑本病。急性期可以引起颊部肿胀，恶臭性脓性鼻漏，病源齿有敲击痛。

参考 牙尖囊肿

牙尖囊肿（radicular cyct）是慢性牙根炎症导致的牙根尖部形成的牙根肉芽肿，然后形成囊肿，并存在于龋齿的根部。在口腔科最常见的囊肿在上颌窦，X线和CT检查能观察到界限明显的类圆形的透明征（图16-15）。

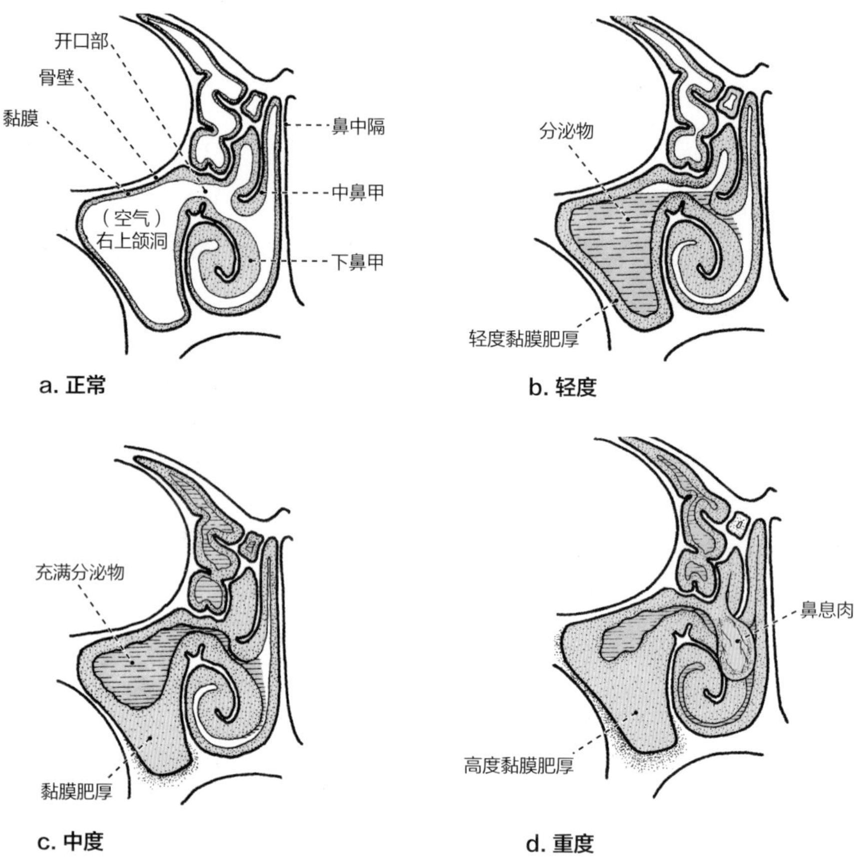

图16-13 鼻窦炎的病理经过

正常鼻窦内黏膜菲薄，因内含空气，X线摄片可以很好地显影。炎症性病变时，窦腔内黏膜肥厚，含气量可以因肥厚程度增加而减少或消失。分泌物、脓液的潴留同样也可以引起含气量的减少或消失。该现象可以在X线片上显示弥漫性或局限性增强的阴影。肥厚显著时可见到鼻窦内黏膜明显水肿，肉芽组织增生呈息肉样肿胀以及纤维化。

2 鼻窦黏液囊肿/脓囊肿

任何一个鼻窦的开口部位因慢性炎症或外伤而闭锁时，可以引起分泌物的潴留和窦内压力的增高并且逐渐扩张。鼻窦骨壁因压力作用内侧吸收，外侧出现新生骨，结果形成膨隆的空腔。手术引起鼻窦自然开口闭锁，因而术后性囊肿较多。

鼻额管的闭锁可以引起额窦囊肿。此时眼球可以向外下方移位，眼球突出（图16-16）。蝶窦囊肿，后组筛窦囊肿可以压迫视神经引起视力下降甚至失明。囊肿内容物是黏液时称为黏液囊肿，化脓可以形成脓囊肿。

■ X线检查 X线检查可以观察到膨隆的骨壁，有硬化边缘。

■ CT检查 CT上可以看到囊肿边缘平滑并形成一个圆形的曲面。窦壁呈扩张性损害而非浸润性。内容物密度均等（图16-17，图16-18）。

合并炎症时囊壁肥厚，造影CT上可以观察到造影效应（图16-17b）。

■ MRI检查 MRI检查时应遮挡角膜，T_2WI可见黏液囊肿特有的高信号表现。

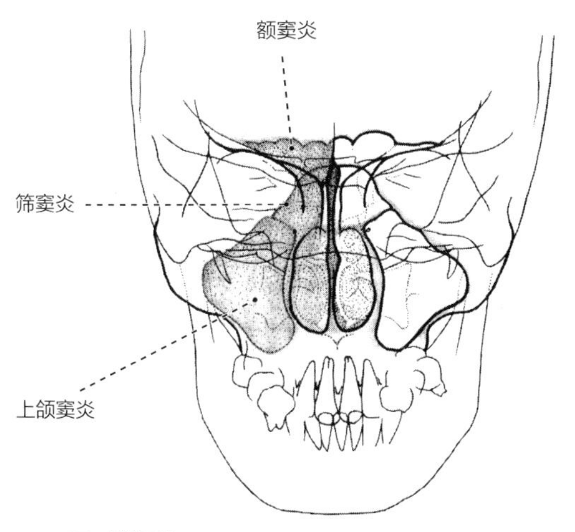

a. 正面X线摄片

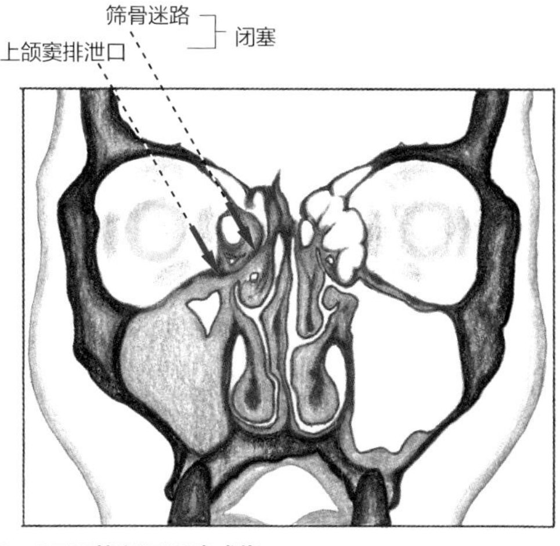

b. CT冠状断面重建成像

图16-14　慢性鼻窦炎

a: 右侧的额窦、筛窦、上颌窦等处可见弥漫性阴影。

b: 可见到右上颌窦和额窦黏膜肥厚，从上颌窦排泄口（半月裂孔）到筛骨迷路可见明显的黏膜性闭塞。

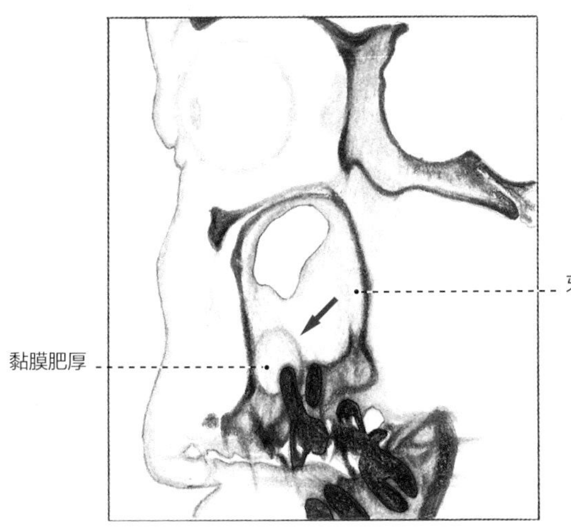

图16-15　上颌窦牙尖囊肿的CT成像

沿上颌窦牙槽突起的斜矢状面重建图像，可见到牙尖囊肿及其继发性黏膜肥厚。

3　术后性上颌窦囊肿

术后性上颌窦囊肿是上颌窦根治术时残留的小黏膜片被埋没在瘢痕组织内，经过数年或数十年囊肿增大。残留的黏膜形成囊胞，并因分泌物的潴留逐渐增大，压迫周围组织引起破坏。可以发生颊部肿胀，牙痛，眼球受压向上方移位（图16-16）。

■ **X线检查**　X线特征是囊肿周围反应性骨增生呈线状硬化物，囊内轻度弥漫性阴影（图16-19a）。

■ **CT检查**　CT像上呈现菲薄而扩大的上颌窦影（图16-19b）。

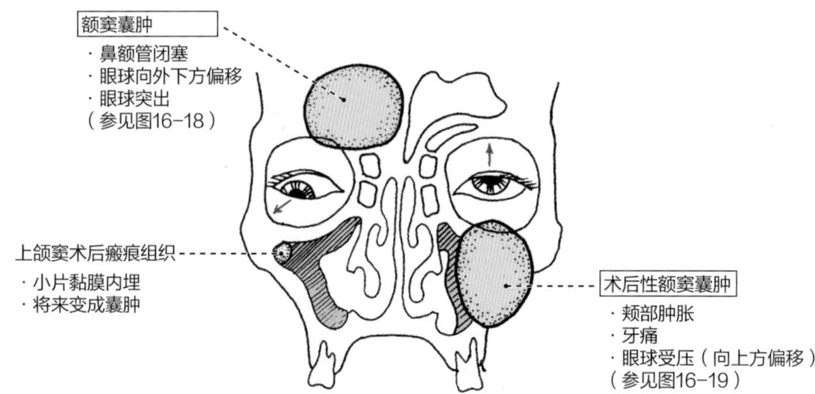

图16-16 额窦囊肿和术后上颌窦囊肿

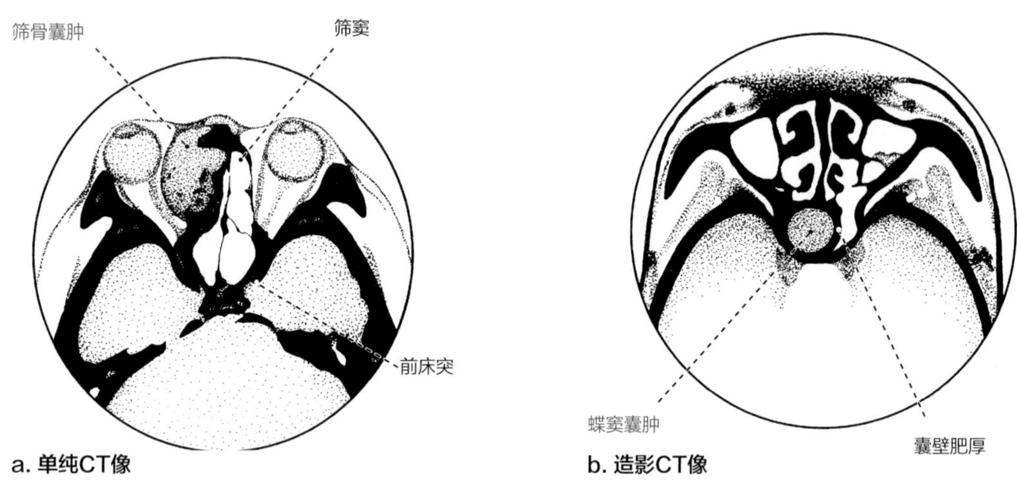

a. 单纯CT像

b. 造影CT像

图16-17 合并筛骨囊肿和炎症的蝶窦囊肿CT像

a: 右眼窝内侧壁遭破坏，眼球移位。

b: 造影显示肥厚的囊壁，脓肿发生在蝶窦时破坏视神经管，引起视力下降。

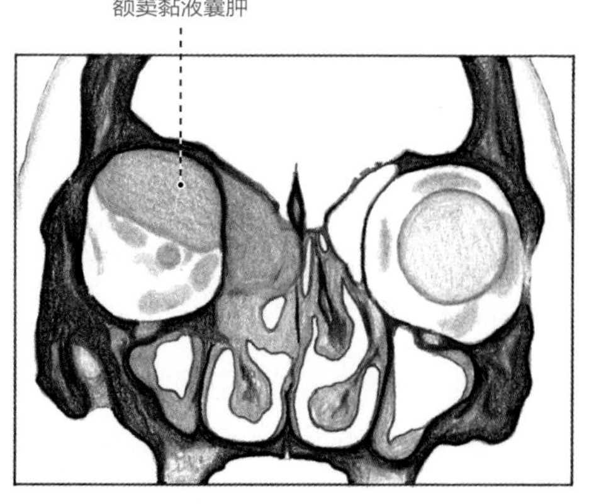

a. 冠状面重建成像

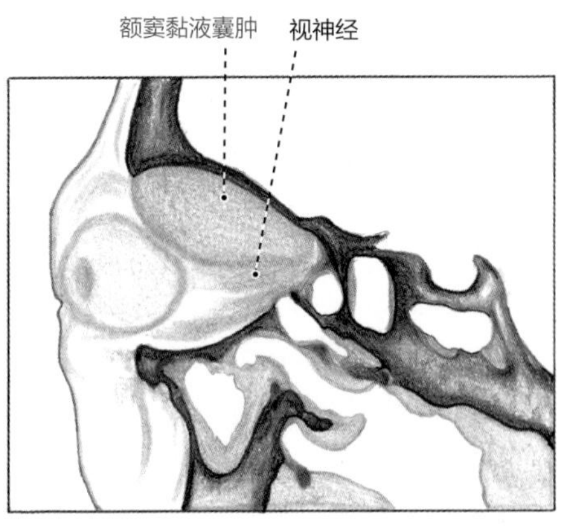

b. 矢状面重建成像

图16-18 额窦囊肿CT像

a: 可见到额窦黏液囊肿，向眼窝下方压迫

b: 观察病灶和视神经的关系

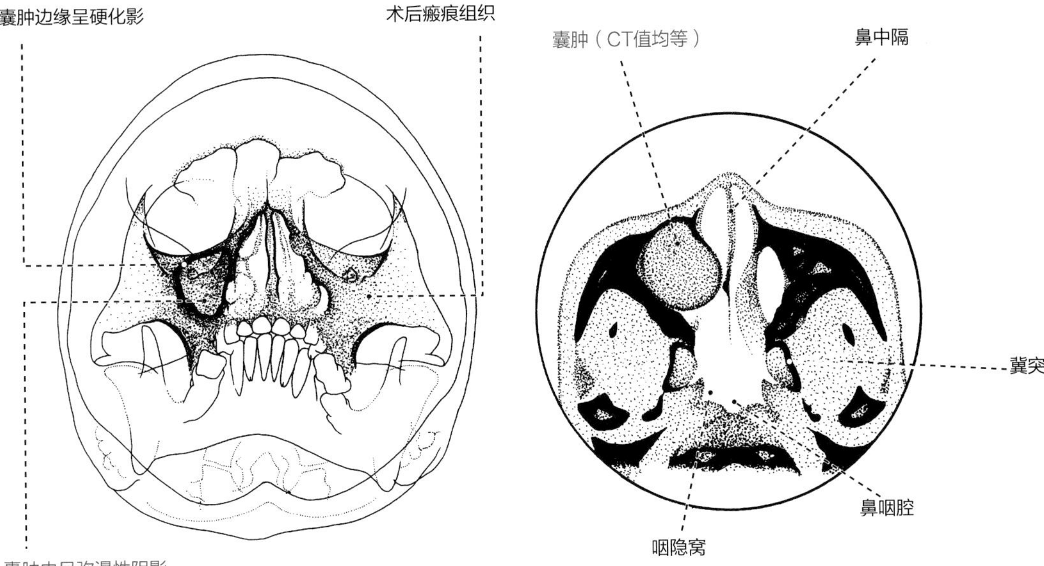

a. 单纯X线（华氏位法）

b. 单纯CT像

图16-19 术后性上颌窦囊肿

患者数十年前接受两侧上颌窦根治术。囊肿内容物密度均匀，骨质菲薄。另外，左侧上颌窦缩小，这也是手术后的变化。

4 鼻和鼻窦恶性肿瘤

在鼻和鼻窦的恶性肿瘤（malignant neoplasm of nose and the accessory sinus）中，上颌窦癌最常见，多发于中老年人。组织学上多见扁平上皮细胞癌。发生在上颌窦的癌会穿破上颌窦壁，侵入上颌骨、周围组织以及鼻腔。

■ **症状** 一侧有恶臭的血性鼻漏和持续性鼻塞、无龋齿的牙痛、颊部肿胀等。

■ **X线检查** 可见患侧上颌窦及鼻腔增强阴影，肿瘤引起的上颌窦骨壁破坏（图16-20）。

■ **CT检查** 可见窦内软组织，骨壁菲薄或破坏，向窦外周围组织浸润（图16-21）。

造影CT可见软组织肿瘤，其进展范围明确。

■ **MRI检查** 肿瘤在T_1WI上，显示与横纹肌一样的中-低信号，T_2WI显示中-高信号。造影T_1WI上则显示肿瘤密度不均匀的增强效应。

副鼻窦四周为骨质，CT上钙化及骨的显影比MRI更好。

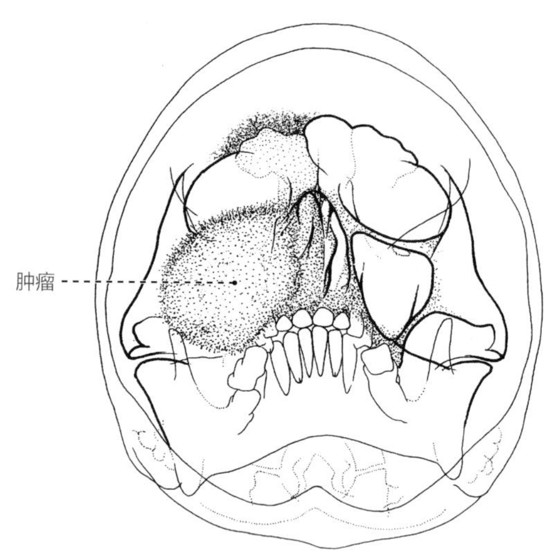

图16-20 上颌窦扁平上皮癌X线片（华氏位法）

眼眶底部、上颌侧壁以及腭壁遭浸润破坏。

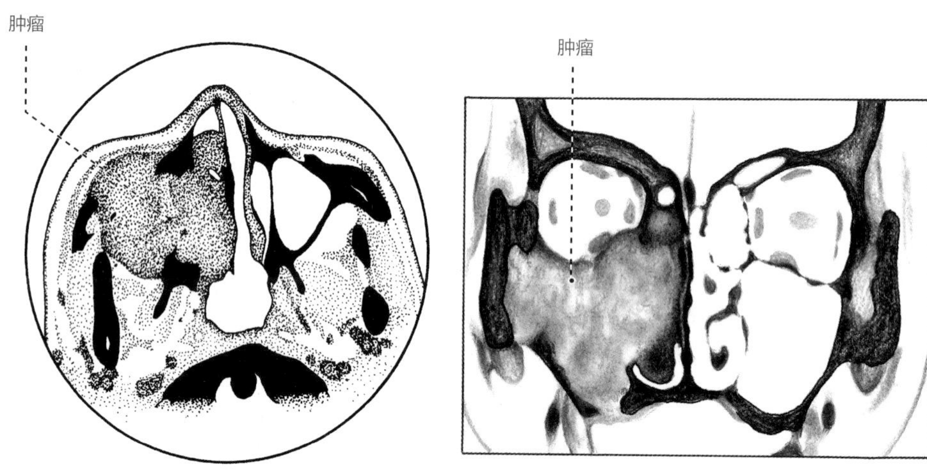

a. 横断面成像 **b. 冠状面重建成像**

图16-21 上颌窦扁平上皮癌的CT成像

a: 肿瘤生长致上颌前壁、内侧壁、后壁的破坏，以及脸颊部皮下组织有明显的浸润。

b: 肿瘤向鼻腔、上颌牙槽突和眼窝浸润。

D 颌面外伤

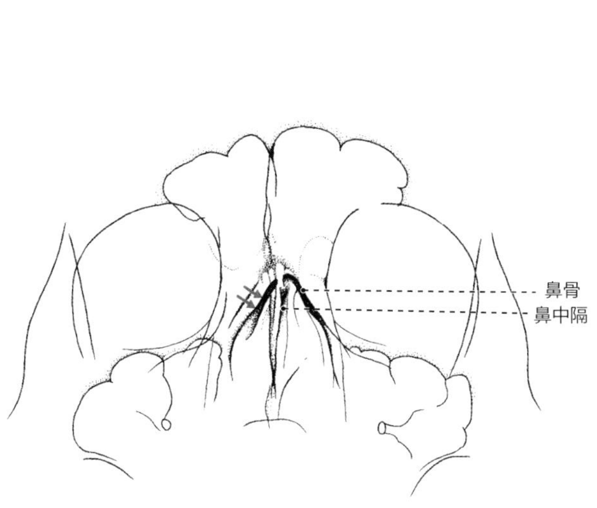

a. 华氏位上鼻骨骨折的表现（歪鼻）

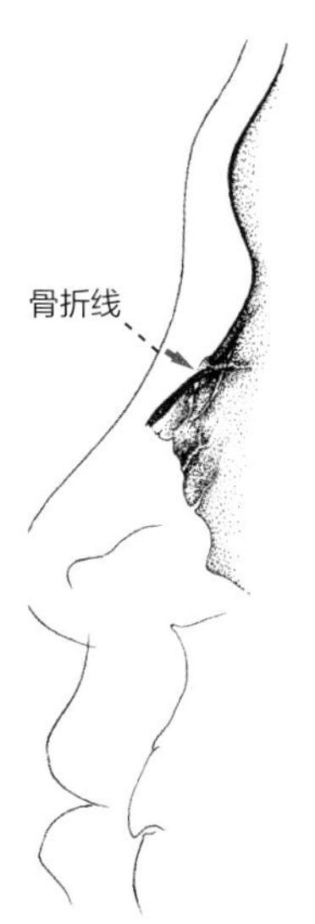

b. 侧位片上鼻骨骨折线

图16-22 鼻骨骨折的X线片

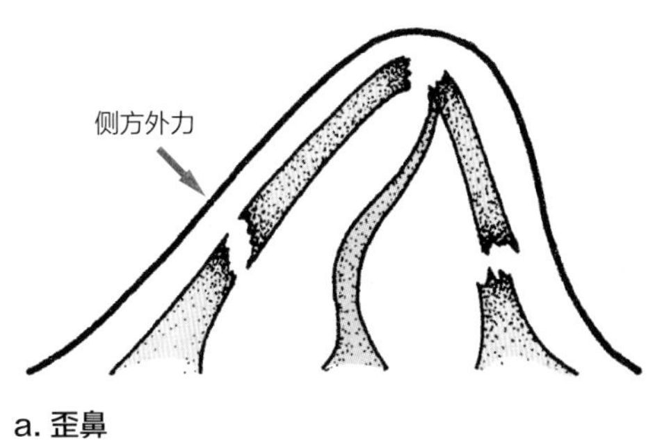

a. 歪鼻

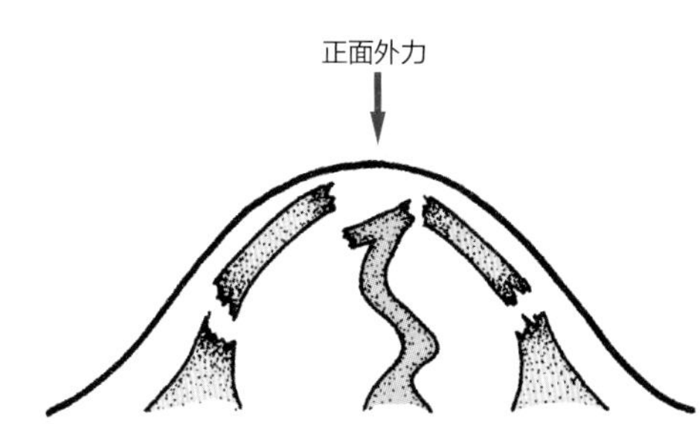

b. 鞍鼻

图16-23 鼻骨骨折的形态

1 鼻骨骨折

因外鼻突出于颜面部易受外力而引起鼻骨骨折（fracture of the nasal bone），在颌面部骨折中发生率最高。

鼻骨骨折由于跌倒、交通事故、体育外伤、工伤等原因引起，表现为鼻出血、外鼻肿胀、皮下出血等症状。X线片通常通过侧位片及华氏位片观察骨折的形态（图16-22）。

骨折的形态各种各样，可以引起歪鼻或鞍鼻（图16-23）。两侧鼻骨的侧方和中央结合部有骨折，有时伴有鼻中隔的骨折或偏曲。

2 颌面骨折

颌面骨折（facial fractures）大致可以分为局限性骨折（颧骨骨折、眼眶下壁骨折等）和横断骨折（LeFort骨折）。

颧骨骨折的部位分为三个，额颧缝、颧骨上颌缝和颧弓，大多伴有上颌骨前壁的眶下孔附近至

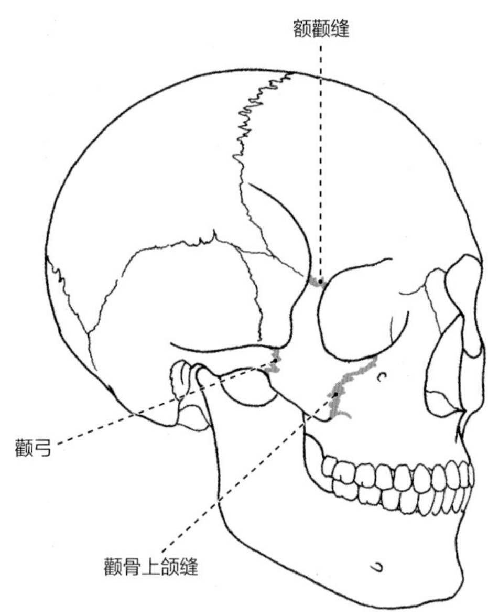

图16-24　颧骨骨折部位

颧骨骨折的部位有三处，额颧缝、颧骨上颌缝和颧弓，大多伴有上颌骨前壁的眶下孔附近至眶底的骨折。

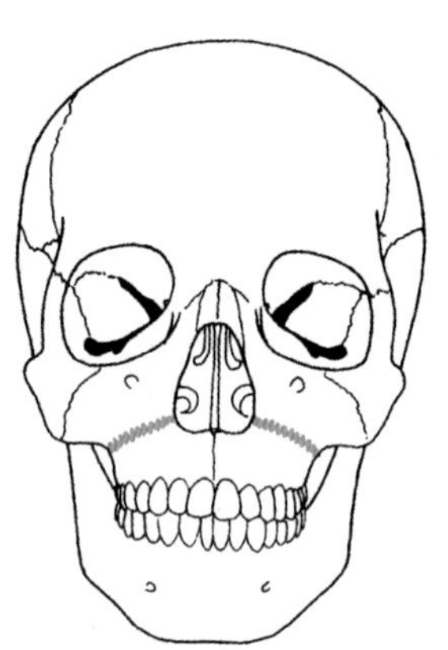

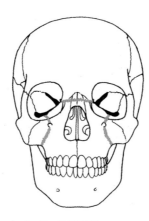

a. LeFort骨折I型

b. LeFort骨折II型

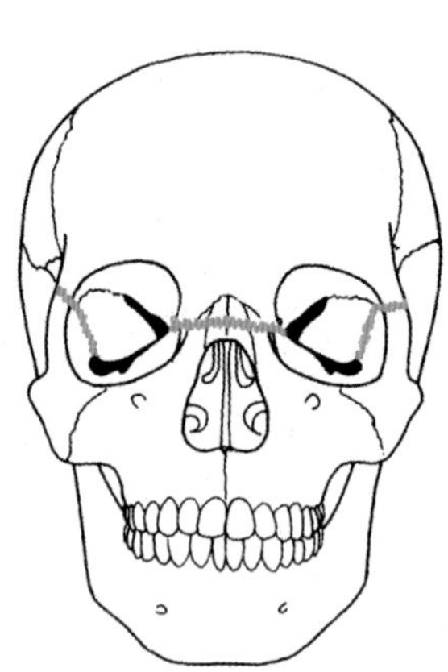

c. LeFort骨折III型

图16-25　颌面中央1/3骨折的分类（LeFort分型）

颌面中央骨折时，与上颌骨连接的骨缝离断，在骨折较薄之处引起的特殊的骨折。

a: 上颌骨牙槽突上方的横向骨折，上颌牙列部位整块偏位。

b: 颌面中央部以上颌骨为中心的骨折片的偏位。

c: 颌面骨和颅骨的骨性连接分离的骨折。

眶底的骨折（图16-24）。伴有颌面颧部变形、眼球位置异常及其运动障碍、下颌运动障碍、鼻出血、感觉异常等症状。

LeFort骨折是到达翼腭窝的严重而复杂的骨折，颌面骨的一部分和颅底分离，因而出现张口障碍（图16-25）。

■ **X线检查**　颌面骨的X线检查时常用华氏位法，可以观察颌面骨的整体情况（图16-26）。需要注意眼眶侧壁的额颧缝以及颧弓上颞颧缝有无分离。

■ **CT检查**　CT片上可以观察到明确的骨折线。特别是CT三维重建可以显示骨片的偏位和面骨的变形（图16-27）。

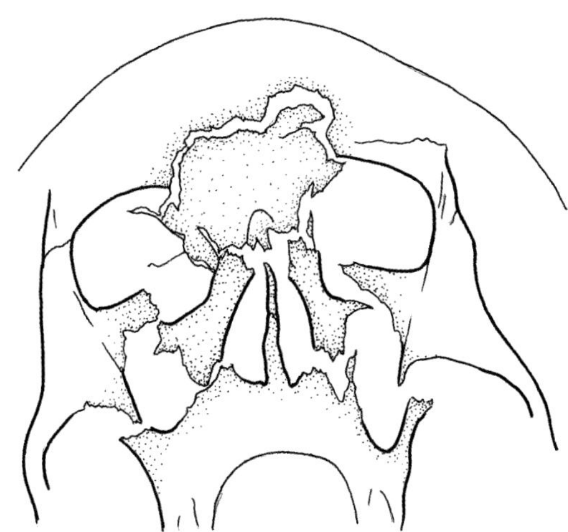

图16-26　LeFort骨折II型骨折的X线片（华氏位法）

伴有Ⅱ型上颌骨折和额骨骨折的严重颌面颅底骨折

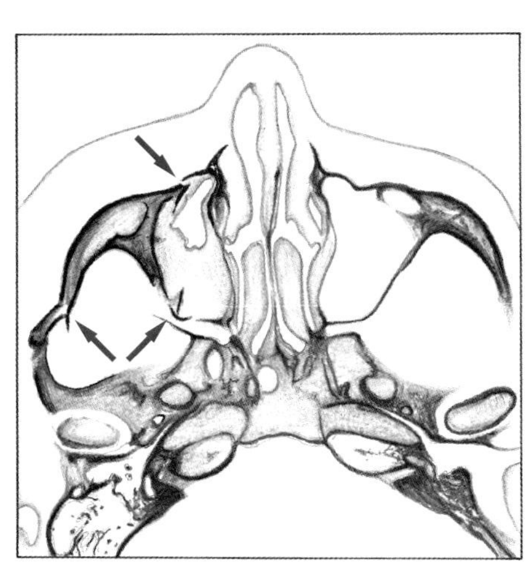

a. 横断面成像（上颌窦水平）

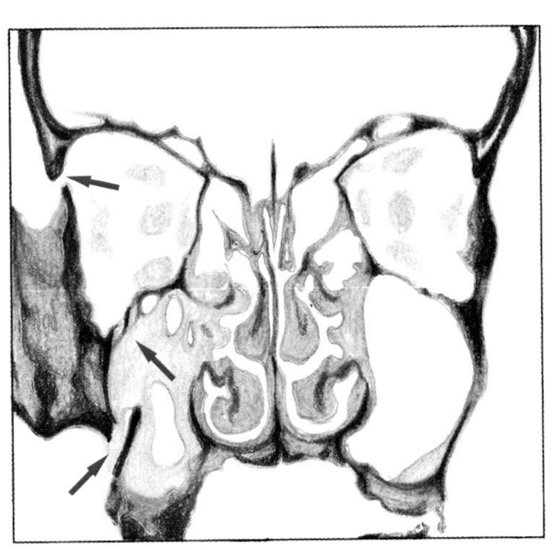

b. 冠状面重建成像

图16-27　颧骨骨折的CT像

可见右上颌窦，颧弓，眼窝外壁处多处骨折（箭头所示）。这种广泛性骨折多伴骨的偏位，虽然利用三维重建成像仍很难把握整体像，但对表面再现（surface rendering）的成像有用。

3 颧弓骨折

颧弓骨折（fracture of zygomatic arch）由直接外力所致，多为V形向内凹陷性骨折，伴有颧弓部凹陷和张口障碍等症状。摄X线片时，取华氏位进行轴位摄片（图16-28a），观察左右颧弓的对称性。单独的颧弓骨折时，可以观察到颧弓呈V形向内折入（图16-28b）。

4 击出性骨折（眶底爆折）

击出性骨折（blowout fracture）是眼眶受到前方暴力打击时发生。也就是前方暴力使眼球陷入后方，眶内容物（脂肪组织和眼肌）向眶下壁或内侧壁突出，可见到复视、三叉神经第二支的感觉损伤、受伤后鼻出血、眼眶气肿、眼球凹陷等症状。通常击出性骨折通过X线和CT进行诊断。

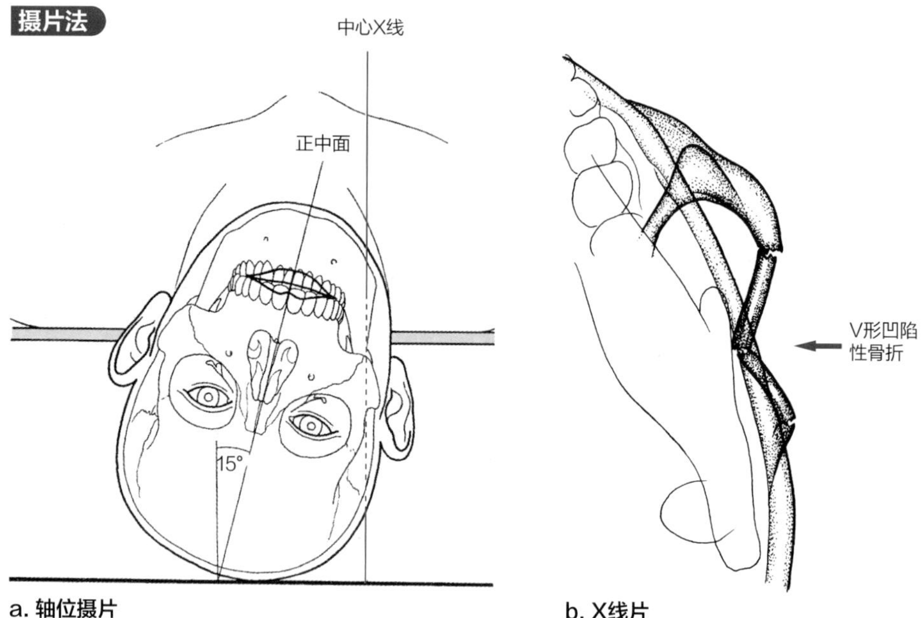

a. 轴位摄片

b. X线片

图16-28 颧弓骨折的X线检查

取卧位且颈部后屈，取Frankfurt平面和片夹面平行，其次头颅正中面向受检侧倾斜15°。中心X线射向颧弓中央，并与片夹面垂直。

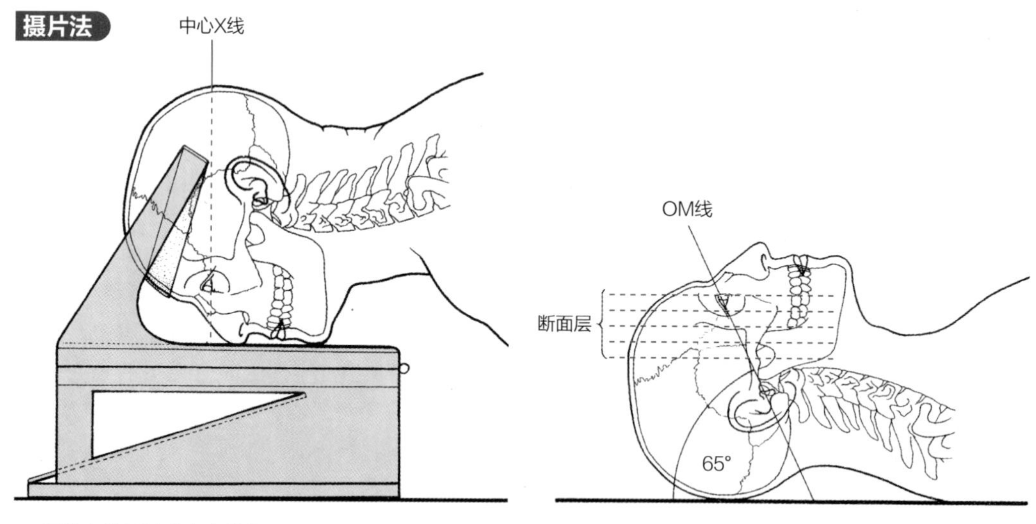

a. 后前方位摄片（鼻尖位）

b. 断层X线摄片

图16-29 击出性骨折的X线检查法

b. 患者取仰卧位，下颌上抬，与OM线（外眼角与外耳道的连线）成65°倾斜，正中面垂直，层隔3 mm，进行断层摄片。

■ **X线检查** 单纯X线摄片通常采用华氏位或鼻尖位后前方向摄片（图16-29a），可以观察眼眶下壁的骨折以及眶内容物的突出等情况（图16-30）。单纯X线片上显影不清的眼眶内侧壁或下壁骨折，可以使用断层X线摄影或三维CT进行多断层重建（图16-29b）。

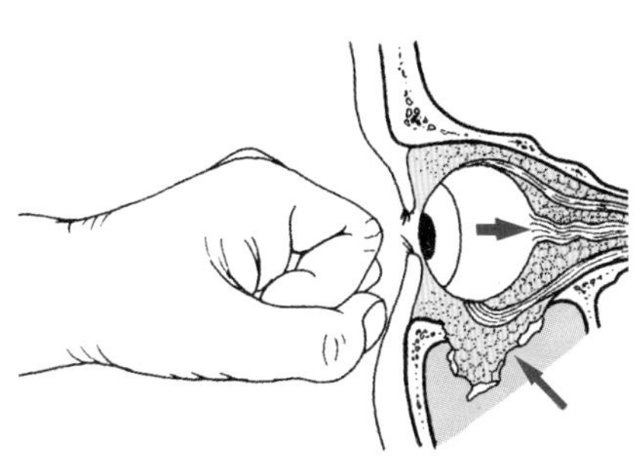

a. 发生机制

b. 鼻尖位正面像

图16-30 击出性骨折的X线片

左眼眶底骨折且眶内容物从上颌窦内脱出。

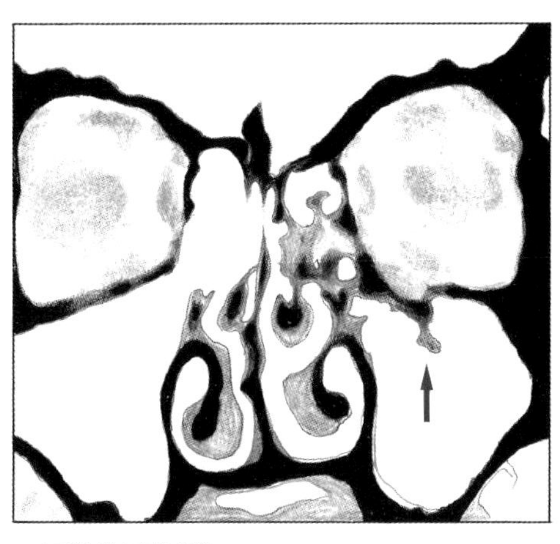

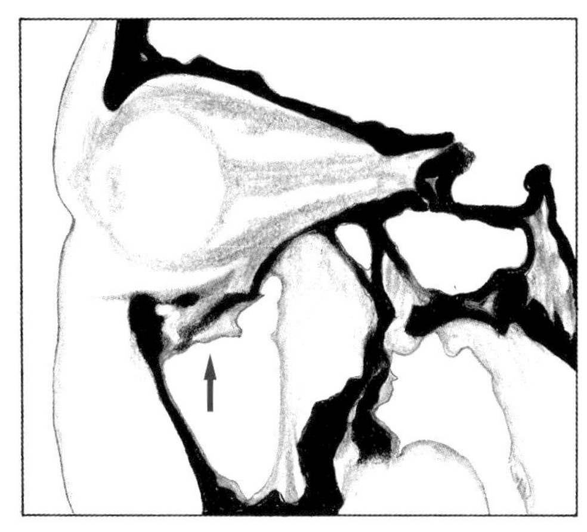

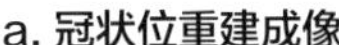

a. 冠状位重建成像

b. 矢状位重建成像

图16-31 击出性骨折的CT像

a: 清晰地描绘出下壁内侧处从上颌窦内脱出的样子。

b: 清晰地描绘出骨折的范围，眼眶内脂肪组织的脱出程度，下直肌的走行等。

■ **CT检查** 使用CT冠状位（图16-31）或矢状位扫描，可以判断下壁和内侧壁骨折时有无下直肌和内直肌的嵌顿，这在击出性骨折的诊断中非常重要。如果CT提示有外直肌的嵌顿，是急诊手术的适应证。

5 下颌骨骨折

下颌骨骨折（mandibular fracture）因骨折部位不同，依所附着肌肉的作用而发生骨折片的移位、咬合异常、张口障碍、颌面变形等症状。

■ **X线检查** 进行颌面后前方向及下颌骨侧方的摄片，观察骨折部位、骨折线方向、移位的形态等。

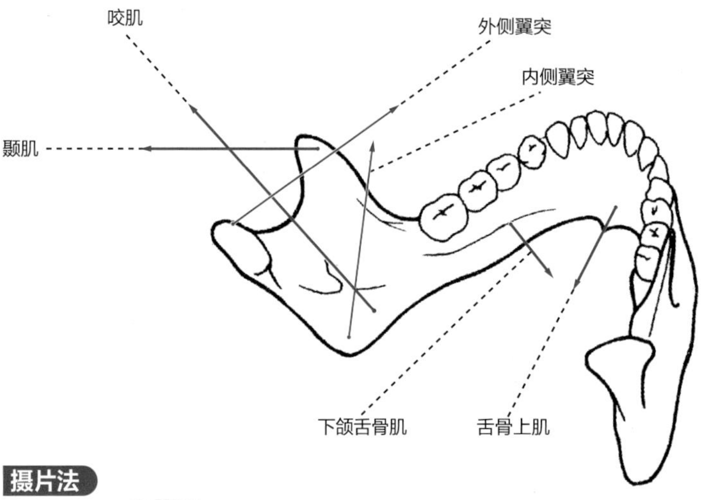

咬肌
外侧翼突
内侧翼突
颞肌
下颌舌骨肌
舌骨上肌

图16-32 下颌骨附着肌肉及其作用

箭头显示作用方向。

摄片法

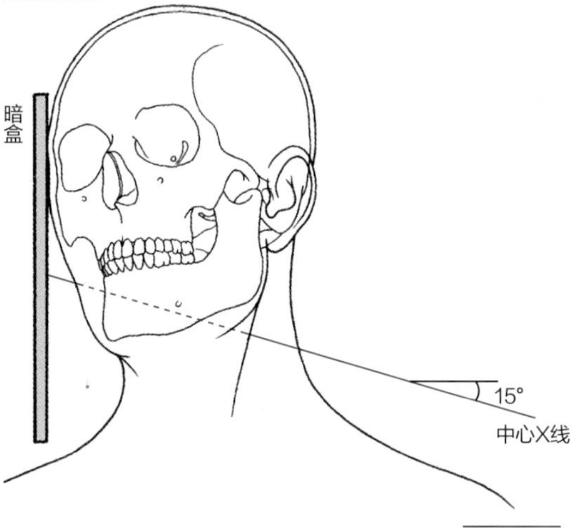

暗盒
15°
中心X线

冠突
髁状突
颏孔
下颌支
下颌体

a. 摄片体位

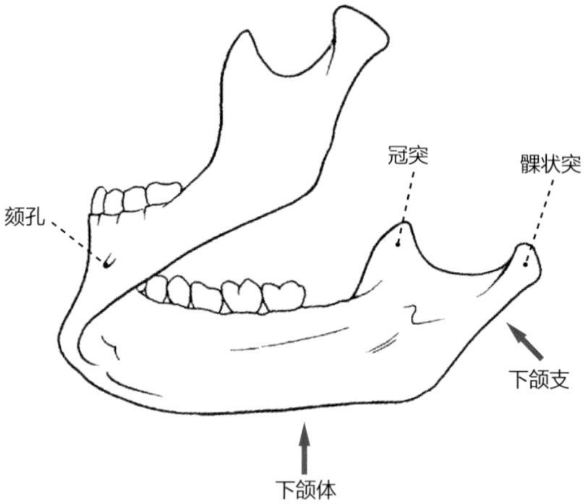

b. 从中心X线方向看下颌体

图16-33 下颌骨体部侧方摄片

摄片法

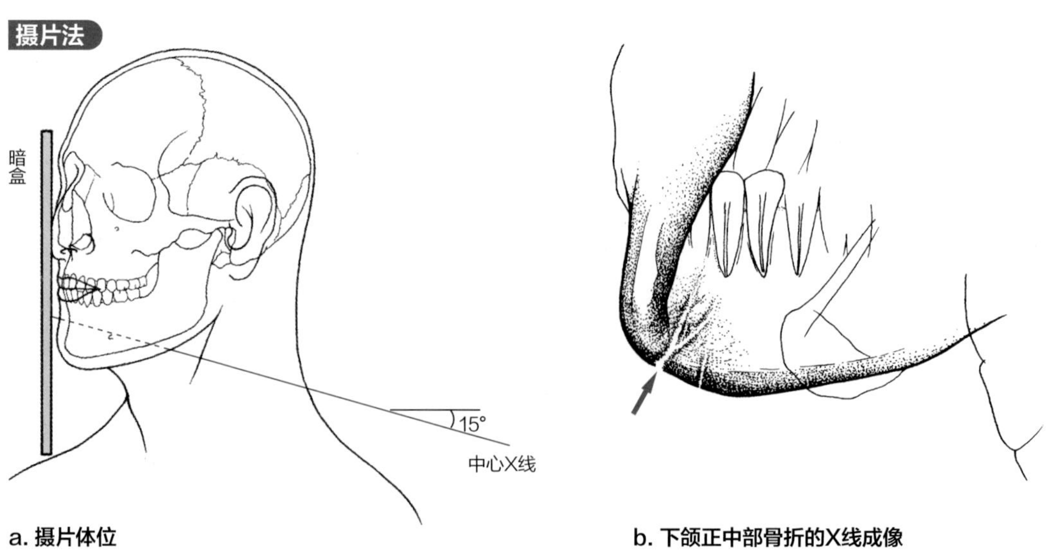

a. 摄片体位

b. 下颌正中部骨折的X线成像

图16-34 下颌骨门牙部摄片

（周蕴弢 译）

17 颞下颌关节

A 颞下颌关节的解剖（图17-1，图17-2）

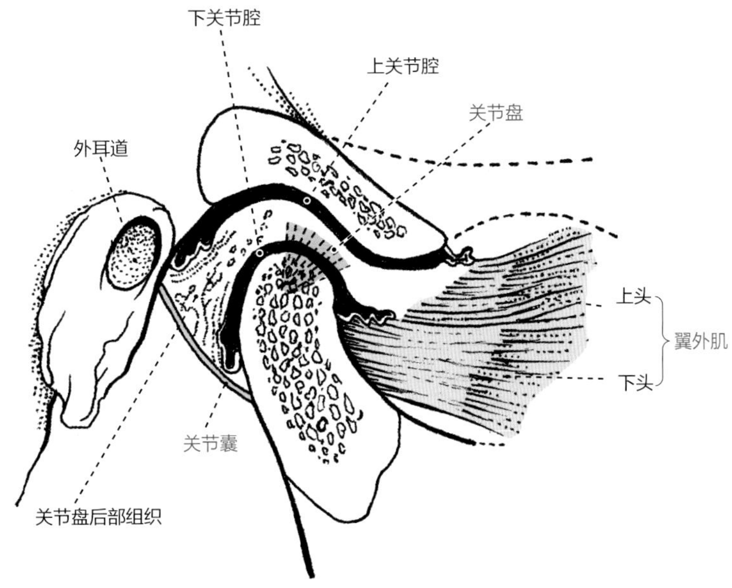

图17-1　颞下颌关节的构造

颞下颌关节是颅底的唯一关节，由颞骨下颌窝和下颌骨的髁状突构成。关节盘将关节腔一分为二呈双腔关节。另外，从下颌窝向前，在能够前后滑行的关节盘下面，髁状突沿长轴方向轴性回旋，属于轴移动性滑车关节。

上关节腔专司滑行运动，下关节腔负责回转运动。关节盘的作用是使下颌窝和髁状突具有良好的适应性。圆盘后部组织具有柔软和可伸缩性，确保髁状突和关节盘移动时没有死腔。

关节囊起自关节窝的周围，汇向下颌颈呈漏斗状，其内面有关节盘牢固附着。

翼外肌的上头附着于关节盘及髁状突，下头主要附着于髁状突，内侧一部分附着于关节盘。张口时，该肌使关节盘和髁状突向前方牵引，同时使髁状突回旋（参照图17-2）。

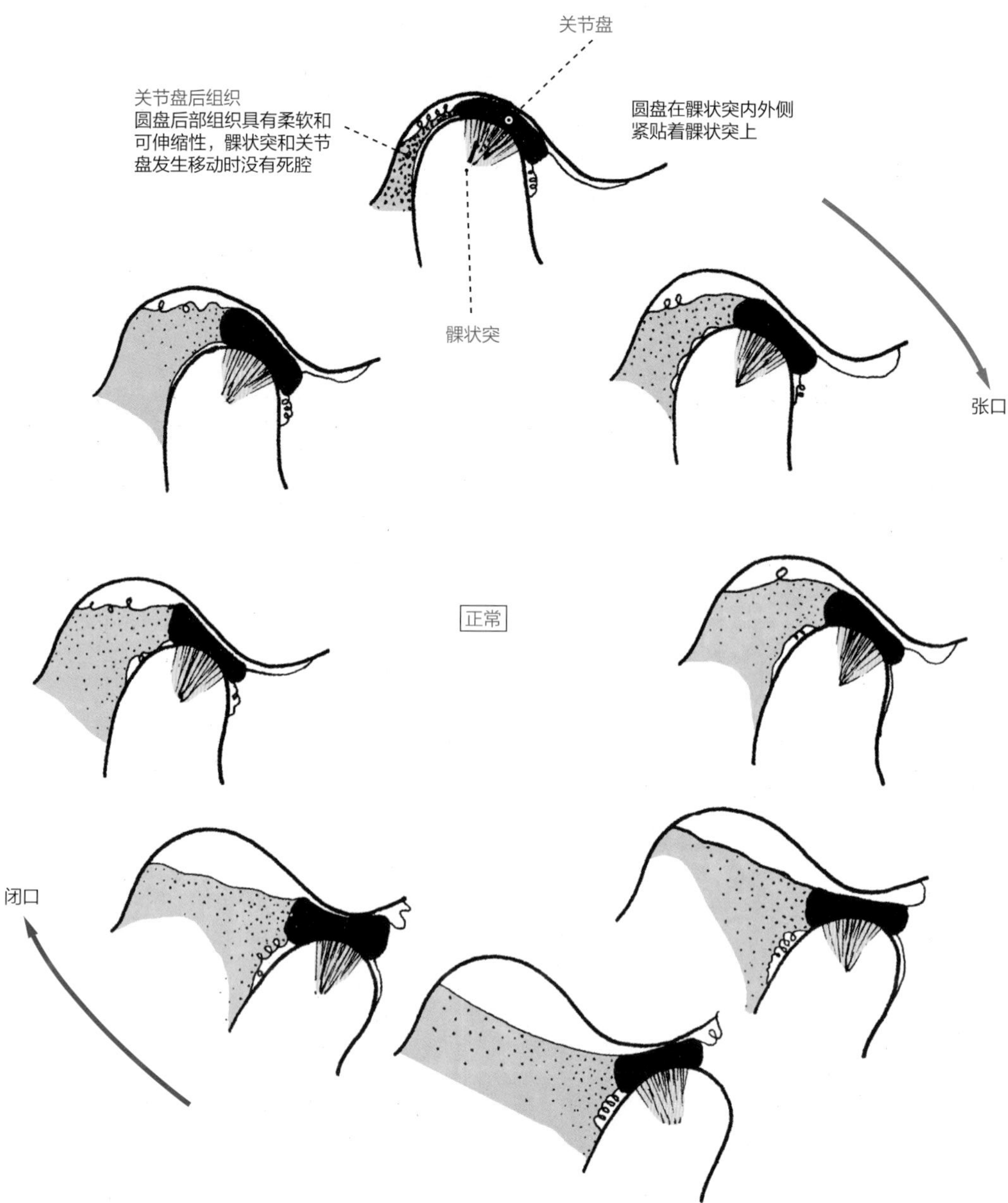
关节盘
关节盘后组织
圆盘后部组织具有柔软和
可伸缩性，髁状突和关节
盘发生移动时没有死腔
圆盘在髁状突内外侧
紧贴着髁状突上
髁状突
张口
正常
闭口

图17-2　张口闭口时髁状突和关节盘的关系（正常下颌关节）

闭口时髁状突在下颌窝的中央，张口时髁状突和关节盘向前移（滑行运动）。最大张口位时，髁状突向前下方移动，止于关节结节的稍前方。

颞下颌关节单纯X线摄片

摄片法

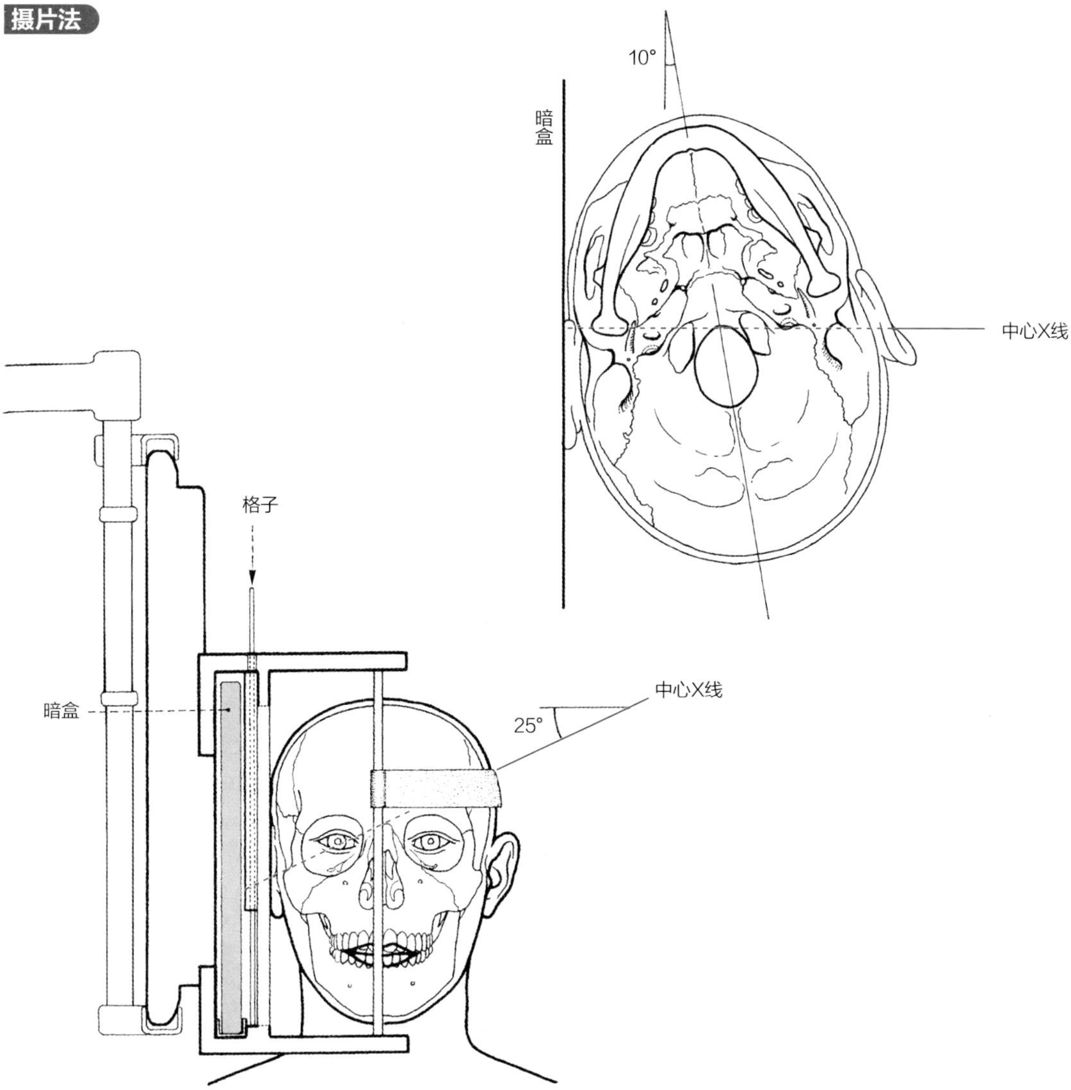

图17-3　许氏位颞下颌关节侧面摄片

在咬合位和张口位拍摄双侧下颌关节。

1　许氏位法（图17-3）

■ **体位**　患者取坐位。头正中面向受检侧倾斜10°，并且使Frankfurt平面保持在水平面，片夹的中心正对受检侧下颌关节，在咬合位和张口位行双侧颞下颌关节摄片。

■ **中心X线**　顺脚的方向倾斜25°，对准受检侧颞下颌关节拍摄。

使用头部固定器（参见第418页，图15-7）可以进行准确的摄片。本法可以观察髁状突的运动区域（运动受限或过度运动）、髁状突的形态、关节间隙的变化等。

X线片参见第450页图17-10，第451页图17-11。

摄片法

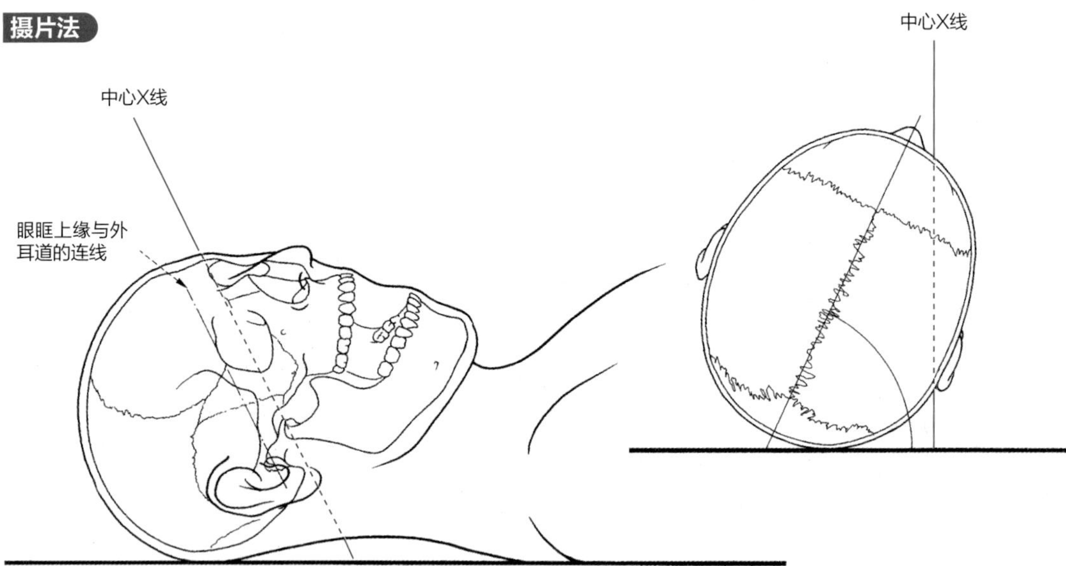

图17-4 眼窝眶—上行枝法

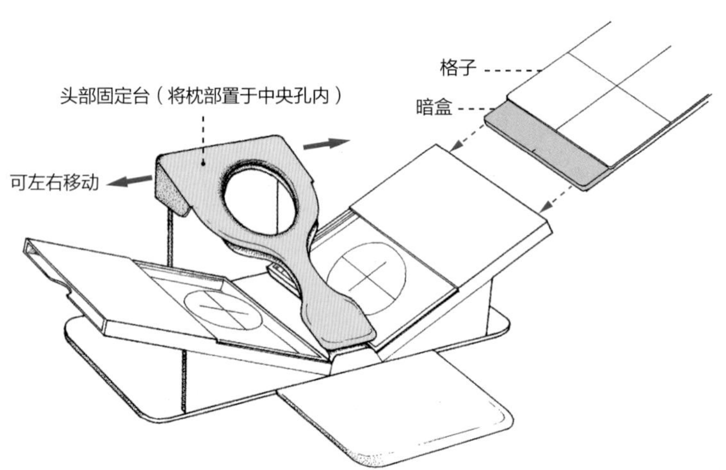

图17-5 眼眶—上行枝法的头部固定器（实例）

2 眼窝眶—上行枝法（图17-4）

■ **体位** 患者取仰卧位。头部正中面向受检侧下颌关节方向倾斜25°，尽量张大口。

■ **中心X线** 平行于眼眶上缘和外耳道连线，正对眼窝中央射入。

如图17-5~图17-7所示，可以使用头部固定器以便准确摄片。

本法可以观察髁状突、下颌颈部以及关节突颈部等。由于髁状突的骨梁可以清晰地显影，对伴有骨变化的变形性颞下颌关节综合征、慢性下颌关节炎、关节肿瘤的检查特别有用。X线片参见第451页，图17-11。

摄片法

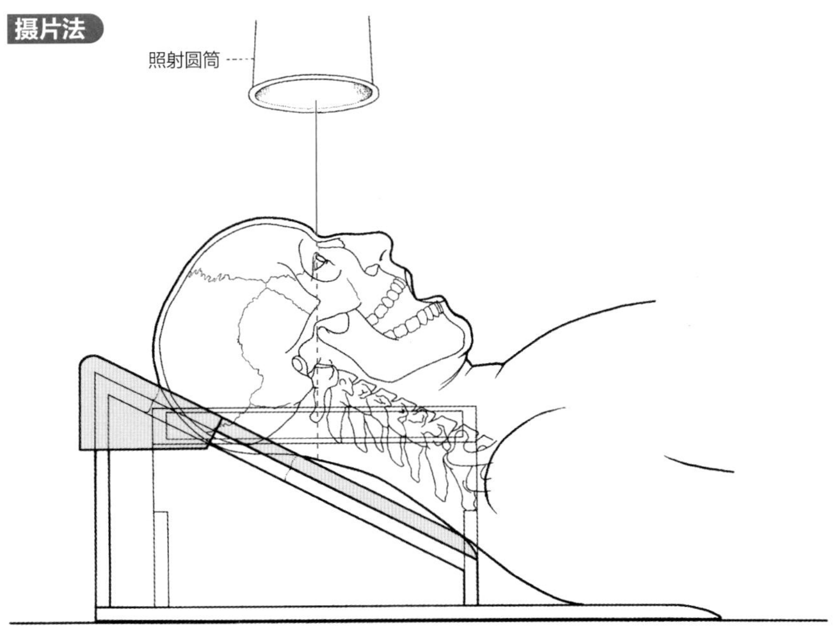

图17-6　使用头部固定器的眼眶—上行枝法（侧面观）

患者取仰卧位，将头部置于摄片台，使眼窝眶上缘和外耳道连线处于垂直。

摄片法

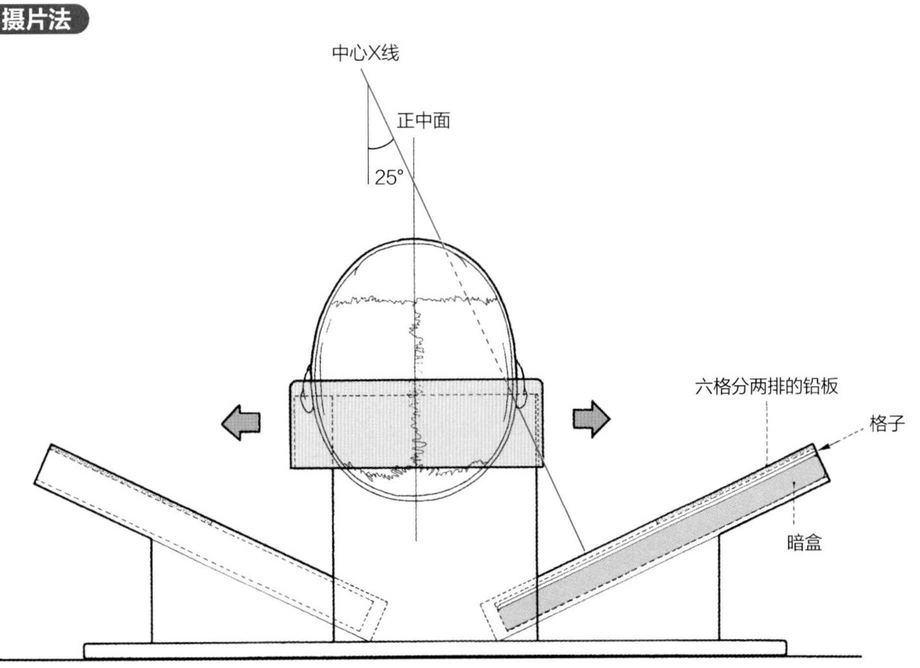

图17-7　使用头部固定器的眼眶—上行枝法（头顶侧面观）

颅正中面置于垂直位，将中心X线射向受检侧下颌关节倾斜25°夹角摄片。

C 颞下颌关节疾病

1 颞下颌关节综合征

颞下颌关节综合征（temporomandibular jont disorder）是以下颌关节痛，关节弹响，异常下颌运动（张口困难，下颌偏位，过度运动，运动速度不均衡）等为主要症状的非炎症性慢性综合征的总称。发病率较高，20岁前后女性多见。

病因有急性外力的作用，咬合异常、坏癖习导致的内源性外伤和心因性因素（应激）。发病机制复杂而不明确。

■ **症状**　外力损伤致病时，患者的首发症状是关节痛。咬合异常等内源性因素致病时常主诉关节杂音。关节痛包括运动痛和压痛。关节杂音的发生与关节圆盘、韧带、关节腔的形态和位置以及功能异常等有关（图17-8）。复发性患者可以引起张口障碍（图17-9）。

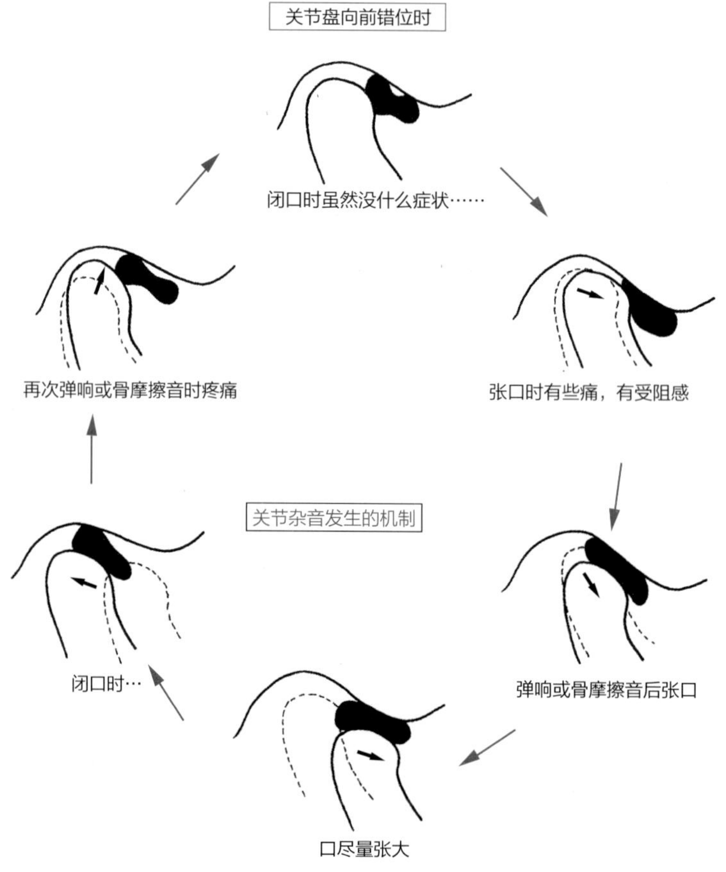
关节盘向前错位时
闭口时虽然没什么症状……
张口时有些痛，有受阻感
弹响或骨摩擦音后张口
口尽量张大
闭口时…
再次弹响或骨摩擦音时疼痛
关节杂音发生的机制

图17-8　关节杂音（Clicking征）

年轻人多见的颞下颌关节综合征都是Clicking征，从开始张口到闭口前有两次短回声。

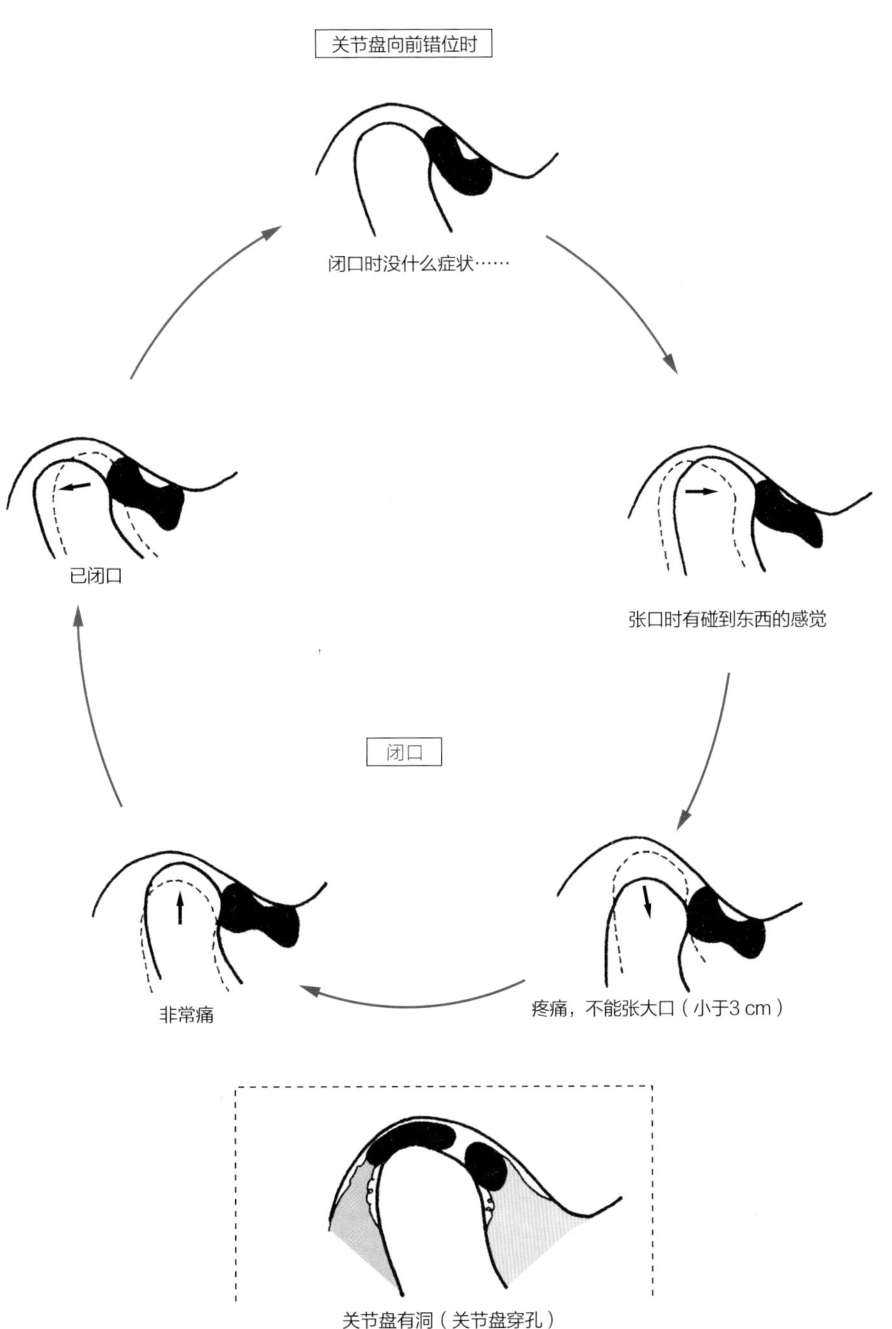

图17-9　张口障碍（Locking征）

Locking征是关节杂音的进展，伴有强烈疼痛，不能张口。关节盘向前错位并且在不能回到原来位置的状态下发生。若不治疗，关节盘穿孔。

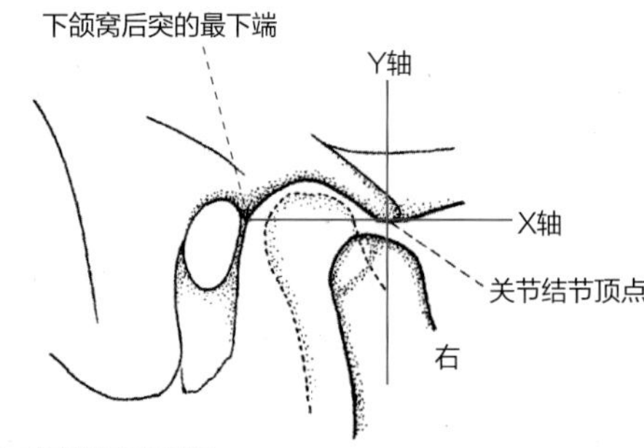

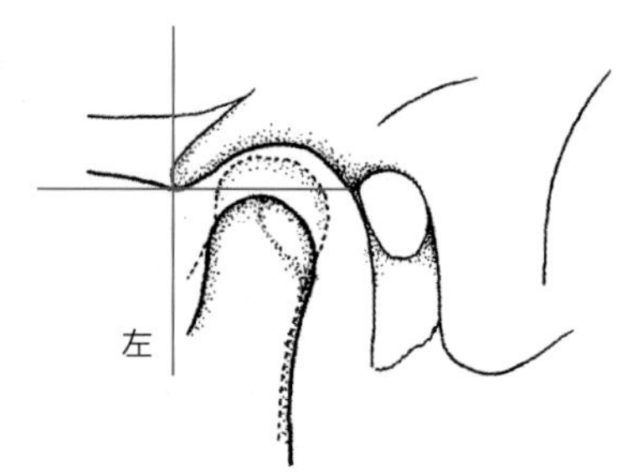

a. 下颌头运动受限

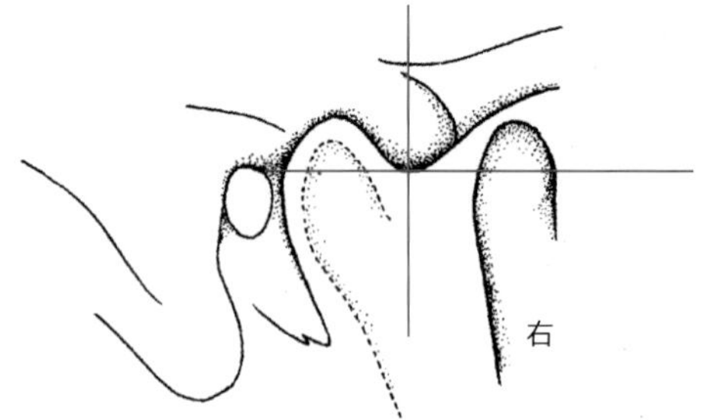

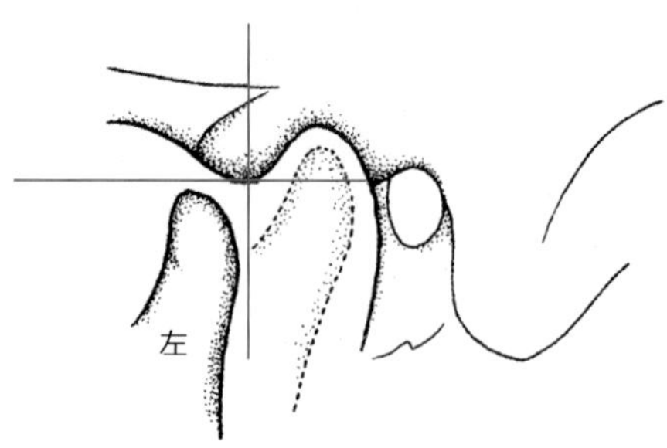

b. 下颌头过度运动（hypermobility）

图17-10 最大张口位时下颌头的位置异常（许氏位片）

颞下颌关节综合征的X线片一般没有下颌关节结构的形态学异常。

a：最大张口位的X线片上，下颌头未超过关节结节，在下颌窝内。虚线显示咬合位时下颌头的位置。

b：最大张口位时下颌头在关节结节的稍前下方，显示正常的运动区域。右侧的下颌头显示过度运动。下颌头与关节前方相隔，在颧骨区域被观察到。

■ X线检查 X线片上可以观察到下颌头的位置异常，形态和骨阴影上一般无异常（图17-10）。

■ MRI检查 下颌关节的MRI上可以观察到中低信号的关节盘在咬合位的前方移位。张口位时关节头越过关节盘回复到正常状态，或者关节头不能越过关节盘的状态。

参考 颞下颌关节综合征的分类

日本颞下颌关节学会将颞下颌关节综合征分为Ⅰ～Ⅳ型（1986年）

Ⅰ型：咀嚼肌痉挛为主要症状（咀嚼困难）。

Ⅱ型：关节盘、关节囊、韧带松弛、扭伤等为主要症状（慢性外伤性病变）。

Ⅲ型：关节盘移位、变性、穿孔、纤维化等关节盘异常为主要症状（颞下颌关节内障碍）。

Ⅳ型：关节软骨破坏、骨吸收和增生、变性等为主要症状（退行性病变，颞下颌关节退行性变）。

其他：心因性原因导致的颞下颌关节异常不属于该分类（与精神因素有关）。

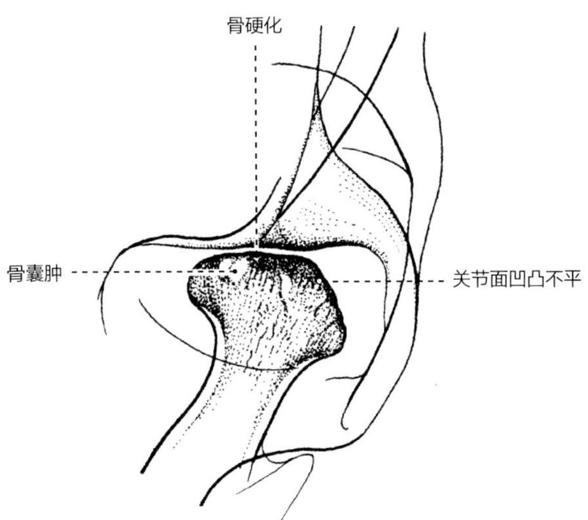

a. 眼窝—上行枝法的颞下颌关节正面观

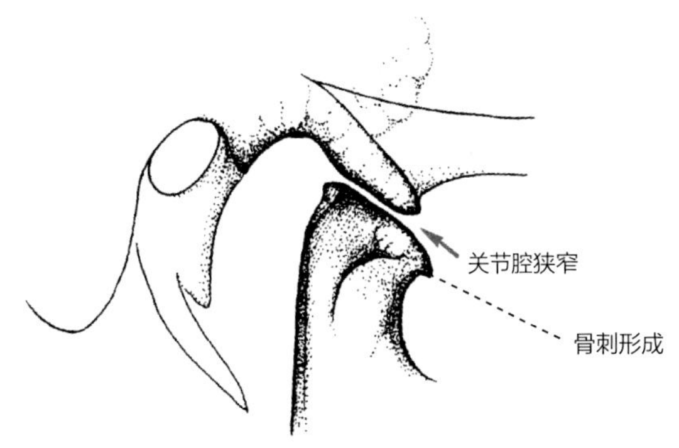

b. 许氏位片的颞下颌关节侧面观（最大张口位）

图17-11 退行性颞下颌关节综合征的X线片所见

X线片上下颌头的变化是本病诊断的要点。可以观察到关节软骨的破坏、下颌头骨皮质的肥厚、不完整，骨硬化，骨囊肿，骨刺形成。

2 退行性颞下颌关节综合征

退行性颞下颌关节综合征（osteoarthrosis of the temporomandibular joint）是关节软骨的退行性变和增殖性变化同时进展，引起关节变形的慢性颞下颌关节病变。咬合异常可致关节负荷过度或不均衡，是发病的重要因素。

■ **症状** 主要症状是关节疼痛，随着张口和咀嚼时颞下颌关节活动性疼痛，以及自发性疼痛、放射痛等的加重，下颌运动逐渐受限。

■ **X线检查** X线片上可以观察到关节腔狭窄、下颌头前缘或后缘骨刺形成，骨皮质肥厚，不完整，骨硬化征，甚至是骨囊肿像（图17-11）。

关节软骨变性见第260页，骨硬化、骨囊肿、骨刺形成参见第261页，图9-33。

（周蕴弢 译）

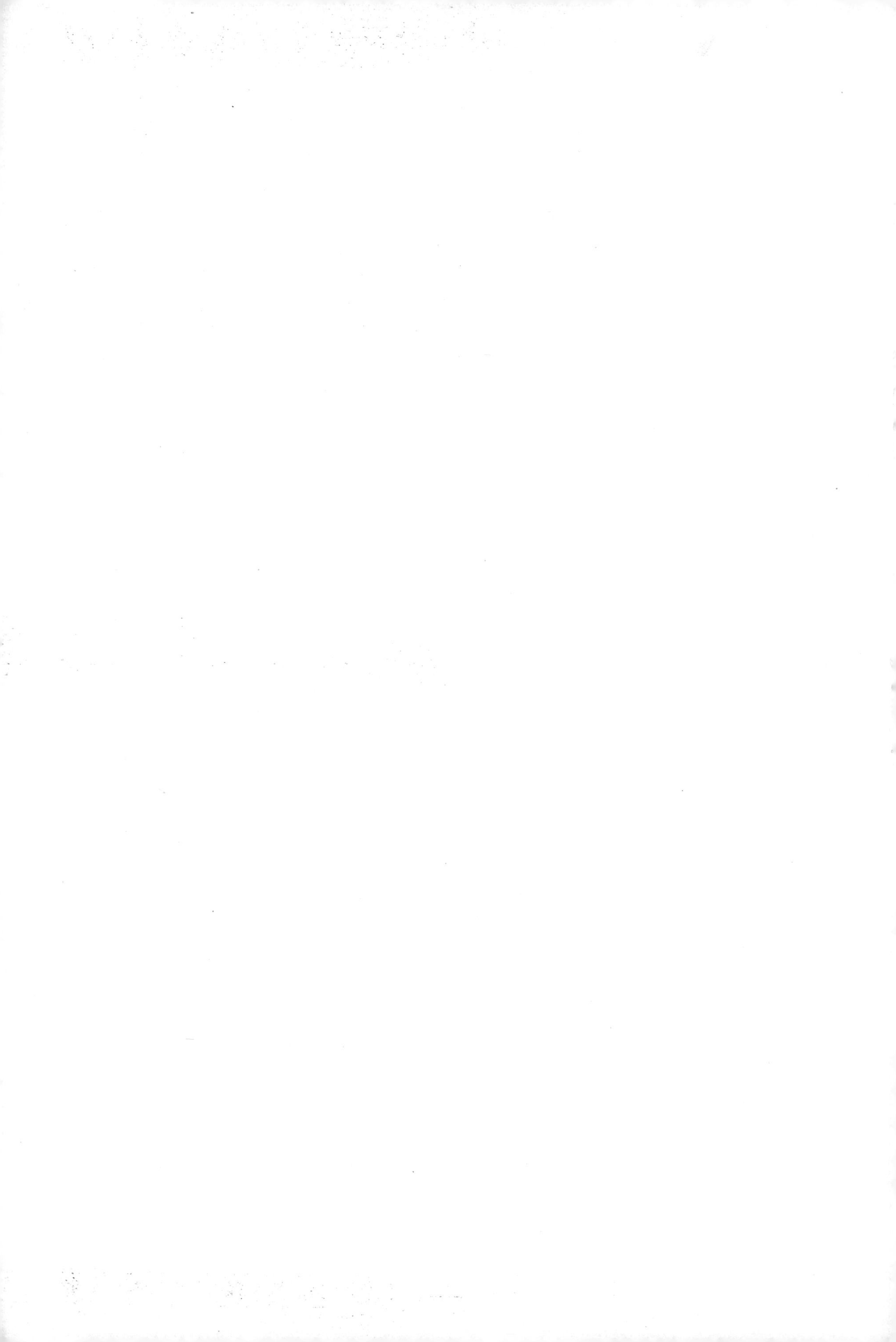